Guia de Acupuntura

Guia de Acupuntura

Editor da série

Guias de Medicina Ambulatorial e Hospitalar

NESTOR SCHOR

Professor Titular da Disciplina Nefrologia do Departamento de Medicina da Escola Paulista de Medicina da Universidade Federal de São Paulo (EPM-Unifesp). Titular da Academia Brasileira de Ciências (ABC) e da Academia Nacional de Medicina (ANM).

Coordenação deste guia

MÁRCIA LIKA YAMAMURA

Pediatra, Especialista em Acupuntura pela Associação Médica Brasileira (AMB). Mestre em Ciências pela EPM-Unifesp. Professora Colaboradora do Setor de Medicina Chinesa – Acupuntura da Unifesp. Chefe do Grupo de Acupuntura Pediátrica e de Adolescência do Setor de Medicina Chinesa – Acupuntura do Departamento de Ortopedia da EPM-Unifesp. Coordenadora do Curso de Especialização e Desenvolvimento em Medicina Chinesa-Acupuntura do Center AO.

YSAO YAMAMURA

Professor Livre-docente e Chefe do Setor de Medicina Chinesa – Acupuntura da Disciplina Ortopedia do DOT da EPM-Unifesp. Diretor-Presidente do Center AO.

 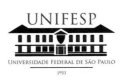

Copyright © 2015 Editora Manole Ltda., por meio de contrato com a Universidade Federal de São Paulo (Unifesp).

Logotipos: *Copyright* © Universidade Federal de São Paulo (Unifesp)
    Copyright © Escola Paulista de Medicina (EPM)

Editor gestor: Walter Luiz Coutinho
Editora: Karin Gutz Inglez
Produção Editorial: Andressa Lira, Juliana Morais e Cristiana Gonzaga S. Corrêa
Projeto gráfico e capa: Nelson Mielnik e Sylvia Mielnik
Editoração eletrônica: Departamento Editorial da Editora Manole
Fotos do miolo: gentilmente cedidas pelos autores
Ilustrações do miolo: gentilmente cedidas por Alex Evan Dovas

Dados Internacionais de Catalogação na Publicação (CIP)
(Câmara Brasileira do Livro, SP, Brasil)

Guia de acupuntura. – Barueri, SP: Manole, 2015. – (Série guias de medicina ambulatorial e hospitalar/coordenação deste guia Marcia Lika Yamamura, Ysao Yamamura)

Vários autores.
Bibliografia.
ISBN 978-85-204-3001-9

1. Acupuntura 2. Acupuntura – Pontos 3. Medicina chinesa 4. Medicina tradicional
I. Yamamura, Marcia Lika. II. Yamamura, Ysao. III. Série.

CDD-615.892   15-03461 NLM-WB 369

Índices para catálogo sistemático:
1. Acupuntura : Terapia oriental 615.892

Todos os direitos reservados.
Nenhuma parte deste livro poderá ser reproduzida,
por qualquer processo, sem a permissão expressa dos editores.
É proibida a reprodução por xerox.
A Editora Manole é filiada à ABDR – Associação Brasileira de Direitos Reprográficos.

1ª edição – 2015

Editora Manole Ltda.
Avenida Ceci, 672 – Tamboré
06460-120 – Barueri – SP – Brasil
Tel.: (11) 4196-6000 – Fax: (11) 4196-6021
www.manole.com.br
info@manole.com.br

Impresso no Brasil | *Printed in Brazil*

Este livro contempla as regras do Acordo Ortográfico da Língua Portuguesa de 1990, que entrou em vigor no Brasil em 2009.

São de responsabilidade dos coordenadores e autores as informações contidas nesta obra.

Autores

ADEMAR SIKARA TANAKA
Especialista em Acupuntura pela Associação Médica Brasileira (AMB). Docente do Grupo de Acupuntura Estética do Setor de Medicina Chinesa – Acupuntura do Departamento de Ortopedia da Escola Paulista de Medicina da Universidade Federal de São Paulo (EPM-Unifesp).

ANAFLÁVIA DE OLIVEIRA FREIRE
Especialista em Acupuntura pela AMB. Mestre em Farmacologia e Doutora em Ciências pela EPM-Unifesp. Pós-doutora em Psicobiologia pela EPM-Unifesp.

ANGELA MARIA FLORENCIO TABOSA
Especialista em Acupuntura pela Associação Médica Brasileira (AMB) e pela EPM-Unifesp. Mestre em Anatomia e Doutora em Neurociências pela EPM-Unifesp. Vice-chefe do Setor de Medicina Chinesa – Acupuntura da Disciplina Ortopedia do Departamento de Ortopedia e Traumatologia da EPM-Unifesp. Ex-chefe do Laboratório de Pesquisas Experimentais em Acupuntura da Unifesp.

DILMA ELISA MORITA MAEDA
Especialista em Dermatologia pela Pontifícia Universidade Católica de Campinas (PUCCAMP) e em Acupuntura pela Unifesp.

EDSON GURFINKEL
Especialista em Acupuntura pela AMB. Mestre em Urologia pela Faculdade de Medicina da Universidade de São Paulo (FMUSP). Doutor em Medicina na área de Urologia pela Unifesp. Professor do Centro de Pesquisa e Estudo de Medicina Chinesa-Acupuntura (Center AO).

EDSON SUGANO
Especialista em Acupuntura pela Unifesp/AMB.

ELISABETE DOS REIS CARNEIRO
Médica Pediatra. Especialista em Acupuntura e Medicina Tradicional Chinesa pela Unifesp e AMB. Mestre em Farmacologia e Doutora em Nutrição pela EPM-Unifesp. Professora-assistente do Setor de Acupuntura da Disciplina Ortopedia do Departamento de Ortopedia e Traumatologia da EPM-Unifesp. Professora do Centro de Pesquisa e Estudo da Medicina Chinesa (Center AO). Fundadora do Ambulatório de Acupuntura em Pediatria da Unifesp.

Fábio Sawada Shiba

Especialista em Acupuntura pela AMB e em Neurologia pela EPM-Unifesp. Médico Voluntário do Pronto Atendimento de Acupuntura do Setor de Medicina Chinessa – Acupuntura do Departamento de Ortopedia e Traumatologia (DOT) da EPM-Unifesp. Docente Acupunturista e Neurologista do Hospital Estadual de Diadema, São Paulo.

Fernando Antônio Ioriatti Chami

Especialista em Acupuntura pela AMB. Mestre e Doutor em Otorrinolaringologia e Cirurgia de Cabeça e Pescoço pela EPM-Unifesp. Docente do Setor de Medicina Chinesa – Acupuntura do Departamento de Ortopedia da EPM-Unifesp.

Fernando César Dotta de Barros

Especialista em Otorrinolaringologia e Medicina Tradicional Chinesa – Acupuntura. Mestre em Otorrinolaringologia pela EPM-Unifesp. *Fellow* do International College of Acupuncture and Electrotherapeutics (ICAET).

Gisele Alcantara Tiraboschi

Especialista em Acupuntura pela AMB/CMBA. Especialista na área de Ginecologia Clínica e Cirúrgica pelo Centro de Estudos do Hospital Matarazzo. Mestre em Ciências Aplicadas ao Aparelho Locomotor pela EPM-Unifesp.

Hiromi Tengan

Especialista em Acupuntura pela Unifesp e em Anestesiologia pela Universidade Estadual de Campinas (Unicamp).

Jaime Yoshiyuki Yamane

Especialista em Acupuntura pelo CMBA/EPM-Unifesp e em Anestesiologia pela AMB/Sociedade Brasileira de Anestesiologia (SBA). Professor do Center AO.

Leila Ogata Ogusco

Especialista em Acupuntura, Pediatria e Nefrologia Pediátrica pela EPM-Unifesp. Mestre em Pediatria pela EPM-Unifesp.

Luiz Gonzaga Martins Filho

Especialista em Acupuntura pela AMB e pela EPM-Unifesp. Pós-graduado em Acupuntura pela EPM-Unifesp.

Márcia Lika Yamamura

Pediatra, Especialista em Acupuntura pela AMB. Mestre em Ciências pela EPM-Unifesp. Professora Colaboradora do Setor de Medicina Chinesa – Acupuntura da Unifesp. Chefe do Grupo de Acupuntura Pediátrica e de Adolescência do Setor de Medicina Chinesa – Acupuntura do Departamento de Ortopedia da EPM-Unifesp. Coordenadora do Curso de Especialização e Desenvolvimento em Medicina Chinesa-Acupuntura do Center AO.

Marcius Mattos Ribeiro Luz

Especialista em Acupuntura pela EPM-Unifesp/AMB. Mestre em Anatomia pela EPM-Unifesp.

Maria Assunta Yamanaka Nakano

Médica Dermatologista e Acupunturista. Especialista em Dermatologia e Acupuntura pelo CMBA. Coordenadora Responsável pela Acupuntura em Dermatologia e Estética da Unifesp.

Maria Valéria Pires D'Ávila Braga

Especialista em Acupuntura pela AMB e em Fitoterapia Chinesa. Professora do Center AO. Diretora do Colégio Médico de Acupuntura de São Paulo (CMAESP) – Regional Campinas.

Minami Hirai Tanaka

Especialista em Oftalmologia pelo Conselho Brasileiro de Oftalmologia (CBO) e em Acupuntura pelo CMBA. Médica do Ambulatório e do Pronto Atendimento de Acupuntura do Setor de Medicina Chinesa – Acupuntura da Disciplina Ortopedia do Departamento de Ortopedia e Traumatologia do Hospital São Paulo (HSP) da EPM-Unifesp.

Osvaldo Pikunas

Especialista em Desenvolvimento em Medicina Chinesa e Acupuntura pela EPM-Unifesp e em Ortopedia e Traumatologia pela Faculdade de Medicina de Ribeirão Preto da Universidade de São Paulo (FMRP-USP). Médico do Pronto Atendimento de Acupuntura do HSP da EPM-Unifesp. Professor do Center AO.

Rita de Cassia Iorio

Especialista em Acupuntura e Ginecologia/Obstetrícia pela AMB/Conselho Federal de Medicina (CFM). Mestre e Doutora em Saúde Pública pela Faculdade de Saúde Pública (FSP) da USP. Professora Colaboradora do Setor de Medicina Chinesa – Acupuntura do Departamento de Ortopedia e Traumatologia da EPM-Unifesp.

Rosana Aparecida Gonçalves Ambrozio

Especialista em Acupuntura pela AMB.

Rossana Paola Preziosi Rampino

Pediatra. Especialista em Acupuntura pela AMB.

Suad Musa Salomão

Especialista em Acupuntura pela AMB, em Medicina do Trabalho pela FSP-USP e em Oftalmologia. Médica Voluntária do Ambulatório e Pronto Atendimento do Setor de Medicina Chinesa – Acupuntura do DOT da EPM-Unifesp.

Tsai I Shan

Especialista em Acupuntura pelo CMBA.

Ysao Yamamura

Professor Livre-docente e Chefe do Setor de Medicina Chinesa – Acupuntura da Disciplina Ortopedia do DOT da EPM-Unifesp. Diretor-Presidente do Center AO.

Sumário

Apresentação XI
Prefácio XIII

Parte 1 Acupuntura
1. Mecanismo neuro-humoral de ação da Acupuntura 3
2. Mecanismo de ação energético da Acupuntura 15
3. Formação do médico especialista em Acupuntura................................. 27
4. Ensino de Acupuntura para alunos de medicina 43

Parte 2 Doenças osteomusculares e Acupuntura
5. Emoções e dores do sistema musculoesquelético 59
6. Aplicação dos Canais Distintos, Curiosos e Principais no tratamento das dores crônicas .. 69
7. Síndrome das dores crônicas do sistema musculoesquelético 83
8. Tratamento das doenças musculoesqueléticas com a técnica de Yamamoto (YNSA) 101
9. Tratamento de patologia musculoesquelética com a técnica *Su Jok* (Mãos e Pés) 123
10. Uso da técnica de SYAOL nas dores crônicas 143
11. Acupuntura auricular no tratamento das dores do sistema musculoesquelético......... 157

Parte 3 Doenças pediátricas e Acupuntura
12. Emoções maternas durante a gestação e repercussão no processo de adoecimento 181
13. Asma brônquica e Acupuntura 195
14. Acupuntura nas dermatites infantis 213
15. Acupuntura na convulsão infantil e epilepsia................................. 229

Parte 4 Doenças ginecológicas e Acupuntura
16. Acupuntura e dismenorreia 263
17. Acupuntura na síndrome de tensão pré-menstrual 271
18. Acupuntura e endometriose.. 289
19. Acupuntura nas algias pélvicas: doença inflamatória pélvica 297
20. Dor pélvica crônica e Acupuntura 305
21. Acupuntura na síndrome do climatério 319

Parte 5 Doenças clínicas e Acupuntura
22. Gastrite e Acupuntura 337
23. Síndrome do intestino irritável e Acupuntura 347
24. Acupuntura nas dores abdominais em geral e na cólica biliar 375
25. Hipertensão arterial: visão integrada das abordagens ocidentais e Acupuntura 405
26. *Angina pectoris*: precordialgia 441

27. Distúrbios da memória e Acupuntura 451
28. Fisiopatologia e tratamento da insônia pela Acupuntura 459

Parte 6 Doenças urológicas e Acupuntura
29. Doenças urológicas e Acupuntura 475

Parte 7 Doenças oftalmológicas e Acupuntura
30. Fisiologia energética do Olho 487
31. Conjuntivite e Acupuntura 495
32. Glaucoma e Acupuntura 509
33. Catarata e Acupuntura 527
34. Olho seco e Acupuntura 541

Parte 8 Doenças otorrinolaringológicas e Acupuntura
35. Faringoamidalites agudas 563
36. Labirintopatias 571
37. Fisiopatologia e tratamento de vertigem e tonturas por Acupuntura 579
38. Acupuntura nas rinossinusites 591
39. Tratamento das lesões aftosas orais pela Acupuntura............................. 603
40. Glossodínia: fisiopatologia e tratamento pela Acupuntura 611
41. Fisiopatologia e tratamento da articulação temporomandibular pela Acupuntura 621

Parte 9 Doenças neurológicas e Acupuntura
42. Acupuntura nas cefaleias 633
43. Acupuntura escalpeana no tratamento das doenças neurológicas.................... 661
44. Tratamento da fase aguda do acidente vascular cerebral pela Acupuntura 687

Parte 10 Doenças autoimunes e Acupuntura
45. Acupuntura e osteoartrite: cervicobraquialgia 705
46. Artrite reumatoide 727
47. Tireoidites 747
48. Hipertireoidismo 767
49. Hipotireoidismo 787

Parte 11 Acupuntura estética
50. Paralisia facial periférica e Acupuntura 805
51. Tratamento da acne pela Acupuntura... 815
52. Acupuntura na hidrolipodistrofia ginoide: celulite e gordura localizada............. 823
53. Tratamento da queda de cabelos e alopecia pela Acupuntura 835

Índice remissivo 847

**A versão colorida das figuras estará disponível em www.manoleeducacao.com.br/guiadeacupuntura
Entre no site e faça seu cadastro para ter acesso.**

Apresentação

O Setor de Medicina Chinesa – Acupuntura da Disciplina Ortopedia e Traumatologia do Departamento de Ortopedia e Traumatologia da Universidade Federal de São Paulo (Unifesp) foi criado em 1992, durante a gestão do Prof. Dr. José Laredo Filho como Chefe do Departamento. Iniciou-se como atividade assistencial e paulatinamente passou a ter funções de ensino e de pesquisa para alunos de graduação em Medicina e pós-graduação em Acupuntura. Em 1998, foram criados o serviço de Pronto Atendimento em Acupuntura no Hospital São Paulo/Unifesp e o Laboratório de Pesquisa Experimental em Acupuntura, onde foram realizadas pesquisas experimentais com dezenas de trabalhos publicados, além de pesquisas que culminaram em teses de mestrado, doutorado e de livre-docência, com participação de Disciplinas e Departamentos da Escola Paulista de Medicina/Unifesp, notadamente o Departamento de Fisiologia, sob a chefia do Prof. Dr. Luiz Eugenio Araujo de Moraes Mello.

Atualmente, são atendidos 70 a 100 pacientes/dia, nos dias úteis, no Pronto Atendimento de Acupuntura pelo Sistema Único de Saúde, com participação de seis médicos residentes, além de acadêmicos de Medicina e médicos voluntários. Aproximadamente 40 profissionais compõem a equipe do Setor.

O Ambulatório de Acupuntura funciona diariamente, no período da tarde, dividido em Ambulatório Geral, Pediatria e Adolescência, pesquisa clínica, técnica de Mobilização de *Qi* Mental (Emoções e Doenças) e Acupuntura Estética, onde são atendidos pacientes de diversas disciplinas.

Prof. Dr. Ysao Yamamura
Dra. Márcia Lika Yamamura

Prefácio

Em nosso meio, é bastante frequente a utilização de guias ou manuais procedentes de instituições universitárias internacionais para a consulta rápida e objetiva de jovens estudantes de medicina, residentes e profissionais da área da saúde.

Entretanto, apesar de a procedência dessa literatura ter inquestionável valor científico, raramente está adaptada à realidade médica de nosso país, apresentando diferenças relacionadas à disponibilidade dos meios de diagnóstico e dos medicamentos e, em especial, à incidência e à importância de determinadas doenças. Sem dúvida, a continentalidade do Brasil é um fator relevante, que deve ser considerado no desenvolvimento de estudos e pesquisas médicas de estudantes e profissionais.

Por essas razões, e com o objetivo de nos aproximarmos da realidade brasileira, foi criada a série *Guias de Medicina Ambulatorial e Hospitalar da EPM-Unifesp*. Esta série fundamenta-se no conhecimento e na prática cotidiana de diversos serviços da Escola Paulista de Medicina (EPM) – Universidade Federal de São Paulo (Unifesp) e também na orientação das disciplinas em esfera ambulatorial (Hospital São Paulo e centros de saúde afiliados) e hospitalar (Hospital São Paulo, Hospital da Vila Maria, Hospital Pirajussara, Hospital de Cotia, Hospital de Diadema, entre outros), onde exercemos uma medicina pública de excelente qualidade intelectual. A rede ambulatorial e hospitalar utilizada por nossa Universidade é renomada não só por propiciar melhor ensino e prática médica, mas também por elevar os padrões e as exigências necessárias para o atendimento digno a que nossa população tem direito.

Visando a manter uma educação médica continuada vinculada à prática médica atual, mais de cinquenta guias, os quais são constantemente atualizados, estão à disposição de graduandos, residentes, pós-graduandos e profissionais de diferentes áreas da medicina.

A maturidade e o elevado padrão médico dos serviços oferecidos à comunidade pela EPM-Unifesp refletem-se nas obras da série, engrandecidas por oferecer os proventos

XIII

auferidos a seus respectivos centros de estudo, o que reverte e amplia a possibilidade de aprimoramento científico das disciplinas.

O presente volume, Acupuntura, é de responsabilidade dos Professores Doutores Ysao Yamamura e Márcia Lika Yamamura, do Departamento de Ortopedia e Traumatologia da EPM-Unifesp.

A Acupuntura, reconhecida como especialidade pela Associação Médica Brasileira, veio para agregar mais uma prática médica, adicionando uma medicina milenar tradicional à medicina ocidental, que, em várias áreas de sua atuação, não consegue resultados satisfatórios. A busca de novos conhecimentos e técnicas favorece a melhor resolução de doenças e situações médicas do nosso cotidiano.

Ainda na década de 1960, a Acupuntura era considerada como exercício ilegal da medicina. Os conhecimentos desta medicina milenar trouxeram significativa abertura nas sociedades médicas para aquisição de outras práticas, com as devidas comprovações éticas e de eficiência. Este esperado *Guia*, organizado em 11 partes e 53 capítulos, mostra a abrangência do tema.

Os autores iniciam introduzindo aspectos gerais fisiológicos, como mecanismos neuro-humorais e a ação energética da Acupuntura. Esclarecem aspectos ainda pouco conhecidos da formação do médico especialista, bem como do ensino para alunos de Medicina da Acupuntura.

Após a primeira parte, apresentam as mais diversas técnicas de Acupuntura (YNSA, *Su Jok* e SYAOL), com indicações nas diferentes áreas, cuja aplicação está estabelecida na prática médica. Trata-se de técnicas bastante empregadas com resultados significativos, como seu uso nas doenças ósseas de várias etiologias, naquelas envolvidas nas emoções e dores do sistema musculoesquelético e, principalmente, nas dores crônicas. A seguir, abordam as aplicações em doenças pediátricas (asma brônquica, dermatites infantis, convulsão infantil e epilepsia, etc.) e ginecológicas (dismenorreia, tensão pré-menstrual, na endometriose e dor pélvica, bem como no climatério).

O uso nas doenças urológicas e oftalmológicas, como conjuntivites, glaucoma, catarata e olho seco, também é lembrado, além do emprego em doenças otorrinolaringológicas (faringoamidalites agudas, labirintopatias, rinossinusites, etc.), incluindo o tema complexo da fisiopatologia e do tratamento da articulação temporomandibular.

São discutidas as doenças neurológicas, como cefaleias, AVC e doenças autoimunes (osteoartrite, artrite reumatoide, tireoidites, hiper e hipotireoidismo). A Acupuntura estética, área relativamente nova entre nós, também é referida, como na paralisia facial periférica, acne e queda de cabelos/alopecia.

Doenças clínicas como gastrite, síndrome do intestino irritável, hipertensão arterial e *angina pectoris*, bem como insônia, têm potencial auxílio da acupuntura.

Como apresentado, este *Guia* deve possibilitar à área da saúde uma atualização séria e bastante abrangente. Este é um tema atual, de grande interesse para a comunidade profissional e a população.

Nitidamente, este *Guia* representa importante tema da medicina, preenchendo uma lacuna na literatura médica contemporânea, com visão prática desta complexa subespecialidade, que sofreu substancial impacto dos recentes conhecimentos médicos, enriquecendo muito esta série.

A atividade acadêmica, entre outras funções, engloba a produção de material educacional e nossos *Guias* cumprem tal proposta. Enfatizamos que essa atividade tem sido pouco valorizada pelos atuais critérios de avaliação da produção científica dos docentes e, por isso, consideramos que os autores destes Guias possuem o mais elevado espírito acadêmico e científico.

Para a realização desta série, não poderia faltar a participação da Editora Manole, com seu excelente padrão editorial.

Nestor Schor
Editor da Série

A Medicina é uma área do conhecimento em constante evolução e transformação. As informações contidas neste livro devem ser consideradas resultado do conhecimento atual. Contudo, de acordo com as novas pesquisas e experiências clínicas, algumas alterações no tratamento e na terapia medicamentosa tornam-se necessárias ou adequadas. Os leitores são aconselhados a conferir as informações fornecidas pelo fabricante de cada medicamento a ser administrado, verificando a dose recomendada, o modo e o período da administração, as contraindicações e os efeitos adversos, bem como as observações e atualizações sobre o produto posteriores a esta publicação. É de responsabilidade do médico, com base em sua experiência e seu conhecimento do paciente, determinar as dosagens e o melhor tratamento para cada situação, em particular. Os editores, os autores e a Editora Manole não assumem responsabilidade por quaisquer prejuízos ou lesões a pessoas ou propriedades.

PARTE 1

Acupuntura

CAPÍTULO 1

Mecanismo neuro-humoral de ação da Acupuntura

ANGELA MARIA FLORENCIO TABOSA

INTRODUÇÃO

A Acupuntura atua nos três diferentes níveis do sistema nervoso central (SNC): tronco encefálico; estruturas suprassegmentares; e medula espinal, por meio de arcos-reflexo simples e complexos, bem como de projeções encefálicas dos potenciais de ação gerados pela inserção de uma agulha no nível do ponto de Acupuntura.

De acordo com o National Institutes of Health (NIH) Consensus Conference: Acupuncture (Estados Unidos), muitos estudos clínicos e experimentais têm demonstrado que a Acupuntura está relacionada a respostas biológicas múltiplas. Essas respostas podem se estabelecer regionalmente, isto é, no local de aplicação da agulha, ou a distância, sendo mediada, principalmente, por neurônios sensitivos, que projetam seus estímulos para várias estruturas do SNC. Isso pode determinar a ativação de diferentes vias aferentes fisiológicas cerebrais, bem como do sistema nervoso periférico. Tem sido dada ênfase ao papel dos opioides endógenos na analgesia por Acupuntura. Existem evidências científicas significativas mostrando que peptídios opioides são liberados durante a Acupuntura e que isso, em parte, representa os fundamentos para explicar seu efeito analgésico. Essa proposta é fortemente apoiada pelo fato de que um antagonista opioide, como a naloxona, reverte os efeitos analgésicos da Acupuntura. A estimulação por Acupuntura também pode ativar o hipotálamo e a suprarrenal, o que resulta em uma ampla gama de efeitos sistêmicos. Têm sido documentadas alterações na secreção de neurotransmissores e neuro-hormônios, além de mudanças na regulação do fluxo sanguíneo, tanto no nível central quanto periférico. Também existem evidências de alterações da atividade imunológica produzidas pela Acupuntura; no entanto, ainda é um aspecto obscuro quais dessas alterações fisiológicas são responsáveis pelos seus efeitos clínicos.

PONTOS DE ACUPUNTURA

Os pontos de Acupuntura foram descritos há milênios pela Medicina Tradicional Chinesa e correspondem a pequenas áreas distribuídas na superfície corpórea que, quando estimuladas, promovem reações na fisiologia orgânica. Por outro lado, afecções viscerais afetam diretamente as características de sensibilidade dos pontos de Acupuntura, tornando-os mais sensíveis (detectáveis pelo aumento da sensibilidade à palpação) na área somática correspondente a sua projeção.

Os pontos de Acupuntura, comparados às regiões da pele adjacentes, apresentam algumas particularidades, como: melhor condução da corrente elétrica, relações com estruturas anatômicas específicas (*motor points*, exteriorização de nervos através de fáscias e forames ósseos), relações fixas com referenciais anatômicos (epicôndilos, tuberosidades, sulcos, entre outros). Histologicamente, observam-se também particularidades quantitativas em relação à concentração de microestruturas: aumento da concentração de mastócitos e de receptores nervosos (fusos musculares e terminações nervosas livres).[1]

RELAÇÕES DA ACUPUNTURA COM O SISTEMA NERVOSO CENTRAL

Atualmente, o envolvimento do SNC (encéfalo e medula espinal) e do sistema nervoso periférico (nervos somáticos e sistema nervoso autonômico) no mecanismo de ação da Acupuntura está demonstrado cientificamente, seja em seus efeitos analgésicos ou em sua ação visceral.

A ação dos pontos de Acupuntura sobre os órgãos internos é feita a partir da estimulação da parte somática. O estímulo do ponto de Acupuntura pode deflagrar variadas formas de resposta, que incluem desde arcos-reflexo somatossomáticos e somatoviscerais até mecanismos mais complexos, como a projeção do estímulo nervoso até o encéfalo, no qual a participação de estruturas como a substância cinzenta periaquedutal, os núcleos da rafe, o núcleo dorsal do vago, o hipotálamo, o tálamo, o sistema límbico, a amídala, o hipocampo, o córtex, entre outros, tem sido amplamente descrita na literatura.[2]

O fluxo de *Qi* (Energia), consequente ao estímulo do ponto de Acupuntura, descrito milenarmente pela Medicina Tradicional Chinesa, pode ser interpretado, atualmente, como os potenciais de ação que são gerados em decorrência do estímulo da agulha de Acupuntura sobre as terminações nervosas presentes nos pontos de Acupuntura. Esses potenciais, conduzidos até o SNC pelas fibras nervosas aferentes, principalmente dos tipos A-delta e C (em menor proporção, fibras grossas do tipo A-beta), podem ser claramente detectados como potenciais elétricos somatossensoriais evocados e imagens de ressonância nuclear magnética funcional (RNMf) encefálica, bem como por alterações funcionais, como a elevação dos níveis de cortisol sérico e mudanças em parâmetros de atividade visceral, a distância.

Condução dos estímulos gerados nos pontos de Acupuntura

Atualmente, fortes indícios suportam que os efeitos da Acupuntura são dependentes da integridade do sistema nervoso, tanto periférico quanto central.

No nível periférico, constatou-se que a ação analgésica de um ponto de Acupuntura é abolida total ou parcialmente quando as fibras nervosas aferentes relacionadas a ele são bloqueadas, seja por administração de anestésico local ou por ação vascular (aplicação de gelo ou garroteamento).[2]

No nível central, constata-se que o efeito do ponto de Acupuntura pode ser abolido pela administração de fármacos que inibem a ação de neurotransmissores,[3,4] bem como uma transecção da medula espinal bloqueia o efeito dos pontos de Acupuntura relacionados aos nervos sensitivos do segmento distal à lesão. Dessa forma, a integridade anatomofuncional do sistema nervoso é uma condição imprescindível no mecanismo de ação da Acupuntura.

A estrutura funcional básica do sistema nervoso é o arco-reflexo, pelo qual se estabelece uma reação de causa-efeito entre o estímulo do segmento aferente e uma resposta que pode estar circunscrita à medula espinal ou incluir estruturas encefálicas segmentares ou suprassegmentares. Desse modo, a transmissão da informação pode ser facilitada ou inibida por conexões com outros componentes neurais. Esse conjunto determina modificações em parâmetros como vascularização, tônus, motricidade e sensibilidade, restritas ao local do estímulo original ou que se difundem para outros territórios orgânicos.

A inserção e a manipulação de uma agulha no ponto de Acupuntura causam lesões tissulares que liberam, localmente, substâncias como leucotrienos, tromboxano, substância P, prostaglandinas, serotonina, bradicinina, entre outras, diminuindo o limiar de excitabilidade dos quimiorreceptores e gerando o estímulo inicial, que, por meio de arcos-reflexo simples ou complexos, determina respostas neurofisiológicas variadas.

O impulso nervoso gerado no nível do ponto de Acupuntura alcança então a medula espinal, por meio de fibras nervosas (A-delta e C, mais frequentemente, e A-beta em menor proporção), e se projeta no encéfalo, principalmente pelo trato espinotalâmico lateral, mas também por outras vias, como o lemnisco medial.[1]

Na medula espinal, a substância gelatinosa representa um importante sítio envolvido na ação da Acupuntura, especialmente na analgesia,[4] enquanto, no encéfalo, estruturas como a formação reticular, a substância cinzenta periaquedutal, o núcleo magno da rafe, o núcleo *accumbens,* o núcleo *striatum*, o núcleo basolateral da amídala, a substância *nigra*, a área dorsal do hipocampo e o córtex perirrinal têm sido evidenciadas como atuantes no mecanismo de ação da Acupuntura.[3,4]

Em função de os neurônios da formação reticular apresentarem amplos campos receptivos, que favorecem a convergência de informações de várias origens em um único corpo celular, observa-se que, experimentalmente, um estímulo elétrico aplicado nesse nível é capaz de produzir analgesia em amplos territórios do organismo. Nesse contexto, é possível que a ação da Acupuntura sobre alguns núcleos da formação reticular possa bloquear a sensibilidade dolorosa de amplas áreas do organismo, muitas vezes distantes do ponto de Acupuntura em que a agulha foi inserida, como, p.ex., tratar lombalgia ou cefaleia aplicando a agulha de Acupuntura em um ponto situado no pé do paciente.

No final da década de 1990, um relevante campo de pesquisa na área da Acupuntura, envolvendo seres humanos, começou a ser investigado com o emprego da RNMf, um método acurado de avaliação funcional que tem a vantagem de ser não invasivo. Os primeiros estudos nessa linha focalizaram as respostas encefálicas obtidas por RNMf quando um ponto de Acupuntura localizado no pé e descrito pela Medicina Tradicional Chinesa como ativador da função visual foi estimulado em voluntários saudáveis, e os padrões de imagem obtidos no nível do lobo occipital foram semelhantes àqueles promovidos por um estímulo luminoso direcionado ao olho. Nesse estudo, os autores também demonstraram que o estímulo de uma agulha em um "não ponto" de Acupuntura, localizado também no pé, próximo ao ponto verdadeiro, determinava um padrão de imagem totalmente diverso. Nesse sentido, várias outras pesquisas vêm sendo realizadas, investigando tanto a correlação do SNC com o mecanismo de ação da Acupuntura como também a ação de pontos de Acupuntura sobre áreas do sistema límbico relacionadas ao componente emocional das dores e doenças em geral.[3]

Áreas encefálicas relacionadas ao efeito analgésico de pontos de Acupuntura, evidenciadas pela RNMf

Um grande número de estudos tem sido desenvolvido com RNMf para investigar áreas encefálicas relacionadas aos efeitos de pontos de Acupuntura utilizados no tratamento das dores em geral.[5] Dentre essas áreas, estão o córtex somatossensorial (tanto primário quanto secundário), a ínsula, o giro do cíngulo (parte anterior), o córtex pré-frontal, o hipotálamo e a substância cinzenta periaquedutal.

Alguns desses estudos compararam o efeito analgésico da Acupuntura com a aplicação de falsa-Acupuntura, demonstrando padrões de respostas encefálicas diferentes entre essas duas condições. Nesse sentido, Wagner et al.[6] descreveram que a analgesia-placebo está associada a um decréscimo da atividade encefálica em regiões relacionadas à dor e que o efeito placebo está ligado, principalmente, a uma condição emocional expectante do indivíduo. Eles observaram que, inicialmente, a pessoa apresentava um aumento de sua atividade encefálica relacionado à expectativa antecipatória da dor e, posteriormente, uma diminuição dessa atividade, determinada pela expectativa de alívio, mediante "estar se submetendo a um tratamento" (a aplicação do placebo).

Acupuntura e neurotransmissores

A partir da década de 1970, as pesquisas em Acupuntura passaram a dar grande ênfase à investigação de aspectos neuro-humorais do mecanismo de ação da Acupuntura. Estudos experimentais nesse sentido mostraram que os efeitos analgésicos da Acupuntura poderiam ser transmitidos de um animal a outro por meio da via humoral. Ulett et al. (1998)[7] demonstraram que efeitos analgésicos por eletroacupuntura (2 Hz) aplicada em coelhos foram transmitidos a um coelho receptor, por meio da transfusão de liquor, e esse efeito foi abolido pela naloxona (antagonista opioide), evidenciando a participação de encefalina/beta-endorfina nessa ação analgésica; enquanto Megqin et al. (1986)[8] demonstraram que o efeito analgésico da Acupuntura aplicada em um gato foi transmitido a um outro gato-receptor por meio de circulação sanguínea cruzada.

Atualmente, conhece-se uma gama expressiva de neurotransmissores liberados por ação da Acupuntura, entre eles os opioides endógenos: metaencefalinas, L-encefalinas, beta-endorfinas e a dinorfina (receptores – μ, d e k).[4] Também a serotonina ($5HT_1$ e $5HT_3$), a noradrenalina (NA) (a_1 e a_2 – adrenérgicos), a dopamina (D_1 e D_2), o gama-aminobutirato (GABA), a acetilcolina (M_1 e M_2) e a substância P^1 são ressaltados entre outros neurotransmissores e neuromoduladores.

Analgesia por Acupuntura

Em 1965, Melzack e Wall descreveram a teoria do *gate control*, que justifica o efeito analgésico observado quando estímulos (pressão) conduzidos por fibras nervosas de grosso calibre, cuja velocidade é mais rápida, inibem, no nível da medula espinal, a passagem de estímulos dolorosos, que são conduzidos por fibras A-delta e C, mais finas e com velocidade de condução mais lenta.[9]

Esse mecanismo do *gate control* está, em parte, envolvido no efeito analgésico da Acupuntura, pois em alguns pontos de Acupuntura existe um aumento da concentração de fibras nervosas de grosso calibre. No entanto, é um mecanismo mais relevante na analgesia induzida pelas reflexo-terapias e massagens, nas quais o tato/pressão (conduzidos pelas fibras grossas) são fundamentais, e menos importante na Acupuntura, que se relaciona, principalmente, com as fibras A-delta e C. A grande concentração de terminações nervosas livres encontrada na maioria dos pontos de Acupuntura corresponde a nociceptores e, portanto, relacionam-se com as fibras nervosas que conduzem a dor (A-delta e C), determinando uma íntima relação entre o mecanismo de ação da Acupuntura e o mecanismo da dor. Desse modo, a via descendente de analgesia que modula a dor é também uma das mais importantes vias envolvidas no efeito antinociceptivo da Acupuntura, conforme demonstrado cientificamente.[9]

Ação da Acupuntura na via descendente de analgesia

A via descendente de analgesia é uma organização antinociceptiva do SNC que modula a sensibilidade dolorosa aferente e envolve núcleos, como o caudado, o arqueado (em que existe grande sítio beta-endofinérgico), o *accumbens* (relacionado à dopamina), e estruturas, como a substância cinzenta periaquedutal mesencefálica, em que a presença de receptores opioides é muito grande. Neurônios encefalinérgicos da substância cinzenta periaquedutal induzem a liberação de serotonina, pelo núcleo magno da rafe, e projetam-se em sentido descendente até o corno posterior da medula espinal, onde vão estimular interneurônios encefalinérgicos inibitórios a bloquearem, por meio de sinapse axo-axonal, a liberação de substância P (neurotransmissor fundamental na aferência dos estímulos dolorosos ao SNC) pelo neurônio sensitivo da raiz dorsal.[9] Nesse processo de modulação da dor, também podem participar interneurônios peptidérgicos e gabaérgicos.

O envolvimento da via serotoninérgica central no mecanismo de ação da Acupuntura tem sido amplamente citado na literatura. Em pesquisas experimentais, foi demonstrado que lesões dos núcleos da rafe bloqueavam o efeito analgésico da eletroacupuntura, enquanto a administração de serotonina (ICV) potencializava o grau de analgesia induzida pela eletroacupuntura. Nesse sentido, em 1976, o Research Group of Acupuncture Anesthesia, Peking Medical College, demonstrou em ratos que o efeito da analgesia por eletroacupuntura era abolido pelo pré-tratamento desses animais com *parachlorophenylalanine* (pCPA), um inibidor serotoninérgico. Por outro lado, quando os ratos eram tratados com um precursor direto da serotonina (5-HTP), a ação analgésica da eletroacupuntura rapidamente se recuperava. Resultados semelhantes foram descritos por outros autores,[3,10] tornando sustentável a importância da serotonina no mecanismo de ação da Acupuntura.

A ativação do sistema serotoninérgico na analgesia por Acupuntura parece estar mais relacionada a estímulos de alta frequência. No entanto, em outros campos de ação da Acupuntura (não na analgesia), o envolvimento da serotonina tem sido bem demonstrado com aplicação de eletroacupuntura em baixa frequência.[3,10] Yao descreveu o efeito hipotensor da eletroacupuntura (3 Hz) em ratos hipertensos e demonstrou a correlação de um processo inibitório do sistema nervoso simpático, envolvido neste mecanismo de ação.[10] Contudo, esse efeito hipotensor foi totalmente abolido quando os ratos foram submetidos a pré-tratamento com pCPA (inibidor serotoninérgico), evidenciando o envolvimento da serotonina nessa ação visceral da eletroacupuntura.[10]

Dos Santos et al.[3] mostraram que a eletroacupuntura (2 Hz) preveniu a atrofia de algumas estruturas límbicas e reduziu o déficit cognitivo de ratos Wistar submetidos a um modelo experimental de epilepsia induzida por pilocarpina, demonstrando que a preservação funcional de algumas das áreas estudadas (área dorsal do hipocampo e núcleo basolateral da amídala) está relacionada a efeitos neuroprotetores e ao aumento da plasticidade sináptica induzidos pela eletroacupuntura, para os quais o sistema serotoninérgico apresentou um papel crucial.[3]

A relevante participação dos sistemas serotoninérgicos no mecanismo de ação da Acupuntura tem motivado os pesquisadores a se interessar por essa linha de investigação, principalmente com foco em doenças que cursam com dores crônicas, recorrentes e persistentes, como as fibromialgias e a síndrome da fadiga crônica, além de quadros depressivos.

Acupuntura e opioides endógenos

Os opioides endógenos têm papel importante no mecanismo de ação da analgesia por Acupuntura[1,4] e pesquisas experimentais mostraram que o mecanismo neurofisiológico dessa analgesia é muito semelhante ao da analgesia pela morfina,[4] ambos envolvendo vários núcleos encefálicos em comum e apresentando efeito relevante sobre o componente emocional da dor (característica farmacológica descrita há anos, também para a morfina).

A dor tem uma representação cortical que integra componentes discriminativos, sensoriais e afetivos, sendo esse componente emocional cada vez mais valorizado como fator desencadeante, potencializador ou mantenedor dos quadros álgicos crônicos.

A Acupuntura, por meio de uma ação suprassegmentar no nível de receptores opioides no sistema límbico e no tálamo, induz efeitos ansiolíticos, antidepressivos e autonômicos que se refletem em uma homeostase psicoafetiva, a qual, efetivamente, atenua a percepção dolorosa.

As encefalinas, beta-endorfinas e dinorfinas estão entre os opioides endógenos intimamente envolvidos no mecanismo de ação da Acupuntura, em especial como mediadores de seus efeitos analgésicos. A Acupuntura e a eletroacupuntura aceleram uma significativa liberação de opioides, tanto no nível medular quanto encefálico, os quais, interagindo com receptores opiáceos, induzem a antinocicepção.[9]

Nesse sentido, ratos testados no *tail flick* (modelo experimental que avalia o limiar de dor, determinando o tempo de latência que o rato apresenta para retirar a cauda, exposta a uma fonte emissora de calor) para determinação comparativa dos níveis de analgesia promovidos pela morfina e pela eletroacupuntura evidenciaram que há uma correlação positiva entre eles. Estima-se que a analgesia por eletroacupuntura equivalha a uma dosagem de 3 mg/kg de peso de morfina.

Em pesquisas experimentais relacionadas ao mecanismo de analgesia por Acupuntura, diferentes vias neurais envolvendo a liberação de opioides endógenos têm sido identificadas. Mulet et al. (1994)[11] descreveram que a inserção da agulha no ponto de Acupuntura estimula o núcleo centro-mediano do tálamo a liberar endorfina, que atua no núcleo parafascicular, inibindo, nesse nível, a progressão do estímulo aferente nociceptivo, enquanto Hsieh et al. (2001)[12] descreveram a importância da beta-endorfina liberada no eixo hipotálamo-hipofisário, e Mok (2000)[13] identificou expressivo aumento (2 a 2,5 vezes) desse neurotransmissor no mesencéfalo.

Uma contraprova da inter-relação entre o mecanismo de ação da Acupuntura e os opioides endógenos é a abolição de seu efeito analgésico quando se promove administração de naloxona (antagonista opiáceo),[9] bem como a supressão da analgesia por Acupuntura em ratos submetidos à administração de soro anti-beta-endorfina (ICV) ou à hipofisectomia.[14] Outro dado concordante nesse sentido é que animais geneticamente deficientes de beta-endorfinas ou de receptores opioides não apresentam boa resposta analgésica à Acupuntura.

A frequência dos estímulos aplicados ao ponto de Acupuntura é um fator crucial no efeito antinociceptivo da eletroacupuntura,[6] sendo a intensidade do estímulo um fator coadjuvante na performance desse efeito analgésico. Na eletroacupuntura, observa-se que frequências baixas (2 a 4 Hz) estimulam a liberação de encefalinas e beta-endorfinas, enquanto uma frequência mais elevada, em torno de 100 Hz, libera dinorfina, e a ação desses opioides acontece tanto no nível encefálico quanto espinal.[4]

Por outro lado, na Acupuntura manual utilizada para analgesia, a modalidade de estimulação do ponto de Acupuntura (por limitações técnicas), em geral, adota um padrão que associa uma frequência baixa de estímulo com intensidade elevada. Esse tipo de característica confere à Acupuntura manual um efeito analgésico de menor potência, mas com duração prolongada e caráter cumulativo.

Em 2003, Han[15] demonstrou que a eletroacupuntura com uma frequência intermediária (15 Hz) é capaz de determinar tanto a liberação de encefalinas/beta-endorfinas quanto de dinorfina. O autor descreveu que a ação da encefalina e da beta-endorfina é feita por meio dos receptores μ e δ, enquanto a dinorfina interage com o receptor κ. A frequência de 15 Hz apresenta uma ação sinérgica com liberação mais abrangente de opioides endógenos, em relação às frequências 2 ou 100 Hz aplicadas isoladamente por 30 min. O autor, no entanto, observou um dado curioso: um sinergismo muito mais potente quando as frequências de 2 e 100 Hz são utilizadas, isoladamente, em um esquema de alternância, a cada 3 segundos. Nessas condições, o grau de sinergismo (liberação conjunta de encefalinas/beta-endorfinas e dinorfina) e o nível de analgesia observados foram significativamente mais intensos e prolongados que aquele promovido pela frequência de 15 Hz.[4]

Na prática clínica, observa-se que a sessão de Acupuntura tem uma duração ideal para cada efeito desejado. Em analgesia, um período de 30 min é considerado um tempo ideal para o desenvolvimento pleno de uma condição analgésica. Por outro lado, a estimulação por um período muito mais prolongado (1 a 2 h) pode resultar na redução gradual desse efeito analgésico. Isso pode ser comparável com o desenvolvimento da tolerância à morfina quando múltiplas injeções são administradas em curtos intervalos, criando uma condição de tolerância à droga.[15]

Tolerância à analgesia por Acupuntura

Na década de 1980, alguns grupos de pesquisa em analgesia induzida por eletroacupuntura se depararam com um fato curioso: quando a eletroacupuntura é aplicada, mantendo-se constante a frequência do estímulo durante um período mais prolongado (uma hora ou mais), o grau de analgesia estabelecido começa a diminuir, apesar de as concentrações humorais de opioides no SNC manterem-se elevadas. Esse fato foi posteriormente elucidado pela descoberta de que o estímulo contínuo e prolongado da eletroacupuntura passa a liberar, concomitantemente, antagonistas opioides, em um modelo semelhante ao que ocorre com a administração de doses repetidas de morfina.[15]

Atualmente, são reconhecidos alguns desses antagonistas relacionados à Acupuntura, tendo destaque a CCK-8 (colecistocinina octapeptídio),[15] um potente inibidor opioide [a administração na substância cinzenta periaquedutal de 0,25 mg de CCK-8 é capaz de bloquear em 50% os efeitos da analgesia induzida por 5 mg/kg de morfina, subcutânea (SC)] liberado fisiologicamente por várias áreas do SNC relacionadas ao mecanismo de antinocicepção endógena, cujo objetivo é regular os níveis de analgesia por meio de um processo de retroalimentação negativa, e a orfanina (OFQ),[14] outro inibidor opioide mais recentemente identificado.

Resposta individual à Acupuntura

Em alguns pacientes, observa-se que a resposta clínica ao tratamento da dor pela Acupuntura é diferente do habitual, apresentando uma resposta pouco satisfatória. Atualmente, com base no conhecimento científico dos mecanismos de ação da Acupuntura, considera-se que esse padrão esteja relacionado a fatores decorrentes de uma característica genética que interfere em dois níveis distintos: menor taxa de liberação de opioides endógenos e taxa mais elevada de liberação de peptídios antiopioides, como o CCK-8 e a orfanina, em áreas do SNC relacionadas à analgesia endógena, como a substância cinzenta periaquedutal.[14] De acordo com esses padrões estruturais, foi possível reconhecer, no âmbito das pesquisas experimentais em ratos, dois grupos de animais: os bons e os maus respondedores à analgesia por Acupuntura.

Maus respondedores × bons respondedores para analgesia por Acupuntura

Em estudos que padronizaram um modelo de indução de analgesia por eletroacupuntura em ratos avaliados no *tail flick,* observou-se que havia uma distribuição específica na resposta analgésica desses animais. Parte deles apresentava uma boa resposta, com expressivo aumento do grau de analgesia, enquanto outra parte (menor) não apresentava analgesia significativa. Os animais foram então catalogados como bons respondedores e maus respondedores, cuja diferença de resposta individual foi considerada decorrente de uma condição genética de homeostasia entre liberação de opioides endógenos e liberação de peptídios antiopiáceos no SNC,[14] tanto relacionada à proporção quantitativa desses peptídios (opioides *versus* antiopioides) quanto à velocidade da liberação do CCK-8, mais elevada nos animais maus respondedores.

A administração de RNA antissoro para CCK (por via ICV) pode transformar um rato mau respondedor em bom respondedor, por meio de um bloqueio da expressão do gene codificado para CCK.

Tian et al. (1998)[16] descreveram que ratos maus respondedores ao efeito analgésico da eletroacupuntura (100 Hz) poderiam ser convertidos em bons respondedores quando submetidos à microinjeção (ICV) de anticorpo anti-OFQ (fração IgG do anticorpo antiorfanina), sugerindo que, na analgesia por Acupuntura com 100 Hz, ocorre uma liberação concomitante de orfanina para autorregulação do efeito analgésico.

Outros neurotransmissores envolvidos na analgesia por Acupuntura

Além dos opioides, a ação analgésica da Acupuntura envolve também outros neurotransmissores, como as catecolaminas (*locus coeruleus*). O sistema monoaminérgico descendente envolve a noradrenalina liberada nos núcleos A5, A6 do *locus coeruleus* e o A7 (*sub-coeruleus*). A Acupuntura também atenua os níveis de AMPc que se encontram elevados nos quadros de dor, favorecendo, desse modo, a analgesia.

Por outro lado, foi demonstrada uma importante redução na taxa de óxido nítrico no hipocampo de ratas submetidas à eletroacupuntura, que induziu a um efeito analgésico semelhante ao observado no mecanismo de ação de muitos anti-inflamatórios não hormonais, evitando os processos de sensibilização central e a neuroplasticidade, associados às dores crônicas.

CONSIDERAÇÕES FINAIS

Nas últimas décadas, um interesse crescente da comunidade científica, por meio de estudos desenvolvidos em vários centros acadêmicos internacionais e nacionais, tem alavancado a investigação do mecanismo de ação da Acupuntura, abrindo novos campos de pesquisa, com um potencial relevante no entendimento dessa forma de medicina.

A Acupuntura, que ao longo dos milênios tem mostrado efeitos clínicos satisfatórios, somente nas últimas décadas começou a ter sua ação embasada em fundamentos científicos, possibilitando caminhar junto com o conhecimento alopático e favorecendo a formação de uma aliança integrativa que poderá tornar mais global a abordagem do paciente.

Este capítulo ressalta descrições relativas a embasamentos científicos envolvidos no mecanismo neurofisiológico de ação da Acupuntura. São descritas peculiaridades relacionadas a especificidades neuroanatômicas dos pontos de Acupuntura comparados às regiões da pele adjacentes, no que se refere principalmente aos tipos de receptores e de fibras do sistema nervoso periférico. Também são ressaltadas estruturas do SNC envolvidas na ação da Acupuntura que, ao longo das últimas décadas, tiveram sua importância bem evidenciada em pesquisas com animais de laboratório, bem como, mais recentemente, em humanos, com recursos como a RNMf.

A ação da Acupuntura está diretamente relacionada à liberação de neurotransmissores e neuromoduladores no sistema nervoso. O tipo dessas substâncias mais bem estudado e um dos primeiros que se tornou foco central de investigação nas pesquisas científicas da Acupuntura foi o sistema opioide, pela tradicional concepção de que a Acupuntura tem importante efeito analgésico.

Posteriormente, outros tipos de neurotransmissores foram gradativamente sendo identificados em diversos campos de atuação da Acupuntura, de modo que o conhecimento de uma parte expressiva da ação dessa forma de medicina é hoje uma realidade, dentro de um contexto de visão científica.

REFERÊNCIAS BIBLIOGRÁFICAS

1. Ma YT, Ma M, Cho ZH. Acupuntura para controle da dor. São Paulo: Roca, 2006. p.1-20.
2. Takeshige C, Oka K, Mizuno T, Hisamitsu T, Luo CP, Kobori M et al. The acupuncture point and its connecting central pathway for producing acupuncture analgesia. Brain Research Bull 1993; 30(1-2):53-67.
3. Dos Santos Jr JG, Tabosa A, do Monte FH, Blanco MM, de Oliveira Freire A, Mello LE. Electroacupuncture prevents cognitive deficits in pilocarpine-epileptic rats. Neurosci Lett 2005; 384(3):234-8.
4. Han JS. Acupuncture: neuropeptide release produced by electrical stimulation of different frequencies. Trend Neurosci 2003; 26(1):17-22.
5. Hui KKS, Liu J, Makris N, Gollub RI, Chen AJW, Moore CI et al. Acupuncture modulates the limbic system and subcortical gray structures of the human brain: evidence from fMRI studies in normal subjects. Hum Brain Mapp 2000; 9:13-25.
6. Wagner TD, Rilling JK, Smith EE, Sokolik A, Casey KI, Davidson RJ et al. Placebo-induced changes in fMRI in the anticipation and experience of pain. Science 2004; 303:1162-7.
7. Ulett GA, Han S, Han JS. Electroacupuncture: mechanisms and clinical application. Biol Psychiatry 1998, 44(2): 129-38.

8. Megqin C, Zheng Y, Zuohong X, Yunyi W, Zaimin N, Baozhen Z. Study of role of humoral factors in central action of acupuncture analgesia. In: Xiangtong Z. research on acupuncture, moxibustion, and acupuncture anesthesia. Beijing, Science Press, 1986, p. 360-71.
9. Bonica JJ. The management of pain. 2.ed. Filadélfia: Lea & Febigen, 1990. p.104-74.
10. Yao T. Acupuncture and somatic nerve stimulation: mechanism underlying effects on cardiovascular and renal activities. Scand J Rehabil Med Suppl 1993; 29:7-18.
11. Mulet Pérez A, Acosta martinez B. Digitopuntura. Holguin, Ed. Holguin, 1994, p. 20-23.
12. Hsieh JC, Tu CH, Chen FP, Chen MC, Yeh TC, Cheng HC et al. Activation of the hypothalamus characterizes the acupuncture stimulation at the analgesic point in human: a positron emission tomography study. Neurosci Lett 2001, 307(2): 105-8.
13. Mok YP. Acupuncture-assisted anesthesia. Med Acupuncture On line J 2000; 12(1): 123-31.
14. Tian JH, Han JS. Functional studies using antibodies against orphanin. Peptides 2000; 21(7):1047-50.
15. Han JS, Ding XZ, Fan SG. Cholecistokinin octapeptide (CCK-8) antagonism to electroacupuncture analgesia and a possible role in electroacupuncture tolerance. Pain 1986; 27(1):101-15.
16. Tian JH, Zhang W, Fang Y, Xu W, Grandy DK, Han JS. Endogenous orphanin FQ: evidence for a role in the modulation of electroacupuncture analgesia and the development of tolerance to analgesia produced by morphine and electroacupuncture. Br J Pharmacol. 1998; 124(1):21-6.

CAPÍTULO

2

Mecanismo de ação energético da Acupuntura

RITA DE CASSIA IORIO
YSAO YAMAMURA

INTRODUÇÃO

De acordo com a Medicina Tradicional Chinesa, a ação da Acupuntura fundamenta-se nas noções do fluxo de *Qi* (Energia), no sistema de *Zang Fu* (sistema de Órgãos e Vísceras da Medicina Tradicional Chinesa) e nos Canais de Energia. Esse complexo, que tem sua formação iniciada na vida intrauterina, é considerado em uma concepção de mundo que se baseia no equilíbrio *Yang-Yin* e nos Cinco Movimentos.

No ser humano, matéria e energia, corpo e mente estão intimamente ligados e interagindo, e são fundamentais para a manutenção da vida e das funções do indivíduo nos aspectos psicofísicos. A preservação da saúde e a condição de vida do homem são determinadas pela atuação harmoniosa do corpo e da mente e do funcionamento harmonioso dos órgãos internos, em equilíbrio com o meio em que vive.

Todas as estruturas e funções do organismo encontram-se originalmente em equilíbrio pela atuação das energias *Yang* e *Yin*, que são opostas e complementares de todas as manifestações da natureza. *Yang* e *Yin* representam, respectivamente, os aspectos positivo e negativo, superficial e profundo, calor e frio, excesso e deficiência, energia e massa, cargas positivas e cargas negativas em constante inter-relação, no sentido de manter o equilíbrio e a harmonia de corpo-mente-espírito do indivíduo, que pode ser entendido como o modo de o ser humano sentir-se ligado ao cosmo como um todo, em uma concepção integral.

A Medicina Tradicional Chinesa propõe-se a compreender o homem como parte da natureza e como ser que interage com ela de acordo com os princípios da dualidade dinâmica *Yang-Yin* e da concepção dos Cinco Movimentos. Todos os fenômenos que ocorrem na natureza existem a partir desses princípios. Do mesmo modo, ocorre com todas as estruturas e funções orgânicas e psíquicas.

CANAIS DE ENERGIA (*JING LUO*)

Os Canais de Energia ou Meridianos são elementos fundamentais no diagnóstico e tratamento por Acupuntura. Correspondem aos trajetos que o *Qi* (Energia), o *Xue* (Sangue) e o *Jin Ye* (Líquidos Orgânicos) percorrem no organismo. Promovem a integração do corpo como um todo, pois interligam o Interior e o Exterior, o alto e o baixo, o direito e o esquerdo, a frente e o dorso. Seus trajetos externos são distribuídos na superfície do corpo, onde estão localizados os pontos de Acupuntura.

Existem os canais de Energia *Yang*, que circulam a Água Orgânica e o *Yin* Orgânico, e os Canais de Energia *Yin*, que circulam o Calor Orgânico e o *Yang Qi*.

De acordo com a origem, a localização e as funções, têm-se os Canais de Energia Principais, Canais de Energia Curiosos, Canais de Energia Distintos e Canais de Energia Secundários. Os Canais de Energia Secundários são ramificações representadas por: Canais de Energia Tendinomusculares, Canais de Energia *Luo* Longitudinais, Canais de Energia *Luo* Transversais e Zonas Cutâneas. Dessa forma, com a extensa distribuição dos canais por todo o organismo, ficam garantidas a ampla oferta de *Qi* (Energia) e *Xue* (Sangue) para todas as estruturas corpóreas e as condições necessárias para a realização das funções orgânicas e psíquicas.

Os Canais de Energia Principais estão diretamente conectados aos *Zang Fu* (Órgãos e Vísceras) e levam o nome do *Zang* ou do *Fu* ao qual estão relacionados. Conectam-se, no Interior, com os *Zang* ou *Fu* correspondentes e, no Exterior, percorrem a superfície do corpo e atingem as extremidades das mãos ou dos pés. Assim, relacionados aos membros superiores, têm-se os Canais de Energia Principais do *Xin* (Coração), do *Fei* (Pulmão), do *Xin Bao* (Circulação-Sexo), do *Da Chang* (Intestino Grosso), do *Xiao Chang* (Intestino Delgado) e do *Sanjiao* (Triplo Aquecedor); e relacionados aos membros inferiores, estão os Canais de Energia do *Gan* (Fígado), do *Pi* (Baço/Pâncreas), do *Shen* (Rins), do *Dan* (Vesícula Biliar), do *Wei* (Estômago) e do *Pangguang* (Bexiga).

Os Canais de Energia Principais agrupam-se em pares acoplados, com um Canal de Energia Principal de Órgão acoplado a um Canal de Energia Principal de Víscera, sendo os dois pertencentes ao mesmo Movimento (Água, Madeira, Fogo, Terra e Metal). Portanto, o Canal de Energia Principal do *Shen* (Rins) é acoplado com o Canal de Energia Principal do *Pangguang* (Bexiga), que representam o elemento Água; o Canal de Energia Principal do *Gan* (Fígado) é acoplado com o Canal de Energia Principal do *Dan* (Vesícula Biliar), pois representam o elemento Madeira; e, da mesma forma, acoplam-se os demais Canais de Energia Principais.

Os Canais de Energia Principais também se associam na formação dos Canais de Energia Unitários, constituídos por dois Canais de Energia de mesma polaridade, isto é, *Yang* ou *Yin*, sendo um Canal de Energia Principal da mão conectado a um Canal de Energia Principal do pé. Cada par apresenta características fisiológicas tão semelhantes que funciona como um único Canal de Energia Principal. Assim, existem os Canais de Energia Unitários *Tai Yang, Shao Yang, Yang Ming, Tai Yin, Jue Yin* e *Shao Yin*, cuja principal função é promover a união do Alto (parte *Yang* do corpo) com o Baixo (parte *Yin*).

Os Canais de Energia Curiosos, onde circula o *Qi* Ancestral armazenado no *Shen* (Rins), são oito, funcionam aos pares e são acionados por pontos dos Canais de Energia Principais. São eles:

- *Du Mai* e *Yang Qiao Mai*;
- *Ren Mai* e *Yin Qiao Mai*;
- *Yang Wei* e *Dai Mai*;
- *Chong Mai* e *Yin Wei*.

Os Canais de Energia Distintos promovem a expansão do *Qi* Mental (*Shen Qi*) e são acionados por pontos dos Canais de Energia Principais (denominados de Confluências), agrupando-se em seis pares:

- *Pangguang* (Bexiga)/*Shen* (Rins);
- *Wei* (Estômago)/*Pi* (Baço/Pâncreas);
- *Dan* (Vesícula Biliar)/*Gan* (Fígado);
- *Xiao Chang* (Intestino Delgado)/*Xin* (Coração);
- *Da Chang* (Intestino Grosso)/*Fei* (Pulmão);
- *Sanjiao* (Triplo Aquecedor)/*Xin Bao* (Circulação-Sexo).

Existem também os Canais de Energia *Luo*, que acompanham (Canais de Energia *Luo* Longitudinais) ou conectam (Canais de Energia *Luo* Transversais) os Canais de Energia Principais, além das denominadas Zonas Cutâneas, distribuídas por toda a superfície do corpo, que são constituídas por canais minúsculos e regionalizados de acordo com a localização dos Canais de Energia Principais.

A ocorrência e distribuição dos Canais de Energia proporcionam fornecimento e circulação energética para todas as estruturas e tecidos do corpo, garantindo a adequada circulação de *Qi* (Energia) e *Xue* (Sangue) a cada estrutura em particular, de acordo com sua necessidade, e ao corpo como um todo, de modo a permitir um funcionamento harmônico e a manter ou recuperar a saúde.

CIRCULAÇÃO DE ENERGIA E TROCAS ENERGÉTICAS

O *Qi* (Energia) circula no indivíduo, ocorrendo trocas energéticas e materiais do ser humano com o ambiente em que está inserido e com o qual se relaciona. Essas trocas são realizadas com a participação do sistema dos *Zang Fu* (Órgãos e Vísceras) e dos

Canais de Energia com o meio externo e também com as trocas que ocorrem no interior do organismo, por meio do metabolismo. O ambiente externo a ser considerado pode ser o universo, o país, a escola, o ambiente de trabalho, o consultório médico, etc., considerando-se uma abordagem abrangente do ser humano.

A Energia Celeste, por meio do ar e dos raios solares, e a Energia Telúrica ou Terrestre estão em contato com o indivíduo, assim como os alimentos, as bebidas e o que possa ser introduzido no corpo, como fumo, álcool, drogas ou qualquer outra substância. As energias do meio são os fatores climáticos, como Calor, Frio, Vento, Umidade e Secura. Essas energias, quando em excesso real ou falso, são denominadas Energias Perversas ou *Qi* Perverso (*Xie Qi*).

As trocas com o ambiente também são estabelecidas por meio das eliminações do organismo, quer na esfera individual, como em decorrência do metabolismo, quer em termos de produção da humanidade como um todo. O excesso de lixo depositado no meio ambiente provoca poluição e desequilíbrio ecológico no sentido mais amplo, interferindo no equilíbrio do ser humano e em sua condição de saúde.

Nos Canais de Energia circulam o *Qi* (Energia*)*, o *Xue* (Sangue) e o *Jin Ye* (Líquidos Orgânicos), de modo a permitir a nutrição e o adequado funcionamento de todas as estruturas e todos os tecidos do corpo. O *Qi* Ancestral, o *Wei Qi* (Energia de Defesa) e o *Yong Qi* (Energia Nutritiva) são as energias que circulam nos Canais de Energia de forma específica e bem definida. Os outros tipos de *Qi* (Energia) se misturam, embora também circulem nos Canais de Energia Principais, das quais o *Yong Qi* (Energia Nutritiva) é o componente energético essencial, já que promove a nutrição do corpo e tem que estar sempre em movimento.

O *Qi* Ancestral circula principalmente nos Canais de Energia Curiosos; já o *Qi* (Energia) dos *Zang Fu* (Órgãos e Vísceras) nos Canais de Energia Principais. Durante o dia, o *Wei Qi* (Energia de Defesa) circula fora dos Canais de Energia Principais e nos Canais de Energia Tendinomusculares; à noite, circula nos Canais de Energia Principais.

Vale lembrar que a circulação do *Qi* (Energia) pelos Canais de Energia ocorre em um sistema de circuito fechado, que está conectado com o corpo todo. Assim, sempre que se atuar em algum ponto desse circuito, todo ele será alcançado em maior ou menor grau em cada um de seus componentes.

Enquanto existe vida, o *Qi* (Energia) continua sendo produzido e circulando por todo o corpo. Essa produção e circulação de *Qi* (Energia) pode ser mais ou menos adequada e depende de fatores direta ou indiretamente relacionados ao bom funcionamento do corpo, da mente, da harmonia do ser humano e das diversas necessidades individuais. A produção e a circulação de *Qi* (Energia) podem ser promovidas e incrementadas por meio de Acupuntura, exercício físico (atividade muscular), massagem e por meio de técnicas mentais (meditação, mobilização do *Qi* Mental).

Circulação de *Qi* (Energia) nos Canais de Energia

A Grande Circulação de Energia distribui o *Yong Qi* (Energia Nutritiva) e o *Xue* (Sangue) pelos doze Canais de Energia Principais, permanecendo 2 horas em cada canal, até a energia se tornar máxima. A grande Circulação de Energia inicia-se nas Vísceras *Wei*

(Estômago) e *Da Chang* (Intestino Grosso), reservatórios do *Yong Qi* (Energia Nutritiva) produzido a partir da essência dos alimentos por ação do *Pi* (Baço/Pâncreas). Às 3 horas da manhã, vai para o *Fei* (Pulmão), que opera como propulsor da circulação de *Qi* (Energia) de todo o sistema, indo para o Canal de Energia Principal do *Fei* (Pulmão).

Além disso, cada *Zang Fu* contribui com a propulsão do *Qi* (Energia) pelos Canais de Energia. Do *Fei* (Pulmão), a sequência de circulação energética é: *Da Chang* (Intestino Grosso), *Wei* (Estômago), *Pi* (Baço/Pâncreas), *Xin* (Coração), *Xiao Chang* (Intestino Delgado), *Pangguang* (Bexiga), *Shen* (Rins), *Xin Bao* (Circulação-Sexo ou Pericárdio), *Sanjiao* (Triplo Aquecedor), *Dan* (Vesícula Biliar), *Gan* (Fígado), retornando para o *Fei* (Pulmão), conforme se observa na Figura 2.1. À noite, o *Yong Qi* (Energia Nutritiva) junta-se ao *Wei Qi* (Energia de Defesa), que, durante o dia, circula fora dos Canais de Energia na periferia dos *Zang Fu* e do corpo.

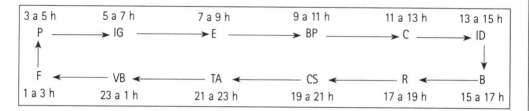

FIGURA 2.1 Circulação energética nos Canais de Energia Principais no período de 24 horas.
P: *Fei* (Pulmão); IG: *Da Chang* (Intestino Grosso); E: *Wei* (Estômago); BP: *Pi* (Baço-Pâncreas); C: *Xin* (Coração); ID: *Xiao Chang* (Intestino Delgado); B: *Pangguang* (Bexiga); R: *Shen* (Rins); CS: *Xin Bao Luo* (Circulação-Sexo); TA: *Sanjiao* (Triplo Aquecedor); VB: *Dan* (Vesícula Biliar); F: *Gan* (Fígado).

O *Qi* (Energia) e o *Xue* (Sangue) circulam nos Canais de Energia obedecendo aos princípios de polaridade *Yang/Yin*, do movimento do Alto para o Baixo e do Baixo para o Alto, da Esquerda para a Direita e da Direita para a Esquerda, da mobilização do corpo e de contração e relaxamento dos músculos, com consequente mobilização das articulações.

Os Canais de Energia são responsáveis por transmitir a sensação de inserção da agulha de Acupuntura, denominada *Te Qi*, a qual para os chineses antigos era o mesmo que o mecanismo de ação de Acupuntura. O *Te Qi* pode ser referido pelo paciente como sensação de dor, ardência, queimação, distensão, formigamento, peso, amortecimento, anestesia ou choque.

A percepção do médico pode ser a sensação de agulha presa no ponto de Acupuntura e deve ser compreendida como a chegada do *Qi* (Energia) ao ponto no qual se insere a agulha. É importante obter-se o *Te Qi* depois da inserção da agulha, para que o *Qi* (Energia) seja então regulado e redirecionado por meio da manipulação da agulha.

As diferenças de polaridade *Yang/Yin* que existem entre os *Zang Fu* e as extremidades dos Canais de Energia, ou seja, seus pontos de Acupuntura mais distais, promovem a circulação de *Qi* (Energia) e *Xue* (Sangue) nos Canais de Energia. Os Canais de Energia *Yin* veiculam o Calor Orgânico e os Canais de Energia *Yang* veiculam a Água Orgânica.

No seu percurso, o Canal de Energia *Yin* se transmuta em Canal de Energia com característica *Yang*, conforme se aproxima da extremidade, e então o Calor Orgânico se transmuta em Água Orgânica, que vai circular no Canal de Energia *Yang* acoplado. Com isso, ocorrem a interligação com as Vísceras (*Fu*) e a diferença de polaridade entre o Interior (relacionado ao *Zang*) e o Exterior (relacionado ao *Fu*). Os fatores de adoecimento (fatores inatos, alimentação, emoções reprimidas, intoxicações, fadigas, causas externas) podem provocar desequilíbrio *Yang/Yin* dos *Zang Fu* (Órgãos e Vísceras) e dos Canais de Energia, com consequente alteração na composição de polaridades *Yang/Yin* entre ambos alterando a condução do *Qi* (Energia) e promovendo desgaste ou estagnação de *Qi* (Energia) ou ainda Deficiência ou acúmulo de *Qi* perverso (*Xie Qi*).

Os fatores de adoecimento, ao agirem nos *Zang Fu* (Órgãos e Vísceras) ou nos Canais de Energia, determinam concentrações de cargas energéticas *Yang* ou de cargas energéticas *Yin*, dependendo desses fatores e dos locais de ocorrência. Essas concentrações de cargas acumulam-se em diferentes estruturas do corpo, promovendo o aparecimento de sintomas, que podem ser desde alteração emocional e sensação de mal-estar, astenia, tontura, enjoo, parestesias, entre outros, até dor de intensidade variável.

As causas de adoecimento de polaridade *Yang* (p.ex., emoção, raiva e Calor) levam ao acúmulo de cargas *Yang*, ou seja, de polaridade positiva. A dor que surge nessa situação tem características *Yang*, ou seja, dor aguda, intensa, superficial, localizada, do tipo pontada, facada, agulhada ou transfixante. Pode-se manifestar por dor latejante, sensação de choque ou cólica e ser intensificada por fatores que promovem o aumento de cargas *Yang*, como calor, movimentos musculares, exercícios físicos, pressão, compressão, movimento horário (p.ex., em massagens). Fatores de melhora são frio, repouso, imobilização e movimento anti-horário.

As causas de adoecimento de polaridade *Yin* (como Frio, Umidade) levam ao acúmulo de cargas *Yin* ou de polaridade negativa, cuja dor tem características *Yin*, ou seja, dor contínua, insidiosa, de localização pouco nítida, mais profunda, com graus variáveis de intensidade, dor tipo em peso, constritiva ou em aperto, que pode ser intensificada por fatores que promovem o aumento de cargas *Yin*, como frio, umidade, mudança de tempo, repouso, etc. Fatores de melhora são calor, movimentos musculares, exercícios, pressão, compressão e movimento horário.

Existe também a dor Falso-*Yang*, provocada por fator Falso-*Yang*, que aumenta a concentração de polaridade positiva a partir de uma deficiência do *Yin Qi*. A dor é intermediária entre *Yang* e *Yin* e se manifesta como queimação ou ardor. Nesse caso, existe acúmulo de cargas tanto *Yang* como *Yin*, ora predominando uma, ora outra, e as características apresentam-se em uma composição variável de *Yang* e *Yin*. Um exemplo é a dor abdominal de origem Falso-*Yang*, sentida como superficial e que melhora quando se aprofunda a palpação.

O acometimento dos *Zang Fu* (Órgãos e Vísceras) por emoções repetidas e reprimidas, fadigas e fatores alimentares altera o Qi (Energia) dos *Zang Fu* (Órgãos e Vísceras). Essas alterações são transmitidas aos Canais de Energia, prejudicando a circulação de *Qi* (Energia) e *Xue* (Sangue) e podendo ocasionar estagnação ou bloqueio dos Canais de Energia ou dos *Zang Fu* (Órgãos e Vísceras). Esses bloqueios acarretam aumento de cargas *Yang* ou *Yin* e podem desencadear o surgimento de sintomas dolorosos, distúrbios funcionais ou alterações emocionais.

Se o *Qi* (Energia) dos *Zang Fu* (Órgãos e Vísceras) se encontra em desarmonia, principalmente em caso de Deficiência de *Qi* (Energia), há maior suscetibilidade de penetração das Energias Perversas (Calor, Frio, Umidade, Vento) por meio da pele, principalmente pelos pontos de Acupuntura, e dos sistemas respiratório e digestivo. Esse evento é importante na ocorrência de doenças e é mais deletério quanto menor for a resistência do organismo, o que provoca distúrbios na circulação de *Qi*, levando a bloqueios de *Qi* (Energia) e *Xue* (Sangue). Esse processo promove concentrações alteradas de cargas nos *Zang Fu* (Órgãos e Vísceras) e Canais de Energia, resultando em dores intensas, tanto periféricas como viscerais. O acometimento do organismo é mais ou menos importante dependendo de sua resistência perante as agressões, o denominado *Qi* Correto. Se estiver forte, as Energias Perversas são expulsas e o indivíduo não adoece. Se o *Qi* Correto for equivalente às Energias Perversas, pode ocorrer um período de latência que se resolverá para a saúde ou para a doença, dependendo de como se concluir esse estado. Se o *Qi* Correto estiver deficiente e as Energias Perversas fortes, elas penetrarão nos Canais de Energia Principais, levando a bloqueios que acarretam dor, inflamação, infecção e podem até atingir os *Zang Fu* (Órgãos e Vísceras), com o desenvolvimento de doenças de Órgãos e Vísceras.

Tanto as manifestações clínicas de origem *Yang* como as de origem *Yin* têm evolução própria, conforme o estágio energético em que se encontra a região com bloqueio de *Qi* (Energia), bem como o estado energético dos *Zang Fu* (Órgãos e Vísceras) e Canais de Energia afetados e a força dos fatores agressores à saúde, internos ou externos.

O tratamento com inserção de agulhas de Acupuntura visa a resolver bloqueios energéticos, por meio de restabelecimento do equilíbrio de cargas *Yang* e *Yin* nos *Zang Fu* (Órgãos e Vísceras) e nos *Jing Luo* (Canais de Energia e Colaterais).

FUNÇÃO DA INSERÇÃO DA AGULHA DE ACUPUNTURA NA CIRCULAÇÃO DE *QI* (ENERGIA)

A inserção da agulha de Acupuntura promove a circulação do fluxo do *Qi* (Energia) e do *Xue* (Sangue), e também o fortalecimento da Energia dos *Zang Fu* (Órgãos e Vísceras) e dos *Jing Luo* (Canais de Energia e Colaterais), além da expulsão das Energias Perversas (*Xie Qi*) que possam agredir o indivíduo. Por meio da inserção da agulha no ponto de Acupuntura, é possível introduzir, mobilizar e fazer circular o *Qi* (Energia), bem como promover o desbloqueio de energia e a eliminação das Energias Perversas (turvas), contribuindo para a harmonização e o equilíbrio dos *Zang Fu*, das estruturas relacionadas e da pessoa como um todo.

O tratamento por Acupuntura é autorregulador, ou seja, com a inserção de agulhas em pontos de Acupuntura indicados para cada caso, promove-se o equilíbrio de cargas *Yang/Yin*, possibilitando o retorno do equilíbrio energético do sistema dos *Zang Fu* ou de um Órgão ou Víscera em particular. Esse tratamento é realizado com base no diagnóstico energético obtido pela avaliação do *Qi* (Energia) da pessoa e de seus *Zang Fu* (Órgãos e Vísceras) individualmente, por meio da história do paciente e do exame físico peculiar da Medicina Tradicional Chinesa, que inclui a inspeção da face, a tomada do pulso e o exame da língua.

Efeito adicional pode ser obtido com a manipulação das agulhas colocadas nos pontos de Acupuntura com o objetivo de dispersar ou tonificar. Assim, se existe excesso de cargas *Yang* ou *Yin* em um determinado *Zang Fu* (Órgãos e Vísceras) ou Canal de Energia, manipula-se a agulha com técnica de dispersão ou sedação (p.ex., rodar a agulha no sentido anti-horário). Se, por outro lado, existe deficiência, manipula-se a agulha com técnica de tonificação (p.ex., rodar a agulha no sentido horário). Em ambos os casos, pode-se usar a eletroestimulação.

Um *Zang Fu* também pode ser tonificado ou sedado pelo uso da lei dos Cinco Movimentos, por meio dos pontos de Acupuntura *Shu* Antigos, que são a representação dos Cinco Movimentos nos Canais de Energia Principais. Esses pontos estão localizados nas extremidades dos Canais de Energia Principais, dos cotovelos até as mãos e dos joelhos até os pés.

Outra forma de tratamento compreende a utilização de pontos do sistema *Shu-Mo*, que estão relacionados com a energia *Yang* (Pontos *Shu* Dorsais) e *Yin* (Pontos *Mo*) dos *Zang Fu* (Órgãos e Vísceras). Cada *Zang Fu* possui pontos *Shu* e *Mo* determinados. Nesse caso, promove-se a regulação das concentrações *Yang/Yin* dos *Zang Fu* por meio da aplicação de agulhas de Acupuntura, com o intuito de restabelecer o equilíbrio energético do sistema de Órgãos e Vísceras. Também é possível associar a aplicação de Acupuntura nos Pontos *Yuan* (Pontos Fonte; existe um em cada Canal de Energia Principal) para promover o aumento do *Qi* (Energia) dos *Zang Fu* (Órgãos e Vísceras).

POSSÍVEIS MECANISMOS DE AÇÃO DA ACUPUNTURA

Existem três explicações possíveis para o mecanismo de ação da Acupuntura:

- energético;
- humoral;
- neural.

O Mecanismo energético de ação da Acupuntura corresponde às clássicas concepções milenares dos *Zang Fu* (Órgãos e Vísceras) e *Jing Luo* (Canais de Energia) e está intimamente relacionado à origem do corpo energético e da forma física, compreendidos na dualidade *Yang/Yin*. A evolução em transmutação de *Yang* e *Yin* passa por fases intermediárias, *Yang* do *Yin* e *Yin* do *Yang*.

No mecanismo de ação energético da Acupuntura, o aspecto *Yang* do *Yang* corresponde aos estímulos que promovem a ação da Acupuntura e que estão relacionados aos *Jing Luo* (Canais de Energia).

O aspecto *Yin* do *Yang* corresponde ao substrato anatomofisiológico da condução dos estímulos da Acupuntura, ou seja, aos próprios *Jing Luo* (Canais de Energia). Está relacionado à condução dos estímulos gerados pela agulha de Acupuntura por meio das fibras nervosas da concepção ocidental, com liberação de substâncias opioides endógenas que aliviam a dor e modulam a resposta neural à dor.

Já o aspecto *Yang* do *Yin* representa os estímulos de Acupuntura que chegam aos *Zang Fu* e que promovem a formação ou a ativação do *Qi* (Energia). Então o *Qi* (Energia) dos *Zang Fu* (Órgãos e Vísceras) será distribuído pelo corpo por duas vias: dos Canais de Energia e do *Xue* (Sangue), sob a forma de *Xue Qi* (Energia do Sangue), a qual constitui a via humoral do mecanismo de ação da Acupuntura e é consequente aos efeitos energéticos da Acupuntura produzidos nos *Zang Fu* (Órgãos e Vísceras).

Por fim, o aspecto *Yin* do *Yin* do mecanismo de ação energético da Acupuntura corresponde aos estímulos da técnica nos *Zang Fu* (Órgãos e Vísceras) que, além de estimulá-los energeticamente, também promove suas atividades funcionais, cujo resultado é a produção de substâncias químicas de ação local ou sistêmica. Corresponde, na concepção ocidental, à produção de renina, atriopeptina, prostaglandinas, hormônios cerebrais, como a encefalina e as endorfinas, entre outros. Essas substâncias produzidas em decorrência do estímulo energético percorrem o corpo por intermédio da circulação sanguínea, compondo também a via humoral do mecanismo de ação da Acupuntura.

CONSIDERAÇÕES FINAIS

Na visão da Medicina Tradicional Chinesa, a harmonia energética do indivíduo depende de fatores energéticos dele mesmo e do meio ambiente, o qual mantém uma rede de conexões com o homem em um todo contínuo. O sistema de tratamento por meio da Acupuntura visa a restabelecer e a manter o estado de saúde que necessita de equilíbrio *Yang/Yin* da mente e do corpo e de suas estruturas.

A inserção das agulhas, bem como suas técnicas de manipulação, tem como objetivo, em última análise, a obtenção de um equilíbrio nas cargas *Yang/Yin* dos *Zang Fu* (Órgãos e Vísceras) e do indivíduo.

Do ponto de vista científico, o mecanismo de ação da Acupuntura não está ainda totalmente elucidado. Existem evidências da participação do sistema nervoso central (SNC) e periférico, com a intermediação de substâncias como neurotransmissores e hormônios liberados ou que se tornam mais efetivos com a aplicação das agulhas de Acupuntura. Uma explicação possível é que a manipulação das agulhas com diferentes intensidades e sentidos determine a liberação de neurotransmissores específicos nas sinapses, inibindo-as ou excitando-as, desencadeando, assim, respostas diferentes.

No entanto, essa explicação do mecanismo de ação da Acupuntura pela visão da ciência moderna não está completa, isto é, em certa medida, trata-se de uma interpretação ocidental bastante simplificada sobre a concepção de *Qi* (Energia), que, na China Antiga, se encontrava intrinsecamente relacionada à sua cultura, ao seu modo de vida no dia a dia, à sua visão de mundo, não se restringindo apenas ao conceito ocidental de energia.

O conceito de *Qi* (Energia) na Medicina Tradicional Chinesa é muito mais amplo. A palavra *Qi* significa "gás" ou "éter" e era utilizada pelos chineses antigos como uma referência ao sopro vital ou à energia que anima o cosmos, um todo contínuo, sendo a matéria uma condensação do *Qi* dependente de uma alternância rítmica *Yang/Yin*. Nessa concepção, o *Qi* é tudo e tudo é *Qi*. O *Qi* está relacionado a tudo que existe na natureza, incluindo o ser humano. Também no conceito que se pode apreender dos antigos chineses, o *Qi* está em toda parte e não é segmentado, ou seja, o *Qi* do corpo do indivíduo é uno com o *Qi* da Terra, do Céu e de todas as manifestações da natureza, ou seja, com o *Qi* universal. Se, em um primeiro momento, essa concepção intuitiva de *Qi* pode parecer mística, é possível perceber que é próxima da teoria moderna da física quântica. Nas duas visões existe a concepção do todo contínuo.

A concepção da física quântica científica é racional, enquanto a visão chinesa antiga é intuitiva. São visões que não se opõem, mas se complementam, representando aspectos que compõem a consciência do ser humano sobre uma compreensão mais abrangente do mundo. A abordagem holística do modo de ação da Acupuntura, preconizada pela Medicina Tradicional Chinesa, é compatível com a visão da física quântica. Assim, o que faz circular o *Qi* (Energia) e realizar as correções de excesso ou deficiência e de desequilíbrio *Yang/Yin* não é apenas a agulha de Acupuntura, mas toda uma interação do paciente com o meio, do médico com o paciente e de ambos com a cultura, a ciência, os costumes e com todas as relações possíveis e pertinentes que possam influir o *Qi* (Energia) direta ou indiretamente na aplicação da agulha de Acupuntura, além do mecanismo intrínseco que ocorre nos pontos de Acupuntura, nos Canais de Energia e nos *Zang Fu* (Órgãos e Vísceras). Na dependência de todos esses outros fatores, o efeito da ação da Acupuntura pode ser potencializado ou, ao contrário, pode ser diminuído.

Adotando uma visão abrangente da Acupuntura, entende-se que a ação da agulha no ponto de Acupuntura não está isolada da mão do médico que a insere, do seu conhecimento técnico e científico, da pessoa do médico, do paciente, do ambiente imediatamente relacionado ao médico e ao paciente e do ambiente físico e sociocultural de ambos, bem como de fatores objetivos e subjetivos mais amplos. O modo de ação da Acupuntura é compreendido, dessa forma, como resultante da inter-relação do médico com o paciente e do binômio médico-paciente com as dimensões física, biológica, mental e sociocultural.

BIBLIOGRAFIA

1. Auteroche B, Auteroche M. Guia prático de Acupuntura e moxibustão. São Paulo: Andrei, 1996.
2. Capra FJ. O ponto de mutação. São Paulo: Cultrix, 2000.
3. Capra FJ. O tao da física. São Paulo: Cultrix, 2000.
4. Cho ZH et al. Neuro-acupuncture. Los Angeles: Q-Puncture, 2001.
5. Han JS. Peptídeos opiáceos e anti-opiáceos: um modelo de equilíbrio *Yin-Yang* nos mecanismos da Acupuntura na modulação da dor. In: Stux G, Hammerschlag. Acupuntura clínica, bases científicas. Barueri: Manole, 2005. p.57-76.

6. Jonas WB, Levin JS. Tratado de medicina complementar e alternativa. Barueri: Manole, 2001.
7. Morant GS. L'acupuncture chinoise. Paris: Maloine, 1972.
8. Nguyen VN, Tran VD, Nguyen RC. Arte e prática da Acupuntura e da moxibustão, segundo o "Zhen Jiu Da Cheng" de Yang Chi Chou. Trad. de Ysao Yamamura. São Paulo: Roca, 2003.
9. Nguyen VN, Tran VD, Nguyen RC. Huangdi Neijing Ling Shu, edição comentada. Trad. de Ysao Yamamura. São Paulo: Center AO, 2008.
10. Nong CX. Acupuntura e moxibustão chinesa. São Paulo: Roca, 1999.
11. Pomeranz B. Analgesia por Acupuntura – pesquisas básicas. In: Stux G, Hammerschlag. Acupuntura clínica, bases científicas. São Paulo: Manole, 2005. p.1-31.
12. Ross J. Sistemas de órgãos e vísceras da Medicina Tradicional Chinesa. 2.ed. São Paulo: Roca, 1994.
13. Shangai College of Traditional Medicine. Acupuntura um texto compreensível. São Paulo: Roca, 1996.
14. Shen J. Research on the neurophysiological mechanisms of acupuncture: review of selected studies and methodological issues. J Altern Complement Med 2001; 7(suppl 1):121-7.
15. White A, Ernst E. Neurofisiologia da analgesia por Acupuntura. In: Ernst E, White A. Acupuntura uma avaliação científica. Barueri: Manole, 2001b. p.77-120.
16. Yamamura Y. Acupuntura Tradicional – a arte de inserir. 2.ed. São Paulo: Roca, 2001.

CAPÍTULO 3

Formação do médico especialista em Acupuntura

RITA DE CASSIA IORIO

INTRODUÇÃO

O modelo hegemônico contemporâneo de assistência à saúde, caracterizado por alta tecnologia e prática fragmentada e superespecializada, implica formação médica atrelada à hipertrofia do conhecimento científico, de tal ordem que torna impossível para um só médico deter a sua totalidade. Dessa forma, aumenta o contingente de médicos especialistas e superespecialistas, que, por sua vez, contribuem para o desenvolvimento técnico-científico de suas especialidades e subespecialidades, alimentando essa situação.

Esse contexto pode acarretar perda da dimensão da totalidade do processo saúde-doença, bem como do paciente, além de diminuição do conhecimento generalista. Essas características têm influência nos aspectos gerais da atenção à saúde, na efetividade da assistência prestada em geral e na relação médico-paciente, em particular.

Nesse modelo vigente, ao qual se acrescenta ainda a concentração de recursos humanos e técnico-científicos para porções privilegiadas da população, existe insatisfação tanto da coletividade que se socorre por intermédio dos serviços de saúde, na busca de solução para seus problemas, como dos médicos que, em variados níveis, estão diretamente envolvidos no processo de assistência à saúde, além de insatisfação pessoal em razão do alcance de sua própria prática profissional.

Assim, formam-se, no Brasil, 9 mil médicos a cada ano, com mais de 350 mil médicos ativos[1] para um mercado de trabalho com demanda crescente para a especialização e a subespecialização. A escolha do médico por uma das especialidades reconhecidas pelo Conselho Federal de Medicina (CFM), entre elas a Acupuntura (reconhecida em 1995), pode estar correlacionada a fatores individuais e psicológicos, bem como familiares, culturais, sociais e econômicos, não estando necessariamente relacionada às reais necessidades de saúde da população.

Na prática, a medicina contemporânea, com todo o avanço científico e tecnológico incorporado ao seu exercício, e a Saúde Pública só alcançam seus objetivos de proporcionar inegáveis benefícios à saúde das pessoas quando são realizadas visando à integralidade, à universalidade e à inclusão equânime. Assim, evidencia-se a necessidade de uma visão integral da saúde, da doença e de suas inter-relações, da busca de soluções no campo da saúde individual e coletiva, compreendidas de maneira não dissociada, mas articulada em dada situação social, cultural, histórica e política.

MÉDICO QUE ESTUDA ACUPUNTURA

Realizou-se um estudo de natureza quanti-qualitativa, baseado em depoimentos de médicos-alunos de três turmas do curso Especialização em Desenvolvimento em Medicina Chinesa – Acupuntura, do Center AO[2] – da Escola Paulista de Medicina da Universidade Federal de São Paulo (EPM-Unifesp), que deu origem a uma tese de doutorado desenvolvida na Faculdade de Saúde Pública da Universidade de São Paulo (FSP-USP) no ano de 2007.

Considerando o panorama da situação de crise da saúde e da crescente demanda por parte da população e dos médicos por Acupuntura, essa pesquisa delineou um quadro no qual se inseriram a Medicina Tradicional Chinesa e a Acupuntura, bem como os significados de motivações dos médicos entrevistados.

Participaram do estudo, de forma voluntária, 103 médicos, que responderam ao questionário composto por perguntas abertas e fechadas no início do curso (ingressantes), e 72 no final (formandos), totalizando 175 sujeitos respondentes (de um universo de 197 médicos-alunos do curso nesta oportunidade). O médico mais novo tinha 24 anos de idade e o mais velho, 63 anos. A caracterização dos participantes da pesquisa se encontra na Tabela 3.1. As médicas corresponderam, aproximadamente, a metade dos alunos do curso nas turmas pesquisadas.

TABELA 3.1 DISTRIBUIÇÃO DOS MÉDICOS PARTICIPANTES SEGUNDO SEXO, IDADE E TEMPO DE FORMADO

	Ingressantes		Formandos	
	N	%	N	%
Sexo				
Masculino	55	53,4	38	52,8
Feminino	48	46,6	34	47,2

(Continua)

TABELA 3.1 (CONT.) DISTRIBUIÇÃO DOS MÉDICOS PARTICIPANTES SEGUNDO SEXO, IDADE E TEMPO DE FORMADO

	Ingressantes		Formandos	
	N	%	N	%
Idade em anos completos				
24 a 39	58	56,3	29	40,3
40 e mais	45	43,7	43	59,7
Tempo de formado em anos				
Até 15	68	66,1	32	44,4
16 e mais	35	33,9	40	55,6
Total	103	100	72	100

Com relação à especialidade prévia, as que apareceram mais frequentemente entre os médicos foram as clínicas e as intermediárias, com menor ocorrência das especialidades cirúrgicas e técnico-burocráticas.[3]

Os dados sugerem que a Acupuntura é compatível com o perfil mais afeito à clínica, com associação de técnicas que possam conferir importante grau de independência e resolubilidade ao ato médico, característica das especialidades intermediárias.

Médicos e suas relações com a medicina

> É que a Medicina oferece ao homem moderno a face obstinada e tranquilizante de sua finitude; nela, a morte é reafirmada, mas, ao mesmo tempo, conjurada; e se ela se anuncia sem trégua ao homem o limite que ele traz em si, fala-lhe também deste mundo técnico, que é a forma armada, positiva e plena de sua finitude.
>
> M. Foucault[4]

Na pesquisa, buscou-se verificar, por meio de estudo qualitativo, as concepções dos médicos sobre Medicina, Acupuntura, espaços de prática, relação médico-paciente, por que médicos procuram estudo e especialização em Acupuntura e outras questões relevantes que surgiram das respostas obtidas.

A aplicação do questionário forneceu dados para a realização da análise de conteúdo, que contou com um conjunto de técnicas de análise das comunicações, útil para compreender o discurso além de seu significado imediato. A intenção é inferir conhecimentos relativos à produção ou à recepção de mensagens, por meio de indicadores quanti ou qualitativos.

A aplicação da análise de conteúdo em material obtido por meio de questionários permite a coleta de dados para uma análise com suporte linguístico escrito. Ressalte-se que a inferência própria dessa técnica do estudo qualitativo é intrínseca à prática do médico, que, ao ouvir o relato dos sintomas do indivíduo, com base em seu conhecimento técnico-científico, pode fazer deduções sobre a saúde do paciente.

Foram estabelecidas as categorias e subcategorias de análise, para orientar a avaliação qualitativa, levando-se em conta não apenas a frequência de aparecimento destas nas respostas, mas também o surgimento de unidades de análise relevantes para o trabalho, mesmo que algumas dessas unidades possam ter surgido poucas vezes entre todas as respostas. As categorias de análise agruparam elementos com caracteres comuns, constituindo as classes a serem usadas na técnica de análise de conteúdo. Essas categorias passaram a dar significado aos discursos dos médicos entrevistados, que foram analisados de uma perspectiva quanti-qualitativa de maneira articulada.

Como discussão do objeto de estudo, o médico que se especializa em Acupuntura tem íntima relação com o debate que envolve o binômio saúde-doença. É oportuno lembrar que saúde e doença são símbolos privilegiados para a explicação da sociedade, pois se relacionam a conceitos utilizados na elaboração de atitudes, comportamentos e concepções de mundo. Na discussão de saúde e doença, as pessoas falam de si e de suas experiências em seu meio – é uma forma de os indivíduos se manifestarem sobre as instituições e organizações sociais, bem como a questões fundamentais como a vida e a morte. Esse fenômeno ocorre tanto com pacientes quanto com médicos, ou seja, indivíduos constituintes da sociedade. Ao se abordarem os múltiplos aspectos envolvidos na saúde e na doença, tem-se a peculiar oportunidade de fazer aflorar os mais diversos aspectos da vida das pessoas, o que pode contribuir, por meio da análise de suas falas, para a melhor compreensão e contextualização dos temas abordados.

Grau de satisfação com a especialidade atual

Em resposta à pergunta "Qual o grau de satisfação com sua especialidade atual?", foram obtidos os dados apresentados na Tabela 3.2.

TABELA 3.2 DISTRIBUIÇÃO DO TOTAL DE MÉDICOS PARTICIPANTES QUANTO AO GRAU DE SATISFAÇÃO COM SUA ESPECIALIDADE PRÉVIA

	Ingressantes		Formandos	
	N	%	N	%
Grau de satisfação				
Alto	32	31,1	22	30,6
Médio	61	59,2	39	54,2
Pequeno	6	5,8	9	12,5
Não respondeu	4	3,9	2	2,7
Total	103	100	72	100

Ao serem consideradas em conjunto as frequências de pequeno e médio grau de satisfação como uma expressão de insatisfação com a especialidade, em contraposição ao alto grau de satisfação, obtiveram-se entre os ingressantes a frequência de 65% e, entre os formandos, de 66,7% – ou seja, isso demonstra que a maioria dos sujeitos está insatisfeita com a especialidade que exerce na medicina convencional.

Espaços de prática de Acupuntura

Com relação aos espaços de prática, foi perguntado aos médicos ingressantes onde pretendiam exercer a Acupuntura. A grande maioria pretendia exercer a Acupuntura em consultório (Tabela 3.3), o que é compatível com o desejo de autonomia no exercício profissional, característica da medicina liberal.

A maioria dos médicos que ingressaram no curso almejava exercer a Acupuntura em consultório de forma liberal (79,6%), e alguns admitiram a intermediação de convênios. Alguns sujeitos encontraram na Acupuntura uma forma de exercer a medicina ambulatorial e outros até como forma de retomar a prática médica. Com relação ao serviço público, os médicos criticaram os salários insuficientes, as condições de trabalho ruins, o descaso das autoridades com a saúde e a assistência médica e a desvalorização profissional do médico por parte do governo. Além disso, consideraram que as carências materiais e de toda ordem das quais a população sofre prejudicam o bom resultado do tratamento.

Apesar disso, 29,1% manifestaram intenção de exercer Acupuntura no serviço público. Uma parcela dos médicos reconheceu no Programa Saúde da Família uma forma mais próxima da visão do atendimento holístico e integral característico da Acupuntura. Foi também apontado que a Acupuntura pode aumentar a resolubilidade da ação do médico de saúde da família, como um método de baixo custo, de relativa facilidade de execução e bastante efetivo.

TABELA 3.3 EXPECTATIVA DE ESPAÇOS DE PRÁTICA DE ACUPUNTURA DOS MÉDICOS INGRESSANTES NO CURSO

	N	%
Consultório	82	79,6
Serviço público	30	29,1
Hospital sem especificação	11	10,7
Hospital particular	9	8,7
Atividade acadêmica/pesquisa	7	6,7
Não sabe	7	6,7
Total	103	

Nota: Serviço público (incluindo Sistema Único de Saúde – SUS), ambulatório, centro ou posto de saúde e programa de saúde da família.

Observação: a soma das porcentagens ultrapassa 100%, pois cada participante pode ter apresentado mais de uma resposta.

Acupuntura e a relação médico-paciente

> Escrever receita é fácil, mas entender-se no resto com as pessoas é difícil.
> Franz Kafka[5]

A grande maioria dos participantes acredita que a prática da Acupuntura difere da prática da medicina convencional. Os que afirmaram que a prática da Acupuntura ou a relação médico-paciente são diferentes da medicina convencional valorizaram a Acupuntura como especialidade médica que se utiliza da técnica de inserção de agulhas em vez da prescrição de fármacos, bem como a relação com o paciente com uma periodicidade semanal, o que é raro em outras especialidades. Na Tabela 3.4, encontra-se a distribuição do total de médicos participantes quanto às opiniões sobre a prática médica da Acupuntura e sobre a relação médico-paciente.

TABELA 3.4 DISTRIBUIÇÃO DO TOTAL DE MÉDICOS PARTICIPANTES QUANTO ÀS OPINIÕES SOBRE A PRÁTICA E A RELAÇÃO MÉDICO-PACIENTE

	Ingressantes		Formandos	
	N	%	N	%
Prática da Acupuntura difere				
Sim	98	95,2	66	91,7
Não	3	2,9	5	6,9
Não sei	2	1,9	1	1,4
Relação médico-paciente difere na Acupuntura				
Sim	91	88,4	62	86,1
Não	9	8,7	9	12,5
Não sei	3	2,9	1	1,4
Total	103	100	72	100

Interpretando a relação médico-paciente na Acupuntura

A abordagem holística facilita a apreensão do médico sobre a totalidade do paciente, já que é mais fácil para este expor a percepção de sua saúde, de sua doença e de sua vida. Esse tipo de abordagem possibilita um maior contato do médico com fatores objetivos e subjetivos de saúde e doença. A partir daí, o processamento desses dados que envolvem o paciente e a consequente conscientização do resultado constituem o ponto de partida para o estabelecimento do diagnóstico e da conduta médica.

O conceito de holismo[6] enquanto abordagem integral, que é fundamento da Acupuntura, e o conceito da transdisciplinaridade aproximam-se. A visão holística e a transdisciplinaridade da saúde abrangem as dimensões materiais e energéticas e os aspectos relacionais do ser humano, bem como a consciência desse processo. Entre a consciência do médico e a consciência do paciente, também fica estabelecida uma transição relacional, importante para a intercomunicação de ambos e para a percepção de si mesmo e do outro nessa relação.

Isso é particularmente observável nas primeiras fases da consulta médica de Acupuntura, da recepção do paciente pelo médico até o diagnóstico energético, quando inúmeros elementos objetivos e subjetivos são considerados de forma abrangente e tornam-se importantes substratos do atendimento médico.

O escopo do tratamento é a cura, o bem-estar, a melhora da qualidade de vida, a harmonia e o equilíbrio. Nas condições ideais, o limite da relação médico-paciente é estabelecido pela consciência do médico e do paciente e pelo inter-relacionamento consciente dos dois. Portanto, da relação transdisciplinar médico-paciente resulta a consciência, que, no ato médico, se caracteriza pela consciência do diagnóstico e da conduta terapêutica, a qual, ao interagir com a consciência do paciente, pode ter caráter transformador em sua saúde.

Assim, o subjetivo, o sutil e o subconsciente são elementos que se agregam aos elementos objetivos, em uma complementaridade que resulta no ato médico consciente e responsável, constituindo a base para a competência, a ética, a habilidade técnica e científica e a prudência da atitude do médico em relação ao paciente, o qual, em virtude do estabelecimento da relação com aquele profissional, é favorecido na tomada de consciência de sua situação de saúde-doença de maneira mais abrangente. Ao participar mais concretamente da relação médico-paciente, o paciente assume papel decisivo em seu próprio cuidado.

Motivos da escolha da especialidade Acupuntura

> A saúde da alma é a ocupação mais digna do médico.
> Do verdadeiro médico...[7]

Com relação aos motivos da procura pelo curso de Acupuntura na pesquisa quanti-qualitativa, os médicos responderam: curiosidade; anseio de novos conhecimentos; interesse pela cultura ou pela filosofia chinesa ou oriental; bons resultados de tratamento de pacientes, amigos, familiares ou de si próprio; obtenção de cura; indicação de colegas; busca de medicina complementar/alternativa/integrativa; visão holística do paciente; insatisfação com a medicina convencional ou com a especialidade médica; opção profissional; busca de outra prática médica; técnica ou opção de tratamento; procura de respostas; ampliar horizontes; aceitar desafios.

A partir das frequências de aparecimento desses tópicos e também de acordo com o explicitado anteriormente, os temas que surgiram nos discursos dos participantes foram agrupados em três conjuntos de categorias, a fim de se proceder à análise qualitativa da pesquisa:

- aprimoramento profissional;
- ampliação do próprio horizonte de vida;
- compreensão do paciente por uma dimensão mais abrangente.

A frequência com que cada uma dessas categorias apareceu como motivo de procura pela especialização em Acupuntura nos discursos dos sujeitos desse estudo consta na Tabela 3.5. A soma das porcentagens apresentadas em cada categoria ultrapassa 100%, já que cada aspecto aparece ou pode ter aparecido mais de uma vez na resposta de um mesmo sujeito.

TABELA 3.5 DISTRIBUIÇÃO DE RESPOSTAS À PERGUNTA "POR QUE VOCÊ PROCUROU O CURSO DE ACUPUNTURA?", SEGUNDO A CATEGORIA

	Ingressantes		Formandos	
	N	%	N	%
Aprimoramento profissional	61	59,2	51	70,8
Ampliar seu próprio horizonte de vida	46	44,7	41	56,9
Compreender o paciente em uma dimensão mais abrangente	19	18,4	8	11,1
Total	103		72	

É oportuno lembrar que, na análise qualitativa das falas dos médicos, está sempre presente a preocupação com os cenários de atuação do profissional no contexto contemporâneo da saúde e da medicina.

Os discursos dos sujeitos demonstram que a postura crítica com relação à especialidade da medicina convencional que exercem predomina, o que se pode verificar não só pela própria leitura das respostas, como também pelos resultados quantitativos mostrados na Tabela 3.2: 65% dos ingressantes e 66,7% dos formandos expressaram insatisfação em graus variáveis com a sua especialidade.

Isso ainda é corroborado pelos 50% dos formandos que consideraram a possibilidade de mudar sua especialidade médica para a Acupuntura. Com a leitura das respostas abertas, foi possível esclarecer em quais aspectos se situam as críticas à medicina contemporânea. Abaixo, estão excertos das respostas às perguntas abertas, para dar voz aos médicos participantes da pesquisa.*

A medicina convencional tem demonstrado ser muito limitante, trata o que sobrou do dano. Vemos os pacientes recebendo várias drogas para curar sintomas apenas. (F, fem., 44 anos, Dermatologia).

Exerço Clínica Médica, mas percebo limitação de efetividade e, além disso, os pacientes não se sentem muitos satisfeitos com a superespecialização da medicina ocidental. (F, masc., 28 anos, Clínica Médica).

Temos remuneração insuficiente pelos convênios, desunião da classe médica para reivindicar melhoria de nossas condições de trabalho nos órgãos competentes e desvalorização do profissional na rede pública, além do não reconhecimento pelo nosso empenho e a desconsideração por tantos anos de estudo por parte do governo e também de pacientes. (F, fem., 43 anos, Cardiologia).

A medicina convencional é muito boa em termos de tecnologia, mas deixa a desejar no que se refere à relação médico-paciente, devido ao descaso em que é colocada pelos governantes. (I, masc., 36 anos, Anestesiologia).

---

* De modo a permanecerem anônimos, os médicos entrevistados estão identificados por: I – médicos alunos que responderam ao questionário no início do curso; F – médicos-alunos que responderam ao questionário no final do curso; masc. – sexo masculino; fem. – sexo feminino; idade em anos e especialidade médica.

Trato muitos pacientes idosos portadores de múltiplas doenças e, principalmente, de dor crônica. A Acupuntura vem no sentido de poder diminuir as dosagens e minimizar os efeitos colaterais de polifármacos, tratando o indivíduo com um método psíquico, emocional e orgânico. (F, fem., 43 anos, Cardiologia).

Enquanto a Acupuntura vê o paciente de uma forma integral, no meio no qual ele está inserido, e procura a causa do distúrbio e seu desenvolvimento até aquele momento, a medicina convencional, apesar dos méritos da alta tecnologia, está cada vez mais vendo somente as partes do todo, tratando sintomas, esquecendo-se de que o foco da Medicina é o indivíduo em seu meio. (F, fem., 31 anos, Pediatria).

Hoje em dia qualquer profissional enfrenta dificuldades para se inserir no mercado de trabalho em nosso país, onde não se valoriza o conhecimento. Na medicina, vem crescendo o desrespeito à profissão, com condições ruins de executar o trabalho médico, aliadas à baixa remuneração. Por outro lado, existe a falta de ética médica, que gera mal-estar e faz crescer o desrespeito. (F, fem., 31 anos, Pediatria).

A minha especialidade é insuficiente, por isso procurei a Acupuntura. A medicina convencional é necessária, mas não absoluta, pois falha em compreender o homem como ser íntegro com alma-corpo-mente. (I, masc., 34 anos, Cardiologia).

O processo saúde-doença está muito relacionado à cultura, aos costumes da sociedade, às obrigações (ou a como encaramos as obrigações). Relaciona-se à liberdade de escolha do que podemos fazer com nosso próprio tempo. Está ligado à nossa satisfação conosco, com a vida e com as emoções. A infelicidade é uma grande causa de doenças nos dias de hoje. (I, fem., 39 anos, Saúde Pública).

A medicina convencional está cada vez mais avançada, graças às pesquisas, mas incapaz de explicar todo o processo de adoecimento. (I, masc., 27 anos, Clínica Médica).

A especialidade na medicina convencional é eficiente quando bem aplicada, porém apenas curativa. Na minha especialidade, no meu campo de trabalho, temos de aplicar a medicina preventiva e a promoção da saúde, porém o resultado é insatisfatório. (I, fem., 40 anos, Medicina da Família e Comunidade).

Procurei a Acupuntura, em primeiro lugar, por sentir falta de contato maior com os pacientes na minha especialidade; em segundo lugar, para compreender minhas próprias doenças; e, em terceiro lugar, para sair do ambiente fechado do centro cirúrgico e melhorar minha qualidade de vida. (F, fem., 34 anos, Anestesiologia).

Procurei a Acupuntura por curiosidade e para exercer medicina ambulatorial, a qual eu nunca exerci. (F, fem., 42 anos, Clínica Médica).

Procurei a Acupuntura pela possibilidade de uma abordagem mais completa do ser humano. Em termos profissionais, por temer que, no futuro, minha especialidade possa ficar ruim no sentido material, ou seja, vou precisar de outra fonte de renda, de uma especialidade de futuro. (F, masc., 33 anos, Anestesiologia).

A Medicina Chinesa é uma medicina mais voltada para os processos de adoecimento, com maior valorização do indivíduo, e não da doença. É uma medicina que está evoluindo e se adequando à linguagem dos tempos atuais. A medicina convencional é uma medicina também envolvente, porém está apoiada cada vez mais na tecnologia. Procurei o curso de Acupuntura para acrescentar uma nova abordagem terapêutica e também para obter conhecimento pessoal. (F, fem., 42 anos, Clínica Médica/Endocrinologia).

A Acupuntura, pela sua filosofia, por ser preventiva e procurar dar atenção integral ao indivíduo, difere da maioria das especialidades, porém aproxima-se da filosofia da saúde da família no seu olhar preventivo e integral. (I, fem., 33 anos, Saúde da Família e Comunidade).

A Medicina Tradicional Chinesa é uma medicina mais próxima do paciente. É uma possibilidade de mudança de hábitos como alimentação, atividade física, entre outros. A Medicina Tradicional Chinesa é uma busca de vida saudável; não é só para tratar a dor, mas a busca da harmonização do homem na natureza. (F, fem., 37 anos, Cirurgia).

A medicina convencional é uma arte que amo praticar. Quero exercer a Acupuntura e também minha especialidade atual. Em todas as especialidades médicas, o objetivo é o mesmo: aliviar o sofrimento dos pacientes e ajudá-los a ter melhor qualidade de vida, prevenir doenças e suas complicações. (F, fem., 35 anos, Oftalmologia).

Hoje, quem não sabe Medicina Chinesa não sabe Medicina. (F, fem., 52 anos, Cardiologia).

A minha especialidade, que gostei muito de aprender e estudar, só me possibilita, no mercado de trabalho, dar plantão, não me dando vínculo com o paciente, continuidade de tratamento e estímulo profissional, bem como ter de trabalhar noites e fins de semana sem perspectiva de mudança. (F, fem., 31 anos, Pediatria).

Saúde é o processo de equilíbrio, ao longo do tempo, entre o ser humano em suas dimensões física, mental, emocional e o meio ambiente, social, de trabalho, etc. (F, masc., 58 anos, Clínica Médica/Pneumologia).

Tenho possibilidade de conhecer melhor meus pacientes, seus problemas e suas histórias e, em decorrência disso, e com os recursos da Medicina Tradicional Chinesa, obter resultados significativos, sem medicamentos ou cirurgias. (F, masc., 52 anos, Ortopedia).

É muito interessante a integração da Medicina Tradicional Chinesa com a Medicina ocidental e a influência dos processos mentais e emocionais no desenvolvimento da saúde e da doença. (F, fem., 33 anos, Neurocirurgia).

A relação médico-paciente pode ser mais ou menos profunda, em qualquer especialidade, pois depende mais da disponibilidade e da sensibilidade do médico. A Acupuntura é mais gratificante para o médico que consegue melhorar a qualidade de vida do paciente, mesmo que não consiga curar. (F, fem., 35 anos, Oftalmologia).

Na medicina convencional, os pacientes recebem muitas "drogas" para curar apenas os sintomas. A Acupuntura me parece fascinante, pois nos propicia buscar o processo de cura dentro de nós mesmos. (I, fem., 41 anos, Pediatria).

Os médicos reconhecem a importância da medicina convencional, no que ela apresenta de mais avançado nos aspectos científicos e tecnológicos. Por outro lado, consideraram-na incompleta e insuficiente, principalmente em especialidades médicas nas quais a relação médico-paciente pressupõe maior inter-relacionamento entre eles, a exemplo do que ocorre em algumas especialidades clínicas. Consideraram também que a medicina convencional é insuficiente na abordagem dos fatores que causam as doenças, faltando uma visão mais abrangente, a qual encontraram na Acupuntura.

A medicina convencional é baseada nos aspectos técnico-científicos do modelo biomédico, a partir do qual as ações de saúde são organizadas para a produção da atenção e do cuidado de saúde.

Esse modelo tem se mostrado insuficiente na resolução dos problemas de saúde do indivíduo e das populações, como se observa na piora do nível de Saúde Pública e no crescente afluxo de pacientes aos serviços de saúde dos setores público e privado com queixas de difícil resolução, que levam a pessoa a procurar diversos especialistas ou a eles ser remetido.

Dessa forma, é gerada uma situação de baixa resolubilidade e de encarecimento da atenção à saúde, própria do estado de crise presenciado no Brasil e na maior parte do mundo. É necessário que sejam acrescentados aspectos não contemplados pelo modelo atual, para que a Medicina e a Saúde Pública possam cumprir seu papel de ciência e humanismo.

Se a procura por atendimento por Acupuntura é crescente nos consultórios e nas clínicas particulares e conveniadas, também no setor público no Brasil os serviços de Acupuntura oferecidos aos usuários do Sistema Único de Saúde (SUS) são, já na atualidade, insuficientes para a demanda emergente e crescente, como é possível constatar na espontânea procura dos pacientes, no encaminhamento de médicos de outras especialidades e de outros profissionais de saúde e na existência de longas esperas por atendimento.

Vale acrescentar que o fato de a Acupuntura ser uma especialidade médica incorporada ao SUS, por um lado amplia o mercado de trabalho do médico acupunturista e, por outro, fortalece e legitima a Acupuntura como especialidade médica, referendada pelo serviço de saúde, adquirindo assim, na prática do atendimento público, *status* de especialidade médica e reconhecimento pelos demais especialistas da equipe multidisciplinar.

CONSIDERAÇÕES FINAIS

O estudo das motivações de médicos para a especialização em Acupuntura revelou que eles são movidos por insatisfação com o exercício da medicina convencional, em diversos aspectos, além de objetivarem obter maior satisfação profissional, ampliar seu horizonte de vida e compreender o paciente em uma dimensão mais abrangente.

Os médicos são provenientes de uma formação com foco na doença e com hegemonia da alta tecnologia e da superespecialização. Consideraram que essa forma de medicina pode apresentar prejuízo em questões como a relação médico-paciente e a visão do paciente e do ser humano como um todo. Também manifestaram que esse panorama pode acarretar enfraquecimento de questões éticas e de prestígio social da profissão, bem como a percepção por parte do médico de remuneração inadequada e insuficiente e condições críticas e insatisfatórias de trabalho.

Embora tenham reconhecido a necessidade do avanço científico e tecnológico da medicina, os sujeitos dessa pesquisa consideraram a medicina convencional incompleta e criticaram o sistema de saúde do país. Caracterizaram a crise na saúde e na medicina por um contexto de descaso governamental e desrespeito à profissão, insuficiência salarial e piora da qualificação profissional. Consideraram que a medicina convencional valoriza a doença, é limitada, muito cara, pouco humanizada, de difícil acesso para todos os setores da população, com tratamentos que apresentam muitos efeitos colaterais e contraindicações. Apesar de toda a crítica ao paradigma reducionista da medicina convencional, ainda assim foi considerada essencial, embora incompleta, insatisfatória e muito atrelada à indústria farmacêutica.

A busca por novos conhecimentos é fator motivador para a procura dos médicos pelo curso de Acupuntura, que objetivam ultrapassar limites, vencer desafios e vislumbrar novos horizontes que essa modalidade de exercício da medicina pode oferecer, tanto na atividade profissional quanto na vida pessoal. O médico, desejoso de uma prática médica mais condizente com os princípios integrais e humanistas, vê na Acupuntura um modo de pensar, ser e agir diferente; gosta muito de ser médico, acha a medicina fascinante, envolvente e pensa que a Acupuntura pode proporcionar um exercício mais pleno da medicina, de forma que ele possa se sentir mais completo.

O médico procura a Acupuntura para complementar seus conhecimentos técnicos e científicos e percebe que o curso de Medicina Chinesa/Acupuntura o ajuda a compreender melhor a própria Medicina convencional contemporânea e o ser humano, além de que a visão da Acupuntura sobre o processo saúde-doença e o mundo oferece respostas e explicações que há muito vem buscando e que não encontrou na Medicina convencional, compreendendo que a Acupuntura acrescenta a concepção energética e, dessa forma, preenche lacunas existentes na visão da Medicina convencional.

Os médicos que se especializam em Acupuntura consideram que a especialidade tem caráter fortemente preventivo, ao abordar a origem emocional e energética da doença associada aos demais fatores, o que amplifica a abordagem médica, além de o relacionamento médico-paciente tornar-se mais próximo e, consequentemente, mais completo.

Esses médicos avaliaram também que o mercado de trabalho para o acupunturista está em expansão, apresentando maior oportunidade profissional. Objetivam exercer Medicina Chinesa/Acupuntura e Medicina convencional ocidental de maneira integrada, com o intento de buscar a resolução para os problemas de saúde, a cura das doenças e maior satisfação própria e do paciente, com o resgate do que, na sua visão, é o real sentido de ser médico.

Para os participantes da pesquisa, a Acupuntura é considerada uma atividade gratificante, na medida em que oferece uma visão mais ampla do ser humano e do mundo em geral; além de que, no aspecto específico, como forma de tratamento, é bastante resolutiva.

Em termos específicos, os médicos do estudo perceberam a proximidade e a semelhança de algumas especialidades médicas com a Acupuntura, apontando como aspectos similares a abordagem do paciente como um todo, como ocorre na Saúde da Família, na Medicina Preventiva, na Pediatria, na Ginecologia ou quando o objeto do tratamento é a dor, p.ex., na Anestesiologia, na Ortopedia ou na Reumatologia.

Na visão dos médicos, o curso de Acupuntura correspondeu à expectativa quanto à incorporação de conhecimentos à sua própria especialidade. Considerando que os médicos provêm das mais diferentes áreas, isso reforça o caráter generalista da Acupuntura, ressaltando seu aspecto de especialidade relacionada à Saúde Pública e podendo constituir um elo entre as especialidades.

Assim, mesmo sendo a Acupuntura originária da China em um passado remoto, a pesquisa apresenta termos que a definem como "uma nova forma de tratamento" e uma "medicina do futuro", o que traduz a expectativa que essa especialidade acarreta para muitos médicos e pacientes.

O médico procura a Acupuntura por acreditar que ela pode oferecer melhores resultados terapêuticos no manejo de afecções, principalmente as energéticas, emocionais e dolorosas, sendo também bastante útil, embora não suficiente, nas doenças orgânicas. Nessa última situação, compreende-se que melhores resultados no tratamento podem ser obtidos quando Acupuntura é associada à terapêutica da Medicina convencional.

Outro aspecto significativo é que, em razão das peculiaridades do tipo de atendimento, a Acupuntura favorece a adesão do paciente ao tratamento convencional, o que pode ser decisivo para a obtenção de bons resultados terapêuticos em diversas afecções, melhorando as ações de saúde. Os médicos da pesquisa compreenderam que na Acupuntura existe maior confiança entre médico e paciente, bem como perceberam que o paciente pode ter postura mais ativa com relação ao próprio tratamento, favorecendo o autocuidado e contribuindo para o êxito terapêutico.

Por outro lado, os médicos também demonstraram compreender a conceituação integrativa da Acupuntura, visando a uma prática médica mais satisfatória para o paciente e para o médico, com adequação à abordagem multi, inter e transdisciplinar dessa especialidade. Assim, nos serviços de saúde, o médico, ao fazer parte da equipe multidisciplinar, pode atuar no aumento da resolubilidade da consulta e do procedimento médico.

Da mesma forma, nos encontros periódicos, por ocasião das sessões de Acupuntura, é possível auxiliar o paciente a aderir aos mais diversos tratamentos, enquanto existe oportunidade para o médico inquirir se o paciente tem seguido as orientações e tomado os medicamentos que foram prescritos no atendimento convencional. Isso é particularmente importante em afecções de grande prevalência, como hipertensão arterial, diabetes, obesidade, prevenção de câncer ginecológico, tabagismo, entre outras.

A própria característica de médicos que provêm das diversas especialidades, como revelado na pesquisa, ou mesmo do atendimento multiprofissional, que é tendência na medicina convencional, é compatível com a integração da Acupuntura na Medicina. A Acupuntura pode significar maior autonomia, mesmo em ambiente multidisciplinar de serviços de saúde, por proporcionar ampliação da abordagem do paciente e por acrescentar novas técnicas terapêuticas bastante resolutivas ao arsenal do médico.

Cabe ressaltar que, em qualquer espaço de prática, público ou privado, por suas peculiaridades, a Acupuntura pode favorecer a adesão ao tratamento e a fidelização da clientela – condições que podem ser substratos para obtenção de bons resultados de tratamento. Essa situação também pode proporcionar à relação médico-paciente uma maior possibilidade de realização de seus objetivos específicos, relacionados à cura e à melhora de condições de saúde e de qualidade de vida. Com uma visão integral da pessoa e com o exercício da boa prática médica, o médico pode tornar-se um agente de transformação da saúde de seu paciente.

Com essas considerações, entende-se que ações devem ser implementadas, a fim de facilitar o oferecimento do tratamento por Acupuntura para os vários setores da população do país.

Políticas públicas de incentivo à implantação de serviços de Acupuntura no SUS são desejáveis, com promoção de acesso aos diferentes segmentos da população, de acordo com a demanda existente, já que o tratamento por Acupuntura pode ser importante nas diferentes fases do adoecimento, desde a prevenção, quando a doença está em fase energética, até a reabilitação.

Para garantir os princípios de eficiência e eficácia e de acessibilidade e equidade, é indispensável que isso aconteça considerando, de forma abrangente, as dimensões quanti e qualitativas dos sujeitos envolvidos no atendimento à saúde. Assim, importam não apenas as condições pertinentes ao paciente, mas também as pertinentes ao médico, com oferecimento de meios apropriados de trabalho e adequada remuneração, além da possibilidade de capacitação, visando a atender à necessidade de aprimoramento profissional técnico e científico, e estabelecendo condições compatíveis com a dignidade profissional e o exercício da boa prática médica.

Para o gestor público, a Acupuntura pode representar mais uma forma de atendimento a ser oferecido à população no SUS, em centros de saúde, em hospitais e ambulatórios ligados ou não a universidades. Esse tratamento, de relativo baixo custo, traz benefícios ao atendimento médico, pois objetiva proporcionar efetividade terapêutica, pela possibilidade de ação complementar aos tratamentos eventualmente em curso, e por favorecer a adesão ao tratamento e a fidelização da clientela.

A Acupuntura, pela forma de abordagem generalista, favorece a integração com as várias especialidades. O reconhecimento do efeito do tratamento por parte do paciente tem se mostrado fator de convencimento para médicos de diferentes especialidades quanto à eficácia e adequação do tratamento por Acupuntura em várias afecções, conforme demonstra o crescente número de encaminhamentos de pacientes aos médicos acupunturistas.

Portanto, é necessário que os cursos de formação e especialização de médicos em Acupuntura, incluindo a residência médica, contemplem um currículo suficiente para abordar os vários aspectos aqui discutidos, com o objetivo de formar médicos acupunturistas competentes, com sólida formação em Medicina Chinesa/Acupuntura e visão generalista, ao mesmo tempo sendo capazes de atuar no ambiente da Medicina moderna.

A Acupuntura e a Medicina Ocidental Convencional têm histórias e trajetórias próprias, com avanços e conquistas que têm proporcionado benefícios a milhões de pessoas ao longo do tempo. Assim, é interesse do paciente, do médico e da Ciência que a Acupuntura e a Medicina Convencional ampliem e fortaleçam sua integração e, juntas, contribuam para uma melhor compreensão do ser humano em seu meio. Em decorrência, podem ser proporcionadas melhores condições de saúde e de vida em todos os aspectos, propiciando ao ser humano a capacidade de participar eficazmente na sociedade e no exercício de sua cidadania e da completude de ser humano.

REFERÊNCIAS BIBLIOGRÁFICAS

1. Conselho Federal de Medicina on-line. Disponível em: www.cfm.org.br. Acessado em: 22/11/2010.
2. Centro de Pesquisa e Estudo da Medicina Chinesa – Center AO. Disponível em: www.center-ao.com.br/.
3. Para distribuição de médicos por especialidades no Brasil, consultar: Machado MH (coord.). Os médicos no Brasil: um retrato da realidade. Rio de Janeiro: Fiocruz, 1999.
4. Foucault M. O nascimento da clínica. 5. ed. Rio de Janeiro: Forense universitária, 2001. p. 228.
5. Kafka F. Um médico rural. Tradução de Modesto Carone. São Paulo: Cia das Letras, 2003. p.17.
6. Capra FJ. O ponto de mutação. São Paulo: Cultrix, 2000.
7. Assis M. O alienista. Porto Alegre: L&PM, 2007.

BIBLIOGRAFIA

1. Bardin L. Análise de conteúdo. 3.ed. Lisboa: Edições 70, 2004.
2. Braveman P, Gruskin S. Poverty, equity, human rights and health. Bulletin of the World Health Organization 2003; 81(7).
3. Ernst E (ed.). Medicina complementar, uma avaliação objetiva. Barueri: Manole, 2001. p. 65-80.
4. Hoirish A. Identidade médica. In: Mello Filho J. Psicossomática hoje. Porto Alegre: Artes Médicas, 1992. p.70-3.
5. Iorio RC. Acupuntura no exercício da Medicina: o médico acupunturista e seus espaços de prática [Tese de Doutorado.] São Paulo. Faculdade de Saúde Pública da Universidade de São Paulo, 2007.
6. Millan LR. O universo psicológico do futuro médico. São Paulo: Casa do psicólogo, 1999.
7. Minayo MCS. O desafio do conhecimento: pesquisa qualitativa em saúde. Rio de Janeiro/São Paulo: Abrasco-Hucitec, 2000.
8. Organización Pan Americana de la Salud. La crisis de la salud publica – reflexiones para el debate. Washington, 1992. p.185-284.
9. Random M. O pensamento transdisciplinar e o real. São Paulo: Triom, 2000. p.29-31.
10. Yamamura Y. Efeitos da Acupuntura, evidenciados por estudos clínicos e experimentais controlados, realizados na Universidade Federal de São Paulo/Escola Paulista de Medicina, no período de 1992 a 2002. [Tese de Livre-docência]. São Paulo: EPM-Unifesp, 2002.

CAPÍTULO

4

Ensino de Acupuntura para alunos de medicina

RITA DE CASSIA IORIO

INTRODUÇÃO

O desenvolvimento científico da medicina que ocorre na atualidade apresenta-se de forma fascinante para a sociedade. A cada dia surgem técnicas e aparelhos de diagnóstico e tratamento altamente sofisticados. A tecnologia de ponta e a evolução da técnica genômica e da clonagem surpreendem com descobertas e aprimoramentos constatados diariamente. A abordagem estritamente biológica e reducionista da vida, embora limitada, continua a gerar progressos imensos em certas áreas, com resultados impressionantes. O avanço científico e tecnológico proporciona grandes conquistas para a medicina e para a humanidade e, ao mesmo tempo, favorece a fragmentação do saber e da prática médica, realizada em um modelo de superespecialização, e a presença maciça de equipamentos e aspecto fragmentado do trabalho médico. Ademais, a privatização da saúde leva à prevalência da lógica do lucro, ocorrendo maior concentração de médicos e equipamentos de saúde nos polos economicamente mais importantes.

Os avanços tecnológicos contribuem muito para o surgimento de novas especialidades e subespecialidades médicas. Esse fato induz médicos recém-formados a escolhas racionais cada vez mais precoces e menos vocacionais, com a finalidade de praticar medicina altamente tecnológica, que faculte maior rendimento e os tornem competitivos no mercado de trabalho, decorrendo daí o prejuízo do envolvimento emocional com o paciente. Esse quadro é apresentado aos estudantes de medicina que, durante o curso de graduação, já vislumbram o panorama no qual se incluirá sua prática médica futura.

Nessa contextualização, necessita-se de uma nova visão da realidade que contemple a inter-relação e a interdependência dos aspectos físicos, psicobiológicos, político-sociais e culturais, ou seja, uma concepção integrada e holística do mundo. Desse modo, é possível uma mudança na abordagem da saúde do ser humano de forma integral e transdisciplinar, que abranja a complexidade de seus determinantes e acarrete intervenções em todos os níveis, de forma mais justa e resolutiva.

MEDICINA TRADICIONAL CHINESA E ACUPUNTURA

A Acupuntura é um dos recursos terapêuticos da Medicina Tradicional Chinesa, cuja base é a integração e a interação entre ser humano e natureza. Caracteriza-se pela visão do indivíduo de forma interdependente dos fenômenos físicos, biológicos, psicológicos, sociais e ambientais. É focada no paciente e na relação médico-paciente, e não na doença; propõe-se a compreender o homem como parte da natureza, interagindo com ela de acordo com os princípios da dualidade dinâmica *Yin/Yang* e da concepção dos Cinco Elementos ou Cinco Movimentos: Água, Madeira, Fogo, Terra e Metal, que determinam todos os fenômenos da Natureza.

Também no organismo, todas as estruturas e funções encontram-se sob as leis dos Cinco Movimentos, pela atuação das Energias *Yin* e *Yang*, que representam, respectivamente, os aspectos negativo e positivo, profundo e superficial, frio e calor, deficiência e excesso, massa e Energia, entre outros, e estão em constante inter-relação, no sentido de manutenção do equilíbrio e da harmonia corpo-mente-espírito do indivíduo. Assim, o meio físico e as relações humanas em que a pessoa se encontra e as condições energéticas de sua vida são importantes, sendo fundamental avaliar os aspectos emocionais, as preferências que o indivíduo apresenta com relação aos alimentos, às cores e aos sabores, além de seus hábitos de vida, entre outras características.

O exercício da Medicina Tradicional Chinesa pressupõe uma relação de integração e proximidade entre medicina-doença e médico-paciente. A saúde e a doença não são vistas como estados estanques, distintos e bem delimitados, mas como uma espécie de amálgama composta por forças mais ou menos determinantes, encontradas tanto no indivíduo como fora dele.

Dessa forma, para restaurar ou manter a saúde, a Acupuntura age no sentido de restabelecer o equilíbrio da Energia interna do indivíduo, que pode ter sido perturbado por fatores internos ou externos, como emoções reprimidas, alimentação inadequada, fatores variados do meio ambiente, além de predisposições individuais.

Amplas indicações terapêuticas, relativa facilidade de aplicação, raros efeitos colaterais, satisfação do paciente com o tratamento e baixo custo, são características da terapia por Acupuntura.

Medicina convencional e Medicina Tradicional Chinesa são abordagens diversas que se podem somar para favorecer o diagnóstico e o tratamento do paciente, porque se complementam tanto do ponto de vista filosófico mais geral quanto no que diz respeito às funções orgânicas e mentais do indivíduo em relação ao meio em que vive. Uma prática médica que consiga integrar os aspectos convencionais e os não convencionais da medicina, de acordo com cada necessidade específica, pode proporcionar maiores benefícios para o paciente.

ACUPUNTURA NO CURRÍCULO DE GRADUAÇÃO EM MEDICINA DA EPM–UNIFESP: EXPERIÊNCIA PIONEIRA

A Acupuntura foi reconhecida no Brasil como especialidade médica pelo Conselho Federal de Medicina (CFM) em 1995 e, desde 1999, vem sendo anualmente realizado o concurso para obtenção de título de especialista em Acupuntura pelo Colégio Médico de Acupuntura, concedido e registrado pela Associação Médica Brasileira (AMB) e pelo CFM.

O curso ministrado na década de 1980 por Ysao Yamamura, médico e docente da Escola Paulista de Medicina da Universidade Federal de São Paulo (EPM-Unifesp), teve grande importância para o início do ensino da Acupuntura no Brasil. No início, as aulas eram ministradas de forma restrita para pequenas turmas, constituídas por médicos formados há poucos anos, que tinham críticas à prática da medicina convencional. Em 1992, esse processo culminou com a formação do Setor de Medicina Chinesa – Acupuntura, da Disciplina Ortopedia do Departamento de Ortopedia e Traumatologia da EPM. As aulas práticas com pacientes passaram a acontecer no Ambulatório de Ortopedia do Hospital São Paulo, no qual também se iniciou o atendimento ambulatorial para pacientes. Muitos dos antigos alunos do professor Ysao permaneceram atuantes na prática da Medicina Chinesa e Acupuntura, disseminando os conhecimentos adquiridos para outros cursos fora da EPM-Unifesp, em São Paulo e em vários estados do Brasil.

Desde seu início, o Setor de Medicina Chinesa – Acupuntura desenvolve não somente atividades de ensino e assistência, mas também atividades de pesquisa, das quais já se originaram pesquisas experimentais e clínicas e pesquisas qualitativas, com a produção de dissertações de mestrado e teses de doutorado.

Atualmente, no Setor, o atendimento é oferecido a pacientes do Sistema Único de Saúde (SUS) e ocorre de segunda a sexta-feira, não restrito apenas ao ambulatório, mas, desde 1998, também no Pronto Atendimento em Acupuntura.

Na grade curricular da EPM-Unifesp, desde 1998, a Acupuntura foi disciplina ministrada no 6° ano médico como conteúdo programático da unidade curricular de Ortopedia e Traumatologia e é disciplina eletiva oferecida aos alunos de graduação em Medicina do 2° ao 4° ano desde 1999. Os dois cursos são teórico-práticos, de curta duração, compostos por quatro aulas de 4 horas, e objetivam dar ao aluno noções de Acupuntura, tanto nos aspectos técnicos e práticos quanto nos fundamentos de caráter filosófico e na correlação com a medicina científica, sendo experiência inovadora em termos de ensino na graduação em medicina.

Desde 1998, também há a Liga Acadêmica de Acupuntura, da qual podem participar alunos de todas as séries de forma extracurricular, para desenvolver atividades de aprendizagem teórico-prática e de pesquisa. A inclusão dos alunos na Liga de Acupuntura é feita de forma voluntária e mediante aprovação em seleção prévia: uma prova é aplicada depois do curso de noções básicas de Medicina Tradicional Chinesa e Acupuntura.

É interessante notar que, tanto na disciplina eletiva como na Liga, a procura dos acadêmicos é muito grande, bem como a frequência dos alunos nas aulas do 6° ano, e que os alunos participam das atividades com bastante interesse.

Ainda em 1998 foi fundado o laboratório de pesquisa experimental em Acupuntura do Setor de Medicina Chinesa – Acupuntura, uma referência da área no Brasil e cujos principais focos de interesse das pesquisas científicas têm sido investigar os efeitos da Acupuntura associados ao estudo de parâmetros neurofisiológicos relacionados ao seu mecanismo de ação.

Dessa forma, o ensino de Acupuntura vem se integrando ao processo de formação médica na EPM-Unifesp, onde, em 1997, foi implantado o novo currículo médico, denominado nuclear, como ponto de partida para as transformações essenciais no preparo do médico-cidadão, correspondendo às necessidades contemporâneas. Esse novo currículo possibilita ao aluno sólido conhecimento científico, de ampla abrangência, aliado aos aspectos humanísticos e éticos envolvidos no exercício da Medicina. Visa à formação do médico cujo perfil compreenda além de profundo conhecimento técnico e científico, entendimento das dimensões biológica, psicológica, social, bem como individual e populacional do processo saúde-doença, e competência para ter um desempenho profissional ético.[1]

Outra função importante do Setor de Medicina Chinesa (Acupuntura) consiste no desenvolvimento de atividades de especialização de médicos, pela realização de cursos de formação e aperfeiçoamento de médicos acupunturistas, pós-graduação *lato sensu*, estágios de duração variável e reuniões clínicas semanais no ambulatório e no pronto atendimento de Acupuntura da EPM-Unifesp, bem como da Residência Médica em Acupuntura, que foi implantada em 2010.

Em decorrência desse trabalho desenvolvido pioneiramente dentro de uma universidade, a procura pelo aprendizado de Acupuntura no meio médico e acadêmico foi crescendo e se impondo de tal forma que o que no início era visto com desconfiança e, muitas vezes, despertava oposição por causa das concepções "equivocadas" com relação à Medicina Tradicional Chinesa e à Acupuntura, conta hoje com vários cursos de especialização e aparece no currículo de outras escolas médicas.

ENSINO ATUAL DE ACUPUNTURA NA UNIVERSIDADE

Atualmente, a integração entre Acupuntura e medicina convencional ocorre em universidades públicas, como já relatado sobre a EPM-Unifesp, bem como na Faculdade de Medicina da Universidade de São Paulo (FMUSP), na Faculdade de Medicina de São José do Rio Preto, entre outras. Do mesmo modo, outras faculdades de medicina no Brasil também oferecem alguma atividade de Acupuntura, muitas vezes como Ligas Acadêmicas ou disciplina eletiva, o que mostra a possibilidade de que essa experiência se multiplique. Nesse contexto, é recomendável que o ensino da Acupuntura no meio acadêmico aconteça com a docência de forma integrada, cujo alcance da medicina convencional no diagnóstico e no tratamento seja contemplado, com solicitação de exames subsidiários e instituição de tratamento convencional sempre que se fizer necessário. Essa integração deve ocorrer sem descaracterizar a Acupuntura, que baseia-se conceitualmente na Medicina Tradicional Chinesa, mas de forma a agregar elementos aos diagnósticos e às terapias da medicina convencional. A Acupuntura não deve ser assimilada de forma a perder suas características, mas a integrar-se de modo que mantenha suas peculiaridades e preserve os preceitos da Medicina Tradicional Chinesa, para que não prejudique a sua eficácia.

Pouco se pesquisou até o momento sobre o que motiva médicos a procurarem cada vez mais a especialização em Acupuntura e Medicina Chinesa ou qual é a posição de estudantes de graduação em Medicina com relação à especialidade.

A escola médica é fundamental para introduzir mudanças no processo de formação profissional, voltado para determinadas práticas assistenciais e para o trabalho médico. Dessa forma, o processo de aprendizagem é influenciado pela realidade institucional e social da escola médica. As disciplinas do curso revelam a hegemonia do modelo biomédico que privilegia a característica anatomofisiopatológica do processo saúde-doença, compatível com a visão do corpo como uma máquina e com a separação entre a razão e a emoção, reduzindo o ser humano a objeto e substituindo a doença por seus mecanismos fisiopatológicos.

O aluno de graduação em medicina defronta-se com uma sociedade que exige dele criatividade, autonomia e competência para lidar com diversas situações diárias; é necessário que o aluno esteja preparado para exercer a profissão tanto como pessoa quanto como agente social.

Na sociedade, existe a busca, por um lado, de procedimentos médicos sofisticados, oferecidos pela medicina convencional e, por outro, cada vez é maior a procura de abordagens terapêuticas, com características abrangentes e diferentes opções de tratamento, como os oferecidos pela Acupuntura. O aluno de medicina é componente dessa sociedade e desenvolve sua formação em escolas médicas de ensino convencional, pautado pela alta tecnologia e fragmentação. Contudo, tanto na sociedade em geral como nas escolas e instituições médicas, um debate crescente de questões da relação médico-paciente e da necessidade da medicina mais humana vem ganhando espaço.

Nesse sentido, a formação do profissional objetiva a atenção médica em um contexto de assistência integral, com senso de responsabilidade social e compromisso com a cidadania, como promotor da saúde integral do ser humano. Essa atenção médica de caráter abrangente, que enxerga o indivíduo como um todo, integrado ao meio em que vive e na qual a relação médico-paciente é de essencial importância, é a base da Medicina Chinesa e da Acupuntura que os alunos de graduação em Medicina da EPM-Unifesp têm vivenciado em cursos curriculares e extracurriculares.

Objetivos do ensino de Acupuntura para os alunos de graduação em medicina da EPM-Unifesp

Nas aulas de Acupuntura, são apresentados aos alunos os princípios básicos de Medicina Tradicional Chinesa e Acupuntura, como:

- teorias de *Yang/Yin*, Cinco Movimentos, *Zang Fu* (sistema de Órgãos e Vísceras da Medicina Tradicional Chinesa), *Qi* (Energia), *Xue* (Sangue) e Canais de Energia (Meridianos);
- papel das emoções e dos demais fatores na gênese das doenças;
- propedêutica energética;
- visão do processo de adoecimento na Medicina Tradicional Chinesa;
- relação da Medicina Tradicional Chinesa com a visão convencional da medicina ocidental;
- manipulação de agulhas de Acupuntura;
- emprego de pontos de Acupuntura mais utilizados.

As aulas têm conteúdo principalmente prático e os alunos mostram-se, em geral, muito interessados e motivados e ficam bastante envolvidos com as atividades. Há também a participação de pacientes, oportunidade na qual os alunos podem, sempre supervisionados por médico do Setor, exercitar a prática da consulta em Acupuntura e da inserção das agulhas. As aulas são ilustradas com mapas de pontos, esquemas e conteúdo de livros de Acupuntura.

Para os alunos da Liga, o conteúdo programático é mais extenso e permite maior profundidade de discussão sobre os conceitos da Medicina Tradicional Chinesa e da Acupuntura. Eles também desenvolvem estágio prático semanal supervisionado nos serviços de ambulatório e pronto atendimento de Acupuntura.

Em cada uma das atividades de ensino e pesquisa para alunos de medicina no Setor, existem particularidades, porém, muitos pontos de convergência:

- apresentar a Acupuntura como uma forma a mais de diagnóstico e tratamento e ensinar noções de Medicina Tradicional Chinesa e Acupuntura e suas possíveis correlações com a medicina contemporânea;
- mostrar que a Acupuntura e a medicina convencional não são incompatíveis, mas se integram – a medicina é única e a Acupuntura pode ampliar a visão do médico;
- oferecer uma técnica de execução relativamente simples e pouco onerosa, da qual o médico pode dispor em muitas oportunidades de sua atividade diária;
- apresentar o instrumental utilizado (agulha, moxa, eletroestimulador, etc.) e ensinar o seu manuseio, bem como a inserção de alguns pontos de Acupuntura;
- proporcionar o exercício da adequada relação médico-paciente e da relação aluno-paciente e a valorização do exame clínico;
- apresentar a Acupuntura como uma área em que o aluno pode se especializar depois de concluir a graduação;
- conhecer as indicações e contraindicações da Acupuntura, mostrando a especialidade como referência para o encaminhamento de pacientes.

Dependendo do envolvimento e desenvolvimento de cada grupo de alunos do 6º ano e da disciplina eletiva e, em geral, para os alunos da Liga de Acupuntura, é possível empreender uma discussão mais aprofundada com os tópicos a seguir:

- oferecer novas abordagens diagnósticas e terapêuticas para o paciente, a fim de que ele conheça outras visões de mundo, e mostrar para o aluno a possibilidade de avaliação do paciente com uma visão holística, abrangente e transdisciplinar;
- estimular a possibilidade de realização de ampla pesquisa científica quantitativa e qualitativa, experimental e clínica em Medicina Tradicional Chinesa – Acupuntura;
- ensinar alguns pontos de Acupuntura de fácil aplicação;
- ensinar as bases dos conceitos da alimentação, da influência das emoções, de exercícios físicos e hábitos de vida da Medicina Tradicional Chinesa que possam ser úteis na prática médica para a orientação do paciente;
- discutir a inserção da Medicina Tradicional Chinesa e Acupuntura em um panorama de medicina altamente tecnológica e superespecializada.

Aluno de medicina da EPM-Unifesp e estudante de Acupuntura

Foi realizada uma pesquisa qualitativa com técnica de análise de conteúdo com 12 alunos de Acupuntura do 1º ao 6º ano da graduação em medicina na EPM-Unifesp, que deu origem a uma dissertação de mestrado desenvolvida na Faculdade de Saúde Pública da Universidade de São Paulo (FSP-USP) em 2004.[2] Esse trabalho teve como objetivos caracterizar os discursos desses alunos sobre formação e prática médica, bem como identificar suas visões sobre o ensino da Acupuntura no currículo de graduação e a prática médica de Acupuntura. No decorrer das entrevistas, os alunos relataram experiências importantes na construção de suas visões da medicina e da Acupuntura. Assim, discorreram sobre os aspectos de sua formação enquanto indivíduos e futuros médicos, a medicina direcionada para a doença, as preocupações com a relação médico-paciente e com as condições de exercício da profissão e a Acupuntura como uma nova abordagem e técnica da medicina, entre outros tópicos.

Algumas falas dos alunos são transcritas a seguir para melhor ilustrar alguns dos temas analisados em profundidade na pesquisa. Com relação à caracterização da medicina, os alunos destacam os aspectos de alta tecnologia e superespecialização, bem como expressam críticas ao modelo de atenção médica vigente e às condições da qualificação do trabalho médico e da relação médico-paciente.

> "Eu acho que hoje em dia a Medicina está ao mesmo tempo desumanizada e evoluída. Eu acho que poderia ser mais humana. Mas a mesma coisa que desumaniza a Medicina ajuda a avançar. Por exemplo, prolongar a vida das pessoas. Assim, acho que está muito melhor, se for ver no aspecto de prolongar a vida, de curar doenças, do que antes. Porque a tecnologia está cada vez melhor. Mas eu acho que o médico está cada vez mais afastado do paciente, está cada vez mais distante. Existe uma contradição: ao mesmo tempo em que está tudo muito bom por causa da tecnologia, está muito ruim porque é muito fria..." (Aluna do 3º ano, eletiva e Liga).[*]

> "Exatamente porque eu estudo Acupuntura, eu acho que a Medicina é um pouco incompleta, ela enfoca somente fatores como a doença, e não o paciente de maneira geral, o que está

---

*   Os nomes dos alunos foram omitidos para preservar suas identidades.

causando isso, não só de uma forma orgânica, mas o que na realidade o paciente tem." (Aluna do 2º ano, eletiva e Liga)

"Os médicos estavam sendo formados assim: um hepatologista ou um médico da unha do dedo do pé que só cuidava disso. Chegava, só querendo olhar para o pé do paciente, não olhava para o rosto, não conversava. Eu acho que eles [a Universidade] estão tentando mudar." (Aluno do 3º ano, eletiva e Liga)

Com relação a ser um bom médico:

"Para ser um bom médico, além de ter uma boa base teórica, deve ter um bom conhecimento consolidado. Saber o que faz. Também saber o que não deve fazer. Por exemplo, um cirurgião não deve tratar um psicótico ou um paciente psiquiátrico, mas encaminhá-lo para o psiquiatra." (Aluno do 4º ano, Liga)

"Um bom médico para mim tem que entender do processo patológico, da doença e entender também do ser humano. Não é aquele médico que só receita, que quando olha o paciente, está vendo o fígado doente ou o rim ineficiente do paciente. Mas enxergar como esse paciente se insere dentro da família, na sociedade, os problemas que ele está passando, se tem problemas financeiros. Até para receitar um remédio, o médico tem que saber das condições financeiras do paciente. Eu acho que um bom médico é isso, que enxerga o paciente por completo, enxerga a família do paciente, enxerga tudo, a doença e inter-relaciona tudo e isso leva a um diagnóstico mais correto e a um bom relacionamento médico-paciente. Penso assim." (Aluno do 3º ano, Eletiva)

"Um bom médico também tem que cuidar da sua própria saúde, tanto física quanto mental e espiritual, e ter uma vida pessoal saudável. Isso é o que o paciente espera. E também porque é bem saudável. Não adianta realmente você querer dar mil plantões e no final acabar com a sua saúde. Acho que uma parte da Acupuntura é isso também, que é o que a gente está aprendendo. Gastar muita Energia e não repor não é bom. Isso é uma das partes que também deu para aprender bastante com a Medicina Tradicional Chinesa." (Aluno do 4º ano, Liga)

"Eu acho que o médico tem que ser uma pessoa no mínimo carismática. Porque o paciente tem que olhar pra você e sentir confiança, no seu olhar, na sua fala, nos seus gestos. E uma coisa que eu ouvi os professores mais velhos falando também que você está sentado no seu consultório, o paciente entra pela porta, você vai chamá-lo, você já tem que ver desde o andar dele, se ele anda com a cabeça baixa ou não, se ele está mancando ou não, se ele está pálido ou não. Antes do paciente falar, você já tem que começar a fazer suas hipóteses. A gente ouve e já fica até meio estressado de ter que saber tudo isso desde o começo. Mas, é uma coisa assim, de você pegar o espírito da coisa mesmo, estar impregnado de Medicina." (Aluno do 3º ano, eletiva e Liga)

Sobre a relação médico-paciente:

"Quando eu era criança, eu tinha crises de bronquite muito frequentes e, por isso, eu tinha que ir muito ao médico. Às vezes, quando eu ia a um pronto-socorro, eu ficava esperando muito tempo para o médico atender e para poder fazer inalação. Eu ficava lá, com dificuldade de respirar... Aí, sei lá, eu ficava imaginando: se eu fosse médico, não deixaria meu paciente esperando." (Aluno do 3º ano, Liga)

"O relacionamento entre médico e paciente, acho um pouco falho. Penso que o médico teria que ser quase que guru para o paciente. O paciente procura muito isso na figura do médico. Então temos que ter não só o conhecimento teórico e científico, mas acho que hoje ainda o pessoal vê na figura do médico alguém que dê conselhos não só da doença, mas sobre tudo. Acho que nesse sentido é falho." (Aluno do 4° ano, Liga)

"Eu penso que a medicina perdeu aquele relacionamento médico-paciente. Acho que hoje está meio distante o médico do paciente. Antes, na Medicina, quando não tinha muita tecnologia, o médico tinha que interagir mais com o paciente. O médico tinha que olhar mais no rosto do paciente para ver a cor da face, cor da língua, olhos, essas coisas. E hoje não, hoje, com a facilidade da tecnologia dos exames, que na verdade são complementação, muitas vezes o médico usa esses exames para fazer o diagnóstico. Eu acho que é basicamente isso, a Medicina já evoluiu muito, melhorou muito, mas deixa a desejar ainda no relacionamento médico--paciente, que vem diminuindo." (Aluno do 3° ano, eletiva)

"Você pega o exemplo de várias pessoas. Gostaria de ter um pouquinho de cada um. Admiro o médico que não só sabe muito, mas também o jeito que lida com os pacientes. É isso, você saber bem o que você está fazendo; trabalhar e enxergar o paciente como um todo. Porque às vezes tem paciente que quer só conversar e isso é importante para ele." (Aluna do 5° ano, Liga)

Sobre a caracterização da Acupuntura, os alunos relataram suas experiências com a aprendizagem e os aspectos da especialidade como terapêutica constituinte da Medicina, as condições de trabalho do médico, a relação médico-paciente e a visão holística da Acupuntura:

"Se eu fizer residência de Ortopedia, quero fazer um curso de Acupuntura em seguida. Eu pretendo operar e também utilizar a Acupuntura. Para pacientes crônicos, é uma ótima indicação. E a minha ideia também é ir para um centro pequeno no interior, onde muitas vezes não vai haver todos os recursos, então no que eu puder oferecer em termos de tratamento para meu paciente, eu pretendo oferecer." (Aluno do 6° ano)

"É bom ter Acupuntura na escola de Medicina porque muita gente não acredita e é interessante mostrar que ela faz efeito. Mas é uma coisa complicada porque é bem diferente da Medicina Ocidental. Porque é um pensamento muito diferente, difícil de aceitar várias coisas, porque temos esta mente ocidental. Nós temos a eletiva, que é muito curta, mas a Liga oferece um curso longo e você aprende por seu próprio interesse." (Aluna do 3° ano, eletiva e Liga)

"Se não curar, porque às vezes não dá para curar o problema da pessoa, com Acupuntura sempre se pode ajudar. Acho muito legal isso, é a visão que a maioria dos alunos de medicina tem, de querer ajudar o outro. Também pela satisfação de ver a gratidão das pessoas. Quando eu estou no hospital ou no ambulatório, sempre tem um paciente que diz assim: 'Ah, vocês são uns anjos...'. Sabe, é tão gostoso você ver esse reconhecimento, esse agradecimento que o doente expressa de uma maneira tão gostosa..." (Aluna do 3° ano, eletiva e Liga)

"Funcionava, a gente via, mas porque funcionava eu não entendia. Mas, nesse curso, o professor estava dando uma explicação científica. Porque a agulha que gera potencial elétrico que permeia as fibras nervosas. Chega ao encéfalo, é codificado e libera endorfina ou serotonina e outras substâncias. Aí, eu realmente comecei a encarar a Acupuntura como uma ciência." (Aluno do 4° ano, Liga)

Eu acho interessante poder juntar, poder conciliar as duas medicinas. É não encarar as duas como coisas que se chocam, que se contradizem. Não é que se você acredita em uma você não pode acreditar na outra. Eu acho que isso não tem muito sentido. Porque as duas se complementam e estão aí pra gente utilizar." (Aluno do 3° ano, Liga)

"Não sei se em todas, mas em muitas áreas da Medicina, a Acupuntura pode ajudar a aliviar o sofrimento do paciente, então eu acho que ajudará muito na minha vida futura, independente da especialidade que eu escolha." (Aluna do 3° ano, eletiva e Liga)

"Eu acho que na Medicina Tradicional Chinesa tem um contato mais próximo entre médico e paciente do que na Ocidental, em que a pessoa passa em consulta, pega a receita do remédio e vai para casa. Na Acupuntura, o tratamento por si só já é um pouco mais prolongado. Tem um contato mais prolongado do médico com o paciente. O médico vai lá, põe a mão, põe agulha, manipula a agulha de Acupuntura, conversa sobre a vida do paciente. Eu acho isso importante." (Aluno do 3° ano, eletiva e Liga)

"O importante da Acupuntura é ter uma nova filosofia. Diferentemente da Medicina Ocidental, porque antes, na época de Hipócrates, não tinha essa ramificação nem especialidades. Então, antes você via o paciente como um todo, realmente. Tinha que tratar as dores do corpo e da alma. Mas, conforme a Medicina foi se desenvolvendo, foi se segmentando. Realmente porque, fica meio complicado, uma só pessoa, um só médico ter todo esse conhecimento, saber tudo isso... E a Acupuntura tende a fazer uma volta a isso por meio de princípios mais básicos e, com a filosofia da Medicina Chinesa, apesar de ser um pouco complicada no começo, depois que se entende os princípios, você começa a entender o raciocínio. Você mesmo pensa, e você faz mil elucubrações. O interessante mesmo da prática da Acupuntura, é trazer isso de volta. Você vê o paciente como um todo. Você vê como a doença se origina. A partir de uma coisa que para nós ocidentais é intangível, de um sentimento, como raiva, pode-se gerar outras coisas, como dores, doenças." (Aluno do 4° ano, Liga)

"Com a abordagem da Acupuntura posso ter uma visão melhor do paciente, porque quando a pessoa fica doente, nem sempre é porque ela tem algum problema orgânico, pode ser porque ela tem algum problema em casa. Com Acupuntura eu tenho uma visão melhor do meu paciente e com isso eu posso tratá-lo melhor e mais eficientemente." (Aluna do 2° ano, eletiva e Liga)

"A Acupuntura proporciona a capacidade de, pelas queixas do paciente, você conseguir interligar tudo. Você consegue ter um raciocínio lógico, porque aquela pessoa tem aquele problema, porque aquilo não surgiu do nada, desde o *Qi* Ancestral, de como ela leva a vida. Ela considera todos os fatores, não só por que a pessoa teve câncer, existe a transformação da célula, mas alguma coisa estava acontecendo antes para ter alteração e a Acupuntura já vai na Energia que começa a desequilibrar e leva à lesão funcional, até a alteração orgânica. É isso que eu acho legal da Acupuntura, que ela vai lá no comecinho, interliga tudo." (Aluna do 5° ano, Liga)

Por meio de uma abordagem transdisciplinar e holística do paciente, é possível fazer um diagnóstico mais completo e desvelar aspectos da doença que a contemporânea medicina ocidental, fragmentada, altamente especializada e tecnológica, não proporciona ao médico.

Na concepção holística, os processos diagnóstico e terapêutico podem ser compartilhados com o paciente, em uma relação mais humanizada, na qual médico e paciente têm importância em suas particularidades de corpo, mente e espírito, em um contexto socioeconômico, cultural e ecológico no qual estão inseridos.

Assim, é possível para o paciente entender seu processo de saúde e adoecimento e, a partir disso, na busca pelo equilíbrio, favorecer à melhoria de sua própria saúde e qualidade de vida.

Na experiência da EPM-Unifesp, foi possível constatar que, na construção do significado do ensino da Acupuntura no curso de graduação em medicina, os alunos apresentaram visões críticas sobre a medicina convencional, no que tange à sua prática tecnológica e fragmentada, à relação médico-paciente, às condições de trabalho e à remuneração dos profissionais.

Os alunos definiram a medicina a partir do avanço tecnológico e de seu aspecto altamente especializado, e reconheceram a hipertrofia da face técnica da Medicina, que acompanha o processo evolutivo natural da tecnologia existente na sociedade atual.

Ao mesmo tempo, perceberam que é uma ciência avançada, mas também incompleta no modelo atual, porque a parte técnica é privilegiada em detrimento das demais características, como o aspecto humano e a arte de curar. Assim, apontaram o fato de a tecnologia estar incorporada ao ensino da medicina, que era considerada artesanal, porém passou a privilegiar a técnica, o automático.

Os alunos constroem a visão de bom médico sob uma crítica ao modelo de atenção médica centrada na doença, existente na realidade atual, em que o paciente espera muito tempo para ser atendido e a consulta é muito rápida, com uma visão fragmentada sobre o paciente, que não é percebido na sua individualidade e sai da consulta sem compreender o seu processo de adoecimento e a possibilidade de cura. Eles defendem que o bom médico, além de ser tecnicamente competente, deve enxergar o paciente como um todo e estabelecer com ele uma relação adequada, esperando que na prática médica futura possam exercer a profissão de forma mais completa e humanizada do que acontece na atualidade, como pacientes ou como alunos.

Com relação ao aspecto artesanal da Medicina Chinesa, os estudantes acreditam ser importante o fato de a ação do médico pela inserção da agulha de Acupuntura surtir efeito benéfico, muitas vezes imediato, para o paciente, ressaltando a necessidade de resgatar a medicina como ciência e arte de curar. Identificou-se, também, a preocupação dos alunos com a participação do paciente no processo de cura, como um dos fatores essenciais para um bom resultado.

Os entrevistados chamaram a atenção para o caráter subjetivo da relação médico--paciente, bem como a consideração pelo sofrimento e pelas aflições do ser humano, que vão além da detenção de conhecimento técnico e científico que o médico possui, envolvendo ainda aspectos subjetivos do médico e do paciente. Também consideraram que a Acupuntura é um componente da medicina e, portanto, deve ser curricular, sendo que a universidade deve oferecer a especialização como residência médica.

Eles demonstraram acreditar que a Acupuntura pode ser uma opção extra, isto é, uma outra ferramenta no arsenal terapêutico do médico, principalmente para o alívio da dor, apontando a importância de a Acupuntura oferecer uma visão mais completa do paciente enquanto ser humano. Nos depoimentos dos estudantes, é frequente a descrição da Acupuntura a partir de um referencial holístico, que dê conta de toda a complexidade do ser humano no processo saúde-doença, destacando a relevância de o médico conhecer aspectos relacionados à vida do paciente, aos hábitos, às preferências e às dificuldades e atividades, percebendo suas reais necessidades e contribuindo para melhor conhecimento do paciente e maior acerto diagnóstico, além de facilitar o próprio tratamento.

CONSIDERAÇÕES FINAIS

O discurso dos alunos revela que, ao falar de Medicina Convencional ou Acupuntura, está-se falando de Medicina, que é única, embora possa haver diferentes abordagens do paciente, da doença e da interpretação dos sintomas, do diagnóstico, da terapêutica e dos prognósticos.

É necessário que o médico seja capaz de compreender a realidade do paciente, ouvir suas queixas e, além do diagnóstico da doença, fazer o diagnóstico do paciente – o que pode auxiliá-lo no próprio tratamento. Para isso, é necessário refletir e discutir o modelo biomédico e reducionista, prevalente na Medicina atual, e estimular mudanças no processo de formação do médico, visando a estabelecer uma ligação médico-paciente mais satisfatória e eficaz.

Na visão abrangente da Medicina Tradicional Chinesa, matéria e Energia são manifestações diferentes do mesmo fenômeno, cujo equilíbrio ou desequilíbrio no indivíduo está relacionado com a saúde e o adoecimento. O aspecto energético do ser humano é considerado fundamental pelo médico acupunturista para estabelecer o diagnóstico e a terapêutica mais adequada a cada indivíduo.

No tocante à forma de especialização do médico em Medicina Chinesa e Acupuntura (reconhecida como especialidade médica e cuja residência é considerada oportunidade de aprimoramento profissional e especialização), configurou-se a necessidade de oferecimento de residência médica em Acupuntura, que foi implantada na EPM-Unifesp em 2010, o que vai ao encontro do anseio dos alunos que desejam especializar-se na área, com vistas à sua atividade profissional futura.

Portanto, a integração da Acupuntura ao currículo de graduação em medicina está de acordo com a perspectiva do aluno em relação ao seu aprendizado e a sua formação médica, porque a medicina é única, ou seja, trata-se da fusão entre ciência e arte de curar, que é exercida por homens e mulheres para o cuidado de seus semelhantes, na busca por melhor compreensão e cuidado do ser humano em toda a sua complexidade.

REFERÊNCIAS BIBLIOGRÁFICAS

1. Unifesp – Pró-reitoria de graduação. Projeto pedagógico do curso de graduação em Medicina, 2006.
2. Iorio RC. Ensino da Acupuntura na visão de estudantes de medicina. [Tese de Mestrado.]. São Paulo: Faculdade de Saúde Pública da Universidade de São Paulo, 2004.

BIBLIOGRAFIA

11. Benor DJ. Energy medicine for the internist. Med Clin North Am 2002; 86(1):105-25.
12. Canesqui AM. Ciências sociais e saúde para o ensino médico. Saúde em debate. Série didática. São Paulo: Hucitec, 2000.
13. Capra FJ. O ponto de mutação. São Paulo: Cultrix, 2000.
14. Caprara A, Franco ALS. A relação paciente-médico: para uma humanização da prática médica. Cad Saúde Pública 1999; 15(3):647-54.
15. Dunningham WA. Relação médico-paciente: evolução histórica e concepções atuais. Boletim CBPTD Arq Bras Med 1993; 67(5)supl:349-55.
16. Ernst E. Medicina complementar – uma avaliação objetiva. Barueri: Manole, 2001.
17. Iorio RC, Alvarenga AT, Yamamura Y. Acupuntura no currículo médico: visão de estudantes de graduação em Medicina. Rev Bras Educ Med 2004; 28(3):223-33.
18. Jonas WB, Levin JS. Tratado de medicina complementar e alternativa. Barueri: Manole, 2001.
19. Machado MH. Os médicos no Brasil – um retrato da realidade. Rio de Janeiro: Fiocruz, 1999.
20. Minayo MCS. O desafio do conhecimento: pesquisa qualitativa em saúde. Rio de Janeiro/São Paulo: Abrasco/Hucitec, 1996.
21. Rampes H, Sharples F, Maragh S, Fischer P. Introducing complementary medicine into the medical curriculum. J R Soc Med 1997; 90(3):178.
22. Schraiber LB. O médico e seu trabalho – limites da liberdade. São Paulo: Hucitec, 1993.
23. Shangai College of Traditional Medicine. Acupuntura um texto compreensível. São Paulo: Roca, 1996.
24. Yamamura Y. Acupuntura – a arte de inserir. 2.ed. São Paulo: Roca, 2001.
25. Yamamura Y. Efeitos da acupuntura, evidenciados por estudos clínicos e experimentais controlados, realizados na Escola Paulista de Medicina – Universidade Federal de São Paulo, no período de 1992 a 2002. [Tese de Livre Docência.]. São Paulo, 2002.
26. Yamamura Y, Yamamura ML. Acupuntura. In: Vitalle MS, Medeiros EHGR. Adolescência – abordagem ambulatorial. Barueri: Manole, 2008.

PARTE 2

Doenças osteomusculares e Acupuntura

CAPÍTULO 5

Emoções e dores do sistema musculoesquelético

YSAO YAMAMURA
MÁRCIA LIKA YAMAMURA

INTRODUÇÃO

Ainda hoje, apesar do grande desenvolvimento da tecnologia e da imersão em conhecimento cada vez mais aprofundado do ser humano, permanece, na maioria dos casos, envolta em mistério a origem das dores e das doenças quando não são encontradas causas como infecção, traumatismos, alterações gênicas, etc. Mesmo quando se encontra um fator (como infecção ou alterações gênicas), fica a pergunta: por que o indivíduo teve a infecção se outros que convivem junto não a tiveram? Por que os irmãos, ainda crianças, que têm os mesmos pais e a mesma alimentação, não apresentam doenças iguais nem comportamentos iguais, todos são diferentes uns dos outros, e alguns desenvolvem doenças enquanto outros se mantêm saudáveis?

Diante de uma determinada doença, os indivíduos reagem de maneira diferente, uns tendo evolução mais tranquila, enquanto outros têm complicações ou mesmo resultado letal. Se a doença é a mesma, qual o motivo de ela evoluir de maneira diferente em indivíduos distintos?

De tudo isso vem a conclusão de que a doença pode ser a mesma (mesmo diagnóstico), mas o indivíduo é diferente. No que difere o indivíduo, já que a constituição física, as células e as moléculas são as mesmas?

O indivíduo se diferencia pelo *Shen Qi* (Energia Mental), que é único para cada pessoa. Em outros termos, "nós somos o que somos pela memória que temos", e a memória é única para cada indivíduo, resultante de memória ancestral, memória intrauterina e memória adquirida. Cada um traz a sua memória e, portanto, a reação a estímulos exteriores é diferente para cada indivíduo.

MENTE E CORPO FÍSICO (*SHEN QI* E *XING*)

Segundo a Medicina Tradicional Chinesa, o *Shen Qi* (Energia Mental) se origina no momento da fecundação e é este *Qi* que vai comandar a formação do Corpo Físico (*Xing*), por meio de Quintessência Energética do *Shen Qi*, constituído de *Hun*, *Zhi*, *Po*, *Yi* e o *Shen*, que, além de participarem ativamente das funções fisiológicas, são responsáveis pela formação dos órgãos internos e estruturas a eles relacionados.[1,2]

Ao *Hun* (Alma Vegetativa) cabe a formação do sistema *Gan/Dan* (Fígado/Vesícula Bilar) pela via dos Canais de Energia Distintos do *Gan* (Fígado) e do *Dan* (Vesícula Biliar) e de suas estruturas relacionadas, como músculos, nervos, tendões, unhas, sistema reprodutor feminino, etc. Quando houver emoções do tipo raiva, revolta, tensão e sobrecarga emocional, o *Hun* (Alma Vegetativa) é ferido e se afeta o sistema *Gan/Dan* (Fígado/Vesícula Biliar), geralmente causando o estado de Plenitude de *Gan-Yang* (Fígado-*Yang*), podendo, pela via dos Cinco Movimentos, afetar os demais *Zang* (Órgãos), como o *Fei* (Pulmão), para desencadear asma brônquica. Do mesmo modo ocorre com os demais Quintessência Mental.[3]

O *Shen Qi* (Energia Mental) é o ativador de todas as funções neurais, emocionais, psíquicas, ou seja, de todas as atividades do encéfalo, e está intimamente relacionado ao sistema límbico.

A mente comanda o corpo por intermédio de memória subconsciente e da memória adquirida. Todo indivíduo traz registro de memórias ancestrais, intrauterinas e adquiridas, que se formaram à custa de estímulos exteriores captados pela visão, audição, tato, olfato e paladar, associados a estímulos interiores provenientes dos *Zang Fu* (Órgãos e Vísceras). As memórias intrauterinas são registradas pela via materna, de modo que tudo o que a mãe sente, pensa ou se emociona, o bebê intrauterino já registra no seu subconsciente, com o agravo de ainda não ter a mente consciente para analisar as emoções maternas, o que torna este um dos piores momentos na formação e funcionamento do bebê, da criança e do adulto.[3,4]

Todo o estímulo proveniente dos *Zang Fu* (Órgãos e Vísceras) ou do meio ambiente é registrado na memória (subconsciente/consciente). As informações sem importância são registradas sem destaque (em estado de relaxamento ou de hipnose é possível resgatar essas memórias), e aquelas que mereceram atenção (função do tálamo) ou emoção (função de amídala encefálica) são registradas com maior destaque. O registro de uma memória é feito não somente com o fato em si, mas com fenômenos que estão ocorrendo junto à emoção principal, como as condições do tempo (chuva, noite e trovões), música ou ruídos do ambiente, perfumes, pessoas, roupas, etc., que podem ser denominados de fenômenos-satélite. No futuro, esses fenômenos-satélite podem acessar a memória do evento principal e a mente pode sentir a mesma emoção e com a mesma intensidade.

A concepção de emoção na Medicina Tradicional Chinesa é diferente do conceito ocidental. Neste, não há distinção entre ficar com raiva e estado raivoso; na Medicina Tradicional Chinesa, ficar com raiva é uma reação normal da fisiologia do *Hun* (Alma Vegetativa), que cessa ao acabar o estímulo, enquanto o estado raivoso é a emoção destrutiva do *Hun* (Alma Vegetativa), que permanece mesmo após o término do estímulo que causa a raiva.[3]

O estímulo exterior captado pelo órgão de sentido (visão, audição, olfato, paladar e tato) se funde com a memória e é processado; se for bom, a resposta é sentimento de alegria, bem-estar e felicidade. Se for ruim, a emoção também será ruim, como raiva, revolta, ódio, mágoa, ressentimento, tristeza, medo, preocupação, emoções prejudiciais aos órgãos internos e ao sistema musculoesquelético.[5,6]

O estímulo que desencadeia o aparecimento de emoção (destrutiva) pode ser bem precoce. Assim, já na vida intrauterina, ao sentir-se rejeitado pela mãe, podem surgir emoções como revolta e/ou medo pela situação de se sentir rejeitado (ver capítulo correspondente). As preocupações, os medos, as dores e as doenças, situações ruins vivenciadas pela mãe (gestante), podem ser fator desencadeante de emoção (destrutiva). O sofrimento do nascer, a rejeição pelos irmãos, os apelidos pejorativos do(a) irmão(ã) ou dos familiares, a socialização, a adolescência são fatos de aparecimento de emoções destrutivas, como raiva, revolta, tristeza, medo, sentimentos de fracasso[6] (Figura 5.1).

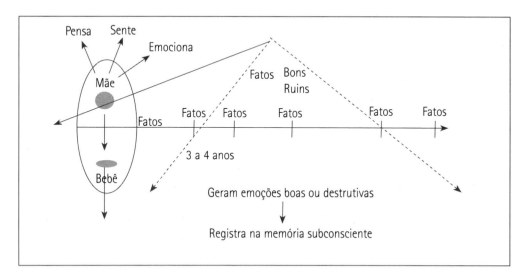

FIGURA 5.1 Mesmo antes da fecundação, o indivíduo traz uma memória ancestral, registros dos eventos vivenciados pelos antepassados e que constituem a memória secular, o conhecimento e a sabedoria. Na vida intrauterina, tudo o que a mãe sentir, pensar e emocionar-se reflete no bebê e fica armazenado na memória subconsciente, podendo, no futuro, manifestar-se como um fator de adoecimento.

Na fisiopatologia estudada na Medicina Tradicional Chinesa, a relação entre emoções e o corpo físico não é elucidativa, havendo o conceito de que o excesso de emoções lesa o *Zang* (Órgão) correspondente (Tabela 5.1).

TABELA 5.1 RELAÇÃO ENTRE EMOÇÕES E OS *ZANG* (ORGÃOS)

Emoção em excesso	Lesa	*Zang* (Órgão)
Raiva	Lesa	*Gan* (Fígado)
Medo	Lesa	*Shen* (Rins)
Preocupação	Lesa	*Pi* (Baço/Pâncreas)
Tristeza	Lesa	*Fei* (Pulmão)
Ansiedade	Lesa	*Xin* (Coração)

Sob o ponto de vista clínico, essa relação nem sempre é verdadeira, pois uma emoção também pode afetar outros *Zang* (Órgãos), é o que se concluiu quando se passou a estudar como a emoção é lesiva ao corpo físico. O estudo de técnica de Mobilização de *Qi* Mental realizado no Setor de Medicina Chinesa – Acupuntura da Unifesp e Center/AO – Centro de Pesquisa e Estudo de Medicina Chinesa evidenciou que não é a emoção em si que é lesiva ao corpo, mas, sim, o sentido que a mente, na sua elaboração dependente da memória, deu à emoção. Assim, um estado de medo pode tanto desencadear obesidade como vitiligo.[7] A conclusão é de que as dores e as doenças são emoções-dependentes (Figura 5.2).

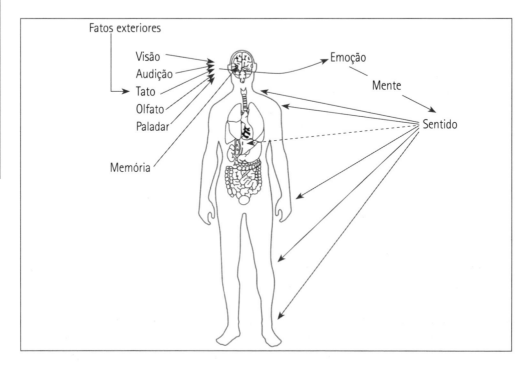

FIGURA 5.2 Os fatos que acontecem no meio ambiente geram emoções e a mente dá um sentido a eles; este sentido afeta o corpo físico ou os órgãos internos.

Os sentidos dados à emoção pela mente são, em geral, de dois tipos:

- relacionados ao movimento. Por exemplo, um fato que provoca raiva tem o sentido de "quero bater (dar um soco)"; esse sentido surge quando o indivíduo apresenta uma personalidade revoltada.[7,8] Se a personalidade dominante for do tipo "bonzinho/cooperador", o sentido é de, provavelmente, "tenho de aguentar".
- relacionados à vida, isto é, sentidos que afetam os órgãos internos. No indivíduo com personalidade boazinha/cooperadora ou melancólica/isolada, o sentido que a mente dá às emoções é "acabou", "não dá mais para viver"; isso culmina em estado depressivo e, posteriormente, manifestação de doenças crônicas dos órgãos internos, como diabetes, hipertensão arterial, doenças cardíacas, nefropatias, etc.

EMOÇÕES DE DORES CRÔNICAS DO SISTEMA MUSCULOESQUELÉTICO

Em relação ao sistema musculoesquelético, vários são os sentidos que a mente pode dar frente a fatores que geram emoções e, consequentemente, afetam determinadas áreas do corpo, mas o importante é o sentido dado pela mente às emoções e não propriamente à emoção.[6]

Em outros termos, não existe relação direta entre a emoção e o local do acometimento, significando que várias emoções podem acometer a mesma região se o sentido dado pela mente for o mesmo (Tabela 5.2). No entanto, diferem na característica da dor, podendo ser *Yang* (piora com calor, movimentos e durante o dia, e melhora com frio, repouso e à noite) ou *Yin* (piora à noite e pela manhã, com a mudança de tempo e com o repouso, e melhora com calor, exercícios e durante o dia). Difere também em relação aos Canais de Energia Principais afetados (Ver Canais de Energia Distintos e Curiosos e Dor do Sistema Musculoesquelético).

A dor e a doença podem ser entendidas como um processo de sensibilidade. No primeiro contato, ou seja, na primeira emoção, o sentido dado pela mente não produz manifestação clínica; a repetição da emoção e o seu sentido é que podem desenvolver manifestação clínica, podendo ocorrer em pouco tempo ou levar anos ou décadas (Figura 5.3).

Se no primeiro contato a emoção for intensa, no segundo contato já pode resultar em doença; se a intensidade for menor, serão necessárias várias exposições para desencadear a doença e o último contato pode ser um fator que aparentemente nem cause uma emoção sentida (Figura 5.3).

Se o fator causador da emoção for intenso, como a tentativa de provocar aborto ou a traição do companheiro, pode rapidamente desencadear dor ou doença. Pior situação é a mãe gestante que está constantemente rejeitando o bebê (durante 9 meses), ou no caso de traição em que se convive física ou emocionalmente com o companheiro traidor durante uma boa parte da vida, havendo constantemente o reestímulo. Quando o fator causal da emoção é menos intenso, como no caso de um irmão maior que se revolta com

TABELA 5.2 RELAÇÃO ENTRE O SENTIDO DADO PELA MENTE DIANTE DAS EMOÇÕES SENTIDAS, SUAS REPERCUSSÕES NO CORPO FÍSICO E AS POSSÍVEIS MANIFESTAÇÕES CLÍNICAS[4]

Sentido	Topografia	Patologia
"É um fardo que carrego" "Carrego o mundo nas costas" "É uma cruz que carrego"	Região cervical	Cervicalgia, nucalgia, hérnia de disco e artrose cervical
"Tenho de aguentar"	Região lombar	Lombalgia
"Tenho de me manter rígido" "Não posso fraquejar"	Coluna vertebral	Dor e rigidez da coluna vertebral Anquilose da coluna vertebral
"Quero mudar e não posso (não consigo)" "Não quero mudar, mas tenho de mudar"	Membros inferiores	Coxalgia, gonalgia, dor nos tornozelos e nos pés
"Não quero ir, mas tenho de ir"	Pés	Metatargia e plantalgia
"Quero fazer e não posso ou não consigo" "Não quero fazer, mas tenho de fazer"	Membros inferiores	Ombralgia, dor de cotovelo, dor de punho, tendinite do punho e dores nos dedos da mão
"Quero desacelerar a vida e não posso (não consigo)"	Pés	Calcanealgia
"Quero gritar (falar) e não posso"	ATM	Dor na ATM, sinovite, artrose da ATM e trismo

ATM: articulação temporomandibular.

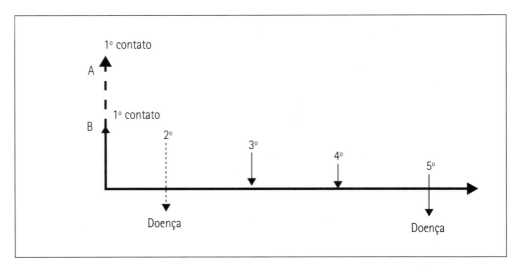

FIGURA 5.3 A doença é como um processo de sensibilização. Em um primeiro contato, nada se observa, mas, se a exposição for intensa, com advento de emoções destrutivas violentas, pode, na segunda exposição, manifestar-se por sintomas. Se o primeiro contato for leve, necessitará de várias exposições para haver manifestação clínica.

o irmão menor por ser implicante (chato) e o sentido a essa revolta constante foi a vontade de bater, mas não foi realizado, ficando reprimido, esse registro ocorrido na infância pode, mais tarde, quando o adulto encontrar um chefe "chato" ou um companheiro violento, reavivar a vontade de bater e não poder, causando dor no ombro, passando da fase energética até a degeneração dessa articulação.[5,7]

Tome-se o seguinte exemplo real: paciente do sexo feminino, 50 anos, com queixa de ombralgia direita (capsulite adesiva) há 4 anos e lombociatalgia há 2 meses, filha única, proveniente da área rural, refere ter tido infância feliz, cujos pais faleceram de câncer, a mãe com câncer de mama e o pai com câncer de laringe. Aos 11 anos veio para São Paulo sem aceitar essa mudança ("não quero mudar e tenho de mudar"); aos 17 anos conheceu o primeiro marido, mais velho e comprometido com outra moça há 8 anos; permaneceu como a "outra" por 5 anos ("quero mudar e não posso"), quando o namorado rompeu o outro relacionamento. Dos 19 aos 30 anos teve três filhos e o relacionamento com marido era bom, mas ele se tornou de temperamento difícil com a instabilidade do emprego, apesar da estabilidade financeira. Durante o casamento, foi dona de casa e afirma ter deixado a parte sexual em prol dos filhos. O casamento acabou devido à traição por parte do marido. O incômodo no ombro direito começou na época da separação, que a deixava bastante nervosa e sua vontade era "estava nervosa, queria bater nele (marido)", "foi traição, peguei ele no telefone com a outra, com quem ele está até hoje", "senti muita raiva, joguei a roupa dele pela janela e queria quebrar a cara dele" ("quero fazer, mas não posso, não consigo"). "Saber que fui enganada por tanto tempo, muito mais tempo", "descobri depois, as pessoas contavam que o tinham visto com a outra muito antes de eu descobrir. Que ódio!".

Refere ainda que se sentiu traída quando, há 5 anos, a coordenadora da escola em que trabalhava falou que ela teria direito de se transferir para outra escola, mas por alguma razão não permitiu que seu direito fosse cumprido. O mesmo fato ocorreu há 4 anos, em outro emprego; sua chefe disse: "a partir de segunda-feira você vai trabalhar no Hospital X. Quer, quer, não quer, tem quem queira..." E ela foi ("não quero ir, mas tenho de ir"), mas sua vontade era: "Eu queria matar ela e todo o seu bando de assessoras." Falar "Você foi injusta, estou esperando há tanto tempo. Tenho direito. Era a minha vez de assumir e a lei muda. Queria pegar ela pelo pescoço e chacoalhar..." ("Quero fazer e não posso").

Após a separação, o marido perdeu seus bens, não pôde ajudar com a pensão ("tenho de aguentar") e a paciente queria voltar ao seu trabalho como professora. Refere que, há 2 meses, poderia voltar a trabalhar próximo à sua casa, mas não deu certo ("vontade de ir e não poder"), e ela se sente sobrecarregada por ter de trabalhar, cuidar da casa e das filhas (de 25, 20 e 19 anos) e, desde então, começou a lombociatalgia ("tenho de aguentar, quero mudar e não posso").

Também é o caso de uma paciente de sexo feminino, de 54 anos, natural de São Paulo, com queixa de cervicalgia há 7 dias, que no exame físico apresentava limitação de movimento da cabeça, com irradiação para toda região dorsal e exames complementares (RX) sem alterações. Quando indagada se existia algum acontecimento ou situação que tenha o sentido de "fardo que tem que carregar", a resposta foi: "Há alguns dias descobri que meu filho mais novo está metido com drogas e álcool. Na verdade, ele é problemático desde pequeno, o pai nunca gostou dele. Tenho muita preocupação com ele, ele é o único solteiro, vai se perder na vida. E a culpa é minha, pois o pai rejeita ele. Não sei como nunca percebi que podia dar problema. A culpa é minha..."

Outra paciente de 44 anos, sexo feminino, natural do Rio de Janeiro, residente em São Paulo há 2 anos, procurou o Pronto Atendimento de Acupuntura da HSP/Unifesp com a queixa de dor na face posterior do membro inferior direito (ciatalgia) há um dia, sem nenhum fato traumático. Ao exame, movimentos normais do quadril direito e manobras de compressão radicular (teste de elevação da perna retificada – TEPR) negativas. Quando interrogada se existia algum acontecimento ou situação com o sentido de "quero mudar e não posso" ou "não quero mudar e tenho de mudar", a resposta foi: "Quero voltar para o Rio de Janeiro, estava negociando a venda do apartamento em São Paulo, mas no dia anterior o futuro comprador desistiu. Quis dar uma 'bicuda' (chute) no corretor, pois ele simplesmente deixou por isso mesmo". Nesse caso, há dois significados do "quero mudar e não posso", ou seja, a mudança geográfica que não se concretizou ("quero dar um chute no corretor e pude fazer"), daí a dor no membro inferior, o membro da mudança. Ainda interrogada se queria mudar mais alguma coisa, a paciente refere "Queria que a minha filha mude a maneira de ser – adolescente revoltada (pais separados), se cuide mais, compreenda que ela está se autodestruindo, não consegue lidar com as emoções".

Diante de um fato que gera emoção e em decorrência do sentido, emoção e sentido vão para a mente subconsciente (reação imediata), a mente animal, e geralmente a resposta é agressividade (reação animal e violenta), como nos casos citados (vontade de matar, de chacoalhar, de estrangular); após o sentido ser analisado no subconsciente, emoção e sentido seguem para a mente racional, de onde vêm as conclusões "faço" ou "não posso fazer", que podem prejudicar seu corpo físico e seu bem-estar.

Desse modo, passa a haver um conflito em "fazer e não poder", repercutindo na área de "fazer", o membro superior. O "fazer" amplo acomete o ombro; o "fazer" com movimento do punho e da mão dá origem à tendinite do punho (lesões por esforço repetitivo – LER e distúrbio osteomolecular relacionado ao trabalho – DORT).

No caso de haver a combinação de vários sentidos dados a emoção, muda-se a manifestação clínica. Assim, em um indivíduo que suporta os problemas familiares, financeiros e o emprego, resultando disso uma dor lombar, e a partir do momento que a mente deu o sentido de "quero mudar e não consigo (ou não posso)", a dor lombar passa a se irradiar para o membro inferior, o membro que representa a mudança. Essa mudança não é necessariamente física, pode ser uma mudança emocional. Por exemplo, uma mulher casada com um homem que se tornou violento (violência domiciliar); quer se separar, mas não por causa do medo. Nesse caso, tem-se novamente lombalgia ("tenho que aguentar") e ciática ("quero mudar e não posso").

A primeira manifestação somática dos problemas emocionais e do seu sentido é a dor (cervical, lombar, ombro, joelho, pés, etc.), em que se tem somente a queixa da dor e os exames (RX, ressonância magnética, tomografia e ultrassonografia) são normais. O tratamento pela Acupuntura deve ser feito por meio de Canais de Energia Distintos.

Como as emoções e o sentido dado pela mente estão presentes na memória, mesmo que o fato causal tenha desaparecido, a memória é constantemente reativada por "lembranças"; isso acomete de modo intenso ou lentamente as estruturas do corpo, como ombro e coluna vertebral; quando apresenta alterações funcionais ou inflamatórias, ocorre tendinite, bursite, neurite, capsulite, etc. O tratamento pela Acupuntura deve ser por meio de Canais de Energia Curiosos.

Se o processo continua, agravado por inflamação, que leva ao déficit na circulação de sangue e de nutrição, ocasionando processo degenerativo (doenças), como hérnia de disco, artroses, rotura de tendões, etc., o tratamento pela Acupuntura deve se por meio dos três Canais de Energia Distintos, Curiosos e Principais.[9]

A evolução do processo inicial até a degeneração pode levar meses, anos ou décadas, dependendo da intensidade de emoções destrutivas e, principalmente, pela repetição do estímulo. Por exemplo, uma mulher soube da traição do marido, desencadeando raiva e revolta, quer "bater até matar" e não consegue ("quero fazer e não posso"). Rapidamente passa a ter dor no ombro (articulação responsável pelo movimento de bater) e, todo dia, a toda hora está na mente a imagem ou o próprio marido ativando a vontade. O ombro vai piorar, com grande limitação de movimento e dor intensa. Nesse caso, somente a resolução do problema causado (o que queria ter feito) pode acalmar a dor (Técnica de Mobilização de *Qi* Mental).[1,5-8]

O seguinte caso elucida o processo evolutivo da doença instalada precocemente: paciente do sexo feminino, 33 anos, com dores lombares e nos quadris há 6 meses. Aos 21 anos teve hipertensão arterial e infecção urinária de repetição; aos 24 anos, lúpus eritematoso sistêmico, que evoluiu para insuficiência renal crônica; aos 31 anos fez transplante renal (mãe doadora); aos 33 anos, necrose asséptica da cabeça do fêmur bilateral. É primeira filha de 11 irmãos, com relacionamento difícil com a mãe: "Sinto tristeza e medo da minha mãe, ela quer controlar até o que penso". "Cuidava dos irmãos, sem permissão para brincar". Sempre foi colaboradora, nunca disse não. Sempre fez o que a família (mãe) exigia. Nunca reagiu ao que considerava injustiça. Não podia sentir raiva (= pecado). Indagada se em alguma época da sua vida, pensou em morrer? "Quando tinha 19 anos, sofri muito porque minha mãe perdeu a confiança em mim, por causa de um namorado. Me trancou num quarto, não falava comigo. Tive vontade de sumir, morrer. Nada mais valia a pena, ninguém acreditava em mim. Tenho raiva de mim mesma por não me libertar dessa tristeza. Quando não me deixam falar o que penso. Desde criança ouvi não de todos. Nunca consigo fazer o que quero. Tenho que engolir minha raiva".

O que significa o lúpus para sua mente? "O lúpus começou nas minhas angústias, na raiva, na dor e no medo. Ficaram raízes no meu corpo. Sinto um peso nas pernas. É a responsabilidade de cuidar dos irmãos". E as dores nos quadris? "Medo, falta de estabilidade e de coragem para enfrentar meus problemas". E quando sentiu medo pela 1ª vez? "Quando nasci. Na verdade, começou no 5º mês. Medo de enfrentar a vida lá fora; por isso, estou retraída, com medo de me mexer".

A metodologia vigente da consulta da Medicina Ocidental segue, em geral, um padrão de hoje para a frente, isto é, procura-se hoje quais as queixas do paciente, faz-se exame físico, pedem-se exames complementares cada vez mais sofisticados, dá-se diagnóstico ou hipótese diagnóstica e procede-se ao tratamento. Se esta metodologia for correta, o resultado esperado é 100% de cura; no entanto, a doença é controlada. Isso significa que falta algo nesse modo de proceder. O que falta?

CONSIDERAÇÕES FINAIS

O estudo das emoções, como fatores desencadeantes de dores ou de doenças, tem sido muito gratificante, uma vez que se pode sentir a real grandeza da mente e como esta repercute no corpo. As emoções, na maioria das vezes, são consideradas ainda como consequência da doença e não apenas como fator causal e mantenedor, que evolui sempre para a piora, por isso "as doenças de hoje devem ser procuradas no passado, a sua correção promove a cura das doenças".

REFERÊNCIAS BIBLIOGRÁFICAS

1. Yamamura Y, Yamamura ML. Aulas proferidas nos Cursos de Mobilização de *Qi* Mental – promovidos pelo Center-AO – Centro de Pesquisa e Estudo da Medicina Chinesa, São Paulo, 2002 a 2008.
2. Yamamura Y. Acupuntura – A arte de inserir. 2.ed. São Paulo: Roca, 2001.
3. Yamamura Y. Função psíquica na Medicina Tradicional Chinesa. Teoria dos Sete Espíritos (*Shen*), Sete Sentimentos e Cinco Emoções. Rev Paul Acupunt 1996; 2:108-15.
4. Yamamura Y, Tabosa AMF. Nova concepção dos Canais de Energia Distintos (Meridianos Distintos), Rev Paul Acupunt 2000; 6:17-20.
5. Yamamura Y, Yamamura ML. Mobilização de *Qi* Mental no auxílio de tratamento das doenças dermatológicas e alterações inestéticas. In: Nakano MAY, Yamamura Y. Acupuntura em Dermatologia e Medicina Estética. São Paulo: LMP, 2008.
6. Yamamura Y, Yamamura ML. Acupuntura. In: Vitalle MSS, Medeiros EHGR. Adolescência. Guia de Medicina Ambulatorial e Hospitalar da UNIFESP-EPM. Barueri: Manole, 2008.
7. Yamamura ML. Pacientes portadores de vitiligo e de sobrepeso/obesidade e suas emoções relatadas por meio da técnica de mobilização de *Qi* Mental. [Tese Mestrado]. São Paulo, 2006.
8. Yamamura Y, Yamamura ML. Mobilização de *Qi* Mental. In: Yamamura Y. Entendendo Medicina Chinesa e Acupuntura. São Paulo: Center AO, 2008.
9. Yamamura Y. Integração dos Canais de Energia (Distintos), Curiosos e Principais. Rev Paul Acupunt 2000; 6:21-3.

CAPÍTULO **6**

Aplicação dos Canais Distintos, Curiosos e Principais no tratamento das dores crônicas

YSAO YAMAMURA

INTRODUÇÃO

Em todos os livros que versam sobre a Acupuntura, são relatadas somente as concepções das doenças, sejam de órgãos internos ou de algias periféricas, relacionadas com os *King Luo* (Canais de Energia Principais e Colaterais).[1] Outros autores destacam a importância do tratamento realizado por meio de estímulos dos pontos espalhados pelo corpo, ou agrupados, que constituem microssistemas, como Acupuntura auricular[1], Acupuntura escalpena[1], YNSA[2], Koriyo[3], SANMI[4].

Considerando-se a complexidade da fisiologia e da fisiopatologia do organismo humano e consequentemente o seu tratamento, tais sistemas devem ser insuficientes para resolver as desarmonias energéticas e as doenças que acometem o ser humano, principalmente quando se associar as doenças como manifestações do estado emocional ou de estresse.[5] Explicar todas as doenças por meio de cinco *Zang* (Órgãos) e dos seis *Fu* (Vísceras) e pelos seus Canais de Energia (Meridianos) é simplista demais e talvez seja um dos motivos de a técnica de Acupuntura ainda não obter melhores resultados ou mesmo a cura da doença.

Há uma teoria esquecida na Medicina Tradicional Chinesa que é a do *Santai* (3 Forças ou 3 Poderes), que foi suplantada pelas teorias do *Yang* e do *Yin*, dos Cinco Movimentos e dos *Zang Fu* (Órgãos e Vísceras). A teoria do *Santai* (3 Forças) diz que existem três forças fundamentais na Natureza, representadas pelo *Tian Qi* (Energia do Céu) e pelo *Di Qi* (Energia da Terra), que agem sobre o Homem (que representa todos os seres vivos).[6]

De fato, o Homem vive graças ao Céu e à Terra, que fornecem o clima, a alimentação, as Energias Celestes (Vento, Calor, Frio, Umidade e a Secura) e as quatro estações do ano, que são necessários à vida. Quando ocorrem distúrbios no Céu e/ou na Terra, refletem-se sobre o Homem causando desequilíbrio. Em outros termos, as anomalias do Céu e da Terra são as grandes causas de doenças do Homem.

O *Tian Qi* (Energia do Céu) é representado no Homem pelo *Shen Qi* (Energia Mental), e o *Di Qi* (Energia Terrestre), pela Energia Ancestral, esta armazenada no *Shen* (Rins).

Baseando-se nesses fatos, Yamamura deu novas interpretações acerca dos Canais de Energia Distintos e Curiosos.[7] É importante compreender o porquê da existência, segundo a Medicina Tradicional Chinesa, de três tipos de Canais de Energia (Meridianos) se toda a concepção chinesa está baseada na dualidade *Yang* e *Yin*, na teoria dos Cinco Movimentos e na teoria dos *Zang Fu* (Órgãos e Vísceras). Desde dúvida é que surgiu o pensamento de associar os três tipos de Canais de Energia [Canais de Energia Distintos (ou Divergentes), Curiosos e Principais] com o conceito de *Santai* (3 Forças), assim como os antigos chineses fizeram em relação à pulsologia tradicional chinesa.

Nessa nova concepção, os Canais de Energia Distintos são as vias de comunicação entre a mente (*Shen Qi*) e o corpo físico (*Xing*), sendo de extrema importância a concepção desses Canais de Energia na compreensão da organogênese, na sua normalidade ou na presença de defeitos congênitos ou de doenças intrauterinas, assim como de processos mórbidos que afetam o sistema musculoesquelético e/ou os órgãos internos, manifestando-se por doenças energéticas, funcionais ou orgânicas.

Um estudo feito no Setor de Medicina Chinesa – Acupuntura da Unifesp mostrou que os Canais de Energia Curiosos dependem do *Di Qi* (Energia da Terra), portanto da materialização, crescimento e desenvolvimento de um novo ser; quando esse processo falha, pode levar às lesões orgânicas das estruturas do corpo, seja do sistema musculoesquelético ou dos órgãos internos.

Neste capítulo, serão abordados os seguintes temas: dores crônicas do sistema musculoesquelético e os Canais de Energia Distintos; e dores crônicas do sistema musculoesquelético e os Canais de Energia Curiosos.

DORES CRÔNICAS E CANAIS DE ENERGIA DISTINTOS

Há muito tempo que os médicos associam o estado emocional com o desencadeamento de doença,[8] apesar de ainda haver autores que afirmam o contrário, ou seja, a doença é que leva às alterações emocionais.

É notória a relação entre emoções sofridas por um indivíduo e o aparecimento ou recrudescimento de uma dor crônica. É o estado de raiva ou de tristeza que desencadeia ou exacerba uma dor de ombro, ou a vivência com problemas familiares (relacionamentos) ou de trabalho que ocasionam cervicalgia (ou cervicobraquialgia) ou mesmo lombalgia.[9]

A neurociência explica como a emoção (ou o estresse) pode provocar doenças, por meio da medicina psiconeuroimunoendócrina. Acontece por intermédio do eixo hipotálamo-hipófise-suprarrenal, que pode estar em funcionamento excessivo ou insuficiente, desorganizando o sistema imunológico, o sistema nervoso vegetativo e o sistema hormonal e propiciando o desequilíbrio entre esses sistemas e o consequente processo de adoecimento.[10]

Como a Medicina Tradicional Chinesa explica a relação mente ↔ corpo?

Assim como existe um circuito psiconeuroimunoendócrino, deve existir um mecanismo baseado no conceito de *Jing Luo* para explicar energeticamente a via mente ↔ corpo. É o que foi formulado na nova concepção dos Canais de Energia, em que o conceito básico é que deva existir um Canal de Energia específico para fazer a conexão mente ↔ corpo, que, no nosso entender, se deva aos Canais de Energia Distintos.[7] Estes seriam os responsáveis pela formação do corpo físico (*Xing*) e também pela manutenção da vitalidade e, no seu desequilíbrio, responsáveis pelo processo de adoecimento dos órgãos internos (*Zang Fu*) ou do sistema musculoesquelético.

Como um fator emocional pode dar origem a uma dor?

Enquanto estiver simplesmente atrelado às emoções (medo, raiva, ódio, preocupação etc.), não se pode encontrar uma resposta. Assim, Yamamura (2006) mostrou em sua tese que não é a emoção em si que causa doenças (dores), mas, sim, o sentido que a mente deu à emoção, podendo-se então entender o papel da emoção na gênese da dor.[10]

A mente sempre dá um sentido à emoção vigente; p.ex., um indivíduo está feliz porque foi ajudado em uma tarefa difícil. Nesse exato momento, enquanto a mente está sentindo alegria (emoção), a mente subconsciente está dando um sentido como "vou convidar para jantar","vou comprar um presente" e, geralmente, executa-se este sentido comprando o presente ou pagando um jantar (Figura 6.1).

Tome-se outro exemplo: um indivíduo foi agredido (verbalmente), gerando nele emoção de raiva (revolta) e a vontade (mente subconsciente) de agredir (dar um soco, xingar, gritar, dar um chute, ou seja, todas emoções destrutivas), mas foi reprimido pela mente racional, que, analisando os fatos, levou à conclusão de "não posso", restando, então, uma dualidade: "quero bater (fazer) e não posso bater (fazer)" (Figura 6.1).

No estudo sobre a técnica de mobilização de *Qi* Mental desenvolvido por Yamamura & Yamamura (2000)[5,9], foi possível identificar o sentido que a mente racional reprimiu diante de emoções sentidas e constatou-se que é o sentido dado a emoções o fator lesivo do corpo físico (*Xing*), e a localização da afecção (dor) do corpo humano está estritamente ligada a esse fato (Tabela 6.1).

Fisiopatologia da dor por meio de Canais de Energia Distintos

Uma emoção, geralmente a mais agressiva, como a revolta, pode causar dores em diferentes regiões do corpo, dependendo do sentido que a mente deu à emoção, e também a segunda emoção, consequente à repressão da primeira emoção, como será visto mais adiante [sempre se relacionou a emoção à doença e esta relação nem sempre é identificável, p.ex., o excesso de raiva lesa o *Gan* (Fígado), então é esperada uma manifestação

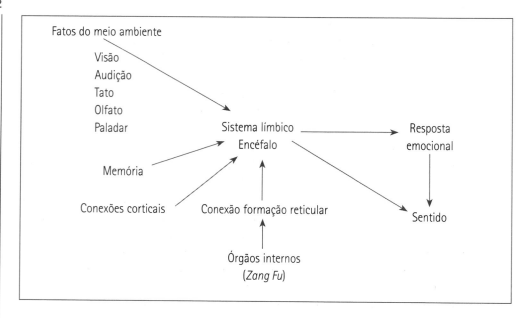

FIGURA 6.1 Os fatos que acontecem no meio ambiente são captados por meio da visão, audição, tato, paladar ou olfato, que entram em conexão com formação reticular, conexões corticais e principalmente com a memória. A conjunção de todos esses fatores faz emanar do sistema límbico uma resposta emocional e ao mesmo tempo um sentido a essa emoção.

TABELA 6.1 SENTIDO DADO PELA MENTE ÀS EMOÇÕES SOFRIDAS E A LOCALIZAÇÃO DA PATOLOGIA (DOR E LESÕES ORGÂNICAS)

Sentido principal	Local da patologia	Doenças
"Tenho de aguentar"	Coluna vertebral	Dorsalgia, dorsolombalgia, lombalgia e sacralgia
"É um fardo que carrego"	Coluna cervical	Nucalgia e cervicalgia
"Quero fazer e não posso" "Não quero fazer e tenho de fazer"	Membro superior	Ombralgia, braquialgia, dor de cotovelo, epicondilite, dor no punho (tendinite e túnel do carpo), rizartrose, dores nos dedos da mão, artrose interfalangeana e artrite reumatoide
"Quero mudar e não posso" "Não quero mudar e tenho de mudar"	Membro inferior	Coxalgia, dores musculares do quadril, gonalgia, dores da perna, tornozelo e pé (calcanealgia e plantalgia)
"Quero gritar e não posso"	Articulação temporomandibular	Dor na ATM

ATM: disfunção da articulação temporomandibular.

neste *Zang* (Órgão) ou no seu *Fu* (Víscera), que é o *Dan* (Vesícula Biliar), ou nas estruturas como olhos, sistema reprodutor feminino, etc., mas a prática clínica mostra que, em geral, não ocorre nessas estruturas, mas se manifesta como ombralgia, cervicalgia, gonalgia, intercostalgia, plantalgia, etc., isto é, com estruturas não relacionados ao *Gan* (Fígado)].

Na concepção proposta, Yamamura refere que as emoções, por meio dos Canais de Energia Distintos, manifestam-se na forma física (*Xinq*), seguindo a via do *Shen Qi* (Emoção), que é armazenado no *Xin* (Coração)[1] e dali é dirigido para o *Xin Bao Luo* (Circulação Sexo) e deste para os dois pontos de Acupuntura que fazem conexão com os Canais de Energia Principais, o CS-1(*Tianchi*) e o (TA-16) (*Tianyou*) (Figura 6.2).

Foi observado na prática clínica do Pronto Atendimento de Acupuntura do Hospital São Paulo/Unifesp que o sentido que a mente pode dar quando uma emoção se manifesta se relaciona a uma resposta que pode ser motora, ou seja, uma resposta de movimento como "quero bater", "quero mudar", "quero dar um chute", "não quero fazer"; neste caso, é o Canal de Energia Distinto do *Sanjiao* (Triplo Aquecedor) que é acometido, de modo que a emoção que atinge o *Xin* (Coração) é direcionada para este Canal de Energia Distinto, comunicando-se com o Canal de Energia Principal do *Sanjiao* (Triplo Aquecedor) no ponto TA-16 (*Tianyou*)[5] (Figura 6.2).

Quando o sentido dado pela mente às emoções (em geral, tristeza profunda e mágoa) se relaciona à vida, portanto relacionado com os *Zang Fu* (Órgãos e Vísceras), como "acabou a minha vida", "é o fim", "o mundo desabou", "prefiro morrer", "prefiro sumir", é o Canal de Energia Distinto do *Xin Bao Luo* (Circulação Sexo) o acometido, cuja via de comunicação com o Canal de Energia Principal é o ponto CS-1 (*Tianchi*) (Figura 6.2).

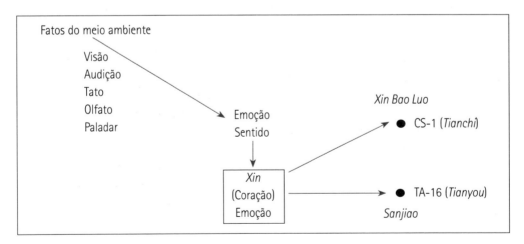

FIGURA 6.2 Segundo o conceito de Yamamura, a relação mente-corpo é feita por meio dos Canais de Energia Distintos, de modo que o *Xin* (Coração) alberga a emoção e esta é direcionada para, se o sentido dado à emoção for de movimento, o ponto TA-16 (*Tianyou*) do Canal de Energia Principal do *Sanjiao* (Triplo Aquecedor), e, se for em relação à vida, é direcionado para o ponto CS-1 (*Tianchi*) do Canal de Energia Principal de *Xin Bao Luo* (Circulação Sexo).

Dessa forma, todas as dores do sistema musculoesquelético, agudas ou crônicas, que tenham comprometimento emocional, manifestaram-se no ponto TA-16 (*Tianyou*) pertencente ao Canal de Energia Unitário *Shao Yang*, que tem a função de charneira. Portanto, podem acometer o *Tai Yang* [*Xiao Chang* (Intestino Delgado) e *Pangguang* (Bexiga)] ou acometer em profundidade o *Yang Ming* [Da Chang (Intestino Grosso) e *Wei* (Estômago)] ou permanecer no *Shao Yang* [*Sanjiao* (Triplo Aquecedor) e *Dan* (Vesícula Biliar)] (ver capítulo correspondente).

Qual o fator determinante do *Shen Qi* (Emoções) que se dirige ao TA-16 (*Tianyou*) do Canal de Energia Principal do *Sanjiao* (Triplo Aquecedor) e que faz dirigir ao *Tai Yang* ou permanecer no *Shao Yang*?

Com a técnica de Mobilização de *Qi* Mental foi possível detectar uma segunda emoção que surge após a mente ter dado um sentido e este não foi possível de ser realizado. Por exemplo, um indivíduo ficou com raiva e o sentido atribuído por sua mente foi o de dar uma surra no agente provocador e, dessa vontade, surgiu o medo. É nesse caso que do ponto TA-16 (*Tianyou*) se dirige para o *Tai Yang* e, se o sentido for de bater, portanto relativo à região do ombro, o local será a região posterior por onde passa o Canal de Energia Principal do *Xiao Chang* (Intestino Delgado) (Figura 6.3).

A constatação pela técnica de *Qi* Mental do aparecimento de nova emoção proveniente da repressão foi bastante importante para elucidar o mecanismo de como a Emoção (Mente) pode se manifestar por várias dores de maneira isolada ou concomitantemente.

Assim, tome-se, p.ex., uma emoção de tristeza porque o filho amado está se envolvendo com drogas ilícitas. Desse fato, o desejo é que ele mudasse e, como isso não acontece, originam-se aí dores nos membros inferiores, como quadril, joelho ou perna/pé. Ao mesmo tempo, pode ocorrer o sentido de "um fardo que carrego", daí o aparecimento de cervicalgia. Na tristeza, com a impossibilidade de mudar o filho, pode surgir a preocupação com medo, pois não se sabe o destino dele, e daí se manifestar no *Yang Ming* como dor na região anterior do joelho, e ao mesmo tempo ficar revoltado pelo fato de o filho não entender o esforço que teve de fazer para criar e aparecer dor no quadril, no trajeto do Canal de Energia Principal do *Dan* (Vesícula Biliar) (Figura 6.3).

As dores iniciais, com o decorrer do tempo, isto é, com a cronificação, podem evoluir de uma alteração puramente energética para um processo inflamatório ou para a degeneração, quando se tem doenças orgânicas propriamente ditas, como artrose, hérnias de disco, rotura de ligamentos, etc.

Pelo exposto, na fisiopatologia das dores do sistema musculoesquelético, antes de entrar em processo degenerativo, essas dores podem ser tratadas com um único ponto, o TA-16 (*Tianyou*), embora para realmente resolver o processo álgico seja necessário tratar as emoções, p.ex., pela técnica de Mobilização de *Qi* Mental.[9]

DORES CRÔNICAS DO SISTEMA MUSCULOESQUELÉTICO E CANAIS DE ENERGIA CURIOSOS

No conceito *Santai* (3 Forças) e na filosofia chinesa, todos os fatores são considerados interdependentes. Dessa forma, a Terra depende do Céu e o Homem depende dos dois. Na

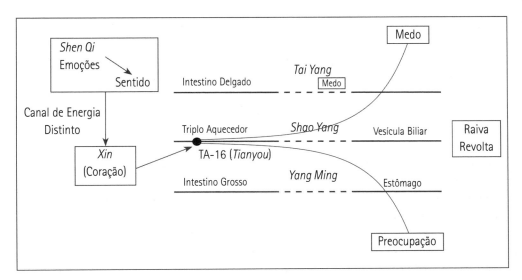

FIGURA 6.3 Quando se sente uma emoção destrutiva, o sentido dado a essa emoção é, em geral, violento e, diante disso, a mente racional impede a realização de uma segunda emoção, responsável pelo acometimento do Canal de Energia Principal. Se a emoção for preocupação decorrente de "quero bater" e por preocupação "não posso", poderá desencadear dor de ombro do *Da Chang* (Intestino Grosso).

medicina, significa que os fatores analisados anteriormente, isto é, os fatores emocionais, agridem o *Xin* (Coração) e repercutem no *Shen* (Rins) (pela relação Céu ↔ Terra, *Yang* ↔ *Yin*, Fogo ↔ Água), que representa a Terra e que está relacionado à Energia Ancestral, responsável pela formação e manutenção do corpo físico (*Xing*), cuja Energia é distribuída pelo corpo por meio dos Canais de Energia Curiosos. Em outros termos, os fatores emocionais destrutivos que estão alojados no *Xin* (Coração) passam a lesar a Energia Ancestral alojada no *Shen* (Rins), portanto lesam os Canais de Energia Curiosos.

Os Canais de Energia Curiosos relacionados com o sistema musculoesquelético, portanto também às dores desse sistema, são em três e estão relacionados da seguinte forma:

- *Yang Qiao Mai* com o sistema osteomuscular e tendões;
- *Du Mai* com a coluna vertebral;
- *Dai Mai* com o sistema articular.

A afecção desses Canais de Energia Curiosos é *Xin* (Coração)-dependente e este é dependente do *Shen Qi* (Mente), portanto são as emoções destrutivas que lesam os Canais de Energia Curiosos, quando o sentido dado pela mente se relaciona com o movimento, do mesmo modo que lesam os Canais de Energia Distintos (ver item Dores crônicas e os Canais de Energia Curiosos).

Acometimento do *Yang Qiao Mai*

O acometimento do *Yang Qiao Mai* se processa do mesmo modo que o Canal de Energia Distinto do *Xin Bao Luo* (Circulação Sexo), isto é, as emoções, o sentido dado a essas emoções e as emoções secundárias são as mesmas acrescidas de particularidades de afecção de cada Canal de Energia Curioso (Figura 6.4).

A afecção de Canal de Energia Curioso leva às alterações estruturais (orgânicas) da área lesada pelo Canal de Energia Distinto. Assim, p.ex., um fato que gera uma emoção cujo sentido é de "é um fardo que carrego" afeta a região cervical, pela via do Canal de Energia Distinto do *Sanjiao* (Triplo Aquecedor), que se manifesta por cervicalgia, cujos movimentos da região são normais apesar da dor. A persistência ou a repetição do sentido "é um fardo que carrego" passa concomitantemente a afetar o *Shen* (Rins) e este, por sua vez, lesa o Canal de Energia Curioso *Yang Qiao Mai*, pois o sentido dado pela emoção se relaciona ao sistema musculoesquelético, propiciando a lesão das estruturas da região cervical que, inicialmente, passa a apresentar processo inflamatório (sinovite, discite etc.) e, posteriormente, lesões degenerativas, como artroses interapofisiária e intervertebral, lesões ligamentares, protrusão discal e hérnia de disco intervertebral (Figura 6.4).

Da mesma forma, é esse o processo ocorrido nas demais regiões do corpo. Uma lesão do ombro, como rotura de manguito ou artrose, terá um componente da afecção do

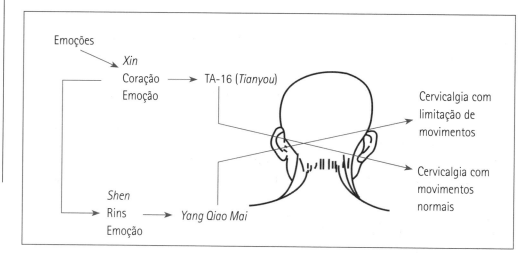

FIGURA 6.4 As emoções destrutivas alojadas no *Xin* (Coração) se manifestam na região cervical, cujos movimentos são normais, pois o sentido dado às emoções é de "um fardo que carrego", "é a cruz da minha vida que carrego", "carrego o mundo nas costas". Com a cronificação desses sentidos, o *Xin* (Coração) passa a ser lesado quando acomete o *Shen* (Rins), pela relação *Xin-Shen* (Coração-Rins) e, como o sentido implica movimento (carregar), afeta o Canal de Energia Curioso *Yang Qiao Mai*, quando a coluna vertebral da região cervical passa a apresentar processo inflamatório e depois lesões degenerativas, surgindo, então, a limitação dos movimentos.

Canal de Energia Curioso, do Canal de Energia Distinto da *Sanjiao* (Triplo Aquecedor) (TA-16 – *Tianyou*) e um componente emocional cujo sentido é "quero fazer e não posso" ou "não quero fazer e tenho de fazer" e que pode ter origem em tenras idades ou ser adquirido no decorrer da vida.

O diagnóstico da afecção do Canal de Energia Curioso *Yang Qiao* é feito pela presença de outros sintomas de acometimento deste canal Curioso, como a presença de sono não reparador (sintoma característico), fadiga crônica, ansiedade e ausência de sonhos ou que não são lembrados após acordar.

O tratamento do *Yang Qiao* é realizado pela estimulação do ponto B-62 (*Shenmai*), não o ponto de Acupuntura localizado no Canal de Energia do *Pangguang* (Bexiga), mas, sim, inferiormente ao maléolo lateral, onde muda a cor da pele da região plantar com a dorsal[7] (Figura 6.5). A inserção da agulha é profunda e o *Te Qi* deve se dirigir em direção cranial.

Acometimento do *Du Mai*

O Canal de Energia Curioso *Du Mai*, ou simplesmente *Du Mai*, origina-se do ponto VC-1 (*Huiyin*), localizado no períneo, proveniente do *Shen* (Rins), depois de atravessar o *Bao Gong* (Matriz), e deste ponto segue pela coluna vertebral pela linha mediana posterior, pela protuberância occipital, passando pela glabela, nariz, boca e terminando na face interna do lábio superior. Na boca, conecta-se, por meio de ramificações, com o *Ren Mai* (Figura 6.6). O *Du Mai* rege toda a coluna vertebral, mantém conexões com órgãos internos e tem a finalidade de carrear o *Yang*.

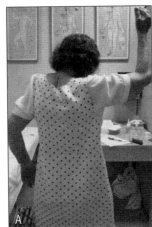
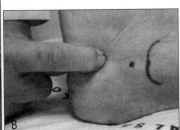
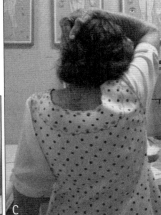

FIGURA 6.5 Paciente com dor no ombro direito, limitação de movimento de abdução (A), com sono não reparador e diagnóstico de afecção do Canal Curioso *Yang Qiao Mai*. Foi feita a inserção profunda de agulha de Acupuntura no ponto novo B-62 (*Shenmai*) do Canal de Energia Principal do *Pangguang* (Bexiga), localizado na vertical que passa pelo maléolo lateral, onde a pele muda de cor na junção entre as peles plantar e dorsal (B). Em C, o resultado com uma única aplicação de Acupuntura.

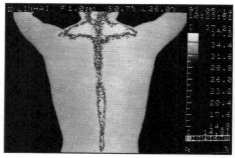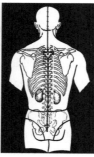

FIGURA 6.6 Trajeto do *Du Mai* ao longo da coluna vertebral observado pela técnica de termografia infravermelha obtido por *Xianglong* et al.[12]

O acometimento do *Du Mai* manifesta-se pela rigidez da coluna vertebral, podendo ser de modo segmentar ou na sua totalidade, isto é, uma parte da coluna vertebral, p.ex., a lombar ou a cervical, ou a coluna vertebral inteira torna-se rígida, como no caso de espondilite anquilosante. Pela técnica de Mobilização de *Qi* Mental, sabe-se que a rigidez da coluna vertebral pode ocorrer quando a mente diante de emoções surgidas dá um sentido de "tenho de me manter rígido, não posso fraquejar". Esse sentido dado à emoção em decorrência de medo, tristeza, desesperança, peso da responsabilidade, etc., segue pela via do Canal de Energia Distinto do *Sanjiao* (Triplo Aquecedor), pelo ponto TA-16 (*Tianyou*), e sobrecarrega a coluna vertebral que, inicialmente, se manifesta por dores da coluna, sendo importante o diagnóstico diferencial com dores musculares paravertebrais, o que pode significar um acometimento do Canal de Energia Principal do *Pangguang* (Bexiga) ou do trajeto muscular posterior (ver capítulo correspondente).

Com a repetição das emoções ou do seu agravamento, essas emoções armazenadas no *Xin* (Coração) acabam por perturbar a relação entre o *Xin* (Coração) e o *Shen* (Rins), fato que pode levar ao acometimento do Canal de Energia Curioso *Du Mai*, pois o sentido dado pela mente foi de "tenho de me manter rígido" e, quando este é acometido, a coluna vertebral, em toda a extensão, como na espondilite anquilosante ou, segmentarmente, como na lombalgia com rigidez da coluna vertebral da região lombar, passa a haver agravamento, instalando-se um processo inflamatório das suas articulações intervertebrais e/ou zigoapofisiárias, e, posteriormente, podem advir processos degenerativos que redundam em lesões ligamentares, protrusão discal, hérnia de disco intervertebral, artroses intervertebrais e zigopofisiárias. Todas essas manifestações de doença têm as mesmas características clínicas da dor e, principalmente, a limitação de movimentos da coluna vertebral, o sinal típico do acometimento do *Du Mai* (Figura 6.7).

O tratamento é realizado com o uso do ponto ID-3 (*Houxi*), localizado no Canal de Energia Principal do *Xiao Chang* (Intestino Delgado), na altura do colo do 5º metacarpo face ulnar. O resultado é melhor se for utilizada a técnica SYAOL, isto é, inserir a agulha no colo do 5º metacarpo face ulnar, no periósteo.

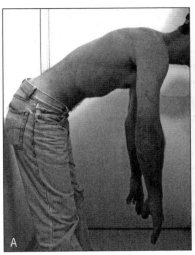 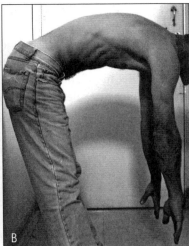

FIGURA 6.7 Paciente com lombalgia sem irradiação cujo exame mostra retificação da coluna vertebral (A). Foi realizada a inserção de agulha de Acupuntura no ponto ID-3 (*Houxi*), segundo a técnica SYAOL, obtendo-se boa redução da rigidez da coluna vertebral com remissão da sintomatologia dolorosa (B).

Na concepção do Canal de Energia Curioso, Yamamura[13] preconiza o uso de um só Canal de Energia Curioso, isto é, somente aquele que apresenta sintomatologia típica. Por exemplo, a rigidez da coluna vertebral é sinal típico do *Du Mai*, assim como a presença de sono não reparador é típico da afecção do Canal de Energia Curioso *Yang Qiao Mai*. Dessa forma, se o indivíduo apresenta somente a rigidez da coluna vertebral, será suficiente o uso de ID-3 (*Houxi*). Se houver também a presença de sono não reparador, deverá ser tratado conjuntamente com o Canal de Energia Curioso *Yang Qiao*, pelo ponto novo B-62 (*Shenmai*).[7]

Acometimento do *Dai Mai* (Canal da Cintura)

As articulações do corpo humano são uma das estruturas mais importantes na locomoção e no relacionamento com o meio ambiente; portanto, para a formação do sistema articular, é necessário um Canal de Energia Curioso específico, que no estudo realizado por Yamamura[13] evidenciou-se tratar-se do *Dai Mai*. Esse é o Canal de Energia Curioso que rege todas as articulações na sua formação, na fisiologia e na fisiopatologia. O *Dai Mai* está intimamente relacionado com o sistema *Gan/Dan* (Fígado/Vesícula Biliar), que rege as articulações, os músculos, os tendões e os nervos. Por isso, quando o *Dai Mai* é lesado, manifesta-se por dores nas articulações (única ou múltiplas), como as artrites ou mesmo lesões articulares, p.ex., do ombro e do joelho, ou lesões de disco intervertebral, como hérnia de disco intervertebral.

O fator emocional que leva ao acometimento do *Dai Mai* está associado com o sentimento de raiva, revolta e tensão, pois pertence ao Movimento Madeira [*Gan/Dan* (Fígado/

Vesícula Biliar)], no qual a mente deu o sentido às emoções de "tenho de me conter", "tenho de me manter rígido" ou, mais agressivamente, "quero estrangular e não posso".

O acometimento mais grave do *Dai Mai* ocasionado por estado emocional altamente destrutivo leva às lesões mais sérias, destrutivas e imobilizadoras das articulações, como ocorre na espondilite anquilante, artrite reumatoide, ombro congelado, etc. No caso da espondilite anquilosante, além do *Dai Mai*, estão acometidos os Canais de Energia Curioso *Du Mai* (por se tratar de rigidez da coluna vertebral) e do *Yang Qiao Mai*, por apresentar sono não reparador.

Por outro lado, tem-se quadro clínico específico de lesão do *Dai Mai* (Canal de Energia da Cintura) quando há dor intensa e incomodativa de um flanco, que se irradia para a virilha e face lateral do membro inferior e, em geral, não responde ao tratamento por meio de analgésicos, sendo, muitas vezes, confundida com lesões dos órgãos internos, como apendicite, cisto de ovário torcido, doença da vesícula biliar, etc. Dessa forma, a palpação do ponto VB-26 (*Daimai*) é extremamente dolorosa, assim como do ponto VB-41 (*Linqi*), pontos de Acupuntura para o diagnóstico e o tratamento e que, nesse caso, devem ser dispersados.

DORES CRÔNICAS E OS CANAIS DE ENERGIA PRINCIPAIS

Na teoria de *Santai* (3 Forças), geralmente, o Homem sofre agressão do Céu, representado pelas emoções destrutivas, por meio de Canais de Energia Distintos, pela agressão da Terra representada pelo *Shen* (Rins) que afeta o *Qi* Ancestral e os Canais de Energia Curiosos ou por uma afecção direta do *Zang Fu* (Órgãos e Vísceras), por exemplo, por fadiga excessiva, alimentação desregrada, envenenamento ou por traumatismos diretos, como acidente, queimaduras, etc.

As afecções dos Canais de Energia Distintos e dos Curiosos, como já visto, podem levar a alterações energéticas e em seguida a processos inflamatórios e degenerativos nos locais da manifestação desses Canais de Energia. Isso acontece pela lesão dos Canais de Energia Principais, em geral pela má circulação de *Qi* (Energia), Vazio de *Qi* ou pela agressão pelos *Xie Qi* (Energias Perversas), como Vento, Calor, Frio e Umidade. Como foi visto também, o acometimento dos Canais de Energia Principais está na vigência da segunda emoção, consequente ao sentido dado pela mente às emoções (ver Canais de Energia Distintos), quando se tem o diagnóstico de dor localizada em algum Canal de Energia Principal, p.ex., ombralgia do *Da Chang* (Intestino Grosso), ombralgia do *Sanjiao* (Triplo aquecedor), lombalgia do *Shen* (Rins), gonalgia do *Wei* (Estômago)[14], e está presente, em geral, processo inflamatório, como bursite, neurite, ou processos degenerativos, como hérnia de disco, artroses, rotura dos tendões e dos ligamentos, etc. Nos dois casos, inflamatório e degenerativo, sempre ocorre juntamente à dor crônica uma limitação de movimentos articulares, de modo que é importante o conhecimento de manobras da propedêutica ocidental e os movimentos normais das articulações.

Os Canais de Energia Principais, em geral, são acometidos pela lesão dos *Zang Fu* (Órgão e Vísceras), que obedecem à fisiopatologia relacionada aos Cinco Movimentos, podendo trazer complexidade de outras localizações de dor. Dessa forma, para o tratamento da dor crônica relacionada aos Canais de Energia Principais, é preciso reconhecer o Canal afetado, transformá-lo em Canal de Energia Unitário e verificar se é possível usar a técnica *Iong Iu*,[14] além de tratar os *Zang Fu* (Órgãos e Vísceras) pela técnica *Shu-Mo-Yuan* do Canal de Energia relacionado; por fim, deve-se tratar o *Xie Qi* (Energia Perversa) presente pela regra dos Cinco Movimentos. Por exemplo, a dor piora com os movimentos durante o dia, significando que é decorrente da presença de *Xie Qi* (Calor). Para o tratamento, devem-se, em linhas gerais, aumentar (tonificar) o ponto Água e dispersar o ponto Fogo do Canal de Energia Principal.[1,14]

Em conclusão, é necessário pensar em afecção dos Canais de Energia Principais quando houver lesão inflamatória e orgânica com limitação de movimentos.

CONSIDERAÇÕES FINAIS

Com a nova sistematização dos Canais de Energia Distintos ou Divergentes, dos Canais de Energia Curiosos e Principais e com a participação fundamental e essencial da mente (emoções), compreende-se melhor a fisiopatologia das doenças, o aparecimento de várias dores em um indivíduo, a razão da cronicidade e da evolução, na maioria das vezes, para o pior. Foi ressaltada a importância do ponto de Acupuntura TA-16 (*Tianyou*) no tratamento de todas as doenças ou dores que afetam o sistema musculoesquelético e foram apresentados os sintomas e sinais típicos de afecção de cada Canal de Energia Curioso relacionado com o sistema musculoesquelético, que são o *Yang Qiao Mai* (sono não reparador), o *Dai Mai* (artralgias) e o *Du Mai* (rigidez da coluna vertebral), e os pontos de Acupuntura correspondentes para o tratamento.

REFERÊNCIAS BIBLIOGRÁFICAS

1. Nguyen NV, Nguyen CR. Médecine Traditionnelle Chinoise. Marseille: N.V.N., 1984.
2. Yamamoto T, Yamamoto H, Yamamoto MM. Nova craneopuntura de Yamamoto (NYA). São Paulo: Roca, 2007.
3. Tae Woo Yoo. Acupuntura coreana da mão. São Paulo: Roca, 2003.
4. Ma Y, Ma M, Cho ZH. Acupuntura para controle da dor – Um enfoque integrado. São Paulo: Roca, 2006.
5. Yamamura Y, Yamamura ML. Acupuntura. In: Vitalle MSS, Medeiros EHGR. Adolescência. Guia de Medicina Ambulatorial e Hospitalar da Unifesp-EPM. Barueri: Manole, 2008.
6. Nguyen VN, Dzung TV, Recours-Nguyen C. Huangdi Neijing Lingshu. Versão Yamamura Y. São Paulo: Center AO, 2007.
7. Yamamura Y, Tabosa AMF. Nova concepção dos Canais de Energia Distintos (Meridianos Distintos). Rev Paul Acupunt 2000; 6:17-20.
8. Chapman R, Turner JA. Psychologic and psychosocial aspects of acute pain. In: Bonica JJ. Management of pain. Philadelphia: Lea & Febiger, 1990.
9. Yamamura Y, Yamamura ML. Mobilização de *Qi* Mental. In: Yamamura Y. Entendendo Medicina Chinesa Acupuntura. São Paulo: Center-AO, 2008.
10. Yamamura ML. Pacientes portadores de vitiligo e de sobrepeso/obesidade e suas emoções relatadas por meio da técnica de mobilização de *Qi* Mental. [Tese Mestrado]. São Paulo, 2006.
11. Ader R, Felten DL, Cohen N. Psychoneuroimmunology. V.1 and 2. San Diego: Academic Press, 2001.

12. Xianglong XH, Paiqing, W, Baohua W, Jinseng H. Displaying of the meridian courses over human body surface with thermal imaging system. Rev Paul Acupunt 1996; 2:7-12.
13. Yamamura Y. Aulas proferidas nos Cursos de Especialização em Desenvolvimento em Medicina Chinesa - Acupuntura promovido pelo Center AO – Centro de Pesquisa e Estudo da Medicina Chinesa, 2002 a 2008.
14. Yamamura Y. Acupuntura – A arte de inserir. 2.ed. São Paulo: Roca, 2001.

CAPÍTULO 7

Síndrome das dores crônicas do sistema musculoesquelético

YSAO YAMAMURA

INTRODUÇÃO

É alta a incidência de dores crônicas que afetam o sistema musculoesquelético. Muitas vezes, a dor se inicia em idade bastante jovem e perdura a vida inteira, evoluindo de uma única dor para várias dores pelo corpo e com cada vez mais lesões destrutivas, trazendo grande prejuízo na qualidade socioeconômica de vida.[1]

O conceito de dor crônica é muito variável e está atrelado à sua duração em determinada região, como lombar, cervical, quadril, etc. No entanto, ao se pensar no indivíduo como um todo, e não como parte, sugere-se que há uma condição mais geral e ampla que causa dores que se tornam crônicas e que podem se manifestar em várias regiões do corpo concomitantemente, em vez de várias dores de etiologia e fisiopatologia diferentes.

O estudo realizado no Setor de Medicina Chinesa – Acupuntura do Departamento de Ortopedia e Traumatologia da Universidade Federal de São Paulo evidenciou que a origem das dores não traumáticas pode estar relacionada a fatores emocionais, principalmente ao sentido que a mente deu a uma determinada emoção. Por exemplo, foi constatado que um fato gerador de uma emoção de raiva, com o sentido dado pela mente de agredir, mas que a mente racional não permitiu, pode ser a causa de ombralgia.[2,3] O estudo evidenciou também que várias dores pelo corpo, surgidas em tempos diferentes, podem ter a mesma origem, embora o significado de sentido dado à emoção seja diferente, ou seja, cada sentido que a mente deu à emoção afeta uma determinada região do corpo. Por isso, a síndrome de dores crônicas do sistema musculoesquelético define-se como dor em várias regiões do corpo, iniciadas em tempos diferentes, mas com a mesma origem.

Na maioria das vezes, o surgimento das dores do sistema musculoesquelético afeta os Meridianos Distintos e/ou Curiosos[4] e, em outros casos, por situações diversas do estado de *Qi* (Energia), por exemplo, ser acometido por *Xie Qi* (Energia Perversa) e, consequentemente, causar dores do sistema musculoesquelético.

Os pacientes com dores crônicas agudizadas que procuram o serviço do Pronto Atendimento em Acupuntura do Hospital São Paulo/Unifesp apresentam duas queixas básicas:

- dores localizadas em determinada região, como lombar, cervical, punho, mãos e outros. Nesse caso, a queixa com a qual procura o atendimento é lombalgia com crise de dor, pois, no momento da consulta, é a dor lombar que está incomodando. No entanto, ao ser indagado sobre outras dores, são lembradas dores recentes ou antigas. Podem estar incluídas artrites ou dores articulares;
- "dói o corpo todo" é outra queixa frequente. Difere da queixa anterior, que delimita a dor em uma região do corpo, como o ombro. Nesse caso, a dor abrange a maioria, senão todos os músculos somáticos do corpo. Pode-se ainda ter a queixa de dores musculares que seguem uma trajetória posterior (dorso), anterior ou oblíqua do corpo, em que as dores musculares se situam no membro inferior e cruzam a linha mediana do corpo, apresentando dores no membro superior oposto, além de dores na região posterior e anterior do corpo.

ETIOPATOGENIA ENERGÉTICA DAS DORES CRÔNICAS DO SISTEMA MUSCULOESQUELÉTICO

Segundo a concepção energética, a síndrome das dores crônicas do sistema musculoesquelético pode ser organizada em três grupos, dependendo da etiopatogenia (Tabela 7.1).

Desde a vida intrauterina, o nascimento, a infância, a adolescência e a fase adulta, o indivíduo é constantemente agredido pelo meio interior (Emoção) ou pelo meio exterior (agressão pelos *Xie Qi* – Energias Perversas), com sobrecarga de trabalho ou excesso de prática desportiva e até mesmo por acidentes.[2,3]

A primeira manifestação clínica é a dor localizada em um segmento, sem análise por exame laboratorial ou de imagem. É a fase de alteração energética, que pode durar dias, meses ou anos.

Com o decorrer da repetição ou da manutenção do fator causal, pode evoluir para a segunda fase, em que se manifestam distúrbios funcionais ou inflamatórios, além de a dor passar a apresentar processo inflamatório, como tendinite, neurite, capsulite, ciática, sinovite, artrite, hipertonia muscular, distúrbios vasculares, hipertensão arterial, hiperglicemia, etc. (Tabela 7.2). Nesse estágio, além dos sintomas, os exames laboratoriais apresentam alterações.

TABELA 7.1 TIPOS DE DORES CRÔNICAS E ETIOPATOGENIA CONSIDERADA

Dores e localização	Etiopatogenia energética	
Crônicas	Meridianos Distintos	
De localização plurirregionais	Meridianos Curiosos	*Yang Qiao* *Du Mai* *Dai Mai*
Pelo corpo todo	Estagnação do *Xue* (Sangue) Estagnação do Grande *Luo do Pi*	
Nos trajeto musculares	Sistema muscular	Posterior Anterior Oblíqua

TABELA 7.2 NÍVEIS DE ADOECIMENTO EM QUADRO CLÍNICO E EXAME COMPLEMENTAR

Estágio	Nível de adoecimento	Sintomas	Exames laboratoriais	Anatomia/patologia
I	Energético	+	-	-
II	Funcional/inflamatório	++	+	-
III	Orgânico/degenerativo	+++	+	+

Do estágio inflamatório (estágio II) podem evoluir para o estágio degenerativo (estágio III) ou para doenças propriamente ditas, como hérnia de disco intervertebral, artroses, tumores, lesões osteoartríticas, etc. Nesse estágio, além dos sintomas e dos exames laboratoriais positivos, já ocorre alteração anatomopatológica. As doenças, nesse estágio, podem requerer tratamento mais agressivo, como a cirurgia.

Dores crônicas plurirregionais do sistema musculoesquelético

As queixas de dores que acometem várias regiões do corpo constituem sintomas dos mais frequentes. Ao se fazer relação entre sintomas e cronologia, podem-se observar a evolução e a piora gradativa, e a intensidade e a frequência do aparecimento de novas dores.

É o caso de um paciente com cervicobraquialgia e hérnia de disco da região cervical. Refere lombalgia com hérnia de disco intervertebral da região lombar há 10 anos, com irradiação para o membro inferior; ao mesmo tempo apresenta dores de ombro bilateral e nos membros inferiores (joelho e calcâneo), além de palpitações cardíacas, hipertensão arterial e obesidade mórbida. As primeiras dores que apareceram foram na região lombar; mais tarde veio a cervicalgia e, posteriormente, ombralgia e dores nos membros inferiores.

O paciente é filho temporão (10 anos) com mais dois irmãos homens. Desde criança tinha sobrepeso; iniciou lombalgia na adolescência, que há 10 anos culminou com o aparecimento de hérnia de disco intervertebral da região lombar, passando a ter, nessa ocasião, dores da região cervical e, atualmente, duas hérnias cervicais.

Pelo fato de ser temporão, o paciente passou a apresentar uma personalidade boazinha/cooperadora (provavelmente foi rejeitado na vida intrauterina por qualquer motivo) e, no decorrer da vida, manifestaram-se vários sentidos que a mente deu a situações emocionais passadas (ver Meridianos Distintos e Curiosos e Dor Crônica), afetando o sistema musculoesquelético e os órgãos internos.

Partindo-se da premissa de que é a mente (toda função encefálica) que comanda o corpo, é justo associar que as emoções destrutivas possam causar e lesar o sistema musculoesquelético, assim como promover doenças de órgãos internos.

Causas energéticas das dores plurirregionais

Na medicina contemporânea, seja ocidental ou chinesa, procura-se fazer um diagnóstico para cada doença. Assim, tem-se toda fisiopatologia de cervicalgia, de cervicobraquialgia, de lombalgia, de hérnia de disco intervertebral cervical e disco intervertebral lombar, etc., dando a ideia de que cada uma constitui uma patologia específica. Na medicina energética (Chinesa), podem-se agrupar as dores crônicas segundo duas dores que se apresentam em várias regiões do corpo, pois têm a mesma origem:

- dores de origem do Canal de Energia Distinto;
- dores de origem do Canal de Energia Curioso.

Dores crônicas do sistema musculoesquelético de origem no Canal de Energia Distinto

O estudo com a técnica de Mobilização de *Qi* Mental por nós desenvolvida[2,3] evidenciou dois Canais de Energia Distintos que participam ativamente na gênese das dores crônicas, intimamente relacionadas com sentido dado pela mente às emoções vivenciadas pelo paciente durante a vida.

Yamamura (2000) sugeriu a hipótese de que as emoções que ocorrem no sistema límbico afetam o corpo físico (*Xing*), seja o sistema musculoesquelético sejam os órgãos internos, e isso é realizado por intermédio dos Canais de Energia Distintos[4] (Figura 7.1). Essa concepção é oposta àquela que tradicionalmente é referida na Medicina Chinesa a respeito dos Meridianos Distintos.

É importante saber que toda vez que a mente sentir uma emoção, seja boa ou ruim, é dado um sentido a essa emoção; esse sentido afeta o corpo físico. Então, tem-se a situação de um agravo sofrido, a reação imediata é de "quero bater", mas a mente racional pode reprimi-la, restando o sentido de "quero bater e não posso". Esse conflito pode agir na parte do corpo que realiza o movimento do bater, o membro superior, originando a ombralgia.

Segundo a concepção da Medicina Chinesa, o *Shen Qi* (Energia Mental) é guardado no *Xin* (Coração).[5] Este, quando "agredido" pelas emoções destrutivas, canaliza para o *Xin Bao Luo* (Circulação-Sexo), *Zang* protetor do *Xin* (Coração). Nesse contexto, na nova concepção dos Canais de Energia Distintos, a resposta (sentido) dada à emoção pode ser no sentido de movimento (reações), como bater, mudar, aguentar, etc., quando

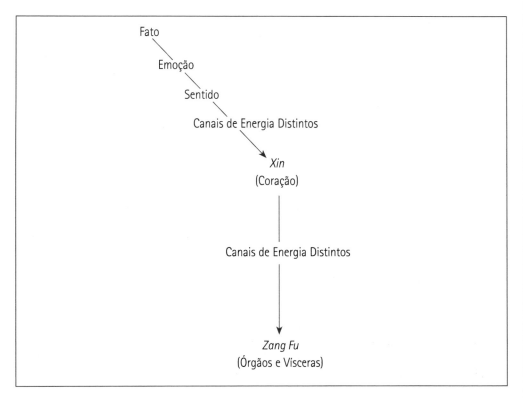

FIGURA 7.1 Os fatos vivenciados, ao terem a percepção mental, elaboram uma emoção e a mente dá um sentido a ela; este, por via dos Canais de Energia Distintos, chega ao *Xin* (Coração) e, ainda por meio dos mesmos Canais de Energia Distintos, vai para o *Zang Fu* (Órgãos e Vísceras).

afeta o sistema musculoesquelético, ou pode ser um sentido relacionado à vida, quando afeta os órgãos internos[2,3] (Figura 7.2).

Para que a emoção afete determinadas regiões do corpo, é utilizada a via do Canal de Energia Distinto do *Sanjiao* (Triplo Aquecedor), que é a via de conexão de Canal Distinto do Sistema *Xin Bao Luo/Sanjiao* (Circulação-Sexo/Triplo Aquecedor) com o Canal de Energia Principal do *Sanjiao* (Triplo Aquecedor), no ponto TA-16 (*Tianyou*), pertencente ao sistema *Shao Yang*; este funciona como charneira entre o *Tai Yang* [*Xiao Chang* (Intestino Delgado) e *Pangguang* (Bexiga)] e o *Yang Ming* [*Da Chang* (Intestino Grosso) e *Wei* (Estômago)]. Portanto, uma emoção destrutiva e o sentido dado pela mente podem afetar os Canais de Energia Principais diferentes, daí a compreensão do sentido "quero bater, mas não posso" manifestar-se por ombralgia, seja relacionada ao Canal de Energia Principal do *Da Chang* (Intestino Grosso) ou do *Xiao Chang* (Intestino Delgado) seja do *Sanjiao* (Triplo Aquecedor) (Figura 7.3).

Na vida de um indivíduo, desde a sua fecundação, a vida intrauterina, o nascimento, a infância, etc., acontecem vários agravos que geram diferentes emoções e seus sentidos, os quais ficam gravados na memória. Desse modo, o indivíduo pode ter dado vários

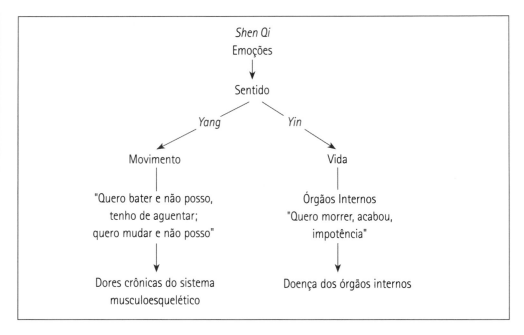

FIGURA 7.2 O sentido que a mente dá às emoções tem dois tipos: relacionado aos movimentos (reação *Yang*) e relacionado à vida (reação *Yin*), podendo ser a origem da lesão dos *Zang Fu* (Órgãos e Vísceras).

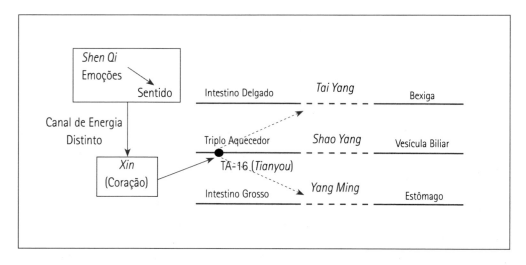

FIGURA 7.3 Segundo a Medicina Tradicional Chinesa, as emoções e os sentidos dados pela mente são alojados no *Xin* (Coração) e dali, quando têm sentidos ligados ao movimento, são canalizados para o ponto TA-16 (*Tianyou*) do Canal de Energia Principal do *Sanjiao* (Triplo Aquecedor), para atingir as estruturas orgânicas relacionadas e o *Tai Yang* ou *Yang Ming* ou permanecer no *Shao Yang*.

sentidos, como "tenho de aguentar", que podem dar origem à lombalgia; "quero mudar e não posso", dor no quadril, joelho, tornozelo, calcâneo, plantalgia. Assim, o indivíduo passa a apresentar várias dores com início em tempos diferentes, e com a cronicidade de sintomas, passam a ter queixa de dores em várias localizações ao mesmo tempo, porém todas de origem emocional.

A característica das dores do sistema musculoesquelético de origem emocional que afetam os Canais de Energia Distintos é de normalidade dos movimentos articulares dos membros ou do tronco, com discreta limitação ocasionada pela dor. A doença já atingiu a fase inflamatória ou a fase degenerativa quando há limitação mais intensa dos movimentos. Isso acontece quando já ocorreu o comprometimento dos Canais de Energia Curiosos e dos Canais de Energia Principais.

Tratamento pela Acupuntura das dores do sistema musculoesquelético de origem emocional

O tratamento pode ser realizado com a utilização de um único ponto de Acupuntura, o TA-16 (*Tianyou*), localizado no Canal de Energia do *Sanjiao* (Triplo Aquecedor), na face lateral do pescoço, posteriormente ao músculo esternocleidomastóideo, na horizontal que passa pelo ângulo da mandíbula (Figura 7.4).

Após a localização do ponto de Acupuntura, é feita a inserção em direção à coluna vertebral da região cervical, que se localiza rente à vértebra, até se obter o *Te Qi* e fazer a estimulação. Pode-se retirar a agulha ou deixar por alguns minutos. O efeito deve ser imediato; caso não seja, retirar a agulha alguns milímetros e fazer nova inserção em direções diferentes.

Esse ponto de Acupuntura pode tratar as dores da camada superficial, *Yang*, isto é, as algias do *Tai Yang*, como ombralgia do *Xiao Chang* (Intestino Delgado), lombalgia do *Pangguang* (Bexiga), dor na panturrilha, etc., bem como enxaqueca, coxalgia, dor na face lateral da perna, lombalgia *Shao Yang*, todos pertinentes à afecção do *Shao Yang* e do *Yang Ming*, como a ombralgia do *Da Chang* (Intestino Grosso) e dor na face anterior do joelho.

Dores crônicas do sistema musculoesquelético de origem nos Canais de Energia Curiosos

Com a repetição das crises emocionais ou pela intensificação delas, as emoções que afetam o *Xin* (Coração) podem afetar o *Shen* (Rim), pela relação existente entre o Fogo (*Xin*-Coração) e a Água (*Shen*-Rins), entre o *Yang*/Alto (*Xin*-Coração) e o *Yin*/Baixo (*Shen*-Rins), fato que afeta também o *Qi* Ancestral e, por consequência, os Canais de Energia Curiosos relacionados com os movimentos, *Yang Qiao*, *Dai Mai* e o *Du Mai* (Figura 7.5).

Em nossa concepção, é pela via dos Canais de Energia Curiosos que ocorrem as lesões das estruturas do corpo atingidas pelo sentido dado pela mente às emoções. Assim, do sentido "quero bater e não posso" na fase dos Canais de Energia Distintos, tem-se somente a

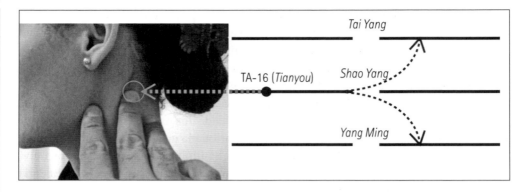

FIGURA 7.4 Localização do ponto TA-16 (*Tianyou*) na horizontal que passa pelo ângulo da mandíbula e posteriormente à margem do músculo esternocleidomastoideo (a cabeça deve estar na posição anatômica). A inserção da agulha é profunda; manipular até encontrar o *Te Qi*.

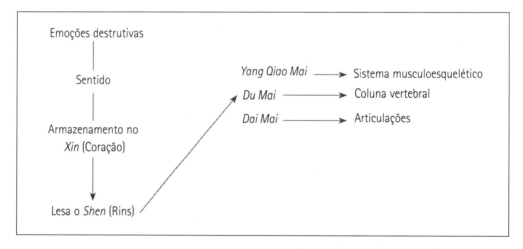

FIGURA 7.5 Mecanismo de lesão dos Canais de Energia Curiosos relacionados ao sistema musculoesquelético. A especificidade de acometimento dos Canais de Energia Curiosos depende do sentido que a mente deu à emoção.

dor com pouca ou nenhuma limitação do movimento. Quando as emoções atingem o *Shen* (Rins) e, por conseguinte, o Canal de Energia Curioso, p.ex., o *Yang Qiao Mai*, este passa a apresentar processo inflamatório e, na sua evolução, lesões orgânicas, como rotura de tendões, calcificação do tendão supraespinhoso, etc.

O *Yang Qiao Mai* é acometido quando a mente deu o sentido de movimento às emoções, como "tenho de aguentar", "carrego o mundo nas costas", "quero mudar e não consigo", "não quero mudar e tenho de mudar", etc.

A afecção de *Yang Qiao Mai* se caracteriza, além de várias dores pelo corpo (cervicalgia, lombalgia, ombralgia, gonalgia, calcanealgia, tendinite de punho, etc.), por apresentar sono não reparador, estado de ansiedade e fadiga.

O tratamento do Canal Curioso *Yang Qiao Mai* é realizado pela estimulação do ponto B-62 (*Shenmai*), não o ponto pertencente ao Canal de Energia do *Pangguang* (Bexiga); deve-se usar aquele ponto situado mais caudal, na transição onde muda a cor da pele plantar e pelo dorsal do pé (Figura 7.6).

A inserção é profunda, pois o ponto de Acupuntura se situa na metade da largura do calcâneo. O *Te Qi* deve ter sentido ascendente.

A afecção do *Dai Mai* se manifesta por artralgia ou poliartralgia, como acontece nas artrites, como na artrite reumatóide, ou nas doenças articulares, como sinovite e artroses. As articulações lesadas dependem do sentido dado às emoções pela mente.

O tratamento do Canal de Energia *Dai Mai* é realizado por meio da estimulação do ponto VB-41 (*Linqi*), ponto de conexão deste Canal de Energia Curioso com o Canal de Energia Principal. O Canal de Energia Curioso *Dai Mai* é acometido quando a mente deu o sentido de "tenho de aguentar firme, tenho de me manter rígido, não posso fraquejar"[2,3]. Esses sentidos fazem o endurecimento (rigidez) da coluna vertebral, daí a rigidez parcial ou total com dores (dorsalgia, lombalgia e cervicalgia).

O tratamento do *Du Mai* consiste em estimular o ponto ID-3 (*Houxi*). Têm-se melhores resultados quando a agulha atinge o periósteo do quinto metacarpo.

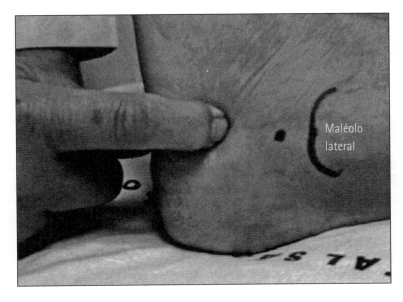

FIGURA 7.6 O dedo indicador pressiona o ponto B-62, utilizado no tratamento da afecção do *Yang Qiao Mai*. Inferiormente ao maléolo lateral, está assinalado o ponto B-62 (*Shenmai*) do Canal de Energia Principal do *Pangguang* (Bexiga).

Dores no corpo inteiro

É uma queixa relatada com frequência no Pronto Atendimento de Acupuntura ou no consultório. Na queixa "dói o corpo todo", não há delimitação ou articulação específica. Ocorre, na maioria das vezes, em mulheres de mais idade; à palpação dos músculos, eles apresentam pontos dolorosos, podendo levar a certo grau de limitação dos movimentos articulares do corpo. A esses sintomas dá-se o nome de polimialgia.

Segundo a Medicina Tradicional Chinesa, a polimialgia, ou dores crônicas musculares difusas pelo corpo, pode ter duas origens: estagnação do *Xue* (Sangue) e afecção do Grande *Luo* do *Pi* (Baço/Pâncreas).

Polimialgia por estagnação do Xue *(Sangue)*

São várias as causas que podem levar à síndrome de estagnação de *Xue* (Sangue), como a deficiência do *Qi*, a afecção pelo Calor Verdadeiro ou Falso Calor e a secura do *Jin Ye* (Líquido Orgânico).

Em todos os casos, a estagnação do *Xue* (Sangue) é diagnosticada pela presença de língua avermelhada e arroxeada, cujas veias sublinguais estão túrgidas e com varizes (Figura 7.7). Pode-se, eventualmente, encontrar pulso intermediário rugoso.

O tratamento consiste em circular o *Qi* e o *Xue* (Sangue) e harmonizar este último. Para fazer circular o *Xue* (Sangue), é preciso circular o *Qi* previamente. Um dos recursos para o tratamento é fazer circular o *Qi* com o uso dos Canais de Energia Unitários,[6] utilizando-se os pontos *Iong* e *Iu* de cada um dos Canais de Energia Principais, que abrangem a circulação de todos os Canais de Energia Principais, por conseguinte, do *Zang Fu* (Órgãos e Vísceras) (Figura 7.8).

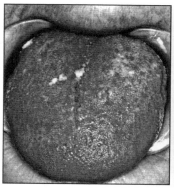
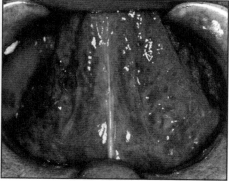

FIGURA 7.7 Língua avermelhada com sulco central longitudinal com pontos avermelhados e veias sublinguais com intensa formação de varizes e neoformação vascular. Esse tipo de língua caracteriza o estado de estagnação de *Xue* (Sangue).

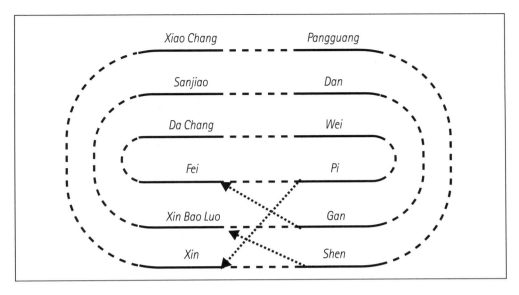

FIGURA 7.8 Esquema de circulação de *Qi* nos Canais de Energia Unitários. A estimulação de todos os pontos *long* e *lu* dos Canais de Energia Principais propicia a circulação geral do *Qi* pelo corpo.

Após a circulação de *Qi*, são estimulados os pontos de Acupuntura reguladores do *Xue* (Sangue), o B-17 (*Geshu*) do Canal de Energia do *Pangguang* (Bexiga), localizado a 1,5 *cun* lateralmente ao processo espinhoso da 7ª vértebra torácica, e BP-10 (*Xuehai*) do Canal de Energia do *Pi* (Baço/Pâncreas), localizado no meio do músculo vasto medial a 2 *cun* proximais à base da patela.

Polimialgia por afecção do Grande Luo do Pi (Baço/Pâncreas)

O Grande *Luo* do *Pi* (Baço/Pâncreas) se origina do ponto BP-21 (*Dabao*), localizado na linha axilar média, no 5º espaço intercostal, e se ramifica para as regiões dos hipocôndrios.[6] Quando esse ponto está bloqueado, promove a estagnação dos Canais de Energia Secundários do corpo, favorecendo o acúmulo do *Xue* (Sangue) na parte superficial do corpo (derme e músculo) e originando dores generalizadas pelo corpo.[6] Nesse caso, ao exame, a língua mostra-se pálida e com veias sublinguais também pálidas.

É preciso saber localizar bem o ponto BP-21 (*Dabao*), pois, pela mialgia que apresenta, qualquer área pressionada vai apresentar dor, causando confusão sobre a localização verdadeira do ponto e, quando estimulado, será ineficaz.

Para o tratamento de dores generalizadas pelo corpo de origem Grande *Luo* do *Pi* (Baço/Pâncreas), dever ser feita a inserção de agulha no ponto BP-21 (*Dabao*) e fazer a dispersão (ver Capítulo 10). A Acupuntura é realizada bilateralmente.

Dores nos trajetos musculares

Há pacientes que referem dores que seguem um determinado trajeto muscular, como a parte posterior do corpo, iniciando-se pela plantalgia, dores na panturrilha, nos músculos posteriores da coxa, cervicodorsolombalgia, nucalgia e dor na glabela, que constitui trajeto muscular posterior. O mesmo pode acontecer na região anterior ou oblíqua, de acordo com o descrito por Myers, como trilhos anatômicos[7], e que não têm relação com os trajetos dos Canais de Energia Principais, havendo uma certa semelhança com o trajetos dos Canais de Energia Tendinomuscular.[6]

Aplicando-se a técnica *Hui Ci* (Acupuntura nos músculos e tendões), descrita no Capítulo 7 do *Ling Shu*,[8] Yamamura (2003) encontrou o ponto de Acupuntura para o tratamento dessa singularidade de dores que seguem um trajeto muscular e da fáscia.[8]

Serão descritas nos próximos itens as dores dos trajetos musculares posterior e oblíquo, mais comumente encontradas na prática clínica e no Pronto Atendimento de Acupuntura.

Dores musculares do trajeto posterior

Myers (2001) descreveu trajetos que abrangem os músculos e suas conexões com as fáscias. O trajeto posterior ou, como denominado por ele, trilho anatômico posterior, se inicia nos músculos plantares do pé, que se conectam sucessivamente com os músculos da panturrilha, musculares posteriores da coxa, músculos paravertebrais (toda coluna vertebral), músculo occipital e frontal, terminando na glabela (Figura 7.9).[7]

Os músculos desse trajeto podem apresentar hipertonias segmentares ou na sua totalidade. Isso é observado quando se realiza movimento de distensão, como a flexão da coluna vertebral (Figura 7.9), e sobretudo quando se faz digitopressão. Assim, pode-se entender a manifestação de cefaleia frontal e da plantalgia como uma única manifestação do acometimento do trajeto muscular posterior.

O quadro mais frequentemente observado no acometimento desse trajeto é a retração dos músculos posteriores da coxa com consequente lombalgia com retificação da coluna vertebral (Figura 7.10).

Aplicando-se a técnica *Hui Ci*, descrita no Capítulo VII do *Ling Shu*,[8] de fazer inserção de agulha de Acupuntura no início do músculo ou no tendão, Yamamura (2001) descreveu o ponto de Acupuntura localizado na face lateral da base do 5º metatarso, que tem efeito harmonizador (com efeito analgésico, antirretração e anti-inflamatório).[9] Na realidade, esse ponto é uma pequena área em que se localizam micropontos com correspondência com os músculos do trajeto dos músculos posteriores (Figura 7.11).

Dores musculares do trajeto oblíquo

A esse grupo pertencem as dores musculares que se manifestam concomitantemente em hemicorpo diferente, p.ex., em um membro inferior esquerdo e no membro superior direito, ou dor na região glútea esquerda e na cintura escapular direita.

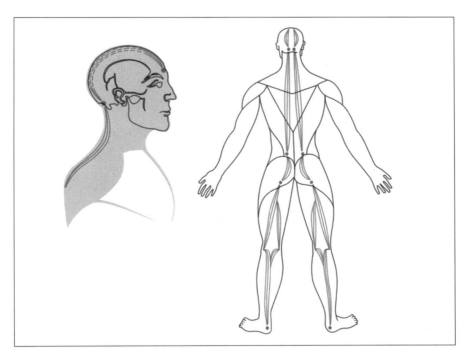

FIGURA 7.9 Trajeto miofascial posterior descrito por Myers que se inicia na fáscia e nos músculos plantares, segue pelos músculos da panturrilha, posteriores da coxa, paravertebrais, occipital e frontal, terminando na glabela. Todo o segmento muscular é composto por vários músculos, mas que agem em conjunto e simultaneamente.

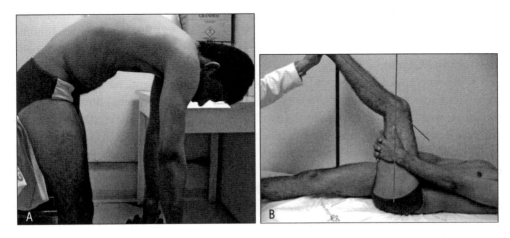

FIGURA 7.10 Paciente com lombalgia com retificação da coluna vertebral (A) em consequência da retração dos músculos posteriores da coxa, evidenciada pela manobra (B).

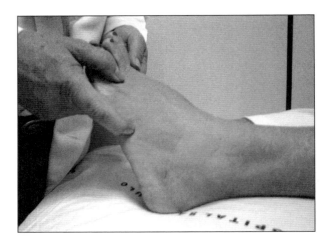

FIGURA 7.11   Localização do ponto na face lateral da base do 5º metatarso.

Myers (2001) descreveu um sistema miofascial oblíquo composto por um conjunto de músculos interligados por intermédio de fáscias, cujo sistema é o responsável pela execução de um movimento complexo, sinérgico e harmônico entre o membro superior e o membro inferior oposto, cujo sentido de direção cruza a linha mediana anterior e posterior, como acontece nos movimentos de remar, dar uma tacada no golfe ou de tocar os dedos da mão de um braço nos dedos do pé contralateral (Figura 7.12).[7] O sistema oblíquo é bilateral, um se iniciando da direita para a esquerda e o outro, da direita para a esquerda (Figura 7.13). Nas afecções dolorosas, podem estar acometidos os dois lados.

Esse sistema miofascial oblíquo não tem paralelo no conceito dos *Jing Luo* (Canais de Energia) da Medicina Tradicional Chinesa. Os trajetos dos Canais de Energia dos chineses são lineares ou circulares, como o Canal de Energia Curioso *Dai Mai*, ou são ramificações, como no caso do Canal de Energia Curioso *Chong Mai*, do Canal de Energia Tendinomuscular do *Wei* (Estômago), mas sem nenhuma referência como responsáveis pelos movimentos oblíquos.

Os movimentos oblíquos do corpo são realizados constantemente na vida diária, como dar uma tacada de golfe, estender o corpo para pegar um objeto no alto, remar, virar para trás etc. Como são músculos bastante ativos, podem ser locais de manifestação de dores crônicas originadas por contraturas musculares ou por estagnação de *Qi* (Figura 7.13).

Além de dores musculares crônicas que podem apresentar em diferentes segmentos musculares, p.ex., na panturrilha esquerda e no ombro contralateral, esse sistema oblíquo, quando desequilibrado, é o responsável pela má postura, frequentemente iniciada na infância, que leva à deformidade da coluna vertebral. Na realidade, a situação é inversa; como a criança já apresenta um desequilíbrio do sistema muscular do trajeto oblíquo, instala-se a má postura.

O desequilíbrio do sistema muscular oblíquo pode levar à obliquidade pélvica, com báscula de bacia para baixo e anteriormente, ocasionado por retração muscular, assim como rotação medial dos membros inferiores. Se houver retração dos músculos oblíquos

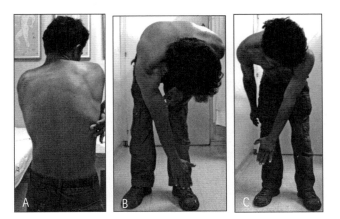

FIGURA 7.12   Paciente com dorsalgia do lado direito (A). O exame dos grupos musculares oblíquos é realizado fazendo-se manobra de flexão da coluna vertebral com joelho estendido, procurando-se tocar o pé do membro oposto com a mão. Em B, observa-se movimento normal e, em C, limitação de movimento do eixo muscular oblíquo.

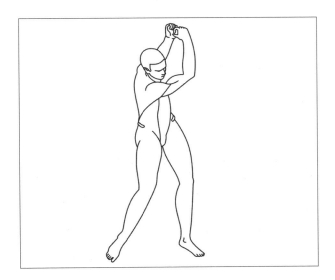

FIGURA 7.13   Em uma tacada de golfe, são usados os músculos agonistas e antagonistas anteriores e posteriores para realizar o movimento em espiral ou oblíquo. Enquanto os oblíquos anteriores se contraem, os posteriores se relaxam.

do tronco, pode apresentar escoliose de curva longa, assim como de queda, e desvio anterior ou posterior do ombro, escoliose e torção cervical (Figura 7.14).

As dores musculares que se apresentam no trajeto oblíquo podem ser relatadas como dores em várias regiões do corpo, sobretudo quando se realizam movimentos. Analisando-se essas dores, constata-se serem de trajeto oblíquo. Por outro lado, o paciente

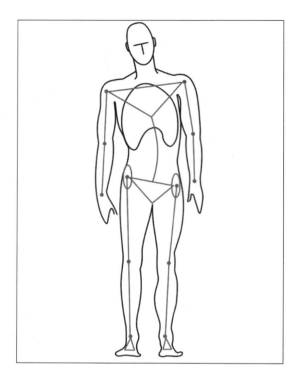

FIGURA 7.14   Consequência da retração do sistema do trajeto oblíquo dos músculos à esquerda. O encurtamento leva à báscula de bacia, seguida de escoliose destro-côncavo de curva longa, obliquidade do ombro direito, que cai, seguida de escoliose cervical e torção à direita.

pode se queixar de dor em um determinado segmento muscular do corpo e quando é solicitado que realize um movimento oblíquo, isto é, em posição ortostática, membros inferiores abertos na largura do ombro para fazer a flexão oblíqua do tronco, ou seja, procurar tocar com os dedos das mãos os dedos do pé contralateral com joelhos estendidos. Para o diagnóstico, além de se indagar sobre as áreas de dor, deve-se fazer palpação digital, empregando-se uma pressão até de 4 quilos em diferentes áreas musculares que compõem o trajeto oblíquo.

Tratamento pela Acupuntura das dores crônicas do sistema muscular oblíquo

Aplicando-se a técnica *Hui Ci* (Acupuntura dos músculos dos tendões) descrita no *Ling Shu*, Capítulo VII[8], Yamamura (2003) delineou um ponto de Acupuntura não descrito tradicionalmente, localizado na face medial da base do primeiro metatarso.[9] Esse ponto é, na realidade, uma pequena área em que estão presentes os micropontos relacionados com todos os segmentos musculares que compõem o sistema muscular oblíquo anterior ou posterior (Figura 7.15).

Com palpação com a polpa do dedo da mão, localiza-se a área dolorosa, e com a palpação ungueal, delimita-se o microponto em que é feita a inserção de agulha de Acupuntura, de medial para lateral e levemente oblíquo da planta do pé para a região dorsal do pé, fazendo-se a estimulação; posteriormente, retira-se uma parte da agulha e fazem-se novas inserções em várias direções (Figura 7.15). Como o efeito é imediato, se, porventura, ainda restar dor, devem-se fazer novas inserções em outras direções.

Quando houver alteração de postura por desequilíbrio do sistema dos músculos oblíquos, ocorrida mais frequentemente em adolescentes (na fase adulta, o diagnóstico é tardio), além do tratamento por meio de Acupuntura, deve-se fazer conjuntamente a correção da postura defeituosa por meio de recursos de ginástica ou reeducação postural global (RPG).

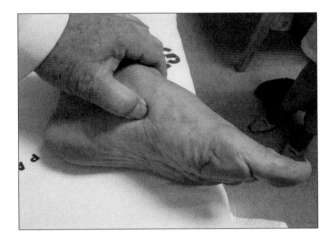

FIGURA 7.15 Localização do ponto situado na face medial do primeiro metatarso para o tratamento de desequilíbrio e dor do sistema muscular oblíquo.

CONSIDERAÇÕES FINAIS

O diagnóstico de uma dessas quatro causas de dores crônicas do sistema musculoesquelético não invalida a presença de outras causas. Isso significa que um mesmo paciente pode ter várias causas agindo concomitantemente. Desse modo, um indivíduo pode apresentar sintomas de *Yang Qiao Mai*, como sono não reparador, polimialgia decorrente de afecção do *Grande Luo* do *Pi* (Baço/Pâncreas) e também afecção do sistema posterior dos músculos. Todas essas situações devem ser tratadas para se obter a resolução da dor crônica do sistema musculoesquelético.

REFERÊNCIAS BIBLIOGRÁFICAS

1. Teixeira MJ, Teixeira WGJ, Kraychete DC. Epidemiologia geral da dor. In: Teixeira MJ. Dor, contexto interdisciplinar. Curitiba: Editora Maio, 2003.
2. Yamamura Y, Yamamura ML. Mobilização de *Qi* Mental. In: Yamamura Y. Entendendo Medicina Chinesa e Acupuntura. São Paulo: Center AO, 2008.
3. Yamamura Y, Yamamura ML. Acupuntura. In: Vitalle MSS, Medeiros EHGR. Adolescência. Guia de Medicina Ambulatorial e Hospitalar da UNIFESP-EPM. Barueri: Manole, 2008.
4. Yamamura Y, Tabosa AMF. Nova concepção dos Canais de Energia Distintos (Meridianos Distintos). Rev Paul Acupunt 2000; 6:17-20.
5. Nguyen NV, Nguyen CR. Médecine Traditionnelle Chinoise. Marseille: N.V.N., 1984.
6. Yamamura Y. Acupuntura – A arte de inserir. 2.ed. São Paulo: Roca, 2001.
7. Myers TW. Trilhos anatômicos. Barueri: Manole, 2001.
8. Nguyen VN, Tran VD, Recours-Nguyen C. *Hoangdi Neijing Lingshu*. Versão Yamamura Y. São Paulo: Center AO, 2008.
9. Yamamura Y. Sistema Yamamura de Acupuntura dos Ossos Longos (SYAOL). Apresentado no World Congress of Integrated Medical Acupuncture, IX Congresso Médico Brasileiro de Medicina Chinesa-Acupuntura da Associação Médica Brasileira de Acupuntura. São Paulo, 2003.

CAPÍTULO

8

Tratamento das doenças musculoesqueléticas com a técnica de Yamamoto (YNSA)

OSVALDO PIKUNAS

INTRODUÇÃO

A técnica Yamamoto New Scalp Acupuncture (YNSA), também conhecida como nova craniopuntura de Yamamoto, foi desenvolvida pelo médico japonês Toshikatsu Yamamoto, há 35 anos. É um método relativamente simples, que apresenta excelentes resultados em curto período, principalmente nas doenças musculoesqueléticas e, em especial, nas sequelas de acidente vascular cerebral (AVC). Tem como área de atuação o crânio, em um microssistema, descrito por Yamamoto, que consiste na região inervada pela porção sensitiva do nervo trigêmeo (V par craniano), responsável pela inervação da cabeça, orelha, nariz, pálpebras e boca. Nessas regiões, localizam-se pontos de Acupuntura que representam o microcosmo dentro do macrocosmo.

O microssistema, ou somatotopia, é a representação do organismo como um todo, mas em formato pequeno e áreas circunscritas do corpo. Quando há doença no organismo, o microssistema se mostra por meio de pontos reativos situados em áreas de correspondência à parte enferma e é pelo manejo desses pontos reflexos que é possível agir positivamente sobre a doença, podendo até curá-la.

Segundo Yamamoto, o nervo passa pela calota craniana e se superficializa por praticamente todo o crânio, relacionando-se com os pontos de acupuntura que medem em torno de 1 a 2 mm. Portanto, o mecanismo de ação consiste em inserir a agulha de Acupuntura no ponto exato, tocando a ponta da mesma extremidade no local doloroso, que é palpado superficialmente, por meio de palpadores ou pela digitopressão.

Na cabeça, foram descritos os onze pontos Básicos de Yamamoto, utilizados no tratamento de doenças musculoesqueléticas, representados pelas letras A-B-C-D-E-F--G-H-I e, mais recentemente, foram descritos os pontos J e K. Cada um desses pontos representa determinado segmento do corpo. Depois de realizado o diagnóstico da patologia, a agulha é introduzida no ponto correspondente, sendo que o número e o tempo das sessões dependem do progresso do paciente. Em casos agudos, às vezes, uma única sessão com duração de 1 a 20 min é suficiente.

Além dos pontos Básicos utilizados no tratamento de patologias do sistema locomotor, existem outros pontos que representam os órgãos dos sentidos, os *Zang Fu* (Órgãos e Vísceras), e os pontos Cerebrais, utilizados no tratamento das patologias do sistema nervoso central (SNC).

O interessante dessa técnica é que ela pode ser utilizada de maneira simples, uma vez que é feita a relação anatômica sintoma-ponto, e também pelo raciocínio energético da Medicina Tradicional Chinesa para tratamento dos Meridianos e dos *Zang Fu* (Órgãos e Vísceras).

DIFERENÇA DA ACUPUNTURA ESCALPEANA TRADICIONAL CHINESA E A NOVA CRANIOPUNTURA DE YAMAMOTO

A Acupuntura escalpeana tradicional chinesa é realizada no couro cabeludo, em regiões sensitivas e motoras e em áreas funcionais de regiões correspondentes à patologia, enquanto a YNSA é realizada em pontos específicos correspondentes à patologia, tratando-se, portanto, de uma Acupuntura somatotópica, que parte da premissa de que a totalidade do corpo tem sua representação em uma pequena área, da mesma forma que ocorre na Acupuntura auricular de Nogier, *Su Jok*, Quiropuntura Coreana, entre outras.

INDICAÇÕES DA NOVA CRANIOPUNTURA DE YAMAMOTO

A YNSA é indicada:

- para todas as condições reversíveis;
- em distúrbios ou alterações dos *Zang Fu* (Órgãos e Vísceras);
- em distúrbio do nervo motor, casos de hemiplegia e paraplegia;
- Outras características: com excelente resultado, nos casos agudos, com efeito imediato;
- não existe contraindicações;
- podem ser usados *laser*, neuroestimulação elétrica transcutânea (TENS) e estímulo elétrico para casos crônicos;
- pode ser combinada com qualquer outro tratamento.

Método

A técnica YNSA é baseada em cinco grupos de pontos:

- Básicos: aparelho locomotor;
- Cerebrais: cérebro, cerebelo e gânglios basais;
- Sensoriais: órgãos dos sentidos;
- Y: *Zang Fu* (Órgãos e Vísceras);
- Dos Nervos cranianos: pares cranianos correspondentes aos *Zang Fu* (Órgãos e Vísceras).

Todos os pontos da YNSA estão dispostos bilateralmente por meio de um plano sagital, passando pela linha mediana da cabeça e dividindo-o em lado direito e esquerdo, além da existência de um plano coronário que passa pelo pavilhão auricular e divide o crânio em porção anterior, na qual se localizam os pontos *Yin*, e porção posterior local dos pontos *Yang*, como uma imagem em espelho (Figura 8.1).

Os pontos da região *Yin* são utilizados com mais frequência, mas podem, ocasionalmente, necessitar da utilização dos pontos localizados na região *Yang*.

Detecção dos pontos

Com o paciente sentado ou em decúbito dorsal, pressiona-se o crânio com o polegar, mais propriamente com a unha, sempre com a mesma intensidade de força, para que se percebam os pontos dolorosos em evidência, nos quais se pode observar o chamado "sinal da careta": contração muscular e fechamento das pálpebras (Figura 8.2) – também

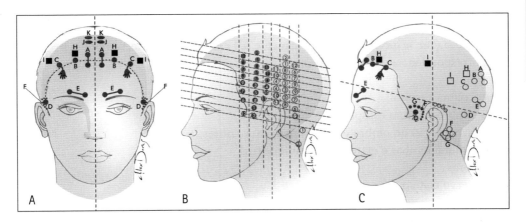

FIGURA 8.1 Disposição dos pontos utilizados na técnica Yamamoto, na região frontal e na lateral da cabeça.

Fonte: imagem cedida pelo Center AO.

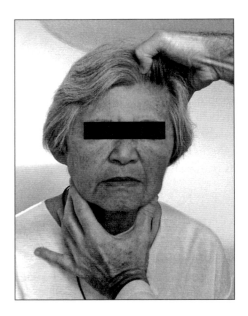

FIGURA 8.2 Técnica de palpação dos pontos YNSA: "sinal da careta".

é possível que o próprio paciente informe qual o local mais sensível; a presença de edema ou nodulação é outro sinal positivo. A palpação dos pontos YNSA também pode ser feita com um palpador, como o utilizado na detecção de pontos auriculares.

Pontos Básicos da técnica YNSA

Os pontos Básicos *Yin* estão localizados na região anterior da cabeça, tendo como referência a linha de implantação dos cabelos. Os pontos da região *Yang* têm como referência a sutura lambdóidea, que se localiza, aproximadamente, a 4 cm da base da cabeça (Figura 8.3).

Correspondência dos pontos Básicos:

- A: coluna cervical;
- B: ombro (cintura escapular);
- C: articulação do ombro e extremidades superiores;
- D: coluna lombar e extremidades inferiores;
- E: tórax;
- F: nervo ciático;
- G: joelho;
- H: ponto lombar extra ou acessório;
- I: ponto lombar/ciático extra (ou acessório);
- J: dorso do pé;
- K: planta do pé.

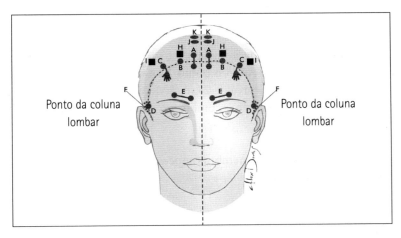

FIGURA 8.3 Localização dos pontos Básicos na técnica de YNSA.
Fonte: imagem cedida pelo Center AO.

Localização dos pontos da técnica YNSA
Ponto A

Localiza-se aproximadamente a 1 cm da linha mediana da cabeça, tendo como referência a linha de implantação do cabelo. Na realidade, esse ponto não é exatamente um ponto, mas, sim, uma área de 2 cm de extensão dividida em sete subpontos, de A1 a A7, que representam os sete segmentos da coluna cervical (Figuras 8.1 e 8.3). São utilizados em:

- cefaleias (principalmente, as tensionais) e nucalgias;
- enxaqueca migranosa;
- traumatismos cervicais "em chicote";
- dores pós-operatórias;
- dores no trajeto dos nervos de origem cervical.

Ponto B

Localiza-se aproximadamente a 1 cm lateralmente ao ponto A e a 2 cm da linha mediana anterior, com o correspondente espelhamento sobre a sutura lambdóidea do ponto B Yang. Representa a região da escápula e a articulação do ombro (Figuras 8.1 e 8.3). Suas indicações são:

- dores pós-traumáticas do ombro;
- dores pós-operatórias;
- ombralgias secundárias à imobilização pós-fratura;
- síndrome do ombro, do braço e da mão;
- hemiplegias.

Ponto C

Localiza-se bilateralmente a cerca de 5 cm da linha mediana anterior, com espelhamento *Yang* occipital. O ponto C, assim como o ponto A, na realidade, não é um ponto, mas, sim, uma área que se estende por cerca de 2 cm, dividido em onze subpontos, cuja parte proximal representa a região próxima ao ombro e a distal, a região da mão (Figura 8.4). Suas indicações são:

- todas as dores e parestesias dos membros superiores;
- ombralgias pós-traumáticas;
- dores pós-operatórias;
- distensões musculares;
- epicondilites;
- síndrome do túnel do carpo.

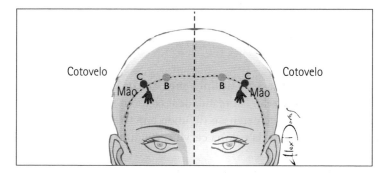

FIGURA 8.4   Ponto C da técnica de Yamamoto. Trata-se de uma área que se estende por cerca de 2 cm, representando os membros superiores.
Fonte: imagem cedida pelo Center AO.

Ponto D

Situa-se bilateralmente a 1 cm acima do osso zigomático, na linha dos cabelos, sendo o *Yin* frontal e o *Yang* occipital; representa a parte inferior do corpo e as extremidades inferiores como um todo (Figura 8.5).

Associados ao ponto D, existem os chamados pontos Lombares, denominados D1-D2-D3-D4-D5, localizados a 2 cm posteriormente ao ponto D, junto à implantação da orelha, representando a coluna lombar, o sacro e o cóccix. Os pontos Lombares *Yang* não se encontram na distribuição especular esperada, mas, sim, mais alto, ao longo de uma linha curva situada logo acima ou atrás do pavilhão auricular (Figura 8.6). Suas indicações são:

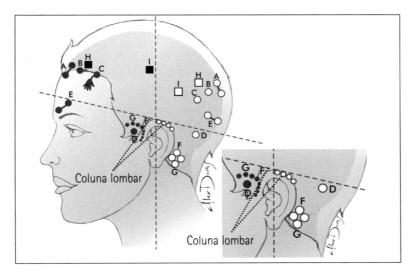

FIGURA 8.5   Pontos Básicos D, F e G da técnica de Yamamoto.
Fonte: imagem cedida pelo Center AO.

- dores agudas dos membros inferiores em consequência de acidentes;
- fraturas ósseas;
- lesões desportivas;
- dores pós-operatórias;
- hérnia de disco;
- entorses;
- lombalgia;
- parestesias;
- paresia/paralisias.

Ponto E

A sua porção *Yin* localiza-se bilateralmente sobre a fronte, com seu espelhamento *Yang* na região occipital. O ponto E representa o tórax, as costelas, a coluna dorsal e os órgãos internos inervados pelos nervos torácicos.

Dividido em doze subpontos que representam as doze vértebras torácicas, localiza-se, aproximadamente, a 2 cm acima do ponto médio da sobrancelha (E1), formando uma linha de pontos com inclinação de 15°, sendo o último ponto E12 localizado a 1 cm da linha mediana, abaixo do ponto sensorial da boca (Figura 8.6). Suas indicações são:

- condições pós-traumáticas e pós-operatórias;
- fraturas ósseas;
- neuralgia intercostal;

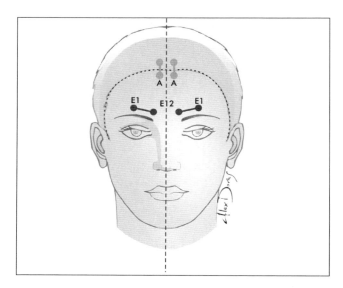

FIGURA 8.6 Ponto E da técnica de Yamamoto. Trata-se de uma região de aproximadamente 2 cm que representa as 12 vértebras torácicas, sendo que o ponto E1 encontra-se aproximadamente a 1 cm acima do ponto médio da sobrancelha e o ponto E12 sobre a raiz do nariz no mesmo plano do ponto A.
Fonte: imagem cedida pelo Center AO.

- herpes;
- *angina pectoris* (diagnosticada por exclusão, segundo critério acadêmico);
- palpitações;
- asma;
- bronquite;
- dispneia.

Ponto F

Antigamente, apenas o ponto F *Yang* era conhecido na porção mais alta do processo mastóideo. Hoje, sabe-se que o ponto F *Yin* está localizado entre o ponto D e os pontos Lombares, exatamente acima do arco zigomático (Figura 8.5). É utilizado exclusivamente para lombalgia com ciatalgia.

Ponto G

Antigamente, existiam apenas os pontos G Yang, localizados na borda inferior do processo mastóideo. Hoje, conhecem-se também os pontos da face *Yin*, localizados logo acima do ponto D (Figura 8.5). O ponto G é indicado para patologias do joelho e subdivide-se em três subpontos:

- G1: correspondente à região medial do joelho;
- G2: correspondente à região anterior do joelho;
- G3: correspondente à região lateral do joelho.

Pontos H e I

São considerados pontos acessórios por potencializarem a ação dos pontos D ou F, quando necessário. O ponto H localiza-se um pouco mais posterior ao ponto B, e o ponto I localiza-se a 4 ou 5 cm posterior ao ponto C. Os dois pontos encontram-se na face *Yin* e *Yang* (Figura 8.7) e dificilmente são utilizados sozinhos.

Pontos J e K

A princípio, foram considerados pontos Básicos, mas hoje são considerados somatotopias que se localizam no meio da cabeça e se estendem do ponto Básico A *Yin* até o ponto Básico A *Yang* (Figura 8.8). Suas indicações são:

- parestesias;
- má circulação;
- dores localizadas nas extremidades inferiores.

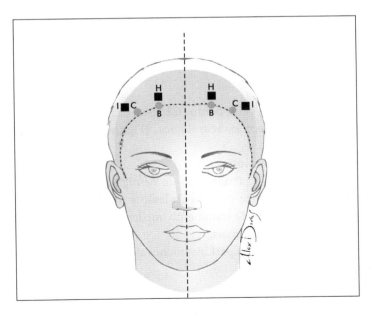

FIGURA 8.7 Pontos H e I da técnica de Yamamoto.

Fonte: imagem cedida pelo Center AO.

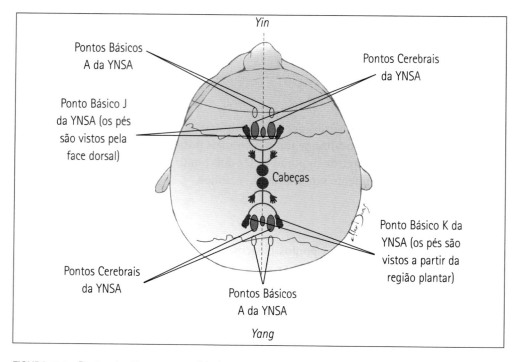

FIGURA 8.8 Pontos J e K que, na realidade, não são pontos, mas, de uma região situada no meio da cabeça, que se estende do ponto Básico A *Yin* até o ponto Básico A *Yang*. Na região J, a pessoa encontra-se deitada de costas com a cabeça sobre o ponto VG-20 (*Baihui*); na região K, a pessoa encontra-se deitada de barriga para baixo, com a cabeça também localizada na região do VG-20 (*Baihui*).
Fonte: imagem cedida pelo Center AO.

Pontos Cerebrais

Basicamente são representados pelos pontos Cérebro, Cerebelo e Gânglios da base e são usados para tratamento das afecções neurológicas (Figura 8.9). Suas indicações são:

- todos os tipos de distúrbios motores;
- hemiplegia e paraplegias – o tratamento da hemiplegia não depende da idade do paciente, mas, do tempo entre o início da lesão e a instalação do déficit. Portanto, quanto mais precoce o início do tratamento, melhor o resultado;
- enxaquecas e neuralgias trigeminais;
- doença de Parkinson (pacientes parkinsonianos devem ser tratados bilateralmente);
- esclerose múltipla;
- disfunções endócrinas;
- distúrbios do sono;
- depressão e distúrbios psíquicos;
- dores crônicas de longa duração.

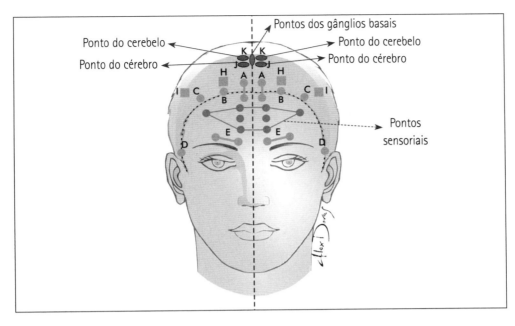

FIGURA 8.9   Pontos Cerebrais da técnica de Yamamoto.
Fonte: imagem cedida pelo Center AO.

Pontos Sensoriais

São os quatro pontos correspondentes aos órgãos dos sentidos, representando cada órgão pelo mesmo nome (Figura 8.10):

- ponto do Olho: localiza-se a 1 cm abaixo do ponto A;
- ponto do Nariz: localiza-se a 1 cm abaixo do ponto Olho;
- ponto da Boca: localiza-se a 1 cm abaixo do ponto Nariz;
- ponto do Ouvido: localiza-se aproximadamente a 1,5 cm do ponto C, em uma inclinação de 15° em relação a ele, sobre uma linha imaginária localizada entre o ponto C e a base do nariz.

Suas indicações são:

- ponto do Olho: todos os distúrbios visuais e dores, como:
  - diminuição da acuidade visual;
  - glaucoma;
  - conjuntivites;
  - estrabismo;
  - dores pós-traumáticas ou pós-operatórias.
- ponto do Nariz: todas as queixas e dores relacionadas à região nasal:

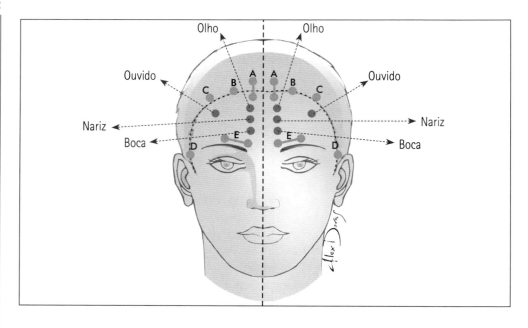

FIGURA 8.10 Pontos Sensoriais da técnica Yamamoto.
Fonte: imagem cedida pelo Center AO.

- alergias;
- rinites;
- sinusites;
- dores pós-traumáticas e pós-operatórias.
• ponto da Boca: dores e queixas relacionadas a essa região:
  - inflamação bucal e estomatite;
  - dores de garganta;
  - herpes simples;
  - odontalgias;
  - dores e queixas pós-traumáticas e pós-operatórias.
• ponto do Ouvido: dores e queixas relacionadas ao ouvido:
  - distúrbios auditivos;
  - otite externa;
  - zumbidos;
  - dores pós-traumáticas e pós-operatórias.

Pontos Y [*Zang Fu* (Órgãos Internos)]

Existem doze pontos Y representando os *Zang Fu* (Órgãos e Vísceras), que podem ser usados para tratamento de cada um deles. Também são importantes no tratamento dos distúrbios cinéticos e motores ou de deficiências (Figura 8.11). A numeração dos pontos faz correspondência com os pontos dos nervos cranianos (Tabela 8.1).

TABELA 8.1   CORRESPONDÊNCIA DOS PONTOS Y COM OS PONTOS DOS NERVOS CRANIANOS

1º par = Rim (Shen)	7º par = Intestino Delgado (Xiao Chang)
2º par = Bexiga (Pangguang)	8º par = Baço/Pâncreas (Pi)
3º par = Pericárdio (Xinbao)	9º par = Pulmão (Fei)
4º par = Coração (Xin)	10º par = Fígado (Gan)
5º par = Estômago (Wei)	11º par = Vesícula Biliar (Dan)
6º par = Triplo Aquecedor (Sanjiao)	12º par = Intestino Grosso (Da Chang)

Os pontos Y (*Yin*) distribuem-se pela região temporal, enquanto os pontos Y (*Yang*) distribuem-se especularmente a partir do plano coronal, em direção occipital (Figura 8.12).

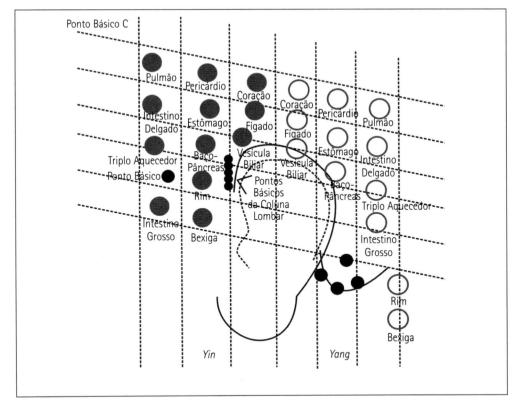

FIGURA 8.11   Pontos Y da técnica de Yamamoto representando os *Zang Fu* (Órgãos e Vísceras).

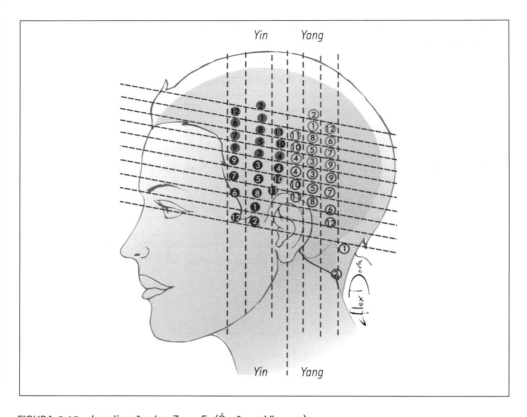

FIGURA 8.12 Localização dos *Zang Fu* (Órgãos e Vísceras).
1 = Rim (*Shen*); 2 = Bexiga (*Pangguang*); 3 = Pericárdio (*Xinbao*); 4 = Coração (*Xin*); 5 = Estômago (*Wei*); 6 = Triplo Aquecedor (*Sanjiao*); 7 = Intestino Delgado (*Xiao Chang*); 8 = Baço/Pâncreas (*Pi*); 9 = Pulmão (*Fei*); 10 = Fígado (*Gan*); 11 = Vesícula Biliar (*Dan*); 12 = Intestino Grosso (*Da Chang*).
Fonte: imagem cedida pelo Center AO.

Na realidade, os pontos Y não são apenas pontos de Acupuntura, porque toda a Energia do Meridiano correspondente está neles, daí o rápido efeito obtido ao utilizar esses pontos.

O mecanismo de ação de um ponto Y é mais complexo do que de um ponto Básico e, por isso, é necessário conhecer o raciocínio do diagnóstico da Medicina Tradicional Chinesa para melhor compreendê-lo.

Para utilizar os pontos Y existe uma particularidade: não basta simplesmente procurar o ponto mais doloroso correspondente à patologia e puntuar conforme é feito nos demais pontos; deve-se, obrigatoriamente, observar o diagnóstico cervical ou abdominal para saber qual o *Zang Fu* (Órgãos e Vísceras) comprometido e, em seguida, puntuá-lo.

Quando a utilização dos pontos Básicos não obtiver o resultado esperado, devem-se utilizar os pontos Y, uma vez que significa que a patologia é mais profunda. Isso é muito comum em pacientes com hemiplegias e paraplegias. Para melhorar a motricidade de um membro acometido, no caso de pacientes com hemiplegia, pode-se utilizar o ponto

Básico D (que representa o membro inferior) e o ponto Básico C (representando o membro superior) e, a partir do diagnóstico cervical ou abdominal, acrescentar-se o *Zang Fu* (Órgãos e Vísceras) correspondente. Se, p.ex., o ponto Rim estiver sensível no diagnóstico cervical ou abdominal, ele deve ser puntuado na sua localização correspondente, não significando que o rim esteja doente, mas que está ocorrendo um desequilíbrio energético nesse sistema [*Shen* (Rins)]. Isso faz o tratamento do rim restabelecer o equilíbrio do corpo, além de promover um resultado mais eficiente.

Como utilizar o diagnóstico cervical e abdominal

Tanto o diagnóstico cervical quanto o abdominal são fundamentais para determinação do ponto a ser feito no momento da utilização dos pontos Y.

O abdome mostra áreas ou zonas em que se projetam os *Zang Fu* (Órgãos e Vísceras), sendo que estas áreas não correspondem necessariamente à localização do respectivo órgão, o que significa que essas zonas são funcionais e não anatômicas. São doze zonas diagnósticas representando os *Zang Fu* (Órgãos e Vísceras), além de algumas zonas que também representam os pontos Básicos e Cerebrais (Figura 8.13).

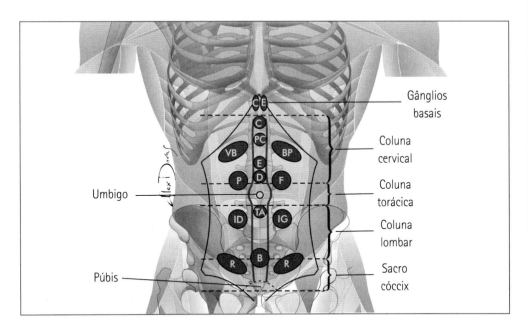

FIGURA 8.13 Localização da representação dos *Zang Fu* (Órgãos e Vísceras) para o diagnóstico abdominal pela técnica de Yamamoto.
R = Rim (*Shen*); B = Bexiga (*Pangguang*); PC = Pericárdio (*Xinbao*); C = Coração (*Xin*); E = Estômago (*Wei*); TA = Triplo Aquecedor (*Sanjiao*); ID = Intestino Delgado (*Xiao Chang*); BP = Baço/Pâncreas (*Pí*); P = Pulmão (*Fei*); F = Fígado (*Gan*); Vesícula Biliar VB (*Dan*); IG = Intestino Grosso (*Da Chang*).
Fonte: imagem cedida pelo Center AO.

Uma vez realizado o tratamento do ponto Y, a sensibilidade da zona diagnóstica correspondente não deverá mais existir, significando que a agulha foi introduzida no local preciso.

Em relação à zona diagnóstica cervical (Figura 8.14), menor que a abdominal, o método para localização baseia-se exclusivamente na palpação, tendo como referência os músculos esternocleidomastóideos.

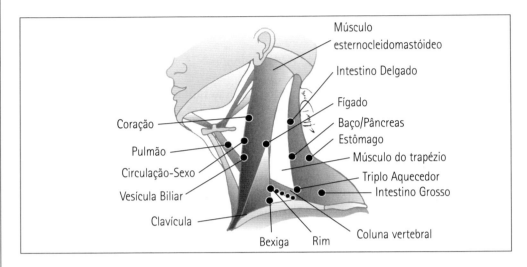

FIGURA 8.14 Localização dos *Zang Fu* (Órgãos e Vísceras) na região cervical, para o diagnóstico cervical pela técnica de Yamamoto.
Fonte: imagem cedida pelo Center AO.

Indicações dos pontos Y

As indicações dos pontos Y englobam todas as disfunções relacionadas aos *Zang Fu* (Órgãos e Vísceras), que, na grande maioria das vezes, fazem parte da patologia que está sendo tratada, seja musculoesquelética ou de órgãos sensoriais. Isso pode ser visto na experiência clínica adquirida no Pronto Atendimento em Acupuntura do Setor de Medicina Chinesa/Acupuntura da Universidade Federal de São Paulo (EPM-Unifesp), em que foi possível observar uma eficiência maior na utilização dos pontos Y no tratamento. Outra utilização importante para os pontos Y são distúrbios psíquicos, nos quais podem ser observados resultados relevantes com a utilização do método.

É importante lembrar que todas as doenças na conceituação da Medicina Tradicional Chinesa (MTC) se iniciam com um desequilíbrio energético dos *Zang Fu* (Órgãos e Vísceras), daí a eficiência maior do tratamento pela utilização dos pontos Y que os representam.

Pontos dos Nervos Cranianos

Distribuídos linearmente pela calota craniana, iniciam no ponto A, em direção dorsal, até a altura do ponto VG-20 (*Baihui*), cuja forma lembra um colar de pérolas, tendo em toda sua extensão aproximadamente de 6 a 8 cm (Figura 8.15).

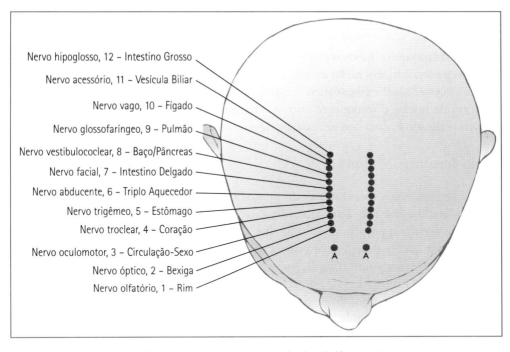

FIGURA 8.15 Representação dos nervos cranianos na técnica de Yamamoto.
Fonte: imagem cedida pelo Center AO.

Da mesma forma como ocorre com os pontos Y, antes de sua utilização, deve-se pesquisar o diagnóstico cervical ou abdominal e, em seguida, aplicar a agulha de acordo com a correspondência, como se segue:[1]

- Rim = nervo olfatório = ponto Olfatório;
- Bexiga = nervo óptico = ponto Óptico;
- Pericárdio = nervo oculomotor = ponto Oculomotor;
- Coração = nervo troclear = ponto Troclear;
- Estômago = nervo trigêmeo = ponto Trigêmeo;
- Triplo Aquecedor = nervo abducente = ponto Abducente;
- Intestino Delgado = nervo facial = ponto Facial;
- Baço/Pâncreas = nervo vestibulococlear = ponto Vestibulococlear;
- Pulmão = nervo glossofaríngeo = ponto Glossofaríngeo;
- Fígado = nervo vago = ponto Vago;
- Vesícula Biliar = nervo acessório = ponto Acessório;
- Intestino Grosso = nervo hipoglosso = ponto Hipoglosso.

---

1 Atualmente, já existem outros microssistemas (somatotopias) utilizados na Técnica Yamamoto que aqui não foram mencionados por ainda não se ter experiência clínica com sua utilização, como Somatotopia Sagital-mediana, Somatotopia Pubiana, Somatotopia Torácica, Somatotopia Vertebral Cérvico-torácica, Somatotopia Vertebral Tóraco-Lombar e Pontos Masterkey.

CONSIDERAÇÕES GERAIS SOBRE A UTILIZAÇÃO DO MÉTODO

É recomendado que o médico principiante utilize inicialmente os pontos básicos no tratamento pretendido, em razão da maior facilidade de emprego, pois, para sua utilização, não há necessidade do diagnóstico cervical ou abdominal.

Antes de iniciar o tratamento com Acupuntura, é fundamental ter certeza do diagnóstico realizado e, caso seja necessário, devem-se fazer exames complementares.

Como localizar os pontos

Podem ser utilizados localizadores de pontos tradicionais ou outro instrumento qualquer destinado a esse uso. Entretanto, a palpação com a ponta do polegar, um palito de fósforo ou mesmo o próprio cabo da agulha é bastante confiável.

Quando a queixa do paciente está localizada acima do diafragma, é recomendável que se palpe antes o ponto IG-4 (*Hegu*), a fim de determinar o lado mais sensível, que deve ser tratado primeiro.

Após certa prática na utilização do método, é possível perceber que a palpação é o método mais seguro e rápido para localizar o ponto correspondente.

Escolha do lado a ser tratado

Na utilização dos pontos Básicos e Sensoriais, normalmente, o lado a ser tratado é o homolateral, exceto nos casos de hemiplegia que, em sua maioria, necessitam do ponto contralateral.

Ao utilizar os pontos Y, primeiramente é necessário fazer o diagnóstico cervical ou abdominal e, em seguida, introduzir a agulha no ponto correspondente. Quando é corretamente introduzida, faz o ponto cervical ou abdominal ser neutralizado, ou seja, deixa de ser sensível.

Como já visto, a palpação das zonas sensíveis cervical ou abdominal é imprescindível para o sucesso do tratamento com os pontos Y. Nos casos em que, durante a palpação, notar um ou mais órgãos comprometidos, e sendo um deles o Rim ou o Fígado, após a puntuação na zona correspondente, pode-se notar que na maioria das vezes, os demais pontos se neutralizam, não sendo necessário tratá-los posteriormente.

Introdução da agulha de Acupuntura

Ao mesmo tempo que se faz pressão com um dos dedos, geralmente o polegar, para determinar o ponto de introdução da agulha, com a outra mão ela é introduzida um pouco mais distante desse ponto de pressão, e com uma inclinação de aproximadamente 15°, não importando o sentido que é inserida.

Uma vez atingido o ponto, o paciente sempre faz alguma exclamação sobre o que sentiu, geralmente algum tipo de dor ou choque no local. À medida que vai adquirindo experiência, o acupunturista também consegue perceber uma certa resistência no local e a sensação de como se "estivesse introduzindo a agulha em um saco de areia."

Quando a agulha é introduzida no ponto correto, uma reação imediata deve ocorrer, mesmo que de intensidade fraca. Caso isso não aconteça, certamente a agulha não está no ponto correto e deve ser ajustada, sem necessidade de retirá-la, apenas adequando-a ao ponto mais preciso.

Tipos de agulha

Nesse método, pode-se utilizar praticamente qualquer tipo de agulha da acupuntura sistêmica, porém, as mais curtas, de 30 × 15 mm, são mais práticas para a introdução.

Duração e número de sessões

Em caso de patologia aguda, às vezes uma única sessão é suficiente, como foi possível observar nos tratamentos realizados no Pronto Atendimento em Acupuntura da Unifesp. Nas patologias crônicas, e também dependendo das condições do paciente, o número de sessões é maior.

O tempo de permanência das agulhas, em geral, é de 20 min, podendo ser prolongado até 1 hora em casos de hemiplegia.

Nos casos de tratamento em Pronto Atendimento com grande movimento, pode-se introduzir as agulhas e pedir que o paciente aguarde na sala de espera enquanto se completa o tempo necessário de permanência, o que permite que os tratamentos sejam realizados em maior número e com a mesma eficiência.

Na experiência adquirida no Pronto Atendimento em Acupuntura da EPM-Unifesp com o método YNSA, principalmente em pronto-socorro, têm-se obtido excelentes resultados que comprovam a eficiência e a praticidade do método (Figuras 8.16 a 8.18).

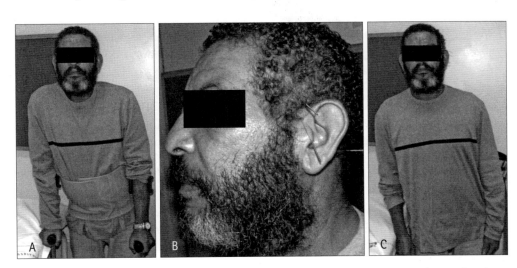

FIGURA 8.16 A: Paciente com lombalgia por hérnia de disco lombar apresentando marcha claudicante, escoliose antálgica e com necessidade de apoio para deambular. B: Aplicação das agulhas nos pontos D, Rim e Fígado, pela técnica de Yamamoto. C: Após quatro sessões de Acupuntura, o paciente já conseguiu permanecer sem o colete e sem apoio para a marcha.

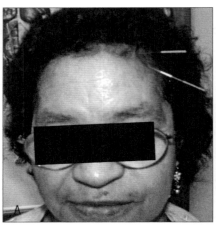
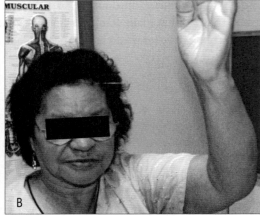

FIGURA 8.17 A: Paciente com ombralgia aguda e dor irradiada para o braço – tratamento com os pontos Básicos de YNSA. B: Resposta imediata após a colocação das agulhas nos pontos B e C pela técnica de Yamamoto.

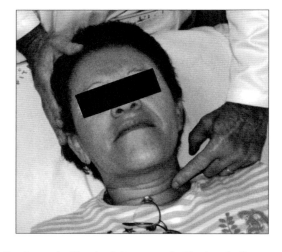

FIGURA 8.18 Palpação do ponto Fígado doloroso, pela técnica de Yamamoto, em paciente com lombalgia.

COMENTÁRIOS FINAIS

A técnica YNSA baseia-se na utilização de um microssistema (somatotopia) existente no crânio, inervado pelo nervo trigêmeo (V par craniano), que, quando utilizado adequadamente e de forma precisa, pode obter resultados bastante gratificantes em relação à patologia apresentada pelo paciente. Esses resultados são observados, na maioria dos casos, de forma imediata. A técnica mostra-se, de fato, uma terapia eficiente no tratamento das patologias musculoesqueléticas.

Em pronto-socorro de grande movimento, torna-se especialmente prática, visto que o paciente pode ser atendido, na maioria das vezes, sentado, e pode permanecer com as agulhas aguardando na sala de espera, geralmente por um período máximo de 20 minutos.

BIBLIOGRAFIA

1. Pikunas O. Aulas proferidas sobre a Técnica YNSA no Curso de Especialização em Medicina Chinesa-Acupuntura do Center AO. São Paulo, 2005 a 2010.
2. Yamamoto T. New Scalp Acupunture, 1982.
3. Yamamoto T, Yamamoto H, Yamamoto MM. Nova Craniopuntura de Yamamoto, NCY. São Paulo: Rocca, 2007.

CAPÍTULO **9**

Tratamento de patologia musculoesquelética com a técnica *Su Jok* (Mãos e Pés)

OSVALDO PIKUNAS

INTRODUÇÃO

A técnica *Su Jok* é um método para tratamento das doenças musculoesqueléticas e dos *Zang Fu* (Órgãos e Vísceras), que utiliza um microssistema existente nas mãos e nos pés, no qual se encontra a representação do corpo como um todo, por meio de pontos de correspondência, que, ao serem puntuados corretamente, têm a propriedade de tratar as doenças.

Nessa técnica, existem os seguintes sistemas de correspondência:

- padrão;
- adicional de mãos e pés;
- da yoga;
- dos três níveis;
- das falanges distais de mãos e pés.

No tratamento utilizado para doenças musculoesqueléticas, usa-se basicamente o sistema de correspondência padrão, principal enfoque deste capítulo, que aborda a técnica com sua respectiva utilização. O sistema *Su Jok* foi desenvolvido com base nas observações seguintes.

SIMILARIDADE DA MÃO COM O CORPO

Entre todas as partes do corpo humano, a mão é a que apresenta maior similaridade com o corpo como um todo (Figura 9.1), o que pode ser observado na sua estrutura:

- número de partes protuberantes;
- nível de localização das partes protuberantes;
- direção das partes protuberantes;
- proporção das partes protuberantes;
- número de segmentos e articulações das partes protuberantes;
- relação das partes protuberantes com a linha de simetria;
- semelhança do polegar com a cabeça.

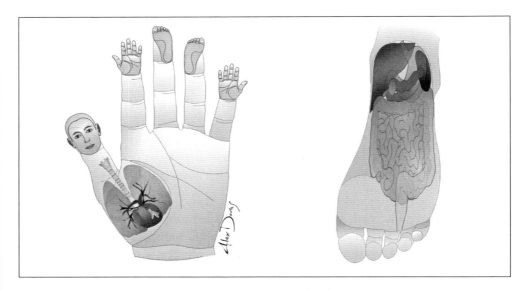

FIGURA 9.1 Similaridade da mão com o corpo, segundo a técnica *Su Jok*.
Fonte: imagem cedida pelo Center AO.

Similaridade com o número de partes protuberantes

O corpo humano é formado basicamente pela cabeça, pelo tronco e pelos membros superiores e inferiores que se projetam do tronco. A mão consiste na palma e nas cinco partes protuberantes que se projetam dela, tendo similaridade a palma com o tronco, o polegar com a cabeça, e os quatro dedos representando os membros superiores e inferiores (Figura 9.2).

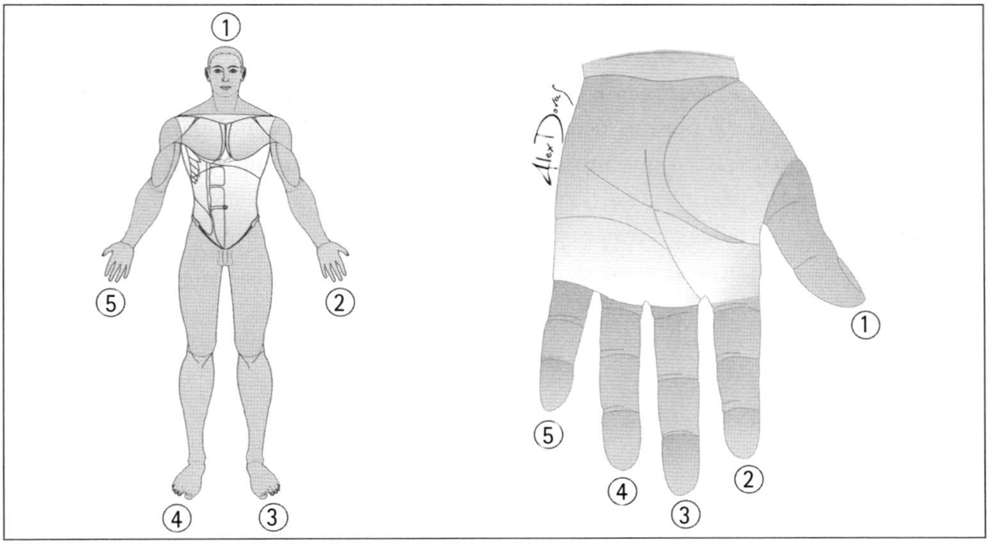

FIGURA 9.2 As cinco partes protuberantes no corpo e as cinco partes protuberantes na mão.
Fonte: imagem cedida pelo Center AO.

Similaridade com o nível de localização das partes protuberantes

A correspondência pode ser observada na posição anatômica, em que a cabeça e o pescoço ocupam a parte mais alta em relação às demais, ocorrendo o mesmo com o polegar, que corresponde à cabeça e ao pescoço. O terceiro e o quarto dedo localizam-se na parte mais inferior, como acontece com os membros inferiores, e o segundo e o quinto dedo representam os membros superiores (Figura 9.3).

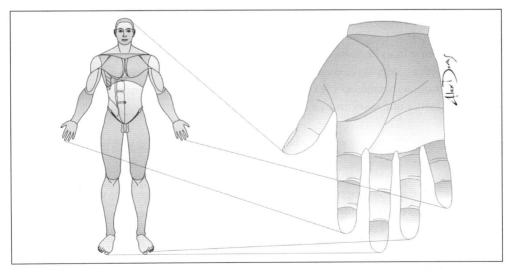

FIGURA 9.3 Similaridade da mão com o corpo em relação ao nível das partes protuberantes.
Fonte: imagem cedida pelo Center AO.

Similaridade na direção das partes protuberantes

Na posição anatômica, a cabeça é direcionada para cima e as extremidades são direcionadas para baixo. O mesmo ocorre com a mão, embora o polegar tenha direção diferente na comparação, o que mostra o especial relacionamento entre o polegar e a cabeça (Figura 9.4).

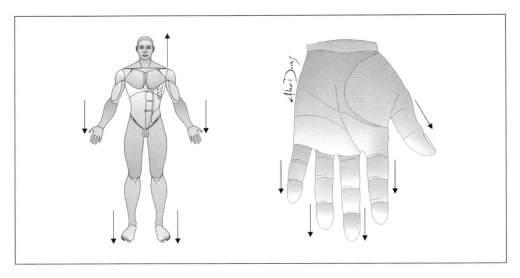

FIGURA 9.4 Similaridade da mão com o corpo quando se observa a direção das partes protuberantes.
Fonte: imagem cedida pelo Center AO.

Similaridade na proporção das partes protuberantes

A parte menor e mais larga das partes protuberantes é a cabeça, assim como o polegar; já as mais longas do corpo são os membros inferiores, como o terceiro e quarto dedos que os representam; o mesmo ocorre com os membros superiores, menores que os inferiores, da mesma forma que o segundo e quinto dedo (Figura 9.5).

Similaridade do número de segmentos e articulações das partes protuberantes

A similaridade da mão com o corpo é bastante evidente no número de segmentos e articulações das partes correspondentes. A parte superior do corpo é constituída por cabeça e pescoço, o mesmo ocorrendo com o polegar, que também é constituído por dois segmentos. Cada uma das quatro extremidades do corpo é constituída por três segmentos e três articulações, da mesma forma que acontece com os dedos que representam as quatro extremidades (Figura 9.6).

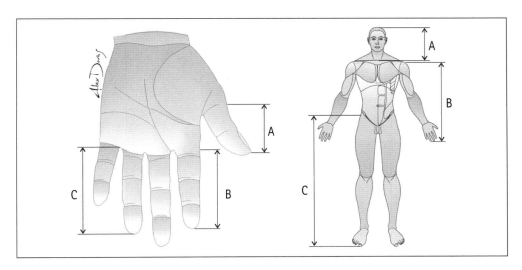

FIGURA 9.5 Similaridade da mão com o corpo em relação à proporção das partes protuberantes.
Fonte: imagem cedida pelo Center AO.

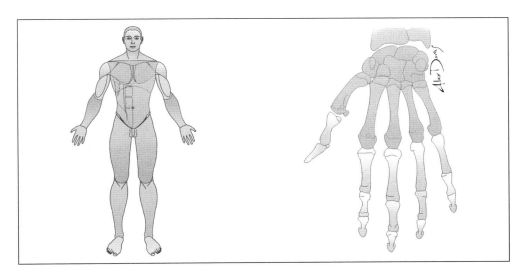

FIGURA 9.6 Similaridade do número de segmentos e articulações das partes protuberantes do corpo com a mão.
Fonte: imagem cedida pelo Center AO.

Similaridade das partes protuberantes com a linha de simetria do corpo

A linha mediana do corpo o divide simetricamente em duas partes iguais e pode ser desenhada na mão, passando pelo meio do polegar e se estendendo entre o terceiro e o quarto dedo, representando todas as suas partes correspondentes (Figuras 9.7 e 9.8).

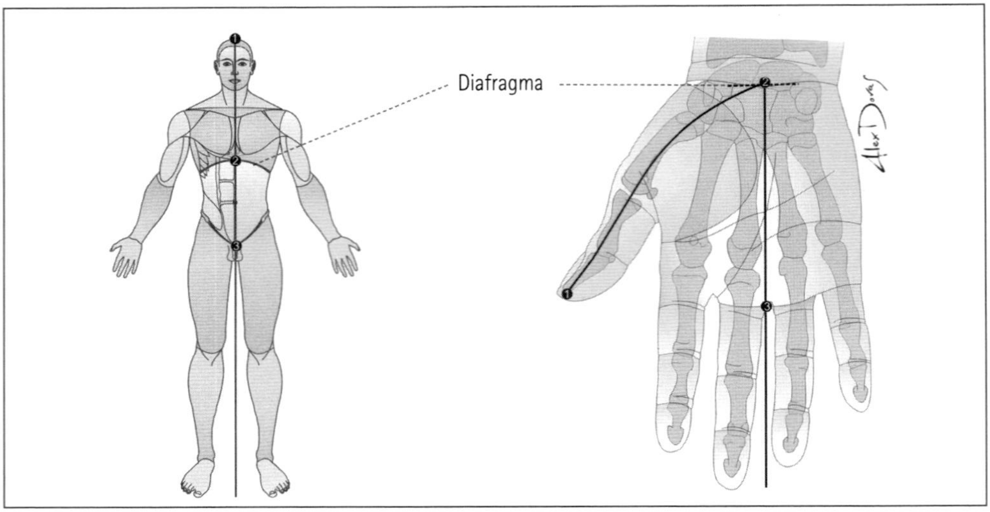

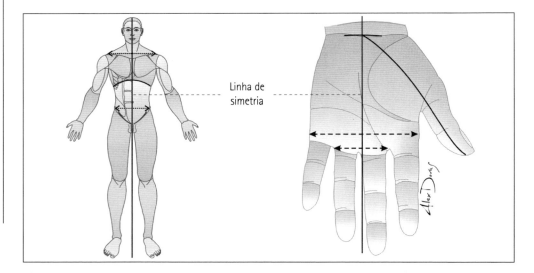

FIGURA 9.7 Linha de simetria da superfície *Yin* do corpo com a linha de simetria da superfície *Yin* da mão.
Fonte: imagem cedida pelo Center AO.

FIGURA 9.8 Similaridade do corpo com a mão em relação à linha de simetria das partes protuberantes.
Fonte: imagem cedida pelo Center AO.

Similaridade do polegar com a cabeça

A cabeça controla o corpo como um todo. Ao observar o polegar do ponto de vista de sua importância funcional, nota-se que ele exerce um controle sobre os demais dedos das mãos; por causa de sua mobilidade e contraposição, pode tocar livremente os demais dedos, tanto que sua amputação traumática é o que causa maior perda funcional para a mão como um todo. Por último, ressalta-se que, entre todos os dedos da mão, o polegar é o que mais se assemelha com a cabeça e o pescoço (Figura 9.9).

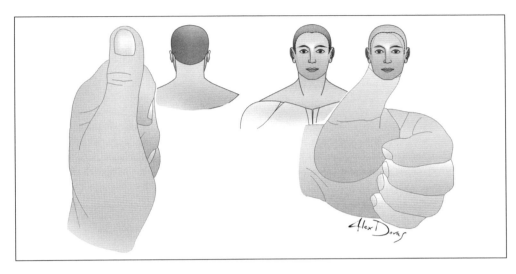

FIGURA 9.9   Similaridade entre a forma da cabeça e a do polegar.
Fonte: imagem cedida pelo Center AO.

SIMILARIDADE DO PÉ COM O CORPO

Entre todas as partes do corpo, o pé é a mais similar à mão (Figura 9.10) e é o segundo lugar, apenas atrás da mão, no grau de similaridade com o corpo. O pé é similar com o corpo em:

- número de partes protuberantes;
- número de segmentos e articulações das partes protuberantes;
- relação das partes protuberantes com a linha de simetria;
- semelhança entre o hálux e a cabeça.

Portanto, também existe nos pés o sistema básico de correspondência do corpo como um todo, da mesma forma como ocorre na mão (Figuras 9.10 e 9.11).

CORRESPONDÊNCIA ENTRE AS PARTES *YIN* E *YANG* DAS SUPERFÍCIES DO CORPO

Para o tratamento das patologias, é importante compreender corretamente as partes *Yin* e *Yang* das superfícies do corpo, assim como das mãos e dos pés.

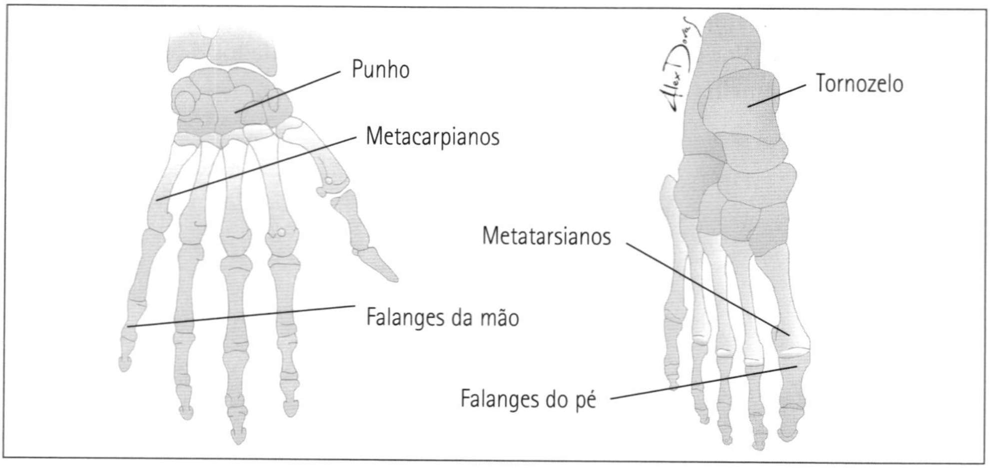

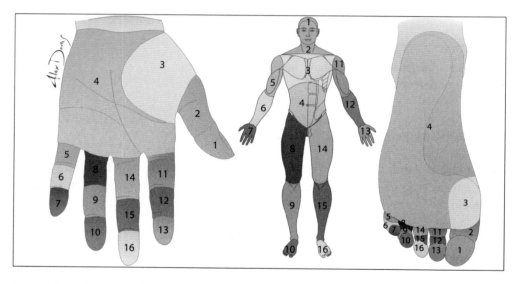

FIGURA 9.10 Similaridade entre as estruturas do pé e da mão.
Fonte: imagem cedida pelo Center AO.

FIGURA 9.11 Correspondência das várias partes do corpo com a mão e o pé.
Fonte: imagem cedida pelo Center AO.

As superfícies *Yang* do corpo são a parte posterior da cabeça, do pescoço e da coluna dorsolombar, a superfície externa dos braços e das pernas e a região dorsal das mãos e dos pés. As superfícies *Yin* são a face, a parte anterior do pescoço e do tronco, as superfícies internas dos braços e das pernas, as superfícies palmares das mãos e a região plantar dos pés.

O corpo projeta-se nas mãos e nos pés na posição básica de correspondência com os membros superiores para baixo (Figura 9.12). Os braços e as pernas são rodados para fora e a palma das mãos e a sola dos pés voltados para fora. Nesta posição, todas as superfícies *Yang* do corpo localizam-se na porção posterior e as superfícies *Yin* na porção anterior (Figura 9.13).

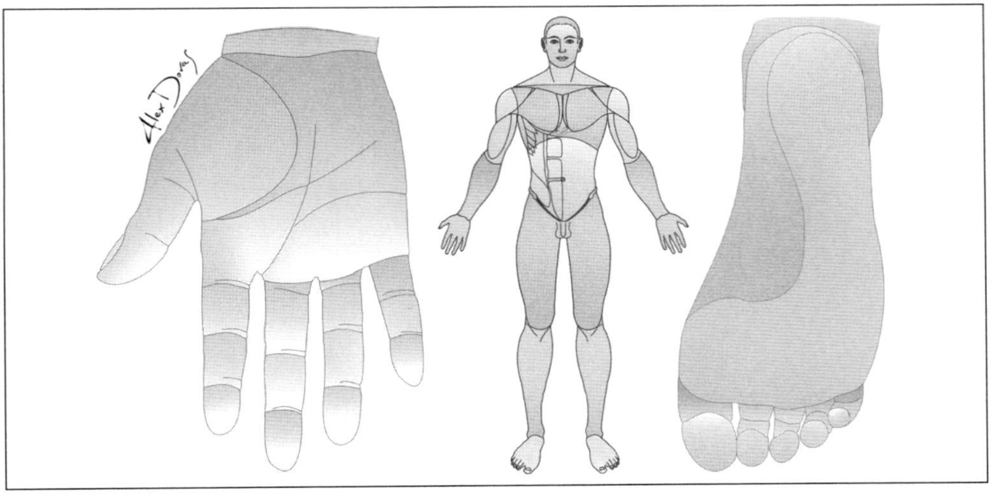

FIGURA 9.12 Posição recomendada do corpo para comparação com as mãos e os pés.
Fonte: imagem cedida pelo Center AO.

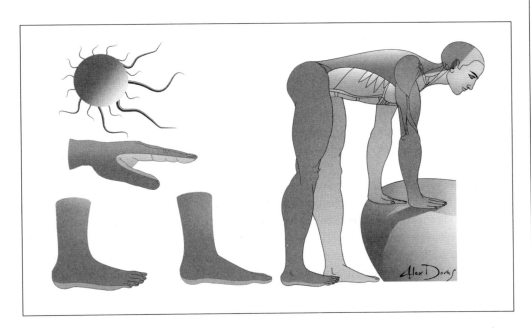

FIGURA 9.13 Superfícies *Yin* e *Yang* do corpo, da mão e dos pés.
Fonte: imagem cedida pelo Center AO.

No sistema básico de correspondência, a superfície *Yang* do corpo projeta-se na superfície *Yang* das mãos e dos pés; a superfície *Yin* do corpo projeta-se na superfície *Yin* das mãos e dos pés (Figura 9.14).

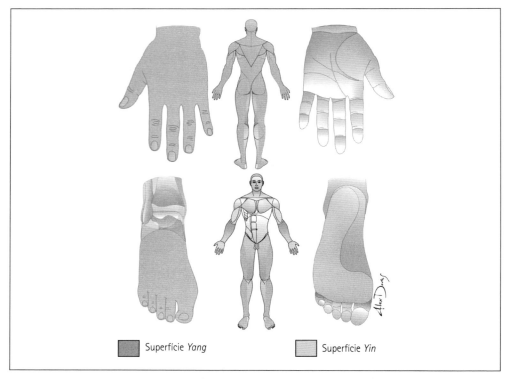

FIGURA 9.14 Projeções das superfícies *Yin* e *Yang* do corpo nas mãos e nos pés.
Fonte: imagem cedida pelo Center AO.

LINHAS DE REFERÊNCIA PARA O SISTEMA PADRÃO DE CORRESPONDÊNCIA

As linhas de referência básicas para a localização dos sistemas de correspondência são as linhas de simetria localizadas nas mãos e nos pés (Figura 9.15).

A linha de simetria da superfície *Yin* da mão inicia-se na ponta do polegar, estende-se em direção à região tenar e termina no centro do punho sobre a prega distal, continuando pela palma da mão e terminando na prega interdigital entre o terceiro e o quarto dedo (Figura 9.16).

Na superfície *Yang* da mão, a linha de simetria, para fazer as correspondências, inicia-se na ponta do polegar, região dorsal, estende-se pelo meio de sua superfície *Yang*, segue na direção do terceiro e quarto metacarpos, terminando na prega interdigital entre as cabeças do terceiro e quarto metacarpos (Figura 9.15).

Nos pés, a projeção da linha de simetria mediana na face *Yin* inicia-se na ponta do hálux, seguindo em direção à sua base, no calcanhar (Figura 9.16), prosseguindo por sua face plantar e terminando na dobra interdigital entre o terceiro e quarto artelhos.

A linha mediana de simetria na face *Yang* do pé inicia-se na ponta do hálux, em direção à base do primeiro metatarso, e, a partir daí até o seio do tarso, caminha pela região dorsal do pé, terminando na dobra entre o terceiro e quarto artelhos (Figura 9.15).

O conhecimento das projeções da linha mediana dos pés e das mãos permite localizar as áreas de correspondência dos lados direito e esquerdo do corpo.

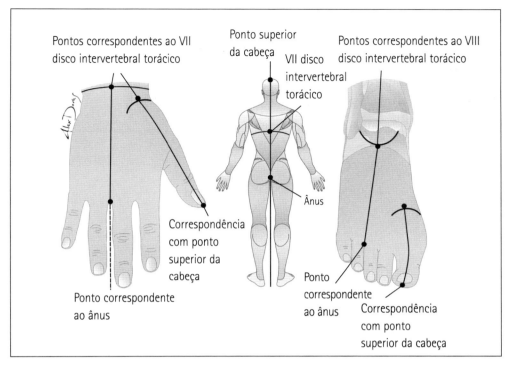

FIGURA 9.15 Projeção da linha central do corpo na superfície *Yang* do pé e da mão.
Fonte: imagem cedida pelo Center AO.

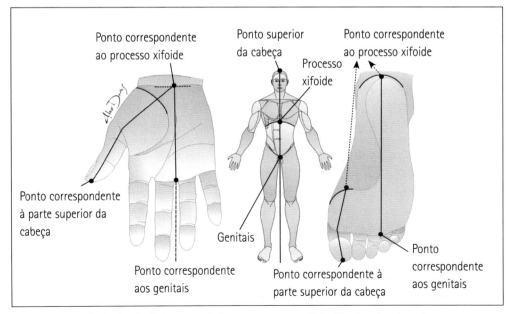

FIGURA 9.16 Projeção da linha central do corpo na superfície *Yin* do pé e da mão.
Fonte: imagem cedida pelo Center AO.

PROJEÇÃO DO DIAFRAGMA

O tronco é dividido pelo diafragma em cavidades torácica e abdominal, portanto, as projeções do diafragma nas mãos e nos pés são importantes pontos de referência para a localização dos pontos de correspondência (Figuras 9.16 e 9.17). Basicamente, a linha do diafragma é representada pela prega distal do punho (Figura 9.18).

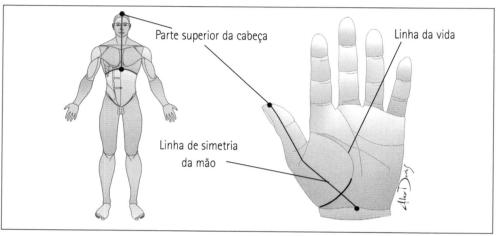

FIGURA 9.17 Representação na mão da linha superior do diafragma.
Fonte: imagem cedida pelo Center AO.

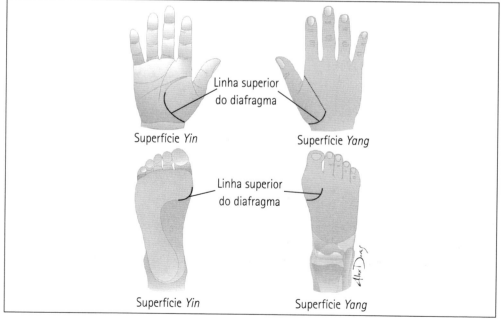

FIGURA 9.18 Linha superior do diafragma nas projeções *Yin* e *Yang* do pé e da mão.
Fonte: imagem cedida pelo Center AO.

A pesquisa das áreas de correspondência localizadas na parte superior do diafragma é realizada com as mãos e os pés, com o polegar e o hálux voltados para cima (Figura 9.19). A correspondência da cavidade torácica localiza-se na região do primeiro metacarpo e metatarso.

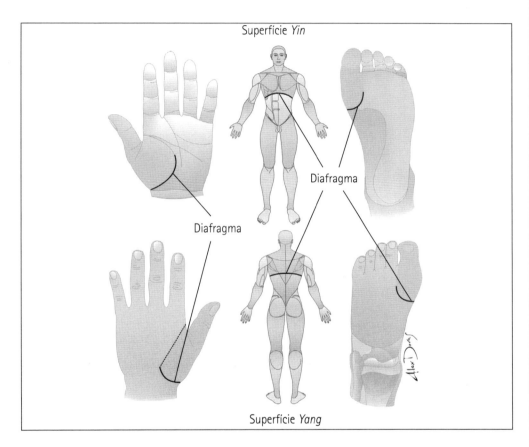

FIGURA 9.19 Posição padrão para pesquisa das regiões de correspondência na mão e no pé acima do diafragma.
Fonte: imagem cedida pelo Center AO.

A pesquisa das áreas de correspondência localizadas na parte inferior do diafragma é realizada com as mãos e os pés voltados para baixo (Figura 9.20). A correspondência da cavidade abdominal localiza-se na palma das mãos e na região plantar dos pés, conforme a Figura 9.20.

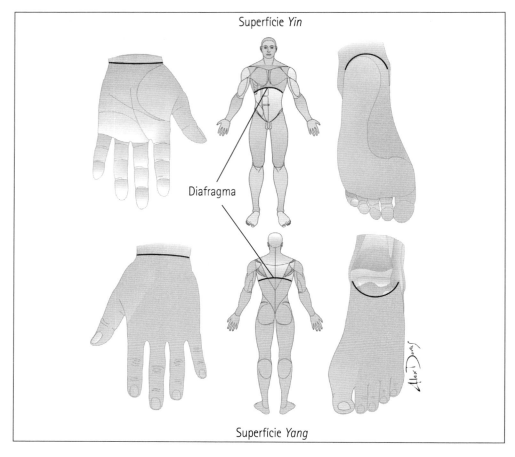

FIGURA 9.20 Posição padrão para pesquisa das regiões de correspondência da mão e do pé na parte inferior do diafragma.
Fonte: imagem cedida pelo Center AO.

CORRESPONDÊNCIA PRIMÁRIA E SECUNDÁRIA

Cada mão e cada pé tem correspondência bilateral ao corpo, caracterizando, portanto, as chamadas correspondências primárias e secundárias.

A correspondência primária da metade esquerda do corpo é localizada à esquerda da linha mediana de simetria tanto das mãos quanto dos pés e a correspondência secundária da metade esquerda do corpo é localizada à direita da linha mediana de simetria das mãos e dos pés (Figura 9.21).

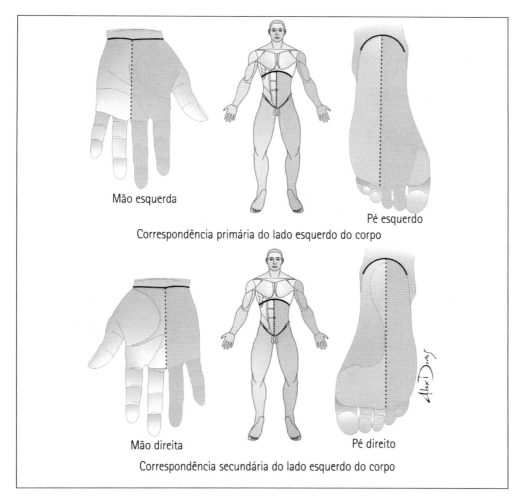

FIGURA 9.21 Correspondências primária e secundária das regiões do corpo abaixo do diafragma.
Fonte: imagem cedida pelo Center AO.

PASSOS PRINCIPAIS NA BUSCA DO PONTO A SER ESTIMULADO NO TRATAMENTO

- Determinar a parte da mão ou do pé correspondente à parte enferma;
- determinar se a localização é *Yin* ou *Yang* e encontrar a superfície da mão ou do pé correspondente;
- se a enfermidade localiza-se no dorso, é necessário definir a sua localização em relação à linha do diafragma.

Métodos para estimulação dos pontos

- Massagem com o próprio palpador diagnóstico;
- sementes;
- anel de metal elástico;
- moxa;
- agulhas comuns ou de aurículo semipermanentes;
- cromoterapia;
- *laser*.

Nas Figuras 9.22 a 9.26, são apresentados pacientes do Pronto Atendimento em Acupuntura da Escola Paulista de Medicina – Universidade Federal de São Paulo (EPM-Unifesp) que obtiveram melhora de suas patologias com o tratamento pela técnica *Su Jok*.

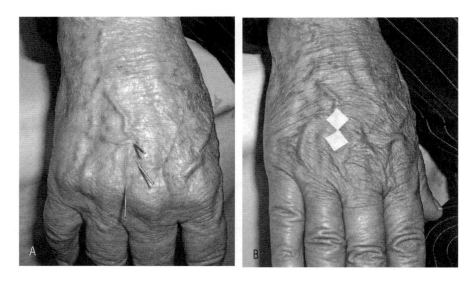

FIGURA 9.22 A: Paciente com lombalgia mostrando a colocação de agulhas na região de correspondência (entre 3º e 4º metacarpos – região *Yang*) para tratamento de lombalgia. B: Após o estímulo e retirada das agulhas, são colocadas sementes nos locais para que o paciente tenha a região correspondente estimulada em casa.

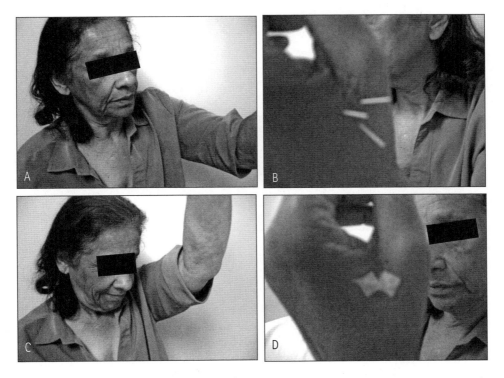

FIGURA 9.23 A: Paciente com ombralgia aguda e limitação de movimento de abdução (dor localizada na região posterior do ombro). B: Introdução das agulhas nos pontos de correspondência (região posterior do ombro – *Yang*) para o tratamento de ombralgia. C: Melhora imediata do movimento após a estimulação das agulhas. D: Colocação das sementes após a retirada das agulhas para que a paciente possa continuar estimulando a região em casa.

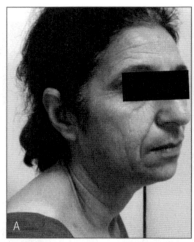
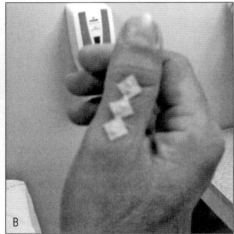
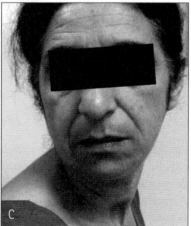

FIGURA 9.24 A: Paciente com limitação funcional do pescoço por cervicalgia há 4 dias (dor localizada na região posterior da coluna cervical – *Yang*). B: Colocação das sementes nos pontos de correspondência da coluna cervical (falange proximal do polegar *Yang*) após a retirada das agulhas. C: Melhora imediata dos movimentos da coluna cervical após o estímulo com as agulhas nos pontos de correspondência.

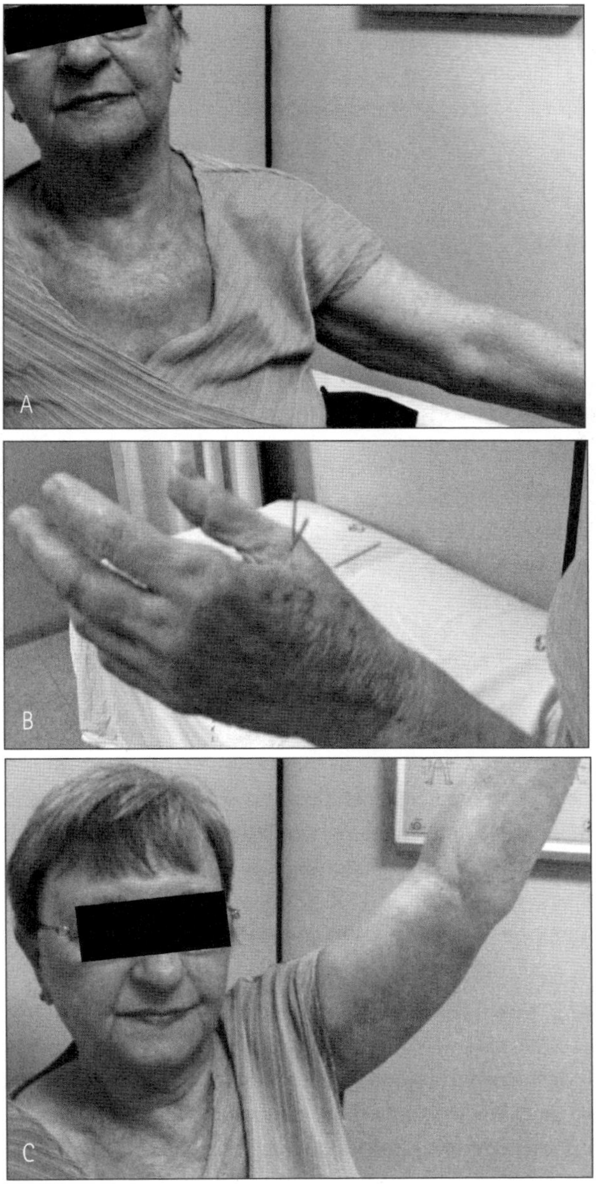

FIGURA 9.25 A: Paciente com ombralgia esquerda há 4 meses por calcificação do supraespinhoso (Duplay) com limitação de movimento de abdução. B: Colocação das agulhas nos pontos de correspondência, sendo um deles junto à cabeça do primeiro metacarpo, que corresponde à região lateral do ombro – supraespinhoso – e as demais nos pontos correspondentes à escapula – região *Yang*. C: Aumento da amplitude do movimento de abdução do braço após quatro sessões de estímulo nos pontos de correspondência.

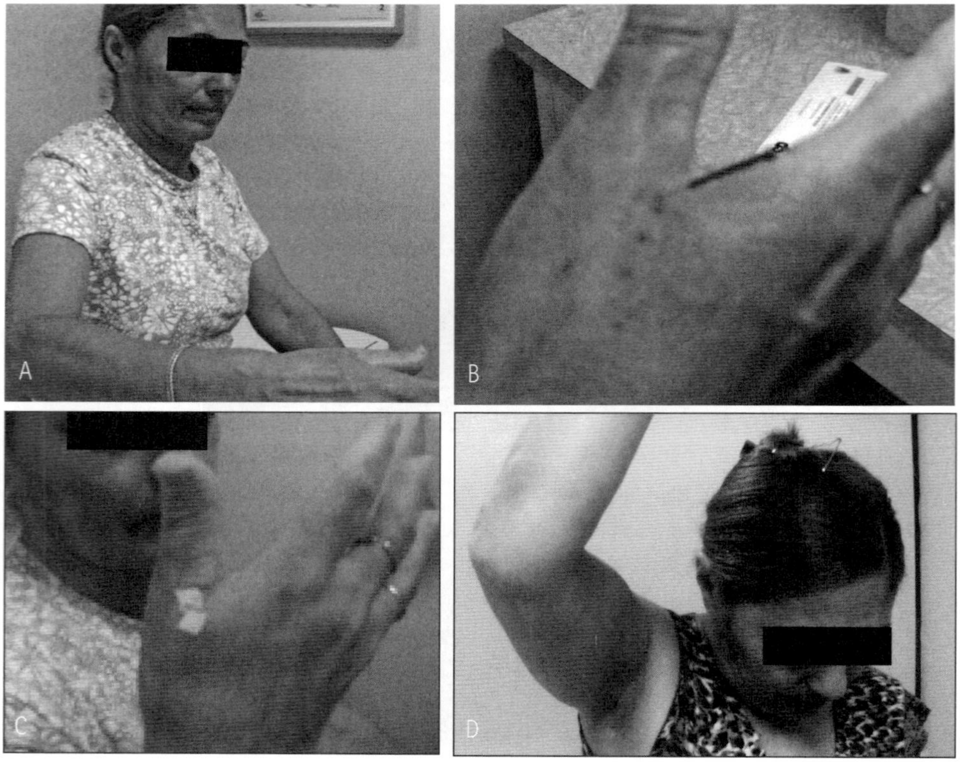

FIGURA 9.26 A: Paciente com ombralgia direita aguda e limitação funcional (dor localizada posterior – região *Yang*). B: Colocação da agulha no ponto de correspondência (região correspondente à porção superior da escápula – *Yang*) para tratamento de ombralgia. C: Colocação das sementes após a retirada das agulhas para estimulação em casa. D: Amplitude de movimento do ombro após terceira aplicação de Acupuntura pela técnica *Su Jok* na mesma paciente.

CONSIDERAÇÕES FINAIS

A técnica *Su Jok* foi desenvolvida por Park Jae Woo após a observação da similaridade do corpo humano com as mãos e os pés. Foram observadas as regiões de correspondência que, quando estimuladas corretamente, causavam alívio dos sintomas apresentados pelo paciente, principalmente nas patologias musculoesqueléticas, o que pôde ser comprovado em numerosos casos clínicos.

Além do tratamento das patologias musculoesqueléticas, o método também pode ser utilizado nas patologias dos *Zang Fu* (Órgãos e Vísceras), com base nos mesmos princípios de correspondência do corpo humano com as mãos e os pés.

BIBLIOGRAFIA

1. Park JW. A Guide to Su Jok Therapy. Moscou: Su Jok Academy, 1999.
2. Park JW. Su Jok para todos. Moscou: Su Jok Academy, 1996.

CAPÍTULO **10**

Uso da técnica de SYAOL nas dores crônicas

YSAO YAMAMURA
MÁRCIA LIKA YAMAMURA

No capítulo VII – "*Guan Zen* - Utilização das agulhas" – do *Hoangdi Nei Ching Ling Shu*, está relatada a existência de nove processos de Acupuntura e doze métodos de Acupuntura,[1] com referência sumária e pouca explicação sobre o seu uso. Destes, somente o processo *Yuan Dao Ci* é relatado e empregado na prática clínica e trata da relação Alto/Baixo, isto é, as relações *Yang/Yin*. Na prática clínica, é empregado com o aforisma "doenças do Alto, trate o Baixo" e vice-versa: "doenças do meio, trate o Alto/Baixo, anterior/posterior".

Outros métodos e processos de Acupuntura são, na atualidade, mal conhecidos e, portanto, sem nenhuma aplicação prática. Yamamura (2003) estudou essas técnicas descritas no Ling Shu e, ao entender o significado das técnicas do *Yuan Dao Ci* (Alto/Baixo), *Fan Ci* (Acupuntura nas repartições da carne), *Hui Ci* (Acupuntura nas dores musculares e tendíneas), *Duan Ci* (Acupuntura óssea) e *Guan Ci* (Acupuntura articular),[2] complementadas com o conceito de *Jing Shen*[3], ampliou suas aplicações, surgindo várias técnicas de Acupuntura, como o Sistema de Acupuntura dos Ossos Longos (SYAOL), o Sistema de Acupuntura dos Músculos (SYAM) e o Sistema de Acupuntura dos Ossos do Crânio (SYAC), que foram aplicadas com sucesso no Pronto Atendimento de Acupuntura do Hospital Universitário São Paulo (HSP/EPM-Unifesp) e na prática ambulatorial.[2] Neste capítulo, serão abordados os dois primeiros (SYAOL e SYAM), que resultaram da aplicação de Acupuntura realizada no periósteo e nos tendões e músculos.

143

O SYAOL derivou da ampliação do conhecimento do *Jing Shen* (Quintessência Energética dos Rins),[3] em que a sua fração *Yang* se projeta para o encéfalo seguindo a via da medula espinal até atingir o "Mar das medulas" (encéfalo). Na sua trajetória ascendente formam-se vários microssistemas compostos por pontos *Jing*, como o sistema auricular, YNSA e a escalpeana (Figura 10.1).

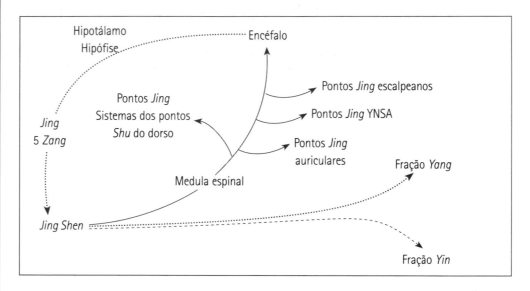

FIGURA 10.1 O *Jing Shen* formado no *Shen* (Rins) é constituído por *Jing* dos cinco *Zang* (Órgãos). Portanto, nele estão todas as partes constituintes do corpo mental ou físico. O *Jing Shen* apresenta uma fração *Yang* que se projeta para o encéfalo pela via da medula espinal e, à medida que ascende, manifesta-se a característica *Yang*, havendo a exteriorização do seu *Jing* e constituindo os sistemas do *Shu* do dorso, pontos auriculares, pontos YNSA e escalpeana. Se existe a fração *Yang* do *Jing Shen*, deve obrigatoriamente existir a fração *Yin*.

Seguindo esse raciocínio, se a fração *Yang* do *Jing Shen* projeta-se para o encéfalo (Alto), deve existir obrigatoriamente a fração *Yin* que, segundo Yamamura, deve se projetar para o *Yin* (Interior) e para a estrutura *Yin* do *Yin* do *Shen* (Rins), o osso e o periósteo. Desse conceito básico originou-se o SYAOL[2] (Figura 10.2).

O conceito básico do SYAOL é de que nos ossos longos estão localizadas todas as estruturas do corpo, seja o sistema musculoesquelético, sejam os Órgãos Internos,[3] fato já constatado por *Zhang*, em 1987, ao descrever a técnica ECIWO,[4] embora o autor tenha feito relação somente com o segundo metacarpo.

Como são os Canais de Energia que formam as estruturas do corpo, como ossos, nervos, tendões, músculos, vasos sanguíneos e pele,[5] pode-se utilizar esse conhecimento aliado à noção da representação do corpo humano em um osso longo. Em nosso estudo, constatou-se que todos os ossos longos possuem essa representação.

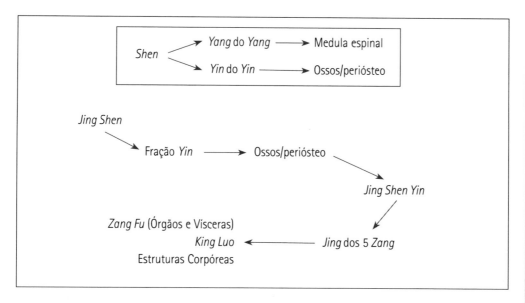

FIGURA 10.2 A fração *Yin* do *Jing Shen* dirige-se para a estrutura *Yin* do *Yin* do *Shen* (Rins), que é o osso, o tecido mais duro do corpo, e o seu envoltório, o periósteo, onde estão representados o *Jing* dos cinco *Zang*, portanto dos cinco *Zang* (Órgãos e Vísceras), os Meridianos ou Canais de Energia e todas as estruturas do corpo.

Todos os ossos longos possuem a extremidade cranial e a extremidade caudal. O primeiro representa o *Yang* e o segundo, o *Yin*. O Yang representa a cabeça e o *Yin*, o pé. O conceito do *Yang* é de que está voltado ao Sol, e o *Yin*, à sombra. Para se entender as extremidades *Yang* e *Yin* é preciso reportar que os seres humanos, nos seus primórdios, eram quadrúpedes e com o decorrer da evolução passaram à postura de bípedes. Assim, a região plantar do pé e a palma da mão são *Yin*, enquanto as extremidades dos dedos do pé e da mão são *Yang*, pois estão direcionados anteriormente (Figura 10.3). Esse entendimento é importante para localizar topograficamente as estruturas dos corpos somático e visceral nos ossos longos.

Assim, as cabeças dos ossos metacarpianos e dos metatarsianos, as cabeças do rádio e da fíbula, as extremidades craniais do úmero, do fêmur, da tíbia e da ulna representam a região cefálica do indivíduo; a extremidade caudal, os pés; e na diáfise situam-se o tronco e a coluna vertebral. A representação é válida também para os órgãos internos; na região do tórax situam-se, além da caixa torácica, os pulmões e o coração e assim por diante (Figura 10.4). O entendimento dessas representações do corpo em um osso longo é importante, pois, muitas vezes, encontra-se queixa de dor em osso bem localizado sem qualquer patologia óssea. Pode tratar-se de manifestação de alteração dos órgãos internos no periósteo, podendo, quando bem localizado, servir de recurso propedêutico.

A identificação da área do corpo no periósteo de osso longo é feita pela palpação ungueal e realizada em um movimento de deslizamento no qual se pode perceber, além de

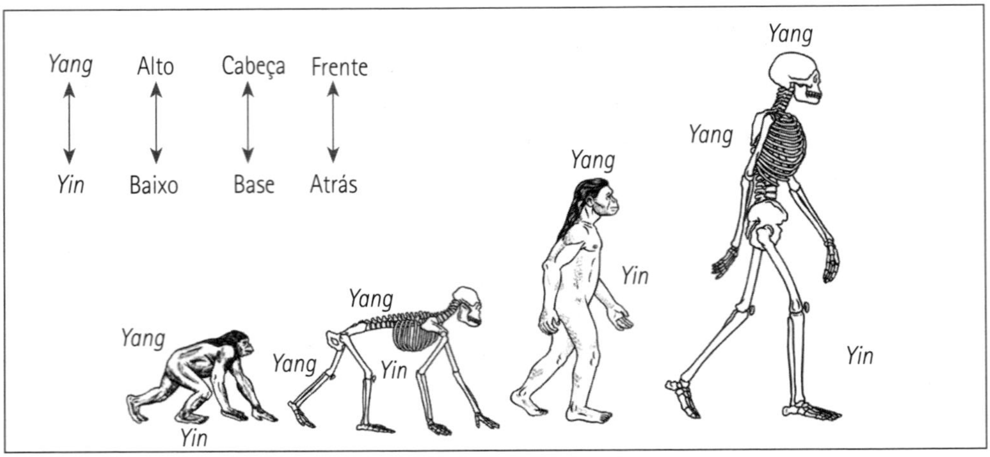

FIGURA 10.3 Para entender o *Yang* e o *Yin* de um osso longo é necessário remontar à época em que o ser humano era quadrúpede. O *Yang* era a parte que recebia o Sol e o *Yin*, a sombra. O *Yang* é o que se dirige para a frente, por isso as cabeças dos ossos metacarpianos, dos metatarsianos, assim como das falanges dos dedos da mão e do pé são *Yang* e a base desses ossos longos é *Yin*. Afortunadamente, a parte *Yang* de um osso longo foi denominada pela antiga nomenclatura anatômica de cabeça, assim cabeça de rádio, cabeça da fíbula, cabeça do fêmur, etc.

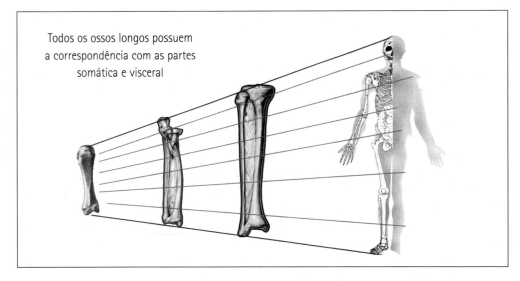

FIGURA 10.4 Todos os ossos longos possuem a parte *Yang* (extremidade cefálica), que corresponde à cabeça e a seus componentes (cérebro, olhos, orelhas, boca e nariz), e a parte *Yin* (extremidade caudal), que corresponde aos pés. Entre as duas extremidades, está disposto o corpo humano, tanto o sistema musculoesquelético quanto os órgãos internos. Na patologia, a área de um osso longo (periósteo) correspondente fica dolorosa à pressão ungueal.

dor aguda relatada, pequenas nodulações dolorosas que correspondem aos micropontos (Figura 10.5). Preferencialmente são utilizados os metacarpianos e os metatarsianos, pois juntos passam pelos doze Canais de Energia Principais relacionados com os cinco *Zang* (Órgãos) e os seis *Fu* (Vísceras),[5] além de serem de grande facilidade de acesso, sempre feito pela região dorsal, e não pela região ventral, pela possibilidade de lesar vasos sanguíneos palmares e plantares, podendo provocar síndrome compartimental. Assim, em um indivíduo que apresenta ombralgia do *Da Chang* (Intestino Grosso) de origem Frio (*Yin*), procura-se o microponto no segundo dedo da mão, do lado ulnar, em que está o trajeto deste Canal de Energia (o lado radial corresponde ao *Yang*). Na região correspondente ao membro superior (ombro), procura-se, no periósteo, o ponto de dor (Figura 10.5).

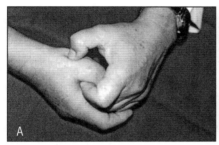 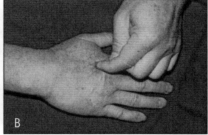

FIGURA 10.5 A: ilustração da técnica de palpação ungueal do primeiro metacarpo, que corresponde ao Canal de Energia Principal do *Fei* (Pulmão) na região correspondente ao pé. Esse ponto pode ser utilizado no tratamento de dor na articulação entre o metacarpo e a primeira falange do hálux (joanete), usando-se a técnica "doença do Baixo, trate o Alto". B: região em que se localiza o ponto do ombro do Canal de Energia Principal do *Da Chang* (Intestino Grosso) para tratar a ombralgia.

É importante lembrar que o lado do osso longo por onde passa o Canal de Energia Principal apresenta a característica do Canal de Energia. Por exemplo, o Canal de Energia Principal do *Fei* (Pulmão), *Yin*, passa pelo lado radial do primeiro metacarpo; por isso, o lado ulnar corresponde ao *Fei-Yang* (Pulmão-*Yang*).

Após a localização do microponto de dor no periósteo, é feita a inserção de agulha de Acupuntura fina e curta até ele, procurando, com a ponta de agulha, o microponto. Quando este é encontrado, obtém-se uma reação dolorosa observável. Deve-se fazer a estimulação por alguns segundos, cujo efeito é imediato. A agulha deve permanecer inserida para ser avaliado o efeito da estimulação. Se ainda houver dor residual, é feita nova estimulação, mudando-se levemente a direção de agulha de Acupuntura. Deve-se fazer o mesmo procedimento quantas vezes forem necessárias até que haja completa remissão da dor. No caso de apresentar lesão estrutural (degeneração), o resultado é parcial.

Outro exemplo é a dor de joelho crônica por condromalácia de patela, em que o Canal de Energia afetado é o *Wei* (Estômago). Pode ser tratada inserindo-se a agulha no periósteo do segundo metatarsiano na altura correspondente ao joelho ou utilizando-se a técnica *Yuan Dao Ci* (Alto/Baixo), isto é, se a doença está no Baixo, tratar o Alto, que, neste caso, corresponde ao Canal de Energia da *Da Chang* (Intestino Grosso), pois os dois formam o Canal de Energia Unitário *Yang Ming*. Deve-se procurar, no segundo metacarpo, na face radial, por onde passa o Canal de Energia Principal do *Da Chang* (Intestino Grosso), um ponto de dor na altura correspondente ao joelho e fazer o tratamento.

Na prática clínica, há certa dificuldade em localizar os pontos de Acupuntura quando as referências anatômicas não são muito nítidas, como no caso da região torácica, p.ex., o ponto CS-1 (*Tianchi*); BP-21 (*Dabao*), VB-22 (*Yuanye*), ou por se tratar de pessoas obesas, nas quais se torna difícil localizar as referências anatômicas e a medida "cun" perde bastante a sua finalidade. Como localizar o ponto BP-15 (*Dacheng*) ou o V3-3 (*Zhongji*) em pessoa obesa com abdome em avental?

Além da dificuldade de localização dos pontos de Acupuntura, pode ocorrer perfuração de órgãos internos, principalmente do pulmão, pois os pontos de Acupuntura localizados no tórax estão situados próximos à pleura parietal. Em decorrência disso e pelo receio de lesão de órgãos internos, na maioria das vezes faz-se a inserção e a profundidade de agulha de Acupuntura inadequadas, trazendo pouco ou nenhum efeito terapêutico da Acupuntura.

A técnica de SYAOL pode dirimir essas dificuldades. Por exemplo, uma paciente idosa e obesa com dores generalizadas por todo o corpo em decorrência da Plenitude de Grande *Luo* do *Pi* (Baço/Pâncreas),[5] cujo tratamento é a dispersão do ponto BP-21 (*Dabao*), que se localiza na linha axilar média no sétimo espaço intercostal. Pela técnica do SYAOL, este ponto localiza-se no periósteo do primeiro metatarso por onde passa o Canal de Energia Principal do *Pi* (Baço/Pâncreas) na área correspondente ao tórax (Figura 10.6). A localização é facilitada, pois quando existe a patologia, o ponto no periósteo torna-se naturalmente doloroso.

Outro ponto bastante utilizado e importante é o CS-1 (*Tianchi*), ponto de comunicação do Canal de Energia Distinto do *Xin Bao Luo* (Circulação-Sexo), importante no tratamento de doenças de órgãos internos de origem emocional. O CS-1 (*Tianchi*) localiza-se na linha axilar anterior no quarto espaço intercostal; este ponto é difícil de localizar se a paciente possuir mama volumosa e não pode ser utilizado quando houver cirurgia prévia, como mastectomia, radioterapia da mama ou prótese mamária (Figura 10.7). Pela técnica SYAOL, esse ponto localiza-se no terceiro metacarpo, na face radial, na altura correspondente ao tórax.

A técnica SYAOL pode ser utilizada no tratamento de dores crônicas do sistema musculoesquelético de origem dos Canais de Energia Curiosos, p.ex., do *Yang Qiao Mai*, que, além de dores crônicas, manifesta-se por apresentar sono não reparador, estado de ansiedade, distúrbios de sono, fadiga crônica, este último sintoma decorrente da Deficiência do *Shen Qi* (Energia dos Rins), enquanto outros são devidos ao Vazio do *Yang Qiao* que, não podendo carrear a Água Orgânica do *Shen* (Rins), causa um estado de Plenitude *Yang*.[5]

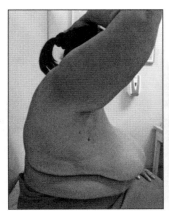
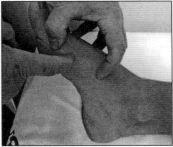

FIGURA 10.6 Paciente com queixa de dores pelo corpo, sugerindo tratar-se de Plenitude do Grande *Luo* do *Pi* (Baço/Pâncreas). Como localizar o ponto BP-21 (*Dabao*) (A)? Pela técnica de SYAOL, o ponto BP-21 (*Dabao*) localiza-se na face medial do primeiro metatarso, por onde passa o Canal de Energia Principal do *Pi* (Baço/Pâncreas) na área correspondente ao tórax.

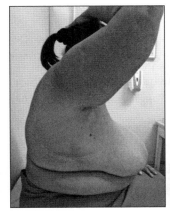
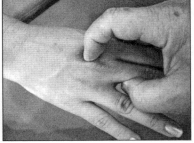

FIGURA 10.7 Em paciente com mama volumosa, é difícil a localização do ponto CS-1 (*Tianchi*) e quase impossível a inserção de agulha de Acupuntura na profundidade correta para se obter o *Te Qi* (sensação de Acupuntura). A mama volumosa também não permite fazer a manipulação ou mesmo deixar a agulha inserida. Pela técnica de SYAOL, o ponto localiza-se na face radial do terceiro metacarpo, na área correspondente ao tórax.

O ponto de Acupuntura para o tratamento é o B-62 (*Shenmai*), localizado inferiormente ao maléolo lateral. Pela técnica SYAOL, o ponto localiza-se no periósteo da base do quinto metatarso do pé. A inserção da agulha de Acupuntura é feita perpendicularmente ao plano do pé; após a inserção, a agulha é manipulada em várias direções até a obtenção da melhora clínica (Figura 10.8). Às vezes, existe a impossibilidade de se utilizar os pontos

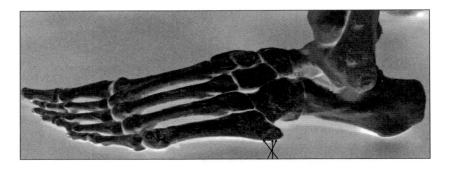

FIGURA 10.8 Pela técnica de SYAOL, o ponto correspondente ao B-62 (*Shenmai*) está situado na base lateral do quinto metatarso. Para procurar o ponto, deve ser feita pressão ungueal e a inserção da agulha de Acupuntura deve ser realizada em várias direções sem a retirada completa.

do pé por apresentarem edema, ulcerações, varizes, lesões de psoríase, sequela de queimadura, de infecções, etc. Nesse caso, deve-se utilizar o seu Canal de Energia Unitário, o *Xiao Chang* (Intestino Delgado), na face ulnar da base do quinto metacarpiano que correspondente ao pé.

APLICAÇÕES DA TÉCNICA DE SYAOL

Inúmeras são as aplicações de técnica SYAOL, podendo ser utilizada em doenças dos órgãos internos, p.ex., cólica biliar, sabendo-se que a causa é a Plenitude do *Gan-Yang* (Fígado *Yang*) e do *Dan-Yang* (Vesícula Biliar-*Yang*) associada à deficiência do *Pi* (Baço-Pâncreas) com formação de Umidade-Calor.[5]

Pela técnica SYAOL, o tratamento consiste em:

- harmonizar *Gan-Yang* (Fígado-*Yang*) utilizando-se o ponto Fígado/Abdome, que se localiza na face lateral do primeiro metatarso, por onde passa o Canal de Energia Principal do *Gan* (Fígado) na altura correspondente ao abdome;
- harmonizar *Dan-Yang* (Vesícula Biliar-*Yang*) utilizando-se o ponto Vesícula Biliar/Abdome, que se localiza na face lateral do quarto metatarso, por onde passa o Canal de Energia Principal do *Dan* (Vesícula Biliar) na altura correspondente ao abdome;
- tonificar o *Pi* (Baço/Pâncreas) utilizando-se o ponto Baço/Abdome, que se localiza na face medial do primeiro metatarso, por onde passa o Canal de Energia Principal do *Pi* (Baço/Pâncreas) na altura correspondente ao abdome;
- dissolver a Umidade pela estimulação de ponto E-40 (Fenglong), que se localiza na face lateral da perna no Canal de Energia Principal do *Wei* (Estômago), portanto na face lateral do segundo metatarso perto da sua base (perna).

Dessa forma, com estimulação de poucos pontos, pode ser tratada uma patologia utilizando-se somente as regiões do pé e da mão.

Variante de Técnica SYAOL – *Duan Ci* (Puntura óssea)

Pode-se utilizar a técnica *Yuan Dao Ci* (Alto/Baixo) nas dores ósseas não pertencentes a um trajeto de um Canal de Energia Principal, p.ex., epicondilite lateral ou medial do cotovelo, dores ósseas da tíbia e calcanealgia. O resultado não é muito animador quando essas dores são tratadas por meio dos Canais de Energia Principais.

Pela técnica SYAOL, associando-se às técnicas de *Yuan Dao Ci* com *Duan Ci* (puntura óssea), podem-se tratar várias entidades mórbidas, como a epicondilite lateral do cotovelo. Nesse caso, procura-se pequena área de dor com digitopressão (melhor palpação ungueal) no côndilo lateral do fêmur no local correspondente ao epicôndilo lateral do cotovelo. Deve-se inserir a agulha da Acupuntura em várias direções, pois trata-se de uma área de dor no epicôndilo lateral e não um ponto de dor (Figura 10.9). Juntamente, deve-se fazer a estimulação do ponto TA-15 (*Tianyou*), pois a epicondilite é ocasionada pelo fator emocional, cujo sentido dado pela mente foi "quero fazer e não posso" ou "não quero fazer, mas tenho de fazer". O efeito de analgesia é imediato.

Outro exemplo é o caso de dor óssea na face lateral do úmero, sem haver patologia óssea. Nesse caso, deve-se procurar uma área de dor no fêmur homolateral, na sua face lateral, em correspondência com a localização da dor no úmero. Utiliza-se uma agulha longa para atingir o periósteo e fazer estimulação em várias direções até a remissão de dor no úmero.

No caso de calcanealgia, geralmente, a dor é decorrente de bursite ou de esporão de calcâneo ou de alguma patologia que possa explicar a ocorrência de dor. Pela técnica SYAOL, o tratamento deve ser realizado no Alto, no ponto de correspondência do calcâneo que se situa na mão, na altura dos ossos trapézio e trapezoide, procurando-se por

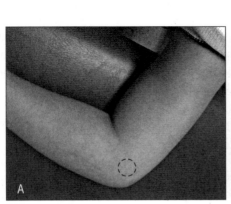
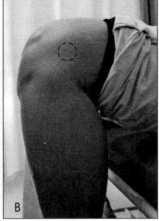

FIGURA 10.9 Esquema de tratamento de epicondilite lateral de úmero pela técnica SYAOL. A: localização da dor da epicondilite. B: localização de ponto doloroso correspondente ao epicôndilo lateral do cotovelo.

uma pequena área de dor com forte digitopressão. A inserção de agulha, que deve atingir o periósteo, é realizada também em várias direções até a remissão da dor de calcâneo.

Variante Técnica SYOL – *Guan Ci* (puntura articular)

Na clínica, surgem dores articulares agudas ou crônicas, não relacionadas nos trajetos dos Canais de Energia Principais, p.ex., dor interfalangeana, metacarpo-falengeana, ombralgia e gonalgia com sinovite, etc.

Para o tratamento dessas situações, pode-se utilizar a técnica SYAOL associada a outras, como *Guan Ci* (Acupuntura articular) e *Yuan Dao Ci* (Alto/Baixo).[1] Consiste em localizar várias áreas de dor na articulação comprometida e procurar a articulação correspondente no Alto ou no Baixo, isto é, se a dor localizar-se na articulação interfalangeana do hálux (Baixo) na face dorsal, deve-se procurar ponto de dor na face dorsal de articulação inter-falangeana do polegar. Então, é feita inserção de agulha de Acupuntura curta e fina até alcançar a articulação. Se a dor articular tiver várias áreas ou pontos de dor, deve-se inserir a agulha de Acupuntura também em várias áreas de dor da articulação correspondente.

Essa técnica é de fundamental importância no tratamento de dores articulares pós--trauma, pós-operatório, artrites, sinovites e artroses. Por exemplo, dor no tornozelo com edema e sinovite ou processos inflamatório ou infeccioso. Nesse caso, torna-se difícil saber quais Canais de Energia Principais estão implicados na patologia em questão. Deve-se procurar ponto de dor em volta do tornozelo, tendo como referência o maléolo medial e o lateral e a localização anterior ou posterior da articulação do tornozelo. Uma vez identifica-dos os vários pontos de dor máxima, devem-se procurar pontos simétricos de dor na arti-culação do punho, tomando-se como referência: maléolo medial = epífise radial; maléolo lateral = epífise ulnar; flexores dos dedos do pé = flexores dos dedos da mão. Nesses pontos da dor são inseridas agulhas de Acupuntura que devem atingir a articulação; pode-se fazer estimulação por alguns segundos ou deixar *in situ* por 10 a 20 minutos.

Em outras circunstâncias, pode ocorrer uma dor localizada no terço anterior de uma costela (costalgia, ostealgia de cortela), sem relação com o trajeto de nenhum Canal de Energia Principal. Nesse caso, para o tratamento pela técnica SYAOL, procura-se uma área de dor no terço posterior da mesma costela, tendo como parâmetro a distância entre a ponta da costela e a área de dor. Deve ser procurada na região situada na mesma dis-tância, tendo como referência a articulação costovertebral.

SISTEMA DE ACUPUNTURA DOS MÚSCULOS (SYAM) – TÉCNICA *HUI CI* (ACUPUNTURA NAS REPARTIÇÕES MUSCULARES)

Na prática clínica, surgem, com certa frequência, dores musculares crônicas que são rebeldes ao tratamento por Acupuntura convencional, que utiliza os trajetos de Canais de Energia Principais ou mesmo outros sistemas de canais de Energia. Geralmente, o paciente não con-segue localizar um ponto, mas, sim, uma área, espalmando a mão nela. A fim de solucionar esse tipo de dor muscular e tendínea, originou-se a técnica de SYAM.[2]

A técnica *Hui Ci* descrita no *Ling Shu* aborda somente seu emprego no tratamento de dores musculares e tendíneas. A partir dessa técnica e associada à técnica *Yuan Dao Ci* (Alto/Baixo), originou-se a técnica denominada de Sistema de Acupuntura dos Músculos, empregando-se a inserção de agulhas de Acupuntura nos músculos e inserções dos tendões, obedecendo à técnica *Yuan Dao Ci*, isto é, "doenças do Alto, trate o Baixo" e vice-versa. Por exemplo, dor muscular ou tendínea do ombro pode ser tratada na região do quadril homolateral. Como a mialgia, no caso do ombro, não é um ponto de dor, mas uma pequena área, por isso deve ser inserida a agulha em várias direções no quadril.

É o caso de dor localizada na altura do processo coracoide e que piora à pressão ou com a abdução do braço (dor no tendão do músculo adutor do braço), não se tratando de bursite. Pela técnica de SYAM, deve-se procurar um ponto de dor simétrico no Baixo, ou seja, no tendão do adutor da coxa nas proximidades da sua inserção proximal, no púbis. Ao encontrar área de dor, é feita a inserção no tendão e a manipulação, inserindo-se a agulha em várias direções.

Utiliza-se o mesmo princípio para dor no tendão dos adutores da coxa, seja por distensão muscular, seja por artrose coxafemoral. Procura-se área de dor no Alto, no tendão do adutor do ombro, nas proximidades de sua inserção proximal, no processo coracoide (Figura 10.10).

Nessa técnica, procuram-se os locais de correspondência entre o membro superior e o inferior e vice-versa. Na Figura 10.11, pode-se observar a simetria existente entre o Alto e o Baixo, podendo-se aplicar amplamente a técnica SYAM.

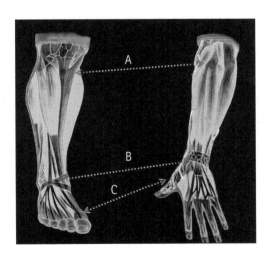

FIGURA 10.10 Esquema de tratamento por meio de SYAM. A: pode-se tratar dor localizada na região da pata de ganso (face inferomedial do joelho), pela localização de dor pela digitopressão na face inferomedial do cotovelo (por ser uma área de dor, deve-se fazer estimulação em várias direções) e vice-versa. B: dor na face anterior do tornozelo e o local correspondente no punho homolateral e vice-versa. C: dor na articulação metacarpofalângica do polegar (rizartrose) e local correspondente no hálux e vice-versa.

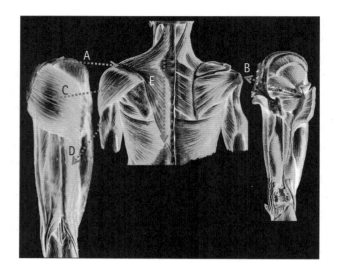

FIGURA 10.11 Algumas das correspondências entre a cintura escapular e a região posterior do quadril que servem de ponto de referência. A: a crista ilíaca corresponde à borda superior da escápula. B: o trocanter maior corresponde ao tubérculo maior do úmero. C: o músculo glúteo corresponde ao músculo deltoide. D: o músculo bíceps do fêmur corresponde ao tríceps braquial. A relação Alto/Baixo pode ser considerada em relação a um só determinado músculo. Assim, no caso do músculo grande dorsal, o Alto é a inserção cranial e o Baixo, a inserção caudal.

Foram desenvolvidas por Yamamura, em 2004, várias outras técnicas de tratamento da dor muscular crônica embasada no SYAOL, como tratamento de dores musculares que seguem em determinado trajeto posterior oblíquo (Ver capítulo – Síndrome das Dores Crônicas).

Essa técnica pode ser usada no tratamento de dores tendíneas ou ligamentares, p.ex., dor na interlinha medial do joelho. Nesse caso, procura-se área de dor na interlinha medial do cotovelo e é feito o tratamento como nos casos anteriores.

CONSIDERAÇÕES FINAIS

A Acupuntura moderna baseia-se muito mais no conceito dos *Zang Fu* (Órgãos e Vísceras) e dos seus Canais de Energia ou Meridianos para explicar a fisiologia e a fisiopatologia energética do corpo humano, um ser altamente complexo e ainda em estudo. A cada dia, descobre-se uma nova fisiologia antes não conhecida.

As técnicas descritas neste capítulo têm a finalidade de mostrar que existem outros sistemas de tratamento por Acupuntura que não seja o clássico. As técnicas SYAOL e SYAM foram amplamente utilizadas em Pronto Atendimento em Acupuntura, o que evidenciou a validade das técnicas descritas. Muitos outros sistemas de Acupuntura serão descritos no futuro e o bom profissional deve estar atento para melhor tratar os pacientes e as doenças.

REFERÊNCIAS BIBLIOGRÁFICAS

1. Nguyen VN, Tran VD, REcours-Nguyen. Haongdi Neijing LingShu. Versão Yamamura Y. São Paulo: CenterAO, 2008.
2. Yamamura Y. Sistema Yamamura de Acupuntura dos Ossos Longos (SYAOL). Apresentado no World Congress of Integrated Medical Acupuncture, IX Congresso Médico Brasileiro de Medicina Chinesa-Acupuntura da AMBA. São Paulo, 2003.
3. Yamamura Y, Tabosa AMF, Yabuta MM. O Jing Shen e a fisiologia hormonal. Rev Paul Acupunt 1998; 4:103-10.
4. Zhang Y. ECIWO Diagnosis and Therapy. Neimenggu: People's Press, 1987.
5. Yamamura Y. Acupuntura – A arte de inserir. 2.ed. São Paulo: Roca, 2001.

CAPÍTULO **11**

Acupuntura auricular no tratamento das dores do sistema musculoesquelético

EDSON SUGANO
ROSANA APARECIDA GONÇALVES AMBROZIO
HIROMI TENGAN

DEFINIÇÃO E HISTÓRIA

Acupuntura auricular é um método diagnóstico e terapêutico que utiliza estímulos em pontos distribuídos no pavilhão auricular, visando a harmonizar a função dos *Zang Fu* (Órgãos e Vísceras).[1]

Os chineses foram os primeiros a descobrir a estreita relação entre o pavilhão auricular, os Canais de Energia, os *Zang Fu* (Órgãos e Vísceras) e todo o organismo, com relatos desde 500 a.C. e em vários períodos da história médica chinesa que, no decorrer do tempo, serviram de base teórica para o desenvolvimento da Acupuntura auricular como se conhece hoje.[2] Há muitos registros sobre o tema, como a descrição da passagem dos Meridianos pelo pavilhão auricular, a localização dos pontos e as formas de diagnóstico e de tratamento por diferentes métodos.

No livro *Huang Ti Nei Jing*, mencionou-se o uso do pavilhão auricular como método de diagnóstico, por meio da observação da forma, do tamanho, da textura e da coloração, relacionando com o estado dos *Zang Fu* (Órgãos e Vísceras). Citações no *Ling Shu* e em outros clássicos da Medicina Tradicional Chinesa informam que o exame da orelha pode determinar o estado do *Xue* (Sangue) e do *Qi* (Energia).[3] O mesmo ocorre com relação ao tratamento; são numerosas as descrições do uso de estímulos sobre a orelha para tratar e prevenir doenças, usando variadas técnicas, como aplicação de moxabustão, massagens, raspagem com bambu, sangria, punção e cauterização. A transmissão popular também colaborou para ampliar o uso da Acupuntura auricular no tratamento de doenças.[3]

Ao longo dos anos, foram realizados estudos a respeito da localização dos pontos na orelha. O primeiro mapa auricular surgiu na dinastia Qin (1644-1911), com a descrição dos Cinco *Zang* (Órgãos) no dorso da orelha. Nesse período, também foram estabelecidas muitas funções aos pontos auriculares.[3]

No decorrer da história médica da China, a Acupuntura auricular desenvolveu-se com crescente uso na prática clínica, sendo seu desenvolvimento dividido em décadas de 1950 a 1960, de 1960 a 1980 e de 1980 até agora. Em 1958, o francês Paul Nogier descreveu o homúnculo auricular na forma de um feto invertido projetado sobre a orelha, marcando a distribuição de áreas e pontos no pavilhão auricular e fazendo relação com os *Zang Fu* (Órgãos e Vísceras).[2] O mapa resultante, somado às experiências relatadas nos textos antigos, serviu de impulso aos estudos subsequentes que determinaram as bases da Acupuntura auricular moderna, com a descrição de novos pontos e os resultados terapêuticos de sua utilização.[3]

No segundo período, aconteceu um aprofundamento no estudo dos pontos auriculares, do diagnóstico e do tratamento. Foram confeccionados vários mapas e descritos novos pontos, por meio de estudos das reações aos estímulos aplicados no pavilhão auricular. Essa profusão de experiências norteou o desenvolvimento de métodos de diagnóstico e a validação do tratamento de mais patologias pelo uso de Acupuntura auricular, consolidando o microssistema da orelha. Nesse período também iniciou-se o uso de diferentes métodos terapêuticos, como agulhas permanentes ou não, estímulos elétricos, sangria, martelo de flor de ameixeira, massagens, raspagens, etc. Assim, a Acupuntura auricular chegou à década de 1980 com bases sólidas para o seu desenvolvimento como acompanha-se atualmente.[3]

Na década de 1980, a técnica passou a ser estudada também pelos serviços de Medicina Ocidental, com a intenção de fundir os paradigmas da Medicina Tradicional Chinesa com os da medicina moderna. Os temas abordados nesta empreitada são ligados à anatomia, à fisiologia, aos Meridianos e aos sistemas nervoso e neuro-humoral. A Acupuntura auricular conseguiu alcançar o *status* de especialidade médica na China. Os livros resultantes desse processo facilitam o intercâmbio de experiências e a sistematização da técnica.[3]

Em 1982, a Organização Mundial da Saúde (OMS) encomendou à Associação de Acupuntura e Moxabustão da China a formulação de um mapa com áreas e pontos da terapia auricular chinesa, que foi apresentado na III Conferência de Nomenclatura dos Pontos de Acupuntura, em Seul, em junho de 1987. Naquele documento, constavam 90 pontos, classificados em quatro tipos:

- relacionados à anatomia comum: usados no tratamento de patologias nas partes correspondentes;
- correspondentes à anatomia da orelha: usados de acordo com a experiência clínica (p.ex., sangria do ápice para tratar a hiperemia conjuntival);

- pontos neuroendócrinos, com funções variadas e usados para tratar doenças inflamatórias, alérgicas, distúrbios neurovegetativos, etc.;
- pontos nomeados de acordo com a Medicina Tradicional Chinesa, que norteiam sua utilização, p.ex., *Yang* do *Gan* (Fígado-*Yang*) para tratar agravos gerados por alteração nessa condição energética.[2]

ANATOMIA DA ORELHA

A orelha corresponde à estrutura fibrocartilaginosa e gordurosa recoberta por pele visível à inspeção. É constituída por várias depressões e saliências, uma porção de tecido gorduroso e um orifício.

A constituição orgânica humana tem como base o gene; todas as células nucleadas do corpo humano possuem genes. Dessa forma, cada estrutura orgânica carrega informações do que está ocorrendo com o restante do corpo por meio de um intrincado sistema de comunicações neuroendocrinovascular.

Esse contexto é extremamente importante para entender como funcionam os microssistemas (Figura 11.1), que são as representações de parte ou de todo o corpo humano em um determinado segmento. Por isso, na orelha externa (Figuras 11.1 e 11.2), podem

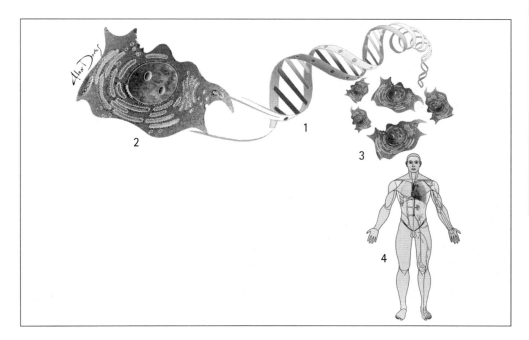

FIGURA 11.1 O código genético contido em um gene (1) constitui a formação de uma célula (2) e o conjunto delas forma os tecidos (3) e o corpo (4). Como os genes, com suas informações gênicas, estão presentes em todas as células, isso significa que qualquer parte do corpo pode representar o corpo inteiro, segundo o conceito de microssistemas.
Fonte: imagem cedida pelo Center AO.

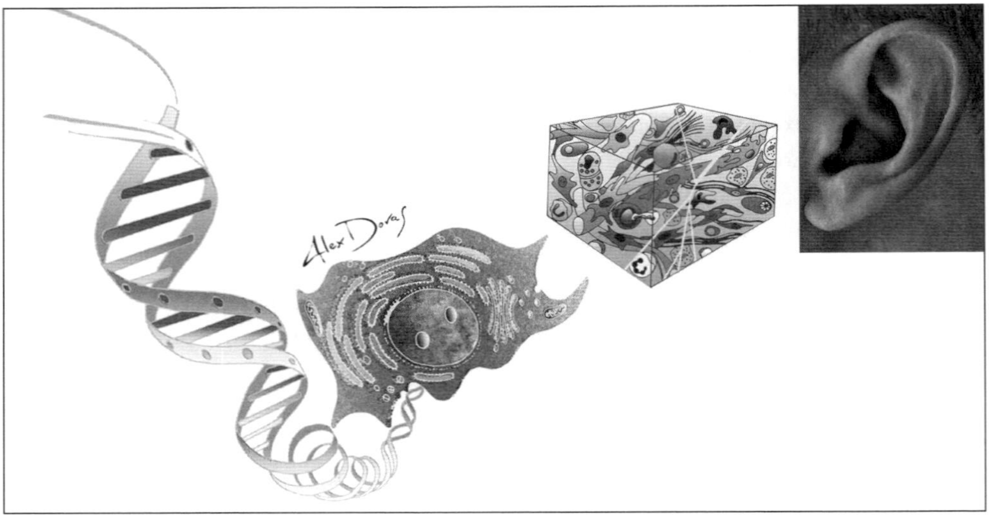

FIGURA 11.2 Representação esquemática das informações de um gene que constituem uma célula, o conjunto delas, um tecido e, por fim, a formação de uma estrutura como a orelha, na qual estariam todas as informações das estruturas do corpo.
Fonte: imagem cedida pelo Center AO.

ser encontrados pontos (denominados pontos *Jing*) ou pequenas áreas que têm correspondência com todas as estruturas do corpo (Figura 11.3).

Na superfície anterior do pavilhão auricular, podem-se identificar: fossa triangular, hélix, pilar superior e inferior da anti-hélix, tubérculo da hélix, fossa escafoide, anti-hélix, cimba da concha, incisura antitrago e anti-hélice, cava da concha, cauda da hélix, incisura supratrágica, trago, antitrago, incisura intertrágica e lóbulo (Figura 11.4).

Na superfície auricular posterior, são identificadas: superfície posterior da hélix, proeminência posterior da fossa escafoide, sulco posterior da anti-hélix, superfície posterior da hélix caudal, proeminência posterior da fossa triangular, sulco posterior do pilar inferior da hélix, proeminência posterior da concha da cimba, sulco posterior da cruz da hélix, proeminência da concha da cava, sulco posterior do antitrago e superfície posterior do lóbulo (Figura 11.5).

A orelha é irrigada pelas artérias temporal superficial e auricular posterior e a drenagem venosa acontece por meio das veias temporal superficial e auricular posterior. A estrutura linfática contém os grupos anterior, posterior e inferior. Os grupos anteriores regressam aos gânglios linfáticos anteriores e aos gânglios linfáticos parotídeos; os posteriores, aos retroauriculares e gânglios linfáticos mastóideos; e os inferiores, aos retroauriculares.

A inervação inclui nervos somáticos, que se conectam com o segundo, o terceiro e o quarto segmento dos nervos cervicais (auricular maior, occipital menor e occipital maior), nervos cranianos, que se conectam com o tálamo (nervo auriculotemporal, ramo do trigêmeo, ramo auricular do nervo vago, glossofaríngeo e ramo do facial), e nervos simpáticos, que se conectam com os gânglios cervicais do tronco simpático (Tabela 11.1 e Figuras 11.6 e 11.7).

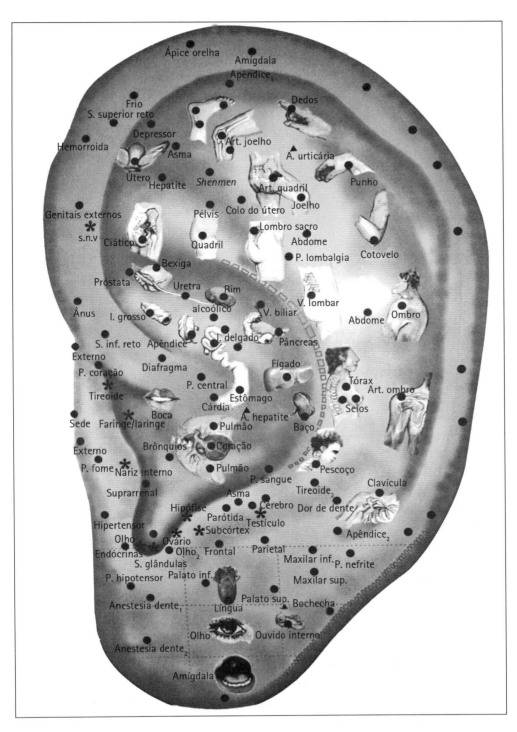

FIGURA 11.3 Representação gráfica das localizações das estruturas corpóreas na orelha externa.
Fonte: imagem cedida pelo Center AO.

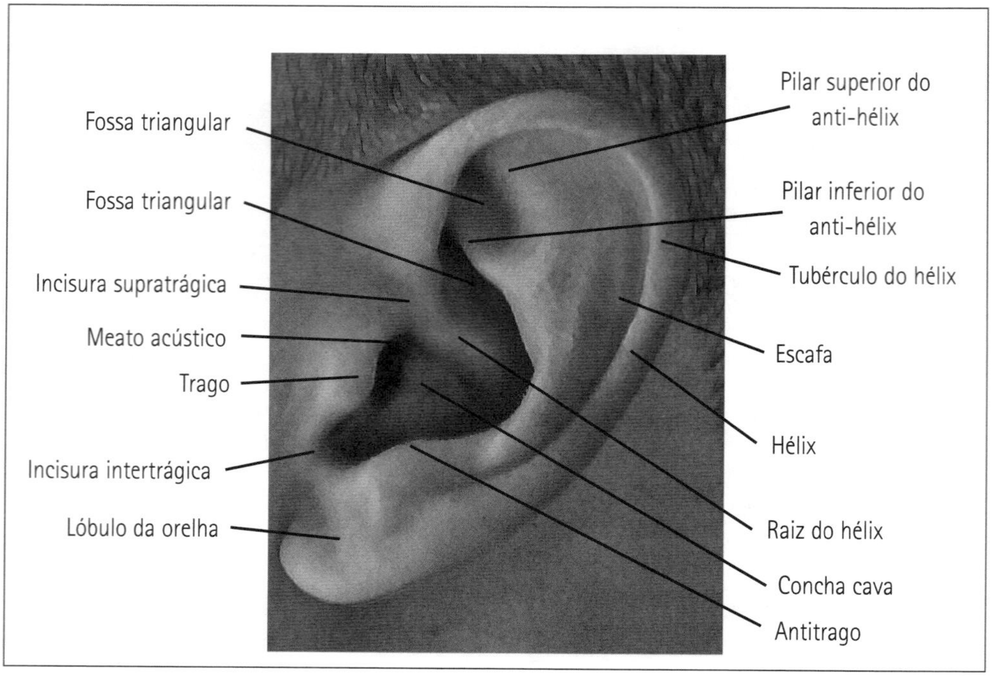

FIGURA 11.4 Anatomia da orelha externa, região anterior.
Fonte: imagem cedida pelo Center AO.

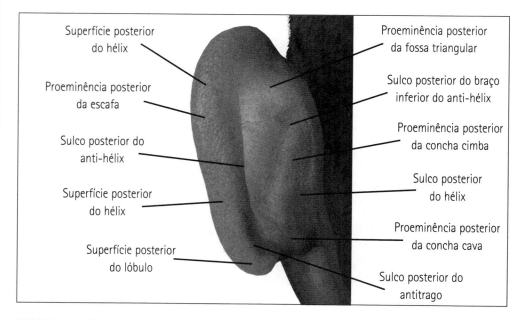

FIGURA 11.5 Anatomia da orelha externa, região posterior.
Fonte: imagem cedida pelo Center AO.

TABELA 11.1 PRINCIPAIS NERVOS, ZONA DOMINANTE E FUNÇÃO DE CADA UM

Nervos	Ramos principais	Zona dominante	Função
Nervo auriculotemporal (ramo do V par craniano)	Ramos do canal auditivo externo, do trago e auricular anterior	Parede anterior e anterossuperior do canal auditivo externo; membrana timpânica; braço do hélix; concha cimba; área anterior e posterior do trago; lóbulo da orelha e braço do hélix, parte ascendente e fossa triangular	Somestésica
Ramo misto do X par craniano	Ramo auricular anterior do ramo misto	Área em torno do meato acústico externo; parte inicial da crura do hélix; concha cimba e concha cava	Calor, pressão, tato e dor Contração dos músculos auriculares em alguns indivíduos
IX e VII pares cranianos	Ramo auricular posterior do nervo facial	Área em torno da raiz da orelha; músculos peri e intra-auriculares	
Nervo simpático	Distribuem-se entre os vasos sanguíneos		

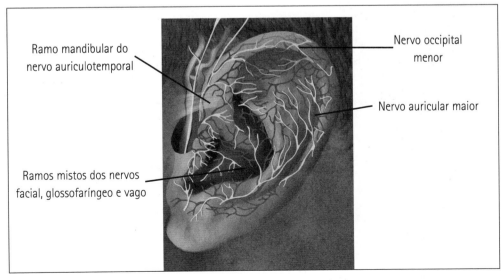

FIGURA 11.6 Inervação da orelha externa.
Fonte: imagem cedida pelo Center AO.

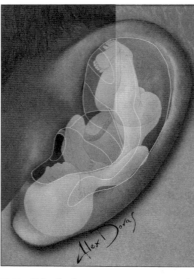
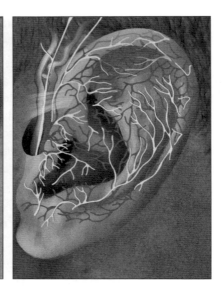

FIGURA 11.7 Principais ramos nervosos que inervam a orelha e sua correspondência com a imagem de um feto invertido.
Fonte: imagem cedida pelo Center AO.

A Acupuntura auricular utiliza a figura do feto invertido, descrita por Paul Nogier, para marcar a distribuição dos pontos que correspondem às estruturas do organismo no pavilhão auricular (Figura 11.8).

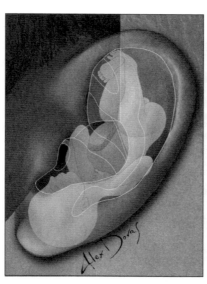
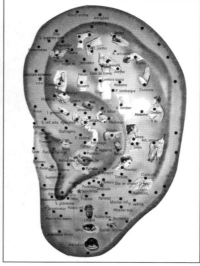

FIGURA 11.8 Posicionamento do feto invertido no pavilhão auricular, de onde teriam surgido as relações das estruturas corpóreas com a topografia auricular, e onde estão localizados os pontos auriculares.
Fonte: imagem cedida pelo Center AO.

Além da inervação por diferentes nervos (ver Figura 11.6), vários Meridianos convergem para as orelhas para dar suporte energético às funções; assim, a ação da Acupuntura auricular também ocorre por meio dos Meridianos do *Sanjiao* (Triplo Aquecedor), *Xiao Chang* (Intestino Delgado), *Dan* (Vesícula Biliar), *Wei* (Estômago) e *Pangguang* (Bexiga) (Figura 11.9).

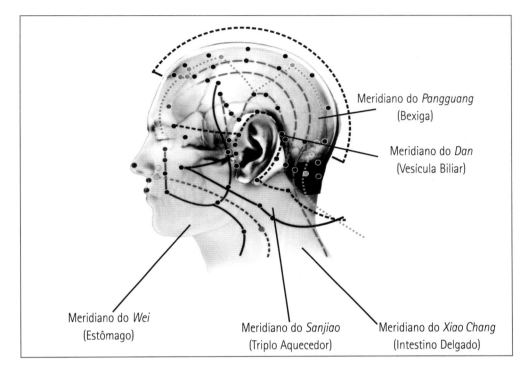

FIGURA 11.9 Representação esquemática dos trajetos dos Meridianos Principais que se relacionam com a orelha.
Fonte: imagem cedida pelo Center AO.

MECANISMO DE AÇÃO

Apesar da quantidade de estudos envolvendo a Acupuntura auricular, ainda existem muitas lacunas sobre o mecanismo de ação da técnica. Os próximos tópicos apresentam algumas teorias a respeito da relação dos pontos auriculares com os sistemas do organismo, tanto do ponto de vista da Medicina Tradicional Chinesa quanto dos aspectos relevantes para a Medicina Ocidental.

Meridianos (Canais de Energia)

A região externa e superficial corpórea representada pela nossa pele e seus anexos comunica-se com todos os seus segmentos, inclusive com o *Zang Fu* (Órgãos e Vísceras), por meio de "canais" de Energia colaterais denominados Meridianos (*Jing Luo*), formando uma verdadeira rede de comunicação energética. A saúde é resultado da força e do movimento harmônico de *Xue* (Sangue) e *Qi* (Energia), do equilíbrio entre o *Yin* e o *Yang* e da expulsão dos *Xie Qi* (Energias Perversas).

Para a Medicina Tradicional Chinesa, a orelha é a parte do corpo que o representa em sua totalidade, sendo que sua ligação com ele se faz por meio dos Meridianos.[2] Dessa forma, os estímulos aplicados na orelha são conduzidos ao restante do corpo por meio dos *Jing Luo* (Meridianos) e dos *Jing Mai* (Vasos Sanguíneos). Existem trabalhos que abordam a relação entre os Meridianos e a irradiação do estímulo auricular, com a descrição de sensações específicas, como calor, adormecimento e sensação de energia corrente, que podem surgir nas partes correspondentes do organismo ou mesmo no trajeto dos Meridianos e seus Colaterais.[3]

No trajeto dos Meridianos, as manifestações decorrentes da estimulação dos pontos auriculares foram utilizadas para descrever estreita relação entre as áreas atingidas por sensações diferentes e os Meridianos e Colaterais, cujo trajeto passa pelo pavilhão auricular.[2]

Para a Medicina Tradicional Chinesa, a dor é resultante da obstrução dos Meridianos, que ocorre no estado patológico e apresenta pontos dolorosos no corpo e no pavilhão auricular. Esses pontos são usados para o diagnóstico e o tratamento na Acupuntura auricular.[3]

Zang Fu (Órgãos e Vísceras)

Nos livros antigos da Medicina Tradicional Chinesa, existem numerosas citações da relação fisiopatológica da orelha com os *Zang Fu* (Órgãos e Vísceras). A relação entre os *Zang Fu* (Órgãos e Vísceras) e os pontos auriculares é resultado da experiência clínica e de trabalhos investigativos que validaram o uso desses pontos para o diagnóstico e o tratamento das enfermidades, mostrando sua reatividade com alterações de coloração, temperatura e condutividade elétrica, e aparecimento de descamações, pápulas, teleangiectasias, eritemas e outras manifestações que surgem como reação reflexa da alteração da função dos *Zang Fu* (Órgãos e Vísceras).[1]

Vários estudos relacionam os pontos auriculares com a atividade dos *Zang Fu* (Órgãos e Vísceras), e os resultados da estimulação dos pontos no tratamento de alterações nos órgãos e nas estruturas envolvidas. Nesse aspecto, também há descrições de mudanças e sensações em pontos somáticos específicos dos *Zang Fu* (Órgãos e Vísceras) após a estimulação de pontos auriculares representativos desses órgãos. Daí os bons resultados terapêuticos obtidos com o tratamento pela Acupuntura auricular nas mais diversas afecções, que ratificam a teoria dos *Zang Fu* (Órgãos e Vísceras) e sua relação com o pavilhão auricular.[3]

Sistema nervoso central

O pavilhão auricular é ricamente inervado por nervos espinhais e cerebrais, que o conectam ao sistema nervoso central (SNC). Por meio deles, pode-se influenciar o corpo todo:

- nervo auriculotemporal: relacionado com os movimentos da deglutição, sensibilidade da face, da cabeça e da medula espinhal;
- nervo facial: controla os movimentos dos músculos superficiais da face;
- nervos vago e glossofaríngeo: partem do bulbo raquidiano e controlam os centros respiratório, cardíaco, vasomotor e das secreções salivares;
- nervos auricular maior e occipital menor: controlam a atividade do tronco, dos membros e os movimentos de órgãos e vísceras.[3]

Os estímulos aplicados no pavilhão auricular excitam os receptores nervosos que remetem ao núcleo reticular do tronco cerebral, relacionando os impulsos do cérebro, da medula e das fibras aferentes dos segmentos superiores e inferiores do tronco com o córtex cerebral. Por um mecanismo de *feedback*, a estimulação dos pontos auriculares corrige o equilíbrio do organismo nas partes correspondentes.[2]

Assim, a Acupuntura auricular exerce ação no sistema nervoso tratando a dor e regulando a atividade dos *Zang Fu* (Órgãos e Vísceras). No entanto, estudos mostram que os resultados terapêuticos dependem da combinação de vários fatores e de estruturas complexas (ainda tema de muitas investigações) e não apenas do sistema de nervos do pavilhão auricular.[3]

Sistema neurovegetativo

Há investigações no campo da eletrofisiologia que sugerem a relação da Acupuntura auricular com o sistema neurovegetativo, mas ainda não são claros os mecanismos envolvidos.[3]

Sistema humoral

A via humoral desempenha papel fundamental na transmissão das informações que resultam de alterações patológicas ao pavilhão auricular. As biomoléculas também têm importante função na definição dos resultados terapêuticos obtidos com a estimulação de pontos auriculares.[3]

Além dessas, várias outras teorias são desenvolvidas na China e em outros países, com o intuito de entender o mecanismo de ação da Acupuntura auricular. Isso leva a inferir que a explicação deve ser multifatorial, com o entendimento de que todos os aspectos abordados podem interagir, resultando nas alterações encontradas no diagnóstico, por meio da técnica, na geração dos resultados alcançados e quando é utilizada como método terapêutico.

DIAGNÓSTICO AURICULAR

O pavilhão auricular é uma parte importante do corpo humano, por formar um microssistema.[3] Quando uma parte do corpo humano apresenta alguma doença, uma reação reflexa aparece na região correspondente ao órgão lesado no pavilhão auricular. Essa reação pode expressar-se por alterações morfológicas e de sensibilidade, bem como na resistência da pele à passagem da corrente elétrica.[1-3]

Para realizar um correto diagnóstico na Acupuntura auricular, é necessário conhecer as características das diferentes reações observadas nos pontos auriculares. Basicamente, são utilizados três métodos de diagnóstico: inspeção, palpação e exploração elétrica.[1-4]

Inspeção da orelha

É o primeiro passo antes mesmo de ser efetuada qualquer manipulação, como limpar ou esticar a orelha. Por meio da observação do pavilhão auricular, podem-se notar mudanças de coloração, mudanças morfológicas, descamações, pápulas, teleangiectasias, etc. De modo geral, pode-se estabelecer que:

- mudanças de coloração:
  - pontos avermelhados traduzem processos inflamatórios;
  - pontos brancos ou pálidos indicam doença crônica;
  - pontos de cor cinza ou escuros estão vinculados a mau prognóstico da doença, como tumores.
- mudanças morfológicas:
  - orelha com constituição espessada e aspecto brilhante significa que o *Qi* (Energia) *Yin* Ancestral do *Shen* (Rins) está pleno; se estiver com aspecto delgado e seco, traduz insuficiência do *Shen* (Rins);
  - proeminências: podem variar de tamanho,[3] com a dimensão de um grão de gergelim até um de feijão. Geralmente, indicam doenças proliferativas, crônicas ou síndromes dolorosas, principalmente cefaleias;
  - depressões: podem ser observadas em forma de pontos (tinido, astigmatismo), sulcos (cardiopatias, hipoacusia e extração dentária) ou em forma de meia-lua (após cirurgia ou agressão externa).
- pápulas:
  - com pontos brancos: colecistolitíase, bronquite e diarreia;[3]
  - cor parda escura: neurodermatite;
  - em forma de grão de arroz: arritmia cardíaca e síndromes por estagnação.
- descamação: geralmente indica doenças inflamatórias crônicas ou doenças dermatológicas;
- telangiectasias: úlcera péptica, dores lombares, artralgias, cardiopatias e doenças inflamatórias de caráter agudo, como amidalite, mastite, etc.

É importante lembrar que pessoas sadias também podem apresentar algumas alterações na pele da orelha. Assim, devem-se levar em consideração sexo, idade e constituição, distinguindo deformidades não patológicas do pavilhão auricular daquelas que realmente apresentam sinais de doenças. Uma forma de diferenciar é pressionando a região; se for dolorosa, a manifestação é de doença orgânica; se não for, a manifestação é de alteração energética das estruturas relacionadas.[1]

A Tabela 11.2 descreve alguns exemplos de reações cutâneas em pontos auriculares.

TABELA 11.2 PONTOS AURICULARES, REAÇÕES CUTÂNEAS E SUAS INDICAÇÕES EM DOENÇAS[4]

Lugar (ponto)	Reações cutâneas	Doenças
Útero	Pontos e zonas brancas opacas e zonas escamosas	Algomenorreia
Área do apêndice	Ponto injetado (sangue) ou pápula	Apendicite aguda
Zona de correspondência	Pontos ou áreas brancas	Artrite crônica
Brônquios	Pontos e erupções avermelhadas brilhantes	Bronquite aguda
	Pontos e áreas esbranquiçadas, opacas com contornos mais claros	Bronquite crônica
	Pontos e áreas esbranquiçadas, erupções brilhantes e com contornos avermelhados	Bronquite crônica agudizada
Cérebro, frontal e subcórtex	Pontos muito avermelhados ou brancos brilhantes com contorno avermelhado forte	Cefaleia
Pulmão	Área pequena e conjunto de pontos com contorno avermelhado	Congestão pulmonar
Intestino grosso e delgado	Áreas brancas ou áreas escamosas opacas	Constipação
Coluna	Inchaço furunculoide ou protuberância	Deformação da coluna vertebral
Pulmão	Descamação branca ou descamação formada por pontos densos sem borda definida, brilhante no início	Enfisema pulmonar
Intestinos grosso e delgado	Descamação branca e protuberância sebácea	Enterite
Baço	Descamação branca com borda avermelhada, às vezes edemaciada	Esplenomegalia
Estômago	Ponto avermelhado brilhante ou descamação	Gastrite aguda
	Descamação branca sem borda definida com pele engrossada	Gastrite crônica
Fígado	Pontos e áreas brancas, pequenas, brilhantes e com contorno avermelhado	Hepatite aguda
	Protuberâncias esbranquiçadas bem delimitadas; a orelha direita corresponde ao lóbulo D e a orelha esquerda, ao lóbulo E	Hepatomegalia

(Continua)

TABELA 11.2 (CONT.) PONTOS AURICULARES, REAÇÕES CUTÂNEAS E SUAS INDICAÇÕES EM DOENÇAS[4]

Lugar (ponto)	Reações cutâneas	Doenças
Útero	Áreas brancas ou avermelhadas. Pontos e protuberâncias com maior afluxo de *Xue* (Sangue)	Hipomenorragia
Entre os dois pulmões	Pontos ou erupções avermelhadas ou máculas brancas, brilhantes, com contorno avermelhado	Pneumonia aguda
Coração	Descamação branca, sem margem definida, às vezes brilhante	Sonhos excessivos, insônias e arritmias (extrassístoles)
Área correspondente à estrutura/órgão afetado	Pontos avermelhados	Torções
Pulmão	Erupção brilhante com maior afluência sanguínea e pele muito sensível	Tuberculose ativa
	Cavidades pequenas e profundas	Tuberculose calcificada
Área correspondente à estrutura/órgão afetado	Abscesso embaixo da pele, móvel, com margem definida e indolor à pressão	Tumor benigno
	Protuberância cartilaginosa com margem indefinida e imóvel	Tumor maligno
Duodeno	Pontos esbranquiçados com áreas mais claras ou cinza opaco, com margem vermelha	Úlcera duodenal
Estômago	Pontos esbranquiçados com áreas mais claras ou cinza opaco, com margem vermelha	Úlcera gástrica

Palpação da orelha

Consiste na palpação dos sinais encontrados na inspeção, utilizando materiais com ponta romba ou mesmo com os dedos. A pressão exercida nesses locais deve ser igual, com a finalidade de encontrar áreas de maior sensibilidade, a qual pode ser referida como ausência de dor até dor insuportável. A sensibilidade muito aumentada é um sinal favorável para o diagnóstico de doenças agudas, tumores ou doenças dolorosas.

Além da pesquisa da sensibilidade nos sinais encontrados, é importante também observar as marcas que ficam após a palpação:

- marca profunda de cor branca que permanece por tempo prolongado e desaparece lentamente: síndrome por Vazio;

- marca superficial de cor vermelha que desaparece com rapidez: síndrome por Excesso;
- depressões:
  - em forma de pontos: tinido, extração dentária e úlcera duodenal;
  - em forma de fatia: transtornos gastrointestinais e vertigem;
  - em forma de linha ou sulco: hipoacusia, tinido e cardiopatia.
- edemas:
  - acompanhando as depressões: glomerulonefrite aguda, ascite, pielonefrite e hemorragia disfuncional;
  - com vesículas móveis: cardiopatias, arritmias, diabetes, etc.

Eletrodiagnóstico

Utilização de um aparelho que mede a resistência elétrica da pele do pavilhão auricular. Na vigência de alguma afecção orgânica, funcional ou energética, ocorrem alterações na impedância da pele da orelha, traduzidas pelo aparelho explorador por meio de sons agudos, sensação dolorosa ou ausência de dor.

Ao examinar a resistência elétrica, é necessário considerar que há variações de acordo com idade, sexo, condições de trabalho, tipo e grau da doença, clima, meio ambiente, temperatura e grau de umidade.[1] Não se deve limpar ou apertar a orelha antes de medir a resistência, pois isso pode levar a falsos sinais positivos em virtude da congestão de sangue.

Para o exame eletrônico da orelha, deve-se fazer uma sistematização,[1] examinando inicialmente a concha e, em seguida, a fossa triangular, a escafa, o anti-hélix e o lóbulo. Pelo tipo de reação, pode-se realizar o eletrodiagnóstico das afecções somáticas que apresentam o mesmo modelo de reação para cada tipo de doença.

TRATAMENTO

Existem vários métodos de tratamento das enfermidades por meio da Acupuntura auricular. Com a introdução de novas técnicas, obtém-se a cada dia mais eficiência e resultados. Os métodos mais utilizados para estimulação dos pontos auriculares são listados a seguir.

Tratamento com agulhas de Acupuntura

Atualmente, há tendência em evitar a colocação de agulhas no pavilhão auricular, pois podem ocorrer complicações (p.ex., infecções). Outra opção é o uso de sementes, que são de fácil aplicação, geram menores riscos de infecção e possuem efeito terapêutico tão eficiente quanto a inserção de agulhas. No caso de utilização de agulhas, uma vez determinados os pontos a serem estimulados, deve-se fazer assepsia da orelha antes de introduzi-las.

Na inserção das agulhas, é essencial considerar a rapidez na punção auricular, a profundidade de inserção, o ângulo de direção, a força da estimulação e o tempo de permanência das agulhas.[1-3]

Velocidade de inserção

A orelha é muito irrigada e muito sensível; por isso, as inserções das agulhas são mais dolorosas. A fim de amenizar a dor, deve-se puntuar rapidamente.

Profundidade

Determina a intensidade do estímulo que se deseja efetuar; quanto mais profunda a inserção, maior o estímulo. Na inserção profunda, a agulha deve atravessar a cartilagem sem ultrapassar a pele da região posterior da orelha; já na inserção superficial, deve atravessar apenas a pele e chegar à cartilagem. De modo geral, nas doenças agudas,[1] nos processos inflamatórios[1,3] e nas síndromes por calor excessivo,[3] as inserções são profundas, enquanto nas doenças crônicas e nas síndromes por Vazio, as inserções são superficiais.[1-3]

Direção

Na região das conchas cava, cimba e da fossa triangular, a inserção deve ser a 90° em relação à superfície auricular;[1,3] nos pontos da fossa escafoide e nos pontos do lóbulo da orelha, a inserção deve ser oblíqua a 15°;[3] nos pontos do bordo interno do trago ou da fossa do intertrago, geralmente, a inserção é oblíqua a 45 a 60°.[3]

Força da estimulação

Nos casos das doenças por excesso, por calor ou com sintomatologia dolorosa, realizam-se estímulos fortes para conseguir uma manipulação de natureza dispersante. Nas doenças por vazio e frio, os estímulos são leves, pois objetivam conseguir a manipulação de natureza tonificante.[2,3]

A estimulação auricular pode promover reações locais ou mesmo no restante do corpo. As sensações de calor, dormência e dor indicam que as técnicas de inserção estão corretas.[1]

Tempo de permanência

As agulhas de estimulação podem permanecer de 10 a 20 minutos[1] ou serem retiradas logo após a manipulação. Também podem ser colocadas agulhas semipermanentes, que ficam em torno de 2 semanas. A colocação das agulhas semipermanentes[1] é indicada quando há necessidade de que os estímulos permaneçam por mais tempo, como nos quadros dolorosos provenientes de tumores e em estado de mal asmático, crises convulsivas, etc.

Tratamento com colocação de sementes

Método simples e eficaz que consiste na colocação de sementes nos pontos auriculares. As sementes mais utilizadas são de *Vaccaria vegetallis*, no entanto, outras sementes ou materiais esféricos podem ser utilizados, desde que tenham uma superfície polida. As sementes são fixadas com esparadrapo e pressionadas paulatinamente, fazendo com que o paciente sinta uma sensação de calor, dor irradiada ou distensão. O tempo de permanência das sementes é de 3 a 7 dias[3] e o paciente deve estimular as sementes de 3 a 5 vezes/dia.[3]

Tratamento com massagem

Método terapêutico muito difundido na China e com resultados especiais na profilaxia de algumas doenças. A massagem ativa os Meridianos e Colaterais (*Jing Qi*) regulariza a função dos *Zang Fu* (Órgãos e Vísceras), fortalece o *Pi* (Baço/Pâncreas), tonifica o *Shen* (Rins), nutre o cérebro e beneficia a audição.[1-4]

Deve-se esfregar as palmas das mãos até se tornarem quentes e, em seguida, massagear as duas faces do pavilhão auricular de cima para baixo, até a orelha ficar quente.[4]

Tratamento com sangria

Consiste na realização de picadas ou perfurações em pontos específicos do pavilhão auricular com o objetivo de sangrar em torno de 3 a 5 gotas.[3] É uma técnica muito comum no tratamento de doenças inflamatórias agudas,[1,2,4] cefaleias, vertigens e visão turva, provocada pela subida do *Yang* do Fígado, e para eliminar o Calor patogênico:[3]

- sangria no ápice da orelha: tem função anti-inflamatória, antipirética, antialérgica e hipotensora, e clareia a visão e a mente;
- sangria no ponto *Yang* do Fígado: trata manifestações decorrentes da subida do *Yang* do Fígado;
- sangria no ápice do trago: tem efeito antipirético, anti-inflamatório, sedativo e analgésico;
- sangria no dorso da orelha: realizada nas veias posteriores da orelha para doenças dermatológicas, amidalites, conjuntivites agudas, bronquite, etc.;
- sangria no sulco hipotensor: trata hipertensão, cefaleia e tontura.

Tratamento com estimulação a *laser*

Utiliza o estímulo produzido pelo raio *laser* nos pontos auriculares. Tem a vantagem de menor tempo de aplicação, em torno de 1 a 2 minutos, constituindo um método muito efetivo no tratamento de crianças e idosos debilitados.[3]

A seleção dos pontos auriculares para o tratamento das patologias deve basear-se na etiopatogenia da doença, na função do ponto, na localização segundo a zona correspondente, nos conhecimentos da medicina moderna[3] e na experiência clínica.

Geralmente, os pontos que têm maior efeito sobre a doença estarão alterados, apresentando maior sensibilidade à dor, maior impedância da pele ou pequenas alterações na pele da orelha.

São exemplos de seleção de pontos[1] nas diferentes afecções clínicas:

- acne: pulmão, secreção glandular e testículos;
- aftas: boca, estômago, baço, *Shenmen*, endócrino e língua;
- alcoolismo: *Shenmen*, simpático, ponto do alcoolismo, fígado, subcórtex e ponto da ansiedade;
- amenorreia: útero, secreção glandular, ovário e rins;
- amidalite aguda: amídalas, laringe e sangria hélix 1 a 6;
- anemia: fígado, baço, secreção glandular, diafragma, estômago e intestino delgado;
- angina do peito: coração, tórax, pulmão, asma e sistema nervoso vegetativo (SNV);
- ansiedade: rim, *Shenmen*, occipital, coração e estômago;
- asma: SNV, *Shenmen*, asma, suprarrenal e pulmão;
- bronquite: brônquios, *Shenmen*, asma e suprarrenal;
- bursite no ombro: articulação do ombro, occipital e SNV;
- cefaleia: occipital, frontal, cérebro, *Shenmen* e SNV;
- cistite: bexiga, ureter, subcórtex, baço e fígado;
- cólica menstrual: intestino delgado, SNV, *Shenmen* e endócrino;
- convulsão: *Shenmen*, occipital, tronco cerebral e cérebro;
- dermatite alérgica: pulmão, endócrino, occipital, suprarrenal e pontos de correspondência;
- diabete: pâncreas, vesícula biliar, rins, baço, endócrino, sede e *Shenmen*;
- dismenorreia: útero, secreção glandular, cérebro, rim, SNV e *Shenmen*;
- dispepsia: intestino delgado, estômago, vesícula biliar, pâncreas, baço e secreção glandular;
- enxaqueca: Triplo Aquecedor, *Shenmen* e vesícula biliar;
- epistaxe: nariz interno, suprarrenal e frontal;
- estomatites: boca, secreção glandular, *Shenmen*, pulmão e estômago;
- faringites: faringe, laringe, endócrino e suprarrenal;
- febre: sangria do ápice da orelha e do trago e hélix 1 a 6;
- gastrite: estômago, SNV, *Shenmen* e baço;
- gripe: nariz interno, suprarrenal, frontal, laringe, pulmão e brônquios;
- hipertensão: hipotensor, SNV, *Shenmen*, coração e hipertensão;
- hipotensão: SNV, coração, suprarrenal e cérebro;
- litíase biliar: vesícula biliar, SNV, *Shenmen*, fígado e pâncreas;
- litíase renal: rins, ureter, subcórtex e *Shenmen*;
- mastite: seios, secreção glandular, suprarrenal e baço;
- metrorragia: útero, cérebro, secreção glandular, fígado, pulmão e baço;
- náuseas e vômitos: estômago, SNV, esôfago e *Shenmen*;
- neuralgia do trigêmeo: bochecha, maxilar inferior e superior e *Shenmen*;
- neurastenia: *Shenmen*, neurastenia, frontal e subcórtex;
- neurite ciática: ciática, rins, occipital, suprarrenal e *Shenmen*;
- obesidade: *Shenmen*, estômago, pulmão, ponto de fome e SNV;
- otite: rins, ouvido interno, orelha externa, secreção glandular e occipital;
- paralisia facial: bochecha, occipital, olho, boca e subcórtex;
- rinite: nariz interno, suprarrenal e frontal;

- sinusite: nariz interno, suprarrenal, frontal e pulmão;
- tabagismo: *Shenmen*, asma, diafragma e pulmão;
- tosse: asma, suprarrenal, laringe, occipital e pulmão;
- zumbidos: rins, occipital, orelha externa, ouvido interno e suprarrenal.

ROTEIRO DE ATENDIMENTO POR ACUPUNTURA AURICULAR

O Ambulatório do Setor de Medicina Chinesa – Acupuntura está ligado à Disciplina Ortopedia e Traumatologia do Departamento de Ortopedia e Traumatologia da Escola Paulista de Medicina da Universidade Federal de São Paulo (EPM-Unifesp) e recebe vários pacientes com algias periféricas. Em ordem decrescente de procura, as mais frequentemente atendidas foram:

- ombralgia (Figuras 11.10 e 11.1);
- gonalgia;
- lombalgia;
- epicondilites de cotovelo;
- dor na articulação coxofemural;
- outras.

Todas essas algias foram tratadas independentemente da etiologia e do grau de lesão. Procurou-se uma técnica que proporcionasse um atendimento rápido e eficaz e garantisse analgesia em, no mínimo, uma semana.

Técnica (Figura 11.12)

- Não limpar ou massagear a orelha antes da análise;
- fazer o exame diagnóstico (inspeção/palpação/reação positiva elétrica):
  - analisar, na face anterior, pontos específicos aos dedos, punho, cotovelo, ombro, articulação do ombro, clavícula, vértebras cervicais e nervo auricular maior. Na face posterior, verificar com o aparelho reação positiva forte nos pontos: nervo auricular maior, vértebras cervicais (C_3, C_4, C_6 e C_7), cotovelo do tenista, ombro 1-2-3 e triângulo cervical posterior;
- massagem e limpeza com álcool a 70%;
- sangria no ápice da orelha com agulha hipodérmica descartável 0,30 × 13 mm ou 30 G1/2, estiletes, etc., com movimentos de expressão, abundante se o paciente apresentar síndrome de Plenitude. Se estiver em Deficiência importante, sangrar pouco ou não sangrar;
- sangria da hélice no local mais próximo da região alterada. Nos mesmos moldes e com as mesmas ressalvas da sangria do ápice;
- aplicação de semente de vacaria ou mostarda. Recomendam-se duas em cada esparadrapo para um melhor resultado. São exemplos de utilização dos pontos para ombralgia:
  - face anterior: ombro, articulação do ombro, clavícula e nervo auricular maior;
  - face posterior: nervo auricular maior e triângulo cervical posterior;
  - acrescentar sementes nos pontos em que a sinalização do detector for mais intensa;

— *Shenmen*, occipital, área da neurastenia, ponto da neurastenia, ansiedade e felicidade;
- estimular fortemente com intenção *Qi Gong* (Transferência de Energia Magnética do manipulador);
- deve-se orientar o paciente a apertar todos os pontos com os dedos em forma de pinça, no mínimo 3 vezes/dia; pode-se aumentar a frequência de estímulo nas orelhas de acordo com a intensidade dolorosa da região comprometida;
- repetir o procedimento semanalmente, podendo aumentar os intervalos entre as sessões de acordo com a melhora;
- se ainda houver sintomas, rever com aparelho outros locais de reação forte para colocação de novas sementes.

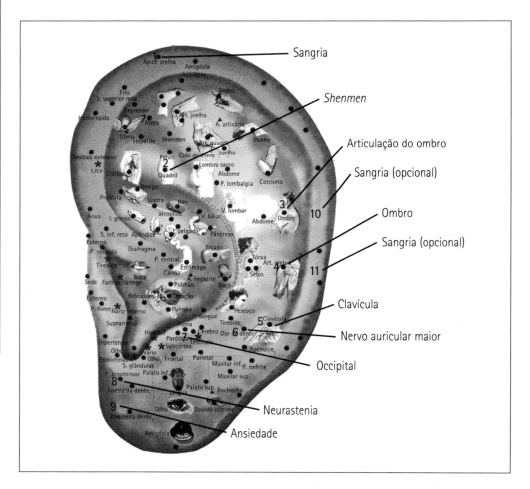

FIGURA 11.10 Esquema de tratamento de ombralgia por Acupuntura auricular.
Fonte: imagem cedida pelo Center AO.

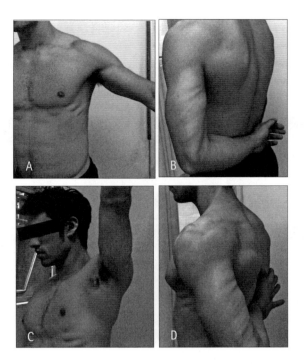

FIGURA 11.11 A e B: paciente com ombralgia com limitação de abdução, rotação, extensão e rotação interna do ombro esquerdo. C e D: paciente após o tratamento com Acupuntura auricular com restabelecimento dos movimentos do ombro esquerdo.

Fonte: Ambulatório de Medicina Chinesa e Acupuntura da Disciplina de Ortopedia e Traumatologia do Departamento de Ortopedia e Traumatologia da EPM-Unifesp.

SEQUÊNCIA DE TRATAMENTO DE ACUPUNTURA AURICULAR

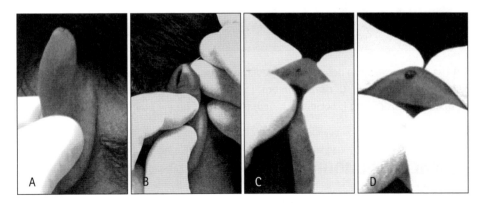

FIGURA 11.12 Técnica para localização do ápice da orelha e sangria por meio de agulha hipodérmica (0,30 x 13 mm). A: dobrar a orelha para a frente; B: puncionar o ápice da orelha; C: realizar pressão; D: pressionar até sairem algumas gotas de sangue.

Fonte: Ambulatório de Medicina Chinesa e Acupuntura da Disciplina Ortopedia e Traumatologia do Departamento de Ortopedia e Traumatologia da EPM-Unifesp.

TÉCNICA DE APLICAÇÃO DE SEMENTE DE *VACARIA*

Fixadas por meio de esparadrapo na orelha homolateral à dor (se a dor persistir logo após a aplicação, deve-se repetir na orelha contralateral) (Figura 11.13).

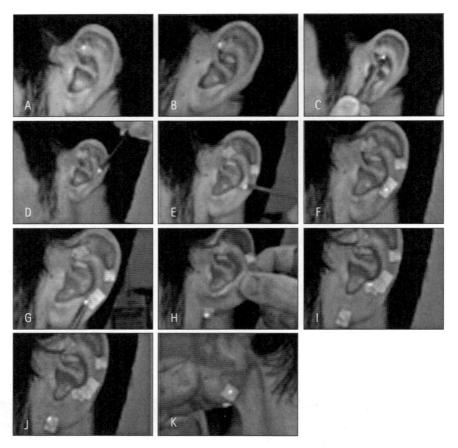

FIGURA 11.13 Localização dos pontos auriculares em que foram colocadas as sementes de *Vacaria*. A: *Shenmen*; B: simpático; C: rim; D: ombro; E: articulação do ombro; F: clavícula; G: nervo auricular maior; H: ansiedade; I: occipital; J: neurastenia e K: *happy point*.

REFERÊNCIAS BIBLIOGRÁFICAS

1. Garcia EG. Auriculoterapia. São Paulo: Roca, 1999.
2. Guimarães R, Boucinhas J. Auriculoterapia – Visão oriental, visão ocidental. Recife: Nossa Livraria, 2001.
3. Shangai College of Tradicional Medicine. Acupuntura. Um texto compreensível. São Paulo: Roca, 1996.
4. Yamamura Y. A arte de inserir. 2.ed. São Paulo: Roca, 2004.

PARTE **3**

Doenças pediátricas e Acupuntura

CAPÍTULO **12**

Emoções maternas durante a gestação e repercussão no processo de adoecimento

MÁRCIA LIKA YAMAMURA

INTRODUÇÃO

Os 9 meses de vida intrauterina compõem um período de extrema importância para o resto da vida do indivíduo, pois tudo o que a mãe sente, pensa ou se emociona, especialmente emoções destrutivas — raiva, revolta, tristeza, depressão — ficam registradas na memória subconsciente do bebê.[1]

O bebê na vida intrauterina é um ser extremamente imaturo do ponto de vista emocional e é importante o conceito atual de que existe um esboço de mente subconsciente nesse ser intrauterino, havendo, portanto, registro em sua memória.[1] A ressalva igualmente importante é que a mente desse bebê não possui ainda o amadurecimento e o desenvolvimento da mente racional para analisar e julgar os estímulos emocionais recebidos. Assim, considera-se que, por meio da mãe, o bebê intrauterino tem percepção do mundo exterior, dependendo de como a mãe interage com ele emocionalmente. Caso a gestante vivencie situações de medo, como abandono e rejeição, o bebê armazenará em sua memória a sensação de que o mundo exterior pode ser gerador desses sentimentos, tendendo a reagir sendo medroso ou desconfiado. Considera-se atualmente que o bebê intrauterino é um ser em crescimento conectado à mente (emocional) da mãe e capaz de guardar as vivências do período gestacional em sua memória, ativando-as em vários momentos da vida.

Um estudo recente mostrou que somente 48% dos casais planejavam a gravidez no momento em que ela ocorreu. Os outros 52% não tinham planejado conceber naquele momento e, neste grupo, certamente existem aqueles que não desejavam ter um bebê em nenhum momento, por inúmeros fatores (a gravidez seria prejudicial para carreira, para a promoção no trabalho, por não ser o companheiro certo ou ser apenas eventual, etc.) e aqueles que gostariam de ter filhos, porém em outro momento mais adequado (condições socioeconômicas não são ideais, problemas de relacionamentos, casais com filhos anteriores ou filhos já crescidos/temporão).

De qualquer maneira, qualquer sentido dado à gravidez indesejada — "não quero ter filho", "não com este companheiro", "não é o momento" — traduz na mente subconsciente do bebê intrauterino um sentimento de rejeição.[1] Outro ponto a ser considerado é a expectativa em relação ao sexo do bebê, podendo também fazer com que o bebê sinta-se rejeitado por não cumprir a expectativa de ser do sexo esperado.

O sentimento de rejeição é uma das piores emoções que o indivíduo pode ter, principalmente o bebê intrauterino, e, como resposta a essa rejeição, a personalidade pode se manifestar, geralmente, com revolta ou com medo de ser rejeitado novamente. Assim, vivências no período intrauterino relacionadas à gravidez (desejado ou não) e à expectativa em relação ao sexo do bebê, quando negativas, ficam registradas como rejeição no subconsciente (emocional) e acabam por modelar a maneira com a qual ele irá interagir com o mundo exterior.

Para estudar o fenômeno da rejeição, Eisenberg et al.[2] realizaram um estudo com PET, colocando os indivíduos estudados como expectadores de um jogo virtual — dois jogadores virtuais jogando bola e o indivíduo em estudo foi incluído no jogo, representado por uma mão virtual, apesar de não interagir diretamente com eles (não houve participação efetiva, sem utilização de *joysticks*). Na etapa seguinte, os dois jogadores começavam a brincar entre si, sendo o voluntário repentinamente excluído do jogo. Evidenciou-se que essa rejeição em um simples jogo virtual estimulou a área anterior do giro do cíngulo, área que se relaciona com a dor, ou seja, a rejeição aciona a mesma área do cérebro que é ativada quando sente-se dor (física), levando a acreditar que a rejeição é efetivamente sentida como dor (emocional). Essa região mantém conexões importantes com o restante do sistema límbico, portanto com o eixo hipotálamo-hipófise-suprarrenal, tendo influências no sistema neurovegetativo e endócrino, que têm controle absoluto na formação, crescimento, desenvolvimento e nas atividades.[3,4]

Assim, pode-se supor que a rejeição é sentida como dor nos bebês intrauterinos? Seria possível avaliar essa rejeição em nível emocional, porém percebida como dor? Propôs-se então usar a escala de dor utilizada em neonatos, o *Neonatal Facial Coding System* (NFCS), desenvolvida por Grunau e Craig (1990)[5] (Tabela 12.1) (Figura 12.1), em bebês intrauterinos por meio de exames ultrassonográficos em 3D ou 4D. A validação da utilização dessa escala encontra-se em estudo em nosso serviço.

TABELA 12.1 ESCALA DE NFCS UTILIZADA EM RECÉM-NASCIDOS

Característica	0 ponto	1 ponto
Fronte saliente	Ausente	Presente
Olhos espremidos	Ausente	Presente
Sulco nasolabial aprofundado	Ausente	Presente
Lábios entreabertos	Ausente	Presente
Boca esticada	Ausente	Presente
Lábios franzidos	Ausente	Presente
Língua tensa	Ausente	Presente
Tremor de queixo	Ausente	Presente

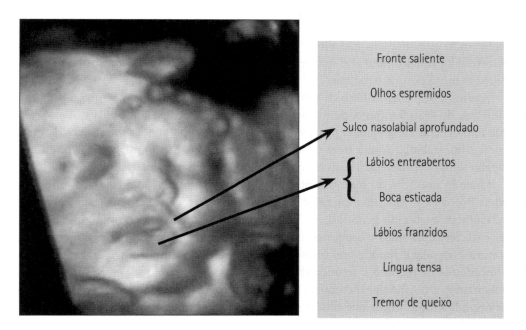

FIGURA 12.1 Exemplo da utilização do NFCS em ultrassonografia de 36 semanas.

ORIGEM DAS EMOÇÕES MATERNAS

Emoções negativas, como preocupações, medo, insegurança, experiências ruins do passado, são inerentes ao ser humano e podem ser potencializadas quando a mulher torna-se gestante. A gestação tem como característica transformações físicas e emocionais; a mulher fica mais sensível a estímulos que, no estado não grávida, passariam despercebidos. Assim, a gestante ri e chora ao ver uma flor bonita, assusta-se com notícias cotidianas, etc. E também podem surgir indagações e temores, inseguranças, pois agora há outra vida dentro da sua vida e ela sente-se responsável por ela, instintivamente.

Entre os pensamentos que inundam a gestante, os mais frequentes são: "Estou grávida, e agora?", "O que irá acontecer?", "Vai atrapalhar minha vida?", "Vou perder o emprego?", "Meu companheiro vai assumir?", "Estou sozinha?", "Vou conseguir educar a criança?", "Não quero esta responsabilidade", "Como vai ser o parto?", "Normal? Cesariana?", "E a anestesia?", "Vou morrer?", "Vou sentir dor?", "Vou ter leite suficiente?", "Vou engordar? Ficar feia?", "Meu companheiro vai continuar gostando de mim?". São inúmeras indagações que passam pela mente da gestante e que podem ser mais intensas se na memória da gestante existirem registros dolorosos da sua própria gestação[3]. E continua: "Será menino? Menina?" ou "Tem de ser menino(a)". Esse pensamento ou o desejo de um determinado sexo poderá ser um dos fatores de distúrbios de comportamento ou de doenças no pós-nascimento.

O desejo em relação ao sexo do bebê pode vir da sequência de nascimento (1ª gestação, 2ª gestação...), de experiências anteriores (aborto anterior de sexo masculino, registrando que "homem não vinga"), de crenças culturais e ancestrais (menino mais valorizado, primeiro filho tem que ser homem) e da expectativa do companheiro ("tem de ser menino porque o pai quer").

Assim, se o primeiro filho da prole for menino, em geral, espera-se que o próximo filho seja do sexo feminino, para aqueles que desejam um casal ou poucos filhos. Fato que não ocorria antigamente, p.ex., se os pais fossem lavradores e precisassem de mais homens no trabalho com a terra ou se fossem do Oriente Médio ou asiáticos (culturalmente, sempre foi desejado mais homens, pois eles são mais valorizados[6]).

Quando um bebê do sexo feminino foi desejado homem — em geral, as primeiras filhas do casal — essa menina pode passar a ter pensamento mais masculino (mente masculina), apesar do genótipo ser XX; o que pode mudar é o fenótipo, que passa a ter características mais masculinas, como bacia estreitada (cintura pélvica menor que cintura escapular), hipodesenvolvimento mamário, são estimuladas a gostar mais de brincadeiras de menino e frequentemente os pais as levam para jogos de futebol. Na puberdade, os hormônios incumbem-se de transformá-las em mulheres, manifestando o fenótipo feminino, ainda que subdesenvolvido. Assim, muitas vezes, a adolescente ativa o registro de memória de ter sido desejada menino e de não ter cumprido a expectativa, sentindo-se rejeitada e reagindo com revolta frente à situação. Então, associada às regras, pode desencadear enxaquecas, cefaleia catameneal e cólicas, pois o subconsciente quer resolver o conflito e não consegue ("quem sou eu? Sou homem ou mulher?"). Ou pode reagir de outra forma, com medo de ser rejeitada por ser menina e assumindo o papel de "boazinha" e "cooperadora" (para agradar os outros, não decepcionar), tornando-se bastante perfeccionista, com dificuldade de dizer "não", sentimento que leva a um comportamento de ter de "carregar o mundo nas costas", magoando-se com facilidade, pois jamais cumprirá a expectativa inicial de ser menino; isso é um dos fatores que podem desencadear doenças futuras,[1,6,7] como dispareunias, dismenorreias, infertilidade, malformação do sistema reprodutor, ansiedade e medo de ser rejeitada. Na mulher desejada como homem, pode também ocorrer insegurança quanto à sua feminilidade, podendo apresentar obesidade para esconder suas formas femininas.

Caso clínico: paciente do sexo feminino, 55 anos, separada, 2ª filha de três meninas do casal, veio de família "tradicional", em que todas foram esperadas menino por desejo do pai. Sempre foi perfeccionista, muito cobrada pelo seu desempenho como filha pelo pai, como esposa pelo marido e como mãe pelos filhos. Relata infância com pai repressor, com cobranças e agressões verbais; na adolescência quis escolher outra profissão, porém a família não deixou. Casou-se com homem que a fez sofrer muito, tratando-a mal e chegando a agredi-la fisicamente muitas vezes. Seu maior medo é de magoar os outros, não cumprir o que esperam dela, sentindo-se responsável pela felicidade da família, "carregando a família nas costas". Sente fortes dores nas costas (lombalgia crônica), é hipertensa desde os 25 anos, apresenta quadro depressivo desde o falecimento do pai e da separação. Recentemente foi operada por câncer de estômago e atualmente encontra-se em acompanhamento, sem metástases.

Por meio da técnica de Mobilização de *Qi* Mental, em estado de relaxamento, traz medo intenso de ser rejeitada, fazendo com que nunca diga "não" aos outros, sendo perfeccionista em tudo. Sente-se culpada por ter decepcionado o pai, ter falhado no casamento e de não ser boa mãe. Ao questionar-se a origem desse medo de ser rejeitada, a mente subconsciente traz a imagem do intraútero, no qual o bebê sabe que irá decepcionar ao nascer (por ser de sexo diferente) e não se sente desejado (gravidez não planejada pela mãe), não querendo ser amamentado pela mãe logo nos primeiros dias (bebê recusa a mãe que o "rejeitou"). Percebe que durante toda sua vida tentou cumprir uma expectativa, a de ser de sexo diferente, deixando cabelos curtos e escondendo suas formas femininas com obesidade, e sente-se culpada por ter nascido. As contrariedades geradas por pai e marido repressores, como não poder manifestar a raiva de não ser ouvida ou aceita, acabaram por lesar o estômago, quando veio o desejo de morrer (subconsciente) com o falecimento do pai e a separação.

Percebe-se, então, que as vivências do período intrauterino ficam registrados na memória subconsciente e procura-se, após o nascimento, situações que remetam a essa época. No caso da paciente, trouxe consigo o sentimento de inadequação, de não cumprir a expectativa do sexo, sendo "boazinha" com todos, dando o sentido de "carregar todos nas costas", causando a lombalgia e, principalmente, a rejeição e o sentimento de culpa por ter nascido, com o desejo de "querer morrer", seguido do aparecimento do câncer.

Por outro lado, o bebê do sexo masculino desejado como menina, apesar do genótipo XY, pode apresentar características mais femininas, como feições mais suaves (fácies masculina possui traços mais "grotescos"), pele sedosa, pouca barba quando adulto, musculatura pouco desenvolvida apesar da atividade física. Geralmente, a mãe deixa os cabelos compridos e idealiza que esta criança "será sua companhia, estará sempre perto"; a criança gosta de ajudar nos afazeres domésticos e tem personalidade sensível. Essa criança, para o subconsciente dos outros, é uma menina, estando mais sujeita às violências sexuais porque o agressor vê alguém frágil (menina). O homem desejado mulher pode vivenciar insegurança em relação à sua masculinidade, podendo apresentar no futuro problemas em sua virilidade e distúrbios eréteis,[1,6,7] problemas de próstata e obesidade.

Outras preocupações da gestante estão voltadas para a saúde e boa formação (defeitos congênitos): "Será malformado?". Muitas vezes, a gestante elabora: "Não precisa ser nada, só perfeito". O "não" não é compreendido pela mente subconsciente do bebê, que não absorve o sentido ("não" é um conceito racional). Esse simples pensamento da mãe pode levar a déficit de aprendizagem; a criança pode apresentar dificuldade em relacionar-se com outros, pois foi pouco estimulado em vida intrauterina e a programação materna foi "não precisa ser nada, só perfeitinho".

Comumente, a gestante depara-se também com alguém doente, associando a doença a alguma emoção ou situação, como dermatoses (vitiligo, psoríase) e repulsa, isolamento, medo intenso e fobias, registrando na mente subconsciente do bebê essas associações. Assim, quando este vivenciar situações com o mesmo sentido, terá esse aprendizado anterior, podendo apresentar essas doenças. A gestante pode vivenciar também situações de "querer fazer e não poder" (executar, bater, mudar a situação), levando a malformações congênitas do sistema musculoesquelético do bebê.[8]

Caso clínico: paciente do sexo feminino, 36 anos, primeira filha, desejada homem, solteira, engravidou do companheiro, mas a gravidez não é desejada por ele. Antes de saber que estava grávida, vivenciou problemas familiares com o sentido de "quero mudar e não posso" (mãe viúva com namorado que lhe fazia mal). No decurso da gravidez, o companheiro não assumiu o bebê, deixado-a sozinha, sentindo-se abandonada e solitária, vivenciando rejeição e medo ("O que irá acontecer?", "Vou dar conta?", "Decepcionei minha família"). Com 26 semanas, em ultrassonografia, foi confirmado o diagnóstico de pé direito torto congênito e discreta hidrocefalia. O "querer mudar" a situação (questões familiares e com o companheiro) e não conseguir e o medo decorrente da rejeição estão associados à malformação congênita do sistema musculoesquelético e à hidrocefalia.

A influência das emoções maternas sobre o feto já era considerada desde a Antiguidade. Assim, em culturas primitivas, havia relatos de afastar a mulher grávida do fogo porque ficavam assustadas e poderia fazer mal ao bebê. Para os antigos chineses, que possuíam um modelo arcaico de pré-natal, "a gestante deveria ficar no topo da montanha, olhando apenas paisagem bonita e se comportando como 'boba' para que não tivesse pensamentos (emoções) ruins que prejudicassem o feto". Leonardo da Vinci também menciona: "Uma mesma alma governa dois corpos. As coisas que a mãe deseja imprimem-se sobre a criança que ela traz no momento que ela as deseja. Todo querer, desejo supremo ou medo da mãe, ou toda a dor do seu espírito, podem atingir poderosamente à criança, às vezes matando-a".[6,9]

Com a modernização do mundo, a inserção da mulher no mercado de trabalho e o consumismo, modificaram-se completamente os modos de pensar e de agir da sociedade, afetando a mulher. Hoje, a mulher, além de cuidar da casa, do marido, dos filhos e às vezes das finanças, também tenta se manter no trabalho fora de casa, ter uma profissão. Consequentemente, a mulher sofre emoções destrutivas a todo o momento, ficando estressada e fadigada. Assim, como ter um filho sadio?

Detectou-se por meio da técnica de Mobilização do *Qi* (Energia) Mental, idealizada por Yamamura, que as piores doenças e as mais graves, como abortamentos e malformações congênitas, têm suas origens no período compreendido entre a fecundação e a 6ª a 8ª semanas, quando ocorre a organogênese,[12] ou seja, quando a mulher ainda não sabe que está grávida. Emoções destrutivas nesse período são cruciais na alteração da organogênese (embriogênese),[10,11] pois é quando se formam os principais órgãos essenciais.[12]

Entre as emoções maternas, a rejeição da gravidez é altamente lesiva, pois gera medo e insegurança ao bebê pelo fato de não ter sido programado ou desejado e, muitas vezes, não aceito, vivenciando o sentido de "sou um fardo", "minha mãe não me queria", "estou atrapalhando". Rejeição intensa pode causar abortamentos e malformações cardíacas e renais e hidrocefalias, pois a emoção age prematuramente durante a formação dos órgãos[12] (Figura 12.2).

Para ilustrar como emoções maternas podem influenciar o bebê intrauterino, levando ao adoecimento, tome-se o caso a seguir.

Paciente de 7 anos, sexo feminino, filha única do casal, com queixa de dores nas costas e no joelho, cujo exame mostrou discreto encurtamento do membro inferior esquerdo e escoliose (Figura 12.3). A mãe engravidou na sua primeira relação sexual. Brigava muito com o companheiro, principalmente por ciúmes, e não queria ter engravidado. Ao saber da gravidez, chegou a pensar em aborto; o companheiro ofereceu abortivos, mas ela não tomou. Aos 22 anos, deu à luz uma menina prematura (35 semanas); ficou um mês em UTI neonatal por baixo peso; teve infecção hospitalar, prolongando sua internação.

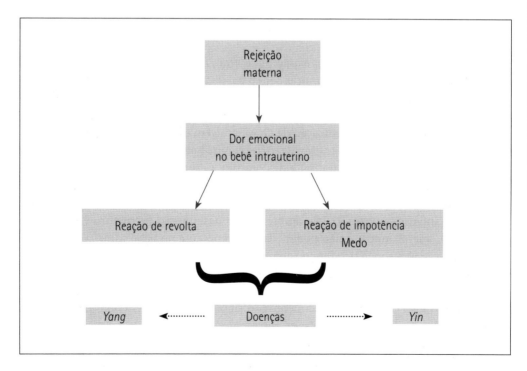

FIGURA 12.2   Rejeição materna e doenças no bebê intrauterino.

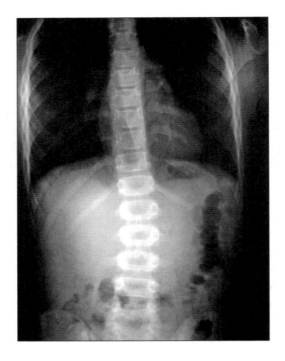

FIGURA 12.3 Menina de 7 anos com cifoescoliose, leve encurtamento do membro inferior esquerdo, rejeitada pela mãe, que não queria engravidar.

Aos 3 meses de idade, a menina teve meningite viral, ficando internada por 15 dias; aos 7 anos de idade, mãe e filha foram morar com o pai da menina (contra a vontade da mãe) e ela teve, logo após, meningite meningocócica. O diagnóstico de cifose e escoliose foi feito aos 3 anos de idade.

Por meio da técnica de Mobilização de *Qi* Mental, em estado de relaxamento, constatou-se que a mãe, ao descobrir-se grávida, pensou em aborto pela situação de brigas com o companheiro, mas não o fez por falta de coragem. O sentido dado à gravidez foi "não aguento mais o namorado, não quero casar, quero mudar essa situação, não quero filho". O bebê vivencia essa rejeição intensa, o não desejo de gravidez e a tentativa de aborto como medo intenso, ameaça à vida, apresentando nascimento prematuro e baixo peso ao nascer. O "querer mudar e não poder" da mãe repercute no bebê como malformação do sistema musculoesquelético (encurtamento do membro inferior esquerdo) e o "ter de aguentar", como cifose e escoliose (sentido de fardo).

Outro momento que requer atenção é o nascimento, por ser gerador de estresse para a gestante e o bebê. O parto e o nascimento são etapas a serem percorridas para viver no mundo exterior; também é momento de *eutress* ou de *distress*, dependendo da memória ancestral e da memória subconsciente oriundas das emoções maternas. O tipo de parto, a facilidade ou a dificuldade do nascer marcam a memória do bebê e podem constituir fatores dos mais importantes no sucesso, no fracasso da vida futura e nas doenças.[1,6]

Como fica registrado na memória o processo de parto? Qual terá sido a sensação? De sufocamento, de falta de ar (por circular de cordão) ou sensação de morte iminente? Antigamente existia o papel da parteira, com quem as gestantes tinham uma ligação emocional maior. Atualmente, a gestante tem pouco contato com o médico por causa dos planos de saúde e do sistema de saúde público, apesar de, nos grandes centros de referência, a abordagem materno-fetal considerar cada vez mais o aspecto emocional.

Nas gestantes que vivem em grandes metrópoles surgem os medos "Como vou chegar ao hospital devido ao trânsito?", "E se chover?", "Será que vou sentir dor?", "Vou chegar a tempo na maternidade?", "Tenho medo da anestesia", "Meu filho nascerá bem?". Nesses momentos, traz à sua memória histórias de gestantes que passaram dificuldades ou que morreram durante o parto. Como o bebê recebe essas informações maternas?[1,6] O bebê registra em sua memória o medo do desconhecido ("o que irá acontecer", "não quero nascer"), ficando desconfortável do ponto de vista emocional, podendo ocorrer repercussões como apresentações altas, circulares de cordão, etc.

O que fica registrado então em relação ao tipo de parto? Na cesariana, o bebê está preparado física e emocionalmente para nascer? Pela teoria fetal, quem inicia o trabalho de parto é o bebê, quando estiver maduro, ou seja, quando tiver atingido o equilíbrio entre o *Yang* e o *Yin*, segundo a concepção chinesa, e o período final de amadurecimento é incalculável (na natureza, observa-se que a galinha choca os ovos e somente quando o pintinho estiver apto a sobreviver no meio exterior, ele mesmo quebra a casca que foi seu local de crescimento, desenvolvimento e amadurecimento). Atualmente, é comum a indicação de cesariana eletiva, com bons argumentos em sua defesa. No entanto, esse bebê está pronto para nascer, especialmente do ponto de vista emocional? Como seria não estar preparado para o mundo exterior e a saída do mundo protegido (útero) ser antecipada? Será este um dos motivos para maior taxa de morbidade nesse tipo de procedimento?[1,6]

No parto normal, iniciado pelo bebê (teoria fetal do início de parto), ele sente dificuldade em seguir pelo canal do parto, trazendo certo desconforto (*eutress*), importante na eliminação de catecolaminas para ativar e estimular as atividades de todos os órgãos, principalmente o respiratório. Nesse processo de parto, fica em sua memória a ideia de que conseguir algo é trabalhoso, mas, no fim, há êxito, com a sensação de conseguir e a felicidade advinda com o esforço.[1,6,13]

Mesmo sendo parto vaginal, o quadro torna-se completamente diferente se o parto for induzido antes do amadurecimento (emocional) completo do bebê intrauterino. Será sempre um parto que traz pensamentos negativos no bebê: "O que estão fazendo comigo?". Há sensação de estar sendo "despejado" do seu local de segurança; assim, o *eutress* do nascimento pode passar a ser *distress*, com diminuição na produção de catecolaminas e secreção aumentada de cortisol, desencadeando lesões ou mau funcionamento dos órgãos internos e aumentando a morbidade e doenças futuras.[4]

Em relação à cesariana, ela é menos prejudicial que o parto induzido antes do tempo. Na cesariana, o *eutress* é mínimo, pois não há o "sofrimento" do nascer, consequentemente, ocorre pouca eliminação de catecolaminas, por isso os órgãos internos demoram a exercer suas funções plenas, aumentando a morbidade infantil. O registro que pode ficar na memória do bebê é de conseguir tudo com pouco esforço, são aqueles que sempre recebem "ajuda" de alguém.[6,7]

Um parto difícil (geralmente quando a relação mãe-feto não foi boa) pode provocar sofrimento fetal e o bebê pode ter emoções ruins, como: "Querem me tirar daqui? Estão me matando? Vou sentir dor? Vou morrer? O que está acontecendo?".

O nascimento é considerado o primeiro grande acontecimento da vida[7]. Em qualquer situação patológica, como, p.ex., a presença de circular(es) de cordão umbilical, que durante o parto vai progressivamente estrangulando o bebê, a sensação de sufocamento fica associada à pressão exercida pelas contrações uterinas e por encontrar-se em local estreito e escuro, com dificuldade de prosseguir (quanto mais avança, piora o sufocamento). Assim, quando o indivíduo vivenciar situações de estresse, em que se sinta pressionado, com dificuldades, ou em locais apertados e escuros, trará à tona a sensação de sufocamento vivida no nascimento. Por isso encontra-se grande contingente de indivíduos com síndrome de pânico, fobias ou asma brônquica, que podem iniciar precocemente, manifestando-se na criança ou no adolescente.[1,6]

A intensidade de manifestação da doença ou do momento do seu aparecimento depende da intensidade das emoções e o sentido que a mente deu a essas emoções. Por isso, as manifestações clínicas podem ser energéticas, como agitação psicomotora do bebê; funcionais, como icterícia neonatal mais acentuada e demorada; ou orgânicas, como malformações congênitas[1,11]. Portanto, quanto maior e mais intenso for o estímulo, mais intensa e mais precoce será a doença, indicando que bebês que nascem com malformações congênitas tiveram parto complicado. Ao não aceitar o aleitamento materno ou ao apresentar doenças que se iniciam logo após o nascimento, indicam que a intensidade das emoções maternas destrutivas foram intensas e precoces.

REPERCUSSÃO NO ADOECIMENTO

Quando se inicia o processo de adoecimento? A Medicina Tradicional Chinesa considera os três níveis de adoecimento – energético, funcional, degenerativo – e considera que as emoções (*Shen Qi* – Energia Mental) são de importância fundamental; desarmonias da mente levam a distúrbios de circulação de *Qi* (Energia), causando o adoecimento.

Na vida, constantemente, tem-se emoções boas ou ruins. O ser humano interage com o meio em que vive por meio dos sentidos, audição, visão, olfato, paladar e tato, e a cada fato vivido são geradas emoções.

Faz-se distinção entre sentimentos e emoções. Raiva, tristeza e alegria são sentimentos inerentes ao ser humano perante uma situação e sendo aspectos dos 5 Movimentos (Tabela 12.2). Sentimentos ocorrem mediante um estímulo e cessam ao término do fato (p.ex., alegrar-se ao encontrar um amigo); cessado o estímulo, o sentimento termina. As emoções são consideradas duradouras, isto é, mesmo após o estímulo, a raiva e a tristeza permanecem. Por isso são consideradas como fator de adoecimento e altamente lesivas, pois, por serem *Yang* do *Yang*, lesarão o *Yin* do *Yin* (*Zang Fu* – Órgãos Internos).

TABELA 12.2 OS 5 MOVIMENTOS, *ZANG* (ÓRGÃOS) E EMOÇÕES DE CARACTERÍSTICAS *YANG* E *YIN*, SEGUNDO A CONCEPÇÃO DA MEDICINA TRADICIONAL CHINESA

5 Movimentos	Água	Madeira	Fogo	Terra	Metal
Órgão (*Zang*)	*Shen* (Rins)	*Gan* (Fígado)	*Xin* (Coração)	*Pi* (Baço/Pâncreas)	*Fei* (Pulmão)
Emoção *Yang*	Autoritarismo	Raiva, ódio, ira e revolta	Ansiedade	Ideias obsessivas	Angústia
Emoção *Yin*	Medo, pavor e ficar assustado	Indecisão	Alegria excessiva	Preocupação excessiva	Tristeza profunda

A mente dá um sentido às emoções, ou seja, sente-se raiva (emoção) ao discutir com alguém e a reação emocional é "quero bater" (sentido). Emoções são lesivas quando reprimidas pela mente racional, que julga e analisa a reação emocional ("não posso bater, melhor me controlar"). A reação "não posso" fica registrada na memória subconsciente e é ativada cada vez que o indivíduo for executar o movimento do fazer, causando ombralgias, que podem ser energéticas, funcionais ou degenerativas.

Dependendo do sentido dado pela mente, se relacionado às ações de movimento (fazer, mudar, executar e bater), acometem o sistema musculoesquelético; se associado à sobrevida do indivíduo (querer morrer e perder alegria de viver), acometem o sistema imunológico, endócrino, vegetativo, ou seja, os Órgãos Internos.

Na vida intrauterina, as percepções e sentimentos começam a modelar a personalidade do indivíduo. Dependendo da maneira que vivencia essas percepções, terá tendência a ser mais feliz ou mais triste, mais ansioso, agressivo, rejeitado, ou com sentimento de "tenho de agradar". A principal fonte de aprendizado é a mãe, ou seja, quando a mãe tem que agradar os outros, se a mãe carrega a família nas costas, está ensinando esse comportamento para o bebê e ele também será assim ("carrego a família nas costas", "não consigo dizer não" e "tenho que agradar todo mundo"). Atualmente, esse aprendizado é explicado pela presença de neurônios em espelho, responsável pelo bebê e crianças copiarem o comportamento e imitarem as reações emocionais dos adultos.[14-16]

As vivências da vida intrauterina promovem no bebê esquemas afetivos e duradouros. O bebê, antes de nascer, é um ser consciente e capaz de reações, podendo ver, tocar, degustar e processar primitivamente o aprendizado; é capaz de ter sentimentos menos elaborados, mas reais, de gerar lembranças e registrar na sua memória subconsciente.[9]

Assim, os bebês rejeitados ou sem a atenção necessária da mãe, por inexperiência, falta de informações ou doenças, têm a sensação de estar fechados em um quarto escuro, sem estímulos, gerando solidão. Sabe-se que filhos de mulheres esquizofrênicas (incapazes de se interessar por seus filhos na vida intrauterina) ilustram bem a situação do feto ignorado, rejeitado, sem comunicação. São bebês que apresentam maior tendência a problemas físicos e emocionais ao nascer e no seu desenvolvimento, além de dificuldade de aprendizagem e de interação social.

Nem toda perturbação afetiva da criança ou do adulto tem origem no período intrauterino. Acontecimentos da vida modificam as reações do indivíduo adulto, pois pode elaborar a defesa e direcionar a reação (mente racional). Na infância, se alguém pega um brinquedo, a criança se defende dizendo "é meu", sem se importar com o sentimento do outro. No entanto, na fase adulta, pelas regras da convivência social, reprime-se a reação emocional primária ("é meu"), emprestando o "brinquedo", apesar de não ser realmente o desejo (elabora-se uma mentira), reprimindo a contrariedade.

Embora as características maiores de personalidade raramente mudem no decorrer da vida, ou seja, se o bebê for rejeitado na vida intrauterina, trará essa experiência para o mundo exterior, ficando inseguro, com pensamento eterno de ter pessoas melhores que si (pois não foi valorizado pela mãe). Enfim, o indivíduo traz o modelo da vida intrauterina para o mundo exterior nos relacionamentos intra e interpessoais. Por isso, para estudar e analisar uma doença, da criança ou do adulto, é imprescindível a análise de sua vida intrauterina, se houve rejeição à sua gravidez, expectativa em relação ao sexo e a sequência de nascimento (pragmático ou idealista).[1,6,7]

CONSIDERAÇÕES FINAIS

Em resumo, existem quatro momentos em que as emoções maternas têm maiores repercussões no bebê intrauterino:

- emoções destrutivas maternas antes de saber que está grávida: as consequências são os abortamentos e as malformações congênitas, ou doenças em escala menor de malignidade. O pior sentido que a mente da mãe pode dar frente à revolta, medo e tristeza é "minha vida acabou" e outros sentidos correlatos ("quero morrer");
- no momento do diagnóstico da gravidez: a rejeição que o bebê pode sentir em gravidez indesejada, gravidez de temporão, ou bebê desejado de sexo diferente. Dependendo da intensidade com que uma menina foi desejada como menino, pode haver mudança significativa no fenótipo e consequências futuras, como dismemorreia, infertilidade sem causa aparente, endometriose, desejo de ter filho tardiamente. No caso do menino desejado como menina, podem ocorrer distúrbios eréteis ou não constituir família;
- durante a gravidez: emoções, medos, preocupações, tristeza por perdas familiares, desemprego podem resultar em insegurança futura, depressão ou doenças dos Órgãos Internos, que se constituem, geralmente, alterações energéticas ou funcionais do bebê;
- no nascimento: para a criança que se sentiu rejeitada no decurso da gravidez, em qualquer tipo de parto, é um momento de sofrimento que pode resultar em síndrome de pânico, asma brônquica, broncopneumonia, não aceitação de aleitamento materno, etc.

A vida intrauterina é um período de extrema importância para a vida futura do indivíduo. As emoções maternas, quando negativas, repercutem no desenvolvimento emocional e físico do bebê, contribuindo para o adoecimento. Quanto mais intensas as emoções, mais cedo crianças e adolescentes manifestarão doenças, antecipando o adoecimento da vida adulta.

A técnica de Mobilização de *Qi* (Energia) Mental consiste em identificar os registros de memória, as emoções reprimidas e o sentido dado ao fato que está participando da doença atual. Idealizamos o acompanhamento do indivíduo adulto, especialmente da mulher antes de engravidar, que resolva seus conflitos emocionais para que os bebês vindouros sejam saudáveis física e emocionalmente, cumprindo a premissa da Medicina Tradicional Chinesa de que "esperar ter sede para cavar o poço pode ser tarde demais".

REFERÊNCIAS BIBLIOGRÁFICAS

27. Yamamura Y, Yamamura ML. Mobilização de *Qi* Mental. In: Yamamura Y. Entendendo Medicina Chinesa e Acupuntura. São Paulo: Center AO – Centro de Pesquisa e Estudo da Medicina Chinesa, 2006.
28. Eisenberger NI, Lieberman MD, Willians KD. Does rejection hurt? An fMRI study of social exclusion. Science 2003; 302:290-2.
29. Kandel ER, Scharwartz J, Jessel TM. Fundamentos da neurociência e do comportamento. Rio de Janeiro: Prentice-Hall do Brasil, 1997.
30. Ader R, Felten DL, Cohen N. Psychoneuroimunology. San Diego, 2000.
31. Grunau RVE, Craig KD. Pain expression in neonates: facial action and cray. Pain 1990; 28:395-410.
32. Yamamura Y, Yamamura ML. Aulas proferidas nos Cursos de Mobilização de *Qi* Mental ministrado pelo Center AO – Centro de Pesquisa e Estudo da Medicina Chinesa. São Paulo, 2002-2014.
33. Grisa PA. O jogo e a estrutura da personalidade. 6.ed. Florianópolis: Edipappi, 2004.
34. Yamamura Y, Yamamura ML. Acupuntura. In: Vitalle MSS, Medeiros EHGR. Adolescência. Guia de Medicina Ambulatorial e Hospitalar da UNIFESP/EPM. Barueri: Manole, 2008.
35. Yamamura ML. Pacientes portadores de vitiligo e de sobrepeso/obesidade e suas emoções relatadas por meio da técnica de mobilização de *Qi* Mental. [Tese Mestrado.] São Paulo, 2006.
36. Carmichael SL, Shaw GM. Maternal life event stress and congenital anomalies. Epidemiology 2000; 11:30-5.
37. Oshiro E. Emoções maternas em crianças com malformação renal. Apresentado na III Jornada de Mobilização de *Qi* Mental. São Paulo, 2004..
38. Larsen WJ. Human embriology. Nova York: Churchill Livingstone, 1993.
39. Verny T, Lelly J. A vida secreta da criança antes de nascer. São Paulo: Salmy, 1993.
40. Iacoboni M. Neural mechanisms of imitation. Curr Opin Neurobiol 2005; 5(6):632-7.
41. Collins JW. The neuroscience of learning. J Neurosci Nurs 2007; 39(5):305-10.
42. Keysers C, Fadiga L. The mirror neuron system: new frontiers. Soc Neurosci 2008; 3(3-4):193-8.

BIBLIOGRAFIA

1. Glover V, Giannakoulopoulos X. Estresse e dor no feto. In: Aynsley-Green A, Platt MPW, Lloyd-Thomas AR. Clinicas Pediátricas - Estresse e dor na lactância e infância. Rio de Janeiro: Interlivros, 1997.
2. Guinsburg R, Balda RCX. Dor em neonatologia. In: Teixeira MJ. Dor – Contexto interdisciplinar. São Paulo: Maio, 2003.

CAPÍTULO

13

Asma brônquica e Acupuntura

ELISABETE DOS REIS CARNEIRO

VISÃO DA MEDICINA OCIDENTAL SOBRE A ASMA BRÔNQUICA

Na Medicina Ocidental, a asma é definida como doença inflamatória das vias aéreas, na qual ocorre a obstrução do fluxo aéreo por causa da broncoconstrição. Nos países desenvolvidos, a asma é a doença crônica mais comum durante a infância e, apesar de a fisiopatologia da doença ser bem conhecida e do avanço no desenvolvimento de novas classes de fármacos, uma parcela significativa de pacientes ainda apresenta formas graves de asma, cujo tratamento habitual ainda é insuficiente.

Etiologia

Quase todas as crianças com asma são atópicas, portanto têm propensão para produzir IgE. Os aeroalérgenos desempenham papel importante ao induzir a doença inflamatória, mas as causas subjacentes da asma ainda não são conhecidas. A atopia é herdada, mas mecanismos ambientais parecem ter importância decisiva para o indivíduo atópico tornar-se ou não um indivíduo asmático. Os fatores que aumentam esses riscos são:

- pais fumantes;
- mães que fumaram durante a gravidez;

- exposição a altas concentrações de alérgenos durante a infância;
- infecções virais repetidas na infância.

Além disso, o conhecimento do genoma humano, decorrente do avanço da genética clínica, tem possibilitado a identificação dos possíveis genes envolvidos na doença. Genótipo e fenótipo são influenciáveis pelo ambiente em que a criança vive e pelas condições psíquicas às quais ela é submetida durante a infância.

A asma pode ser desencadeada ou agravada por múltiplos fatores, conforme a faixa etária. Nos lactentes e crianças menores (até 3 anos de idade) e entre os adolescentes com infecções das vias aéreas superiores (gripes, resfriados e amidalites), pode ser desencadeada ou agravada com exacerbações agudas, principalmente por alérgenos inalantes (ácaros domésticos, fungos, pelos, saliva e urina de animais domésticos, como cão, gato e aves, restos de insetos e baratas). A inalação de agentes irritantes inespecíficos (p.ex., odores fortes e fumaça de tabaco) pode desencadear sintomas por mecanismos não imunogênicos, assim como exercício físico, inalação de ar frio e seco, uso de alguns anti-inflamatórios não hormonais e também por mudança brusca de temperatura.

A incidência e a prevalência da asma no Brasil têm aumentado na última década. Apesar do conhecimento da fisiopatologia da doença e do uso de novos medicamentos, a prevalência de asma em escolares brasileiros atinge 25%, o que representa um custo elevado para a rede pública de saúde e coloca o Brasil na desconfortável situação de segundo lugar de prevalência da asma no mundo.

Quadro clínico

A anamnese do paciente asmático é fundamental para conhecer os fatores desencadeantes. O conhecimento da frequência, da intensidade e da duração das crises e as atividades no período entre as exacerbações permite a avaliação da gravidade da asma e das possíveis comorbidades associadas à asma brônquica, como a rinite e a dermatite atópica.

Entre os principais sinais e sintomas clínicos, está a tríade: tosse seca, dispneia e sibilos. As crises repetidas de obstrução das vias aéreas acontecem com frequência, que pode ser diária, semanal, quinzenal ou até se manter constante, com sibilos e/ou tosse (Figura 13.1). Essas crises podem apresentar melhora espontaneamente ou em resposta a uma medicação específica para a asma, como os broncodilatadores de alívio, que são os fármacos mais utilizados sem prescrição médica.

As crises de asma podem apresentar intensidades que variam de leve a fatal e a inflamação está sempre presente nos quadros de asma.

Fisiopatologia da asma na visão da Medicina Ocidental

A asma é uma doença multifatorial, em que o estreitamento das vias aéreas pode ocorrer por vários mecanismos, como imunogênicos e não imunogênicos (Figura 13.2).

O mecanismo imunogênico da asma brônquica deve-se à broncoconstrição decorrente da contração da musculatura lisa da via aérea, conhecido como asma intrínseca, e é

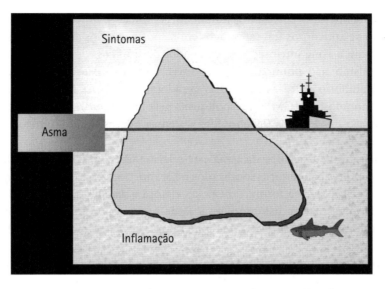

FIGURA 13.1 A inflamação sempre está presente na asma. Deve-se, além de tratar os sintomas, eliminar o processo inflamatório, evitando a lesão do tecido pulmonar.
Fonte: imagem: cedida pelo Center AO, aulas de Acupuntura em pediatria.

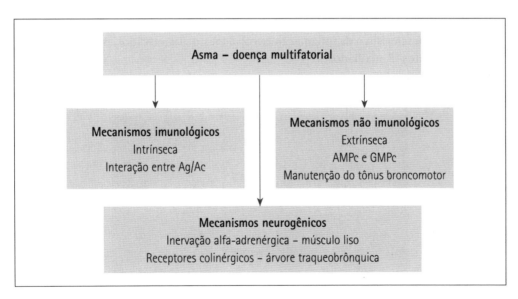

FIGURA 13.2 Fisiopatologia da asma brônquica: mecanismos imunogênicos, não imunogênicos e neurogênicos.
Ag/Ac: antígeno/anticorpo; AMPc: adenosina-monofosfato; GMPc: guanosina-monofosfato.

dependente da interação entre antígeno/anticorpo. Inicia-se uma forma muito particular de produção de anticorpos IgE específicos em resposta a vários alérgenos. Os indivíduos que apresentam a asma intrínseca são chamados de atópicos.

O mecanismo não imunogênico da asma, chamada de asma extrínseca, decorre de um desequilíbrio entre as moléculas geradoras adenosina-monofosfato (AMPc) e guanosina-monofosfato (GMPc), responsáveis pela manutenção do tônus broncomotor. A regularização desse tônus depende dos sistemas nervosos autonômicos simpático e parassimpático.

O mecanismo neurogênico da asma está relacionado com a inervação alfa-adrenérgica e de receptores colinérgicos localizados na árvore traqueobrônquica, os quais geram a broncoconstrição. Dessa forma, a resposta efetora é via arco reflexo vagal, que leva à contração da musculatura lisa brônquica. Pode ocorrer por ativação dos nervos colinérgicos, como mudanças bruscas de temperatura, ou por mecanismos reflexos, como exercícios físicos.

A fisiopatologia da asma é descrita como doença de caráter inflamatório e mediada por reações de hipersensibilidade imediata, ligadas à imunoglobulina de classe IgE, que, quando recrutada, leva à ativação de mastócitos, a partir da qual ocorre degranulação. Esses grânulos liberam componentes tóxicos que se ligam a receptores presentes na árvore traqueobrônquica, levando a broncoconstrição, produção de muco e edema (Figura 13.3).

Os eosinófilos são recrutados e são as células mais importantes e diretamente relacionadas com a doença. A hiper-responsividade brônquica que acontece nas vias aéreas dos pacientes asmáticos resulta em ciclo vicioso e estreitamento maior da via aérea, ocorrendo respostas repetidas a uma grande variedade de estímulos.

O padrão característico da inflamação envolve mastócitos ativados, macrófagos, eosinófilos e linfócitos-T auxiliadores.

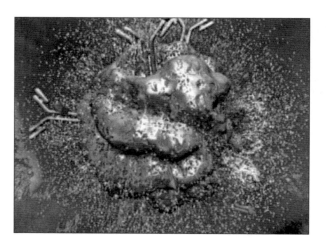

FIGURA 13.3 Mastócito ativado e degranulando.
Fonte: imagem cedida pelo Center AO, aulas de Acupuntura em pediatria.

Células inflamatórias liberam múltiplos mediadores inflamatórios, que incluem histamina, bradicinina, óxido nítrico, leucotrienos e mensageiros intracelulares, denominados citocinas, que são responsáveis pela coordenação, amplificação e perpetuação da resposta inflamatória, com a liberação de citocinas de padrão Th2 (IL-4; IL-5; IL-13). A manutenção desse ciclo de atividade inflamatória implica a manutenção de um estado de hipersensibilidade tardia e uma remodelação brônquica (Figuras 13.4 e 13.5).

As alterações estruturais podem ocorrer levando a fibrose subepitelial, espessamento da membrana basal, hiperplasia do músculo liso da via aérea e neoformação vascular (angiogênese). Essas alterações podem causar obstrução irreversível (fixa) ao fluxo aéreo, o que geraria um remodelamento brônquico, com consequências a médio e longo prazo, deteriorando a capacidade funcional pulmonar da criança (Figura 13.6).

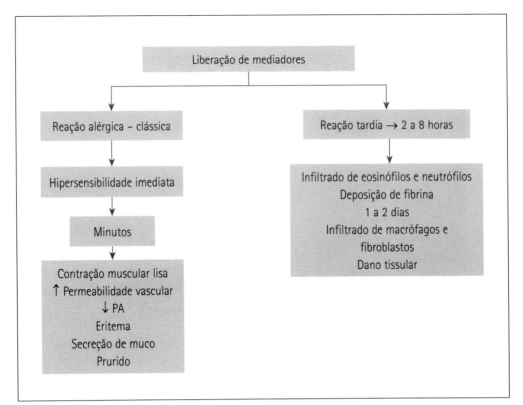

FIGURA 13.4 Resposta de hipersensibilidade imediata e suas implicações fisiológicas nos brônquios, que ocorrem minutos após a exposição ao alérgeno. A reação de hipersensibilidade tardia ocorre após 2 a 8 horas do contato inicial com o alérgeno, causa danos teciduais e tissulares e pode manter-se por 1 a 2 dias, ou persistir silenciosamente, levando à hiper-responsividade brônquica e ao remodelamento das vias aéreas.
PA: pressão arterial.
Fonte: imagem cedida pelo Center AO, aulas de Acupuntura em pediatria.

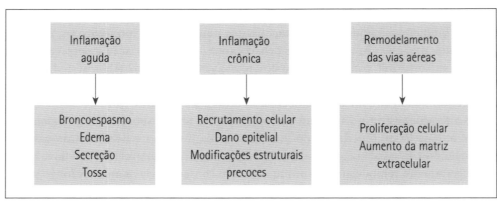

FIGURA 13.5 O processo inflamatório da asma passa pela fase de inflamação aguda; se não controlada, evolui para inflamação crônica até causar danos ao epitélio pulmonar e levar ao remodelamento brônquico.
Fonte: imagem cedida pelo Center AO, aulas de Acupuntura em pediatria.

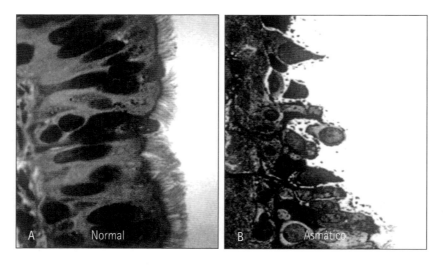

FIGURA 13.6 Epitélio pulmonar estratificado ciliado em estado de saúde (A) e na fase de remodelamento brônquico (B).
Fonte: imagem cedida pelo Center AO, aulas de Acupuntura em pediatria.

Diagnóstico

O diagnóstico clínico é realizado com um bom exame físico, anamnese, história pregressa da doença e aspectos ambientais e familiares. A tríade clássica da doença é tosse seca, dispneia e presença de sibilos.

Ao exame, a ausculta pulmonar deve apresentar murmúrio vesicular presente, que pode estar diminuído em um ou ambos hemitórax, dependendo da gravidade da obstrução brônquica.

A presença dos sibilos é fundamental para o diagnóstico; porém, sua ausência, por si só, não pode descartar a patologia, já que uma crise grave de asma pode ocluir até as vias aéreas mínimas, causando a ausência de sibilos ao exame físico.

Nessa situação, pode-se observar a utilização da musculatura acessória na respiração, em uma tentativa de vencer o broncoespasmo, e os sinais ao exame físico são tiragem intercostal, tiragem de fúrcula, batimento de asa de nariz e intensa dispneia.

O diagnóstico laboratorial é feito por meio da dosagem da imunoglobulina de classe IgE, avaliando-se a porcentagem de eosinófilos presente no sangue periférico. Além disso, existem testes de broncoprovocação e de função pulmonar.

Na radiografia de tórax, pode-se visualizar a hiperinsuflação – pequenas áreas de atelectasias por rolhas de muco, comuns em asmáticos e confundidas com focos pneumônicos.

Tratamento na Medicina Ocidental

O tratamento clínico da asma tem por finalidade:

- prevenir a morte por exacerbação aguda;
- prevenir riscos a longo prazo, incluindo a limitação ao fluxo aéreo;
- proporcionar sintomas mínimos (p.ex., crises noturnas de asma);
- permitir atividades físicas normais e sem limitações na escola e no lazer da criança;
- manter a função pulmonar normal ou próxima do máximo individual do pico de fluxo expiratório (PFE) e volume expiratório forçado no primeiro segundo (VEF$_1$).

Broncodilatadores de alívio, os beta 2-adrenérgicos, que aliviam o broncoespasmo e relaxam a musculatura das vias aéreas, são bastante utilizados no Brasil. Entretanto, seu efeito é rápido e, após 6 a 8 horas, pode ocorrer uma nova crise de forte intensidade por causa da reação de hipersensibilidade tardia, que libera novos mediadores e eleva a concentração de histamina. Isso pode levar a criança à morte, que, em geral, ocorre por asfixia (raramente por excesso de medicamentos).

O uso de corticosteroides orais e injetáveis é necessário na urgência e na gravidade do quadro espástico. Os corticosteroides reduzem a inflamação, aceleram a recuperação e reduzem o risco de crise fatal. A aminofilina é usada como tratamento adjuvante em pacientes hospitalizados, assim como o brometo de ipatrópio.

Novas classes de medicamentos, como os inibidores de leucotrienos (Montelukast) e os corticosteroides de uso inalatório, trouxeram grande avanço e melhora clínica na manutenção dos quadros clínicos da asma grave. Contudo, existem os não responsivos e, apesar das novas medicações, a prevalência e a mortalidade ainda permanecem elevadas, principalmente nos grandes centros urbanos.

VISÃO DA MEDICINA CHINESA – ACUPUNTURA SOBRE A ASMA BRÔNQUICA

A Medicina Tradicional Chinesa descreve há milênios o efeito da harmonização energética da Acupuntura, que promove a homeostase dos *Zang Fu* (Órgãos e Vísceras). Diante do crescimento da utilização da Acupuntura como ferramenta terapêutica para o tratamento de diversas condições fisiopatológicas na Medicina Ocidental, o meio científico tem se preocupado em estudar o mecanismo de ação da Acupuntura.

A finalidade do grupo do Ambulatório de Acupuntura em Pediatria do Setor de Medicina Chinesa – Acupuntura da Unifesp – foi analisar o possível efeito protetor da Acupuntura na asma brônquica.

Etiopatogênia energética

Na concepção da Medicina Tradicional Chinesa, existem duas formas de asma brônquica: a forma Plenitude, que se deve à Plenitude do *Gan-Yang* (Fígado-*Yang*), a qual restringe a ação do *Fei* (Pulmão) manifestando-se pela tosse, sibilos e dispneia; e a forma Vazio, que se relaciona com a Deficiência do *Shen* (Rins) e apresenta características mais *Yin*, manifestando-se pela tosse crônica, com padrão produtivo, fadiga e astenia.

Fisiopatologia da asma na Medicina Tradicional Chinesa

O *Fei* (Pulmão), segundo a teoria dos *Zang Fu* (Órgãos e Vísceras) da Medicina Tradicional Chinesa, é o *Zang* (Órgão) gerador de *Qi* (Energia), responsável pela formação de várias Energias circulantes, como o *Zong Qi* (Energia Torácica) – responsável pela respiração tissular, controle da respiração e difusão das Energias, e pela formação do *Wei Qi* (Energia de Defesa), do *Yuan Qi* (Energia Fonte) e do *Yong Qi* (Energia Nutritiva) (Figura 13.7).

A relação entre o *Fei* (Pulmão) e o *Shen* (Rins) deve manter-se harmoniosa para conservar a integridade da ligação energética existente entre o Alto e o Baixo. O desequilíbrio dessa relação pode ocorrer por distúrbios do *Fei* (Pulmão), que, não conseguindo enviar a Energia Celeste (*Tian Qi*) do ar inalado para o *Shen* (Rins), ocasiona a Deficiência de *Qi* (Energia) (Figura 13.8).

Outra causa de desequilíbrio é a Deficiência do *Shen* (Rins), na qual este *Zang* (Órgão) não consegue receber ou manter a Energia Celeste enviada pelo *Fei* (Pulmão), que retorna ao *Fei* (Pulmão), lesando a função de difusão de *Qi* (Energia) e o ritmo adequado da respiração, e desencadeia, assim, a crise de asma, por mecanismo de contradominância da teoria dos Cinco Movimentos.

Por ser o Órgão-fonte, a Deficiência do *Shen* (Rins) predispõe à fadiga física e à incapacidade de executar adequadamente atividades físicas e mentais. Isso também se deve à Deficiência do *Zong Qi* (Energia Torácica) e do *Yuan Qi* (Energia-Fonte) que, quando se apresentam diminuídas, causam diminuição de vitalidade, sonolência excessiva, apatia e

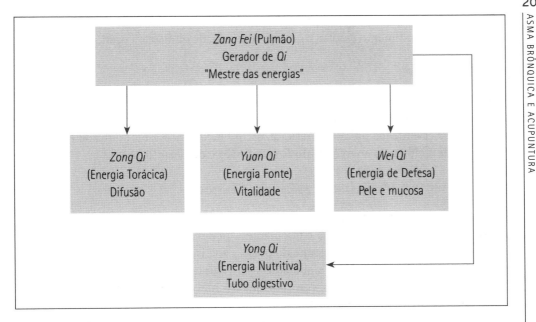

FIGURA 13.7 Energias do *Zang* (Órgão) *Fei* (Pulmão), grande mestre das Energias *Zong Qi*, *Yuan Qi*, *Wei Qi* e *Yong Qi*.

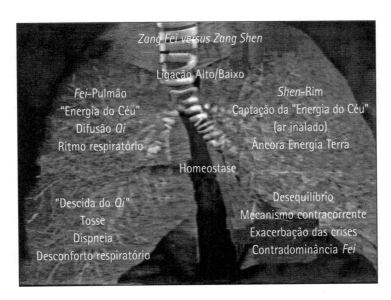

FIGURA 13.8 Relação existente entre o *Fei* (Pulmão) e o *Shen* (Rins), para a manutenção da homeostase das Energias circulantes. A ruptura desse equilíbrio entre a ligação Alto/Baixo causa a descida do *Qi* (Energia), pelo mecanismo de contradominância, e lesa o *Fei* (Pulmão).

adinamia, provocando, em pacientes asmáticos, as queixas referidas, comprometendo a frequência e o rendimento escolar, e gerando dificuldade de aderir a práticas desportivas.

Quadro clínico

O paciente apresenta dificuldade de respirar, respiração curta e breve, tosse, dispneia, sibilos, tiragem intercostal e de fúrcula, batimento de asa de nariz. A coloração da face apresenta-se esverdeada na região perioral, escura na lateral e esbranquiçada na tez, que corresponde à alteração energética do *Fei* (Pulmão) e do *Shen* (Rins).

Diagnóstico na Medicina Tradicional Chinesa

O diagnóstico é clínico (o paciente apresenta respiração curta e tosse) – a propedêutica da Medicina Chinesa é muito rica e fascinante, e pode-se fazer o diagnóstico pela coloração da face, exame da língua, exame do pulso e análise do leito ungueal.

A maioria dos pacientes do ambulatório de Acupuntura em Pediatria apresentava características do tipo Plenitude, com um quadro mais grave (*Yang*), de forte intensidade, com frequência semanal ou diária de crises e grandes limitações físicas aos mínimos esforços, uso contínuo de medicamentos de alívio (beta 2-adrenérgicos), grande absenteísmo escolar e uso frequente de antibióticos, em virtude dos quadros infecciosos secundários e pela diminuição da imunidade.

Os pacientes são, na maioria, longilíneos, com a relação peso/altura abaixo do ideal, apresentando a tez branca, amarelo-esverdeada na região perioral e amarelo-escura na lateral do rosto.

O exame da língua mostra língua pequena para a cavidade oral, com a ponta vermelha e pontilhada, além de falha de revestimento na raiz, o que caracteriza a presença de Calor no *Shangjiao* (Aquecedor Superior), órgão energético responsável pela homeostase energética do *Fei* (Pulmão), e diminuição do *Shen Qi* (Energia dos Rins), cujas manifestações são mostradas na ponta e na raiz, respectivamente (Figura 13.9).

O pulso da maioria das crianças asmáticas atendidas teve como característica ser tenso e rugoso, com Calor no Fígado (*Gan*) e diminuição do pulso dos Rins (*Shen*).

Tratamento pela Acupuntura

O tratamento inicia-se após o diagnóstico pelo exame do pulso, da língua e de outros achados propedêuticos.

Nos estudos clínicos para asma realizados no Ambulatório de Pediatria do Setor de Medicina Chinesa – Acupuntura da Unifesp, utilizou-se a técnica *Shu-Mo* do *Fei* (Pulmão) [B-13 (*Feishu*), P-1 (*Zongfu*)], com a finalidade de regularizar o *Yang* e o *Yin* desse *Zang* (Órgão) e os seguintes pontos de Acupuntura, localizados na região dorsal:

- B-13 (*Feishu*): ponto *Shu* do dorso do *Fei* (Pulmão);
- M-DC-1 (*Dingchuan*): um dos pontos *Jiaji* que tem efeito broncodilatador;
- B-52 (*Zishi*): para harmonizar a Via das Águas.

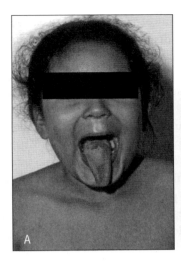
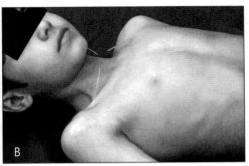

FIGURA 13.9 (A) Paciente com asma e dados da propedêutica na Medicina Chinesa: língua pequena, vermelha na região da ponta e falha de revestimento na raiz. (B) Face de tez branca, amarelo-esverdeada na região perioral e amarelo-escura na lateral da face; perfil energético de asma – Plenitude (*Yang*): longilíneo. Observam-se os sintomas clínicos de tiragem de fúrcula e intercostal.

As crianças permaneceram durante aproximadamente 15 min em decúbito dorsal para receberem as aplicações de Acupuntura durante o tratamento.

Após esse primeiro intervalo, as agulhas foram retiradas e aplicadas nos pontos da região ventral:

- P-1 (*Zongfu*), ponto *Mo* do *Fei* (Pulmão): utilizado para harmonizar o *Fei* (Pulmão);
- P-9 (*Taiyuan*), ponto-Fonte do Canal de Energia Principal do *Fei* (Pulmão): usado para sua tonificação;
- P-5 (*Chize*), ponto Água do Canal de Energia Principal do *Fei* (Pulmão): usado para refrescar o *Fei* (Pulmão); deve ser utilizado com critério e segurança, após a ausculta do paciente. Deve ser usado apenas na ausência de sibilos e quando o pulso da região do R-3 (*Taixi*) estiver mais forte. É um ponto que move o *Jin Ye* (Líquidos Orgânicos) e exerce a função de descida do *Qi* (Energia). Se usado indevidamente, sem as precauções descritas, pode desencadear uma forte crise de asma no paciente;
- VC-17 (*Danzhong*), ponto autorregulador energético. É um ponto de extrema importância no tratamento da asma; desbloqueia o *Qi* torácico. É o ponto *Mo* do *Shangjiao* (Aquecedor Superior), responsável pela homeostase do *Fei* (Pulmão);
- VC-22 (*Tiantu*): ponto usado para melhorar a dispneia, a tosse e os sibilos;
- F-3 (*Taichong*), ponto-Fonte (*Yuan*) e ponto Terra: usado para abafar o *Gan-Yang* (Fígado-*Yang*);
- R-3 (*Taixi*), ponto-Fonte (*Yuan*) do Canal de Energia Principal do *Shen* (Rins): usado para fortalecer o *Shen* (Rins).

Trabalhos clínicos realizados no ambulatório mostraram efeito da Acupuntura na redução dos sintomas clínicos da asma, na análise dos seguintes parâmetros: tosse, dispneia, sibilos, tiragem intercostal, tiragem de fúrcula, batimento de asa de nariz e alergia (crises de rinite e dermatite atópica). O tratamento foi realizado com frequência semanal (1 vez/semana), e as reavaliações clínicas e a mensuração das variáveis a serem analisadas foram feitas a cada três sessões de Acupuntura.

Com 30 aplicações de Acupuntura, observou-se melhora significativa em todas as variáveis clínicas estudadas, em relação ao pré e pós-tratamento (Figura 13.10).

Foram analisados, ainda, critérios relacionados à qualidade de vida, como incapacidade de executar atividades próprias da infância e limitação a práticas desportivas, no pré e no pós-tratamento dessas crianças, assim como a presença ou a ausência delas na escola, em relação ao período de estudo (cerca de 6 meses). O uso repetido de medicamentos broncodilatadores de alívio também foi observado durante o estudo, comparando-se os momentos de pré e pós-tratamento. Nos pacientes submetidos ao tratamento por Acupuntura, houve melhora significativa nos parâmetros relacionados à qualidade de vida. As crianças que tinham incapacitação para realizar atividades comuns da infância, como correr, pedalar, soltar pipa e brincar com outras crianças, tiveram melhora significativa, sem necessidade de muitas visitas a prontos-socorros nas madrugadas. As crises noturnas as afastavam do convívio diário escolar, e a maioria era repetente (Figura 13.11).

Após o tratamento por Acupuntura, esses pacientes conseguiram retomar a atividade escolar com melhora dos quadros de asma e estabilização da patologia.

Em relação às características das crises de asma, observou-se que nos pacientes submetidos ao tratamento por Acupuntura houve melhora significativa em relação à

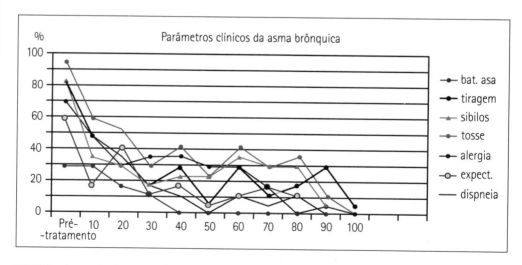

FIGURA 13.10 Parâmetros clínicos: batimento de asa de nariz, tiragem intercostal, sibilos, tosse, alergia, expectoração e dispneia. Após análise dos sintomas em relação à situação de pré e pós-tratamento pela Acupuntura, ocorreu diminuição significativa de todos os parâmetros analisados.
Fonte: adaptada de Carneiro et al., 1997a.[1]

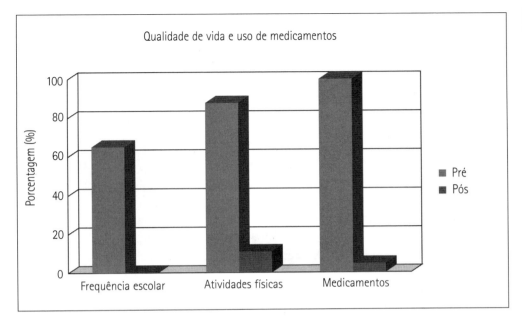

FIGURA 13.11   Qualidade de vida confirmada pela volta das crianças à escola; houve diminuição da incapacidade de realizar tarefas da infância e atividades físicas, além de diminuição significativa do uso de medicamentos broncodilatadores (beta 2-adrenérgicos).
Fonte: adaptada de Carneiro et al., 1997b.[2]

intensidade, frequência e duração das crises quando comparadas às situações clínicas pré e pós-tratamento.

Constataram-se também menor número de quadros infecciosos, redução do uso de broncodilatadores de alívio e melhora nos valores expirométricos, mensurados por meio da utilização de um *peak flow* a cada três sessões de Acupuntura, nas quais se avaliava o pico de fluxo expiratório final no primeiro segundo. Houve melhora significativa dos padrões obstrutivos nas crianças submetidas ao tratamento por Acupuntura (Figura 13.12).

INTEGRAÇÃO ENTRE OS CONCEITOS DA MEDICINA OCIDENTAL E DA MEDICINA TRADICIONAL CHINESA

Após a análise dos resultados obtidos, surgiu a necessidade de estudar os possíveis mecanismos envolvidos com a ação da Acupuntura no tratamento da asma. Para isso, foi feita a integração entre as duas medicinas, utilizando-se um modelo experimental de hipersensibilidade eosinofílica pulmonar, no qual os animais foram imunizados e após 14 dias foi realizado desafio imunológico com ovalbumina inalatória, que induziu um padrão de resposta imunológica tipo Th2, com inflamação peribrônquica e lesões pulmonares com intenso infiltrado eosinofílico persistente – características semelhantes às da asma humana.

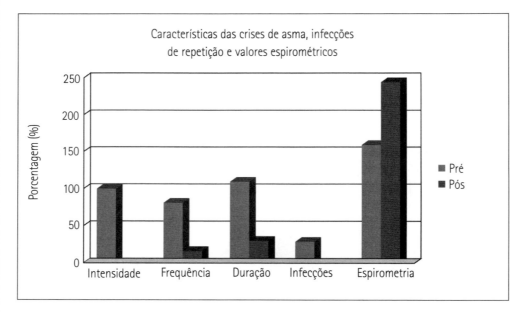

FIGURA 13.12 Observam-se significativa diminuição na intensidade, frequência e duração das crises de asma; diminuição do número de infecções de repetição e aumento da capacidade pulmonar com o uso de *peak flow*.
Fonte: adaptada de Carneiro et al., 1998.[3]

Foram analisados, em animais de experimentação (ratos Wistar), o lavado broncoalveolar e o padrão do infiltrado inflamatório ao redor de brônquios e vasos sanguíneos; os seguintes pontos de Acupuntura foram utilizados:

- técnica *Shu-Mo* do *Fei* (Pulmão) [B-13 (*Feishu*), P-1 (*Zongfu*)]: para regularizar o *Yang* e o *Yin* desse Órgão;
- B-13 (*Feishu*): ponto *Shu* do dorso do *Fei* (Pulmão);
- M-DC-1 (*Dingchuan*): efeito broncodilatador;
- VG-14 (*Dazhui*): ponto de Encontro dos *Yang* no dorso.

Os animais foram estimulados manualmente com as agulhas de Acupuntura por 10 minutos, em decúbito dorsal e, posteriormente, colocados em contensor plástico, em decúbito ventral, recebendo eletroestimulação nas agulhas de Acupuntura, com frequência de 52 Hz, 1 Mv, por 20 minutos, nos pontos selecionados:

- P-1 (*Zongfu*): ponto *Mo* do *Fei* (Pulmão);
- P-9 (*Taiyuan*): ponto-Fonte do *Fei* (Pulmão);
- VC-17 (*Danzhong*): ponto *Mo* do *Shangjiao* (Aquecedor Superior);
- VC-22 (*Tiantu*): ponto usado para melhorar a dispneia, a tosse e os sibilos;
- E-36 (*Zusanli*): ponto autorregulador, com ampla função de homeostase na Medicina Chinesa;

- BP-6 (*Sanyinjiao*): ponto de União dos *Yin*;
- R-3 (*Taixi*), ponto-Fonte (*Yuan*) do Canal de Energia Principal do *Shen* (Rins): usado para fortalecer o *Shen* (Rins).

Foram observados no grupo tratado com Acupuntura diminuição significativa da migração de células inflamatórias (neutrófilos e eosinófilos) e aumento das células mononucleares (monócitos) quando comparado ao grupo falsa-Acupuntura e ao grupo imobilizado, que foi usado como grupo-controle ideal (Figura 13.13).

Em relação ao infiltrado inflamatório peribrônquico e perivascular, o grupo Acupuntura apresentou um infiltrado menos intenso que os grupos falsa-Acupuntura e imobilizado (Figura 13.14).

Esses dados mostram que a Acupuntura, além de efetivamente exercer um efeito protetor sobre o epitélio pulmonar, reduzindo a migração de células inflamatórias para as vias aéreas, apresentou especificidade nos pontos selecionados para o tratamento da asma (Figura 13.15).

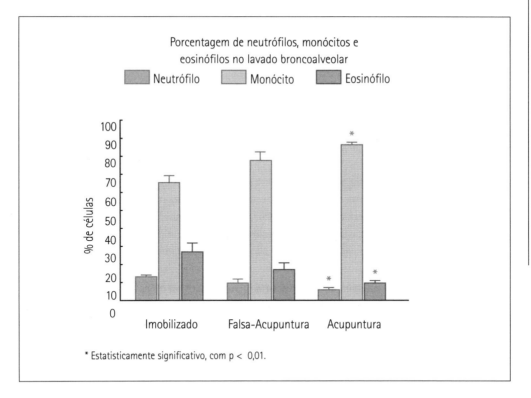

FIGURA 13.13 Em relação à porcentagem de células inflamatórias no lavado broncoalveolar, o grupo tratado com Acupuntura mostrou significativa diminuição da migração de células polimorfonucleares (neutrófilos e eosinófilos) e aumento das células mononuclerares (monócitos).
Fonte: adaptada de Carneiro et al., 2005.[4]

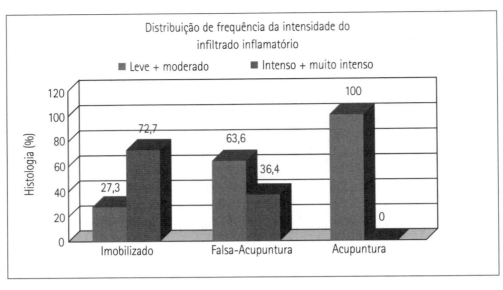

FIGURA 13.14 Em relação à distribuição de frequência entre os grupos estudados e a intensidade do infiltrado inflamatório peribrônquico e perivascular, o grupo Acupuntura mostrou infiltrado inflamatório significativamente menor em relação aos grupos imobilizado e Falsa-Acupuntura.
Fonte: adaptada de Carneiro et al., 2005.[4]

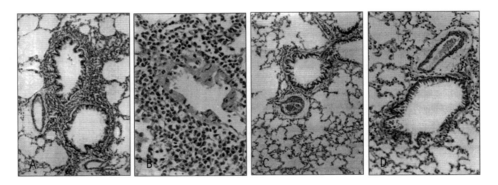

FIGURA 13.15 Análise histológica do infiltrado inflamatório peribrônquico e perivascular feita por patologista e classificada em leve, moderada, intensa e muito intensa. (A e B) O grupo-controle mostrou intenso infiltrado, áreas de necrose e enfisema e intensa migração de eosinófilos. (C e D) O grupo Acupuntura mostrou infiltrado significativamente menor, com espaços aéreos alargados, pouca migração de eosinófilos ao redor dos brônquios e vasos e parênquima pulmonar mais preservados.

CONSIDERAÇÕES FINAIS

A asma é uma doença multifatorial, crônica e de difícil controle, com grande custo social e repercussões familiares. Foi mostrado pelos estudos e resultados mencionados que o tratamento por Acupuntura melhora os sintomas clínicos e a qualidade de vida, além de reduzir o uso de medicações e o número de infecções. Ademais, houve redução da resposta inflamatória pulmonar. Provavelmente, esse efeito deve-se à sua ampla ação sobre o sistema nervoso central e autonômico, modulando e harmonizando todo o sistema neuroimunoendócrino.

Resultados recentes em estudos experimentais[5] mostraram que a Acupuntura é capaz de regularizar e harmonizar o eixo imune, alterando o perfil de citocinas de padrão Th1 e Th2 e, dessa forma, diminuindo efetivamente o processo inflamatório.

REFERÊNCIAS BIBLIOGRÁFICAS

1. Carneiro ER, Menezes AA, Yamamura Y, Novo NF, Esper RS. Efeito da Acupuntura no tratamento dos parâmetros clínicos da asma brônquica em crianças. Rev Paul Acupunt 1997a; 3(2):57-62.
2. Carneiro ER, Menezes AA, Yamamura Y, Novo NF, Esper RS. Efeito da Acupuntura no tratamento da asma brônquica em crianças, em relação à qualidade de vida. Rev Paul Acupunt 1997b; 3(2):63-7.
3. Carneiro ER, Menezes AA, Yamamura Y, Novo NF, Esper RS. Efeito da Acupuntura no tratamento da asma brônquica em crianças em relação às crises de asma, valores expirométricos e infecções de repetição. Rev Paul Acupunt 1998; 4(1):29-34.
4. Carneiro ER, Carneiro CRW, Pedreira de Castro MA, Yamamura Y, Silveira VLF. Effect of electroacupuncture on bronchial asthma induced by ovalbumin in rats. J Altern & Complem Med 2005; 11(1):127-34.
5. Carneiro ER, Xavier RAN, Castro MAP, Silveira VLF. Electroacupuncture promotes a decrease in inflammatory response associated with TH1/TH2 cytokine LTB4 modulation in experimental asthma. Citokine 2010; 50(3):335-40.

BIBLIOGRAFIA

43. Godfrey S, Barnes PJ, Naspitz CK. Asma e sibilância em crianças. Londres: Martin Dunitz, 1997.
44. Motta-Franco J, Gurgel Ricardo Q, Sole D. Epidemiologia da asma/epidemiology of asthma. Rev Bras Alergia Imunopatol 2006; 29(4):150-5.
45. Nasptiz CK. Guia de alergia, imunologia e reumatologia em pediatria. Barueri: Manole, 2006.
46. Nghi, VN & Dzun TV. Arte e Prática da Acupuntura e da Moxibustão. Segundo o "Zhen Jiu Da Cheng" de Yang Chi Chou. Roca, 2004.
47. Peat JK, Li J. Reversing the trend: reducing the prevalence of asthma. J Allergy Clin Immunol 1999; 103:1-10.
48. Ross J. Zang Fu – Sistemas de Órgãos e Vísceras da Medicina Tradicional Chinesa. São Paulo: Roca, 1995.
49. Yamamura Y. Acupuntura tradicional: a arte de inserir. São Paulo: Roca, 1995.
50. I Curso de Medicina Tradicional Chinesa ministrado pelo Prof. Dr. Nguyen Van Nghi e Dr. Tran Viet Dzung – Unifesp, São Paulo, 5 a 9 agosto 1996 (40 horas).
51. II curso de MTC – Prof. Dr. Nguyen Van Nghi e Dr. Tran Viet Dzung – Unifesp, São Paulo, 5 a 9 maio de 1997. (40 horas).
52. IV curso de MTC – Prof. Dr. Nguyen Van Nghi e Dr. Tran Viet Dzung – Unifesp, São Paulo, 2 a 6 janeiro de 1998 (40 horas).
53. V curso de MTC – Prof. Dr. Nguyen Van Nghi e Dr. Tran Viet Dzung – Unifesp, São Paulo, 25 a 28 julho 1998 (40 horas).
54. VI curso de MTC – Prof . Dr. Nguyen Van Nghi e Dr. Tran Viet Dzung – Unifesp, São Paulo, 27 fevereiro a 2 de março 1999 (40 horas).

CAPÍTULO **14**

Acupuntura nas dermatites infantis

ELISABETE DOS REIS CARNEIRO

VISÃO DA MEDICINA OCIDENTAL SOBRE AS DERMATITES INFANTIS

A pele ocupa uma poderosa posição de órgão comunicador e é uma importante via de socialização do ser humano em seu ciclo de vida.

Na infância, fatores psicossomáticos estão diretamente relacionados às doenças dermatológicas. Serão abordadas neste capítulo as principais dermatites infantis tratadas no Ambulatório de Acupuntura e Pediatria da Escola Paulista de Medicina da Universidade Federal de São Paulo (EPM-Unifesp): a dermatite atópica (DA) e a psoríase.

Na Medicina Ocidental, a DA é definida como uma doença inflamatória cutânea, de curso crônico e recidivante, que ocorre principalmente na infância. Vários estudos prospectivos sugerem que a DA é a primeira manifestação da marcha atópica, predispondo ao desenvolvimento de rinite e de asma brônquica. Ao se referir à psoríase e suas implicações na infância, não se pode esquecer da sua complexidade em relação a fatores emocionais, neurais e estruturais do órgão pele (Figura 14.1).

A epiderme e a placa neural derivam do ectoderma. A placa neural dá origem ao tubo neural e à crista neural, que se subdividem em sistema nervoso central (SNC) e sistema nervoso periférico (SNP).

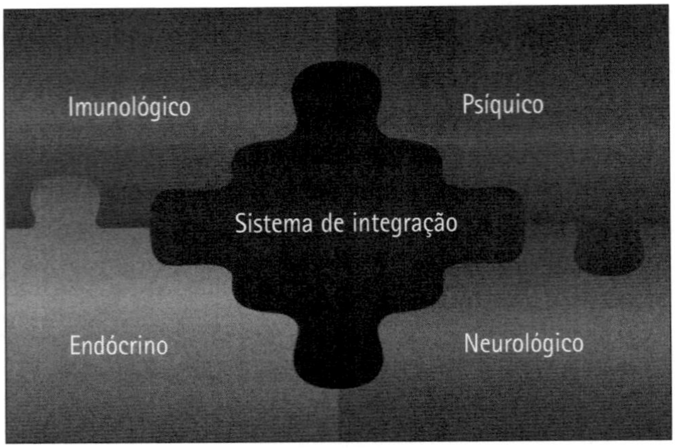

FIGURA 14.1 Complexidade entre os sistemas neurológico, imunológico, endócrino e psíquico, envolvidos nas dermatites infantis, nas quais um sistema multidisciplinar para integrar esses pacientes faz-se necessário.
Fonte: imagem cedida pelo Center AO.

Os melanócitos e as células de Merkel são originados na crista neural, portanto, a pele e o SNC têm ligação bastante íntima. Além disso, vários hormônios, neurotransmissores, neuropeptídios e receptores atuam em conjunto quando se trata de pele, SNC e sistema nervoso autonômico (SNA).

Etiologia

As crianças com DA apresentam doença inflamatória cutânea, crônica e recidivante, que inicia durante o primeiro ano de vida em 60% das crianças afetadas e em 85% até o quinto ano, sendo que sua gravidade diminui com o avanço da idade dos pacientes.

No Brasil, sua prevalência varia em torno de 10% das crianças. As prevalências mais elevadas (acima de 15%) são encontradas na Austrália e no norte da Europa.

A psoríase é uma dermatose comum, de curso crônico, caracterizada por lesões eritematosas bem definidas, recobertas por descamação branco-prateada. Atinge crianças de ambos os sexos em todas as idades, sendo mais frequente em adultos jovens. É rara antes dos 3 anos de idade e tem maior pico durante a puberdade (30%), sendo mais frequente nas peles claras. Tem incidência familiar.

Quadro clínico

As características clínicas que permitem o diagnóstico da DA são a cronicidade da doença, o prurido, a distribuição das lesões e as características morfológicas; entretanto, também variam com a idade dos pacientes:

- do nascimento aos 2 anos de idade: apresentam-se vesículas e pápulas eritematosas com prurido intenso, que geralmente começam na região da face (região malar), na região retroauricular e no couro cabeludo. As lesões podem se estender pelo tronco e extremidades, poupando a região da fralda. Há tendência a edema nas áreas acometidas, além de formação de secreção e de crosta. O prurido geralmente é grave, levando ao distúrbio do sono e à infecção secundária;

- dos 2 anos à puberdade: as lesões são menos exsudativas e as pápulas mais liquenificadas. As áreas acometidas geralmente envolvem mãos, pés, pulsos, tornozelos e regiões poplítea e cubital. A localização mais frequente é a área de flexura, mas algumas crianças podem apresentar um padrão inverso, comprometendo áreas extensoras. Quando acometem a face, localizam-se na região perioral e periorbital;
- da puberdade à fase adulta: acometem, principalmente, áreas de flexura, face, pescoço, região superior do braço, dorso das mãos, pés e dedos. As lesões são caracterizadas por pápulas eritematosas e placas liquenificadas. Há extrema xerose, que pode levar a umidificação da lesão, formação de crosta e exsudato, como resultado de infecção secundária ao estafilococo.

Ocorre dermatite inespecífica da mão na maioria dos casos, com início no dorso. O pé atópico tem a região do hálux e a superfície plantar acometidas importantes no diagnóstico diferencial com dermatite de contato e infecção fúngica.

As exacerbações podem acontecer sazonalmente, no outono e no inverno, em surtos cíclicos regulares, semanal ou quinzenalmente, ou ainda durante tensões pessoais.

A psoríase apresenta lesões clínicas com características básicas ao nível tecidual, que podem se manifestar de três formas:

- lesão elevada sobre a superfície da pele, indicando hipertrofia da papila dérmica e acantose da epiderme;
- escamas micáceas estratificadas recobrindo a lesão, proliferação acelerada e queratinização imperfeita (paraqueratose);
- lesão eritematosa que reflete a vascularização e o fluxo sanguíneo aumentados da derme papilar. Sinal de orvalho sangrante ou sinal de Auspitz.

As lesões da psoríase variam em número, forma e tamanho, com localização quase sempre simétrica. Afetam particularmente a face de extensão dos membros, como joelhos e cotovelos, couro cabeludo, região sacra, palmas e plantas. Apresentam características clínicas marcantes; são uniformes, de limites nítidos, cor eritematosa (rosa-salmão), descamação seca branco-prateada e escamas aderentes e estratificadas.

A psoríase pode apresentar-se em forma de gota, moeda, arcos de círculos ou formas generalizadas e até mesmo comprometer a totalidade da superfície da pele.

Fisiopatologia

Na imunologia da inflamação cutânea, o mecanismo inflamatório da DA é complexo. O extrato córneo mostra alteração na composição lipídica, com menor quantidade de ceramida, principal molécula que retém água no espaço extracelular e que é responsável pelo aspecto xerótico da pele.

A epiderme desses pacientes tem duas populações de células dendríticas (CD): as células de Langerhans (CL) e as células dendríticas epidérmicas inflamatórias (IDEC). Após a penetração de um alérgeno na pele, há um influxo de IDEC em 72 horas, seguido de alteração no seu fenótipo e no das CL. Ocorre também elevada expressão dos receptores de alta afinidade para IgE (FCϵRI) nas CD, o que permite distinguir a DA das outras doenças cutâneas inflamatórias.

Na psoríase, os antígenos HLA-B13 e HLA-B17 são muito mais frequentes do que na população normal. A hipótese mais aceita é a de que se trata de uma doença de caráter genético, que requer outros fatores para se expressar clinicamente. Os surtos podem ser precedidos por trauma local, queimadura solar, quadros infecciosos, após amidalite estreptocócica, otite média ou vacinação; no entanto, pode não haver infecção óbvia precedendo o quadro.

Fatores endócrinos e emocionais também podem precipitar ou exacerbar a moléstia. A pele é um sistema orgânico vulnerável que apresenta predisposição constitucional, na qual processos intrapsíquicos, como a concepção do *self*, o erotismo e os valores sociais e familiares são confundidos com a própria identidade da criança.

Diagnóstico

O diagnóstico da DA é clínico e realizável com um bom exame físico, anamnese, história pregressa da doença e aspectos ambientais e familiares abordados.

Critérios clínicos para dermatite atópica em pacientes pediátricos
Critérios essenciais

- Prurido;
- distribuição e morfologia típicas das lesões:
  - envolvimento extensor da face e pescoço em crianças menores;
  - envolvimento flexor em crianças mais velhas e adolescentes, poupando virilha e axilas.
- curso crônico e recidivante;
- hstória pessoal e familiar de atopia.

Critérios importantes

- Início precoce;
- xerose;
- atopia (reatividade à IgE).

Critérios de exclusão

O diagnóstico da DA depende da exclusão de doenças como escabiose, dermatite alérgica de contato, dermatite seborreica, psoríase e ictiose. A gravidade das lesões na DA é avaliada pelo índice *Scorad*, um consenso metodológico de fácil aplicação e que avalia matematicamente os itens mais usados na análise da DA, como eritema, edema/pápula, exsudação/crosta, escoriação e liquenificação, além de sinais subjetivos, como perturbação do sono e prurido.

É possível acontecer complicações, como infecções e alterações oculares pela fricção intensa (conjuntivite) e descamação, que causam perda da sobrancelha lateral.

Fatores desencadeantes e agravantes

As alterações emocionais pioram os sintomas da DA e, muitas vezes, o tratamento psicológico como terapêutica adicional pode ser necessário. Os alérgenos alimentares, particularmente na infância, contribuem para a gravidade da DA. Os alimentos mais envolvidos são ovo, trigo, leite, soja e amendoim. Em geral, as crianças apresentam testes cutâneos de hipersensibilidade imediata positivos ou nível elevado de IgE sérica específica a esses alérgenos.

Relação com infecção

No período de atividade da DA, ocorre anergia cutânea com suscetibilidade aumentada a infecções como herpes simples (eczema herpético), verruga vulgar, molusco contagioso e, talvez o de maior importância, *Staphylococcus aureus*, que coloniza 90% da pele na DA, causando lesão cutânea exsudativa, que pode conter 10 milhões desses microrganismos por cm^2. Eles são capazes de produzir enterotoxinas estafilocócicas A, B, C, D e a toxina da síndrome do choque tóxico. Essas toxinas podem ser chamadas de superantígenos e agem nos queratinócitos ou penetram na pele inflamada, levando à produção de IL-1, TNF-alfa, induzindo a expressão de E-selectinas no endotélio vascular e permitindo influxo de células efetoras e de memória.

Isso aumenta a expressão de células T ativadas por alérgenos, estimulando a recirculação de células T na pele. Sugere-se que esses superantígenos possam exacerbar e manter a inflamação na DA.

Não há exames de rotina que ajudem no diagnóstico da DA. Na maioria dos casos, a IgE sérica total e específica para alérgenos alimentares e inalantes estão muito elevadas. No sangue periférico, 20% dos pacientes apresentam eosinofilia, além de aumento da liberação de histamina *in vitro* pelos basófilos.

Na psoríase, o diagnóstico é baseado em dados clínicos ou, quando necessário, histopatológicos.

Tratamento

A desfiguração da cosmética resulta em desaprovação social, restrição, isolamento, embotamento e baixo rendimento escolar, especialmente na adolescência.

O paciente pode utilizar a pele para comunicar estresse emocional e expressar problemas familiares, como citado nos textos clássicos de dermatologia: Textbook of Dermatology (40%), Obermayer (66%) e Medansky and Handler (80%). A desfiguração da cosmética traz um estigma social (real ou imaginário), no qual efeitos adversos profundos podem interferir na qualidade de vida.

Medidas gerais

A maioria dos pacientes com DA apresenta ressecamento cutâneo, que contribui para a morbidade da doença. A xerose da pele estimula o prurido e a consequente escoriação, com formação de microfissuras que facilitam a entrada de patógenos, agentes irritantes e alérgenos.

Esse problema se agrava no inverno e em locais com pouca ventilação ou com presença de umidade e mofo. Dessa forma, o controle do prurido é fundamental para o tratamento da DA, fazendo-se necessária a hidratação cutânea.

Devem ser usados óleos ou cremes hidratantes imediatamente após o banho, para prevenir a evaporação da água do extrato córneo. Os hidratantes estão disponíveis em forma de loções, cremes e pomadas, sendo estas as preferenciais por serem menos viscosas e apresentarem maior efeito oclusivo nas regiões liquenificadas, espessas e dermatites de mão.

Deve-se tentar reduzir a sudorese, evitando ambientes quentes e excesso de roupas, preferindo as de algodão. Manter unhas curtas e usar luvas de algodão também podem ajudar no controle das lesões de pele.

Uso de corticosteroides

Há 50 anos, os corticosteroides tópicos são considerados os principais medicamentos no tratamento da DA, mostrando eficácia tanto na fase aguda como na crônica. São capazes de reduzir a inflamação cutânea e estão divididos em sete classes, de acordo com sua potência e efeito vasoconstritor, sendo que na classe I estão os mais potentes e com maior efeito colateral (local ou sistêmico, como supressão do eixo hipotálamo-hipófise--suprarrenal) e na classe VII, os de menor potência.

Os efeitos colaterais mais comuns são atrofia da derme, estrias, telangiectasias, dermatite perioral e erupções acneiformes. Deve-se escolher o corticosteroide tópico que apresentar menor potência e for o mais efetivo para o paciente. Os recomendados para as crianças e para a terapia de manutenção são os cremes considerados seguros e frequentemente usados: propionato de fluticasona, furoato de mometasona e valerato de betametasona.

Os anti-histamínicos orais bloqueiam os receptores H1 na derme e melhoram o prurido induzido pela histamina. O grupo das hidroxizinas ou o das difenidraminas tendem a ser preferidos por causa do efeito sedativo, uma vez que, na DA, o prurido piora à noite. Os anti-histamínicos tópicos não são recomendados, por induzirem a sensibilização cutânea.

Os antibióticos tópicos, como a mupirocina, são usados em lesões infectadas e únicas. Quando houver evidência de infecção extensa e pústulas umedecidas, indica-se o uso de antibiótico sistêmico. A eritromicina e outros macrolídeos (azitromicina e claritromicina) são antiestafilocócicos que podem ser utilizados nesse tratamento.

Lesões vesiculosas infectadas por herpes simples localizadas ou disseminadas devem ser tratadas com aciclovir por 10 dias. A utilização de corticosteroides sistêmicos nesses casos é controversa, porque a interrupção desse medicamento normalmente está associada à piora no quadro clínico da DA.

Na DA de difícil controle, usam-se inibidores de calcineurina, medicamentos não esteroides capazes de bloquear a transcrição de citocinas inflamatórias na célula T ativada. Os mais conhecidos são: ciclosporina, capaz de induzir a nefrotoxicidade e a imunossupressão, o que limita seu uso; pimecrolimo, não recomendado pelo Food and Drug Administration (FDA) para uso em crianças menores de 2 anos de idade ou por período prolongado; e o macrolídeo tacrolimo, um potente imunossupressor de uso tópico, mas com efeitos adversos, como sensação de queimação local e prurido. O tacrolimo parece apresentar melhora em DA moderada e grave, mas ainda não está disponível no Brasil.

Para a psoríase, o tratamento é feito habitualmente com o uso de pomadas contendo redutores fortes, como alcatrão de hulha, na concentração de 2 a 10%; crisarobina de 1 a 3%; e antralina a 0,4%. Exposição à radiação ultravioleta constitui o método de Goeckerman e é bastante eficaz em associação com as pomadas citadas. Além disso, também podem ser usadas as pomadas de corticosteroides, como a betametasona, a fluorcinolona e a triancinolona. Em casos graves, usa-se o metotrexato.

VISÃO DA MEDICINA CHINESA – ACUPUNTURA NAS DERMATITES INFANTIS

Há milênios, a Medicina Tradicional Chinesa usa a Acupuntura na regularização energética e na manutenção da homeostase dos *Zang Fu* (Órgãos e Vísceras). A pele é considerada um órgão tanto na Medicina Ocidental como na Medicina Chinesa, que a considera como um espelho pelo qual o *Fei Qi* (Energia do Pulmão) se reflete, se manifesta e se mostra.

O que o indivíduo é por dentro e, principalmente, como está por dentro reflete-se por fora, na pele. Isso é o que a Medicina Tradicional Chinesa observa e caracteriza como *Shen* (Viço), o qual é usado como propedêutica na prática clínica diária.

Etiopatogenia energética das dermatites infantis

Na concepção da Medicina Tradicional Chinesa, segundo a teoria dos *Zang Fu* (Órgãos e Vísceras), o *Fei* (Pulmão) é considerado o Mestre das Energias, o grande gerador de *Qi* (Energia), responsável pela formação de várias Energias circulantes, como o *Zong Qi* (Energia Torácica), que circula na parte superior do tórax e mantém a respiração tissular, controla a respiração, os batimentos cardíacos, a distribuição e a difusão das Energias circulantes; também é responsável pela formação do *Wei Qi* (Energia de Defesa do organismo), do

Yuan Qi (Energia Fonte), que traz vitalidade e ânimo, e do *Yong Qi* (Energia Nutritiva), que circula pelos Meridianos distribuindo a Essência Energética e foi recebida pela união do *Qi* Celeste do ar inalado pelo *Fei* (Pulmão) e do *Qi* Terrestre dos alimentos. Essa união das Energias do Céu e da Terra (Energia Nutritiva) é distribuída e difundida pelo *Fei* (Pulmão).

O *Wei Qi* (Energia de Defesa) abre-se na pele, na derme e na epiderme superior, e tem caráter *Yang*, protetor e defensor (Figura 14.2).

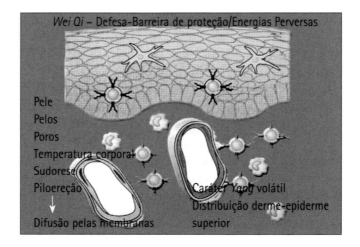

FIGURA 14.2   O *Wei Qi* é a Energia de Defesa que confere proteção à entrada de *Xie Qi* (Energias Perversas). Abre-se na pele, pelos e poros cutâneos e mantém a temperatura corpórea, a sudorese e a piloereção. Difunde-se pelas membranas e distribui-se na derme e na epiderme superior. É uma Energia *Yang*, volátil, de defesa, que confere imunidade na Medicina Chinesa.
Fonte: imagem cedida pelo Center AO.

O *Jin Ye* (Líquidos Orgânicos) é a fração *Yin* dessa Energia que se funde entre o Céu e a Terra, a qual nutre, move, circula e equilibra os líquidos orgânicos para a manutenção do equilíbrio da pele.

Na dermatite, ocorre um desequilíbrio entre as Energias circulantes, o *Wei Qi* (Energia de Defesa) e o *Jin Ye* (Líquidos Orgânicos). Por isso, a imunidade cai, assim como as defesas orgânicas, e as infecções se instalam, já que os Líquidos Orgânicos estão em falta para a umidificação e a circulação adequada para eliminar esses invasores.

Os sintomas de secura, prurido e infecções de repetição tornam-se um ciclo vicioso na patologia. Além disso, a Deficiência do *Shen* (Rins), por ser o Órgão-fonte, também perpetua o processo, devendo-se, então, reequilibrar e reorganizar todo o sistema energético.

Na Medicina Chinesa, o Canal de Energia Principal do *Fei* (Pulmão) liga-se com o do *Da Chang* (Intestino Grosso), fazendo a união Externa-Interna, o que explica a relação existente entre pulmão, pele, nariz, mucosas e intestino grosso.

Diagnóstico das dermatites na Medicina Chinesa

O diagnóstico é clínico, fundamentado na propedêutica e no exame físico da Medicina Tradicional Chinesa, que se baseia em princípios e valores diferentes da Medicina Ocidental, porém ricamente complementares, com o exame do pulso, da língua, das cores da face, dos odores e da temperatura dos *Jiao* (Aquecedores).

A maioria dos pacientes com história de DA atendidos no Ambulatório era do sexo masculino, resistente ao tratamento convencional e ao uso de corticosteroides e imunossupressores, com lesões sangrantes e prurido intenso, além de quadro de automutilação. Os casos de uso de imunossupressores sem resposta clínica eram encaminhados para a Acupuntura.

A conjuntivite de repetição foi um dos sintomas que se tornou grave, com lesões de córnea, e resistente à terapêutica por colírios e antibióticos tópicos e sistêmicos, causando repetidas infecções oculares, secreção esverdeada e fétida nos olhos e comprometimento visual.

Na Figura 14.3, o paciente com DA e lesões sangrantes ao redor dos olhos, orelhas, região perioral, cubital, abdome e membros demonstrou resistência a corticosteroides e imunossupressores. Ao exame da tez, apresentava cor branca e esverdeada. O exame da língua mostrou um Vazio de *Qi* (Energia) e de *Xue* (Sangue), com língua pequena para a cavidade oral e pálida, correspondente a esse estado energético.

No exame da pulsologia radial, observaram-se Vazio nos pulsos dos *Zang* (Órgãos) *Fei* (Pulmão) e *Shen* (Rins) e quadro de Plenitude no sistema *Pi-Wei* (Baço/Pâncreas- -Estômago). À palpação abdominal dos *Shangjiao, Zhongjiao* e *Xiajiao* (Aquecedores Superior, Médio e Inferior), as regiões estavam frias.

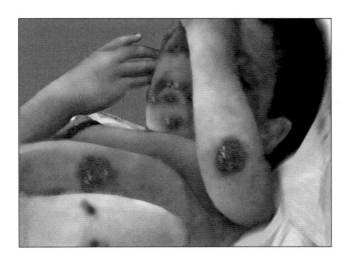

FIGURA 14.3 Paciente com DA e lesões sangrantes ao redor dos olhos, orelhas, região perioral, cubital, abdome e membros.
Fonte: imagem cedida pelo Center AO.

Na Figura 14.4, o paciente com DA generalizada na região do tórax e do pescoço apresenta prurido intenso e lesões sangrantes, bem como um grande número de lesões no abdome; além disso, o paciente apresenta conjuntivite resistente ao tratamento e quadro de insônia decorrente do prurido intenso, sendo também resistente à terapêutica convencional e ao uso de corticosteroides.

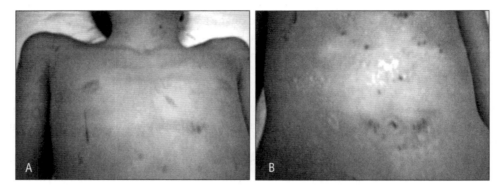

FIGURA 14.4   A e B: paciente com DA generalizada na região do tórax e do pescoço, com prurido intenso e lesões sangrantes, bem como o grande número de lesões também no abdome (B).
Fonte: imagens cedidas pelo Center AO.

Um paciente de 10 anos, do sexo masculino, apresentou psoríase generalizada, tipo placa, acometendo mãos e pés, e lesões sangrantes, cujo quadro teve início aos 6 anos de idade, após separação conjugal dos pais. Apresentou dificuldade importante de locomoção, afastamento social e escolar, lesões resistentes aos tratamentos da Medicina Ocidental, há 4 anos sem resposta clínica dermatológica, quando foi encaminhado para a Acupuntura. (Figura 14.5).

Segundo a propedêutica da Medicina Chinesa, a criança apresentava a face em coloração branco-esverdeada, que corresponde à Plenitude do *Gan-Yang* (Fígado-*Yang*) e ao desequilíbrio do *Fei* (Pulmão). Durante o exame, observou-se uma língua pálida, sem revestimento e gretada, o que caracteriza doença crônica, já com comprometimento do *Qi* (Energia) e da Energia Ancestral, indicando cronicidade e pouca Energia do paciente. Além disso, a língua com a ponta vermelha traduz alteração energética de *Fei* (Pulmão), *Gan* (Fígado) e Calor no *Shangjiao* (Aquecedor Superior). O pulso radial mostrou-se Vazio no *Shen Qi* (Energia dos Rins), Vazio no *Sanjiao* (Triplo Aquecedor) e em Plenitude de *Gan* (Fígado). Na palpação abdominal, as regiões correspondentes aos *Zhongjiao* (Aquecedor Médio) e *Xiajiao* (Aquecedor Inferior) estavam geladas.

Essa criança vivia sozinha com a mãe, que, na época, estava em tratamento psiquiátrico, após um mal sucedido segundo casamento no qual foi vítima de agressões e a criança vivenciou momentos de ruptura e perdas. A mãe estava disposta a se sujeitar às condições mais adversas para não ficar sozinha, mesmo que isso implicasse em humilhações e agressões; porém, estava preocupada em ajudar a criança, o que possibilitou o tratamento de ambas.

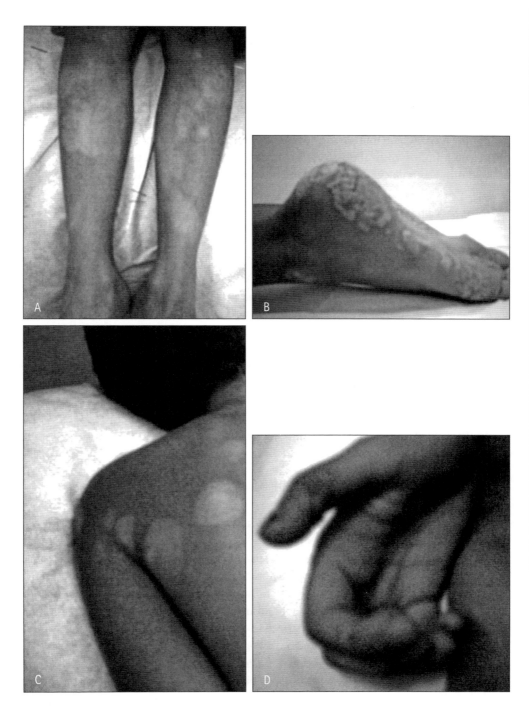

FIGURA 14.5 Paciente com psoríase generalizada, tipo placa, no tórax, nos membros, nos pés e nas mãos.
Fonte: imagens cedidas pelo Center AO.

Tratamento das dermatites infantis pela Acupuntura

Após o diagnóstico pelo exame de pulso, língua e outros achados propedêuticos, o tratamento integrado, da dermatologia com a Acupuntura, foi realizado com avaliações mensais e o acompanhamento de uma equipe médica e multidisciplinar, necessárias a esse perfil de paciente.

Foram realizadas trinta sessões de Acupuntura, com frequência semanal e duração de 20 a 30 minutos, utilizando-se aplicação de moxabustão e Acupuntura com agulha de 25 × 30 mm. Cada paciente foi devidamente acompanhado por um representante legal.

Tratamento para dermatite atópica (Figuras 14.6 a 14.8)

- Aplicação de moxabustão na região dorsal: B-13 (*Feishu*), B-14 (*Jueyinshu*), B-15 (*Xinshu*), B-42 (*Pohu*), B-23 (*Shenshu*), B-52 (*Zhishi*) e VG-4 (*Mingmen*);
- aplicação de moxabustão na região ventral: VC-4 (*Guanyuan*), VC-7 (*Yinjiao*), VC-12 (*Zhongwan*), VC-17 (*Danzhong*), P-11 (*Shaochang*), P-9 (*Taiyuan*) e P-1 (*Zhongfu*);
- Acupuntura no ponto de desbloqueio do *Yang*: VG-14 (Dazhui) e B-57 (*Chengshan*);
- Acupuntura nos pontos do *Fei* (Pulmão): P-1 (*Zhongfu*), P-5 (*Chize*) (Água), P-9 (*Taiyuan*), VC-17 (*Zong Qi*);
- pontos para equilíbrio energético: F-13 (*Zhangmen*), VC-12 (*Zhongwan*), E-25 (*Tianshu*) e VB-34 (*Yanglingquan*);
- pontos autorreguladores: E-36 (*Zusanli*) e BP-6 (*Sanyinjiao*);
- ponto de tonificação do *Shen* (Rins): R-3 (*Taixi*);
- ponto Água do *Sanjiao* (Triplo Aquecedor): TA-6 (*Zhigou*) (Água);
- ponto de abertura do Canal Curioso *Yang Qiao Mai* e de seu Canal acoplado, *Du Mai*: B-62 (*Shenmai*) e ID-3 (*Houxi*);
- pontos para acalmar o *Shen* (Mental): M-CP-3 (*Yintang*), C-7 (*Shemen*) e VG-20 (*Baihui*);
- pontos da face: B-1 (*Jingming*), M-CP-9 (*Taiyang*) e E-5 (*Daying*).

Os pontos de Acupuntura dos Canais Curiosos *Yang Qiao Mai* [B-62 (*Shenmai*)] e de seu Canal acoplado, *Du Mai* [ID-3 (*Houxi*)], foram usados porque os pacientes apresentavam alterações posturais de lateralidade e contraturas musculares intensas; os pontos da região facial B-1 (*Jingming*) e E-5 (*Daying*) foram usados por causa das lesões sangrantes na borda do nariz, nos lábios, nas bochechas, ao redor dos olhos e nas orelhas, o que justifica o uso de pontos de desbloqueio do *Wei Qi* (Energia de Defesa) na face.

O perfil emocional das famílias desses pacientes com DA era parecido: observaram-se situações de agressividade e autoritarismo paterno, rigidez e cobrança por resultados escolares, além de mães submissas, apáticas e fechadas, que aceitavam imposições sem contestar, não trabalhavam fora e viviam para os filhos.

Essas mães, entretanto, se mostravam extremamente ansiosas, culpadas, preocupadas, com dores musculares generalizadas, fadiga crônica, cefaleia, lombalgia e insônia.

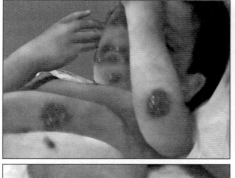
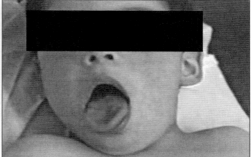
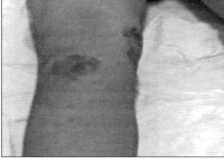

FIGURA 14.6 Paciente em situação de pré e pós--tratamento pela Acupuntura, após trinta sessões semanais, com os pontos selecionados para o tratamento da DA.
Fonte: imagens cedidas pelo Center AO.

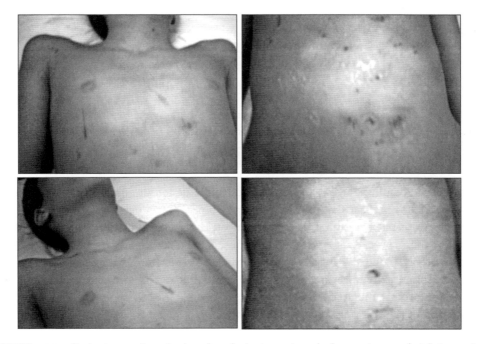

FIGURA 14.7 Paciente em situação de pré e pós-tratamento pela Acupuntura, após trinta sessões semanais, com os pontos selecionados para o tratamento da DA.
Fonte: imagens cedidas pelo Center AO.

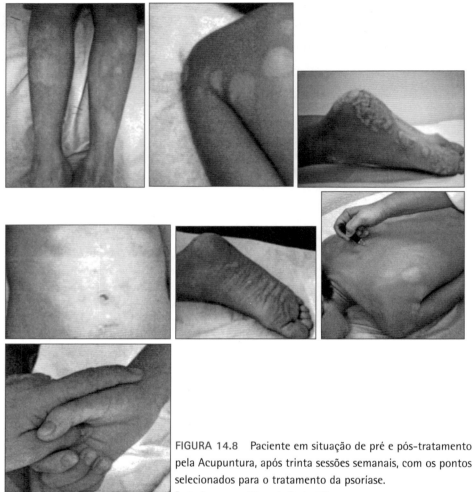

FIGURA 14.8 Paciente em situação de pré e pós-tratamento pela Acupuntura, após trinta sessões semanais, com os pontos selecionados para o tratamento da psoríase.
Fonte: imagens cedidas pelo Center AO.

A situação de conflito entre os casais analisados era de tensão insustentável e, de certa forma, a criança parecia sentir e responder a isso na própria pele.

As mães dos pacientes do grupo de DA mostravam o seguinte perfil energético: face (*Shen*) amarelo-esverdeada e escura nas laterais, o que traduz queda da Energia dos *Shen* (Rins) e alteração do *Gan* (Fígado), pulso tenso, tipo corda, com Vazio de *Qi* (Energia) e de *Xue* (Sangue), língua vermelha, gretada e com falha de revestimento, mostrando um grande comprometimento energético.

Elas foram tratadas com os seguintes pontos:

- pontos para acalmar o *Shen* (Mental): VG-20 (*Baihui*), *Yin Tan*g, C-7 (*Shemen*) e CS-6 (*Neiguan*);
- pontos para Umidade-Calor: CS-6 (*Neiguan*), E-40 (*Fenglong*);

- pontos para equílibrio energético: F-13 (*Zhangmen*), VB-34 (*Yanglingquan*), BP-6 (*Sanyinjiao*), E-36 (*Zusanli*) e R-3 (*Taixi*);
- pontos de Acupuntura auricular: *Shenmeng*, ponto Zero, SNA.

Tratamento para psoríase

- Aplicação de moxabustão na região dorsal: B-13 (*Feishu*), B-14 (*Jueyinshu*), B-15 (*Xinshu*), B-42 (*Pohu*), B-23 (*Shenshu*), B-52 (*Zhishi*) e VG-4 (*Mingmen*);
- aplicação de moxabustão na região ventral: VC-4 (*Guanyuan*), VC-7 (*Yinjiao*), VC-12 (*Zhongwan*), VC-17 (*Danzhong*), P-11 (*Shaochang*), P-9 (*Taiyuan*) e P-1 (*Zhongfu*);
- Acupuntura no ponto de desbloqueio do *Yang*: VG-14 (*Dazhui*) e B-60 (*Kunlun*);
- Acupuntura nos pontos do *Fei* (Pulmão): P-1 (*Zhongfu*), P-5 (*Chize*)*(Água) e P-9 (*Taiyuan*);
- pontos para o equilíbrio energético: F-13 (*Zhangmen*), VC-12 (*Zhongwan*), E-25 (*Tianshu*) e VB-34 (*Yanglingquan*);
- pontos autorreguladores: E-36 (*Zusanli*) e BP-6 (*Sanyinjiao*);
- pontos de tonificação do *Shen* (Rins): R-3 (*Taixi*) e R-6 (Zhaohai);
- ponto Água do *Sanjiao* (Triplo Aquecedor): TA-6 (*Zhigou*)*(Água);
- pontos locais: ao redor das placas ou lesões da psoríase.

Forneceu-se também tratamento à mãe da criança com psoríase, que se apresentou ansiosa, confusa, chorando o tempo todo, com face amarela e escura, língua gretada, vermelha rutilante e seca, além de pulso com Umidade-Calor e Vazio no *Shen* (Rins). A terapêutica proposta foi de trinta sessões de Acupuntura, realizadas semanalmente, enquanto acompanhava-se e aguardava-se o atendimento da criança. Foram realizados os mesmos pontos de Acupuntura usados nas mães das crianças do grupo anterior e com resultados satisfatórios.

CONSIDERAÇÕES FINAIS

As dermatites na infância são doenças recidivantes e crônicas que têm repercussões familiares importantes. Os resultados mostram que o tratamento pela Acupuntura apresenta melhora nas lesões e nos sintomas clínicos, como prurido e recidiva das lesões, melhorando também o padrão de sono na DA, a qualidade de vida, a ansiedade, a redução do uso de medicações e o número de infecções, a própria relação afetiva entre mãe e filho e o quadro ansioso das mães. Provavelmente, esses efeitos se devem à ampla ação da Acupuntura sobre o SNC e o SNA, modulando e harmonizando todo o sistema neuroimunoendócrino.

Resultados recentes em estudos experimentais mostram que a Acupuntura é capaz de regularizar e harmonizar o eixo imune, alterando o perfil de citocinas de padrão Th1 e Th2, diminuindo, dessa forma, o processo inflamatório e possivelmente melhorando a inflamação cutânea.[1]

Na última década, o intestino grosso passou a ser considerado um órgão do sistema imune na Medicina Ocidental. A Medicina Tradicional Chinesa já usufruia dessas informações há milênios, com sucesso terapêutico pelo tratamento da pele, usando os pontos do *Da Chang* (Intestino Grosso), ou no tratamento das diarreias pelos pontos do pulmão. A intenção é que as duas medicinas possam dar frutos, caminhando juntas e ajudando crianças a viverem mais saudáveis e com melhor qualidade de vida.

REFERÊNCIA BIBLIOGRÁFICA

1. Carneiro, ER, Xavier RAN, Castro MAP, Silveira VLF. Electroacupuncture promotes a decrease in inflammatory response associated with TH1/TH2 cytokine LTB4 modulation in experimental asthma. Citokine 2010; 50(3):335-40.

BIBLIOGRAFIA

1. Carneiro ER, Menezes AA, Yamamura Y, Novo NF, Esper RS. Efeito da Acupuntura no tratamento dos parâmetros clínicos da asma brônquica em crianças. Rev Paul Acupunt 1997a; 3(2):57-62.
2. Carneiro ER, Menezes AA, Yamamura Y, Novo NF, Esper RS. Efeito da Acupuntura no tratamento da asma brônquica em crianças, em relação à qualidade de vida. Rev Paul Acupunt 1997b; 3(2):63-7.
3. Carneiro ER. Aspectos energéticos e imunológicos dos processos alérgicos infantis. Wordwide Congress of Acupuncture of WMAA – Word Medical Association of Acupuncture. 2.ed. Ferrara, Itália, 2002. p.5-7.
4. Carneiro ER. Tratamento nas dermatoses em crianças pela acupuntura. Wordwide Congress of Acupuncture of WMAA- Word Medical Association of Acupuncture. 3.ed. São Paulo, 2003.
5. Carneiro ER, Carneiro CRW, Pedreira de Castro MA, Yamamura Y, Silveira VLF. Effect of electroacupuncture on bronchial asthma induced by ovalbumin in rats. Journ Altern and Complem Med 2005; 11(1):127-34.
6. Cricenti VS. Acupuntura e moxabustão. Barueri: Manole, 2001.
7. Nasptiz Charles K. Guia de alergia, imunologia e reumatologia em pediatria. Barueri: Manole, 2006. p.43-52.
8. Ross J. Zang Fu – Sistemas de Órgãos e Vísceras da Medicina Tradicional Chinesa. São Paulo: Roca, 1995. p.627.
9. Yamamura Y. Acupuntura tradicional. A arte de Inserir. São Paulo: Roca, 2005. p.627.
10. Nghi, VN & Dzun TV. Arte e Prática da Acupuntura e da Moxibustão. Segundo o "Zhen Jiu Da Cheng" de Yang Chi Chou. Roca, 2004.
11. I Curso de Medicina Tradicional Chinesa ministrado pelo prof. Dr. Nguyen Van Nghi e Dr. Tran Viet Dzung – Unifesp, São Paulo, de 5 a 9 de agosto de 1996 (40 horas).
12. II curso de MTC- Prof. Dr. Nguyen Van Nghi e Dr. Tran Viet Dzung – Unifesp, São Paulo, de 5 a 9 de maio de 1997 (40 horas).
13. IV curso de MTC – Prof. Dr. Nguyen Van Nghi e Dr. Tran Viet Dzung – Unifesp, São Paulo, de 2 a 6 de janeiro de 1998 (40 horas).
14. V curso de MTC – Prof. Dr. Nguyen Van Nghi e Dr. Tran Viet Dzung - Unifesp, São Paulo, de 25 a 28 de julho de 1998 (40 horas).
15. VI curso de MTC – Prof. Dr. Nguyen Van Nghi e Dr. Tran Viet Dzung – Unifesp, São Paulo, de 27 de fevereiro a 2 de março de 1999 (40 horas).

CAPÍTULO 15

Acupuntura na convulsão infantil e epilepsia

MARCIUS MATTOS RIBEIRO LUZ

INTRODUÇÃO

A convulsão é um evento paroxístico causado por descargas neuronais anormais, excessivas e hipersincrônicas de um agregado de neurônios do sistema nervoso central (SNC). Embora diversos fatores influenciem na incidência e na prevalência das convulsões, cerca de 5 a 10% da população apresentará, pelo menos, uma convulsão na vida, sendo as maiores ocorrências no início da infância e na idade adulta avançada.[1]

O significado da palavra convulsão tem de ser cuidadosamente distinguido de epilepsia, já que esta descreve uma afecção na qual a criança apresenta convulsões recorrentes em razão de um processo subjacente crônico; essa definição implica que uma criança com uma única convulsão ou com convulsões recorrentes secundárias a circunstâncias corrigíveis ou evitáveis não tem necessariamente epilepsia. Epilepsia diz respeito mais ao fenômeno clínico do que à entidade patológica única, pois existem muitas formas e causas.[1]

Quando se emprega como definição de epilepsia a ocorrência de duas ou mais convulsões não provocadas, a incidência da afecção é de cerca de 0,3 a 0,5% em diferentes populações do mundo, e estimou-se a prevalência em 5 a 10 pessoas a cada mil.[1]

CLASSIFICAÇÃO DAS CONVULSÕES

A determinação do tipo de convulsão é fundamental para organizar a abordagem diagnóstica com base em etiologias específicas, selecionar o tratamento apropriado e fornecer informações potencialmente vitais acerca do prognóstico. Em 1981, a International League Against Epilepsy publicou uma versão modificada da Classificação Internacional de Convulsões Epilépticas, baseada nas manifestações clínicas das convulsões e nos achados eletroencefalográficos associados, que ainda hoje são um sistema de classificação útil (Tabela 15.1). As convulsões podem ser parciais (sinônimo de focal) ou generalizadas.[1]

TABELA 15.1   CLASSIFICAÇÃO DAS CONVULSÕES

Convulsões parciais	Convulsões primariamente generalizadas	Convulsões não classificadas
Simples (com sinais motores, sensoriais, autônomos ou psíquicos)	Ausência (pequeno mal)	Convulsões neonatais
Complexas	Tonicoclônicas (grande mal)	Espasmos do lactente
Com generalização secundária	Tônicas	
	Atônicas	
	Mioclônicas	

Convulsões parciais

As convulsões parciais são aquelas cuja atividade convulsiva se restringe às áreas isoladas do córtex cerebral. As crises parciais geralmente estão associadas às anormalidades estruturais do cérebro. Quando há preservação plena da consciência durante a convulsão, as manifestações clínicas são consideradas relativamente simples, denominando-se como convulsão parcial simples. Se a consciência for comprometida, denomina-se a sintomatologia, pela complexidade, como convulsão parcial complexa. Outro subgrupo importante compreende as convulsões que começam como parciais e, em seguida, disseminam-se por todo o córtex — convulsões parciais com generalização secundária.[1]

Convulsões parciais simples

Crises curtas (10 a 20 segundos), nas quais a criança permanece consciente e é capaz de verbalizar durante a convulsão. É a forma mais comum de epilepsia na infância, causando sintomas motores, sensoriais, autônomos ou psíquicos sem alterações evidentes da consciência. A localização pode ser frontal, parietal e occipital. No foco frontal, há desvio tônico de olhos e cabeça para um dos lados e a crise pode ser acompanhada por rodopio do corpo todo. Os movimentos clônicos propagam-se progressivamente de um determinado ponto para os segmentos adjacentes, denominadas crises Bravais--Jacksoniana. Nos focos parietais, têm-se alterações da sensibilidade (adormecimento, formigamento). Já o foco occipital manifesta-se com sensações luminosas.[2]

Uma criança que apresenta uma convulsão motora parcial oriunda do córtex motor primário direito nas adjacências da região que controla os movimentos da mão, p.ex., apresentará movimentos involuntários na mão esquerda contralateral. Tipicamente, esses movimentos são clônicos (movimentos repetitivos de flexão/extensão) e têm frequência de cerca de 2 a 3 Hz; também é possível observar uma postura tônica pura. Uma vez que a região cortical que controla o movimento da mão é imediatamente adjacente à da expressão facial, a convulsão pode causar ainda movimentos anormais da face, sincrônicos aos movimentos da mão. O eletroencefalograma (EEG) registrado com eletrodos no couro cabeludo durante a convulsão (EEG ictal) pode demonstrar descargas anormais em uma região muito limitada na área apropriada do córtex cerebral, se o foco da convulsão comprometer a convexidade do cérebro.[1]

As convulsões parciais simples também podem se manifestar como alterações na sensibilidade somática (p.ex., parestesia), na visão (luzes piscando ou alucinações constituídas), no equilíbrio (sensação de queda ou vertigem) ou na função autonômica (rubor, sudorese, piloereção). As convulsões parciais simples originadas no córtex frontal ou temporal podem causar ainda alterações auditivas, olfatórias ou da função cortical superior (sintomas psíquicos). Alguns pacientes descrevem sentimentos singulares, como medo, sensação de mudança iminente, dissociação, despersonalização, *déjà vu*, ou ilusões de que os objetos estão ficando menores (micropsia) ou maiores (macropsia). Quando esse tipo de sintoma precede uma convulsão parcial complexa ou com generalização secundária, essas convulsões parciais simples atuam como um aviso, ou aura.[1]

Convulsões parciais complexas

Caracterizam-se por atividade convulsiva focal, acompanhada de comprometimento transitório da capacidade do paciente de interagir de maneira normal com o ambiente. O paciente é incapaz de responder adequadamente a comandos visuais ou verbais durante a convulsão e tem memória ou percepção comprometida da fase ictal. É frequente que as convulsões se iniciem com uma aura (uma convulsão parcial simples) estereotipada para cada caso. A aura, que assinala o início da crise, é comum em 30% dos casos com desconforto epigástrico, medo e sensação desagradável. Crianças maiores podem verbalizar sobre ela.

O início da fase ictal muitas vezes corresponde a uma parada comportamental brusca ou um olhar vago e imóvel, que assinala o início do período de amnésia. A suspensão comportamental, em geral, é acompanhada de automatismos, comportamentos involuntários automáticos, com ampla variedade de manifestações. Os automatismos podem consistir em comportamentos muito básicos, como mastigar, estalar os lábios, deglutir ou movimentos de apanhar ou limpar com as mãos, ou comportamentos mais elaborados, como a expressão de emoção ou o gesto de correr. Podem associar-se a fenômenos vegetativos: rubor, palidez, sudorese e taquicardia. Tipicamente, o paciente fica confuso após a convulsão, e a transição até a recuperação plena da consciência pode demorar de segundos até 1 hora. O exame físico imediatamente após a convulsão evidencia amnésia anterógrada ou, nos casos envolvendo o hemisfério dominante, afasia pós-ictal.[2]

O EEG rotineiro interictal (entre as convulsões) de pacientes com convulsões parciais complexas muitas vezes é normal, ou pode evidenciar descargas breves, denominadas pontas epileptiformes ou ondas agudas. Uma vez que as convulsões parciais complexas podem originar-se no lobo temporal medial ou lobo frontal inferior, ou seja, regiões distantes do couro cabeludo, o EEG registrado durante a crise pode não localizar o foco.[1]

Convulsões parciais com generalização secundária

As convulsões parciais podem disseminar-se e comprometer ambos os hemisférios cerebrais, produzindo uma convulsão generalizada, em geral do tipo tonicoclônico. A generalização secundária é observada com frequência após convulsões parciais simples, especialmente naquelas com um foco no lobo frontal, mas também pode se associar a convulsões parciais que ocorrem em outras áreas do cérebro. Muitas vezes, é difícil diferenciar uma convulsão parcial com generalização secundária da tonicoclônica generalizada primária, pois os espectadores tendem a omitir os sintomas focais mais sutis presentes no início. Em alguns casos, o início focal da convulsão fica evidente apenas quando uma anamnese cuidadosa identifica uma aura prévia (uma convulsão parcial simples). Todavia, com frequência, o início focal não é clinicamente evidente e só fica definido por uma cuidadosa análise do EEG. Não obstante, a diferenciação entre essas duas entidades é de extrema importância, pois pode haver diferenças substanciais na avaliação e no tratamento dos distúrbios convulsivos parciais e generalizados.[1]

Convulsões generalizadas

Por definição, originam-se simultaneamente em ambos os hemisférios cerebrais e podem decorrer de anormalidades celulares, bioquímicas ou estruturais que têm distribuição mais disseminada. Entretanto, atualmente, é impossível excluir por completo a existência de uma região focal de atividade anormal que desencadeie a convulsão antes de uma rápida generalização secundária. Por esse motivo, podem-se definir na prática as convulsões generalizadas como ocorrências clínicas e eletrográficas bilaterais sem qualquer início focal detectável. Felizmente, diversos tipos de convulsões generalizadas têm características distintas que facilitam o diagnóstico clínico.[1]

Crises de ausência (pequeno mal)

Na ausência simples (pequeno mal), ocorre perda súbita de consciência, não acompanhada de queda ao solo ou de fenômenos motores importantes. A criança "desliga", suspende sua atividade, tem o olhar vago ou fixo em um ponto distante. Pode haver piscamento de olhos e discretos movimentos clônicos da cabeça e das mãos. A crise é rápida, raramente ultrapassa 20 segundos. Cessada a crise, a criança retorna à sua atividade anterior e não se dá conta do que aconteceu. As crises tendem a recorrer várias vezes ao dia e são muito sensíveis à hiperpneia. Observa-se predisposição familiar, sendo a idade de início entre 3 e 8 anos, com um pico entre 5 e 7 anos – frequentemente a professora é quem nota. O exame neurológico é normal e as ausências podem ser desencadeadas por hiperventilação forçada de 1 a 3 minutos. O EEG patognomônico apresenta surtos bilaterais e difusos de pontas-ondas que se repetem a cada três ciclos/segundo. O prognóstico é bom e normalmente os surtos desaparecem após 2 a 3 anos.[2]

A ausência atípica é caracterizada pela associação com movimentos mioclônicos da face e do corpo, algumas vezes levando à perda do tono, o que faz a criança cair. Nesse caso, o EEG apresenta descargas generalizadas de espículas e ondas de 2 a 2,5/s ou 3,5 a 4,5/s.

Crises de ausência atípica

Suas características as distinguem das manifestações clínicas e eletroencefalográficas das crises de ausência típica. Em geral, a perda de consciência tem duração maior e início e fim menos bruscos, e a convulsão é acompanhada de sinais motores mais evidentes, que podem incluir características focais ou de lateralização. O EEG mostra um padrão lento e generalizado de ponta-onda, com frequência menor ou igual a 2,5/s, bem como outros tipos de atividades anormais. As crises de ausência atípica costumam associar-se a anormalidades estruturais difusas ou multifocais do cérebro e, portanto, podem acompanhar outros sinais de disfunção neurológica, como retardamento mental. Ademais, as convulsões, em comparação com as crises de ausência típica, têm menor resposta aos anticonvulsivantes.[1]

Convulsões tonicoclônicas generalizadas (grande mal)

As convulsões tonicoclônicas primariamente generalizadas são o principal tipo de convulsão em cerca de 10% de todos os indivíduos com epilepsia, além do mais comum nos distúrbios metabólicos e, portanto, frequente em muitos contextos clínicos diferentes. A convulsão costuma iniciar-se bruscamente, sem aviso prévio, embora alguns pacientes possam descrever sintomas premonitórios vagos. Esse pródromo é distinto das auras estereotípicas associadas a convulsões focais com generalização secundária. A fase inicial da convulsão costuma ser de contração tônica da musculatura de todo o corpo, com perda súbita da consciência e queda ao solo. Há enrijecimento dos músculos dos membros inferiores em hiperextensão e membros superiores em hiperextensão e rotação interna. Geralmente, há trismo dos masseteres, o que pode provocar mordedura da língua; a respiração é difícil, as secreções acumulam-se na orofaringe e pode haver cianose peribucal. Dura cerca de 10 a 30 segundos. Um aumento acentuado do tônus simpático gera elevação da frequência cardíaca, da pressão arterial e do tamanho das pupilas. Após 10 a 30 segundos, a fase tônica da convulsão tipicamente evolui para a fase clônica, produzida pela superposição de períodos de relaxamento muscular sobre a contração muscular tônica. Paulatinamente, a musculatura relaxa, a hipertonia cede e aparecem os movimentos clônicos, generalizados, rítmicos e de média amplitude, que atingem membros superiores, inferiores e face; pode haver emissão de urina e, mais raramente, de fezes. Essa fase é mais longa, durando de 2 a 3 minutos; os movimentos gradualmente diminuem de intensidade até desaparecerem. Na fase pós-ictal, os fenômenos são variáveis; às vezes, a crise é seguida de um sono profundo mais ou menos duradouro; em outras, o indivíduo pode estar perfeitamente bem ou apresentar sonolência, cefaleia e confusão mental – fenômenos de duração variável. Há amnésia total do período crítico.[2] Em crianças, uma das duas fases pode ser extremamente curta, a ponto de não se exteriorizar clinicamente; a crise clínica será unicamente tônica ou clônica.

A ocorrência de hemiconvulsão não implica obrigatoriamente sinal de localização e são as crises mais frequentes (70%) que ocorrem em crianças.

A epilepsia do tipo grande mal primária é a mais comum das epilepsias primárias. Existe uma predisposição familiar, com início na infância ou mais comumente na adolescência. Ocorre em crianças neurologicamente normais e as crises são mais frequentes pela manhã. O exame de EEG intercrítico pode ser normal ou apresentar paroxismos de pontas ou polipontas-ondas generalizadas. O prognóstico é bom e as crises desaparecem após alguns anos.[2] Pode ser secundária a uma lesão cerebral.

Existem muitas variantes da convulsão tonicoclônica generalizada, incluindo convulsões tônicas e clônicas puras. Vale a pena mencionar as convulsões tônicas breves, com apenas alguns segundos de duração, pois costumam associar-se a síndromes epilépticas específicas que apresentam fenótipos convulsivos mistos, como a síndrome de Lennox--Gastaut.[1]

Convulsões atônicas

Caracterizam-se por uma perda súbita do tônus postural com 1 a 2 segundos de duração. Há uma breve perda de consciência, mas não costuma ocorrer confusão pós-ictal. As convulsões atônicas, também conhecidas como *drop atacks*, manifestam-se pela perda súbita de tônus muscular, com queda brusca da cabeça. Por exemplo: se a criança estiver sentada à mesa, ela é projetada violentamente contra a borda da mesa. Se o indivíduo está em pé, cairá ao solo como se alguém tivesse puxado o tapete sob seus pés. Ocorrem em surtos logo após o despertar. A criança reassume imediatamente suas atividades.

O EEG evidencia descargas em ponta-onda generalizadas breves, imediatamente seguidas por ondas lentas difusas que se correlacionam com a perda do tônus muscular. Da mesma forma que as convulsões tônicas puras, as crises atônicas, em geral, são associadas a síndromes epilépticas conhecidas.[1]

Convulsões mioclônicas

A mioclonia é uma contração muscular súbita e breve que pode comprometer uma parte ou todo o corpo. Uma forma fisiológica comum de mioclonia é o movimento de abalo súbito observado quando se adormece. Há contrações musculares simétricas, curtas e repetitivas, com perda do tônus muscular. Podem ocorrer isoladamente ou em associação com outros tipos de epilepsia, incluindo a tonicoclônica. A mioclonia patológica, em geral, é associada a distúrbios metabólicos, às doenças degenerativas do SNC e à lesão cerebral anóxica. Embora a distinção com outras formas de mioclonia seja imprecisa, as convulsões mioclônicas são consideradas eventos epilépticos verdadeiros, pois são causadas por disfunção cortical (*versus* subcortical ou espinal). O EEG pode mostrar descargas bilateralmente sincrônicas em ponta-onda simultâneas à mioclonia, embora as descargas possam ser obscurecidas por artefato de movimento. As convulsões mioclônicas costumam coexistir em outras formas de distúrbios convulsivos generalizados, mas são as características predominantes da epilepsia mioclônica juvenil.[1]

Convulsões não classificadas

Nem todos os tipos de convulsão podem ser classificados como parciais ou generalizados. Isso parece ser especialmente verdade para as convulsões que ocorrem em recém--nascidos e lactentes. Os fenótipos distintivos das convulsões nessas idades precoces provavelmente decorrem, em parte, das diferenças na função neuronal e na conectividade do SNC imaturo *versus* SNC maduro.

Síndromes de epilepsia

São distúrbios nos quais a epilepsia é uma característica predominante e existem evidências suficientes (p.ex., por observações clínicas, eletroencefalográficas, radiológicas ou genéticas) para sugerir um mecanismo subjacente comum. As síndromes epilépticas são citadas adiante.

Síndrome de West (espasmos infantis)

É uma tríade constituída por espasmos infantis mais deterioração neurológica (motora e mental) e alterações do EEG do tipo hipsarritmia. Em 85% dos casos, é secundária a encefalopatia (lesão cerebral orgânica) preexistente; nos demais, é primária (criptogenética), sem encefalopatia prévia.[2]

Os espasmos infantis podem ser em flexão, extensão ou mistos. A faixa etária de início é entre 4 e 8 meses de idade (limites: 2 a 15 meses). Os espasmos em flexão consistem em contrações bruscas da cabeça, tronco e membros para a frente. Os espasmos em extensão são mais raros e consistem em contrações abruptas, com extensão da cabeça e do tronco e adução ou abdução dos braços, pernas ou ambos. Espasmos mistos incluem flexão da cabeça, tronco e braços, com extensão ou flexão das pernas e extensão dos braços com graus variáveis de flexão da cabeça e do pescoço. Fenômenos vegetativos (palidez, sudorese, rubor e salivação) podem ocorrer. O quadro lembra um reflexo de Moro e pode ser descrito como "abraçar a si mesmo" ou "prece maometana". Podem ser seguidos de choro e os pais referem como susto ou crise de cólicas. Os espasmos têm como característica salvas de 3 a 10 movimentos que se sucedem em alguns segundos; as salvas se repetem várias vezes ao dia, mais frequentemente logo após acordar.[2]

Se a criança já era portadora de encefalopatia, esta se agrava com a regressão psicomotora. Nos outros casos, os lactentes deixam de sorrir, ficam tristes, não reagem aos estímulos ou perdem o tônus muscular.

Hipsarritmia é o achado no EEG que mostra a atividade de base intensamente desorganizada, os traçado caótico de alta voltagem de elementos irritativos, como ondas lentas e irregulares, as salvas de polipontas e polipontas-ondas e os períodos de supressão elétrica. A hipsarritmia é observada em 50% dos casos, mas um EEG totalmente normal afasta a síndrome de West.[2]

Epilepsia mioclônica juvenil (EMJ)

É um distúrbio convulsivo generalizado de causa desconhecida que surge no início da adolescência e costuma caracterizar-se por abalo mioclônico bilateral único ou abalos repetitivos. As convulsões mioclônicas são mais frequentes pela manhã, após o paciente acordar, e podem ser provocadas por privação do sono. A consciência é preservada, a menos que a mioclonia seja especialmente intensa. Muitos pacientes também apresentam convulsões tonicoclônicas generalizadas e até 33% têm crises de ausência. Nos demais casos, o distúrbio é benigno e, embora uma remissão completa seja incomum, as convulsões respondem bem à medicação anticonvulsivante apropriada. Muitas vezes, há uma história familiar de epilepsia e estudos das ligações genéticas sugerem uma causa poligênica.[1]

Síndrome de Lennox-Gastaut

Ocorre em pré-escolares, com início aos 3 a 5 anos de idade (limites: 2 a 10 anos). A síndrome de Lennox-Gastaut é definida pela tríade:

- tipos de convulsões múltiplas, que, geralmente, incluem convulsões tonicoclônicas generalizadas, atônicas ou de ausência atípica;
- EEG com descargas em pontas-ondas lentas (< 3 Hz) e várias outras anormalidades;
- uma disfunção cognitiva na maioria dos casos, mas não em todos.

A síndrome de Lennox-Gastaut associa-se a doença ou disfunção do SNC de várias etiologias, incluindo anormalidades do desenvolvimento, hipóxia/isquemia perinatal, traumatismo, infecção e outras lesões adquiridas. A natureza multifatorial dessa síndrome sugere que essa situação seja uma resposta inespecífica do cérebro à lesão neural difusa. Infelizmente, muitos pacientes têm um prognóstico reservado em virtude da doença subjacente do SNC e das consequências físicas e psicossociais da epilepsia grave mal controlada. A síndrome de Lennox-Gastaut com encefalopatia (atraso psicomotor) prévia pode ser precedida por epilepsia do tipo "grande mal" ou síndrome de West. Nas crianças com quadro similar, em que logo aparecem mioclonias generalizadas e posteriormente deterioração mental, encontram-se lipofuscinoses ceroides, forma infantil tardia.[2]

Síndrome de Landau-Kleffner (afasia epiléptica)

É caracterizada pela perda progressiva da linguagem associada a crises epilépticas (com predomínio do tipo grande mal, mas também podem ser parciais simples ou complexas) em crianças previamente normais, com início dos 3 aos 5 anos de idade (limite: 2 a 10 anos). Associam-se distúrbios de comportamento (hiperatividade e agressividade). O EEG sempre está alterado durante o sono, mostrando descargas bitemporais, multifocais ou generalizadas com pontas e ondas de grande amplitude.[2]

Epilepsia rolândica

É denominada epilepsia benigna da infância. No EEG, encontram-se pontas centrotemporais (rolândicas). É a forma mais comum de epilepsia parcial da criança, ocorrendo em mais de 25% das epilepsias de escolares. A faixa etária é entre 5 e 9 anos de idade (limite: 4 a 11 anos). A maioria das crises ocorre durante o sono; a criança desperta por causa de contrações tonico-clônicas da hemiface com desvio da rima bucal, adormecimento da hemilíngua e das bochechas. Os movimentos clônicos podem propagar-se para o membro superior correspondente. A criança permanece consciente, mas impossibilitada de falar (afasia) por alguns minutos. O EEG característico mostra surtos de pontas confinadas na área temporal (rolândica). A forma benigna tem boa resposta à carbamazepina e desaparece na adolescência (14 anos).[2]

Epilepsia mioclônica juvenil (síndrome de Janz)

São abalos mioclônicos que atingem, sobretudo, os membros superiores (os pacientes deixam cair ou arremessam os objetos), repetidamente, por alguns minutos, logo após o despertar e com a consciência intacta. Podem ser seguidos por crises do tipo grande mal. Sua incidência é maior na adolescência – 12 a 16 anos de idade. Há presença de fator hereditário em crianças neurologicamente normais. No exame de EEG, registram-se surtos bilaterais, difusos, irregulares de polipontas-ondas, desencadeados pela fotoestimulação. O prognóstico é bom. O diagnóstico diferencial é feito com a epilepsia mioclônica progressiva com deterioração mental, que começa na adolescência (doença de Lafora – distúrbio do metabolismo dos polissacarídeos), e ainda com a lipofuscinose ceroide (ver Lennox-Gastaut).[2]

Convulsão febril benigna

A convulsão é desencadeada por febre ou ocorre no contexto de um processo febril. Por outro lado, a convulsão febril benigna é desencadeada por febre em uma criança suscetível, ou seja, não causada por infecção intracraniana nem por intoxicação e anomalia intracraniana.

Diagnóstico[2]

- Idade: entre 6 meses e 5 anos;
- 90% das crianças apresentam entre 9 e 18 meses de idade;

- desenvolvimento neurológico normal;
- febre de duração menor que 24 horas (geralmente viral);
- aumento súbito da febre (38,5°C ou mais);
- apresentação:
  - convulsões simples (típicas): a maioria tem característica de crise generalizada, com duração curta (5 minutos);
  - convulsões complexas (atípicas): crises focais e/ou duração prolongada (mais de 15 minutos);
- recuperação total após curto período de sonolência.

Não se deve confundir com:

- síncopes febris: a criança fica "durinha" e depois prostrada, na vigência da febre;
- delírio febril;
- tremores de frio acompanhados de palidez e cianose perioral enquanto a febre está subindo muito e rapidamente (bacteremia).

Em convulsão que ocorre depois de 24 horas de febre, em lactente abaixo de 9 e, principalmente, 6 meses de vida ou em estado toxêmico que persiste após a baixa da febre, é obrigatório solicitar exame de líquor. Nos casos característicos, não há indicação para solicitação de EEG, tomografia computadorizada ou ressonância magnética.

Prognóstico

A convulsão febril benigna é dramática, mas não é perigosa, pois não produz distúrbios mentais e não aumenta o risco de epilepsia. Em mais de 70% dos casos, é a única convulsão que ocorrerá na vida e, em 90%, não haverá mais de duas. A probabilidade de recorrência é, em média, de 25 a 30%. Se a criança tiver fatores de risco (primeira convulsão antes de 1 ano de idade e antecedentes familiares positivos), a probabilidade de recorrência passa a 50%; caso contrário, a probabilidade de recorrência é de 10%. Caso não ocorra uma segunda convulsão febril dentro de 1 ano, a probabilidade de ocorrer depois é muito pequena. Após uma segunda convulsão febril, a probabilidade de uma nova ocorrência passa a ser de 40%.[2]

Tratamento profilático

Necessita de medicação diária por longo período, o que não garante que a convulsão febril não se repetirá, apenas diminuindo a sua frequência. O fenobarbital pode causar distúrbios de comportamento (em 40%), prejuízo do aprendizado, diminuição da inteligência e síndrome de Stevens-Johnson; e o ácido valproico pode causar hepatotoxicidade fatal (rara, porém mais frequente até os 2 anos de idade). Outros fármacos, como fenitoína, carbamazepina, são ineficazes na convulsão febril benigna.[2]

O risco de não se fazer tratamento profilático é a recorrência da convulsão febril, mas a convulsão febril não é perigosa. Já os riscos de se realizar o tratamento profilático são os efeitos secundários e a não garantia de que a convulsão não vai recorrer.

É importante lembrar que algumas crianças têm convulsões repetidas com febre baixa que parecem estar relacionadas com o estado toxi-infeccioso, assim como ocorre em infecções banais. Nestes casos, o tratamento profilático é ineficaz.

TRATAMENTO ANTICONVULSIVANTE

Deve-se considerar que um número apreciável de crianças tem apenas uma crise convulsiva na vida; outras têm raras crises e com intervalos muito longos; algumas têm um fator desencadeante, o qual pode ser controlado; e, finalmente, as demais têm crises com consequências mínimas. Um fator básico que também deve ser levado em conta é o desenvolvimento neurológico: se o exame neurológico for normal, o prognóstico é bom.

O tratamento antiepiléptico é um compromisso razoável entre os benefícios (controle das crises) e a toxicidade (efeitos adversos). Devem-se estabelecer os limites aceitáveis de efeitos adversos, o que geralmente exclui distúrbios importantes do comportamento e queda do rendimento escolar, além de deixar a família ciente, inclusive, das eventuais mudanças de dose e medicamentos. Convém sugerir, no início do tratamento, um diário com anotações de crises/efeitos colaterais. Os casos mais simples e que reagem bem ao tratamento podem ser seguidos pelo pediatra; nos demais, deve-se solicitar a participação do neuropediatra.[2]

Normas gerais
Monoterapia

Deve-se iniciar sempre com uma única medicação. A dose inicial deve limitar-se ao mínimo do indicado e, conforme o efeito, é aumentada gradualmente. Para avaliar a eficácia da droga é preciso chegar ao seu limite máximo de tolerância (presença de sinais discretos de intoxicação). Também é necessário dar tempo para que a droga mostre sua eficácia terapêutica; na prática, isso significa 10 a 15 dias. Se os resultados forem definitivamente insatisfatórios, considera-se a substituição ou associação com outra droga.[2]

Nos casos difíceis, é útil a determinação do nível sérico do anticonvulsivante, mas a interpretação deve ser feita no contexto clínico, incluindo a possibilidade de o remédio não estar sendo adequadamente ministrado. Deve-se orientar um modo prático de ministrar o medicamento, respeitando a farmacocinética da droga.

A suspensão (término) do tratamento deve ser ditada por critérios clínicos; a persistência de anormalidades eletroencefalográficas não obriga a manutenção do tratamento. Deve-se tratar o paciente, e não o EEG. De modo geral, é possível cessá-lo após 2 anos do controle das crises. A suspensão das drogas deve ser sempre gradual, em 2 a 3 meses (em casos favoráveis, a tendência é reduzir esse prazo para 6 semanas). Se a criança estiver recebendo mais de um anticonvulsivante, deve-se primeiramente transformar o tratamento em monoterapia, pois a suspensão abrupta dos anticonvulsivantes pode desencadear o estado de mal. É necessário observar com atenção os primeiros 6 meses após a retirada dos medicamentos, já que se trata de período com maior risco para recaídas.[2]

A escolha inicial da droga pode ser orientada pela Tabela 15.2 e a dose, pela Tabela 15.3. É muito importante considerar um controle sobre os efeitos tóxicos (Tabela 15.4).

TABELA 15.2 ESCOLHA DO MEDICAMENTO DE ACORDO COM O TIPO DE CRISE EPILÉPTICA

Crises	1ª escolha	Opções
Tonicoclônicas	FB ou AV ou CBZ	2ª DFH; 3ª PRM; 4ª CZP
Parciais simples	CBZ	2ª DFH; 3ª FB ou AV; 4ª PRM ou CZP
Parciais complexas	CZP	2ª DFH; 3ª PRM; 4ª AV
Ausências (PM)	AV	2ª CZP; 3ª ESM; 4ª LTG
Mioclônicas juvenis	AV	
Síndrome de West	ACTH	2ª CZP; 3ª NZ; 4ª CBZ
Síndrome de Lennox-Gastaut	AV	2ª CZP; 3ª NZ; 4ª CBZ; 5ª ESM
Não classificada	AV	

FB: fenobarbital; AV: ácido valproico; CBZ: carbamazepina; CZP: clonazepam; DFH: difenil-hidantoína; PRM: primidona; ESM: etossuximida; LTG: lamotrigina; NZ: nitrazepam; ACTH: hormônio adrenocorticotrófico.

TABELA 15.3 DROGAS ANTICONVULSIVANTES: MEDICAMENTOS E DOSES

Droga	Nome comercial	Apresentação	Dosagem diária	Observações
Fenobarbital	Gardenal®	c 50 a 100 mg 1 gt = 1 mg	Pré-escolar: 4 a 5 mg/kg Escolar: 2 a 3 mg/kg Adolescente: 100 a 125 mg/dia	Inicialmente em 2 tomadas Posteriormente, 1 única tomada/dia Nível terapêutico: 15 a 20 mcg/mL
Difenil--hidantoína (Fenitoína)	Hidantal® ou Epelin®	c 100 mg cps 100 mg xᵉ 100 mg	Até 3 anos: 8 a 10 mg/kg > 3 anos: 4 a 7 mg/kg Adolescente: 300 mg/dia	Em 1 ou 2 tomadas/dia Em 3 tomadas/dia Nível terapêutico: 10 a 20 mcg/mL
Primidona	Mysoline® ou Primidona®	c 125 a 250 mg xᵉ 25 a 250 mg	500 a 750 mg/dia 12 a 25 mg/kg/dia	Em 2 tomadas/dia. Iniciar com 50 mg/dia (pré-escolares) ou 250 mg/dia (escolares); aumentos iguais/semana

(Continua)

TABELA 15.3   (CONT.) DROGAS ANTICONVULSIVANTES: MEDICAMENTOS E DOSES

Droga	Nome comercial	Apresentação	Dosagem diária	Observações
Carbamazepina	Tegretol®	c 200 mg x^e 100 mg	200 a 800 mg/dia 10 a 30 mg/kg/dia	Iniciar com 10 mg/kg/dia, aumentar 5 mg/kg a cada semana, até 20 a 30 mg/kg/dia em 2 tomadas
Etossuximida	Zarontin®	x^e 250 mg	500 (20 a 50 mg/kg/dia)	Iniciar com 250 mg, 2 vezes/dia (ou 20 mg/kg/dia); aumentos semanais de 250 mg até máximo de 1.500 mg/dia, em 3 a 4 tomadas
Nitrazepam	Sonebon®	c 5 mg	0,25 a 1 mg/kg	Em 2 a 3 tomadas
Clonazepam	Rivotril®	c 0,5 a 2 mg 1 gt = 0,1 mg ampola 25 mg	0,1 a 0,3 mg/kg	Em 3 tomadas/dia. Iniciar com 0,5 gt/kg/dia e aumentar 0,5 gt/kg/dia a cada semana até 2 gt/kg/dia em 2 tomadas
Ácido valproico	Depakene®	c 250 mg x^e 250 mg	30 mg/kg/dia	Em 3 tomadas/dia
Ácido valproico	Valprin®	c 250 mg x^e 300 mg	30 mg/kg/dia	Iniciar com 10 mg/kg/dia. Aumentos semanais de 5 mg/kg/dia até 30 a 60 mg/kg/dia

c: comprimido; gt: gota de solução; x^e: 5 mL do xarope; cps: cápsulas.

TABELA 15.4   EFEITOS COLATERAIS DOS ANTICONVULSIVANTES

Droga	Efeitos tóxicos
Fenobarbital	Irritabilidade, sonolência, prejuízo intelectual e síndrome de Stevens-Johnson
Fenitoína	Ataxia, nistagmo, tremor, hiperplasia gengival, hipertricose, linfoadenopatia, *rash*, anemia aplástica e síndrome de Stevens-Johnson
Primidona	Sonolência, ataxia e agressividade
Carbamazepina	Ataxia, tontura, *rash* (5%) e visão borrada
Etossuximida	Vertigem e sonolência
Nitrazepam	Ataxia, sonolência e sinais extrapiramidais
Clonazepam	Ataxia, sonolência, agressividade e depressão
Ácido valproico	Hepatite, pancreatite, alopecia e ganho de peso

Observações práticas

Fenobarbital e fenitoína não devem ser considerados na primeira escolha, a não ser quando existe limitação financeira, pois têm custo mais baixo. A retirada do fenobarbital deve ser muito lenta e gradual. A primidona não tem vantagem sobre o fenobarbital. A carbamazepina é uma das drogas preferidas, mas pode determinar o aparecimento de outras formas de crises, contudo, sua retirada pode ser mais rápida. A droga que provoca mais distúrbios de comportamento e prejuízo intelectual é o fenobarbital; o melhor, nesse sentido, é o ácido valproico.[2]

As drogas novas não se mostraram superiores às antigas; são utilizadas em associação às antigas em casos rebeldes ou de intolerância a elas. A exceção é a lamotrigina, que tem sido utilizada como monoterapia em epilepsias generalizadas de difícil controle[2] e Lennox-Gastaut. Como droga única, sua dose inicial é de 1 mg/kg/dia e deve ser aumentada até 5 a 15 mg/kg/dia. Se associada ao ácido valproico, deve-se iniciar com 0,5 mg/kg/dia até 1 a 5 mg/kg/dia. Os efeitos colaterais são *rash* e tonturas. O efeito é semelhante e a tolerância é melhor do que a da carbamazepina. O nome comercial é Lamictal® e é vendido em comprimidos de 25, 50 e 100 mg. Iniciar com 1 vez/dia; após 2 a 4 semanas, dividir em duas tomadas.

CONCEITOS DA MEDICINA TRADICIONAL CHINESA SOBRE CONVULSÃO INFANTIL E EPILEPSIA

Definição

Na concepção da medicina energética, a crise de epilepsia é um estado de afluxo *Yang* que pode ocorrer em um cérebro que já é *Yang*, pois há, assim, uma justaposição de *Yang* mais *Yang*, levando ao que os antigos chamavam de Fogo. O afluxo *Yang* pode ser proveniente de escape do *Gan-Yang* (Fígado-*Yang*) ou do escape do *Xin-Yang* (Coração-*Yang*).[3]

Fisiopatogenia

Na fisiopatogenia energética das convulsões, existe, primeiramente, ruptura energética no sistema *Pi-Wei* (Baço/Pâncreas-Estômago), decorrente do hipofuncionamento do *Pi* (Baço). A partir disso, acontece uma sucessão de fenômenos de transformação e transmutação que fazem com que a Umidade não seja metabolizada nem transformada, levando à estagnação energética, a qual provocará a transmutação da Umidade em Mucosidade-Fria e que vai, sucessivamente, se transformar em Mucosidade-Calor e em Mucosidade-Fogo. O Fogo vai para o Alto do corpo e, pouco a pouco, chega à extremidade cefálica, mas somente em um estado de cronicidade. O Fogo pode chegar ao cérebro por várias vias; porém, principalmente pela via do *Luo* longitudinal do *Wei* (Estômago), que, originado a partir do ponto E-40 (*Fenglong*), segue o trajeto do Meridiano do *Wei* (Estômago) pela parte anterolateral da tíbia, dirigindo-se para o Alto do corpo, onde se ramifica e vai para o VG-20 (*Baihui*), para depois descer em direção à faringe.

A partir do VG-20 (*Baihui*), a Mucosidade-Fogo pode penetrar e se instalar no cérebro, mas de preferência no trajeto da Energia que segue em direção à área vestibulococlear, no lobo temporal, promovendo síndrome de obstrução; este fenômeno instala-se no cérebro quando em estado de *Yang*. O cérebro é naturalmente *Yang*, pois é um local de concentração de *Jing* (altamente *Yang*). Desse modo, a Mucosidade-Fogo vai se encontrar em um estado de justaposição do *Yang*, desenvolvendo um estado de Vento Interno, provocado pela falta de Água (Rins/*Shen*) – fato que vai "secar" a Madeira e "queimar", dando origem ao fenômeno de escape do Fogo do Fígado (*Gan-Huo*), ou seja, o escape do Vento Interno, e acometendo o cérebro por duas vias: pelo trajeto interno do Meridiano Principal do Fígado (*Gan*) até os olhos, para, posteriormente, chegar ao VG-20 (*Baihui*). A partir desse ponto, penetra no cérebro levando à Plenitude *Yang* do Fígado ou Vento Interno do Fígado (*Gan*).

Outra via do aparecimento do Vento Interno vem da sobrecarga de trabalho e da vida estressante; se a causa desse estresse for o medo, a origem está nos Rins (*Shen*), já que é a emoção que consome e comprime o Rim *Yin*. Da mesma forma, o excesso sexual leva ao desgate do Rim *Yin* e *Yang*, segundo a medicina energética. Outro fator de diminuição da energia dos Rins é a idade avançada, pois os Rins são considerados o início e o fim da vida. Todas essas situações podem levar ao desenvolvimento do Vento Interno, que tem característica Fogo, com escape de maneira intensa na destruição da Água. Isso leva à deficiência do Vento Interno, que não poderá mais reter o Fogo no Coração (*Xin*), causando escape do Fogo Imperial e produzindo o fenômeno de escape do Fogo do Coração (*Xin-Huo*), com a produção de Fogo e de Vento Interno, que seguem por meio do Meridiano Distinto do Coração (*Xin*) e penetram no cérebro pelo B-1 (*Jingming*).[3]

Diagnóstico da convulsão infantil
Enunciado 225

San Guan significa três barreiras (*San* corresponde a três e *Guan*, a barreiras). Quando se examina o *San Guan* no menino, deve-se verificar sua mão esquerda; na menina, a mão direita – isto porque o homem tem mais *Xue* (Sangue) que Energia e a mulher tem mais Energia que *Xue* (Sangue). O *San Guan*, ou Três Barreiras, designa as três falanges do dedo indicador da mão:[4]

- a primeira falange é *Meng Guan* (barreira da Vida) e responde ao quinto ramo celeste, *Tchrenn* (das 7 às 9 horas; Dragão-Estômago);
- a segunda falange é denominada *Qi Guan* (barreira da Energia) e responde ao quarto ramo celeste, *Mao* (das 5 às 7 horas; Gato-Intestino Grosso);
- a terceira falange (Tabela 15.5) recebe o nome de *Feng Guan* (barreira do Vento) e responde ao terceiro ramo celeste, *Yin* (das 3 às 5 horas; Tigre-Pulmão).

TABELA 15.5 *SAN GUAN*

Falange	Nome	Significado	Tratamento
Primeira	*Feng Guan*	Barreira do Vento	Fácil
Segunda	*Qi Guan*	Barreira da Energia	Complicado
Terceira	*Men Guan*	Barreira da Vida	Grave

No recém-nascido, os cinco Órgãos e as seis Vísceras, o *Xue* (Sangue) e a Energia ainda não são bem definidos; a respiração ainda é rápida. Assim, deve-se examinar a tez do *Hou Kou* (primeiro espaço metacárpico – Figura 15.1) em busca de orientação sobre a doença. Em meninos, o exame é realizado na mão esquerda; em meninas, na mão direita. Isso porque a mão esquerda é *Yang*, e corresponde ao menino, e a mão direita é *Yin*, e corresponde à menina.[4] A esquerda responde ao Fígado (*Gan*) e ao Coração (*Xin*) e a direita, ao Baço (*Pi*).[4]

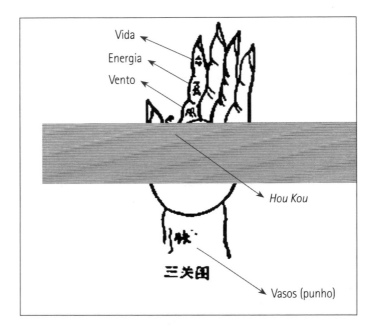

FIGURA 15.1 Os *San Guan*.

A doença, na sua fase inicial, manifesta-se no *Hou Kou* ou na última falange e, frequentemente, com o aparecimento de tez vermelha que, quando se irradia para a segunda falange, torna-se roxa – sinal de gravidade da doença do Calor. Se a tez passar de violeta esverdeada para violeta-escura, com aparecimento irregular dos *Hengwen* (pregas transversais falângicas ou traços lineares), a doença agrava-se ainda mais. Caso a tez esteja inteiramente preta, a doença é incurável.[4]

Os mestres chineses ensinavam antigamente que: "A doença é fácil de curar quando a modificação da tez aparece no *Feng Guan*. Complica-se quando a tez alcança o *Qi Guan* e o *Meng Guan*". De acordo com a coloração da tez, tem-se:

- cor-de-rosa: doença Vento-Calor benigna;
- vermelha: Plenitude Vento-Calor;
- violeta: doença convulsiva de etiologia Vento;

- verde: doença convulsiva de etiologia Acúmulo;
- meio-verde, meio-vermelha: síndrome associada das doenças convulsivas de etiologia Acúmulo e de etiologia Vento;
- verde e violeta pálido: alternância da contração e do relaxamento.

Em caso de convulsões crônicas de etiologia Vento, os *San Guan* são, obrigatoriamente, de coloração verde. Em convulsões de etiologia Água, os *San Guan* são, sobretudo, de coloração preta. Quando as convulsões são de etiologia Calor, os *San Guan* têm, invariavelmente, de coloração vermelha. E, por fim, quando há excesso de convulsões, os *San Guan* são, fatalmente, de coloração amarela.

Arco contra o polegar (Gong Fan Wai)[4]

Tem forma de convexidade do arco orientada para o dedo médio (Figura 15.2).

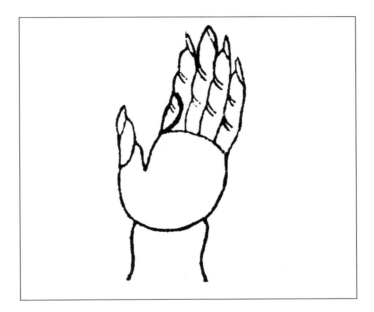

FIGURA 15.2   Arco contra o polegar.

Explicações clínicas:

- presença de Mucosidade-Calor – o Calor gerado pelo *Xin-Shen* (Coração-Mental), quando em pânico, é responsável pela doença convulsiva e epilepsia;
- se os traços lineares estiverem orientados para o interior, o prognóstico é bom; se orientados para o exterior, o prognóstico é fatal.

O tratamento objetiva:

- eliminar Mucosidade-Calor;
- equilibrar o *Xin-Shen* (Coração-Mental).

Forma de lança dos traços lineares (Chang Xing)[4]

Tem a forma de uma lança (Figura 15.3).

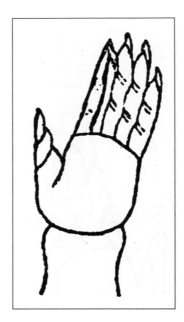

FIGURA 15.3 Forma de lança.

Explicações clínicas:

- doença do Vento-Calor com formação de Mucosidade, responsável por contrações espasmódicas dos membros.

O tratamento visa a eliminar o Vento-Mucosidade.

Espinhas de peixe (Yu Gu Xing)[4]

Tem a forma de espinhas de peixe (Figura 15.4). Explicações clínicas:

- convulsões de etiologia Mucosidade, com formação de Calor;

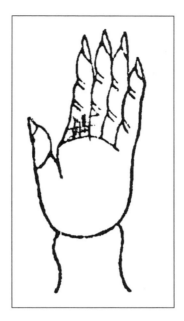

FIGURA 15.4   Espinhas de peixe.

- em casos graves, há convulsões com mucos abundantes, responsáveis por contraturas e anorexia.

O tratamento:

- decorrente de Plenitude do Fígado (*Gan*) que reprime o Baço (*Pi*);
- deve, inicialmente, parar a crise convulsiva e diminuir os mucos por meio da vomificação, para, posteriormente, tonificar o Baço (*Pi*).

Escamas de peixe *(Yu Xi)*[4]

Tem a forma de escamas de peixe (Figura 15.5). Explicações clínicas:

- o aparecimento no *Feng Guan* (barreira do Vento) é indício de doença convulsiva; no *Qi Guan* (barreira da Energia), é sinal de ulceração; no *Meng Guan* (barreira da Vida), indica estado de Vazio de difícil tratamento.

O tratamento deve:

- no *Feng Guan*: tratar a convulsão (ver Síndromes convulsivas);
- no *Qi Guan*: diminuir o Fogo;
- no *Meng Guan*: tonificar os Rins (*Shen*) e o Baço (*Pi*).

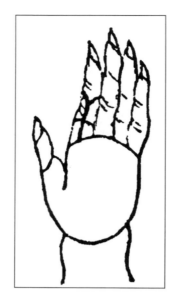

FIGURA 15.5 Escamas de peixe.

*Ideograma Água (*Shui Zi Xing*)*[4]

Tem a forma do ideograma Água (Figura 15.6).

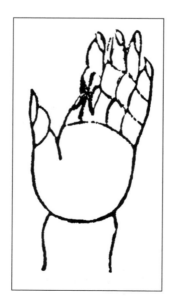

FIGURA 15.6 Ideograma Água.

Explicações clínicas:

- revela doença convulsiva de etiologia Vento com acúmulo alimentar. Os sinais clínicos são pesar, anorexia, choros noturnos, mucos abundantes, mudez e contraturas. Essa doença é decorrente de Vazio do Baço (*Pi*) com acúmulo/estagnação, o que favorece a ação invasiva da Madeira sobre a Terra;
- o vocábulo Água igualmente designa distúrbio do Pulmão (*Fei*), resultando em doença convulsiva de etiologia Vento.

O tratamento consiste em:

- tonificar o Baço-Terra (*Pi*);
- dispersar o Vento.

Ideograma Yi (Y Xing)[4]

Tem a forma do ideograma *Yi* (Figura 15.7).

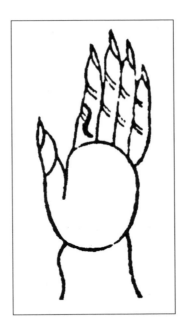

FIGURA 15.7   Ideograma *Yi*.

Explicações clínicas:

- aparecimento na primeira barreira: doença convulsiva de etiologia Fígado (*Gan*);
- aparecimento na segunda barreira: doença convulsiva aguda;
- aparecimento na terceira barreira: doença convulsiva de etiologia Baço-Vento.

Tez

Se a tez da criança estiver mais verde, trata-se de desarmonia energética do Fígado (*Gan*). Podem-se ter sinais de acúmulo energético, pois a doença do Fígado (*Gan*) responde ao Vento, principalmente ao Vento Interno. A Energia (*Qi*) do Fígado (*Gan*) manifesta-se na região maxilar esquerda da criança (Figura 15.8), na região orbitária ou ainda em volta dos lábios. Se a tez for preta em volta da boca (preto esverdeado), é uma convulsão de origem Vento.[4] Se a tez da região maxilar for amarela, significa presença de Mucosidade.

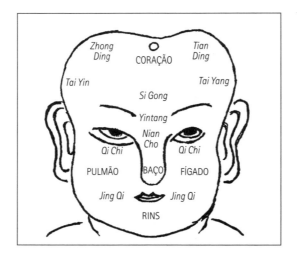

FIGURA 15.8 Coloração da tez nas regiões da face.

Outras regiões, como o *Feng Men* bilateralmente, devem ser visualizadas (Figura 15.8). O *Feng Men* é a porta do Vento, ou seja, o ponto B-12 (*Feng Men*). Em princípio, situa-se ao nível do dorso, mas, no bebê, está situado na região temporal diante dos cabelos. E no texto se diz que essas duas comissuras labiais são o *Jing Qi* (Figura 15.8). Deve-se examinar ao mesmo tempo as duas comissuras labiais (*Jing Qi*) e essa região *Feng Men*. Quando a tez está verde, significa que o bebê tem uma convulsão origem Vento.

Se a tez for amarela, a doença é causada pelo Baço (*Pi*), sendo que o desequilíbrio energético do Baço (*Pi*) é apresentado na região do nariz.

No enunciado 207 do texto *Da Cheng*, é citado que as convulsões podem ser do Meridiano do Fígado (*Gan*) ou do Meridiano do Baço (*Pi*).[4]

Na Figura 15.8, podem-se ver, entre as regiões *Zhong Ding* e *Tian Ding*, uma região que não está assinalada, chamada de *Ming Men* (Porta da Vida). Se, nessa região, a tez for acinzentada ou enegrecida, trata-se de sinal de sintoma convulsivo. Caso essa tez cinza enegrecida tender um pouco para o verde, é sinal de convulsão causada pelo Vento.

Na região frontotemporal, a área do *Tai Yang* (Figura 15.8) se situa bilateralmente e se a tez for verde, é sinal de convulsão; porém, nesse caso, a convulsão está na fase inicial.

Deve-se avaliar de forma geral a conjuntiva; se estiver verde, mostra acometimento do Fígado (*Gan*) pelo Calor; se vermelha, identifica Plenitude Calor do Coração (*Xin*); se amarela, acometimento do Baço (*Pi*) pelo Calor; se for branca, mostra acometimento do Pulmão (*Fei*) pelo Calor.

A Figura 15.9 mostra a tez dos dedos na palma da mão esquerda de um menino menor de 5 anos de idade.

A Energia dos cinco *Zang* (Órgãos) reflete-se na mão da seguinte forma: a Energia do Baço (*Pi*) acima da prega interfalângica distal do polegar; o Coração (*Xin*), abaixo da prega interfalângica distal do dedo médio; o Triplo Aquecedor (*Sanjiao*), abaixo das

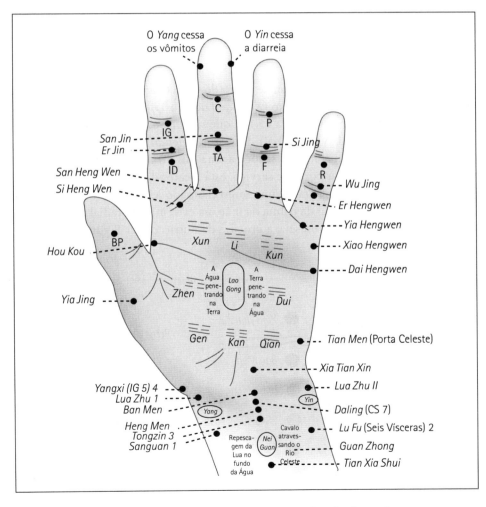

FIGURA 15.9   Pontos de concentração energética na palma da mão de um lactente.

pregas interfalângicas proximais do dedo médio. O Fígado (*Gan*) localiza-se no quarto dedo, abaixo das pregas interfalângicas proximais; os Rins (*Shen*), no quinto dedo. Essas são as concentrações energéticas que interessam à convulsão. O significado da alteração de cor desses locais para diagnóstico está na Tabela 15.6.

TABELA 15.6 SIGNIFICADO DA ALTERAÇÃO DE COR DOS LOCAIS DE CONCENTRAÇÃO ENERGÉTICA

Órgão	Cor da tez	Sintoma
Baço	Vermelha	Plenitude Calor
	Verde	Plenitude Frio
Coração	Rosada	Fogo Aquecedor Superior
	Violácea	Fogo Aquecedor Médio
	Verde	Fogo Aquecedor Inferior
Fígado	Rosada	Dispepsia
	Violácea	Obstrução

Distal à prega de flexão do punho, tem-se a área do CS-6 (*Neiguan*). A Energia tem duas centrais energéticas, a Circulação-Sexo (*Xin Bao Luo*) e o Triplo Aquecedor (*Sanjiao*). O ponto chamado *Tian Xia Shui* (Figura 15.10), que significa Água do Rio Celeste (Tabela 15.7), localiza-se logo abaixo (proximal) do CS-6 (*Neiguan*). O ponto *Heng Men*, que quer dizer porta da prega linear, situa-se logo acima (distal) do CS-6 (*Neiguan*). O ponto *Ban Men*, conhecido como a porta de serviço, está localizado entre o anterior e a prega de flexão do punho. Distal à prega, há um ponto chamado *Xiao Tian Xin*, Pequeno Coração Celeste. Na prega de flexão da palma da mão, na extremidade radial dela, localiza-se um ponto chamado *Hou Kou*, ou seja, à procura da nutrição (ver Figura 15.9).

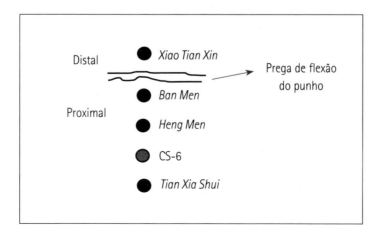

FIGURA 15.10   Localização no punho da criança da concentração de Energia.

TABELA 15.7 SIGNIFICADO DOS LOCAIS DE CONCENTRAÇÃO DE ENERGIA

Nome	Significado
Tian Xia Shui	Água do Rio Celeste
Heng Men	Porta da prega linear
Ban Men	Porta de serviço
Xiao Tian Xin	Pequeno Coração Celeste
Hou Kou	Procura da nutrição

Todos esses pontos sobre a palma da mão são pontos de concentração da Energia da criança.

MÉTODO TERAPÊUTICO DE MASSAGEM EM CRIANÇAS PEQUENAS

Atualmente, o método terapêutico é realizado em função de dois esquemas: palma e dorso da mão. De modo geral, se possível, o acupunturista deve massagear ou mesmo fazer a aplicação de moxabustão. A técnica de massagem, que pode ser ensinada aos pais, deve ser utilizada em crianças de até 5 anos de idade. Após essa faixa etária, já é possível fazer a Acupuntura. Nos textos antigos, recomenda-se que a técnica da massagem seja aplicada de 50 a 200 vezes na criança.

Palma da mão

Em uma criança com febre e hipersudação, deve-se massagear ao nível da concentração de Energia do Coração (*Xin Qi*) (Figura 15.11) na palma da mão, a partir do ponto CS-8 (*Laogong*).

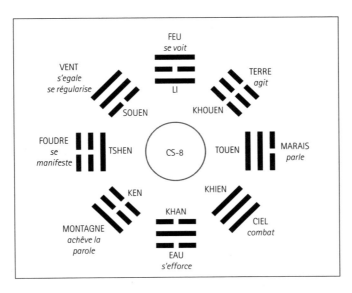

FIGURA 15.11   *Bagua* CS-8 (*Laogong*).[3]

Deve-se pinçar a pele da mão da criança ao mesmo tempo em que se deve pressioná-la, repetidas vezes, daí a razão de ensinar a massagem aos pais. Em seguida, apertar e pinçar ao nível do ponto *San Guan*. Se o lactente apresenta anorexia, regurgitação, fácies amareladas e relaxamento de membros, deve-se pinçar e apertar o ponto Baço no polegar (ver Figura 15.9). Se houver constipação e disúria, deve-se usar a técnica chamada de regressão convulsiva para tratar a convulsão: pressão e pinçamento no ponto Rins (*Shen*), *Heng Wen*, e no ponto chamado *Lu Fu* (Seis Vísceras).

Nas crianças que têm convulsões de origem Vento, deve-se tratar o ponto *Shao Tian Xin*, que significa Pequeno Coração Celeste, com a técnica de pressão e pinçamento.

Para diminuir a febre, utiliza-se a técnica de repescagem da lua no fundo da Água, que consiste em pressionar o ponto *Tian Xiao Shui* (Água do Rio Celeste), massagear o ponto CS-8 (*Laogong*) e assoprar ar fresco. Para provocar frescor e tratar a febre, deve-se usar a técnica chamada Cavalo Atravessando o Rio Celeste, a qual dá bons resultados:[4] pressiona-se o CS-8 (*Laogong*), em seguida o CS-4 (*Ximen*) ou CS-6 (*Neiguan*). Podem-se dar uns "petelecos", como se fosse um cavaleiro dando chicotadas.

Dorso da mão

Nas doenças evolutivas do Vento, o lactente apresenta-se com tremor e face esverdeada. Neste caso, deve-se agir sobre o ponto *Wu Zi Jue* (na Figura 15.12, *Wu Zijie*), ou seja, usar a técnica de pressão e ao mesmo tempo a de pinçamento. Sobre o dorso da mão, há dois pontos que podem ajudar a diminuir a febre nos lactentes: os dois *Chian Men*.

O cérebro é uma caixa de armazenamento do *Jing* que provém dos Rins (*Shen*); para tonificá-los e favorecer a circulação da Energia, devem-se fazer pressão e pinçamento sobre os pontos *Er Tuan Shang*. Nos lactentes que choram muito, principalmente por cólicas abdominais, realiza-se pressão e pinçamento nos pontos *Wu Feng*. Nas convulsões agudas, devem-se fazer pressão e pinçamento no *Wei Ling*.

No dorso e na palma da mão, há a representação do *Ba Gua* (ver Figura 15.11). No centro da palma da mão, está o CS-8 (*Lao Gong),* enquanto o *Wai Lao Gong* situa-se simetricamente ao CS-8 (*Lao Gong*), porém no dorso.

No *Ba Gua,* existe a representação do Fogo, da Água, da Terra, do pântano, do céu, da montanha, do raio e do Vento, que são denominados as Oito Maravilhas, ou seja, *Ba Gua*. Para ativar a circulação do *Xue* (Sangue) e da Energia, deve-se fazer uma pressão rotatória do *Ba Gua* na face dorsal da mão do lactente. Em caso de lactente com febre generalizada, deve-se pressionar e pinçar o ponto *Wai Lao Gong*. Em geral, orientar os pais a repetirem a técnica muitas vezes.

TRATAMENTO POR ACUPUNTURA
Crise convulsiva

Quando um doente apresenta crise epiléptica, ele está em estado de coma. Entre os quatro estados de coma, a epilepsia pertence ao estado três. Se o paciente estiver no estado

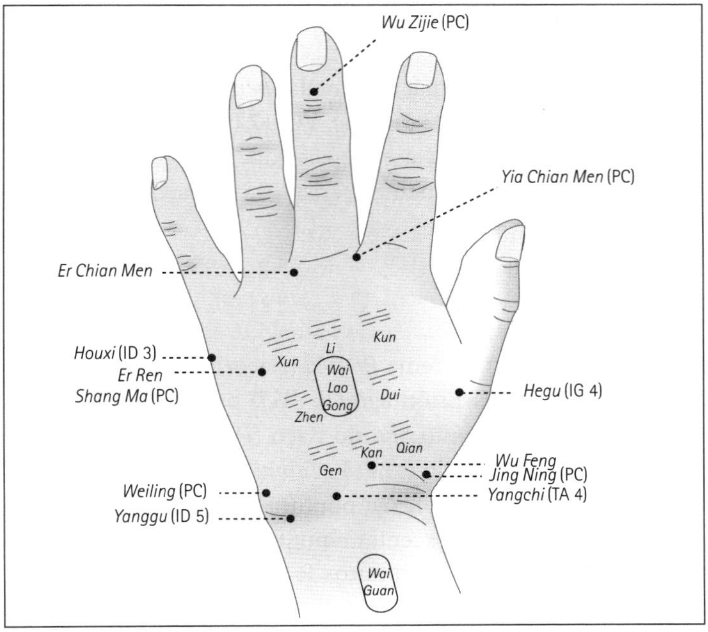

FIGURA 15.12 Pontos de concentração de Energia no dorso da mão do lactente.

dois, pode-se acordá-lo por meio da Acupuntura para impedir que avance ao estado três. Para isso, estimula-se o ponto VG-26 (*Renzhong*), cujo significado é Centro do Homem.

Olhos, nariz, orelhas e boca são considerados, pela Medicina Chinesa, os sete orifícios e há entre eles uma conexão. Quando se estabelece o estado de coma, essa conexão está bloqueada e ocorre uma ruptura entre os sete orifícios; por isso não se vê, não se ouve, perdem-se o olfato e o paladar. É preciso restabelecer rapidamente a conexão dos sete orifícios, estimulando-se o ponto VG-26 (*Renzhong*), situado na junção entre o terço superior e os terços inferiores do filtro do lábio superior. Deve-se orientar a agulha em direção ao nariz, atingindo a cartilagem nasal para, em seguida, manipular a agulha.[3]

Como no estado de coma existe a desconexão do *Yin* e *Yang*, deve-se restabelecer a polarização *Yin/Yang* utilizando-se todos os pontos *Ting*, além de estimular os pontos curiosos PC-86 (*Xixuan)*, que são os dez pontos situados nas extremidades dos dedos.[3]

Por outro lado, se houver excesso de *Yang* na cabeça, é preciso diminuir esse *Yang* usando o VG-23 (*Shangxing*), os pontos curiosos (PC) *Yintang* e *Taiyang*, o VB-16 (*Muchuang*), o TA-23 (*Sizhukong*), o E-8 (*Touwei*) e o B-2 (*Zanzhu*). Caso a tensão na cabeça persista, apesar da estimulação desses pontos, deve-se sangrar o VG-24 (*Shenting*) e o E-8 (*Touwei*), com a finalidade de diminuir o *Yang* da cabeça, pois a convulsão é uma patologia de afluxo. Acrescentar mais três pontos, E-9 (*Renying*), VB-1 (*Tongziliao*) e B-1 (*Jingming*), porque são pontos Janela do Céu.

Se a crise convulsiva for diurna, deve-se fazer a puntura profunda no B-62 (*Shenmai*); se for noturna, tratar o R-6 (*Zhaohai*).[3]

Se houver febre, deve-se aplicar a técnica de purificação de Calor, com IG-4 (*Hegu*), IG-11 (*Quchi*) e VG-14 (*Dazhui*).

Em todos os casos, é preciso acalmar o Mental (*Shen*) com o PC Desobstrução do Céu, PC Dois Dragões, VG-20 (*Baihui*), PC *Yintang*, VC-17 (*Danzhong*) e C-7 (*Shenmen*).

Os pontos específicos para tratar a epilepsia são: VC-15 (*Jiuwei*), VG-9 (*Zhiyang*), PC-79 (*Yaoqi*) – localizado inferiormente à crista sacral mediana da segunda vértebra sacral.[3]

Epilepsia e convulsão

Deve-se tratar, principalmente, o Sistema *Pi-Wei* (Baço/Pâncreas-Estômago), com a finalidade de ativar o Baço/Pâncreas-Estômago (*Pi-Wei*) para metabolizar a Umidade, por meio dos pontos: B-20 (*Pishu*), ponto *Shu* do Baço (*Pi*); e F-13 (*Zhangmen*), ponto *Mo* do Baço/Pâncreas (*Pi*), acrescentando o BP-3 (*Taibai*), ponto *Yuan* (Fonte).

Para o *Wei* (Estômago), deve-se fazer puntura no B-21 (*Weishu*), ponto *Shu*, no VC-12 (*Zhongwan*), ponto *Mo*, e acrescentar o ponto *Yuan*, o E-42 (*Chongyang*). Deve-se mobilizar o pensamento por meio dos pontos R-3 (*Taixi*), VB-40 (*Qiuxu*) e BP-1 (*Yinbai*) e estimular a formação da Energia *Wei* utilizando os pontos VC-5 (*Shimen*) e VC-7 (*Yinjiao*). Deve-se também fazer os pontos de exteriorização da Energia *Wei* na cabeça com E-5 (*Daying*), E-9 (*Renying*), VC-22 (*Tiantu*) e VC-23 (*Lianquan*).

No que diz respeito ao sistema Baço/Pâncreas-Estômago (*Pi-Wei*), a ação mais importante, de todos os problemas de epilepsia, é procurar metabolizar a Mucosidade com E-40 (*Fenglong*), E-37 (*Shangjuxu*) e BP-3 (*Taibai*).[3]

Em relação ao escape do Fogo do Fígado (*Gan-Huo*), deve-se usar a técnica de regularização do *Yin/Yang* do Fígado (*Gan*) com os pontos F-3 (*Taichong*) e VB-34 (*Yanglingquan*).

Quanto ao escape do Fogo do Coração (*Xin-Huo*), é preciso trazer o Fogo Imperial ao seu lugar com os pontos C-7 (*Shenmen*) e C-5 (*Tongli*), ou trazer a Água com o ID-3 (*Houxi*) para abrir o *Du Mai*, o B-62 (*Shenmai*) e o *Yang Qiao*, que provoca o afluxo de Água, além do VG-20 (*Baihui*), que é o ponto de concentração máxima da Água, o B-7 (*Tontian*), porque é por este ponto que se penetra no VG-20 (*Baihui*), e o TA-6 (*Zhigou*), para mover a Água.[3]

Por fim, a técnica de Nei King é usada para tratar doenças crônicas e tem por objetivo regularizar a Água e o Fogo; consiste no uso de quatro pontos: o ID-2 (*Qiangu*), ponto Água; o C-8 (*Shaofu*), ponto Fogo (ponto *Iong* do Meridiano *Yin*); o R-2 (*Rangu*), ponto Fogo (ponto *Iong* do Meridiano *Yin*); e o B-66 (*Zutonggu*), ponto Água. Esses pontos regularizam a Água e o Fogo, mas também fazem circular a Energia, porque são pontos *Iong*, cuja ação é estimular a circulação de Energia.[3]

Na epilepsia, é importante cuidar do Rim-*Yin*, tonificando-se intensamente os Rins (*Shen*), principalmente o Rim-*Yin*, com os pontos VC-4 (*Guanyuan*), B-23 (*Shenshu*), B-52 (*Zhishi*), R-3 (*Taixi*) e R-7 (*Fuliu*). Além disso, por serem órgãos-fonte, deve-se tonificar também o Rim-*Yang* com os pontos Fogo: VG-4 (*Mingmen*), VC-4 (*Guanyuan*) e os pontos que tonificam o *Ming Men* – para distribuir o *Ming Men*, deve-se fazer o ramo ascendente do *Chong Mai*; após fazer o VC-4 (*Guanyuan*), acrescentar os pontos

R-11 (*Henggu*) e R-12 (*Dahe*) para potencializar o ponto VC-4 (*Guanyuan*) e também distribuir o Fogo do *Ming Men* e consolidar ao nível da fonte.[3]

Em situações de crises epilépticas recorrentes, ou seja, quadro clínico de muito Fogo (cefaleia, febre resistente, hemorragia cerebral, doenças mentais, neurastenia, epilepsia e convulsão), deve-se utilizar também a Técnica em Cruz com VG-19 (*Houding*), VG-21 (*Qianding*) e VB-17 (*Zhengying*), todos orientados para o VG-20 (*Baihui*). São pontos que levam Água para o cérebro e são utilizados nos casos de muito Calor nessa área.[3]

Outra técnica para tratar convulsões infantis é o Canto do Dragão de Jade (segundo Wang Cheou Houa, da época de Yuan [1280-1368], com comentários de Yang Shi), em que se deve fazer puntura no *Yintang* (PC-4) e, posteriormente, aplicar moxabustão; o *Yintang* deve ser associado ao *Shangxing* (VG-23):[4]

- *Shangxing*: fazer puntura na profundidade de 0,3 *cun* (polegada do paciente). Primeiramente, dispersar; posteriormente, tonificar;
- *Yintang*: fazer puntura na profundidade de 0,1 *cun*. Pode-se utilizar a técnica de punção transfixante: punção subcutânea orientada para o B-2 (*Zanzhu*).

A cura será mais rápida quanto mais forem os choros:[4]

- em casos agudos: dispersar;
- em casos crônicos: tonificar.

Enunciado 58

Escolha dos pontos no tratamento de diversas doenças (extraído do *Y Hoc Yap Menn*). No caso de convulsão infantil, deve-se fazer puntura no P-11 *Sahoshang* e dispersar o VG-26 (*Renzhong*) e o R-1 (*Yongquan*).[4]

Enunciado 117

Convulsão infantil: abrir o ponto P-7 (*Lieque*) como ponto-mestre e, posteriormente, os pontos PC-3 (*Yintang*), VG-20 (*Baihui*), VG-26 (*Renzhong*), CS-9 (*Zhongchong*), F-1 (*Dadun*), F-3 (*Taichong*) e IG-4 (*Hegu*).[4]

Dorso da mão

Nas doenças evolutivas do Vento, o lactente apresenta tremor e face esverdeada. Deve-se agir sobre o ponto *Wu Zi Jué* (ver Figura 15.12), ou seja, usar a técnica de pressão e ao mesmo tempo pinçamento. Sobre o dorso da mão, há dois pontos que podem ajudar a diminuir a febre nos lactentes: os dois *Chian Men*.

Como o cérebro é um local de armazenamento de *Jing*, e este provém dos Rins (*Shen*), para tonificá-los e favorecer a circulação da Energia, devem-se fazer pressão e pinçamento sobre os pontos *Er Tuan Shang*. Nos lactentes que choram o tempo todo, principalmente em razão de cólicas abdominais, realizam-se pressão e pinçamento sobre os pontos *Wu Feng*. Nas convulsões agudas, devem-se fazer pressão e pinçamento no *Wei Ling*.

Pontos Curiosos (PC) para tratar epilepsia e convulsão
Ponto Curioso Mo *do* Jue yin *(Circulação-Sexo)*

A partir de um ponto de referência entre os processos espinhosos das vértebras T_4 e T_5, a 1 *cun* bilateral, estão os pontos curiosos *Mo do Jue Yin* (*Mo* da Circulação-Sexo). A técnica constitui em inserir a agulha de Acupuntura subcutânea, 0,5 a 0,8 *cun*, com sensação local de dor e tensão que irradia para a coluna. As indicações são para casos de epilepsia, convulsão infantil, espasticidade, dor escapulodorsal e espondiloartrite.[3]

Ponto Curioso Mo *do* Xin *(Coração)*

A partir de um ponto de referência entre os processos espinhosos das vértebras D_5 e D_6, a 1 *cun* bilateral, estão os pontos *Mo* do *Xin* (Coração). A técnica constitui em inserir a agulha de Acupuntura subcutânea na profundidade de 0,1 a 0,5 *cun*, com sensação local de dor e tensão irradiando para a coluna vertebral. As indicações são casos de epilepsia, espondiloartrite, dorsalgia e dor escapuloumeral.[3]

Ponto Curioso Mo *do Diafragma*

A partir de um ponto de referência entre os processos espinhosos das vértebras T_7 e T_8, a 1 *cun* bilateral, estão os pontos curiosos *Mo* do Diafragma. A técnica constitui em inserir a agulha de Acupuntura subcutânea em direção à coluna, na profundidade de 0,5 a 1 *cun*, com sensação de tensão local e dor irradiada para a coluna. As indicações são casos de dores escapulodorsais, convulsão infantil e espondiloartrite.[3]

Ponto Curioso Mo *do* Sanjiao *(Triplo Aquecedor)*

A partir de um ponto de referência entre os processos espinhosos das vértebras L_1 e L_2, a 1 *cun* bilateral, estão os pontos curiosos *Mo* do Triplo Aquecedor (*Sanjiao*). A técnica constitui em inserir a agulha de Acupuntura subcutânea em direção à coluna, na profundidade de 0,5 a 1 *cun*, com sensação de tensão local e dor irradiada para a coluna. É indicada para lombalgia, epilepsia infantil e espondiloartrite.[3]

Também são pontos indicados para tratar a epilepsia e convulsão infantil:

- PC-1 (*Sishencong*): a 1 *cun* de cada lado, anterior e posterior ao ponto VG-20 (*Baihui*), totalizando, portanto, quatro pontos. Indicado para epilepsia;[5]
- PC-3 (*Yintang*): puntuar no meio da linha que liga as extremidades mediais das sobrancelhas. Indicado para convulsão infantil;[4]
- PC-31 (*Chonggu*): sob o processo espinhoso da sexta vértebra cervical. Indicado para epilepsia;[5]

- PC-65 (*Jiagu*): sob o processo espinhoso da 12ª vértebra cervical. Indicado para epilepsia;[5]
- PC-79 (*Yaoqi*): sob a crista sacral mediana da segunda vértebra sacral. Indicado para epilepsia;[5]
- PC-86 (*Shixuan*): na extremidade dos dedos das mãos, a 0,1 *cun* em frente à unha. Indicado para epilepsia;[5]
- PC-89 (*Fengquan*): na face palmar, no meio da articulação interfalângica proximal do segundo dedo das mãos. Inserir a agulha de Acupuntura levemente e sangrar. Indicado para convulsão infantil;[5]
- PC-90 (*Jiu Dianfeng*): na face palmar, no meio da articulação interfalângica distal do terceiro dedo das mãos. Aplicar moxabustão e não fazer Acupuntura. Indicado para convulsão infantil;[5]
- PC-97 (*Nei Yangchi*): na face palmar, a 1 *cun* distal do meio da prega de flexão do punho. Indicado para convulsão infantil;[5]
- PC-110 (*Weiling*): na face dorsal do ângulo formado entre o segundo e o terceiro metacarpos. Indicado para convulsão infantil;[5]
- PC-130 (*Li Neiting*): na planta do pé, em uma depressão no meio do espaço que separa o segundo e o terceiro metatarsos, a 1 *cun* da linha metatarso-falângica. Indicado para convulsão infantil decorrente de hipocalcemia;[5]
- PC-149 (*Chengming*): a 3 *cun* acima do R-3 (*Taixi*). Indicado para epilepsia.[5]

Pontos Manopuntura (PM) para tratar epilepsia e convulsão

- PM-23: ponto de reanimação – na extremidade do polegar, cerca de 2 mm sob a unha (ver PC *Shixuan*). Indicado para reanimação e epilepsia;[4]
- PM-26: ponto anticonvulsivo. Na palma da mão, um ponto de referência no meio da distância entre o CS-8 (*Laogong*) e CS-7 (*Daling*). Indicado para convulsão febril.[4]

INTEGRAÇÃO ENTRE OS CONCEITOS DA MEDICINA OCIDENTAL E DA MEDICINA TRADICIONAL CHINESA

Até o presente momento não existem trabalhos que possam ser considerados científicos sobre o uso de Acupuntura na convulsão infantil. Contudo, não se pode excluir a experiência milenar da Medicina Tradicional Chinesa. O trabalho[6] encontrado não mostra estudo analítico compatível com os requisitos de um trabalho científico.

CONSIDERAÇÕES FINAIS

Considerando que 70% das crianças apresentam ao menos uma convulsão febril e que 90% delas não terão mais de duas ao longo da vida,[2] alguns procedimentos precisam ser seguidos:

- diagnóstico preciso das crises epilépticas;

- melhor escolha das drogas anticonvulsivas;
- adesão ao tratamento proposto;
- atenção aos fatores desencadeadores da convulsão.

Por isso é preciso encarar o tratamento com visão multidisciplinar (clínicos, pediatras, psicólogos e enfermeiros, entre outros).

O tratamento com fármacos sempre é acompanhado de efeitos colaterais, porém não pode ser evitado, pois o quadro é dramático para a família da criança. Algumas medicações provocam distúrbios de comportamento e prejuízo intelectual.[2] As medicações novas não se mostraram superiores às antigas e são utilizadas em associação a estas em casos rebeldes ou de intolerância. Todavia, ainda assim não se pode prescindir da farmacoterapia, restando a responsabilidade do tratamento por conta dos pediatras e neurologistas. A Acupuntura é um tratamento isento de efeitos colaterais e, pelos resultados encontrados na prática e evidência clínicas, pode ser recomendada como tratamento coadjuvante das convulsões infantis, desde que sempre acompanhada por especialistas.

REFERÊNCIAS BIBLIOGRÁFICAS

1. Lowestein DH. Convulsões e epilepsia. In: Dennis L, Kasper et al. (eds.). Harrison Medicina Interna. 16.ed. Rio de Janeiro: McGraw-Hill, 2006. p.2473-81.
2. Murahovschi J. Convulsão. In: Pediatria: diagnóstico & tratamento. 2.ed. São Paulo: Sarvier, 2006. p.213-8.
3. Dzung TV. Simpósio Acupuntura na Neurologia. Águas de Lindóia, 15-19 de novembro de 2007.
4. Nghi NV, Nguyen-Recours C, Dzung TV. Arte e prática da Acupuntura e moxabustão. Segundo o "Zhen Jiu Da Cheng" de Yang Chi Chou. São Paulo: Roca, 2004.
5. Nghi NV, Nguyen-Recours C. Médecine Traditionnelle Chinoise. Marseille: Edition NVN, 1984.
6. Lu F. Experience in the clinical application of Naokong (GB-19). J Tradit Chin Med 2005; 10-2.

BIBLIOGRAFIA

55. Nghi NV, Dong MV. Semiologia e terapêutica em Medicina Chinesa. São Paulo: Center AO, 2008. p.191-316.
56. Nghi NV, Dzung TV, Nguyen-Recours C. *Lingshu*. Tomo I, II, III. Marseille: Edition NVN, 1995.
57. Nghi NV, Nguyen-Recours C. *Hoang ti Nei King So Ouenn*. Marseille: Edition NVN, 1991.
58. Sakata RK, Issy AM. Dor. Guias de Medicina Ambulatorial e Hospitalar Unifesp – Escola Paulista de Medicina. 2.ed. Barueri: Manole, 2008.
59. Yamamura Y. Acupuntura Tradicional – A arte de inserir. 2.ed. São Paulo: Roca, 2001.
60. Yamamura Y, Tabosa AMF. Fundamentos energéticos e científicos da Acupuntura das algias músculo-esqueléticas. In: Ortopedia. Guias de Medicina Ambulatorial e hospitalar Unifesp – Escola Paulista de Medicina. 2.ed. Barueri: Manole, 2008. p.401-17.

PARTE 4

Doenças ginecológicas e Acupuntura

CAPÍTULO

16

Acupuntura e dismenorreia

RITA DE CASSIA IORIO

INTRODUÇÃO

Na dismenorreia, a dor, principalmente pélvica, mas que também pode acometer outras regiões abdominais, relacionada ao fluxo menstrual, associada ou não a sintomas sistêmicos que surgem preferencialmente em mulheres jovens, pode ser referida como dor em peso no hipogástrio, que se irradia para a região lombossacra ou para as coxas, principalmente para a face medial. Um dos sintomas mais frequentes em ginecologia, a dismenorreia pode se caracterizar como dor em cólica no hipogástrio, com ou sem náuseas, vômitos, diarreia e cefaleia, apresentando sintomas de intensidade variável (leve a intensa) que se repetem ciclicamente com a menstruação.

A incidência varia em diversos estudos, estimando-se que aproximadamente 52% das mulheres jovens são afetadas pela doença e cerca de 10% acham-se incapacitadas para o trabalho por 1 a 3 dias todo mês, o que, além do sofrimento individual, também significa importante número de horas de trabalho perdidas todo ano. Também é causa frequente de faltas escolares.

Estudos indicam que um nível sérico aumentado de prostaglandinas pode induzir hipertonia e contratilidade uterina durante a menstruação, com ocorrência do quadro álgico. Mulheres com dismenorreia apresentam níveis elevados dessas substâncias no início do fluxo menstrual. O fator psicogênico, com atitude negativa diante da menstruação, pode contribuir para a ocorrência de dismenorreia.

Pode ser classificada em primária ou essencial, quando não há patologia subjacente, e secundária ou orgânica, quando há patologia associada. A dismenorreia primária pode ser tratada exclusivamente por Acupuntura; já na dismenorreia secundária, ela pode ser forma de tratamento complementar.

O diagnóstico baseia-se na anamnese, no exame pélvico e nos exames subsidiários, cujo diagnóstico diferencial deve ser feito com a dismenorreia secundária de natureza orgânica, como ocorre nos casos de endometriose, doença inflamatória pélvica, processos neoplásicos, entre outros.

O tratamento compreende medidas gerais, como suporte psicoterápico e exercícios físicos, e tratamento medicamentoso. Podem ser empregadas medicações analgésicas e antiespasmódicas ou hormonais e anti-inflamatórios não hormonais. Hoje também é crescente o número de ginecologistas que recomendam o tratamento por Acupuntura.

DISMENORREIA PRIMÁRIA NA MEDICINA TRADICIONAL CHINESA – ACUPUNTURA

A Medicina Tradicional Chinesa obedece aos preceitos do *Yin/Yang*, dos Cinco Movimentos, do complexo conceito de *Qi* (base energética para a existência e a expressão da matéria – Energia), do *Xue* (Sangue), que circula no sistema de *Zang* (Órgãos e Vísceras), e do sistema de *Jing Luo* (Canais de Energia), que promove as conexões necessárias para a circulação de *Qi* (Energia) e *Xue* (Sangue), que orientam a disposição dos pontos de Acupuntura na superfície do corpo – fundamentos do diagnóstico e do tratamento da dismenorreia.

Todo esse sistema pode repercutir no equilíbrio da Matriz (*Bao Gong*), desestabilizando-a com surgimento de sinais e sintomas compatíveis. Aos *Zang Fu* (Órgãos e Vísceras), atribuem-se características morfológicas e funcionais, que sofrem influência, bem como influenciam as emoções, como raiva reprimida, que pode alterar o correto funcionamento do *Gan* (Fígado), órgão com estreita correlação com o sistema genital feminino, e preocupação excessiva, com repercussões principalmente no *Pi* (Baço/Pâncreas), importante na formação do *Xue* (Sangue).

Para a Medicina Tradicional Chinesa, as doenças e os padrões de desarmonia que ocorrem na mulher têm correlação, em grande parte, com fatores emocionais, emoções reprimidas ou excessivas, que exercem efeito deletério sobre a saúde por atuarem sobre órgãos internos específicos. Raivas reprimidas, frustrações, medos, decepções, etc., de forma exacerbada, impedem o correto funcionamento do sistema de *Zang Fu* (Órgãos e Vísceras) da Medicina Tradicional Chinesa, bloqueando o livre fluxo de *Qi* (Energia) e *Xue* (Sangue) e promovendo padrões de desarmonia, o que pode repercutir na Matriz (*Bao Gong*), como ocorre na dismenorreia primária. Fatores inatos, erros alimentares e hábitos de vida também têm importância na formação e nutrição da Matriz (*Bao Gong*).

O sistema genital feminino, denominado Matriz ou *Bao Gong*, que corresponde ao útero e anexos, é formado e nutrido pelo *Gan* (Fígado), pelo *Pi* (Baço/Pâncreas) e pelo

Shen (Rins). Os três Canais de Energia *Yin* do pé e os Canais Curiosos *Chong Mai* e *Ren Mai* participam da sustentação desse sistema de *Zang Fu* (Órgãos e Vísceras), *Jing Luo* (Canais e Colaterais) e Matriz (*Bao Gong*). Além disso, os vasos sanguíneos que irrigam o corpo e os órgãos pélvicos são comandados pelo *Xin* (Coração). Esse sistema proporciona nutrição e fluxo adequado de *Qi* (Energia) e *Xue* (Sangue) para a realização harmônica das funções da Matriz (*Bao Gong*). Quando ocorrem desequilíbrios de *Qi* (Energia) ou de *Xue* (Sangue), ou de ambos, aparecem as manifestações na Matriz (*Bao Gong*), como dismenorreia, síndrome de tensão pré-menstrual, infertilidade, entre outras.

A dismenorreia é compreendida, na Medicina Tradicional Chinesa, como Estagnação de *Qi* (Energia) e *Xue* (Sangue) na Matriz (*Bao Gong*) ou presença de Frio Perverso impedindo a circulação de *Qi* (Energia) e *Xue* (Sangue), com obstrução dos Canais de Energia relacionados à Matriz (*Bao Gong*). Existem duas formas de dismenorreia: dismenorreia *Yang* e dismenorreia *Yin*.

Dismenorreia *Yang*

É causada pelo excesso de Calor na Matriz (*Bao Gong*) e geralmente tem origem emocional, muitas vezes de natureza sexual. A cólica pode ser intensa e aparece no período pré-menstrual, começando a desaparecer com a instalação do fluxo. Piora com movimento e calor locais, pode melhorar um pouco com o repouso e, em geral, impede a mulher de realizar suas atividades laborais ou escolares. Os ciclos menstruais são antecipados em 5 dias ou mais, o fluxo sanguíneo vaginal é abundante, de cor vermelho vivo, podendo tender a escuro, com coágulos grandes, em placas. O período pré-menstrual pode ser caracterizado por labilidade emocional, nervosismo, irritabilidade e enxaqueca, língua avermelhada ou púrpura e pulso em corda, o qual pode ser rápido (Figura 16.1).

O tratamento da dismenorreia *Yang* consiste em:

- regularizar o *Gan-Yang* (Fígado-*Yang*) e tonificar o *Gan-Yin* (Fígado-*Yin*);
- promover o fluxo de *Qi* (Energia) e *Xue* (Sangue);
- fortalecer a Matriz (*Bao Gong*);
- acalmar o *Shen* (Mente).

Para regularizar a relação *Yang/Yin* do *Gan* (Fígado):

- F-3 (*Taichong*): faz a limpeza do Fogo do *Gan* (Fígado) e do Calor, refresca o *Xue* (Sangue), relaxa os tendões e os músculos, harmoniza o *Gan Qi* (Energia do Fígado) e o *Xue* (Sangue);
- B-18 (*Ganshu*) e F-14 (*Qimen*): regulariza o sistema *Shu Mo* do *Gan* (Fígado);
- B-32 (*Ciliao*), VC-3 (*Zhongji*) e BP-6 (*Sanyinjiao*): os três pontos devem sempre ser utilizados quando há afecção da Matriz (*Bao Gong*), ou seja, com ação direta e intensa na Matriz (*Bao Gong*).

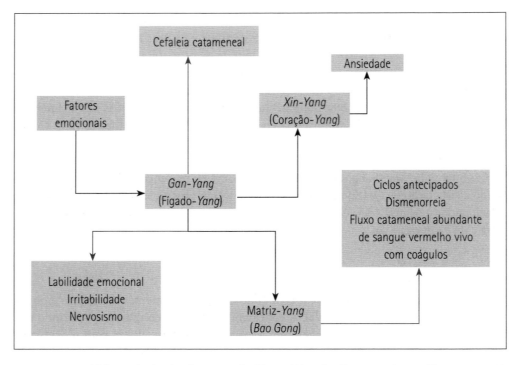

FIGURA 16.1 Fisiopatologia da dismenorreia *Yang*. Além da dismenorreia e cólica menstrual, apresenta fenômenos associados à ansiedade e aos distúrbios de sono.

Para favorecer a Matriz (*Bao Gong*):

- Associar o Ponto Extra, específico da Matriz (*Bao Gong*) – M-TA-18 (*Zigong*);
- Palácio do filho – a 3 *tsun* laterais ao VC-3 (*Zhongji*).

Para acalmar e fortalecer o *Shen* (Mente):

- *Yintang*, CS-6 (*Neiguan*);
- BP-4 (*Gongsun*);
- VC-17 (*Danzhong*);
- R-3 (*Taixi*).

Se o fator emocional é muito importante, podem-se tratar também os pontos dos Canais de Energia Distintos, que constituem substrato para a expansão do *Shen* (Mental). Os seguintes pontos têm bons resultados e rápido efeito:

- CS-1 (*Tianchi*);
- VG-20 (*Baihui*);
- TA-16 (*Tianyou*).

Quando há fluxo sanguíneo vaginal intenso, podem ser utilizados:

- BP-1 (*Yinbai*);
- VG-20 (*Baihui*).

Na vigência de cólicas, o emprego de apenas um destes pontos já pode ser suficiente:

- BP-6 (*Sanyinjiao*);
- E-36 (*Zusanli*);
- B-32 (*Ciliao*);
- VB-41 (*Zulinqi*).

Dismenorreia *Yin*

Ocorre por causa da Deficiência do *Shen Qi* (Rins) por fatores inatos e desgaste por excesso de atividade física e mental, precocidade sexual, grande número de filhos, abortos, com consequente insuficiência energética e desnutrição da Matriz (*Bao Gong*). Como existe Deficiência de *Qi* (Energia), a tendência é ocorrerem menstruações atrasadas para poupar *Qi* (Energia) e *Xue* (Sangue) e a Estagnação é inicialmente uma consequência desse processo. O ciclo tende a ser atrasado, com fluxo escasso, e as cólicas, que podem ser referidas como sensação de dolorimento mal definido, aparecem tardiamente na menstruação, acompanhadas de sensação de fraqueza. Nessa situação, também pode ocorrer penetração de Frio Perverso e/ou Umidade, promovendo a Estagnação na Matriz (*Bao Gong*), com consequente algia mais intensa e, por vezes, tratamento mais difícil. A língua apresenta-se pálida azulada ou azulada púrpura e o pulso, fino e fraco (Figura 16.2). Melhora com calor (bolsa de água quente, compressas, chá quente) e massagens; o repouso pode ajudar, embora seja do tipo *Yin*, em razão da astenia que a mulher apresenta.

O tratamento da dismenorreia do tipo *Yin* deve visar, fundamentalmente, à tonificação do *Shen* (Rins), para restabelecer o *Qi* (Energia) da mulher e impedir a entrada das Energias Perversas ou expulsá-las:

- R-3 *(Taixi)*, ponto *Yuan* (Fonte) do Canal de Energia Principal do *Shen* (Rins), que fortalece o *Shen* (Rins), o *Xue* (Sangue), a Essência e o Encéfalo;
- VC-7 (*Yinjiao*), ponto *Mo* do *Xiajiao* (Aquecedor Inferior) e Mar da Energia, que estimula o *Shen* (Rins) e o *Gan* (Fígado) a realizarem suas funções energéticas e dispersa a Umidade e a Umidade-Frio.

Deve-se fazer aplicação de moxabustão em VC-4 (*Guanyuan*), B-23 (*Zhongliao*), B-52 (*Weiyang*), VG-4 (*Mingmen*), que fortalecem o *Shen-Yin* (Rim-*Yin*) e o *Shen-Yang* (Rim--*Yang*), e B-22 (*Sanjiaoshu*), ponto *Shu* dorsal do *Sanjiao* (Triplo Aquecedor), do sistema *Shu Mo*, que auxilia o *Shen* (Rins) a executar sua função energética, bem como o *Gan* (Fígado). O VG-4 (*Mingmen*), Porta da Vida, tonifica e nutre a Essência, fortalece o *Qi* (Energia) da procriação e ainda atua na libido. Também o VC-4 (*Guanyuan*) harmoniza

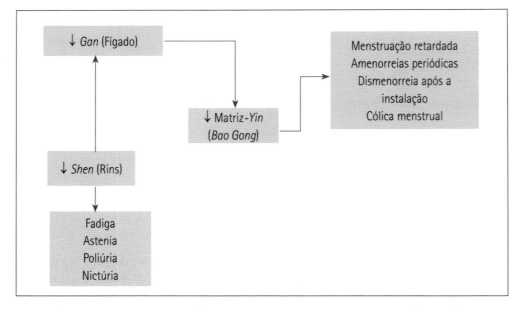

FIGURA 16.2 A dismenorreia *Yin* é uma manifestação de Vazio de *Qi* e de *Xue* (Sangue). Acompanham sinais de Deficiência do *Shen* (Rins), como pulso profundo e fraco e língua pálida.

e aquece o *Qi* (Energia) do útero e da procriação e melhora a libido. O B-52 (*Weiyang*) relaciona-se ao *Jing Shen* (Quintessência dos Rins), que é a expressão da Energia Mental do *Shen* (Rins), correspondendo à força de vontade.

Para promover a energização da Matriz (*Bao Gong*):

- B-32 (*Ciliao*);
- VC-3 (*Zhongji*);
- BP-6 (*Sanyinjiao*);
- M-TA-18 (*Zigong*).

Para acalmar e fortalecer o *Shen* (Mente):

- *Yintang*, CS-6 (*Neiguan*);
- BP-4 (*Gongsun*);
- VC-17 (*Danzhong*).
- R-3 (*Taixi*).

Para mover o *Xue* (Sangue) Estagnado:

- B-17 (*Geshu*);
- BP-10 (*Xuehai*).

Para tratar a Umidade:

- CS-6 (*Neiguan*);
- E-40 (*Fenglong*);
- VC-7 (*Yinjiao*);
- BP-3 (*Taibai*).

Na vigência das cólicas menstruais, o emprego de apenas um destes pontos já pode ser suficiente:

- BP-6 (*Sanyinjiao*);
- E-36 (*Zusanli*);
- B-32 (*Ciliao*).

CORRELAÇÕES POSSÍVEIS ENTRE MEDICINA TRADICIONAL CHINESA E CIÊNCIA CONTEMPORÂNEA

O *Qi* (Energia) e o *Xue* (Sangue) podem se estagnar na Matriz (*Bao Gong*). Na concepção da Medicina Tradicional Chinesa, provavelmente isso é a causa precursora do aparecimento de prostaglandinas, que são consideradas um fator da dismenorreia.

A inserção de agulhas nos pontos de Acupuntura mobiliza o *Qi* (Energia) circulante nos Canais de Energia, ativando os *Zang Fu* (Órgãos e Vísceras), aos quais estão relacionados, e harmonizando suas funções.

O tratamento por Acupuntura é explicado, com base nos ensinamentos da neurociência, pela modulação neuro-humoral no eixo hipotálamo-hipófise-ovário, com a regularização das funções dos *Zang Fu* (Órgãos e Vísceras) e dos Canais de Energia relacionados à Matriz (*Bao Gong*), bem como dela própria. Considera-se também que, com a inserção da agulha de Acupuntura em um ponto do corpo, ocorre estímulo de terminações nervosas periféricas que o enviam ao sistema nervoso central (SNC), o qual responde por meio da liberação de neurotransmissores e neuro-hormônios. Tais substâncias são liberadas na corrente sanguínea e têm ação analgésica, anti-inflamatória e relaxante muscular. A ação sobre o SNC também é considerada, com o efeito de acalmar o *Shen* (Mente) – importante no controle de sintomas ansiosos e depressivos que frequentemente acompanham as cólicas menstruais. A Acupuntura pode ser utilizada como terapia única ou acompanhada de tratamento médico convencional.

Na experiência adquirida no Ambulatório de Acupuntura do Setor de Medicina Chinesa – Acupuntura da EPM-Unifesp, a maioria das pacientes apresentou melhora sintomática, diminuindo, ou mesmo abolindo, o uso de terapia farmacológica, referindo também melhora na qualidade de vida a partir do segundo período menstrual após o início do tratamento. Pacientes que dão continuidade ao tratamento por vários meses conseguem melhora mais duradoura da sintomatologia, pois a Acupuntura permite restabelecer o equilíbrio energético da Matriz (*Bao Gong*) e da própria mulher com o tratamento das desarmonias existentes em seus *Zang Fu* (Órgãos e Vísceras).

CONSIDERAÇÕES FINAIS

Na abordagem integral e abrangente da Acupuntura, associada às concepções da medicina contemporânea, a paciente é considerada em sua totalidade biopsicossocial, entendendo-se que os sintomas relacionados à sua Matriz (*Bao Gong* – Útero e Anexos) são manifestações do que acontece na mulher como um todo.

A paciente procura um tratamento com o intuito de aliviar suas dores e incômodos, bem como encontrar solução para uma afecção que a leva a consumir quantidades variáveis de fármacos e que, muitas vezes até mensalmente, a faz procurar atendimento em pronto-socorro. Portanto, não apenas as menstruações dolorosas causam sofrimento, muitas vezes insuportável e incompatível com suas atividades, mas também o próprio tratamento medicamentoso pode não ser bem aceito pela paciente, principalmente pelos possíveis efeitos colaterais.

Assim, a dismenorreia provoca impacto não somente em termos individuais, mas também provoca repercussões econômicas e na Saúde Pública, tão grande é o contingente de mulheres que padecem de dor e outros sintomas graves ao ponto de serem ciclicamente incapacitantes.

Em pacientes dismenorreicas tratadas por Acupuntura, a quantidade de medicamentos utilizados pode ser menor ou é possível que não haja necessidade de utilizá-los. A Acupuntura apresenta-se como alternativa terapêutica e tratamento viável e vantajoso da dismenorreia primária, pois além de aliviar as cólicas, age também nos aspectos emocional e de resistência do organismo da mulher, os quais vêm se mostrando bastante perturbados pela multiplicidade de afazeres e exigências a que ela é submetida. Dessa forma, o tratamento por Acupuntura pode ser um instrumento extra do qual o médico pode dispor para tratar a paciente e contribuir para que ela melhore sua saúde e sua qualidade de vida.

BIBLIOGRAFIA

1. Auteroche B, Navailh P. Acupuntura em ginecologia e obstetrícia. São Paulo: Andrei, 1987.
2. Baracat EC, Lima GR. Ginecologia. Guias de medicina ambulatorial e hospitalar Unifesp-EPM. Barueri: Manole, 2005.
3. Ernst E. Medicina complementar – uma avaliação objetiva. Barueri: Manole, 2001.
4. Febrasgo. Tratado de ginecologia. Rio de Janeiro: Revinter, 2000.
5. Jonas WB, Levin JS. Tratado de medicina complementar e alternativa. Barueri: Manole, 2001.
6. Maciocia G. Obstetrícia e ginecologia em medicina chinesa. São Paulo: Roca, 2000.
7. Shangai College of Traditional Medicine. Acupuntura um texto compreensível. São Paulo: Roca, 1996.
8. Yamamura Y. Acupuntura – a arte de inserir. 2.ed. São Paulo: Roca, 2001.
9. Yamamura Y, Tabosa A, Yabuta MM. Fisiopatologia da síndrome da tensão pré-menstrual (TPM), segundo a Medicina Tradicional Chinesa. Rev Paul Acup 1999; 5(1):44-50.

CAPÍTULO

17

Acupuntura na síndrome de tensão pré-menstrual

RITA DE CASSIA IORIO

INTRODUÇÃO

Na abordagem integral da Acupuntura, entende-se a mulher como componente de uma sociedade cuja complexidade das relações humanas e profissionais vem aumentando e na qual ela desempenha diversos papéis, para os quais deve estar sempre preparada, executando-os da forma mais satisfatória possível. Dessa forma, é crescente a participação da mulher no mercado de trabalho, mesmo que ainda tenha que desenvolver os afazeres domésticos, o cuidado do marido e dos filhos, o cuidado de pais e irmãos e também o investimento na carreira, por meio de aperfeiçoamento para torná-la mais competitiva e proporcionar a realização de suas aspirações profissionais. No Brasil, é crescente o número de mulheres responsáveis pelo sustento da família, embora, na maioria das vezes, exerça a mesma função que o homem, mas receba um salário menor.

Os agravos a que a mulher é submetida diariamente por certo repercutem sobre sua saúde. Seu estado de equilíbrio psicoemocional não depende somente das variações próprias de sua constituição psicobiológica feminina, mas também das influências do meio complexo em que vive. Assim, no decorrer do mês, as variações hormonais cíclicas que regem seu organismo interferem no humor, na disposição e na qualidade de vida, embora as exigências familiares, profissionais e sociais ocorram sem respeitar esse ritmo feminino biológico natural.

Todos esses fatores sobrecarregam e desgastam a mulher como um todo, refletindo particularmente no funcionamento da Matriz (*Bao Gong*), que, na Medicina Tradicional Chinesa, compreende o útero e os anexos e determina os padrões fisiológicos menstruais do organismo feminino e suas alterações. A atividade energética, funcional e orgânica da mulher depende da inter-relação desses fatores manifestados na Matriz (*Bao Gong*).

Na Matriz (*Bao Gong*), as alterações traduzem-se em dismenorreia, síndrome de tensão pré-menstrual, leucorreia, disfunções da sexualidade (libido, orgasmo e sexualidade de uma forma mais abrangente), patologia da gravidez, do parto, do puerpério e do aleitamento, disfunções do climatério e da pós-menopausa, além de toda uma gama de doenças, como os tumores benignos e malignos, a endometriose, entre outras.

SÍNDROME DE TENSÃO PRÉ-MENSTRUAL

A síndrome de tensão pré-menstrual (STPM), ou síndrome pré-menstrual (SPM) ou tensão pré-menstrual (TPM), é bastante frequente entre as mulheres na menacme, principalmente nas jovens, e pode ser de tal ordem que interfira sobremaneira nas atividades diárias, nas relações interpessoais e na qualidade de vida, tornando o ciclo menstrual muitas vezes insuportável para ela, para sua família e para outras pessoas com as quais se relaciona. Entende-se por menacme o período reprodutivo da mulher, que vai da menarca (primeira menstruação) até a menopausa.

A STPM compreende um conjunto de alterações de humor, físicas e comportamentais recorrentes, que se manifestam com periodicidade na fase lútea do ciclo menstrual e desaparecem logo após o início do fluxo vaginal.

No quadro clínico, mais de 150 sintomas são relacionados. Entre os mais relatados, estão:

- labilidade do humor;
- irritabilidade;
- ansiedade;
- tristeza;
- fadiga;
- edema ou sensação de inchaço;
- cefaleia (principalmente do tipo enxaqueca);
- mastalgia cíclica (dor nas mamas no período pré-menstrual);
- diminuição da concentração;
- alterações do apetite, do sono e da libido;
- tontura;
- desinteresse por atividades habituais;
- desejo de isolamento social.

A prevalência da STPM encontrada na literatura é muito variável, existindo estimativas entre 30 e 80%, embora quando considerada a forma grave, denominada transtorno disfórico pré-menstrual (TDPM), estão aproximadamente 3 a 8% das mulheres em idade reprodutiva. Quando a síndrome for acompanhada de raiva, irritabilidade excessiva e grande tensão, deve-se considerar a possibilidade de avaliação psiquiátrica. O diagnóstico da STPM é feito pela avaliação dos sintomas que, embora recorrentes, devem aparecer na fase lútea e ceder com a menstruação.

ABORDAGEM CONVENCIONAL DA SÍNDROME DA TENSÃO PRÉ-MENSTRUAL

A fisiopatologia da STPM não está bem estabelecida, mas baseia-se no funcionamento do eixo hipotálamo-hipófise-ovário. Existem estudos que sugerem que a síndrome pode ser explicada por relações entre hormônios e neurotransmissores, como serotonina e endorfinas, as quais estão sob influência dos hormônios esteroides e podem causar as alterações da STPM. Também deve ser considerada a participação de prostaglandinas. Os sintomas imputados à retenção hídrica podem ser explicados pela redução na atividade suprarrenal, com aumento de prolactina e aldosterona e liberação de vasopressina. O aumento dos níveis sanguíneos de progesterona que ocorrem na fase lútea e a redução de serotonina e ácido gama-aminobutírico (GABA) estão relacionados aos sintomas de ansiedade, agitação e depressão. Baixos teores de certos elementos no organismo, como vitaminas A, E e B6, zinco, cobre, magnésio e cálcio, também têm sido apontados na gênese da STPM. Fatores culturais também têm sido estudados em mulheres de diversos países.

O diagnóstico é essencialmente clínico, com base nas queixas e na periodicidade. O exame físico não apresenta alterações específicas. O tratamento inclui desde a prescrição de medicação psicoativa, anti-inflamatórios, anticoncepcionais hormonais, diuréticos e suplementos nutricionais até a recomendação de psicoterapia e exercícios físicos, bem como a mudança de hábitos no estilo de vida e alimentares. Também é crescente o número de médicos alopatas que tem recomendado às pacientes o tratamento por Acupuntura.

FUNDAMENTOS DA MEDICINA TRADICIONAL CHINESA E A MULHER

Na Medicina Tradicional Chinesa, a mulher é parte do meio, com o qual interage segundo os princípios do *Yang/Yin* e dos Cinco Movimentos. O equilíbrio energético da mulher está sob influência de fatores inatos, emocionais e alimentares, fadigas físicas e mentais, sexualidade precoce, partos e abortos, intoxicações, traumas, ação de agentes infecciosos, bem como de fatores climáticos (as Energias Cósmicas da Medicina Tradicional Chinesa: Calor, Frio, Vento, Umidade e Secura) e outros aspectos do meio físico. Esses elementos são os fatores internos e externos que podem iniciar o processo de adoecimento da mulher, ao atuarem sobre os *Zang Fu* (Órgãos e Vísceras), isto é, o Sistema de Órgãos e Vísceras da Medicina Tradicional Chinesa, ou sobre os Canais de Energia, que estabelecem conexões entre os *Zang Fu* (Órgãos e Vísceras), os pontos de Acupuntura e todas as demais estruturas do corpo.

Essas estruturas são formadas no período embrionário, inicialmente como um esboço energético sobre o qual se deposita a matéria. Esse processo inicia-se com o esboço energético do ovo na fecundação, formado com a junção da Essência do gameta da mãe e a Essência do gameta do pai. O início da formação do novo ser ocorre primeiramente com a união dos *Shen* (Mente) dos pais. Com a formação do arcabouço energético do *Xin* (Coração), por intermédio dos Canais de Energia Distintos, acontece a expansão do *Shen* (Mente) para as estruturas do corpo. Na fecundação, surge o *Jing* Inato (Essência) do concepto. O *Jing* é a Quintessência energética, fica estocado no *Shen* (Rins), é responsável pelas características da espécie e do indivíduo, pela vitalidade, pela fertilidade e pela longevidade e é transportado para a Matriz (*Bao Gong*), principalmente pelos Canais de Energia Curiosos.

A quantidade e a qualidade do *Jing* que a pessoa recebe são determinadas na concepção e o *Jing* vai sendo gasto com o passar da vida, determinando o seu crescimento e desenvolvimento, bem como a manutenção da própria vida. O *Jing* regula o ciclo de 7 anos característicos ao crescimento, desenvolvimento, amadurecimento e envelhecimento da mulher. Dessa forma, regula a menarca, a menacme, a fertilidade, o climatério e a menopausa, marcos biológicos do gênero. Assim, o *Jing* Inato não pode ser aumentado, mas, com hábitos adequados, pode ser preservado e nutrido, para que proporcione condições de saúde, desenvolvimento adequado, qualidade de vida e bem-estar físico e mental ao ser humano, em particular à mulher.

A Matriz (*Bao Gong*) é uma Víscera Curiosa, ou seja, tem características peculiares; com forma de órgão, é considerada *Fu* (Víscera Curiosa), de característica *Yang*, pois é oca e sua função é semelhante aos *Zang* (Órgãos), isto é, armazena uma forma de Essência depurada do *Xue* (Sangue). A nutrição energética da Matriz (*Bao Gong*) é abundante, recebendo aporte de diversos Canais de Energia, Principais, Curiosos e Distintos. Dessa forma, garante adequado suprimento energético para a realização das funções da Matriz (*Bao Gong*), como função menstrual e hormonal, concepção e gestação, aleitamento, além da libido e do orgasmo. O suprimento energético variado e abundante é fundamental para o fornecimento energético e a formação do concepto, tanto no aspecto nutritivo quanto no de provimento de *Qi* (Energia) essencial para cada *Zang Fu* (Órgãos e Vísceras), a fim de proporcionar a adequada formação de todas as estruturas do ser humano. O *Qi* (Energia) tem origem a partir do *Qi* (Energia) dos pais que, na concepção, formam o *Qi* (Energia) primordial ou inato, proveniente da energia dos gametas masculino e feminino.

A partir daí, durante a gestação, vai sendo incorporado o *Qi* (Energia) proveniente da mãe, obtido pela incorporação da energia celeste (captada pelo Aquecedor Superior) e terrestre (assimilação da energia dos alimentos). Depois do nascimento, os *Zang Fu* (Órgãos e Vísceras) continuam produzindo *Qi* (Energia), já que todas as funções do indivíduo dependem da produção e do consumo do *Qi* (Energia). A produção de *Qi* (Energia) em quantidade e qualidade adequadas, juntamente com o *Xue* (Sangue) e o *Jin Ye* (Líquidos Orgânicos), possibilita o fornecimento de energia nutritiva à Matriz (*Bao Gong*) para a realização de suas funções biológicas.

Tian Gui (Água Celestial) corresponde às substâncias necessárias à promoção do crescimento, do desenvolvimento e da função reprodutora da mulher, ou seja, os hormônios, cuja ação é patente com o advento da menstruação e que determinam o surgimento desta na menarca e a manutenção da menacme. O *Ren Mai* ou Vaso Concepção é conhecido como Mar de Energia *Yin* e o *Chong Mai*, conhecido como Mar do Sangue, está relacionado ao *Xue* (Sangue). Os Canais de Energia Curiosos *Ren Mai* e *Chong Mai* armazenam o excedente do *Shen Qi* (Energia dos Rins) e do *Xue* (Sangue), e por isso podem regularizar o fluxo de *Qi* (Energia) e *Xue* (Sangue) nos Canais de Energia Principais. Portanto, são importantes na fisiologia feminina, pois esta depende enormemente do *Xue* (Sangue), que, por sua vez, é impulsionado pelo *Qi* (Energia).

O correto funcionamento da dualidade *Qi* (Energia)/*Xue* (Sangue), com aporte adequado de boa qualidade e fluxo livre, proporciona equilíbrio nas funções fisiológicas da Matriz (*Bao Gong*), o que se traduz por fluxos menstruais com mínimo incômodo, sem repercussões desagradáveis importantes, seja na própria Matriz (*Bao Gong*), como a dismenorreia, seja nas manifestações orgânicas e psíquicas que caracterizam a STPM.

Relações da Matriz (*Bao Gong*) com os *Zang Fu* (Órgãos e Vísceras) e os Canais de Energia

A fisiologia da mulher está relacionada à fisiologia da Matriz (*Bao Gong*) que, na Medicina Tradicional Chinesa, compreende o útero e os anexos, recebendo também os nomes de *Zhi Gong* e *Nu Zi Bao*, cujos significados aproximados são palácio da procriação e palácio do filho, respectivamente, com clara referência à sua função procriadora.

Embora receba todos os tipos de *Qi* (Energia) e todos os *Zang Fu* (Órgãos e Vísceras), a fisiologia feminina tem relações mais importantes com o *Gan* (Fígado), o *Shen* (Rins) e o *Pi* (Baço/Pâncreas), órgãos responsáveis pela elaboração do *Xue* (Sangue). Além disso, o *Shen* (Rins) guarda o *Jing* (Quintessência Energética), responsável primordial pela fertilidade e continuidade da espécie. Por outro lado, é o *Gan* (Fígado), ao qual se atribui a função de "filtro das emoções", que proporciona a característica cíclica feminina e também tem participação nos caracteres sexuais secundários, ou seja, está relacionado à feminilidade.

Alterações energéticas nos componentes do complexo que nutre a Matriz (*Bao Gong*) podem se manifestar com dor espontânea ou, principalmente, à palpação de pontos de Acupuntura a eles relacionados, além dos próprios sintomas da STPM.

Fisiopatologia da síndrome da tensão pré-menstrual, segundo a Medicina Tradicional Chinesa

Por ocasião da fecundação e da gestação, em virtude da intensa ligação física e psicoafetiva que se estabelece, as emoções e os pensamentos maternos podem ser registrados no nível subconsciente do concepto. Nessa fase, emoções interpretadas como rejeição à gestação e à maternidade e, consequentemente ao bebê, podem acarretar distúrbios na formação do concepto e levar a uma gama de alterações, desde as mais leves (alterações energéticas e funcionais) até as malformações e doenças orgânicas.

As emoções maternas afetam os *Zang Fu* (Órgãos e Vísceras) com especificidade. Assim, se a emoção materna predominante for revolta ou raiva, as perturbações energéticas na Matriz (*Bao Gong*) do bebê em gestação serão, no futuro, as referentes às alterações do *Gan* (Fígado). Se for medo, as perturbações energéticas na Matriz (*Bao Gong*) estarão relacionadas às alterações do *Shen* (Rins). Da mesma forma, existe correspondência entre preocupação e *Pi* (Baço/Pâncreas), ansiedade e *Xin* (Coração) e entre tristeza e *Fei* (Pulmão). Entretanto, na patologia da Matriz (*Bao Gong*) sempre há alteração energética do *Gan* (Fígado), porque é o *Zang* mais relacionado à fisiologia feminina e também o filtro das emoções, ou seja, o primeiro a ser atingido pelas emoções.

Os distúrbios emocionais são armazenados pelo *Shen* Mental no *Xin* (Coração), tornando o *Shen* Mental turvo, o qual é dirigido para a Matriz (*Bao Gong*) por duas vias: a via dos Canais Distintos *Xin Bao Luo* (Circulação Sexo)/*Sanjiao* (Triplo Aquecedor), para proteger o *Xin* (Coração), e a via dos Canais Distintos *Gan* (Fígado)/*Dan* (Vesícula Biliar), que controla a Matriz (*Bao Gong*).

Dessa forma, a STPM pode ser vista como um quadro com início nesse processo de formação intrauterina da mulher e de sua Matriz (*Bao Gong*), na medida em que pode significar "não estar bem consigo mesma", sentir-se rejeitada como ser humano ou mesmo como mulher, e os sintomas da síndrome podem ser uma tradução de conflitos com sua sexualidade, com o "ser mulher" ou "ser pessoa". Esse quadro pode ser piorado ou melhorado dependendo dos fatores que se sucederam na infância, na adolescência e na vida adulta.

Na visão da Medicina Tradicional Chinesa, a STPM corresponde à Estagnação de *Qi* (Energia) e de *Xue* (Sangue) na Matriz (*Bao Gong*), que se encontra em Plenitude ou Vazio, decorrente de alterações energéticas principalmente dos *Zang Fu* (Órgãos e Vísceras), pela interrupção do livre fluxo.

As repercussões psíquicas manifestam-se pelas alterações no *Hun* (Energia Mental do *Gan*/Fígado), no *Xin* (Coração) e no *Shen* (Mente). A variabilidade dos sintomas psíquicos e orgânicos depende do maior ou menor envolvimento de cada um dos *Zang Fu* (Órgãos e Vísceras). As emoções reprimidas e repetidas constituem fator etiológico fundamental na STPM.

Formas de síndrome da tensão pré-menstrual na Medicina Tradicional Chinesa

A STPM pode se manifestar de duas formas básicas: Plenitude e Vazio. A forma Plenitude ocorre por Estagnação de *Qi* (Energia) e *Xue* (Sangue) do *Gan* (Fígado). A forma Vazio pode apresentar três variedades: por deficiência do *Shen* (Rins) e do *Gan* (Fígado); por deficiência do *Pi* (Baço/Pâncreas) e do *Shen* (Rins); e por deficiência de *Xue* (Sangue) decorrente da deficiência de *Shen* (Rins), *Gan* (Fígado) e *Pi* (Baço/Pâncreas).

As formas de STPM encontram-se resumidas no Quadro 17.1.

QUADRO 17.1 FORMAS DE STPM NA MEDICINA TRADICIONAL CHINESA

Forma Plenitude
Estagnação de *Qi* (Energia) e *Xue* (Sangue) do *Gan* (Fígado)

Forma Vazio
Deficiência do *Shen* (Rins) e do *Gan* (Fígado)
Deficiência do *Pi* (Baço/Pâncreas) e do *Shen* (Rins)
Deficiência de *Xue* (Sangue) (*Shen, Gan* e *Pi*)

É importante ressaltar que essa divisão tem caráter didático, sendo que, na prática clínica, encontram também formas mistas, compostas pelas formas básicas, que variam para cada paciente, e em ciclos menstruais diferentes de uma mesma paciente.

Forma Plenitude: Estagnação de Qi *(Energia)* e Xue *(Sangue)* do Gan *(Fígado)*

Emoções como raiva, frustração e ressentimento, incluindo os de ordem sexual, que acometem as mulheres desde sua vida intrauterina (fator inato), passando pela infância, pela menarca e pelos períodos menstruais até os gestacionais e puerperais, podem causar Estagnação do *Qi* (Energia) e/ou do *Xue* (Sangue) do *Gan* (Fígado), decorrente de lesão do *Gan-Yin* (Fígado-*Yin*) com aumento do *Gan-Yang*. O fator alimentar, representado por excesso de alimentos gordurosos, picantes, crus ou frios e de bebidas alcoólicas, também pode contribuir para a Estagnação do *Gan Qi* (Energia do Fígado).

Isso ocorre porque os fatores descritos perturbam o livre fluxo de *Qi* (Energia) do *Gan* (Fígado), que por si só ou em combinação com alterações do *Xue* (Sangue) pode acarretar alterações na Matriz (*Bao Gong*). Também são fatores importantes na fisiopatogênese da STPM o desgaste do *Shen* (Rins), decorrentes de fatores inatos, atividade física e trabalho excessivos, bem como os erros alimentares, que agridem o *Pi* (Baço/Pâncreas), e os fatores inatos desses órgãos.

Todos esses fatores podem contribuir para a Estagnação de *Qi* (Energia) e *Xue* (Sangue) na Matriz (*Bao Gong*), levando a sintomas locais, como alterações do fluxo e de dor, além de sintomas fora da Matriz (*Bao Gong*), que caracterizam a STPM. Se o *Pi* (Baço/Pâncreas) também estiver energeticamente lesado por fatores inatos, erros alimentares, preocupação excessiva ou por ação do *Gan-Yang* (Fígado-*Yang*), pode ocorrer umidade excessiva, com manifestações de Umidade-Calor e Umidade, em razão da disfunção do *Pi* (Baço/Pâncreas) e do Calor, pelo excesso de *Gan-Yang* (Fígado-*Yang*). Os ciclos menstruais podem ser antecipados, com fluxo vermelho vivo e intenso, isto é, dismenorreia *Yang*. Sintomas e sinais da forma Plenitude estão apresentados no Quadro 17.2.

QUADRO 17.2 SINTOMAS E SINAIS ENCONTRADOS NA FORMA PLENITUDE DE STPM

Alterações do *Gan* (Fígado): irritabilidade, insônia, mau humor, depressão, distensão abdominal, dor nos hipocôndrios, mastalgia e cefaleia tipo enxaqueca. A pele da face pode exibir áreas azul-esverdeadas, principalmente na região temporal e periorbicular. Língua sem alterações ou vermelha nas bordas. Pulso em corda

Alterações do *Xin* (Coração): alterações de comportamento, insônia e labilidade emocional. Ponta da língua vermelha. Pulso rápido

Alterações do *Pi* (Baço/Pâncreas): agitação, depressão, sintomas maníaco-depressivos, opressão torácica, acne, má digestão, alteração de apetite, vontade de comer doce, distensão abdominal, meteorismo, retenção hídrica e inchaço. Língua grande. Pulso mole

Na Matriz (*Bao Gong*): dor pré-menstrual

Forma Vazio: de Gan *(Fígado)*, Shen *(Rins)* e Pi *(Baço/Pâncreas)*

São responsáveis por essa forma de STPM fatores inatos e fadigas, que levam à deficiência do *Chong Mai* e do *Ren Mai*, com Estagnação de *Qi* (Energia) na Matriz (*Bao Gong*) por Vazio. Também a exposição excessiva ao Frio e à Umidade, a preocupação e o trabalho mental excessivos, a alimentação inadequada, os erros alimentares na infância, incluindo aleitamento materno insuficiente, e o excesso de alimentos crus e lácteos podem promover a deficiência energética do organismo.

Os quadros de Deficiência de *Shen* (Rins), *Pi* (Baço/Pâncreas), *Gan* (Fígado) e *Xue* (Sangue) levam a manifestações de STPM na forma Vazio, predominando os sintomas que se encontram no Quadro 17.3. Os ciclos são atrasados, por Frio, ou irregulares, por deficiência de *Qi* (Energia) e *Xue* (Sangue), com sangue escasso e pálido, em caso de deficiência de *Xue* (Sangue).

QUADRO 17.3 SINTOMAS ENCONTRADOS NA FORMA VAZIO DE STPM

Vazio do *Shen* (Rins) e do *Gan* (Fígado): irritabilidade, indecisão-medo, lombalgia, gonalgia, visão turva, insônia agitada, garganta e olhos secos. Repercussão no *Xin* (Coração): ansiedade. Língua vermelha sem revestimento. Ponta da língua vermelha. Pulso flutuante e vazio

Vazio do *Pi* (Baço/Pâncreas) e do *Shen* (Rins): desconforto pélvico, sensação de frio, poliúria, nictúria, lombalgia, pés frios, diminuição da libido, depressão com choros, diminuição da memória e preguiça. Língua pálida e inchada. Pulso profundo e fraco

Vazio de *Gan-Xue* (Fígado-Sangue): tontura, fadiga, depressão, diminuição da memória e do raciocínio, insônia. Língua pálida. Pulso rugoso, fino ou em corda

Diagnóstico da síndrome de tensão pré-menstrual na Medicina Tradicional Chinesa

A propedêutica energética leva em conta fatores objetivos, como as características das menstruações, e subjetivos, como a avaliação do *Shen* Mental, por exemplo. O exame físico energético da paciente pode fornecer dados importantes sobre o estado energético da mulher em geral e as condições de seus *Zang Fu* (Órgãos e Vísceras) e da Matriz (*Bao Gong*) em particular. É importante a observação das cores da face, das características da língua e do pulso em cada avaliação. Pontos de Acupuntura específicos podem se apresentar dolorosos à palpação, procedimento importante para auxiliar no diagnóstico e no tratamento.

Na patologia feminina, ocorre acometimento mais frequente do *Gan* (Fígado), *Shen* (Rins) e *Pi* (Baço/Pâncreas) e também do *Xin* (Coração), além dos respectivos Canais de Energia Principais desses *Zang Fu* (Órgãos e Vísceras), e dos Canais de Energia Distintos e Canais de Energia Curiosos. Os Canais de Energia Distintos mais frequentemente acometidos são listados a seguir, com seus pontos correspondentes:

- *Gan* (Fígado)/*Dan* (Vesícula Biliar): VB-30 (*Huantiao*), F-5 (*Ligou*), VB-1 (*Tongziliao*);
- *Xin Bao Luo* (Circulação-Sexo)/*Sanjiao* (Triplo Aquecedor): CS-1 (*Tianchi*), TA-16 (*Tianyou*), VG-20 (*Baihui*);
- *Shen* (Rins)/*Pangguang* (Bexiga): B-40 (*Weizhong*), R-10 (*Yingu*), B-10 (*Tianzhu*);
- *Pi* (Baço/Pâncreas)/*Wei* (Estômago): BP-12 (*Chongmen*), E-30 (*Qichong*), E-9 (*Renying*).

Na presença de queixas relacionadas à STPM, devem ser palpados os pontos relativos aos Canais de Energia Distintos e tratados os pontos dolorosos.

Também devem ser considerados os pontos que correspondem ao sistema *Shu-Mo* do *Xin* (Coração), por causa do forte componente patogênico emocional na STPM, bem como dos *Zang Fu* (Órgãos e Vísceras) envolvidos na fisiologia do *Xue* (Sangue) e da Matriz (*Bao Gong*), o *Gan* (Fígado), o *Shen* (Rins) e o *Pi* (Baço/Pâncreas).

Os pontos *Shu* Dorsais, localizados no dorso ao longo do Canal de Energia Principal do *Pangguang* (Bexiga), relacionam-se com a parte *Yang* dos *Zang Fu* (Órgãos e Vísceras). Esses pontos coletam normalmente os catabólitos energéticos *Yang* dos *Zang Fu* (Órgãos e Vísceras), que são drenados para o Canal de Energia Principal do *Pangguang* (Bexiga) e, posteriormente, eliminados na urina.

Em caso de excesso de energia do tipo *Yang*, a urina pode se apresentar com excesso de catabólitos *Yang* e provocar sintomas urinários, correspondentes à disúria ou cistite idiopática da Medicina Ocidental.

Os pontos *Mo* são de alarme específicos da porção *Yin* de cada *Zang Fu* (Órgãos e Vísceras). Devem ser palpados os pontos:

- VB-25 (*Jingmen*) *Mo* do *Shen* (Rins);
- F-14 (*Qimen*) *Mo* do *Gan* (Fígado);
- F-13 (*Zhangmen*) *Mo* do *Pi* (Baço/Pâncreas);
- VC-17 (*Danzhong*) *Mo* do *Xin Bao* (Circulação-Sexo);
- VC-12 (*Zhongwan*), Reunião dos *Fu* (Vísceras);
- VC-7 (*Yinjiao*) *Mo* do *Xiaojiao* (Aquecedor Inferior), "catalisador" das funções do *Gan* (Fígado) e *Shen* (Rins).

Além desses, B-32 (*Ciliao*), VC-3 (*Zhongji*), BP-6 (*Sanyinjiao*), VB-26 (*Daimai*), VB-29 (*Juliao*) e M-TA-18 (*Zigong*) são pontos fundamentais na nutrição da Matriz (*Bao Gong*) e devem ser puntuados.

Tratamento da síndrome da tensão pré-menstrual por Acupuntura: considerações gerais

A ação da Acupuntura fundamenta-se na adequada circulação de *Qi* (Energia), *Xue* (Sangue) e *Jin Ye* (Líquidos Orgânicos) no corpo para restabelecimento e manutenção da saúde e prevenção de doenças.

A mulher é regida pelo *Xue* (Sangue), que é *Gan* (Fígado). Portanto, para tratar a mulher, deve-se tratar *Gan* (Fígado), *Shen* (Rins) e *Pi* (Baço/Pâncreas), que produzem o *Xue* (Sangue) e o *Xin* (Coração), no qual circula o *Xue* (Sangue) e abriga o *Shen* Mental. O mais importante é o *Gan* (Fígado), que armazena o *Xue* (Sangue) e é modulador das emoções e regulador das funções fisiológicas femininas. O livre fluxo de *Gan Qi* (Energia do Fígado) também promove a correta distribuição de *Qi* (Energia) e *Xue* (Sangue) pelo organismo. Além disso, devem-se tratar ainda os Canais de Energia Distintos *Xin Bao Luo* (Circulação-Sexo)/*Sanjiao* (Triplo Aquecedor) e *Gan* (Fígado)/*Dan* (Vesícula Biliar) e os Canais de Energia Curiosos *Yin Qiao Mai* (Mar de Energia *Yin*) e *Chong Mai* (Mar do Sangue), implicados na formação energética da Matriz (*Bao Gong*) e que estão mais ou menos comprometidos nos casos de STPM.

O tratamento da STPM pode ser de urgência, com o objetivo de alívio sintomático de pacientes muito agitadas ou ansiosas ou com cólicas e cefaleia, ou de característica ambulatorial, para tratar energeticamente a Matriz (*Bao Gong*) e os *Zang Fu* (Órgãos e Vísceras), buscando-se resultados mais perenes.

A importância de tratar essa síndrome é poder proporcionar melhor saúde e qualidade de vida para a mulher, mas também, considerando que é reflexo de desajuste do equilíbrio de *Qi* (Energia) e *Xue* (Sangue) da Matriz (*Bao Gong*), prevenir potenciais alterações mais graves, como infertilidade ou tumores. Também na STPM, trata-se a pessoa como um todo, porque o que está relacionado à menstruação reflete o estado de equilíbrio ou desequilíbrio em que a mulher se encontra, além das condições energéticas de seus *Zang Fu* (Órgãos e Vísceras) que, dessa maneira, também são tratados.

O tratamento por Acupuntura pode ser realizado em sessões semanais, com duração de 20 a 40 min, e visa aos órgãos internos, juntamente com o tratamento sintomático, ou pode ser empregado o tratamento de urgência, que tem características um pouco diferentes e objetiva obter a melhora sintomática, embora também possa, nessa situação, surtir efeitos mais duradouros, porque melhora o fluxo energético dos *Zang Fu* (Órgãos e Vísceras) e da Matriz (*Bao Gong*). Na urgência, ainda pode-se usar a técnica de pronto atendimento, realizada em tempo mais breve e com número reduzido de pontos.

Embora o tratamento de Acupuntura seja sempre individualizado, dependendo da avaliação energética, que pode variar com as fases do ciclo e outros fatores, existem pontos que são empregados com mais frequência no tratamento da STPM e estão relacionados com a fisiologia energética da Matriz (*Bao Gong*).

Tratamento da forma Plenitude da síndrome de tensão pré-menstrual

Devem-se tratar os Canais de Energia Distintos envolvidos para equilibrar as emoções e ajudar no equlíbrio da libido:

- *Xin Bao* (Circulação-Sexo)/*Sanjiao* (Triplo Aquecedor): CS-1 (*Tianchi*), TA-16 (*Tianyou*), VG-20 (*Baihui*);
- *Gan* (Fígado)/*Dan* (Vesícula Biliar): F-5 (*Ligou*), VB-30 (*Huantiao*), VB-1 (*Tongziliao*).

Também devem-se tratar os Canais de Energia Curiosos:

- BP-4 (*Gongsun*): harmoniza e fortalece o *Pi Qi* (Energia do Baço/Pâncreas); harmoniza *Wei Qi* (Energia do Estômago) e os *Shangjiao* e *Zhongjiao* (Aquecedores Médio e Inferior); harmoniza o *Chong Mai* e a menstruação; acalma e clareia o *Shen* (Mente). É o ponto de abertura do Canal de Energia Curioso *Chong Mai*, chamado "Mar do Sangue";
- CS-6 (*Neiguan*): abre o *Yin Wei*, Canal de Energia Curioso acoplado ao *Chong Mai*, útil para o tratamento de todas as afecções internas; harmoniza e tonifica o *Xin Qi* (Energia do Coração) e o *Xin-Xue* (Coração-Sangue); acalma e clareia o *Shen* (Mente) e o *Xin* (Coração); dispersa a Mucosidade e redireciona o *Qi* (Energia) contracorrente;
- R-6 (*Zhaohai*): abre o Canal Curioso *Yin Qiao Mai* e é indicado para tratar afecções dos *Zang Fu* (Órgãos e Vísceras);
- P-7 (*Lieque*): abre o *Ren Mai*, Canal Curioso acoplado ao *Yin Qiao Mai* que possui vários pontos relacionados à Matriz (*Bao Gong*).

E ainda tratar empregando os Canais de Energia Principais:

- para regularizar *Yang/Yin* do *Gan* (Fígado): F-3 (*Taichong*) faz a limpeza do *Gan-Huo* (Fígado-Fogo) e do Calor; refresca o *Xue* (Sangue); relaxa os tendões e os músculos; dispersa a Umidade-Calor; harmoniza o *Gan Qi* (Energia do Fígado) e o *Xue* (Sangue);
- para nutrir a Matriz (*Bao Gong*): B-32 (*Ciliao*), VC-3 (*Zhongji*) e BP-6 (*Sanyinjiao*). Usar esses três pontos em todas as afecções ginecológicas, porque são pontos que promovem intensa nutrição de *Qi* (Energia) e *Xue* (Sangue) da Matriz (*Bao Gong*). Além disso, o BP-6 (*Sanyinjiao*) encontra-se na intersecção dos três Canais de Energia Principais do pé, *Gan* (Fígado), *Shen* (Rins) e *Pi* (Baço/Pâncreas), os *Zang* responsáveis pela produção do *Xue* (Sangue). Associar o Ponto Extra, específico da Matriz (*Bao Gong*), M-TA-18 (*Zigong*), "Palácio do filho", a 3 *tsun* laterais ao VC-3 (*Zhongji*). BP-6 (*Sanyinjiao*) também promove a diurese;
- B-18 (*Ganshu*) e F-14 (*Qimen*): para regularizar o sistema *Shu-Mo* do *Gan* (Fígado);
- B-20 (*Pishu*) e F-13 (*Zhangmen*): para regularizar o sistema *Shu-Mo* do *Pi* (Baço/Pâncreas).

Pontos para acalmar o *Shen* (Mente):

- M-CP-3 (*YinTang*);
- CS-6 (*Neiguan*);
- VG-20 (*Baihui*);
- C-7 (*Shenmen*);
- VC-17 (*Danzhong*).

O E-44 (*Neiting*) transforma a Umidade-Calor e, com os pontos que controlam a ansiedade, auxilia no controle do apetite.

QUADRO 17.4   PONTOS DE ACUPUNTURA NA FORMA PLENITUDE DA STPM

CS-1 (*Tianchi*)	BP-4 (*Gongsun*)	F-3 (*Taichong*)	C-7 (*Shenmen*)
TA-16 (*Tianyou*)	CS-6 (*Neiguan*)	B-32 (*Ciliao*)	VC-7 (*Yinjiao*)
VG-20 (*Baihui*)	R-6 (*Zhaohai*)	VC-3 (*Zhongji*)	VC-17 (*Danzhong*)
VB-30 (*Huantiao*)	P-7 (*Lieque*)	BP-6 (*Sanyinjiao*)	M-CP-3 (*Yintang*)
F-5 (*Ligou*)		VC-19 (*Zigong*)	E-44 (*Neiting*)
VB-1 (*Tongziliao*)		B-18 (*Ganshu*)	
		F-14 (*Qimen*)	
		F-13 (*Zhangmen*)	
		B-20 (*Pishu*)	
		M-TA-18 (*Zigong*)	

Tratamento da forma Vazio da síndrome de tensão pré-menstrual

Essa forma inicia-se com o Vazio do *Shen* (Rins), com consequente deficiência do *Gan* (Fígado) e alteração energética da Matriz (*Bao Gong*). Deve-se, portanto, fortalecer o *Shen* (Rins) e o *Gan Qi* (Energia do Fígado).

Para tonificar o *Shen* (Rins):

- R-3 (*Taixi*): ponto *Yuan* (Fonte) do Canal de Energia Principal do *Shen* (Rins), fortalece o *Shen* (Rins), o *Xue* (Sangue), a Essência e o Encéfalo;
- VC-7 (*Yinjiao*): ponto *Mo* (Alarme) do Aquecedor Inferior e Mar da Energia, estimula o *Shen* (Rins) e o *Gan* (Fígado) a realizarem suas funções.

Aplicar a moxabustão em VC-4 (*Guanyuan*), B-23 (*Zhongliao*), B-52 (*Weiyang*), VG-4 (*Mingmen*), pontos que fortalecem o *Shen-Yin* (Rim-*Yin*) e o *Shen-Yang* (Rim-*Yang*), e no B-22 (*Sanjiaoshu*), ponto *Shu* do Dorso do *Sanjiao* (Triplo Aquecedor), do sistema *Shu--Mo*, para auxiliar o *Shen* (Rins) a executar sua função, bem como o *Gan* (Fígado). O VG-4 (*Mingmen*), "Porta da vida", tonifica e nutre a Essência, fortalece o *Qi* (Energia) da procriação e ainda atua na libido. Também o VC-4 (*Guanyuan*) harmoniza e aquece o *Qi* (Energia) do útero e da procriação e melhora a libido. O B-52 (*Weiyang*) relaciona-se ao *Jing Shen* (Rins), que é a expressão da Energia Mental do *Shen* (Rins) e corresponde à força de vontade.

Para a tonificação dos três *Yin* do pé, pode ser aplicada a moxabustão nos pontos do Sistema *Shu-Mo* dos três *Zang Fu* (Órgãos e Vísceras) e também do *Sanjiao* (Triplo Aquecedor), para estimular os *Zang Fu* (Órgãos e Vísceras) a realizarem suas funções:

- R-3 (*Taixi*): ponto *Yuan* (Fonte) do *Shen* (Rins);
- B-22 (*Sanjiaoshu*) e VC-7 (*Yinjiao*): *Shu-Mo* do *Sanjiao* (Triplo Aquecedor), estimulam o *Shen* (Rins) a realizar suas funções;
- BP-6 (*Sanyinjiao*) para fortalecer o *Gan* (Fígado), o *Shen* (Rins) e o *Pi* (Baço/Pâncreas);
- B-18 *(Ganshu)* e F-14 (*Qimen*): para tonificar o *Gan Qi* (Energia do Fígado) pelo sistema *Shu-Mo*.

Se a paciente apresentar astenia, aplicar moxabustão no seguinte grupo de pontos para ativar e circular o Fogo Imperial, o Fogo Ministerial e o *Jing*:

- B-13 (*Feishu*) e B-42 (*Pohu*);
- B-14 (*Jueyingshu*) e B-43 (*Gaohuangshu*);
- B-15 (*Xinshu*) e B-44 (*Shentang*).

No tratamento específico da Matriz (*Bao Gong*):

- CS-6 (*Neiguan*): para tratar a afecção dos *Zang Fu* (Órgãos e Vísceras);
- BP-4 (*Gongsun*): abre o *Chong Mai*, "Mar do Sangue";
- B-32 (*Ciliao*), VC-3 (*Zhongji*) e BP-6 (*Sanyinjiao*): energizam a Matriz (*Bao Gong*).

Usar esses três pontos em todas as afecções ginecológicas, já que fortalecem a Matriz (*Bao Gong*). Associar o Ponto Extra, específico da Matriz (*Bao Gong*), M-TA-18 (*Zigong*), "Palácio do filho"; a 3 *tsun* laterais ao VC-3 (*Zhongji*) é particularmente útil em pacientes com infertilidade.

Em caso de deficiência de *Xue* (Sangue), devem-se associar pontos que tratam o *Xue* (Sangue):

- B-17 (*Geshu*): ponto de reunião do *Xue* (Sangue);
- BP-10 (*Xuehai*): ponto "Mar do Sangue";
- sistema *Shu-Mo* do *Gan* (Fígado), *Shen* (Rins) e *Pi* (Baço/Pâncreas): B-18 (*Ganshu*) e F-14 (*Qimen*), B-23 (*Shenshu*) e VB-25 (*Jingmen*), B-20 (*Pishu*) e F-13 (*Zhangmen*). Associar B-22 (*Sanjiaoshu*) e os Pontos Fonte (*Yuan*) desses Órgãos: F-3 (*Taichong*), BP-3 (*Taibai*) e R-3 (*Taixi*) ou BP-6 (*Sanyinjiao*).

Para tonificar os três *Yin* do pé: *Gan* (Fígado), *Shen* (Rins) e *Pi* (Baço/Pâncreas):

- VC-17 (*Danzhong*): ponto *Mo* do Aquecedor Superior;
- VC-12 (*Zhongwan*): ponto *Mo* do Aquecedor Médio.

Se houver estagnação de *Xue* (Sangue):

- BP-10 (*Xuehai*), ponto "Mar do Sangue": trata todas as afecções do sangue, como menstruação irregular e metrorragia;
- B-17 (*Geshu*): ponto de reunião do *Xue* (Sangue).

QUADRO 17.5 PONTOS DE ACUPUNTURA NA FORMA VAZIO DA STPM

CS-1 (*Tianchi*)	BP-4 (*Gongsun*)	R-3 (*Taixi*)	VC-4 (*Guanyuan*)
TA-16 (*Tianyou*)	CS-6 (*Neiguan*)	F-3 (*Taichong*)	B-23 (*Zhongliao*)
VG-20 (*Baihui*)	R-6 (*Zhaohai*)	BP-3 (*Taibai*)	B-52 (*Weiyang*)
VB-30 (*Huantiao*)	P-7 (*Lieque*)	B-32 (*Ciliao*)	VG-4 (*Mingmen*)
F-5 (*Ligou*)		VC-3 (*Zhongji*)	C-7 (*Shenmen*)
VB-1 (*Tongziliao*)		BP-6 (*Sanyinjiao*)	B-15 (*Xinshu*)
		M-TA-18 (*Zigong*)	B-44 (*Shentang*)
		BP-10 (*Xuehai*)	B-14 (*Jueyingshu*)
		B-17 (*Geshu*)	B-43 (*Gaohuangshu*)
			B-13 (*Feishu*)
			B-42 (*Pohu*)

Quando se deseja alívio imediato, a utilização dos seguintes pontos de Acupuntura pode funcionar sintomaticamente, com bons resultados na maior parte dos casos de mulheres com STPM:

- B-32 (*Ciliao*);
- VC-3 (*Zhongji*);
- BP-6 (*Sanyinjiao*).

Esses três pontos devem ser sempre utilizados quando há afecção da Matriz (*Bao Gong*), ou seja, na patologia ginecológica, por sua ação direta intensa na Matriz (*Bao Gong*). Deve-se lembrar que BP-6 (*Sanyinjiao*) também promove a diurese. O M-CP-3 (*Yintang*), Ponto Extra, acalma e fortalece o *Shen* (Mente).

Se o fator emocional for muito importante, pode-se tratar pelos pontos dos Canais de Energia Distintos. Os seguintes pontos têm bons resultados e efeito rápido:

- CS-1 (*Tianchi*);
- VG-20 (*Baihui*);
- TA-16 (*Tianyou*).

Podem ser acrescentados, de acordo com a necessidade:

- CS-6 (*Neiguan*): principalmente quando há queixa de náuseas e ansiedade;
- BP-4 (*Gongsun*): tem ação na Matriz (*Bao Gong*), acalma e clareia o *Shen* (Mente);

- TA-6 (*Zhigou*) e VB-34 (*Yanglingquan*): para promover o fluxo suave do *Gan Qi* (Energia do Fígado). Em casos leves de estagnação do *Gan* (Fígado), esses dois pontos, com acréscimo de F-3 (*Taichong*), já podem ser suficientes;
- VB-41 (*Zulinqi*): ponto que trata o *Dai Mai*, harmoniza *Qi* (Energia) do *Dan* (Vesícula Biliar) e do *Dai Mai*; circula o *Qi* (Energia) do *Gan* (Fígado), do *Dan* (Vesícula Biliar) e do *Dai Mai*; dispersa *Yang* excessivo do *Gan* (Fígado); transforma Umidade-Calor. Bom para tratar enxaqueca. Pode-se associar TA-5 (*Waiguan*), que abre seu acoplado *Yang Wei Mai*. Harmoniza *Qi* (Energia) do *Sanjiao* (Triplo Aquecedor); libera os *Xie Qi* (Energias Perversas) para o Exterior; facilita circulação de *Qi* (Energia). Recomendado para tratar enxaqueca, zumbido, vertigem e alterações emocionais.

É importante ressaltar que não é necessária a utilização de todos os pontos assinalados, devendo prevalecer a avaliação médica de cada paciente na decisão dos pontos a serem empregados.

QUADRO 17.6   PONTOS DE ACUPUNTURA NO TRATAMENTO DE URGÊNCIA DA STPM

B-32 (*Ciliao*)	CS-6 (*Neiguan*)
VC-3 (*Zhongji*)	BP-4 (*Gongsun*)
BP-6 (*Sanyinjiao*)	TA-6 (*Zhigou*)
M-CP-3 (*Yintang*)	VB-34 (*Yanglingquan*)
VG-4 (*Mingmen*)	VB-41 (*Zulinqi*)
CS-1 (*Tianchi*)	TA-5 (*Waiguan*)
VG-20 (*Baihui*)	
TA-16 (*Tianyou*)	

Resultados do tratamento da síndrome de tensão pré-menstrual por Acupuntura

O tratamento por Acupuntura da STPM proporciona bom controle dos sintomas psíquicos e físicos, ou seja, ansiedade e alterações do humor, insônia e desejo de comer doces, edema, cefaleia e mastalgia, com referência a melhora na disposição pessoal e nos relacionamentos. Geralmente, a paciente começa a apresentar melhora no primeiro mês de tratamento, sendo mais significativa a partir do terceiro mês. Em tratamentos mais prolongados, podem-se obter efeitos mais duradouros, pois são tratados os desequilíbrios dos *Zang Fu* (Órgãos e Vísceras) de forma mais efetiva.

CORRELAÇÕES POSSÍVEIS ENTRE MEDICINA TRADICIONAL CHINESA E CIÊNCIA CONTEMPORÂNEA

A descrição dos ciclos de 7 anos de desenvolvimento da mulher, regulados pelo *Jing*, tem correspondência na Medicina Ocidental com o surgimento da menarca e a instalação das menstruações e do estado de fertilidade, além do advento da menopausa – fases relacionadas ao funcionamento do eixo hipotálamo-hipófise-ovário.

Os aspectos energéticos dos *Zang Fu* (Órgãos e Vísceras) descritos na Medicina Tradicional Chinesa podem ser correlacionados com aspectos fisiológicos conhecidos da ciência contemporânea. O *Shen* (Rins) é responsável pelo desenvolvimento sexual e pela reprodução de homens e mulheres. O *Jing* (Quintessência Energética) dos *Zang Fu* (Órgãos e Vísceras) é elaborado a partir da *Yong Qi* (Energia de Nutrição). O *Jing* de todos os *Zang Fu* (Órgãos e Vísceras) vai para o *Shen* (Rins) para fazer parte do *Jing Shen* (Rins). Os Canais de Energia Curiosos são condutores do *Jing* (Quintessência Energética) do *Shen* (Rins) para a região cefálica. A Medicina Tradicional Chinesa diz: "O Fogo do *Xin* (Coração) desce para aquecer o *Shen* (Rins), enquanto a água do *Shen* (Rins) eleva-se para acalmar o Fogo do *Xin* (Coração)." A Medicina Ocidental explica que ocorre liberação do fator natriurético atrial pelas células cardíacas atriais em resposta à hipervolemia, em geral causada por deficiência da função renal na eliminação dos líquidos orgânicos. Assim, a Água dos *Shen* (Rins) da Medicina Tradicional Chinesa (hipervolemia) eleva-se para acalmar o Fogo do *Xin* (bradicardia, diminuição da resistência vascular). O Fogo do *Xin* (atriopeptina) desce para aquecer o *Shen* (Rins). A função renal é potencializada com o aumento da natriurese e da diurese. Com relação ao sangue, a hipóxia, detectada nos rins, acarreta aumento de produção de eritropoetina, que, por sua vez, eleva a produção de hemácias na medula óssea. A Medicina Tradicional Chinesa diz que o *Shen* (Rins) controla a Medula Óssea e participa na formação do *Xue* (Sangue), considerando o *Shen* (Rins) fundamental para a formação de *Qi* (Energia) corporal e da parte material do corpo. Também afirma que existem três rins. Embriologicamente, o mesonefro atua como rim do embrião, contribuindo para formar o sistema genital (correlação rins/gônadas/*Shen*/Matriz). No *Su Wen*, "o *Shen* (Rins) armazena o *Jing* e rege o crescimento e a reprodução".

A medula da suprarrenal relaciona-se funcionalmente com o sistema nervoso autônomo e secreta os hormônios epinefrina e norepinefrina, em resposta ao estímulo do sistema nervoso simpático.

O córtex da suprarrenal secreta hormônios corticosteroides, hormônios androgênicos, aldosterona e cortisol, o que lembra as funções do *Ming Men* fundamentais para a atividade do corpo. As funções do *Ming Men* confundem-se com as do *Shen-Yang* (Rim--Yang). A aldosterona está relacionada ao metabolismo da água e o *Shen* (Rins) governa a água. Epinefrina e norepinefrina conferem aos rins a capacidade de estimular todos os órgãos. No *Nei Jing*, está escrito: "O *Ming Men* é a raiz dos *Zang Fu* (Órgãos e Vísceras)"; também tem a função de produzir o Calor Orgânico. Os hormônios adrenocorticais são importantes na manutenção da vida. O *Shen* (Rins) rege a água e recebe e conserva a Energia Essencial dos *Zang Fu* (Órgãos e Vísceras).

O fígado representa um papel central e variado em muitos processos fisiológicos essenciais do organismo, constituindo a única fonte de albumina e outras proteínas plasmáticas, sendo responsável pela síntese lipídica e considerado a fonte de lipoproteína plasmática e de glicose sanguínea. Tem função reguladora e protetora para todo o organismo.

Na Medicina Tradicional Chinesa, o *Gan* (Fígado) conserva o *Xue* (Sangue). O fígado tem a capacidade de armazenar grande quantidade de sangue. Pode ser reservatório nas ocasiões em que a necessidade de sangue circulante é menor (pouca atividade física ou durante o sono) e fornece sangue para o corpo quando necessário. Também está relacionado à coagulação.

O fígado remove e excreta substâncias, como hormônios tiroxina, estrógeno, cortisol e aldosterona. A neoglicogenólise no fígado mantém níveis adequados de glicemia no epitélio germinativo das gônadas. A associação das alterações do *Gan* (Fígado) com as manifestações encefálicas pode ser explicada pelo fato de que a penetração da glicose nos neurônios se deve exclusivamente ao fígado, independentemente da insulina. Os hormônios esteroides derivam do colesterol, resultante da síntese celular a partir do acetato ou da captação do colesterol circulante produzido no fígado. O controle cíclico das menstruações é dado pelo eixo hipotálamo-hipófise-ovário, com a participação dos hormônios esteroides. Essa função, na Medicina Tradicional Chinesa, é atribuída ao *Jing* armazenado no *Shen* (Rins), juntamente com o *Gan* (Fígado).

O baço é o reservatório normal para uma proporção significativa de plaquetas. Assim, podem-se entender as funções do *Pi* (Baço/Pâncreas) na participação da formação do *Xue* (Sangue) e a propriedade de contê-lo dentro dos vasos.

O *Qi* (Energia) e o *Xue* (Sangue) podem estagnar-se na Matriz (*Bao Gong*) por várias vias. Provavelmente, a Estagnação de *Qi* (Energia) e *Xue* (Sangue) na Matriz (*Bao Gong*) é a causa precursora do aparecimento de prostaglandinas que, na Medicina Ocidental, são consideradas fatores da STPM.

A possível ação da Acupuntura no aspecto emocional da mulher pode ser entendida com a participação da formação reticular e do sistema límbico, que apresentam também respostas no sistema nervoso autônomo e no eixo hipotálamo-hipófise-ovário, promovendo a homeostase neuroendócrina.

CONSIDERAÇÕES FINAIS

Em virtude da diversidade de sintomas físicos, psíquicos e comportamentais que a STPM pode apresentar, o estudo dessa síndrome é recorrente na Medicina Ocidental em diferentes campos, como a ginecologia e a psiquiatria. Caracteriza-se por uma complexidade compatível com a mulher contemporânea, na medida em que é a manifestação do que ocorre com as mulheres em geral.

Ao mesmo tempo em que é complexa e com características comuns ao seu gênero, cada mulher é singular, e é nessa perspectiva que a abordagem integral da Medicina Tradicional Chinesa (Acupuntura) é particularmente valiosa. Dessa forma, a STPM de cada paciente é característica dela própria e deve ser considerada em suas peculiaridades.

Nessa abordagem, a relação médico-paciente adquire importância especial por causa do tratamento individualizado, ou seja, ao mesmo tempo em que os princípios da Medicina Tradicional Chinesa e os da boa prática médica devem nortear o atendimento da paciente em Acupuntura, deve existir a preocupação de considerá-la em um contexto de complexidade contemporâneo, com inúmeros componentes implicados e as devidas ponderações relativas à participação de cada uma em sua condição de saúde e qualidade de vida. Assim, o tratamento deve levar em conta não apenas a escolha dos pontos adequados para cada caso e a sua correta aplicação, mas também o estabelecimento de uma relação médico-paciente que possibilite ampliar o alcance terapêutico do procedimento médico.

BIBLIOGRAFIA

1. Auteroche B, Navailh P. Acupuntura em ginecologia e obstetrícia. São Paulo: Andrei, 1987.
2. Ernst E. Medicina complementar – uma avaliação objetiva. São Paulo: Manole, 2001.
3. Goldman L, Ausiello D. Cecil-tratado de medicina interna. Rio de Janeiro: Elsevier, 2005.
4. Jonas WB, Levin JS. Tratado de medicina complementar e alternativa. São Paulo: Manole, 2001.
5. Maciocia G. Obstetrícia e ginecologia em medicina chinesa. São Paulo: Roca, 2000.
6. Nunes MG, Soares Jr JM, Baracat EC. Síndrome pré-menstrual. In: Baracat EC, Lima GR (eds.). Ginecologia. Guias de medicina ambulatorial e hospitalar Unifesp-EPM. Barueri: Manole, 2005.
7. Shangai College of Traditional Medicine. Acupuntura um texto compreensível. São Paulo: Roca, 1996.
8. Tabosa A, Yamamura Y, Cricenti SV. Concepções energéticas do *Xin* (Coração) analisadas sob enfoque da embriologia e da fisiologia cardíacas humanas. Rev Paul Acup 1996; 2(1):59-63.
9. Yamamura Y. Acupuntura. A arte de inserir. 2.ed. São Paulo: Roca, 2001.
10. Yamamura Y, Tabosa A. Concepções energéticas do *Gan* (Fígado), relacionadas à fisiologia hepática humana. Rev Paul Acup 1997; 3(2):95-101.
11. Yamamura Y, Tabosa A, Cricenti SV. Embriologia do sistema urogenital e as concepções energéticas do *Shen* (Rins) da Medicina Tradicional Chinesa. Rev Paul Acup 1995; 1(1):38-42.

CAPÍTULO **18**

Acupuntura e endometriose

RITA DE CASSIA IORIO
GISELE ALCANTARA TIRABOSCHI

ASPECTOS RELEVANTES

A endometriose se caracteriza pela presença de tecido semelhante à mucosa uterina fora do útero. Pode acometer o peritônio, os ovários, as tubas, o septo vaginal, o trato gastrointestinal, o trato urinário e outros locais fora do sistema genital, embora mais raramente, como pulmões e pleura. É diferenciada da adenomiose, que corresponde à infiltração do miométrio pela mucosa uterina.

A prevalência real da endometriose é desconhecida porque, para o diagnóstico, é necessária a realização de procedimento invasivo, como a laparoscopia ou a laparotomia. Estima-se que 10% das mulheres na menacme sejam acometidas por endometriose. A doença corresponde a cerca de 40% dos casos de dor pélvica crônica e ocorre em 30% dos casos de infertilidade. É considerada uma doença enigmática pela Medicina Ocidental, porque sua fisiopatologia ainda não é bem compreendida.

Teorias sobre sua etiopatogenia referem metaplasia celômica, menstruação retrógrada, alterações imunológicas, fator inflamatório, participação da dioxina (poluente ambiental), entre outras. Nenhuma delas é suficiente para explicar a endometriose, admitindo-se que possa ser causada por uma conjunção de fatores.

É interessante notar que o evento fisiológico da menstruação retrógrada, no período menstrual, é encontrado em até 90% das mulheres sem a patologia. A American Fertility Society estadia a endometriose em quatro graus (mínima, leve, moderada e grave), com base em parâmetros de localização e extensão de implantes de tecido endometrial ectópico e de aderências pélvicas e abdominais. É mais frequente na menacme, porém pode ocorrer também na pós-menopausa, quando associada ao uso de terapia de reposição hormonal (TRH), porque é uma doença estrogênio-dependente. Hoje são considerados mais relevantes os fatores relacionados à intensidade dos sintomas e o desejo reprodutivo para a tomada da conduta terapêutica do que simplesmente o estadiamento da endometriose.

Com relação à fisiopatologia da endometriose, sabe-se que o endométrio ectópico responde aos estímulos hormonais de modo semelhante à mucosa uterina. A dor relacionada à endometriose é explicada pela semelhança entre o tecido ectópico e o endometrial, responsivos aos estímulos hormonais ovarianos. Na fase final do ciclo menstrual, com a queda da progesterona, há aumento da liberação de prostaglandinas, substâncias algógenas que estimulam os nociceptores peritoneais, provocando dor.

Ocorre também produção contínua de citocinas e de outras substâncias pró-inflamatórias que, ao longo do tempo, desencadeiam processos inflamatórios recidivantes que provocam aderências pélvicas, contribuindo para o quadro álgico.

A infertilidade pode ser decorrente da alteração da arquitetura pélvica, como também estar associada a disovulias, alterações da motilidade das tubas, ambiente peritoneal hostil e alteração nos níveis de prolactina.

A endometriose é mais prevalente na 3ª e 4ª décadas da vida, sendo mais frequente em mulheres sem gestação prévia; porém, pode também ocorrer em mulheres mais jovens, inclusive adolescentes. A gestação e o aleitamento são fatores protetores. Já a menarca precoce, as malformações uterinas e a estenose do óstio do colo uterino são fatores predisponentes.

Os principais sintomas da doença são dor pélvica em cólica de forte intensidade no período menstrual, dor às relações sexuais e infertilidade. Também podem ocorrer manifestações urinárias ou gastrointestinais, além de alterações menstruais. Em 2 a 22% dos casos, a endometriose pode ser assintomática e a malignização ocorre em 1%.

Dosagem de CA-125, ultrassonografia transvaginal e ressonância magnética podem ser úteis, mas o diagnóstico definitivo é feito por estudo anatomopatológico de material de biópsia obtido por meio de videolaparoscopia ou laparotomia, oportunidade na qual a doença pode ser estadiada e o tratamento já pode ser iniciado, com a destruição dos implantes visíveis por cauterização e com a lise de aderências. O tratamento cirúrgico pode ser associado ao tratamento farmacológico hormonal.

É crescente o número de médicos alopatas que têm recomendado às pacientes o tratamento de forma complementar por Acupuntura, principalmente para os sintomas dolorosos e para as alterações emocionais, como ansiedade e estados depressivos. Recomendam-se psicoterapia, fisioterapia e exercícios físicos como apoio ao tratamento.

O tratamento deve visar ao alívio da dor, à fertilidade e à prevenção de recorrência. Com relação ao prognóstico, os dados da literatura são muito variáveis, principalmente no que se refere à resolução da infertilidade.

ENDOMETRIOSE SEGUNDO A MEDICINA TRADICIONAL CHINESA

O sistema genital feminino (Matriz ou *Bao Gong* – Útero e Anexos) é constituído e comandado pelos três órgãos *Yin*, o *Gan* (Fígado), o *Pi* (Baço/Pâncreas) e o *Shen* (Rins), e pelos Canais de Energia Curiosos *Chong Mai* e *Ren Mai*, conjunto que forma o substrato para a manutenção desse sistema. O *Gan* (Fígado) rege os ovários, o endométrio, os ciclos hormonais e a contratilidade uterina. O *Pi* (Baço/Pâncreas) rege a musculatura do útero, o miométrio. O *Shen* (Rins) comanda o crescimento da Matriz (*Bao Gong*) e as tubas uterinas.

Os vasos que irrigam os órgãos pélvicos, assim como todo o sistema vascular do corpo, são comandados pelo *Xin* (Coração), designado "Imperador dos Órgãos", que rege todos os sistemas orgânicos, recebendo sinais e adequando respostas. Ele tem a função de abrigar o *Shen* (Mente), importante nos processos psíquicos que podem desestabilizar a harmonia das ações fisiológicas e bioquímicas do corpo.

A menstruação apresenta uma parte material, ou seja, o sangue, a qual depende do Qi (Energia), força motriz para a formação e circulação do *Xue* (Sangue). O *Qi* (Energia) comanda o *Xue* (Sangue). Quando o *Qi* (Energia) é pleno, o *Xue* (Sangue) chega à Matriz (*Bao Gong*) e ocorre a menstruação. O *Xue* (Sangue) é proveniente do *Jing Qi* (Essência dos Alimentos), que é transformado no *Pi* (Baço/Pâncreas). O *Xue* (Sangue) é armazenado no *Gan* (Fígado), distribuído pelo *Pi* (Baço/Pâncreas) e governado pelo *Xin* (Coração). É nesse sistema da Matriz (*Bao Gong*) e nas suas correlações que ocorre a endometriose.

Fisiopatologia energética da endometriose, segundo a Medicina Tradicional Chinesa

Segundo a Medicina Tradicional Chinesa, a multiplicação e a proliferação celular, ocorridas na endometriose, são decorrentes do fator Umidade-Calor, que se manifesta tanto na Matriz (*Bao Gong*) como em outros locais do corpo. O Calor é decorrente da manifestação do *Gan-Yang* (Fígado-*Yang*) e da Umidade, pela Deficiência do *Pi* (Baço/Pâncreas) (Figura 18.1).

O *Gan* (Fígado) tem papel fundamental nas doenças ginecológicas e na menstruação. Suas funções são armazenar o *Xue* (Sangue) e manter livre o seu fluxo, assim como o fluxo do *Qi* (Energia) para todo o corpo. No Capítulo 8 do livro *Ling Shu Acupuncture*, está escrito: "[...] o *Gan* (Fígado) conserva o *Xue* (Sangue) [...]". Se o *Gan Qi* (Energia do Fígado) for insuficiente, o *Qi* (Energia) e o *Xue* (Sangue) não fluem devidamente, ocorrendo estase e acúmulos de *Xue* (Sangue), que, na Matriz (*Bao Gong*), podem se manifestar como irregularidade dos ciclos menstruais, amenorreia e fluxo menstrual retrógrado.

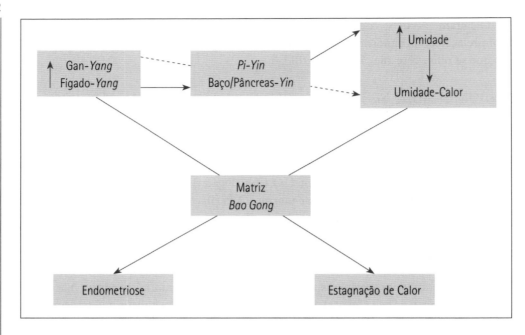

FIGURA 18.1 Fatores que levam à Estagnação e ao Calor na Matriz (*Bao Gong*). Deficiência do *Pi* (Baço-Pâncreas) associada ao mecanismo de dominância do *Gan-Yang* (Fígado-*Yang*), que levam à Plenitude de Umidade e, sob a ação do *Gan-Yang* (Fígado-*Yang*), transformam-se em Umidade-Calor, que se dirige à Matriz (*Bao Gong*), onde pode provocar endometriose. O *Gan-Yang* (Fígado-*Yang*) também colabora com esse processo, pois, ao atingir a Matriz (*Bao Gong*), promove o estado *Yang* da mesma, levando à Estagnação de *Qi* (Energia) e de *Xue* (Sangue), o que impede o fluxo catamenial.

O Calor do *Gan* (Fígado-Calor) atinge a Matriz (*Bao Gong*) pelo sistema *Gan* (Fígado), que gera o *Dan* (Vesícula Biliar), o qual se dirige à Matriz (*Bao Gong*). O *Dan* (Vesícula Biliar) dirige seu *Qi* (Energia) pelo seu Canal de Energia Principal que, no ponto VB-26 (*Daimai*), contribui para a formação do Canal da Cintura, o *Dai Mai*. Daí, segue até VB-29 (*Juliao*), ponto de reunião com o Canal de Energia Curioso *Yang Qiao Mai*, recebendo o *Qi* (Energia) proveniente do *Shen-Yin* (Rim-*Yin*, Energia Terrestre), no qual emite dois ramos internos, um anterior que segue do VB-29 (*Juliao*) para a região púbica no ponto VC-2 (*Qugu*), e se conecta aos três Canais de Energia Tendino-Musculares *Yin* do pé; deste, vai para o VC-3 (*Zhongji*), ponto de conexão com os três Canais de Energia Principais *Yin* do pé. Penetrando na pelve, envolve a Matriz (*Bao Gong*) e o *Pangguang* (Bexiga), exterioriza-se no VC-4 (*Guanyuan*) e segue para o VB-30 (*Huantiao*), continuando seu trajeto. Do VB-29 (*Juliao*), emite também um ramo posterior que se une ao Canal de Energia Principal do *Pangguang* (Bexiga), penetrando nos pontos dos forames sacrais, B-31 (*Shangliao*), B-32 (*Ciliao*), B-33 (*Zhongiao*) e B-34 (*Xialiao*), envolvendo a Matriz (*Bao Gong*) e o *Pangguang* (Bexiga), exteriorizando-se nos respectivos forames contralaterais, unindo-se no períneo no VC-1 (*Huiyin*) e seguindo deste para o VB-30 (*Huantiao*).

A Matriz (*Bao Gong*) também recebe energia do *Gan* (Fígado), do *Pi* (Baço/Pâncreas) e do *Shen* (Rins) pelo ponto VC-3 (*Zhongji*), do qual energizam a Matriz (*Bao Gong*) e o *Pangguang* (Bexiga), que emergem no VC-4 (*Guanyuan*) e, a partir dele, seguem seus trajetos.

Os fatores que lesam o *Gan-Yin* (Fígado-*Yin*) promovem a manifestação do Calor, o *Gan-Yang* (Fígado-*Yang*). As emoções reprimidas, como a raiva, a frustração e o ressentimento, são as principais causas dessa desarmonia. Outros fatores que levam à manifestação do *Gan-Yang* (Fígado-*Yang*) são de origem inata, representados por processos emocionais vivenciados durante o período de gestação, que podem ser transmitidos ao feto, e pela Deficiência do *Shen* (Rins).

Pela Teoria dos Cinco Movimentos da Medicina Tradicional Chinesa, o *Shen* (Rins) gera o *Gan* (Fígado). O Vazio do *Shen* (Rins) também promove deficiência dos Canais Curiosos *Ren Mai* e *Chong Mai*, gerando má nutrição da Matriz (*Bao Gong*).

O *Gan* (Fígado) tem relação com o *Pi* (Baço/Pâncreas) na participação do processo de metabolização dos alimentos. No desequilíbrio, há quebra dessa relação harmônica, podendo-se desenvolver doenças no *Pi* (Baço/Pâncreas). Outros fatores como preocupação excessiva, fadiga mental e física, erros alimentares (dieta incorreta, exagero ou insuficiência alimentar, alimentos gordurosos, excesso de alimentos frios ou crus, etc.), tanto na infância como na vida adulta, a longo prazo, vão contribuir para o desequilíbrio do *Pi* (Baço/Pâncreas).

O *Pi* (Baço/Pâncreas) realiza a metabolização dos alimentos, em conjunto com o *Wei* (Estômago), para a formação do *Yong Qi* (Energia Nutritiva) e do *Wei Qi* (Energia de Defesa). O processo de metabolização dos alimentos transforma e absorve os metabólitos alimentares e impulsiona os catabólitos à excreção. Se essa função estiver deficiente, serão acumuladas substâncias não desejadas, chamadas de líquidos turvos, que irão se estagnar no organismo, produzindo a Umidade anormal.

A Umidade normal no organismo são os Líquidos Orgânicos (*Jin Ye*), como os que lubrificam as articulações e as mucosas; a Umidade anormal é representada pelo acúmulo indesejado de líquidos, como ocorre no edema. A Umidade anormal facilmente se associa a outros tipos de Energia, como o Frio e o Calor. No caso da associação com o Calor, produz a Umidade-Calor que, na Matriz (*Bao Gong*), tem como uma de suas manifestações a endometriose (Figura 18.1).

No peritônio, bem como nas cápsulas de órgãos internos e membranas das células, na pele e em todo o corpo, circula o *Wei Qi* (Energia de Defesa) ou *Qi* Defensivo, elaborado em algumas das etapas da transformação e purificação dos alimentos no *Yang Ming* do pé [*Wei* (Estômago)]. O *Wei Qi* (Energia de Defesa) promove a defesa orgânica contra a invasão de fatores patogênicos externos, como o Frio, o Vento e a Umidade, e patógenos, como bactérias e vírus, que agridem o organismo.

Análise dos sintomas da endometriose na Medicina Tradicional Chinesa

São sintomas da endometriose relacionados à desarmonia energética do *Gan* (Fígado): depressão, frustração, irritabilidade, raiva e cefaleia. No sistema genital, há sensação de distensão e dor pélvica, menstruação irregular ou antecipada, amenorreia, tensão pré-menstrual, dismenorreia e infertilidade.

A debilidade do *Gan* (Fígado) em manter o livre fluxo de *Qi* (Energia) e de *Xue* (Sangue) provoca sensação de distensão e dor, ligada, principalmente, à perturbação emocional. Outras manifestações são anorexia, distensão abdominal após ingestão alimentar, cansaço, debilidade dos membros, cefaleia com sensação de peso na cabeça, náuseas, plenitude torácica, menorragia, menstruação com coágulos escuros e sintomas que se associam por acometimento do *Pi* (Baço/Pâncreas).

Tratamento da endometriose por Acupuntura

O processo desencadeante para a manutenção e a cronicidade do estado de Umidade-Calor no organismo provém da desarmonia dos *Zang Fu* (Órgãos e Vísceras), que nutrem a Matriz (*Bao Gong*). Deve-se agir nos pontos:

- F-13 (*Zhangmen*): fazer puntura e aplicação de moxabustão no B-20 (*Pishu*), pontos do sistema *Shu-Mo* do *Pi* (Baço/Pâncreas);
- BP-6 (*Sanyinjiao*) e BP-3 (*Taibai*): fortalecem o *Pi-Yin* (Baço/Pâncreas-*Yin*);
- E-40 (*Fenglong*) e CS-6 (*Neiguan*): pontos que dispersam a Umidade-Calor;
- BP-4 (*Gongsun*) e CS-6 (*Neiguan*): tratam o *Chong Mai*, muito importante para a Matriz (*Bao Gong*);
- VB-26 (*Daimai*), VB-41 (*Linqi*) e TA-5 (*Waiguan*): tratam o *Dai Mai* (Canal da Cintura), dispersam a Umidade-Calor da genitália, harmonizam o *Gan* (Fígado) e o *Dan* (Vesícula Biliar), principalmente nos quadros de Excesso (Calor);
- R3 (*Taixi*), R-7 (*Fuliu*) e E-36 (*Zusanli*): fortalecem o *Shen-Yin* (Rim-*Yin*);
- B-22 (*Sanjiaoshu*), B-51 (*Huangmen*), B-23 (*Shenshu*), B-52 (*Zhishi*), com aplicação de moxabustão e, no VG-4 (*Guanyuan*), fazer a puntura: fortalecem o *Shen* (Rins);
- E-30 (*Qichong*): ponto de Entrada e Saída de *Wei Qi* (Energia de Defesa); direcionar para o local comprometido;
- F-14 (*Qimen*), fazer puntura e no B-18 (*Ganshu*), aplicação de moxabustão: sistema *Shu-Mo* do *Gan* (Fígado);
- VB-34 (*Yanglingquan*) e VB-43 (*Xiaxi*): pontos que aliviam o *Yang* excessivo do *Gan* (Fígado);
- F-3 (*Taichong*) e F-8 (*Ququan*): pontos que tonificam o *Gan-Yin* (Fígado-*Yin*);
- BP-6 (*Sanyinjiao*), VC-3 (*Zhongji*) e B-32 (*Ciliao*): pontos obrigatórios em qualquer patologia da Matriz (*Bao Gong*).

CORRELAÇÕES POSSÍVEIS ENTRE MEDICINA TRADICIONAL CHINESA E CIÊNCIA CONTEMPORÂNEA

Várias teorias têm sido propostas para explicar a etiopatogenia da endometriose na medicina convencional. Na concepção da Medicina Tradicional Chinesa, a mulher tem propensão a desenvolver o estado de Umidade-Calor, em razão dos fatores mencionados na fisiopatologia energética.

Por outro lado, associa-se à menstruação retrógrada decorrente da estase de *Xue* (Sangue) na Matriz (*Bao Gong*), a condição de Umidade-Calor, o que, a longo prazo, pode levar ao estímulo do crescimento das células endometriais fora da cavidade uterina, substrato para a proliferação dos focos de endometriose. Acrescenta-se a isso a disfunção do *Wei Qi* (Energia de Defesa), que circula nas membranas celulares, cápsulas dos órgãos internos e peritônio.

O *Wei Qi* (Energia de Defesa) provavelmente é o *Qi* (Energia) que mobiliza os elementos defensivos do organismo, como os linfócitos e leucócitos, e ativa a multiplicação das células de defesa, como os macrófagos.

A presença de Umidade-Calor pode ser o estímulo apropriado para que as células indiferenciadas do epitélio celômico peritoneal, que recobre a superfície dos ovários, os ductos müllerianos e o peritônio, possam assumir as características histológicas de células endometriais – o que explica o aparecimento de endometriose na região do peritônio, na região vesical e em outros locais da pelve, como sugerido na teoria da metaplasia celômica.

Assim, a Umidade-Calor pode ser o fator endógeno indutor que ativa as células indiferenciadas do mesênquima a sofrerem metaplasia, formando o estroma endometrial em focos na pelve.

O tratamento por Acupuntura é explicado pela modulação neuro-humoral no eixo hipotálamo-hipófise-ovário, com a regularização das funções dos *Zang Fu* (Órgãos e Vísceras) e dos Canais de Energia relacionados à Matriz (*Bao Gong*), bem como dela própria, assim como por suas ações antálgica e anti-inflamatória.

CONSIDERAÇÕES FINAIS

Embora sua fisiopatologia não esteja completamente elucidada, a endometriose é uma afecção cujo diagnóstico e tratamento têm sido aprimorados com a evolução da tecnologia aplicada à medicina, como a videolaparoscopia. Entretanto, em razão de fortes sintomas, associação com infertilidade e possibilidade de recidivas, pode haver a necessidade de procedimentos cirúrgicos repetidos e, em mulheres com filhos e que não querem mais engravidar, como último recurso, indica-se a histerectomia.

Consideram-se, também, os efeitos colaterais observados com a medicação indicada e as repercussões emocionais da doença e do tratamento; ou seja, tanto a endometriose como o seu tratamento podem trazer repercussões negativas à qualidade de vida da mulher, em uma fase na qual é particularmente ativa profissionalmente e, muitas vezes, é quando pensa em engravidar. Nesse quadro, seria muito propício se fosse possível atuar em nível de prevenção primária, o que é difícil, pois seus mecanismos etiopatogênicos não estão esclarecidos, e o diagnóstico, muitas vezes, é retardado em vários anos. Contudo, é interessante ressaltar que eventos femininos fisiológicos, como gestação e aleitamento, são fatores protetores.

Para a Medicina Tradicional Chinesa, a endometriose está relacionada ao funcionamento da Matriz (*Bao Gong*), que está submetida aos agravos que repercutem sobre a saúde da mulher e aos quais ela é exposta diariamente. Os resultantes estados de desarmonia psicoemocional e físico da mulher repercutem sobre o equilíbrio da Matriz (*Bao Gong*), o que pode levar ao surgimento de endometriose, dor e infertilidade.

O diagnóstico energético da Matriz (*Bao Gong*) pode ser realizado em estágios iniciais de alterações por meio da propedêutica energética; isso possibilita a intervenção precoce com tratamento e manutenção do correto funcionamento da Matriz (*Bao Gong*) e da saúde da mulher pela Acupuntura.

Na concepção da Medicina Tradicional Chinesa, é possível tratar a mulher de forma preventiva por meio da harmonização energética da Matriz (*Bao Gong*). Quando a doença já está instalada, o alcance da Acupuntura é menor; porém, não é desprezível, visto que pode colaborar no tratamento da infertilidade, bem como nos aspectos emocionais e sintomas álgicos.

BIBLIOGRAFIA

1. Abrão MS, Nogueira AP, Petta CA, Ferriani RA. Novas teorias sobre a etiologia da endometriose. Femina 2000; 28(8):429-34.
2. Auteroche B, Navailh P. O diagnóstico na medicina chinesa. São Paulo: Andrei, 1992.
3. Bing, W. Princípios de medicina interna do imperador amarelo. São Paulo: Ícone, 2001.
4. Camargos AF, Lemos CNCD. Endometriose. In: Halbe HW (ed.). Tratado de Ginecologia. 3.ed. São Paulo: Roca, 2000. p.1324-7.
5. Choghuo T (ed.). Tratado de medicina chinesa. Trad. de Yamamura Y. São Paulo: Roca, 1993.
6. Ross J. *Zang Fu* – Sistemas de órgãos e vísceras da medicina chinesa. 2.ed. São Paulo: Roca, 1994.
7. Sadler TW. Langman, embriologia médica. Rio de Janeiro: Guanabara Koogan, 2001.
8. Schor E, Freitas V, Girão MJBC, Lima GR. Endometriose. In: Baracat EC, Lima GR (orgs.). Ginecologia. Guias de medicina ambulatorial e hospitalar Unifesp-EPM. Barueri: Manole, 2005.
9. Yamamura Y. Acupuntura tradicional – a arte de inserir. 2.ed. São Paulo: Roca, 2001.
10. Yamamura Y. Aulas proferidas no curso de atualização: acupuntura e ginecologia – integração dos Meridianos Distintos, Curiosos e Principais, pelo setor de medicina chinesa – acupuntura do Departamento de Ortopedia e Traumatologia da Unifesp-EPM, 2005.

CAPÍTULO | **19**

Acupuntura nas algias pélvicas: doença inflamatória pélvica

GISELE ALCANTARA TIRABOSCHI
YSAO YAMAMURA

INTRODUÇÃO

A doença inflamatória pélvica ou salpingite aguda é a inflamação dos órgãos genitais localizados acima do canal cervical, ou seja, útero (principalmente o endométrio), tubas uterinas, ovários e ligamentos pélvicos, podendo propagar-se para outras estruturas, como o peritônio. Podem ser acometidos isolada ou concomitantemente, com quadros de endometrite, salpingite, parametrite ou peritonite, de acordo com o sítio do processo infeccioso.[1-4] As inflamações decorrentes de atos cirúrgicos ou do período gravídico- -puerperal não estão incluídas nesse quadro.[1]

A propagação do processo infeccioso, que é rara por via hematogênica e linfática,[3] ocorre principalmente pela ascensão dos patógenos da vagina e do endocérvice,[1-4] que necessitam vencer as barreiras de defesa do aparelho genital feminino, como a acidez vaginal, as propriedades do muco endocervical, a exsudação e a fagocitose, entre outros, constituindo uma complicação das doenças sexualmente transmissíveis (DST).[1-3] O processo inflamatório pode se estender além dos órgãos genitais, sob a forma de abscesso, que pode romper e causar processos peritoniais agudos e choque séptico.[3]

EPIDEMIOLOGIA

A doença inflamatória pélvica pode acometer mulheres de qualquer faixa etária, com maior incidência entre 15 e 25 anos de idade,[2-4] supostamente com vida sexual mais ativa.[1-3] A probabilidade de ter a infecção é maior nas nulíparas do que nas multíparas, e também nas adolescentes, provavelmente por causa da imaturidade do sistema imunológico[1,3] e da presença de ectopia fisiológica, não sendo comum nas mulheres acima dos 45 anos e naquelas com laqueadura tubária.[1]

A salpingite aguda é uma doença de baixa mortalidade e alta morbidade, que pode levar à infertilidade por oclusão do óstio abdominal das tubas uterinas e propiciar maior chance de ocorrência de gravidez ectópica.[1,2] São fatores favoráveis à instalação do processo infeccioso: uso de dispositivo intrauterino (DIU),[2-5] presença de restos ovulares pós-aborto, salpingite anterior, mulheres soropositivas para o vírus da imunodeficiência humana (HIV), período pós-menstrual, no qual a permeabilidade do colo e a motilidade uterina estão aumentadas, e comportamento de risco. Já o uso de métodos contraceptivos de barreira ou hormonal por via oral ou parenteral protege contra a propagação da infecção, sendo que o último altera o componente do muco cervical e do meio vaginal.[1-3]

ETIOPATOGENIA

A doença inflamatória pélvica tem como causa vários agentes microbianos, sendo mais comuns a *Chlamydia trachomatis*, os gonococos (*Neisseria gonorrhoeae*) e os micoplasmas (*Mycoplasma hominis* e *Ureaplasma urealyticum*).[1-4] Outros agentes tidos como secundários, ou oportunistas, são as bactérias normalmente encontradas na vagina de mulheres assintomáticas, as aeróbicas Gram-negativas (*Escherichia coli* e a *Klebsiella)* e as Gram-positivas (estreptococos e estafilococos), as anaeróbicas (peptococos) e os bacilos (bacteroides).[2,3] O gonococo pode estar presente em 17 a 80% das amostras colhidas na região cervical de mulheres com doença inflamatória pélvica e clamídia, em 5 a 36%.[1]

A clamídia, de parasitismo intracelular obrigatório, por ter grande período de latência, pode propagar a infecção por vários anos; já o gonococo, em condições normais, é patogênico apenas para a espécie humana. Ambos podem ser encontrados, além do trato urogenital, na conjuntiva e nas articulações (tecidos com epitélio colunar).

O mecanismo da ascensão dos micro-organismos e os meios pelos quais produzem substâncias que rompem o equilíbrio de defesa vaginal ainda não são bem esclarecidos, mas, em particular, o gonococo apresenta capacidade migratória própria e facilita a ascensão de outros patógenos.[4,5]

Na fase aguda, o processo inflamatório envolve uma afluência de leucócitos polimorfinucleares e, na fase crônica, de células mononucleares. Na vaginose bacteriana, o encontro de células-guia, como as *clue cells* ou *comma cells* (células epiteliais recobertas por *Gardnerella vaginalis* ou por *Mobiluncus* sp, respectivamente), sugere infecção quase desprovida de leucócitos, provavelmente por serem patógenos conhecidos do sistema imunológico e fazerem parte da flora normal da vagina, assim como presença de outras bactérias que compõem essa entidade.[5]

A flora bacteriana da vagina e do endocérvice instala-se nos locais deficientes do mecanismo de defesa e, após a cervicite, é possível ocorrer endometrite e salpingite.[1] Entretanto, nem sempre o micro-organismo encontrado no trato genital inferior (na vaginite ou endocervicite) é o mesmo que induz a salpingite.[5]

QUADRO CLÍNICO

A doença inflamatória pélvica apresenta formas evolutivas, classificadas em aguda, subaguda e crônica (ativa ou persistente),[1,3] apesar de poder ser rotulada de subclínica, em especial quando se trata de infecção por clamídia.[1]

Na fase aguda, o principal sintoma é a dor, geralmente unilateral na fossa ilíaca, com irradiação para o hipogástrio,[2-4] exacerbada aos movimentos, à atividade sexual e à palpação brusca descompressiva quando acompanhada de irritação peritoneal.[1,2] Geralmente não ultrapassa 15 dias de duração e apresenta início súbito, podendo coincidir com o período pós-menstrual ou ser correlacionada aos sangramentos irregulares.[3] Pode cursar com corrimento vaginal, aumento de temperatura, náuseas, vômitos, disúria e polaciúria. O estado geral pode estar conservado ou apresentar taquicardia e taquipneia, em caso de associação a quadro febril.[2,4]

Na fase subaguda, as coleções purulentas bloqueadas nas tubas são comuns, formando piossalpinge, sendo que, na escavação retrouterina, formam o abscesso no fundo do saco de Douglas, além de comprometerem os paramétrios e o ligamento largo. O processo inflamatório da pelve pode se estender para a região renal e diafragmática, por meio dos vasos uterovarianos.

Na fase crônica, as coleções purulentas podem sofrer processo de autólise, sendo reabsorvidas e produzindo coleções líquidas estéreis, como a hidrossalpinge. Em outras regiões, como nos ovários e no peritônio, são comuns as aderências, que geram cisto tubo-ovariano e anexite crônica tumoral. Pode haver formação de pequenos nódulos tumorais residuais por persistência de abscessos que, quando agrupados no istmo das tubas, dão aspecto de rosário (salpingite crônica nodosa). Nas fases subaguda e crônica, é comum a queixa de dor pélvica persistente.

Deve-se diferenciar a doença inflamatória pélvica de outras doenças que causam dores ou tumorações no baixo ventre, como apendicite, litíase, infecção urinária, processos inflamatórios do sistema digestório e mioma subseroso.

Podem-se citar algumas complicações, como: infertilidade, gravidez ectópica, dor pélvica crônica (18%), peri-hepatite (síndrome de Fitz-Hugh-Curtis), perinefrite e periesplenite.[1,2,4] Como exames subsidiários, incluem-se hemograma, avaliação microbiana, ultrassonografia pélvica, laparoscopia, entre outros.[1-4]

O tratamento é basicamente clínico, ambulatorial ou hospitalar, com administração de antibióticos, anti-inflamatórios e antipiréticos. A cirurgia pode consistir na drenagem de abscessos da cavidade abdomenopelviana, salpingectomia e até mesmo cirurgias mais radicais, como anexectomia e histerectomia.[1-3,5]

FISIOPATOLOGIA DA DOENÇA INFLAMATÓRIA PÉLVICA, SEGUNDO A MEDICINA TRADICIONAL CHINESA

Na Medicina Tradicional Chinesa (MTC), tanto as inflamações do trato genital superior (salpingites) como as do trato genital inferior (vaginites e endocervicites) têm como gênese a Umidade-Calor nos órgãos genitais, que criam ambiente propício à proliferação e à manutenção dos agentes patogênicos, os quais podem ascender, propagando-se para os órgãos pélvicos e os tecidos adjacentes.[6]

Quaisquer alterações do conteúdo vaginal quanto a consistência, cor, quantidade ou odor refletem em doenças locais, que podem causar desconforto e irritação no trato genital inferior.

Na MTC, a Matriz (*Bao Gong* – Útero e Anexos) é uma via de eliminação dos catabólitos energéticos não desejados, como o excesso de Calor do *Gan-Yang* (Fígado-*Yang*), o Frio Interior, a Água não transformada pelo *Shen* (Rins) e a Umidade não metabolizada pelo *Pi* (Baço/Pâncreas), que são os *Zang Fu* (Órgãos e Vísceras) relacionados à Matriz (*Bao Gong*).[7,8]

A descarga vaginal sempre denota eliminação de Umidade excessiva, a qual é produzida, armazenada e secretada pelo *Shen* (Rins) – que controla a transformação e a distribuição dos líquidos no organismo –; transformada e distribuída pelo *Pi* (Baço/Pâncreas) – que metaboliza a Umidade natural dos alimentos e dos líquidos ingeridos –; governada pelos Canais de Energia Curiosos *Ren Mai* – que domina todos os Meridianos *Yin* do corpo – e *Chong Mai* – que controla o *Qi* (Energia) e o *Xue* (Sangue) de todos os Meridianos –; controlada pelo Canal de Energia Curioso *Dai Mai* (Canal de Contensão ou Canal da Cintura) – que, entre suas funções, atua como intermediário entre o *Yin Qi* e o *Yang Qi* do corpo.[8,9] Esses três Canais Curiosos são ligados diretamente ao *Shen* (Rins) e são de grande importância nas patologias genitais das mulheres.

Na MTC, a descarga vaginal excessiva, também chamada de *Dai Xia* (doença abaixo do Canal *Dai Mai*),[6] tem como causa a manifestação do *Gan-Yang* (Fígado-*Yang*), a Deficiência do *Shen* (Rins) e os fatores que alteram a função de transporte e transformação do *Pi* (Baço/Pâncreas), ocasionando a Deficiência do *Qi* (Energia) ou do *Pi-Yang* (Baço/Pâncreas-*Yang*) e gerando excesso de Umidade.

Os fatores patogênicos que desequilibram os *Zang* (Órgãos) relacionados à Matriz (*Bao Gong*) são as emoções reprimidas (como raiva, ressentimento e preocupação excessiva), as quais geram a manifestação do *Gan-Yang* (Fígado-Calor) ou o consumo do *Shen-Yin* (Rim-*Yin*), bem como os desregramentos alimentares, o trabalho ou a atividade física, excessivos que depauperam os músculos nutridos pelo *Pi* (Baço/Pâncreas) e os tendões (nutridos pelo *Gan*-Fígado), e a Umidade Externa.[7,8]

As mulheres são mais propícias à invasão do fator patogênico Umidade Externa, que pode estar associado ao Frio Externo, por exposição prolongada à água ou a ambiente e clima úmidos na fase da menstruação, no pós-parto e principalmente no pós-aborto, quando os Canais *Ren Mai* e *Chong Mai* estão esgotados. A Umidade e o Frio penetram pelos Meridianos das pernas e tendem a subir e invadir os genitais e também o *Pi* (Baço/Pâncreas).

Esses fatores contribuem para o enfraquecimento do *Pi* (Baço/Pâncreas), que falha em transformar e transportar os fluidos alimentares, o que, em alguns anos, pode levar à Deficiência do *Shen-Yang* (Rins-*Yang*), que passa a não armazenar nem conter os líquidos, levando à descarga vaginal excessiva, uma vez que, pela Teoria dos Cinco Movimentos da MTC, o *Shen* (Rins) é dominado pelo *Pi* (Baço/Pâncreas) (Figura 19.1).[8]

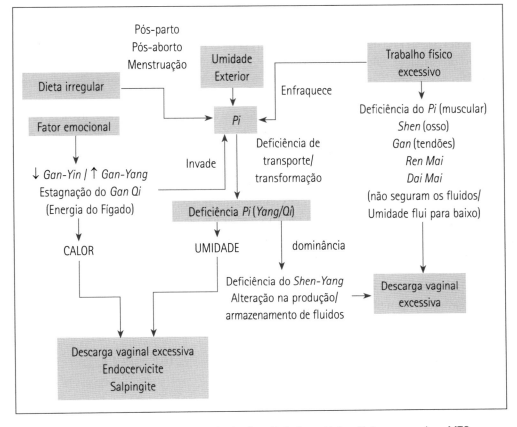

FIGURA 19.1   Esquema da fisiopatologia da doença inflamatória pélvica, segundo a MTC.

O Canal de Energia Curioso *Dai Mai*, quando deficiente, não harmoniza a subida e descida do *Qi* (Energia), que falha em sustentar a Umidade, impelindo-a para baixo. O Canal de Energia Curioso *Ren Mai*, intimamente ligado ao *Dai Mai*, também sofre deficiência na ascensão do *Qi* (Energia),[8] contribuindo para a descida dos fluidos e a descarga vaginal persistente.

A instalação do agente patogênico no trato genital também depende da resistência orgânica do indivíduo. Se o fator de resistência orgânica *Wei Qi* (Energia de Defesa) estiver deficiente, facilmente será vencido e a doença se espalhará, contribuindo, também, para a propagação do processo infeccioso.[7-9] O *Wei Qi* (Energia de Defesa) é uma parte Yang da Essência dos alimentos (*Yong Qi*),[9] transformado no *Yang Ming* do pé (*Wei*-Estômago) e, portanto, relacionado ao sistema do *Pi-Wei* (Baço/Pâncreas-Estômago). O Canal *Yang Ming* do pé (*Wei*-Estômago) une-se ao Canal de Energia Curioso *Ren Mai* no ponto VC-12 (*Zhongwan*) para atingir o VC-24 (*Chengjiang*) e junta-se ao Canal da Cintura, o *Dai Mai*, bilateralmente no ponto VB-26 (*Daimai*) para se unir ao E-30 (*Qichong*), situado na região da virilha, ponto de entrada e saída do *Wei Qi* (Energia de

Defesa). Assim metabolizado, o *Wei Qi* (Energia de Defesa) deixa o *Yang Ming* (Wei--Estômago) para se exteriorizar no sistema cutâneo.[9,10]

O *Wei Qi* (Energia de Defesa) é uma Energia de característica *Yang* e circula por todo o corpo nos espaços epidérmico-dérmicos e nas membranas (*Ma Huang*) mucosas, serosas e fibrosas (como peritônio, aponeurose e camadas parietal e visceral), entre outros locais, difundindo-se no tórax e no abdome.[9,10]

Quando a Umidade proveniente da Deficiência do *Pi* (Baço/Pâncreas) associa-se ao Calor Interno proveniente do *Gan-Yang* (Fígado-*Yang*), forma-se a Umidade-Calor, que proporciona condições para o crescimento de germes patogênicos no ambiente vaginal, causando as colpites e as endocervicites (processo inflamatório da vagina e do canal cervical), com hiperemia, ardor, sensação de queimação nos genitais e descarga vaginal amarelada, avermelhada ou esverdeada, bem como odor agressivo, dor pélvica com sensação de distensão, calor, ectopias do colo uterino e alteração celular (hiperplasia, metaplasia e anaplasia). No quadro de Umidade-Calor, ao exame, a língua apresenta revestimento amarelado espesso sobre a raiz e manchas vermelhas; o pulso é rápido e escorregadio.

A Umidade-Calor pode se instalar em outras regiões, como a Matriz (*Bao Gong*), propiciando um ambiente para a propagação da infecção vaginal e endocervical e levando ao processo de salpingite e infecção dos tecidos adjacentes, assim como pode acometer todo o baixo ventre e o peritônio.[9]

TRATAMENTO DA DOENÇA INFLAMATÓRIA PÉLVICA PELA MEDICINA TRADICIONAL CHINESA

O estabelecimento de recurso terapêutico na MTC baseia-se em equilibrar os *Zang Fu* (Órgãos e Vísceras) e os sistemas que mantêm o processo de Umidade-Calor nos órgãos genitais. Deve-se dispersar a Umidade-Calor, tonificar a Matriz (*Bao Gong*) e circular o *Wei Qi* (Energia de Defesa):

- *Zigong* e B-32 (*Ciliao*), E-30 (*Qichong*), E-29 (*Guilai*): pontos de Acupuntura especiais para o tratamento da Matriz (*Bao Gong*). O E-30 (*Qichong*) é o ponto de entrada e saída da Energia *Wei Qi* (Energia de Defesa);
- BP-3 (*Taibai*) e BP-6 (*Sanyinjiao*), ou a técnica *Shu-Mo* do sistema *Pi-Wei* (Baço/Pâncreas-Estômago), B-20 (*Pishu*) (moxa), F-13 (*Zhangmen*) e VC-12 (*Zhongwan*): fortalecem o *Pi-Yin* (Baço/Pâncreas-*Yin*);
- E-40 (*Fenglong*), BP-6 (*Sanyinjiao*), E-25 (*Tianshu*), VC-12 (*Zhongwan*) e CS-6 (*Neiguan*): pontos para tratar a Umidade;
- B-18 (*Ganshu*) e B-19 (*Danshu*) – aplicar moxabustão, F-14 (*Qimen*), F-3 (*Taichong*) e F-8 (*Ququan*) (puntura): regulam o *Gan-Yang* (Fígado-*Yang*);
- E-40 (*Fenglong*), E-36 (*Zusanli*), CS-6 (*Neiguan*), BP-4 (*Gongsun*): pontos para dispersar a Umidade-Calor;
- E-30 (*Qichong*) em direção ao útero, R-16 (*Huangshu*) e E-29 (*Xiajuxu*): pontos para tratar quando há presença de peritonite;
- VB-26 (*Daimai*), VB-41 (*Zulinqi*) e TA-5 (*Waiguan*): para circular o *Dai Mai*.

INTEGRAÇÃO ENTRE CONCEITOS DA MEDICINA OCIDENTAL E A MEDICINA TRADICIONAL CHINESA

O organismo está frequentemente exposto a agentes patogênicos bacterianos e virais provenientes do exterior que podem causar doenças. O corpo humano possui a capacidade de resistir a essas agressões externas, que tendem a lesar os tecidos e os órgãos, por meio da imunidade. A resposta imunológica determinada pelos anticorpos e linfócitos sensibilizados (imunidade adquirida ou adaptativa) conserva a memória imunológica, tornando o corpo resistente a certas doenças.

Outro tipo de resposta imune é resultante de processos locais, a imunidade inata (inespecífica), que inclui o recrutamento de células fagocitárias (neutrófilos, macrófagos e monócitos), células *natural killer*, células apresentadoras de antígeno (células de Langerhans e macrófagos) e células inflamatórias. A imunidade inata, apesar de não conferir memória imune, induz que citocinas sejam produzidas e liberadas para recrutarem outras células (linfócitos), que são responsáveis pela imunidade adquirida.[5,11]

O corpo possui grupos de células, como os leucócitos (linfócitos, monócitos, neutrófilos, entre outros), e o sistema reticuloendotelial, que combatem qualquer tipo de agente infeccioso. Alguns tipos de leucócitos (polimorfonucleados) são formados apenas pela medula óssea, na qual permanecem armazenados até serem requisitados pelo organismo, e outros tipos são formados em vários outros órgãos, como baço, gânglios linfáticos, agrupamentos linfoides do tubo digestório, etc.

Para formar os leucócitos, são necessários vários tipos de vitaminas e aminoácidos, especialmente o ácido fólico e os compostos do complexo B, sendo essencial um aporte alimentar ou complementar adequado.[11]

Já o sistema reticuloendotelial (macrófagos e células linfocitárias) reveste vasos sanguíneos e linfáticos, baço, medula óssea e outros tecidos. No baço, há passagem do sangue pelos cordões da polpa vermelha, os quais possuem grande quantidade de macrófagos para fagocitose de substâncias indesejadas, parasitas do sangue e bactérias – os macrófagos da medula óssea também auxiliam nessa remoção.[11]

Os linfócitos (agranulócitos), principais linha de defesa, são precedidos pelas células de Langerhans e por macrófagos para eliminar o agente patogênico. As células de Langerhans, presentes no epitélio vaginal e no colo do útero, possivelmente são células apresentadoras de antígeno, transportando os micro-organismos até os linfonodos regionais. Os canais intercelulares e as células de defesa do epitélio da vagina sofrem influências hormonais; o estrogênio inibe a apresentação de antígenos, e a progesterona age de modo contrário. É provável que essa seja uma das causas pelas quais certas mulheres têm mais propensão e recidivas a processos inflamatórios do trato genital e da sua propagação para outros tecidos.[5]

Na Medicina Tradicional Chinesa, o *Wei Qi* (Energia de Defesa) é metabolizado a partir do *Yong Qi* Nutritivo (Energia dos alimentos) no sistema *Pi-Wei* (Baço/Pâncreas--Estômago), dependendo, portanto, de substâncias como vitaminas e aminoácidos para a sua formação. O *Wei Qi* (Energia de Defesa) circula em todas as partes do corpo, tanto na superfície (epiderme e derme) como na profundidade (membrana celular, peritônio e cápsula dos órgãos internos).[9]

Provavelmente esse tipo de *Qi* (Energia) promove a mobilização e a multiplicação das estruturas de defesa natural do organismo, como leucócitos, linfócitos, macrófagos, células do sistema reticuloendotelial, células de Küppfer, células de Langerhans, entre outras. Possivelmente, o *Wei Qi* (Energia de Defesa) também promove a mobilização de estruturas (alça intestinal e epíplon) para o tamponamento de processos abdominopélvicos supurados.[9]

Além da presença dos patógenos e da deficiência de resistência orgânica, são necessárias condições locais para a sua proliferação, fornecidas pela Umidade e pelo Calor Orgânico, fatores básicos para o crescimento de qualquer matéria viva na natureza.

CONSIDERAÇÕES FINAIS

Pode-se ver que os conceitos, tanto da Medicina Ocidental quanto da MTC, são os mesmos, apresentados de maneiras diferentes, na "aparência" da fisiopatologia, mas com o mesmo resultado final, ou seja, um fator externo (micro-organismos do trato genital inferior) que se aproveita da fraqueza orgânica – a deficiência do sistema imunitário ou *Wei Qi* (Energia de Defesa) –, e se instala em um organismo que tenha condições para sua proliferação.

Portanto, os recursos da MTC podem ser coadjuvantes aos da Medicina Ocidental no combate ao agente etiológico e no processo infeccioso ativo, agindo sobre a resistência orgânica para manter um equilíbrio físico e psíquico e para combater as recidivas.

REFERÊNCIAS BIBLIOGRÁFICAS

1. Santos JC dos. Doença inflamatória pélvica. In: Viana LC, Gelber G, Martins MMF (eds.). Ginecologia. São Paulo: Medsi, 1998.
2. Peixoto S, Marques JA, Rezende WW. Doença inflamatória pélvica aguda. In: Halbe HW (ed.). Tratado de Ginecologia. 3.ed. São Paulo: Roca, 2000. p.1079-85.
3. Bastos AC. Doença inflamatória pélvica. In: Bastos AC (ed.). Ginecologia. 10.ed. São Paulo: Atheneu, 1998. p.174-80.
4. Piato S. Doença inflamatória pélvica aguda. In: Piato S (ed.). Tratado de ginecologia. São Paulo: Artes Médicas, 2000. p.248-57.
5. Giraldo PC, Feitoza SBN, Gonçalves AKS, Cornetta MCM, Eleutério Júnior J, Tristão A. A resposta imune celular da mucosa vaginal às vulvovaginites [Revisão]. Doença sexualmente transmissível. J Bras Doenças Sex Transm 2006; 18(4):263-5.
6. Auteroche B, Navailh P, Maronnaud P, Mullens E. Acupuntura em ginecologia e obstetrícia. São Paulo: Andrei, 1987.
7. Auteroche B, Navailh P. O diagnóstico na medicina chinesa. São Paulo: Andrei, 1992.
8. Choghuo T (ed.). Tratado de medicina chinesa. Trad. de Yamamura Y. São Paulo: Roca, 1993.
9. Yamamura Y. Acupuntura tradicional. A arte de inserir. 2.ed. São Paulo: Roca, 2001.
10. Nguyen VN, Tran VD, Nguyen RC. Huangdi Neijing-Ling Shu. Trad. de Yamamura Y. São Paulo: Center AO, 2008.
11. Guyton AC, Hall JE. Tratado de fisiologia médica. 9.ed. Rio de Janeiro: Guanabara Koogan, 1997.

CAPÍTULO 20

Dor pélvica crônica e Acupuntura

GISELE ALCANTARA TIRABOSCHI

YSAO YAMAMURA

INTRODUÇÃO

O sintoma de dor, principalmente a do tipo crônica, é uma queixa crescente na sociedade moderna, cuja razão provavelmente se deve ao aumento da incidência de doenças com maior gravidade, em decorrência dos novos hábitos da vida moderna, das alterações do meio ambiente e da maior longevidade.

A dor é uma queixa de percepção complexa e de caráter subjetivo, sendo, portanto, uma experiência individual tanto no campo físico quanto emocional, compreendendo fatores culturais e psicológicos. A dor aguda tem função de alerta e de defesa; a dor crônica, muitas vezes de difícil diagnóstico, não produz resultados satisfatórios com o tratamento, gerando estresse físico e emocional, com prejuízos socioeconômicos.

A dor pélvica crônica (DPC) tem incidência nas mulheres entre 15 e 73 anos de idade, com maior frequência naquelas em idade reprodutiva, e motiva grande número de consultas ginecológicas, laparoscopias e histerectomias.[1]

DEFINIÇÃO

DPC é qualquer sintoma de dor com evolução por mais de 6 meses, localizada na pelve ou nos segmentos inferiores do abdome, de caráter cíclico ou acíclico, constante ou intermitente, que acomete a qualidade de vida e reduz a produtividade no trabalho e nos afazeres domésticos, e apresenta alterações no relacionamento sexual e social em geral, podendo estar relacionada ou ser agravada durante os períodos menstruais ou à atividade sexual.[2]

ETIOLOGIA

A DPC tem natureza multifatorial, atribuída a causas tanto do aparelho genital quanto extragenital, entre as quais se cita a origem psicossomática, em que é comum a queixa de DPC associada à disfunção sexual. As condições que cursam com o sintoma de algia podem ser de ordem funcional, geniturinária, musculoesquelética, vascular, psíquica, entre outras.[2,3]

A causa da DPC pode estar localizada no útero ou nos seus anexos, como os ovários, as tubas uterinas e os ligamentos uterinos. O mioma uterino, que pode infartar e sofrer degeneração, as distopias genitais, como a retroversão fixa uterina, e as neoplasias em fase avançada podem causar distensão dos ligamentos parauterinos ou comprimir estruturas vizinhas, gerando a dor crônica. A síndrome da congestão pélvica, ou varizes pélvicas, fator ainda discutido na literatura, causa dilatação e congestão venosa crônica, levando a hipóxia tecidual e dor crônica.[3]

A endometriose, apesar de ser considerada uma doença distinta, cursa com DPC por apresentar dor de característica cíclica severa. Já a presença de aderências pélvico-abdominais, sugestivas de recorrência de salpingite ou manipulação invasiva anterior, é questionável na gênese da DPC, pois a adenólise, muitas vezes, não traz benefícios para a não recrudescência da dor.[1-3] A dor pré-menstrual e a dismenorreia espasmódica, relacionada ao aumento da contratilidade uterina e à liberação de prostaglandina, que podem ser alteradas por componente emocional e ansiedade em relação à dor, produzem dores cíclicas, sendo um constituinte especial na gênese da DPC.

Os segmentos da medula espinhal a partir dos segmentos medulares de T10 a L1 são os mesmos para a inervação visceral do ílio inferior, cólon sigmoide, reto, útero, colo uterino e anexos. Assim, a constipação intestinal crônica associada à distensão da parede abdominal, como a síndrome do intestino irritável, a diverticulite e as doenças associadas à somatização e ao estresse emocional, cursam com dor crônica.[2,3]

A DPC também pode estar relacionada a cistites e infecções urinárias recidivantes, litíase, malformações vasculares e ureterais, retenção urinária, tumores infiltrativos e obstruções uretrais.

As disfunções musculoesqueléticas, como lombalgia, lordose, hérnia de disco intervertebral, coccidínia, entre outras, podem tanto contribuir para os sinais e sintomas de DPC como serem a causa em si. Assim, como estímulos nociceptivos provenientes das vísceras pélvicas com afecção, as disfunções musculoesqueléticas podem ocasionar hiperatividade e tensão na musculatura do abdome, do períneo, da região toracolombar e dos membros inferiores.[2,3]

Durante a menstruação, o aumento de progesterona e de relaxina levam à frouxidão cápsulo-ligamentar, causando ou exacerbando dores preexistentes. As alterações da musculatura perineal ou das articulações sacroilíacas podem causar dor irradiada para a vagina e o períneo.

A síndrome miofascial, caracterizada por pontos de hipersensibilidade (pontos-gatilho) na parede abdominal, em região de dermátomos provavelmente com comum inervação para estruturas profundas, e muscular, pode desencadear dor pélvica profunda.

A dor pélvica psicogênica pode ocorrer como manifestação de infelicidade ou insatisfação, por conflitos emocionais não resolvidos, frustração sobre a sexualidade ou desequilíbrio familiar. A dor pode ser a representação simbólica de desejos ou fantasias reprimidas ou proibidas, memórias antigas de experiências infantis que, em parte, explicam a tendência à dor. A dor significa sofrimento (resposta afetiva negativa) e paradoxalmente pode representar lucro ou vantagem sobre a situação familiar, justificando a negativa à relação sexual e a tarefas não desejadas.

Uma perturbação emocional pode produzir lesão anatômica, assim como uma causa orgânica de longa duração pode levar a transtornos psíquicos e dor crônica, sobretudo ao estado depressivo, que pode desenvolver ou manter a dor. Por essa razão, existe grande associação entre o fator psíquico e a manutenção ou a causa de DPC.[2]

Nas algias pélvicas, os tipos de dor são diversos, como cólica, sensação de peso ou de corpo estranho mais ou menos volumoso. Devem ser investigados a topografia, a irradiação e os fatores que podem agravar o quadro de dor, como as mudanças de postura, a menstruação, a defecação e o ato sexual.

A dor pélvica de origem orgânica tem natureza e caracterização da irradiação bem definidas, em geral atribuídas a um órgão específico; ela piora com a manipulação abdominal ou a mudança postural, não sendo relacionada com a história psicoafetiva da paciente. Já a dor de origem psicogênica tem natureza mal definida e mal localizada, referida em áreas provavelmente não afetadas, sem irradiação ou com curso imprevisível, e existe relação com eventos emocionais.

FISIOPATOLOGIA DA DOR PÉLVICA CRÔNICA, SEGUNDO A MEDICINA TRADICIONAL CHINESA

O processo de adoecimento está relacionado com padrões internos ou externos, que associados a fatores precipitantes podem provocar desarmonia no corpo. Se os fatores internos (resistência orgânica) estão fortes, é difícil ocorrer doença; se debilitados, não podem resistir aos fatores agressores e o corpo adoece.[4]

Os fatores que agridem a harmonia dos *Zang* (Órgãos), *Gan* (Fígado), *Pi* (Baço/Pâncreas), *Shen* (Rins) e *Jing Luo* (Meridianos), relacionados à Matriz (*Bao Gong* – Útero e Anexos), podem precipitar as doenças pélvicas na mulher. Esses fatores podem ser de ordem inata, interna, externa, ou de origem mista. As condições psíquicas, físicas e bioquímicas dos progenitores, tanto antes como na época da fecundação, e os caracteres herdados estão relacionados ao fator inato, pois é o que torna os indivíduos diferentes entre si e afeta sua resistência orgânica. O fator interno refere-se às emoções reprimidas e à causa mista, aos desregramentos alimentares, à fadiga física ou psíquica, aos excessos sexuais, entre outros.[4-7]

O homem, assim como toda a manifestação do Universo, alterna entre o *Yin* e o *Yang*, o negativo e o positivo, de modo harmônico, que permite o movimento e a mutação permanente e contínua, ou seja, a vida. A enfermidade em nível energético é entendida como um desequilíbrio entre o *Yin* e o *Yang*. Se o *Yin* é vitorioso, há sinais de Frio e o *Yang* está deficiente; se o *Yang* é vitorioso, há sinais de Calor, febre, hiperatividade psíquica e orgânica, e o *Yin* está enfraquecido.[6,7]

A DPC, segundo a Medicina Tradicional Chinesa, é caracterizada pela Estagnação de *Qi* (Energia) e de *Xue* (Sangue) e pode ser classificada como algia pélvica *Yang*, relacionada à manifestação do Falso *Gan-Yang* (Falso-Calor do Fígado), e algia pélvica *Yin*, relacionada à Deficiência do *Shen* (Rins), que propicia a penetração do Frio, ou à Deficiência de *Qi* (Energia) e de *Xue* (Sangue).

Algia pélvica *Yang*

O ser humano tem um padrão básico, essencial e individual de comportamento, denominado, na Medicina Tradicional Chinesa, de *Shen* (Mente ou Consciência), que depende dos fatores genéticos, invariáveis, e dos fatores adquiridos, mutáveis, predominando a influência dominante, ancestral ou adquirida.

Os *Zang* (Órgãos) elaboram uma Essência mais pura denominada *Shen* (Espírito), relacionada aos fatores psíquicos e ao sistema límbico. A união do *Shen* (Espírito) de cada *Zang* (Órgão) forma o *Shen* (Mente ou Consciência), relacionado com os sentimentos, o pensamento e as atividades físicas do corpo (Tabela 20.1). De acordo com a Medicina Tradicional Chinesa, o *Shen* (Mente, Consciência) se relaciona com o *Xin* (Coração), residência da mente e da produção psíquica, encarregado de receber, analisar e expressar os fenômenos para o exterior, e mantém relação com o hipotálamo, conforme hipótese formulada por Yamamura et al. (1997).[8-10] Na desarmonia energética, os sentimentos passam a ter resposta exagerada e tornam-se grandes fatores de adoecimento.[8]

TABELA 20.1 RELAÇÃO DOS CINCO *ZANG* (ÓRGÃOS) E DAS ESTRUTURAS PSÍQUICAS

Zang (Órgão)	Espírito	Sentimento	Emoção	
			Yin	Yang
Xin (Coração)	Consciência Shen (Mente)	Ficar alegre	Alegria	Ansiedade
Gan (Fígado)	Raciocínio Hun (Alma Vegetativa)	Ficar com raiva	Indecisão	Raiva Irritação
Pi (Baço/ Pâncreas)	Pensamento Memória	Ficar preocupado	Preocupação excessiva	Obsessão Ideias fixas
Fei (Pulmão)	Instintos Po (Alma Etérea)	Ficar triste	Tristeza	Angústia
Shen (Rins)	Vontade Execução	Ficar amedrontado Ficar apavorado	Medo	Autoritarismo

Quando as emoções não são aplainadas pelo *Gan* (Fígado) ou há Deficiência do *Shen* (Rins) em nutrir o *Gan* (Fígado), considerando a relação mãe-filho desses *Zang* (Órgãos) pela Teoria dos Cinco Movimentos, ocorre a Deficiência do *Gan-Yin* (Fígado-*Yin*).[4,6] O *Gan Re* (Fígado-Calor) então liberado se manifesta diretamente na Matriz (*Bao Gong*) ou por via encefálica. A via encefálica é feita, pela Teoria dos Cinco Movimentos, via *Gan--Xin/Shen* (Fígado-Coração/Mente, Consciência), relacionada com o hipotálamo, ou via *Gan/Hun* (Fígado/Alma Vegetativa), relacionada ao sistema límbico. Tem como resposta alterações psíquicas, irritabilidade, ansiedade e agressividade, que repercutem na Matriz (*Bao Gong*) como algias de causas psicossomáticas (Figura 20.1).[7,9]

Na via direta, o *Gan Re* (Fígado-Calor) atinge a Matriz (*Bao Gong*) pelo sistema *Gan* (Fígado), que gera o *Dan* (Vesícula Biliar), e este, por meio do seu Meridiano, no ponto VB-26 (*Daimai*), contribui para a formação do Canal da Cintura, o Canal de Energia Curioso *Dai Mai*. Deste ponto, segue até VB-29 (*Juliao*), ponto de reunião com o Canal de Energia Curioso *Yang Qiao Mai*, recebendo Energia Terrestre proveniente do *Shen-Yin* (Rim-*Yin*) e emitindo dois ramos internos, um anterior e um posterior. O ramo anterior segue do VB-29 (*Juliao*) para a região púbica, no ponto VC-2 (*Qugu*), onde se conecta aos três Canais Tendino-Musculares *Yin* do pé; deste segue para o VC-3 (*Zhongji*), ponto de conexão com os três Canais de Energia Principais *Yin* do pé; penetra na pelve, envolvendo a Matriz (*Bao Gong*) e o *Pangguang* (Bexiga), exterioriza-se no VC-4 (*Guanyuan*) e daí segue para o VB-30 (*Huantiao*), continuando seu trajeto (Figura 20.2).[7,9]

O ramo posterior parte do ponto VB-29 (*Juliao*) e se une ao Meridiano do *Tai Yang*, penetrando nos pontos dos forames sacrais, B-31 (*Shangiao*), B-32 (*Ciliao*), B-33 (*Zhongliao*) e B-34 (*Xialao*), circundando a Matriz (*Bao Gong*) e o *Pangguang* (Bexiga), exterioriza-se nos respectivos forames contralaterais, unindo-se ao perínio no ponto VC-1 (*Huiyin*), seguindo para o VB-30 (*Huantiao*). Por esse envoltório energético sacral na Matriz (*Bao Gong*), nas afecções ginecológicas, o ponto contralateral do lado afetado se apresenta doloroso à palpação. Esse plexo energético é correspondente ao plexo sacral, na Medicina Ocidental (Figura 20.2).[9]

A Matriz (*Bao Gong*) também recebe a Energia pelos Meridianos do *Gan* (Fígado), do *Pi* (Baço/Pâncreas) e do *Shen* (Rins) no ponto VC-3 (*Zhongji*), envolvendo a Matriz (*Bao Gong*) e o *Pangguang* (Bexiga) e exteriorizando-se no ponto VC-4 (*Guanyuan*), de onde continuam seus trajetos normais (Figura 20.1).[9]

Algia pélvica da forma Vazio
Vazio do Shen *(Rins) e penetração do Frio (Figura 20.3)*

Os fatores que lesam o *Shen* (Rins), a Deficiência de *Qi* Inato, os fatores emocionais e as doenças crônicas levam à Deficiência dos Canais de Energia Curiosos *Ren Mai* e *Chong Mai* e, consequentemente, ao Vazio de *Qi* (Energia) para a Matriz (*Bao Gong*), como também à deficiência do *Gan-Yin* (Fígado-*Yin*). Com o agravamento do quadro, o *Shen* (Rins) em Vazio pode precipitar a entrada do *Xie Qi* (Energia Perversa) Frio, proporcionando um estado de Excesso ou Plenitude de Frio no interior do corpo.[4,5,9]

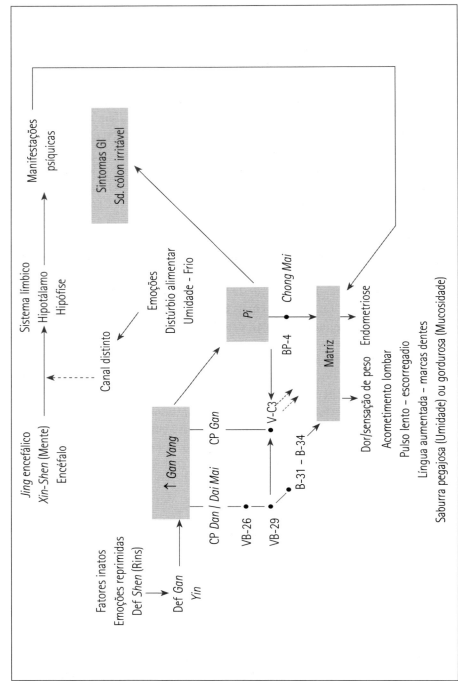

FIGURA 20.1 Algia pélvica *Yang* (Falso-Calor do *Gan*). Representação esquemática dos trajetos dos Meridianos ou Canais de Energia Principais (CP) do *Gan* (Fígado), *Dan* (Vesícula Biliar) e *Pi* (Baço/Pâncreas) para a Matriz (*Bao Gong* – Útero e Anexos).

Def: deficiência; CP: canais principais; GI: gastrointestinais; Sd: síndrome.

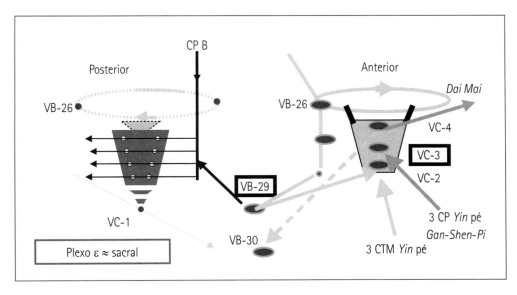

FIGURA 20.2 Representação esquemática dos Meridianos (Canais de Energia) que envolvem a Matriz (*Bao Gong* – Úteros e Anexos). Trajetos anterior e posterior do Meridiano do *Dan* (Vesícula Biliar), Canais Tendinomusculares (CTM) *Yin* do pé e Meridianos *Yin* do pé.

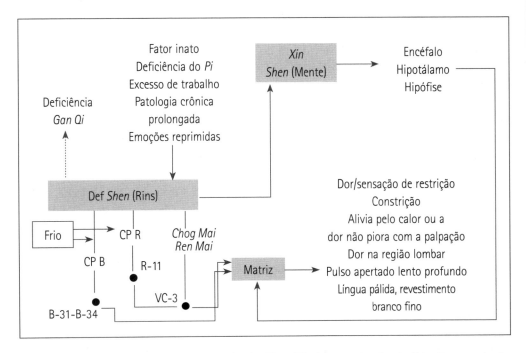

FIGURA 20.3 Algia pélvica da forma Vazio do *Shen* (Rins) e penetração do Frio. Representação esquemática dos trajetos dos Canais de Energia Principais (CP) do *Shen* (Rins), *Pangguang* (Bexiga) e Canais de Energia Curiosos *Ren Mai* e *Chong Mai*, para a Matriz (*Bao Gong* – Útero e Anexos).
Def: deficiência.

O corpo humano está constantemente exposto a fatores climáticos, que sofrem variações bruscas ou se tornam excessivos na natureza (*Xie Qi*, Energia Perversa), podendo mudar a capacidade da resistência orgânica ou se defrontar com o organismo já em Deficiência (Vazio) de pelo menos um dos seguintes elementos: *Qi* (Energia), *Xue* (Sangue), *Wei Qi* (Energia de Defesa) ou *Yong Qi* (Energia Nutritiva).[4,6,7] Os fatores climáticos podem invadir o organismo da superfície, pelo sistema pilo-cutâneo, para a profundidade, até os *Zang Fu* (Órgãos e Vísceras), causando Plenitude nestes, ou podem se instalar diretamente no interior do corpo. Portanto, o Vazio é a condição de deficiência orgânica e a Plenitude é a invasão da Energia Perversa sobre um estado Vazio.[7]

As mulheres estão mais vulneráveis às alterações climáticas no período menstrual, no pós-parto e no pós-aborto, quando se encontram em estado de Vazio de *Qi* (Energia) e de *Xue* (Sangue). O Frio está mais propício à penetração na deficiência do *Shen* (Rins), invadindo os Canais de Energia dos membros inferiores e atingindo a pelve. O Frio tem a característica de induzir ao hipofuncionamento orgânico e a afecções de caráter insidioso, com tendência à cronicidade e de difícil resolução.

A Matriz (*Bao Gong*) recebe Energia do *Shen* (Rins) pelos Meridianos Principais do *Shen* (Rins) e do *Pangguang* (Bexiga) e pelos Canais de Energia Curiosos *Ren Mai* e *Chong Mai*. O Meridiano do *Shen* (Rins), no ponto R-10 (*Yingu*), situado na prega poplítea, torna-se profundo, dali indo para o cóccix, seguindo para a parte anterior da coluna lombossacra até L2, onde emite um Meridiano para o *Pangguang* (Bexiga) e para o *Shen* (Rins) antes de seguir para o R-11 (*Henggu*).

Daí, vai ao VC-3 (*Zhongji*) e energiza a Matriz (*Bao Gong*) e o *Pangguang* (Bexiga). O Canal de Energia Principal Meridiano do *Pangguag* (Bexiga) penetra na pelve pelos pontos dos forames sacrais, envolvendo a Matriz (*Bao Gong*) e emergindo no ponto B-35 (*Huiyang*).[9]

Os Canais de Energia Curiosos *Ren Mai* e *Chong Mai* têm origem comum no *Shen* (Rins). O *Ren Mai*, quando no VC-3 (*Zhongji*), emite Energia para a Matriz (*Bao Gong*) e para o *Pangguang* (Bexiga). O *Chong Mai* vai para o VC-1 (*Huiyin*) no períneo, onde se divide em dois ramos; o anterior segue junto ao *Ren Mai* na região ventral do abdome, que, ao nível do VC-3 (*Zhongji*), energiza a Matriz (*Bao Gong*) e, exteriorizando-se no VC-4 (*Guanyuan*), segue para o R-11 (*Henggu*) e o R-21 (*Youmen*). No abdome, emite várias ramificações para os Canais Tendinomusculares dos *Chang* (Intestinos) e do *Wei* (Estômago). O ramo posterior segue do VC-1 (*Huiyin*), anteriormente, à região lombossacra da coluna vertebral.[9]

Vazio de Qi *(Energia)* e de Xue *(Sangue)*

O *Qi* (Energia) é a força motriz que impulsiona o *Xue* (Sangue), e este, por sua vez, nutre o *Qi* (Energia). A Deficiência de *Qi* (Energia) e de *Xue* (Sangue) está relacionada com o *Pi* (Baço/Pâncreas), responsável pela Energia dos Alimentos que nutre o sangue, o *Gan* (Fígado), o qual guarda e distribui o *Xue* (Sangue), e o *Shen* (Rins), que comanda a medula óssea.[4-6]

As Deficiências de *Qi* (Energia) e *Xue* (Sangue) podem ser decorrentes de idade avança-da, doenças crônicas, fadiga, estresse, hemorragias, emoções reprimidas, desajuste alimen-tar, entre outros fatores. A deficiência e a estase são formas interdependentes e evolutivas, pois o *Xue* (Sangue) não impulsionado pelo *Qi* (Energia) tende a se estagnar, e a falta de *Xue* (Sangue) não nutre o *Qi* (Energia), que, dessa forma, se torna deficiente (Figura 20.4).[4-6]

Quadro clínico

O *Gan* (Fígado), entre suas funções energéticas, guarda e distribui o *Xue* (Sangue) e nutre os tendões e a Matriz (*Bao Gong* – Útero e Anexos), além de atuar na defesa orgâ-nica e no auxílio do processo digestivo. As alterações do *Gan* (Fígado), decorrentes de seus trajetos para a Matriz (*Bao Gong*) e para o *Pangguang* (Bexiga) e por suas relações com outras estruturas, como os vasos sanguíneos e os músculos, podem repercutir como doenças do sistema tendinomuscular da pelve, dores do período menstrual, doença inflamatória pélvica recidivante, congestão e varizes pélvicas.

A manifestação *Yang* representa a expansão e o calor. A dor do tipo *Yang*, geralmen-te Falso-*Yang*, tem característica aguda, violenta, superficial, com sensação de facada, pontada, agulhada ou transfixante. A dor tipo queimação, também provocada pelo Falso-*Yang*, apresenta características ora *Yin* ora *Yang*, sendo superficial e melhorando à medida que se aprofunda a palpação, ao invés de piorar. Há quadros de contraturas e dores musculares, manifestações de distensão do baixo ventre, que pioram à palpação e aos movimentos e exercícios físicos (fatores *Yang*), e melhoram com repouso, frio e movi-mentos anti-horário (fatores *Yin*)[7] (Tabela 20.2). O pulso à palpação apresenta-se rápido (*Yang*), em corda [denotando o *Gan-Yang* (Fígado-*Yang*)] e profundo, pois a manifesta-ção *Yang* advém da Deficiência do *Yin*. O corpo da língua apresenta cor mais avermelha-da nas laterais, onde estão representados o *Gan* (Fígado) e *Dan* (Vesícula Biliar).[4-6]

A Deficiência do *Gan* (Fígado) em auxiliar o *Pi* (Baço/Pâncreas) no processo da metabolização dos alimentos leva à Deficiência de *Qi* (Energia) e de *Xue* (Sangue) e à Estagnação dos líquidos alimentares, com formação de Umidade anormal e da Muco-sidade, que é a materialização da Umidade.[4-6] Quando associada ao Calor do *Gan-Yang* (Falso-Calor), formando a Umidade-Calor, manifesta-se na Matriz (*Bao Gong*) como doença associada à mudança de forma, como a endometriose, e no *Pangguang* (Bexiga) provoca distúrbios urinários, como disúria, cólica nefrética e urgência miccional.

Outras manifestações da Deficiência do *Pi* (Baço/Pâncreas) podem ocorrer no aparelho gastrointestinal, como constipação intestinal crônica, diarreia e síndrome do intestino irritável, e no tecido muscular e ligamentar, favorecendo os prolapsos e disto-pias genitais pela não ascensão do *Qi* (Energia), e algia pélvica com irradiação lombar.[7]

No acometimento do *Pi* (Baço/Pâncreas), a dor pélvica é relatada como sensação de peso ou aperto, pois o *Pi* (Baço/Pâncreas) representa a Umidade e a Mucosidade, que têm caráter de peso e volume. O pulso é lento e escorregadio, porque a Umidade lentifica os processos orgânicos. O corpo da língua apresenta aumento de volume, marcas de den-tes (pela Umidade) e saburra pegajosa se prevalecer a Umidade, ou saburra gordurosa se prevalecer a Mucosidade.[4-6]

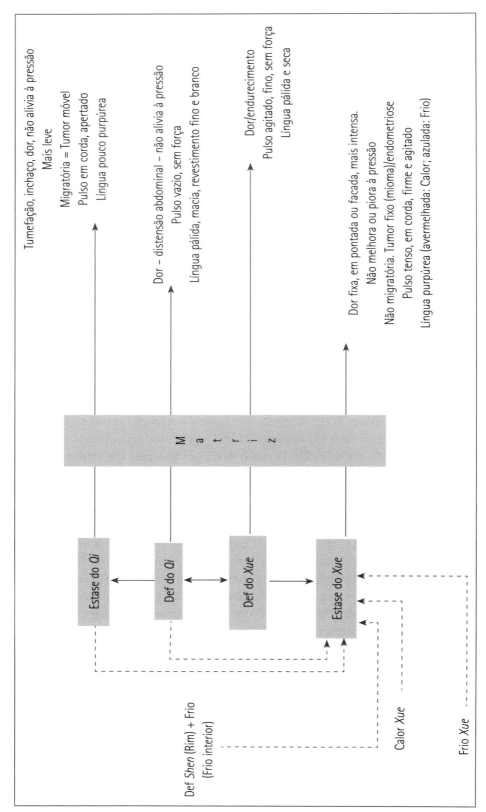

FIGURA 20.4 Representação esquemática da relação entre a Deficiência e Estase de *Qi* (Energia) e de *Xue* (Sangue) e repercussões sobre a Matriz (*Bao Gong*).
Def: deficiência.

TABELA 20.2 CARACTERÍSTICAS DA DOR TIPO *YIN* E *YANG* NA ALGIA PÉLVICA

Tipo de dor	*Yang*	*Yin*
Característica	Pontada, facada, agulhada, transfixante, superficial, aguda e violenta	Peso, aperto, constrição, sensação de frio e adormecimento, insidiosa, difusa e crônica
Fator de melhora	Frio, repouso, imobilização e movimentos anti-horários	Calor, movimento, exercícios, massagem, pressão e movimentos horários
Fator de piora	Calor, movimento, exercícios, pressão e movimentos horários	Frio, umidade, mudança de tempo e repouso

A manifestação *Yin* representa a retração e a inatividade. A dor do tipo *Yin*, como na Deficiência do *Shen Qi* (Energia dos Rins) associada ao Frio, tem a característica de ser insidiosa, profunda, crônica e constritiva, com sensação de adormecimento ou de frio. É aliviada pelo calor e por massagens no sentido horário (fatores *Yang*) e geralmente não se exacerba à palpação. Piora com o frio, a umidade, o repouso e a mudança do tempo (ver Tabela 20.2). O pulso é lento e profundo, denunciando a deficiência, e apertado, por causa da constrição pelo frio. A língua apresenta coloração pálida, com revestimento branco e fino pelo frio.[4-6] As alterações energéticas da Deficiência do *Shen* (Rins), junto ao Frio no interior, são associadas à dor pélvica, com acometimento musculoesquelético, e às doenças do aparelho urinário, como a litíase.[7]

Na Deficiência do *Qi* (Energia), há sensação de massas móveis na região abdomino-pélvica e dor com sensação de dilatação que não alivia à pressão. O pulso é vazio e sem força. A língua tem coloração pálida, podendo apresentar revestimento fino e branco, e o corpo é mole e macio, pois o sustento e a forma da língua dependem do *Qi* (Energia). Já na Deficiência de *Xue* (Sangue), há sensação de endurecimento da região acometida; o pulso é agitado, fino e sem força; a língua tem aspecto pálido e seco, pois é o *Xue* (Sangue) que umedece e dá cor a ela.[4]

Na predominância da Estagnação de *Qi* (Energia), a dor pélvica é do tipo tumefação, intumescimento ou plenitude, com sensação de inchaço ou de tumor migratório. Não alivia à pressão, sendo menos intensa que a dor da Estagnação de *Xue* (Sangue). O pulso é apertado, evoluindo para corda, e a língua é de coloração pouco purpúrea, mostrando a evolução para Estagnação de *Xue* (Sangue).[4]

Na Estagnação de *Xue* (Sangue), a dor é do tipo pontada ou facada, mais fixa e de maior intensidade, podendo apresentar sensação de tumor fixo, como as doenças acompanhadas de mudança de forma (miomatose uterina e cistos ovarianos), que caracterizam a Estagnação de *Xue* (Sangue). A dor não melhora nem piora à pressão. O pulso é tenso, firme, agitado, do tipo corda, denotando a forte tendência da Estagnação do *Gan-Xue* (Fígado-Sangue). A língua apresenta cor purpúrea azulada se a estase é decorrente da penetração de Frio, ou purpúrea-avermelhada se devida ao Calor.[4]

Tratamento

Para o tratamento das algias pélvicas, devem-se escolher os pontos locais e a distância, na parte anterior e posterior e no Alto e no Baixo do corpo, relacionados com a Matriz (*Bao Gong*). A inserção e a manipulação das agulhas devem seguir as regras da Acupuntura, e os pontos são escolhidos segundo a sua fisiologia energética. Os seguintes pontos são específicos para a Matriz (*Bao Gong*) e usados tanto na forma *Yin* como *Yang* das algias pélvicas, dando equilíbrio e promovendo Energia para a Matriz (*Bao Gong*):

- BP-6 (*Sanyinjiao*): fortalece e harmoniza o *Qi* (Energia) do útero; dissolve e drena a Umidade;
- VC-3 (*Zongji*): recebe a Energia dos três *Zang* (Órgãos) *Yin* do pé para a pelve. É ponto *Mo* do *Pangguang* (Bexiga) e harmoniza o *Qi* (Energia) do útero;
- VC-4 (*Guanyuan*): saída dos três Canais de Energia Principais *Yin* do pé e no qual se separam as Energias dos Canais Curiosos *Chong Mai* e *Ren Mai*;
- B-32 (*Ciliao*): harmoniza o *Qi* (Energia) do útero e fortalece o *Xue* (Sangue) e a região lombossacra;
- E-30 (*Qichong*): ponto comum com o Canal de Energia Curioso *Chong Mai*;
- M-TA-18 (*Zigong*): harmoniza o útero e transforma a Umidade-Calor;
- B-18 (*Ganshu*) e B-47 (*Hunmen*) (moxa), F-14 (*Qimen*), F-3 (*Taichong*), F-8 (*Ququan*), VB-34 (*Yanglingquan*): para tratar as manifestaçõs *Gan-Yang* (Fígado-*Yang*);
- C-7 (*Shemen*), CS-6 (*Neiguan*), M-CP-3 (*Yintang*), VG-20 (*Baihui*), VC-17 (*Danzhong*) ou os pontos dos Canais de Energia Distintos do *Xinbao* (Circulação-Sexo) e do *Sanjiao* (Triplo Aquecedor), que são CS-1 (*Tianchi*), VG-20 (*Baihui*) e TA-16 (*Tianyou*): para tratar as manifestações psíquicas;
- B-23 (*Shenshu*) (moxa), B-52 (*Zhishi*) (moxa), B-22 (*Sanjiaoshu*) (moxa), VB-25 (*Jingmen*), VG-4 (*Mingmen*) (moxa), R-3 (*Taixi*), VC-4 (*Guanyuan*): tonificam o *Shen* (Rins) e dissipam o Frio Interior; aumentam o *Qi* (Energia) orgânico, tonificam o *Shen-Yin* (Rim-*Yin*) e o *Shen-Yang* (Rim-*Yang*), a Água e o Fogo, bem como o *Xiajiao* (Aquecedor Inferior), que auxilia o *Shen* (Rins) em suas funções;
- VB-39 (*Juegu*) e IG-16 (*Jugu*), que são pontos de reunião das medulas, BP-10 (*Xuehai*) e B-17 (*Geshu*), que são pontos de reunião do *Xue* (Sangue) usados para tratar a Estagnação e o Vazio de *Xue* (Sangue). Esses pontos tonificam o *Xue* (Sangue). Devem-se também tonificar os *Zang* (Órgãos), que produzem o *Xue* (Sangue): o *Pi* (Baço/Pâncreas), o *Shen* (Rins) e o *Gan* (Fígado), utilizando-se a técnica *Shu-Mo-Yuan*;
- BP-8 (*Diji*): ponto que desagrega a forma, para tratar doenças com mudança de forma;
- E-40 (*Fenglong*) e CS-6 (*Neiguan*): mobilizam a Mucosidade.

INTEGRAÇÃO ENTRE CONCEITOS DA MEDICINA OCIDENTAL E DA MEDICINA TRADICIONAL CHINESA

A dor é uma forma de alerta que pode gerar desconforto ou incapacidade no indivíduo, dependendo da localização, da extensão da lesão e da experiência emocional de vivenciar o sofrimento e a dor.

Na Medicina Tradicional Chinesa (MTC), são importantes tanto os fatores externos, como o Frio e o Calor, quanto os de origem psíquica no desencadeamento da dor.[7]

Os receptores da dor são terminações nervosas livres que possuem maior polaridade positiva na parede externa da fibra nervosa (íons sódio) e polaridade negativa dentro desta (íons potássio). O estímulo do receptor de dor é gerado quando há inversão dessa polaridade. Na dor do tipo *Yang*, os fatores que aumentam a polaridade positiva pioram a dor, como a pressão, o Calor, o movimento; já os que geram polaridade negativa atenuam a dor *Yang*, como o repouso, o Frio e a imobilização. Na dor do tipo *Yin* ocorre o inverso.[7]

A dor visceral é produzida por processos que excitam as terminações nervosas livres das vísceras, que são conduzidas por fibras nervosas sensoriais ao sistema nervoso simpático, principalmente pelas fibras C e A-delta, seguindo para a medula espinal, o feixe espino-talâmico lateral e o encéfalo. O estímulo da dor visceral é mais vago e difuso, produzindo, às vezes, dor distante do local que a originou. No acometimento dos *Zang Fu* (Órgãos e Vísceras), na MTC, a Estagnação de *Qi* (Energia) e de *Xue* (Sangue) se manifesta pelos Canais de Energia, podendo gerar dor a distância do processo inicial, assim como dor peritoneal e das vísceras retroperitoneais.[7,11] Isso porque a dor visceral, além de ser sentida no encéfalo, é irradiada para a superfície do corpo.[7]

O estímulo que provoca a dor pode ser químico, mecânico ou externo, como o Frio e o Calor. Os fatores que provocam distensão ou contração das vísceras aumentam a polaridade positiva ou negativa e estimulam os nociceptores e termorreguladores, provocando dor tipo cólica (fator positivo) ou dor tipo retração e constrição (fator negativo).[7] A dor do tipo queimação é ocasionada por distensão das vísceras ocas, que leva à isquemia celular produzida pela Estagnação de *Yang Qi*, com hipóxia celular e liberação de substâncias, como a bradicinina e as enzimas proteolíticas, as quais ativam os quimiorreceptores da dor.[7]

Tanto os fatores *Yang* como os *Yin* propagam-se excitando o córtex somestésico encefálico, com aumento da resposta muscular e com resposta psíquica. As áreas mais importantes na regulação das fibras viscerais estão no hipotálamo e no sistema límbico, que têm relação com o comportamento e as alterações emocionais, os quais têm grande importância na repercussão tanto da dor como dos distúrbios viscerais.[7,11]

Quando o indivíduo se encontra em períodos de nervosismo, a dor pode ser acompanhada de distúrbio gastrointestinal. A diarreia, chamada de psicogênica ou emocional, causa excesso de estímulo no sistema nervoso parassimpático, que aumenta a motilidade e a secreção de muco no cólon distal. Assim como a síndrome do intestino irritável, que dá origem a alternâncias de diarreia e constipação intestinal, a diarreia também é um distúrbio psicogênico, sendo mais comum na presença de ansiedade.[12]

As áreas de controle da dor, tanto no encéfalo como na medula, são excitadas por opioides, como a encefalina e a endorfina. Os pontos de Acupuntura sistêmicos agem no encéfalo por meio do aumento ou da inibição dessas substâncias, dependendo da localização e do estímulo, e conferem analgesia às áreas encefálicas que controlam a dor, como a substância cinzenta, os núcleos da rafe, o tálamo, o prosencéfalo, entre outros.[10]

Os pontos de Acupuntura localizados nos membros superiores, como o CS-6 (*Neiguan*), e nos membros inferiores, como o R-3 (*Taixi*), relacionados aos nervos plurissegmentares, provavelmente têm relação com o sistema límbico e com o hipotálamo, respectivamente, por meio da formação reticular, o que justificaria o equilíbrio psíquico e visceral para o tratamento. Os pontos *Shu-Mo*, os do Canal de Energia Curioso *Ren Mai* e outros localizados na parede toracoabdominal têm relação com os ramos dorsais e/ou com os nervos espinais entre os segmentos de T2 a T12, e com os nervos unissegmentares, sendo provável que um dos mecanismos envolvidos seja o arco reflexo somatovisceral. Os pontos relacionados com o *Gan* (Fígado), o *Pi* (Baço/Pâncreas) e a Matriz (*Bao Gong*) possuem relação com os segmentos de T5 a T12 e com os pontos relativos aos forames sacrais de S1 a S4, relacionados às estruturas da pelve, que, por sua vez, correspondem à inervação parassimpática sacral, ao plexo hipogástrico e ao mesentério inferior.[10]

CONSIDERAÇÕES FINAIS

Há mais de 2 mil anos, a MTC já valorizava, identificava e agia sobre as alterações psíquicas do indivíduo, tidas como grande fator de adoecimento. Essas alterações estão cada vez mais presentes e frequentes no cotidiano; são as emoções reprimidas, não extravasadas ou omitidas, que se enquadram na grande maioria das queixas das pacientes, seja de forma explícita ou subjetiva.

Essas atitudes são expressas no comportamento gestual, na expressão do olhar, na tez, no vigor, na vivacidade e na dor, entre outros sinais, que a MTC define como o *Shen* (Espírito), ou seja, manifestações do consciente ou do subconsciente refletidas em nível físico e psíquico, além da dor "genuinamente" física por desordem orgânica, fator compressivo ou material.

Observa-se, portanto, que a visão da Medicina Ocidental, assim como a da MTC, converge para o mesmo propósito: embora ambas apresentem uma aparência ímpar nos modelos descritivos, são complementares e podem auxiliar o principal alvo: o paciente.

REFERÊNCIAS BIBLIOGRÁFICAS

1. Nogueira AA, Reis FJC, Poli Neto OB. Abordagem da dor pélvica em mulheres. Rev Bras Ginecol Obstet 2006; 28(12):733-40.
2. Rapkin AJ. Dor pélvica e dismenorreia. In: Berek JS, Novak PA (eds.). Tratado de ginecologia. 12.ed. Rio de Janeiro: Guanabara Koogan, 1998. p.289-308.
3. Souza NST. Dor pélvica. In: Viana LC, Gerber S, Martins MMF (orgs.). Ginecologia. São Paulo: Medsi, 1998. p.149-60.
4. Auteroche B, Navailh P. O diagnóstico na medicina chinesa. São Paulo: Andrei, 1992.
5. Ross J. *Zang Fu* – Sistemas de órgãos e vísceras da medicina tradicional chinesa. 2.ed. São Paulo: Roca, 1994.
6. Choghuo T (ed.). Tratado de medicina chinesa. Trad. de Yamamura Y. São Paulo: Roca, 1993.
7. Yamamura Y. Acupuntura tradicional. A arte de inserir. 2.ed. São Paulo: Roca, 2001.
8. Yamamura Y. Função psíquica na medicina tradicional chinesa, teoria dos sete espíritos (*Shen*), sete sentimentos e cinco emoções. Rev Paul Acupunt 1996; 2(2):108-15.
9. Yamamura Y, Tabosa AMF, Yabuta MM. Perturbações menstruais e a Acupuntura. Rev Paul Acupunt 1998; 4(1):47-54.
10. Yamamura Y, Mello LEAM, Tabosa A, Cricenti SV, DiDio LJA. Acupuncture: physiologic effects explained on a neuroanatomical and neurophysiological basis. Rev Paul Acupunt 1997; 3(1):14-8.
11. Machado ABM. Neuroanatomia functional. 2.ed. São Paulo: Atheneu, 1998.
12. Guyton AC, Hall JE. Tratado de fisiologia médica. 9.ed. Rio de Janeiro: Guanabara Koogan, 1997.

CAPÍTULO **21**

Acupuntura na síndrome do climatério

GISELE ALCANTARA TIRABOSCHI

INTRODUÇÃO

O climatério é um período de transição inerente à fisiologia feminina, definido como a diminuição da capacidade reprodutiva, que se inicia ao redor dos 40 anos de idade e se estende até a senectude (65 anos).[1]

A menopausa, que ocorre, em geral, entre 45 e 52 anos de idade, é o marco biológico dessa transição e se constitui na data da última menstruação após um ano de ausência de fluxo catamenial,[1,2] podendo trazer consequências sintomáticas, dependendo das alterações hormonais e da maneira que a mulher irá vivenciá-las. A menopausa pode ocorrer abruptamente ou ser precedida, geralmente em 3 a 5 anos, de irregularidades menstruais.[1]

Os anos que antecedem a menopausa são denominados de transição menopausal, a qual engloba os períodos da pré-menopausa e perimenopausa; os anos que a sucedem correspondem ao período pós-menopausa. O período pré-menopausa inicia-se, geralmente, aos 40 anos de idade, com a diminuição da fertilidade. O período perimenopausa, em que podem ocorrer ciclos menstruais irregulares e ondas de calor, começa 2 anos antes da menopausa e se prolonga até um ano após (Figura 21.1).

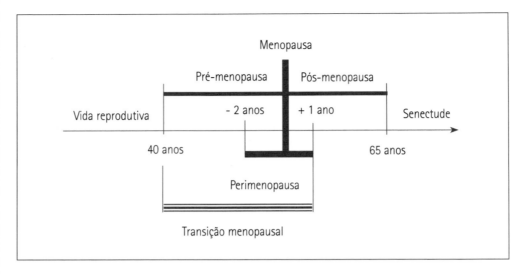

FIGURA 21.1   Esquema dos estágios da vida reprodutiva feminina.

FISIOPATOLOGIA DO CLIMATÉRIO

A base para o estabelecimento da menopausa é a diminuição dos folículos primordiais, ou seja, a atrofia folicular[1] leva às alterações no eixo hipotálamo-hipofisário. A hipófise anterior e os ovários sofrem alterações histopatológicas e funcionais, modificando também a atividade da tireoide e das suprarrenais.

Os ovários se tornam não responsivos à hiperestimulação hipofisária em razão da insuficiência de inibina, que é produzida pelas células da granulosa do folículo ovariano e é a primeira insuficiência a ocorrer.[1,2] Os níveis de hormônio folículo-estimulante (FSH) aumentam muito mais que os do hormônio luteinizante (LH), provavelmente por este não ter fator inibitório específico (como o FSH tem a inibina) e por ter meia-vida mais curta que o FSH.[2] A disovulia ou a anovulia resulta da não concordância dos picos de FSH e de LH.[1]

Depois da falência ovariana, em geral após 5 anos da menopausa, os hormônios circulantes derivam da androstenediona produzida basicamente pelas suprarrenais e, em menor quantidade, pelos ovários. A conversão periférica (aromatização) da androstenediona em estrona, principal estrogênio circulante após a menopausa, e em testosterona ocorre principalmente no tecido adiposo, no músculo e na pele. Em virtude do aumento de androgênios circulantes em relação aos estrogênios, pode ocorrer a virilização da mulher menopausada, com aparecimento de hirsutismo, alopecia e deposição central de gordura.[2]

Apesar de a produção estrogênica estar diminuída na pós-menopausa, e sem a ação opositora da progesterona, cuja produção cessa após a menopausa, o estrogênio pode ser suficiente para induzir a hiperplasia endometrial e o câncer nos seus tecidos-alvo.

Modificações físicas e sintomas do climatério

O climatério é dito compensado quando os sintomas não interferem no bem-estar biopsicossocial da mulher, e descompensado quando a intensidade dos sintomas a prejudica.

Por causa da queda hormonal ovariana, o aparelho genital feminino sofre atrofia e involução. A mulher perde a silhueta da cintura, o tecido mamário é substituído por gordura em virtude da atrofia do tecido glandular, a pilosidade corpórea torna-se mais escassa e há aumento do peso corpóreo. Instalam-se formas de dispepsia e de constipação intestinal, elevam-se os níveis de cálcio e potássio plasmáticos, que podem ser tanto a causa como o efeito da osteoporose.

Alguns dos sintomas ligados à privação estrogênica são a irregularidade menstrual, com alterações no intervalo, na duração e na quantidade do fluxo catamenial, até a amenorreia, e as alterações vasomotoras, que levam aos sintomas mais exuberantes do climatério, aos fogachos e à transpiração fria nas partes altas do tórax e na cabeça.[1]

As ondas de calor, ou fogachos, podem estar presentes no período que antecede a menopausa, mesmo havendo menstruação regular, e são associados à vasodilatação e ao aumento da temperatura corpórea e da condutância da pele, com possibilidade de aumento da frequência cardíaca.[3] Os fogachos são mais frequentes à noite e se associam ao despertar, causando alteração do sono, fadiga, alterações da memória e falta de atenção.[3] Podem gerar importante negatividade na qualidade de vida e dificuldade no convívio social.

Na gênese das ondas de calor, há grande atribuição aos baixos níveis de estrogênio, também considerando os níveis aumentados de FSH, os pulsos de LH, o envolvimento das beta-endorfinas e a liberação da atividade noradrenérgica, que ainda gera controvérsia na literatura.[3]

Atualmente, a teoria sobre os fogachos nas mulheres sintomáticas baseia-se no estreitamento da área termorreguladora, situada na região pré-óptica do hipotálamo anterior, que se torna menos tolerante às variações térmicas internas. Provavelmente, a noradrenalina, reconhecida como importante termorregulador entre as catecolaminas, causa vasodilatação e perda de calor. Os neurônios da área pré-óptica são sensíveis à variação da glicemia e da pressão arterial, às emoções, ao dióxido de carbono e aos hormônios sexuais.[3]

O estradiol modula os neurotransmissores químicos, interferindo no humor, e o hipoestrogenismo reduz a secreção de endorfinas, favorecendo a depressão, a dificuldade cognitiva e os processos demenciais. Entretanto, é sugerido que esses sintomas sejam secundários à sintomatologia vasomotora e, em contraposição, não ligados diretamente à privação de estrogênio. A dificuldade de concentração e a perda de memória recente são atribuídas ao envelhecimento ou à privação do sono pelos fogachos, apesar de melhorarem com a administração de estrogênios.[4]

Há aceleração das alterações cutâneas inerentes ao envelhecimento na pós-menopausa, sugerindo que o estrogênio tenha papel importante na manutenção e regeneração do colágeno. Os tecidos da vagina, uretra e bexiga são sensíveis aos estrogênios, evoluindo para atrofia sintomática. Assim, o ressecamento vaginal, a dispareunia, as infecções geniturinárias recorrentes, a disúria e a incontinência urinária de esforço também estão relacionados ao hipoestrogenismo.[4]

A osteoporose é a redução da quantidade de cálcio nos ossos, o que aumenta o risco de fraturas, tanto no climatério como na senectude. A perda óssea é fisiológica, apesar de ser mais significativa na pós-menopausa, associada à deficiência estrogênica, e sofre influências multifatoriais, como hereditariedade, alimentação e atividade física.[2]

Outras alterações orgânicas e metabólicas, apesar de ocorrerem tanto nos homens quanto nas mulheres com a evolução da idade, são mais evidentes nas mulheres pós--menopausadas por causa do déficit estrogênico, como alterações do perfil lipídico, doen-ças coronarianas, acidente vascular cerebral, perda dos dentes e doenças periodontais, oftalmológicas (p.ex., ceratoconjuntivite seca e perda da visão), diminuição da acuidade auditiva, instabilidades e zumbidos e a perda de critério sobre o paladar, com degenera-ção dos corpúsculos gustativos, da função olfativa e da sensação tátil.

A qualidade de vida após a menopausa mostrou-se pior em mulheres com baixa escolaridade, menor renda familiar, que não praticam atividade física com frequência e com comorbidades clínicas. O ressecamento vaginal e ausência de lubrificação resultan-tes da atrofia vaginal podem ser fatores contribuintes para a insatisfação sexual e piora na qualidade de vida. Com relação à libido, fenômeno cerebral multifatorial, o papel da diminuição dos androgênios na pós-menopausa pode ser considerado fator precipitante, mas controverso, para possíveis alterações, enfatizando-se a participação de fatores psí-quicos para desordens nesse plano.[4]

Na Medicina Ocidental, são referidos para tratamento dos sintomas relacionados ao climatério: hormonoterapia, agentes antidopaminérgicos, antidepressivos, Acupuntura, fitoterapia, alteração do modo de vida, técnicas de exercícios e relaxamento.[3]

FISIOPATOLOGIA DA SÍNDROME DO CLIMATÉRIO, SEGUNDO A MEDICINA TRADICIONAL CHINESA

No Capítulo 1 do *Su Wen,* são descritos os ciclos biológicos de 7 anos para as mulheres:

> [...] após a idade de 35 anos (5 × 7), o físico da mulher muda da prosperidade para o declínio [...], seu Canal *Yang Ming* começa a ficar debilitado, sua face enfraquece e seus cabelos começam a cair. Por volta dos 42 anos (6 × 7), os Canais *Yang* começam a declinar [...], a compleição da face murcha e seus cabelos começam a ficar brancos. Após a idade dos 49 anos (7 × 7), os canais *Ren Mai* e *Chong Mai* declinam, cessa a menstruação [...], seu físico fica velho e frágil e por essa época ela não pode conceber. [5]

Esse trecho refere que a Energia dos Rins (*Shen Qi*) é a Energia congênita do corpo, mas somente faz parte plena de suas funções quando nutrida pela Energia pós-natal.

O *Bao Gong* (*Zi Gong* e Matriz), como é designado o conjunto composto pelo útero e anexos na Medicina Tradicional Chinesa (MTC), tem a função de governar a menstruação e guardar o feto. O *Bao Gong* tem relações com o *Shen* (Rins) e os Canais de Energia Curiosos *Chong Mai* e *Ren Mai,* pois a capacidade de reprodução depende do *Jing Shen* (Quintessência Energética dos Rins), do *Xue* (Sangue) e do *Qi* (Energia) produzidos e distribuídos por esses sistemas. O *Ren Mai* controla as funções do útero, e o *Chong Mai*, o *Xue* (Sangue), a menstruação.[6]

O *Shen* (Rins) mantém a homeostase *Yin/Yang* e *Qi/Xue* (Energia/Sangue), pois encerra as Energias *Yin, Yang, Qi* e *Jing Qi*, responsáveis pela reprodução, pelo nascimento e pelo crescimento.[6-8] Quando o *Shen Qi* (Energia dos Rins) é deficiente, leva à Deficiência do *Jing Qi* (Quintessência Energética) e, consequentemente, à Deficiência do *Ren Mai* e do *Chong Mai*, que nascem do *Shen* (Rins) e têm a função de transportar o *Jing Qi*, como citado no Capítulo 1 do *Su Wen*.[5]

O *Shen* (Rins) encerra, além de outras formas de *Jing Qi* (o anatômico, o sensorial e o psíquico), o sexual, correspondente à ovulação na mulher. Portanto, a Deficiência do *Jing Shen* (Quintessência dos Rins) traduz a deficiência hormonal e dos oócitos, podendo levar à infertilidade.

Os fatores que podem precipitar a Deficiência do *Shen* (Rins) são deficiência congênita, estilo de vida, fatores emocionais, hábitos alimentares e excessos sexuais;[9] dependendo da gravidade e dos problemas gerados por esses fatores durante a vida da mulher, também podem levar à falência prematura do *Shen Qi* (Energia dos Rins) e à menopausa precoce.

Entre 35 e 40 anos de idade, o processo de metabolização dos grãos e dos líquidos começa a enfraquecer e há Deficiência do *Jing* Adquirido (*Qi* Pós-natal), decorrente da Insuficiência do sistema *Pi-Wei* (Baço/Pâncreas-Estômago) e da produção do *Jing* (Quintessência) pelos Cinco *Zang* (Órgãos). A Deficiência do *Jing* Adquirido (*Qi* Pós-natal) leva à deficiência de formação dos metabólitos, dos nutrientes (*Yong Qi*) e de *Xue* (Sangue) para o corpo, não podendo mais auxiliar corretamente o *Jing* Ancestral (*Qi* Pré-natal).

O *Jing* Ancestral (*Qi* Inato) e o *Jing* Adquirido (*Qi* Pós-natal) são distribuídos para o organismo, assegurando o desenvolvimento e o crescimento do corpo, dos ossos, das medulas, dos músculos, do *Xue* (Sangue), entre outros. Parte dessa Energia (*Jing*) destinada aos órgãos genitais, na idade da menarca, transforma-se em *Xue* (Sangue) e chega aos Canais de Energia Curiosos *Chong Mai* e *Ren Mai*, gerando a menstruação nas mulheres. Na idade da menopausa, a Energia Inata enfraquecida não pode mais nutrir os canais *Chong Mai* e *Ren Mai*, ocorrendo a amenorreia e a infertilidade.

Quadro clínico do climatério

A Deficiência do *Jing Shen* (Quintessência dos Rins) sobrepõe-se à Deficiência do *Shen Qi* (Energia dos Rins), ou seja, do *Yin* e do *Yang*. Como o *Shen* (Rins) é o Órgão-Fonte e a base do *Yin* e do *Yang* do corpo, há deficiência das duas Raízes, *Yin* e *Yang*, pois quando uma decresce, simultaneamente gera consumo da outra raiz.[6,9]

Na deficiência equilibrada da Raiz *Yin* e da Raiz *Yang*, o quadro é assintomático, como se observa no climatério compensado, de característica *Yin*.

Quando prevalece a Deficiência da Raiz *Yin* (Água), a Raiz *Yang* manifesta-se com padrões de Falso-Calor, o que caracteriza o climatério descompensado, Falso-*Yang*, levando à deficiência dos outros *Zang Fu* (Órgãos e Vísceras), podendo ocorrer diversos sintomas (Tabela 21.1).

TABELA 21.1 SINAIS E SINTOMAS DO CLIMATÉRIO RELACIONADOS À DEFICIÊNCIA *JING SHEN* (QUINTESSÊNCIA DOS RINS) E À DEFICIÊNCIA DOS *ZANG FU* (ÓRGÃOS E VÍSCERAS) E SISTEMAS

Deficiência do *Jing Shen* (Quintessência dos Rins)	Amenorreia, infertilidade, perda e esbranquiçamento dos cabelos, perda dos dentes, envelhecimento, deficiência dos líquidos orgânicos com secura da pele e das mucosas, deficiência dos ossos e do *Xue* (Sangue) e diminuição da libido
Deficiência do *Shen Qi* (Rim-*Yin* e Rim-*Yang*)	Deficiência de concentração e da memória, tontura, vertigens e regulação da temperatura corpórea
Deficiência do *Gan-Yin* (Fígado-*Yin*) com ascensão do *Gan-Yang* (Fígado-*Yang*) e Falso-Calor	Melancolia, suspiros, alterações menstruais, alterações do metabolismo hormonal e olhos secos
Deficiência do *Pi-Yang* (Baço/Pâncreas-*Yang*)	Deficiência da produção de *Xue* (Sangue) e deficiência da ascensão do *Qi* (Energia), ocasionando prolapso dos órgãos, alterações metabólicas, como diabete, perda do paladar, dificuldade de concentração e perda de memória
Deficiência do *Xin-Yin* (Coração-*Yin*)	Calor no alto e frio nas partes baixas do corpo, sintomas do calor-vazio do *Xin* (Coração), calor decorrente da falta de água pela deficiência do *Shen-Yin* (Rim-Água), agitação mental, ansiedade, insônia, rubores quentes e confusão mental
Deficiência do *Fei-Yin* (Pulmão-*Yin*)	Tristeza, astenia geral, choro, voz rouca, secura na boca e garganta. Pela deficiência dos líquidos (*Yin*), produz-se a secura-calor, característica da deficiência do *Shen-Yin* (Rim-*Yin*) e do *Fei-Yin* (Pulmão-*Yin*)
Deficiência dos Canais de Energia Curiosos *Chong Mai* e *Ren Mai*	Não nutrição da Matriz, levando à ausência de menstruação. Não sustentação dos órgãos, levando a prolapsos
Deficiência do Canal Curioso *Yang Qiao Mai*	Distúrbios do sono, sono não reparador e secura dos olhos

A Deficiência do *Jing Shen* (Quintessência dos Rins) e a Insuficiência do *Shen Qi* (Energia dos Rins) se manifestam com deficiência da reprodução, amenorreia e infertilidade na mulher, queda de cabelos e dentes, atrofia muscular, amnésia, deficiência na manutenção óssea e na formação de *Xue* (Sangue) e senilidade.[6,9]

A Deficiência do *Shen Qi* (Energia *Yin* e *Yang* dos Rins) e da Raiz *Yin* do *Shen* (Rins), denominada de Deficiência da Água, provoca escassez do *Jin Ye* (Líquidos Orgânicos) e do *Xue* (Sangue) para nutrir o corpo, conduzindo ao ressecamento. Na escassez do *Yin* (Água), o calor do *Shen-Yang* (Rim-*Yang*) e o do *Ming Men* (Portão da Vida) ficam descontrolados, aparecendo o Falso-Calor, que se manifesta por calor na parte alta do corpo, ocasionando agitação psíquica, rubor malar, transpiração noturna e insônia.

Outras manifestações clínicas da Deficiência do *Shen-Yin* (Rins-*Yin*) são zumbido, tontura, boca seca, cabelos secos, pele seca, prurido, constipação intestinal, hipomenorreia, amenorreia e hemorragia uterina, que podem acompanhar a fase pré-menopausa.[9]

A Deficiência da Raiz-*Yang* do *Shen* (Rins) traduz-se pela Insuficiência do Calor em aquecer o corpo e transformar a Água. O Portão da Vida (*Ming Men*) falha em nutrir a Essência (*Jing*) para nutrir os ossos e o útero, esgotando a raiz sexual; estabelece-se assim a infertilidade. Os sintomas clínicos manifestam-se por sensação de frio, acompanhada de sudorese matinal, rubor quente palmoplantar, depressão, calafrios, dor e frio na região lombar e nos joelhos e incontinência urinária.[9]

Vazio do Yin do Shen (Rins) e do Xin (Coração)

O *Shen* (Rins) tem relação e dominância sobre o *Xin* (Coração) na Teoria dos Cinco Movimentos. Na Deficiência do *Shen-Yin* (Rim-Água), que falha na função de controlar o *Xin Huo* (Coração-Fogo), este se torna excessivo e se manifesta na parte alta do corpo, e o calor produzido pelo *Xin Qi* (Energia do Coração) não consegue descer para aquecer o *Shen* (Rins), causando um desequilíbrio entre o Alto e o Baixo, que se traduz por Deficiência ou Vazio na parte baixa e Calor em excesso ou Plenitude na parte alta do corpo.

Os sintomas da Deficiência do *Shen* (Rins) se manifestam por pés frios, lombalgia, dor na região dos joelhos, frigidez, astenia, poliúria e nictúria; os sintomas do Falso-Calor do *Xin* (Coração) se refletem nas alterações do estado do *Shen* (Mente, Consciência), taquicardia, sudorese noturna e garganta seca.[6,9]

Na concepção da Medicina Tradicional Chinesa, a Mente (*Shen*, Consciência) é abrigada no *Xin* (Coração). Se o *Xin-Yin* (Coração-*Yin*) ou o *Xue* (Sangue) forem insuficientes, a Mente (*Shen*) torna-se confusa, agitada, com perda de memória e confusão mental; apresentam-se choros sem motivo, ansiedade e insônia.[6,9]

O *Xin* (Coração) e o *Gan* (Fígado) são os dois *Zang* (Órgãos) empenhados em manter o estado harmonioso da consciência e das emoções, em relação aos estímulos ambientais.[6] O *Xin* (Coração) regula o *Xue* (Sangue) e os Vasos Sanguíneos (*Xue Mai*) e abriga a Mente (*Shen*, Consciência). O *Xin Qi* (Energia do Coração) e o *Xue* (Sangue) devem ser harmoniosos para manter os batimentos cardíacos e o pulso normais.[6,9]

Shen-Yin (Rim-Yin) e o Gan-Yin (Fígado-Yin)

O *Shen* (Rins) tem relação na geração do *Gan* (Fígado), relação Mãe-Filho, na Teoria dos Cinco Movimentos. Na associação da deficiência do *Yin* desses dois *Zang* (Órgãos), há liberação e ascensão do *Gan-Yang* (Fígado-*Yang*) com Calor do *Gan*, caracterizado pela Insuficiência dos Líquidos *Yin*. As manifestações são: irritabilidade, sudorese noturna, visão borrada, pele seca, dor nas articulações, dor nas costas e rubor malar.

O *Gan* (Fígado) tem a função de manter livre a circulação do *Qi* (Energia) e do *Xue* (Sangue); portanto, a alteração dessas funções, principalmente na estase da circulação do *Xue* (Sangue), pode provocar oscilações no fluxo sanguíneo e menstrual, inquietude mental, dor abdominal, pressão sanguínea elevada e rubores quentes.[6,9] Tradicionalmente, o *Gan* (Fígado) e, principalmente, o *Gan-Xue* (Fígado-Sangue) estão relacionados à qualidade da visão, sendo as desarmonias do *Gan* (Fígado) relacionadas aos olhos secos.[6]

Shen *(Rins) Vazio e Deficiência do* Pi-Yang *(Baço/Pâncreas-*Yang*)*

Sendo o *Shen* (Rins) a base do *Jing* Ancestral, e o *Pi* (Baço/Pâncreas), do *Jing* Nutritivo, a deficiência do *Yang*, tanto do *Shen* (Rins) como do *Pi* (Baço/Pâncreas), manifesta-se por deficiência na função de transporte e de transformação dos grãos (alimentos) e dos líquidos, o que pode levar à retenção de líquidos, gerando acúmulo de Umidade e Mucosidade.

Com o acúmulo de mucos e a estagnação do *Pi Qi* (Energia Baço/Pâncreas), os sintomas podem ser obesidade, sensação de opressão, sensação de plenitude no epigástrio, irritabilidade, depressão, mau humor, sensação de distensão das mamas e retenção urinária.[9]

O *Pi* (Baço/Pâncreas) tem a função de sustentar e manter os órgãos na sua topografia do corpo, bem como manter os músculos nutridos e firmes, além de se relacionar com a boca e com os lábios. Na Deficiência do *Pi-Yang* (Baço/Pâncreas-*Yang*), podem ocorrer ptose dos órgãos pélvico e abdominal, perda da tonicidade muscular (tornando os músculos finos e atrofiados) e perda do paladar.[6,9]

Deficiência do Fei Qi *(Energia do Pulmão)*

O *Fei* (Pulmão) tem como função distribuir o *Wei Qi* (Energia de Defesa) para a superfície do corpo e para os músculos, manter a pele úmida e regular a transpiração, além de manifestar-se também nos pelos. O enfraquecimento do *Fei Qi* (Energia do Pulmão) torna a pele seca, flácida, os pelos secos e sem brilho e propicia a agressão cutânea por fatores ambientais.[6]

Deficiência dos Canais de Energia Curiosos Ren Mai e Chong Mai

Esses Canais nascem do *Shen* (Rins) e neles circula o *Qi* Ancestral. Portanto, a sua deficiência se traduz pela Deficiência de *Qi* (Energia) e *Xue* (Sangue) para nutrir o *Bao Gong* (Útero e Anexos), causando amenorreia e infertilidade.

Deficiência dos Canais de Energia Yang Qiao Mai e Yin Qiao Mai

Esses Canais de Energia Curiosos, como todos os outros, nascem do *Shen* (Rins) e têm, entre suas funções, a de nutrir a visão e controlar a abertura e o fechamento das pálpebras. A Insuficiência do *Shen-Yin* (Rim-*Yin*) reflete na Deficiência do Canal *Yang Qiao Mai*, que veicula a Água Orgânica; portanto, o enfraquecimento do *Yin* (Água) torna o *Yang* (Fogo) muito potente.

O excesso de *Yang* manifesta-se por intranquilidade mental, mesmo à noite, com manifestação de distúrbio do sono, como dificuldade de conciliação do sono, despertar com facilidade, impossibilidade de retornar ao sono e falta de sono durante à noite. Outras manifestações da deficiência do *Yang Qiao Mai* são dor ocular, olhos secos e ansiedade.[9]

Outras causas de insônia, que podem ocorrer no climatério e residir na Insuficiência de *Xue* (Sangue) (*Yin*) e na hiperatividade do Calor (*Yang*), estão relacionadas com a Deficiência do *Xin-Yin* (Coração-*Yin*), do *Gan-Yin* (Fígado-*Yin*) e do *Xue* (Sangue) em nutrir o *Xin* (Coração) e o *Pi* (Baço/Pâncreas),[9] como já mencionadas.

TRATAMENTO DA SÍNDROME DO CLIMATÉRIO PELA MEDICINA TRADICIONAL CHINESA

A base da síndrome do climatério é a Deficiência do *Jing Shen* (Quintessência dos Rins), do *Yin* e do *Yang*. O princípio de tratamento consiste na tonificação do *Yin* e do *Yang* do *Shen* (Rins), pois sua deficiência acelera o envelhecimento, com deficiência das medulas, dos ossos e dos dentes, ressecamento da pele e das mucosas, entre outros. Para o tratamento, tanto etiológico como sintomático, deve-se agir sobre os pontos das medulas, pois é a manifestação do *Jing Shen* que tonifica o *Yang Ming* para a formação do *Jing* Adquirido. A harmonização de outros *Zang Fu* ou de outros sistemas depende da sintomatologia.

Na Deficiência da Raiz-*Yin* (Água), há concomitantemente Deficiência da Raiz-*Yang* (Fogo), por isso, devem-se tonificar as duas Raízes. A Raiz *Yin* fortalece o *Ming Men* (Fogo Orgânico), já que a raiz *Yang* e o Fogo Orgânico são a força motriz para que a raiz *Yin* (Água) exerça suas funções. Deve-se fazer a puntura nos pontos:

- VC-4 (*Guanyuan*), B-23 (*Shenshu*) ou VG-4 (*Mingmen*): fortalecem o *Yin* e o *Yang Shen* (Rins);
- B-52 (*Zhishi*): é o *Jing Shen* (Rins), a expressão do Mental do *Shen* (Rins). Também fortalece o *Yin* e o *Yang Shen* (Rins);
- B-22 (*Sanjiaoshu*) com moxabustão: estimula o *Shen* (Rins) a realizar suas funções energéticas;
- R-3 (*Taixi*): ponto *Yuan* (Fonte) do Canal de Energia Principal do *Shen* (Rins). Fortalece o *Shen* (Rins), o *Xue* (Sangue), a Essência e o encéfalo;
- R-7 (*Fuliu*): tonifica o *Shen Yin* (Rim-*Yin*) e umedece a Secura;
- VC-7 (*Yinjiao*) ou VC-5 (*Shimen*): estimulam o *Shen* (Rins) e levam Água para a área genital;
- B-43 (*Gaohuangshu*) ou IG-16 (*Jugu*): pontos de Reunião das medulas (não aplicar moxabustão);
- VB-39 (*Xuanzhong*) ou BP-10 (*Xuehai*): tonificam os ossos, as medulas e o *Xue* (Sangue).

O *Shen* (Rins) comanda medulas e ossos, além de agir na prevenção da osteoporose e associar-se aos pontos de tonificação do *Shen* (Rins).

Os pontos IG-4 (*Hegu*) e E-36 (*Zusanli*) estimulam a formação de *Yong Qi* (Energia Nutritiva), *Qi* (Energia) e *Xue* (Sangue), aumentando a Energia Essencial e facilitando o trânsito dos alimentos. Para aumentar a eficácia desses pontos, pode ser associada a técnica *Shu-Mo* do sistema *Pi-Wei* (Baço/Pâncreas-Estômago), com aplicação de moxabustão nos pontos B-20 (*Pishu*), B-49 (*Yishe*) e B-21 (*Weishu*), bem como fazer puntura no F-13 *(Zhangmen)*, E-25 (*Tianshu*), E-42 (*Chongyang*) e BP-3 (*Taibai*).

Tratamento dos sintomas do climatério

- Crise de fogachos: E-37 (*Shangjuxu*) [E-38 (*Tiaokou*) para os chineses] e VC-4 (*Guanyuan*); o VG-23 (*Shangxing*) pode ser sangrado ou pode-se inserir a agulha em direção ao VG-20 (*Baihui*);
- fogachos fora da crise: tonificar o *Shen* (Rins) e os pontos para controlar o Falso-Calor do *Gan* (Fígado): F-3 (*Taichong*), E-44 (*Neiting*), VB-34 (*Yanglingquan*), B-32 (*Ciliao*), VC-3 (*Zhongji*), VG-20 (*Baihui*). Equilibrar o *Shen* (Mente, Consciência) pela regularização do *Xin* (Coração): CS-6 (*Neiguan*), C-7 (*Shenmen*), VG-20 (*Baihui*), VC-17 (*Shanzhong*);
- fortalecer a glândula tireoide: VC-23 (*Lianquan*), ponto de concentração do *Shen Qi* (Energia dos Rins);
- ressecamento vaginal e vaginite atrófica: VC-3 (*Zhongji*), VC-4 (*Quanyuan*), VC-5 (*Shimen*) e VC-7 (*Yinjiao*). Associar o F-5 (*Ligou*) em tonificação, ponto de partida dos Canais de Energia *Luo* Longitudinal e Transversal do *Gan* (Fígado), que circundam o genital externo. Ponto importante nas doenças genitais;
- prurido genital: tonificar o *Wei Qi* (Energia de Defesa): E-30 (*Qichong*), VC-12 (*Zhongwan*), F-13 (*Zhangmen*). Associar o F-5 (*Ligou*) em tonificação;
- diminuição da libido: VG-4 (*Mingmen*). Nutre a Energia Essencial, o *Ming Men* que corresponde às suprarrenais. O *Shen-Yang* (Rim-Fogo) age na libido;
- distúrbios do sono: B-62 (*Shenmai*), ID-3 (*Houxi*), R-3 (*Taixi*). Respectivamente, são pontos de abertura do Canal de Energia Curioso *Yang Qiao Mai*, ponto do sistema "convidado-anfitrião" (*Du Mai*) e de tonificação do *Shen-Yin* (Rim-*Yin*), e do encéfalo. Outros pontos para as alterações do sono são os de ação na tonificação do *Xin-Yin* (Coração-*Yin*) ou do Falso-Calor do *Gan* (Fígado), para apaziguar o Calor na parte alta do corpo e os distúrbios do *Shen* (Mente, Consciência).

21 INTEGRAÇÃO ENTRE OS CONCEITOS DA MEDICINA OCIDENTAL E OS DA MEDICINA TRADICIONAL CHINESA

Do ponto de vista fisiológico, os ciclos reprodutivos na mulher são caracterizados por mudanças rítmicas dos ciclos menstruais que dependem dos hormônios hipotalâmico, hipofisário e ovariano. O estrogênio, hormônio mais marcante na característica sexual feminina, além da função da reprodução, do crescimento dos órgãos sexuais e de outros tecidos, tem efeito sobre os ossos, a textura da pele, os cabelos, a temperatura corpórea, o cérebro, entre outros. Com a diminuição dos folículos primordiais no ovário, por volta dos 45 anos de idade, a produção hormonal ovariana diminui e se estabelece a infertilidade e a debilidade dos tecidos e órgãos-alvo deles dependentes.[10]

Na MTC, em vários capítulos do tradicional livro do Imperador Amarelo, são descritos ciclos de desenvolvimento do corpo; para as mulheres, aos 49 anos de idade, com o esgotamento do *Jing Shen*, estabelece-se a infertilidade, as medulas não podem ser nutridas, há fraqueza dos ossos, deficiência auditiva, perda dos dentes, esbranquiçamento dos cabelos, entre outras deficiências.[1]

Relação do *Jing Shen* (Quintessência dos Rins) com reprodução, crescimento e libido

A hipófise anterior, a adenoipófise, origina-se de uma invaginação embrionária do epitélio da faringe (bolsa de Ratke) e tem papel no controle do metabolismo do corpo; é controlada pelo hipotálamo por fatores de liberação e de inibição hormonal. A hipófise posterior, a neuroipófise, é um brotamento do hipotálamo e controla a excreção da água pela urina, e, portanto, a concentração dos líquidos corpóreos; é controlada pelo hipotálamo por meio de fibras nervosas.[7,10,11]

O hipotálamo recebe sinais de excitação ou inibição de quase todas as fontes possíveis de sistema nervoso, como variação do teor de água, de hormônios e de nutrientes, sendo um centro coletor das informações relacionadas com o bem-estar do corpo, as quais serão usadas para controlar as secreções da glândula hipófise.

A hipófise vai exercer efeitos sobre as glândulas-alvo, como suprarrenais, ovários, mamas, tireoide e osso. No osso, o hormônio do crescimento da adenoipófise age, entre outros locais, sobre a cartilagem, os tecidos ósseo e adiposo, e utiliza os ácidos graxos para promover a deposição de proteínas e o crescimento.[10]

O ato sexual nas mulheres (como nos homens) depende do estímulo psíquico, de estímulos dos órgãos sexuais locais e de hormônios sexuais e adrenocorticais. Os sinais sensoriais são mediados por nervos do plexo sacral para a medula e o cérebro, culminando com uma resposta reflexa e com o orgasmo. A produção de androgênios no córtex da suprarrenal e de progesterona e estrogênios pelos ovários exerce efeitos durante toda a vida da mulher e também influencia o desejo sexual.[7,10]

Na MTC, o *Jing Shen* (Quintessência dos Rins) se manifesta nas medulas óssea, vertebral e encefálica. No Nei King, é citado que

"... os Rins geram os ossos e as medulas [...], o encéfalo é o lugar onde se reúnem as medulas"; e no Ling Shu, Capítulo 36: "[...] os componentes dos líquidos orgânicos unem-se e transformam-se em substâncias viscosas (hormônios), que se manifestam nos ossos para reforçar a medula espinhal e o encéfalo".[5,12]

Yamamura et al.[7] relacionaram as funções somáticas e viscerais do *Shen* (Rins) às da glândula hipófise, com funções semelhantes, que podem explicar os fenômenos funcionais descritos sobre a reprodução, e as do *Xin* (Coração), que na MTC recebe a denominação de Imperador, com o hipotálamo. Significa que o *Jing Xin* (Essência do Coração), situado no encéfalo, tem a função de receber todas as informações e adequar as respostas para o corpo, com papel semelhante ao do hipotálamo, que, na neurofisiologia, é responsável pela síntese hormonal de liberação e inibição da hipófise.[7]

O *Shen* (Rins) tem, entre suas diversas funções, regular a libido, a procriação e o desenvolvimento corporal, semelhante às glândulas hipófise e suprarrenais que, entre outros hormônios, produzem os gonadotrópicos e o androgênio, que controlam a reprodução e os caracteres sexuais.[7,8,13]

Relação entre *Shen* (Rins) e órgãos genitais

O sistema genital e o urinário estão intimamente correlacionados, embriologica e anatomicamente, pois se desenvolvem da crista mesodérmica comum, situada na parede posterior da cavidade abdominal, da qual são originados os nefrótomos, túbulos coletores e cordão nefrogênico, responsáveis pelo sistema renal e urogenital.

Primariamente, as gônadas aparecem como cristas longitudinais (cristas genitais) formadas a partir da proliferação do epitélio celômico e mesênquima subjacente. Na fase indiferenciada do embrião, da crista nefrogênica vão se formar um sistema de túbulos que atuam como rins temporários (pronefros) e posteriormente metanefros; tanto o embrião feminino como o masculino, nesta fase, possui inicialmente dois ductos, os mesonéfricos e os paramesonéfricos. Os ductos paramesonéfricos (müllerianos) formam uma invaginação do epitélio celômico na face anterior da crista urogenital, e posteriormente se fundem em um canal uterino; o extremo caudal dos ductos unidos continua a crescer até a parede posterior do seio urogenital entre as desembocaduras dos ductos mesonéfricos, onde se abrem e formam os tubérculos paramesonéfricos, que vão originar as tubas uterinas e o útero.

Quando o pronefro está regredindo, já aparecem os primeiros túbulos excretores do mesonefro, que crescem e adquirem glomérulos nas extremidades mediais. Cada um forma sua cápsula e, o conjuto, glomérulo e cápsula vão constituir o ducto mesonéfrico (renal).[11]

Essa correlação embriológica descreve a formação comum do aparelho urinário e do genital. No *Su Wen*, capítulo 23: "[...] o Rim *armazena a essência*"; o Capítulo 1 versa sobre o desenvolvimento corporal e a procriação, relacionados à Energia do *Shen* (Rins).[5]

Relação entre *Shen* (Rins), Órgão *Yin*, *Jing Shen* (Rins) e medulas

O Capítulo 10 do *Su Wen* cita: "[...] as funções dos rins e dos ossos estão relacionadas [...]", e no Capítulo 23: "[...] o rim é o órgão sólido do *Yin* e se encarrega dos ossos [...] o rim armazena a essência e gera a medula para nutrir os ossos, por isso o rim se encarrega dos ossos".[5]

Na quarta semana de vida embrionária, originam-se os nefrótomos, esboço dos rins primitivos (pronefro), a partir do mesoderma intermediário na região cervical do embrião, que, posteriormente, serão substituídos pelos mesonefros, que mantêm relação com o mesoderma que dará origem aos somitos que envolvem o tubo neural. Em seguida, os somitos vão se dividir em esclerótomos e dermomiótomos. As células diferenciadas dos esclerótomos formam a coluna vertebral e seu canal que contém a medula espinhal. Na porção caudal dos ductos mesonéfricos, formam-se os brotos uretéricos que, com o mesoderma metanéfrico intermediário, originam o rim permanente. A porção caudal do embrião tem característica *Yin* do *Yin*, onde se originam os rins definitivos, relação que condiz com a MTC; o *Shen* (Rins) é o Órgão *Yin* do *Yin* e rege as medulas.[8,11]

Durante sua formação, os rins permanentes encontram-se próximos. Posteriormente, ascendem para encontrar as glândulas suprarrenais, citadas como o terceiro rim na MTC – o *Ming Men*, de característica *Yang* –, mantendo a relação *Yin-Yang*, o *Yin* que vai de encontro ao *Yang* (suprarrenais), relação que a MTC faz com as suprarrenais e o terceiro rim.[7,8]

Com a formação dos arcos branquiais a partir das células da crista neural, formam-se as bolsas faríngeas, entre as quais a terceira bolsa, que formará a glândula paratireoide inferior e a quarta bolsa, a paratireoide superior, cujo hormônio tem ação nos túbulos renais (e mucosa intestinal), mobilizando o cálcio.[7,10,11] A ação do paratormônio acontece também na conversão, nos rins, do 25-hidroxicolicalciferol para a forma ativa da vitamina D_3 (1,25-di-hidroxicolicalciferol), que exerce efeitos na deposição e na reabsorção óssea.[10]

Na fisiologia, os rins liberam, durante a hipóxia, o fator eritropoético renal, que age sobre a globulina plasmática formando a eritropoetina, a qual estimula a eritropoese na medula óssea a partir de células-tronco hematopoéticas.[10] Isso relaciona a função do *Shen* (Rins) no controle sobre a medula e os ossos, como citado nos Capítulos 10 e 23 do *Su Wen*.

Pela origem embrionária e pelas ações fisiológicas, os rins e as suprarrenais são comparados, na MTC, à ação do *Shen* (Rins) na geração das medulas, como é observado na citação "[...] *o Rim comanda os ossos* [...] *gera as medulas*".

Relação do *Shen* (Rins) com a produção de Calor

Na fisiologia, os principais receptores térmicos centrais, envolvidos na regulação da temperatura corporal, são os neurônios termossensíveis localizados nos núcleos pré-óptico e hipotalâmico anterior, bem como aqueles de outras áreas do hipotálamo e da substância reticular do mesencéfalo. Esses receptores alteram seus impulsos de descarga de acordo com o estímulo de frio ou de calor recebido de outros periféricos, localizados na pele, na medula espinhal, nas vísceras abdominais e nos grandes vasos. Em caso de aumento da temperatura visceral ou cutânea, essa descarga é aumentada, ocorrendo reação orgânica, com vasodilatação e ativação das glândulas sudoríparas e também liberação de calor por evaporação, diminuindo a temperatura do corpo.[7,10]

Quando há queda da temperatura, além da diminuição da descarga de impulsos pelos neurônios centrais para a produção de calor, existem outros mecanismos envolvidos, como o aumento da atividade muscular, que culmina com tremores, vasoconstrição, fechamento dos poros para abolir a transpiração e aumento da produção de tiroxina pela glândula tireoide, o que eleva o metabolismo celular.[7,10]

A função do *Shen* (Rins) em produzir, regularizar e liberar Calor Orgânico e de ativar e movimentar todos os processos do corpo estão relacionadas ao *Shen-Yang*, Rim-Fogo, e portanto à termogênese.[6,7] O *Shen* (Rins) tem relação de dominância sobre o *Xin* (Coração), Órgão *Yang* do *Yang* (Calor), e de geração (relação Mãe-Filho) sobre o *Gan* (Fígado), pela Teoria dos Cinco Movimentos da MTC.[6,7]

Comparando-se as relações de geração e dominância do *Shen* (Rins) com a fisiologia, e considerando-se as associações Frio/*Yin*/*Shen* (Rins) e Calor/*Yang*/*Xin* (Coração), pode-se afirmar que a resposta ao aumento da temperatura corpórea é o processo de dominância do *Shen* (Rins) sobre o *Xin* (Coração), o qual comanda os vasos sanguíneos e os poros cutâneos, respondendo com vasodilatação, abertura dos poros e dissipação do calor pela transpiração.[6,7]

Quando há diminuição da temperatura, surgem reflexos para a contração muscular e desencadeiam-se tremor e calafrios para aumentar a temperatura corporal, processo que pode ser comparado à relação de geração do *Shen* (Rins) sobre o *Gan* (Fígado) na Teoria dos Cinco Movimentos, pois o *Gan* (Fígado) é responsável pelos músculos e tendões. Nesse processo, há diminuição da sudorese com o fechamento dos poros e vasoconstrição cutânea, determinada pela diminuição do *Xin-Yang* (Coração-Calor).[6,7]

A glândula tireoide tem conexão com os arcos branquiais, e estes com o ponto de concentração de Energia do *Shen* (Rins), o VC-23 (*Lianquan*), e com os Canais Curiosos *Ren Mai* e *Chong Mai,* que recebem a Energia do *Shen* (Rins).[7] Assim, o *Shen* (Rins) está relacionado com a estimulação da produção de tiroxina pela glândula tireoide. O resfriamento da área pré-óptica hipotalâmica aumenta a produção do fator de liberação de tireotropina pela hipófise. Além disso, a elevação da tireotropina pela adenoipófise estimula a produção de tiroxina pela glândula tireoide, aumentando o metabolismo celular.[7]

Jing Shen e alterações psíquicas

Quase todas as doenças se manifestam pelo sistema nervoso. A fraqueza, a dor, o pensamento perturbado, o humor alterado, entre outros, podem ser sintomas primários de doenças do sistema nervoso e, mesmo que insignificantes, refletem enfermidades em algum outro sistema ou órgão do corpo, sendo o sistema nervoso, dessa forma, considerado receptivo tanto a ameaças simbólicas como físicas. Esses sintomas decorrem do ajustamento errôneo do homem ao seu meio ambiente.

O cérebro é o órgão encarregado dos atributos mais particulares do indivíduo e, quando danificado, a vida perde significação em proporção direta. Os sinais de acometimento do cérebro que podem ser exteriorizados são torpor, apatia, delírio, distúrbios da cognição, alteração psicomotora, tristeza, melancolia, etc.

As causas podem ser erros do metabolismo, drogas, traumas e degeneração de células neuronais, sendo que a degeneração pode afetar várias partes do cérebro, como o sistema límbico, os neurônios da formação reticular, o córtex, o hipocampo, entre outras,[10] que podem levar a diferentes doenças, em diferentes graus, tanto somáticas quanto psíquicas.

Na MTC, o *Shen* (Mente, Consciência), no qual o *Jing Qi* de cada *Zang Fu* (Órgãos e Vísceras) se une para formar o *Shen* (Espírito Verdadeiro), relacionado aos fatores psíquico, emocional e mental, é importante para a vida vegetativa e para as atividades encefálicas.

A harmonia das funções psíquicas proporciona ao indivíduo consciência, razão, conhecimento, reflexos e movimentos corpóreos. O *Xin* (Coração), como Imperador dos

Órgãos, recebendo e analisando os fenômenos do corpo, aloja a Mente, que tem como base material o *Xue* (Sangue).

Quando o *Qi* (Energia) e o *Xue* (Sangue) estão plenos e em harmonia, a mente é lúcida, o raciocínio é claro e o *Shen* (Espírito), ágil e inteligente. Quando há Deficiência de *Qi* (Energia) e de *Xue* (Sangue), o *Shen* (Espírito) se torna agitado, podendo haver amnésia, insônia e outros distúrbios psíquicos. A presença de Calor no *Xue* (Sangue) leva a quadros de delírio e síncope.[12]

Na presença de estímulo externo sensorial ou emocional, os sentimentos [Espírito ligado aos *Zang* (Órgãos)] tornam-se exacerbados e com uma resposta exagerada e danosa aos *Zang Fu* (Órgãos e Vísceras), manifestando-se como emoções desarmoniosas.[12] Assim, o *Yi* (Pensamento), sentimento relacionado ao *Pi* (Baço/Pâncreas), gera, em desarmonia, a preocupação e a obsessão; o *Zhi* (Vontade e Julgamento), relacionado ao *Shen* (Rins), o autoritarismo e o medo; o *Po* (Instinto e os Sentidos), relacionado ao *Fei* (Pulmão), a tristeza; o *Shen* (Consciência), relacionado ao *Xin* (Coração), o delírio e a ansiedade; e o *Hun* (lado obscuro da consciência ou subconsciente), relacionado ao *Gan* (Fígado), a raiva e a indecisão.

As emoções, a Deficiência da Energia Essencial (*Jing*), os desregramentos alimentares, entre outros fatores, levam às síndromes demenciais ou aos pródromos extravagantes de determinados distúrbios de característica *Yin* ou *Yang* (*Ling Shu*, Capítulo 22), pois a MTC não emprega as denominações atuais da Medicina Ocidental, como psicoses maníaco-depressivas, doença de Alzheimer ou demência senil, entre outras.[12]

Quando o *Shen* (Mente) perde a ligação com o *Zhi* (Vontade), perde a ligação *Shen* (Mente)/*Jing Shen* (Rins) e a mente obscurece, com sinais de inquietude mental. Na MTC, esses distúrbios mentais estão ligados ao desequilíbrio *Yin* e *Yang* e dependem do *Zang* (Órgão) acometido.[12]

CONSIDERAÇÕES FINAIS

O declínio da vida reprodutiva da mulher, as involuções e alterações inerentes a esse período, sejam de ordem funcional, hormonal, física ou psíquica, são descritos na MTC e na Medicina Ocidental como de caráter fisiológico, no qual os sintomas relacionados podem trazer desconforto, interferindo no cotidiano e nas atividades psicossociais.

A MTC descreve o climatério como a deficiência das funções do *Shen* (Rins), relacionada à insuficiência de líquidos (*Yin*) para umedecer e nutrir os diversos órgãos, e como a deficiência de *Jing Qi* (Essência), que estabelece a infertilidade.

A Medicina Ocidental faz referência às disfunções hormonais, sobretudo a ovariana, e à atrofia das células germinativas (oócitos), que vão desencadear os diversos sintomas do período climatérico.

Dentro de seus conceitos e teorias, observa-se que as descrições de ambas (MTC e Medicina Ocidental) são idênticas, pois a medicina, a fisiologia e a mulher são únicas, não sendo possível separá-las ou estabelecer definições contrárias.

Apesar de as variações hormonais que acompanham essa fase não estarem sob o controle da mulher, o perfil psíquico traçado, não apenas na fase climatérica, mas durante toda sua vida, é de grande importância para um envelhecimento com saúde e qualidade de vida.

Na MTC, pela propedêutica energética, pode-se intervir tanto de maneira preventiva quanto no tratamento dessas alterações, de modo a harmonizar as funções orgânicas, psíquicas e emocionais da mulher, auxiliando-a também nessa fase de transição da vida reprodutiva.

REFERÊNCIAS BIBLIOGRÁFICAS

1. Lima GR, Girão MJB. Climatério. In: Lima GR, Girão MJB, Baracat EC (eds.). Ginecologia de consultório. São Paulo: EPM – Editora de Projetos Médicos, 2003. p.97-108.
2. Viana LC, Martins M, Gerber S. Climatério. In: Viana LC, Gerber S, Martins M (eds.). Ginecologia. Rio de Janeiro: Medsi, 1998. p.503-12.
3. Bagnoli VR, Fonseca AM, Halbe AW, Pinotti JA. Climatério. São Paulo: Roca, 2005.
4. Hurd WW. Menopausa. In: Novak. Tratado de ginecologia. 12.ed. Rio de Janeiro: Guanabara Koogan, 1998. p.697-716.
5. Bing W. Princípios de medicina interna do imperador amarelo. São Paulo: Ícone, 2001.
6. Ross J. *Zang Fu* – Sistemas de órgãos e vísceras da medicina chinesa. 2.ed. São Paulo: Roca, 1994.
7. Yamamura Y, Tabosa AMF, Yabuta MM. O *Jing Shen* e a fisiologia hormonal. Rev Paul Acup 1998; 4(2):103-10.
8. Yamamura Y, Tabosa A, Cricenti SV. Embriologia do sistema urogenital e as concepções energéticas do *Shen* (Rins) da medicina tradicional chinesa. Rev Paul Acup 1995; 1(1):38-42.
9. Chonghuo T. Tratado de medicina chinesa. Trad. de Yamamura Y. São Paulo: Roca, 1993.
10. Guyton AC, Hall JE. Tratado de fisiologia médica. 9.ed. Rio de Janeiro: Guanabara Koogan, 1997.
11. Sadler TW. Langman, embriologia médica. Rio de Janeiro: Guanabara Koogan, 2001.
12. Nguyen VN, Tran VD, Nguyen RC. *Huangdi Neijing-Ling Shu*. Trad. de Yamamura Y. São Paulo: Center AO, 2008.
13. Tabosa AMF, Yamamura Y, Fukuyama JM. *Shen* (Rins) e a supra-renal. Rev Paul Acupunt 1998; 4(1):35-41.

PARTE 5

Doenças clínicas e Acupuntura

CAPÍTULO

22

Gastrite e Acupuntura

MARIA VALÉRIA D'ÁVILA BRAGA

VISÃO DA MEDICINA OCIDENTAL SOBRE A GASTRITE

Gastrite significa inflamação na mucosa gástrica. A biópsia por endoscopia é fundamental para completar o diagnóstico, que deve verificar a presença de infiltrado leucocitário na mucosa do estômago. A gastrite pode ser dividida em aguda, crônica e, raramente, especial (infecciosa, granulomatosa ou eosinofílica), mas essa classificação é puramente histológica, sem conotação cronológica.

As principais causas de gastrite são a infecção pela bactéria *Helicobacter pylori* e o uso de anti-inflamatórios não esteroides (AINE). Outra causa mais rara é a gastrite atrófica autoimune, que leva à anemia perniciosa, sendo essa gastrite um importante fator de risco para o adenocarcinoma gástrico. Antigamente, atribuía-se a patogênese da gastrite ou da doença ulcerosa somente ao excesso de secreção ácida; hoje, sabe-se que há mais mecanismos envolvidos, como a presença da bactéria *Helicobacter pylori*, a qual coloniza as células da mucosa gástrica, cuja função é produzir o muco de proteção da mucosa, e inibe a produção de bicarbonato, que neutraliza a acidez do estômago. O tabaco também inibe essa produção de bicarbonato, assim como o uso de AINE diminui a produção de prostaglandinas pela mucosa gástrica, as quais controlam todos os processos de defesa da mucosa. O álcool também provoca gastrite ao agredir diretamente a mucosa. Além do álcool, existem muitos outros fatores irritantes, como cafeína, condimentos, antibióticos e refluxo biliar ou enterogástrico (gastrite alcalina).

Os sintomas que mais incomodam os pacientes fazem parte da dispepsia, embora na maioria das vezes a gastrite seja assintomática. Erroneamente, dispepsia e gastrite ainda são usados como sinônimos.

CONCEITOS DA MEDICINA TRADICIONAL CHINESA – ACUPUNTURA

O sistema digestivo é a base da vida do organismo humano. Os órgãos do corpo funcionam permanentemente durante o dia e a noite e, por isso, precisam de energia para essa atividade. Essa energia provém da alimentação, que somente pode ser transformada graças à Energia Ancestral, a qual fornece duas facetas muito importantes:

- *Tong Qi*, Inato: Energia que permite o desenvolvimento do feto antes do nascimento e é responsável por todos os movimentos automáticos, entre eles o peristaltismo, que auxilia na digestão;
- Fogo Vital, Fogo Inato, *Ming Men*, Fogo do Rim-*Yang*: diferentes nomes para uma mesma Energia inata, que permite ao *Xin* (Coração) trabalhar corretamente e transmitir a ordem Imperial para o Mestre do *Xin* (Coração), o *Xin Bao* (Circulação-Sexo), o qual irá transmitir para o *Sanjiao* (Triplo Aquecedor), que, por sua vez, percorre toda parte do corpo, permitindo o processo de metabolização, isto é, a transformação do alimento em Energia nutritiva vital para a manutenção da vida.

Para a Medicina Ocidental, o estômago é o local de absorção; já para a Medicina Tradicional Chinesa (MTC), ele possui outras funções além da absorção: o metabolismo e a sua relação íntima com o *Pi* (Baço/Pâncreas) – relação *Yin/Yang*, Interno/Externo, cuja atividade fisiológica influencia a do estômago e vice-versa. Essa influência mútua é amplificada nos casos patológicos; assim, quando se trata o *Wei* (Estômago), deve-se tratar simultaneamente o *Pi* (Baço/Pâncreas) e vice-versa.

O *Wei* (Estômago) é responsável pela transformação dos alimentos em Energia e em *Jin Ye* (Líquidos Orgânicos) e envia essa Energia dos alimentos (Energia Cereal) para o *Pi* (Baço/Pâncreas), que a repassa ao *Fei* (Pulmão) para a produção da Energia *Rong* (Nutritiva, *Yong Qi*).

A Energia do *Pi* (Baço/Pâncreas) difunde-se para o Alto, e essa circulação é habitual e normal. A Energia do *Wei* (Estômago) difunde-se para o Baixo, e essa circulação é favorável. O *Pi* (Baço/Pâncreas) é *Yin* e corresponde à Umidade-Terra, que detesta a Umidade e ama a Secura. O *Wei* (Estômago) é *Yang* e corresponde à Secura-Terra, que detesta a Secura e ama a Umidade.

Quadro clínico

O mais importante para a MTC não é o diagnóstico (dispepsia, gastrite ou refluxo), e sim os sintomas que vão direcionar para o distúrbio energético do paciente.

Os sintomas que mais incomodam os pacientes que procuram ajuda são:

- dor na parte central alta do abdome;
- queimação na região epigástrica, às vezes retroesternal, se houver refluxo gastroesofágico;
- sensação de peso no estômago;
- saciedade precoce;
- eructações, flatulência;
- náuseas e/ou vômitos;
- constipação e/ou diarreia.

A maioria dos sintomas enquadra-se no diagnóstico de dispepsia. Na patogênese da gastrite, três fatores parecem ser mais relevantes:

- alterações na motilidade gastrointestinal encontradas em 20 a 60% dos pacientes, em particular a motilidade antropiloroduodenal, resultando em retardo do esvaziamento gástrico;
- hipersensibilidade visceral: os dispépticos apresentam sintomas desencadeados pela distensão do estômago com volumes bem menores que os necessários para causar qualquer tipo de sensação desagradável em pessoas sadias;
- alterações psicológicas.

Etiopatogenia energética

Qualquer patologia de um *Zang Fu* (Órgãos e Vísceras), na MTC, é classificada como Vazio ou Plenitude. No Vazio, ou Deficiência, é preciso identificar qual das substâncias fundamentais estão deficientes: *Yin, Yang, Qi* (Energia) ou *Xue* (Sangue). Essas deficiências existem em todos os *Zang Fu* (Órgãos e Vísceras), mas nem todas causam sintomas, pois dependem da característica de cada *Zang Fu* (Órgãos e Vísceras). O *Wei* (Estômago), por exemplo, sofre mais com a Deficiência do *Qi* (Energia), seja *Yin* ou *Yang*.

Vazio ou Deficiência do Wei (Estômago)

Na síndrome de Deficiência, há sempre um prejuízo na função do *Wei* (Estômago) de captar o *Qi* (Energia) e com isso, o cansaço aparece como sintoma característico, o que, na maioria das vezes, está associado à Deficiência do *Pi* (Baço/Pâncreas). Outra função energética também prejudicada é a função de descida do *Wei* (Estômago). Portanto, nesses casos, tem-se sempre a sensação de desconforto, que será mais intensa quanto pior for a deficiência, e, com a função de descida prejudicada, haverá Estagnação, causando dor. Isso é comum em qualquer deficiência; porém, quando há Deficiência de *Yin*, um Calor deficiente ou Falso-Calor é gerado. Além de todos os sintomas já descritos, pode ocorrer sensação de queimação, fome sem vontade de comer e sede sem vontade de beber (ou beber em pequenos goles), boca e garganta secas, fezes ressecadas, calor nos cinco centros, sudorese noturna, língua vermelha sem saburra ou saburra salpicada e pulso fino e rápido.

A Deficiência de *Yang* gera Frio deficiente, situação que hoje em dia ocorre com frequência pelo consumo excessivo de produtos gelados, frios ou crus. Esse Frio tem como característica obstruir com mais facilidade a função de descida, causando estagnação e dor mais intensa, tornando o paciente mais propenso a eructações, náuseas, vômitos, sinais de refluxo gastroesofágico, dispepsia e soluços. O paciente pode não apresentar sintomas de queimação, mas ter sinais de Deficiência de *Yang* sistêmico, como membros frios, sensação de frio, poliúria, língua pálida e grande, pulso fraco e lento. Contudo, esse Frio, às vezes, passa despercebido, pois pode ficar restrito apenas ao *Zhongjiao* (Aquecedor Médio). O Frio no *Wei* (Estômago) geralmente ocorre em idosos e em pacientes terminais.

Plenitude no Wei *(Estômago)*

Uma condição de Plenitude ou de Excesso é provocada, na maioria das vezes, pelo Calor, com origem Externa, pela ingestão excessiva de alimentos considerados quentes (álcool, alimentos ácidos, oleosos e carnes vermelhas), ou Interna, por problemas emocionais que comprimem a polaridade *Yin* do *Gan* (Fígado) e geram o *Yang* excessivo, com repercussão no *Wei* (Estômago). O Calor também pode vir do Fogo do *Xin* (Coração). Os sintomas característicos dessa Plenitude são dor intensa em queimação, náuseas, vômitos ou somente regurgitação ácida. Tem como características: acidez, gosto amargo na boca, sede com desejo de líquidos frios, halitose, aftas, inflamação, dor ou sangramentos na gengiva ou bochechas e fome excessiva pelo hipermetabolismo. A língua mostra-se vermelha com saburra espessa e amarela e pulso tenso e rápido.

Nas síndromes de Plenitude, podem-se ter outras duas causas mais raras: invasão de Frio Exterior de grande intensidade, que atinge o *Wei* (Estômago), causando dor intensa e súbita, acompanhada de vômitos de líquidos claros, que não persistem por muito tempo, pois o Frio consome o *Yang* e, com isso, apresentam-se sinais de Deficiência de *Yang*, ou seja, Frio deficiente; e Estagnação de *Xue* (Sangue), em que a dor também é aguda, fixa, agravada pela refeição e palpação, e pode levar a hematêmese e melena.

TRATAMENTO POR ACUPUNTURA

Para a dor aguda e intensa, pode-se usar o ponto *Xi*, que dispersa a estagnação de Energia. O ponto *Xi* do *Wei* (Estômago) é o E-34 (*Liangqiu*) e está localizado a duas distâncias (*tsun*) da parte superior do ângulo externo da patela; porém, é necessário procurar sempre o ponto sensível, caso contrário não haverá efeito. Deve-se inserir a agulha orientada para o estômago e manipular com dois movimentos, de rotação e pistonagem.

É importante lembrar sempre de uma regra básica do tratamento por Acupuntura: em casos de síndromes por Deficiência, fazer tonificação e, em casos de Plenitude, dispersar principalmente os pontos que servem para tirar a dor.

Quando se tem diminuição da função de um *Zang Fu* (Órgãos e Vísceras), devem-se usar os pontos *Shu/Mo* e o ponto *Yuan* (Fonte). Como se trata de patologia do *Wei* (Estômago), deve-se tratar também o *Pi* (Baço/Pâncreas) com os pontos B-20 (*Pishu*), B-21 (*Weishu*), F-13 (*Zhangmen*), VC-12 (*Zhongwan*), BP-3 (*Taibai*) e E-42 (*Chongyang*). Nos pontos *Shu* dorsais, aplica-se a moxabustão. Se não for possível utilizar a moxabustão e for necessária a puntura no dorso dos pacientes, pode-se utilizar a técnica dos pontos *Mo* dorsais, que estão a uma distância (*tsun*) da linha mediana ou a meia distância para dentro de qualquer ponto *Shu* dos Órgãos, sendo, nesse caso, recomendado fazer agulha subcutânea ou oblíqua a 15° orientada para baixo. O ponto *Mo* do *Pi* (Baço) está no nível de T_{11} – T_{12} e T_{12} – L_1 do *Wei* (Estômago).

Para todos os *Zang Fu* (Órgãos e Vísceras), deve-se tratar com os pontos do *Sanjiao* (Triplo Aquecedor), pois é graças a ele que o *Zang* (Órgão) recebe a Ordem Imperial para seu perfeito funcionamento. O ponto *Shu* do *Sanjiao* (Triplo Aquecedor) é o B-22 (*Sanjiaoshu*); este é um único *Zang* (Órgão) com sete pontos *Mo*, entre eles, três são somente para o Aquecedor Médio: VC-13 (*Shangwan*) para região da cárdia, VC-12 (*Zhongwan*) para o corpo gástrico e VC-10 (*Xiawan*) para região do piloro. Se existirem muitos sintomas de Deficiência do *Wei* (Estômago), devem-se usar esses três pontos.

Em casos de muita queimação, puntuar o E-44 (*Neting*), que é ponto Água, e em todos pacientes com sintomas de Calor, usar a técnica de purificação IG-4 (*Hegu*), IG-11 (*Quchi*) e E-36 (*Zusanli*). Já em sintomas de Frio, aplicar bastante moxabustão nos *Shu* dorsais e também no VC-8 (*Shenque*), fazer puntura no VC-6 (*Qihai*) e aplicar a técnica de calorificação.

Para os sintomas de refluxo gastroesofágico, deve-se usar o ponto específico da cárdia, o VC-13 (*Shangwan*), e potencializar o efeito usando R-20 (*Tonggu*) e R-21 (*Youmen*); porém, puntuar esses dois pontos bem superficialmente para atingir o Canal Curioso *Chong Mai*, e não o canal de energia do Rim. O *Chong Mai* utiliza o canal de energia do Rim de forma superficial e é importante porque veicula o *Jing* Fogo do *Shen* (Rins), energia que pode estimular o fechamento da cárdia. Em casos graves e persistentes de refluxo gastroesofágico, deve-se usar o BP-4 (*Gongsun*) para abrir o *Chong Mai*; para direcionar o *Qi* (Energia) para o abdome, utilizar os pontos de conexão: VC-4 (*Guanyuan*), R-11 (*Henggu*) e o R-12 (*Dahe*).

Para tratar a distensão abdominal, usam-se pontos de exteriorização da Energia *Wei* (Defesa), F-13 (*Zhangmen*), F-14 (*Qimen*), VC-12 (*Zhongwan*) e E-30 (*Qichong*), ou a técnica *Yuan Luo,* com os pontos BP-3 (*Taibai*) e E-40 (*Fenglong*). Deve-se estimular a formação da Energia *Wei*, pois pode melhorar as condições da mucosa gástrica e ao mesmo tempo auxiliar o *Pi* (Baço/Pâncreas) a metabolizar as Mucosidades que vão se formando. Os pontos para estimular a sua formação são VC-5 (*Shimen*) e VC-7 (*Yinjiao*). Acrescenta-se, nos casos de ulcerações, o ponto R-16 (*Huangshu*), ponto de concentração da Energia *Wei* (Defesa) na parte interna, fazendo inserção profunda.

Para casos de dispepsia com sensação de empachamento, deve-se utilizar o E-21 (*Liangmen*) quando há sintomas de Plenitude, pois esse ponto ajuda a função de descida do *Wei* (Estômago) e diminui o Calor; pode-se acrescentar também o ponto VC-10 (*Xiawan*).

Quando se tem Fogo do *Gan*, *Gan-Huo* (Fígado-Fogo), deve-se usar a técnica de regularização com o uso dos pontos F-3 (*Taichong*) e VB-34 (*Yanglingquan*), e, em casos de grande Plenitude, fazer puntura do F-2 (*Xingjian*) direcionado para F-3 (*Taichong*).

Ressalta-se a importância de acalmar o *Xin* (Coração) com C-7 (*Shemnen*), pois a participação do *Shen* (Mental) é fundamental. Devem-se fazer pontos com VC-17 (*Danzhong*), C-7 (*Shenmen*) e os Dois Dragões (técnica com dois grupos de quatro pontos bilaterais que consiste em picar em transfixação o ponto B-4 [*Quchai*] até o ponto B-7 [*Tongtian*] [Figura 22.1]) para acalmá-lo. No entanto, deve-se observar qual emoção mais perturba o paciente. Se for raiva, puntura no F-4 (*Zhongfeng*); se for ansiedade, puntura no C-3 (*Shaohai*); se existirem muitas preocupações, puntura no BP-1 (*Yinbai*). Acrescentar os pontos da segunda linha do Canal de Energia do *Pangguang* (Bexiga), que correspondem ao *Jing Shen Shen*, além dos pontos de entrada e saída do Mental na coluna vertebral. Para o *Pi* (Baço/Pâncreas), usar o nível de D_4–D_5, e nos Rins, o D_7–D_8.

Em todas as síndromes digestivas, deve-se usar o E-36 (*Zusanli*). O CS-6 (*Neiguan*) é considerado o ponto "Barreira Interna" e também abre o Canal Curioso *Yin Wei*. Esse ponto é muito utilizado para tratar sintomas de Energia contracorrente (*Jue Ni*), como vômitos, náuseas, etc. Deve-se completar com o ponto de abertura do seu Canal acoplado, o *Chong Mai*, que é o BP-4 (*Gongsun*). O uso dos Canais Curiosos potencializa o efeito do tratamento, pois mobiliza uma Energia preciosa, o *Jing* Adquirido, armazenado no *Shen* (Rins).

Alguns dos Pontos curiosos mais utilizados para o tratamento de gastrite são:

- Zona do Estômago na craniopuntura clássica: do centro da pupila traçar um traço vertical até a linha natural do cabelo. A zona é o prolongamento desse traço por 2 cm.

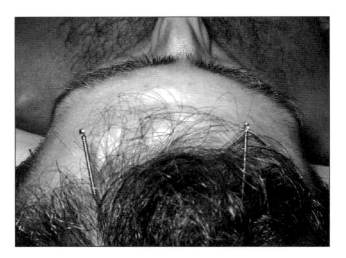

FIGURA 22.1   Técnica Dois Dragões: transfixação do ponto B-4 (*Quchai*) até o ponto B-7 (*Tongtian*).

Inserir a agulha do alto para baixo, estimulando um pouco, se possível até o paciente sentir um calor na região epigástrica (Figura 22.2). Muito usado principalmente em gestantes com dor, quando não é possível puntuar a barriga. É bom também em casos de soluço;

- Ponto Curioso *Luo* do *Wei* (Estômago): a partir do umbigo, medir 1,2 *cun* cranialmente. Os pontos *Luo* estão situados a 4 *cun* lateralmente desta linha em uma depressão muscular (dobra) (Figura 22.3). Inserir a agulha verticalmente ou orientá-la para o ponto VC-12 (*Zhongwan*) ou para a parte mais dolorida da área gástrica. Pode ser aquecido com a aplicação de moxabustão, em casos de Frio.

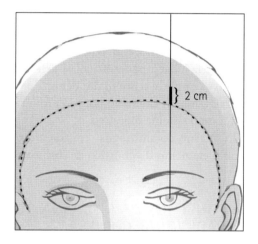

FIGURA 22.2 Localização pela técnica da Acupuntura escalpeana da área gástrica.
Fonte: cedida pelo Centro de Pesquisa e Estudo da Medicina Chinesa – Center AO.

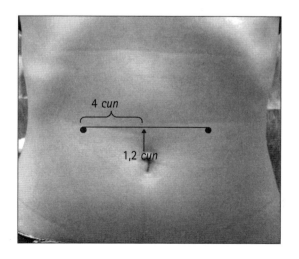

FIGURA 22.3 Localização dos pontos *Luo* do *Wei* (Estômago).

TRATAMENTO POR ACUPUNTURA AURICULAR

Para tratar os problemas digestivos, a área mais importante é o centro da orelha. Na área ao redor da raiz do hélix, os pontos têm formato de U. Começando pelo ponto boca → esôfago → cárdia → área do estômago → duodeno → intestino delgado → sigmoide (orelha esquerda)/apêndice (orelha direita) → intestino grosso. Esses pontos podem ser usados para diagnóstico e tratamento, conforme Huang, que usou o aparelho de detecção eletrônica para observar os pontos mais sensíveis dessa região e nos quais devem ser colocadas sementes duplas.

O ponto Diafragma também é importante para tratar distúrbios digestivos, principalmente espasmo esofágico, e tem propriedade anti-hemorrágica. Se houver hemorragia no duodeno, além dos cuidados da medicina moderna, pode-se potencializar o efeito do tratamento com a Acupuntura auricular, estimulando os quatro pontos hemorrágicos: diafragma, suprarrenal, pituitária e baço-pâncreas; além deles, estimula-se o ponto correspondente, que, no caso do exemplo, é o ponto duodeno.

Ademais, o ponto Central, também chamado ponto Zero ou ponto do nervo vago, é importante, pois comanda todo o sistema digestivo.

Há dois pontos no lado interno do antitragus – o subcórtex nervoso e o subcórtex digestivo – que servem como elemento diagnóstico de distúrbios funcionais e também para o tratamento.

INTEGRAÇÃO ENTRE CONCEITOS DA MEDICINA OCIDENTAL E OS DA MEDICINA TRADICIONAL CHINESA

O primeiro conceito básico e fundamental da Medicina Chinesa sobre o *Wei* (Estômago) é que este trabalha em conjunto com o *Pi* (Baço/Pâncreas). O bolo alimentar, quando chega ao estômago, graças ao movimento peristáltico do esôfago (*Tong Qi*), abre a cárdia, entra e o piloro se fecha, assim como a cárdia, e há um mecanismo reflexo de digestão desses alimentos para formação do quimo. Ocorre a liberação de suco gástrico e, graças ao pH ácido no estômago, há ativação do pepsinogênio, que estimula a secreção pancreática. Portanto, para o pâncreas funcionar bem, é preciso certo nível de acidez no estômago.

Na fisiologia dos *Zang Fu* (Órgãos e Vísceras), sabe-se da importância do *Xin* (Coração), o Soberano, o Rei, cuja função é dar a ordem para o bom funcionamento dos *Zang Fu* (Órgãos e Vísceras), fazendo isso graças ao Mestre do *Xin* (Coração), o *Xin Bao*, o qual transmite ao *Sanjiao* (Triplo Aquecedor), que segue por toda parte do organismo para a metabolização. O *Xin* (Coração) é o Mental; por isso há grande interação entre o problema mental e a digestão, muito observada na medicina atual e que os antigos já relatavam: o Mental está para o Homem como a pedra preciosa está para a Terra. Sem um bom Mental, os *Zang Fu* (Órgãos e Vísceras) não podem desempenhar suas funções. Portanto, acrescentam-se sempre aos tratamentos pontos para o Mental.

Dessa forma, os pontos do *Sanjiao* (Triplo Aquecedor) também são muito importantes, pois estimulam o bom funcionamento dos *Zang* (Órgãos) e os pontos de concen-

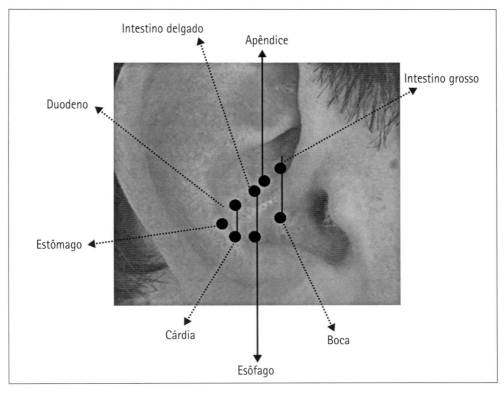

FIGURA 22.4 Localização dos pontos auriculares do tubo digestivo (orelha direita), segundo Huang.

tração do *Tong Qi*, VC-17 (*Danzhong*), VC-12 (*Zhongwan*), VC-4 (*Guanyuan*) e VC-6 (*Qihai*). Esses pontos não aumentam a Energia Ancestral, mas, agindo neles, a circulação nutritiva é estimulada e diminuem as estagnações de Energia, decorrentes de problemas emocionais, vida sedentária, alimentação errada e maus hábitos alimentares, como comer trabalhando e/ou rapidamente.

CONSIDERAÇÕES FINAIS

Tem-se bons resultados no tratamento dos distúrbios digestivos com a Acupuntura, principalmente nas doenças sem lesão estrutural, somente funcional, recidivantes e com muitos fatores psicológicos, pois ela ativa a função do órgão e trata o mental, praticamente sem os efeitos colaterais dos medicamentos. Deve-se fazer o diagnóstico energético correto do paciente para uma escolha eficaz do conjunto de pontos de Acupuntura e, sempre que possível, relacioná-la também com os conhecimentos da medicina moderna.

BIBLIOGRAFIA

1. Chehter L, Rodrigues Jr. L, Faria CM, Pricoli TH. Gastrites. In: Miszputen SJ. Guia Ambulatorial e Hospitalar de Gastroenterologia. 2.ed. Barueri: Manole, 2007.
2. Li-Chun H. Auricular medicine: the new era of medicine & healing. Fern Park: Auricular Medicine International Research & Training Center, 2005.
3. Nguyen VN, Dong MV. Semiologia e terapêutica em Medicina Chinesa. São Paulo: Center AO, 2008.
4. Nguyen VN, Tran VD, Recours-Nguyen C. Hoangdi Neijing Ling Shu. São Paulo: Center AO, 2008.
5. Tran VD. 18º Seminário sobre sistema digestivo. Águas de Lindóia, maio de 2003.
6. Yamamura Y. Alimentos Aspectos Energéticos. São Paulo: Triom, 2001.

CAPÍTULO **23**

Síndrome do intestino irritável e Acupuntura

ANGELA MARIA FLORENCIO TABOSA

INTRODUÇÃO

A síndrome do intestino irritável (SII) é uma condição patológica muito frequente que acomete, atualmente, cerca de 30% da população mundial, correspondendo a um percentual de aproximadamente 3% das consultas médicas. Caracterizada por um distúrbio estritamente funcional, e portanto sem afecções orgânicas ou lesões que o justifiquem, pode instalar-se em qualquer segmento do tubo digestivo, embora seja mais comum no cólon.

Em um levantamento feito por Leong et al. (2003), a dor, o desconforto e a disfunção do trânsito intestinal, sintomas habituais da SII, são motivos para frequentes faltas ao trabalho e gastos econômicos relevantes.

A SII representa uma importante condição limitante na qualidade de vida dos pacientes e, no conhecimento médico ocidental, é uma das doenças que ainda não têm origem e mecanismos fisiopatológicos conhecidos claramente. Esse fato justifica a necessidade de uma atenção mais ampla, envolvendo múltiplas formas de avaliação e interpretação de queixas e considerando um espaço para inclusão de outros recursos terapêuticos, como as medicinas não convencionais, com o intuito de beneficiar o paciente.

Neste capítulo, serão abordados os sinais e os sintomas da SII sob a visão integrativa de parâmetros da medicina alopática e as concepções milenares da Medicina Tradicional Chinesa (MTC) – Acupuntura, cujo foco principal do diagnóstico é a identificação de possíveis distúrbios energéticos, considerando a origem real de inúmeras disfunções orgânicas.

Para a compreensão da maneira como a MTC – Acupuntura avalia saúde/doença, vale ressaltar que qualquer atividade (movimento) na natureza necessariamente implica consumo de energia e o corpo humano não foge a essa regra. Como as energias biológicas não são foco de investigação nos métodos laboratoriais habituais padronizados pela medicina alopática, muitos distúrbios energéticos permanecem obscuros na grande maioria das vezes em que se investiga o doente. Frequentemente, esses distúrbios energéticos são os prováveis agentes responsáveis pela gênese das doenças consideradas idiopáticas pela Medicina Ocidental.

REVISÃO DE FUNDAMENTOS DA MEDICINA OCIDENTAL
Considerações anatômicas e fisiológicas do tubo digestivo

Durante a 4ª semana de vida intrauterina, o embrião humano já apresenta o esboço de uma das estruturas fundamentais a sua vida: o tubo digestivo; nessa fase, ele corresponde ao intestino primitivo, o qual é composto por três estruturas distintas: intestino anterior, intestino médio e intestino posterior.

O intestino anterior dá origem aos componentes do tubo digestivo, que vão desde a boca até a porção proximal do duodeno; sua nutrição é sanguíneo-dependente, principalmente da artéria celíaca, tendo inervação pelos nervos vago e glossofaríngeo, bem como por componentes simpáticos provenientes do gânglio cervical superior e dos gânglios torácicos altos. O intestino médio, do qual origina a porção distal do duodeno, o jejuno, o íleo, o ceco, o cólon ascendente e os dois terços proximais do cólon transverso, recebe suprimento sanguíneo da artéria mesentérica superior e é inervado pelo nervo vago e pelos nervos simpáticos, provenientes dos gânglios torácicos de T_1 a T_8 por meio dos plexos celíaco e mesentérico superior. O intestino posterior dá origem ao terço distal do cólon transverso, do cólon descendente, do sigmoide, do reto e do canal anal. O suprimento sanguíneo dessa parte do tubo digestivo é feito pela artéria mesentérica inferior e, sua inervação, pelos nervos parassimpáticos sacrais e simpáticos, que acompanham a artéria mesentérica inferior.

Ao nascimento, o sistema digestório humano já apresenta uma longa estrutura tubular contínua, tendo, em uma das extremidades, a cavidade oral e, na outra, o orifício anal, que são constituídas por vários segmentos histologicamente distintos e com funções diferenciadas e que estabelecem um amplo contato do organismo com o ambiente, representado pela luz gastrointestinal.

Os segmentos que compõem o aparelho digestório são: boca, faringe, esôfago, cárdia, estômago, piloro, intestino delgado (com seus três segmentos distintos: duodeno, jejuno e íleo), intestino grosso, reto e ânus. No entanto, a função digestiva é um processo muito abrangente, que envolve outras estruturas acessórias, como a língua, os dentes e as glândulas salivares, além da crucial participação do fígado, da vesícula biliar e do pâncreas. Juntos, todos atuam sobre os alimentos para formação do bolo alimentar, desde a fragmentação dos componentes nutricionais para torná-los aptos à assimilação, produzindo hormônios do trato digestivo que correspondem a substâncias catalisadoras das diversas funções gastrointestinais e absorvendo água e eletrólitos essenciais à vida. Concomitantemente, o aparelho digestório tem a responsabilidade de eliminar os catabólitos provenientes dos alimentos, sob forma de fezes, cuja função é fundamental para evitar que o organismo sofra os efeitos nocivos das toxinas ingeridas ou formadas durante o processamento metabólico.

O processo digestivo tem início na boca, quando o alimento sofre trituração pelos dentes e entra em contato com a saliva, em um processo inicial de formação do bolo alimentar. A saliva é uma substância muito importante no processo digestivo, exercendo funções fundamentais, como de adesão das partículas do alimento, que foram trituradas pela mastigação, e de umidade, que dá consistência adequada ao bolo alimentar, facilitando a deglutição. Também atua como solvente dos componentes básicos dos alimentos, tornando-os disponíveis às papilas gustativas e retroalimentando a produção salivar durante a refeição. Ainda tem ação direta na metabolização do amido, por meio da amilase salivar, e é neutralizadora do suco gástrico e do conteúdo esofágico, facilitando o ritmo natural do peristaltismo esofagogástrico.

No processo digestivo, iniciado na boca, o pico máximo de trituração dos alimentos ocorre no estômago.

Na junção esofagogástrica, existe o esfíncter esofágico (cárdia), cuja competência é fundamental para não ocorrer refluxo do conteúdo gástrico extremamente ácido e corrosivo aos segmentos proximais do tubo digestivo. Assim, o bolo alimentar permanece por algumas horas confinado na luz gástrica, na qual ocorrem etapas importantes do processo digestivo, principalmente em relação às proteínas. A mucosa gástrica tem uma importante ação secretora de substâncias, como o pepsinogênio, que, entrando em contato com o ácido clorídrico na luz gástrica, se transforma em pepsina, enzima catalisadora da digestão das proteínas.

O suco gástrico é extremamente corrosivo e não lesa a mucosa gástrica porque existe uma densa camada de muco atuando na proteção natural. No entanto, quando ocorrem falhas nesse bloqueio e as células da mucosa gástrica sofrem lesões químicas que obrigam a persistência contínua de um processo ativo de regeneração tissular, um desequilíbrio entre o ataque e a proteção dessa mucosa determina os processos inflamatórios (gastrites) e ulcerativos que eventualmente são observados no estômago. Além disso, a mucosa gástrica também produz o fator intrínseco, necessário à absorção da vitamina B12.

No estômago, ocorre a formação do quimo, uma substância pastosa com elevado grau de acidez decorrente da ação do suco gástrico (rico em ácido clorídrico) sobre o conteúdo alimentar, o qual é esvaziado para o duodeno, onde sofre as etapas digestivas dependentes das enzimas pancreáticas e da bile. O suco pancreático é responsável pela hidrólise da maior parte dos componentes do alimento (carboidratos, lipídios e proteínas) e, em associação com a bile, transforma o quimo em quilo (produto final do processo digestivo); a partir daí, os nutrientes podem ser absorvidos para a corrente sanguínea por meio das vilosidades intestinais. Todas essas etapas importantes do processo digestivo ocorrem no duodeno, que corresponde a uma estrutura anatômica na forma da letra C e é dividido em termos anatomofuncionais em quatro partes, sendo as duas partes iniciais (primeira e segunda porções do duodeno) as regiões onde se instalam cerca de 95% de todas as suas afecções. Ainda nessa porção inicial do duodeno, localiza-se o marca-passo intestinal, estrutura crucial para a atividade mioelétrica intestinal, que está envolvida no peristaltismo e trânsito gastrointestinais e representa a porção mais responsiva aos estímulos da eletroacupuntura sobre a motilidade gastrointestinal, conforme demonstrado cientificamente por Tabosa et al. em pesquisa experimental.

O intestino delgado, composto por duodeno, jejuno e íleo, é o segmento mais longo do tubo digestivo e o local em que se processam etapas essenciais para digestão alimentar e absorção dos nutrientes.

A atividade digestiva que ocorre no intestino delgado relaciona-se fundamentalmente com a ação secretória. O suco pancreático constitui uma secreção muito importante para o processo digestivo, pois é rico em enzimas, as quais atuam na digestão dos três componentes básicos dos alimentos em geral (carboidratos, lipídios e proteínas). Sua ação nos carboidratos é feita por meio da amilase pancreática; nos lipídios, pela lipase pancreática, que transforma as gorduras em ácidos graxos e glicerol; e nas proteínas, por ação da tripsina e da quimiotripsina, enzimas proteolíticas originadas na luz intestinal a partir da ativação do tripsinogênio e do quimiotripsinogênio, respectivamente. Além dessa ampla ação enzimática, o suco pancreático também age sobre os ácidos nucleicos por meio das enzimas nucleases e sobre o pH intestinal, por causa de seu elevado teor de íons bicarbonato.

A absorção dos nutrientes alimentares decorre de mecanismos ativos e passivos que ocorrem nos níveis do jejuno e do íleo, segmentos do intestino delgado cuja mucosa é rica em vilosidades – espécie de pregas anatômicas que ampliam consideravelmente a superfície de contato da parede intestinal com o quilo, favorecendo o processo de absorção de nutrientes, íons, vitaminas e também de uma parcela da água ingerida.

Anatomicamente, o intestino delgado conecta-se ao intestino grosso pela válvula ileocecal, cuja função é basicamente evitar o refluxo do conteúdo intraluminal entre esses dois intestinos.

O intestino grosso é composto por ceco, cólon ascendente, cólon transverso, cólon descendente, sigmoide, reto e ânus. Sua principal função é a absorção da água, tanto da ingerida quanto da proveniente de secreções digestivas, as quais em um adulto têm um volume diário de aproximadamente 8 ou 9 L. Um grande número de doenças digestivas, que reconhecidamente têm o componente emocional como um fator desencadeante, mantenedor ou agravante, assesta-se no intestino grosso. Portanto, as afecções do intestino grosso tornaram-se extremamente frequentes na atualidade, em razão da maior presença de eventos estressantes na vida contemporânea.

O intestino grosso não secreta sucos digestivos, mas uma certa quantidade de muco que lubrifica as fezes, facilitando seu trânsito e sua eliminação anal.

Paralelamente, a flora intestinal normal é uma condição ecossistêmica de grande importância para a fisiologia digestiva. Nos segmentos proximais do tubo digestivo, essa flora é pouco expressiva, classificada como transitória e dependente do tipo de alimento ingerido. Nesses segmentos proximais, as condições fisiológicas são adversas à estruturação de uma flora mais estável, seja por causa do alto teor de acidez próprio do estômago ou pela velocidade mais elevada do trânsito e pelas condições aeróbicas do intestino delgado. No entanto, no intestino grosso, as condições anaeróbicas são favoráveis à consolidação de uma flora intestinal muito rica e estável, que desempenha funções importantes, como promover a metabolização de componentes alimentares não assimiláveis que o intestino delgado não digeriu; competir com vários micro-organismos patogênicos que transitam pelo tubo digestivo e que poderiam ser causadores de afecções locais ou sistêmicas, atuando como uma espécie de barreira protetora; produzir ácido lático e ácido graxo de cadeia curta, os quais fornecem energia para a renovação das células intestinais; sintetizar vitaminas; equilibrar o pH do cólon e produzir imunoglobulina A (IgA), o que impede micro-organismos de aderirem à superfície das células intestinais.

O intestino grosso é sede de um grande número de doenças do aparelho digestório, sendo a maioria muito semelhante em suas manifestações clínicas iniciais, já que está relacionada a distúrbios do ritmo intestinal, como constipação e/ou diarreia, desconforto abdominal, flatulência, cólicas, tenesmo, e, em condições mais avançadas, sangramento nas fezes, perdas ponderais, anemia, entre outros. De maneira geral, essas queixas são bastante inespecíficas e por isso requerem sempre atenção especial do médico, pois tanto podem estar presentes em uma doença inflamatória mais simples, quanto em neoplasias malignas intestinais.

A SII é umas dessas condições patológicas que podem acometer diversos segmentos do aparelho digestório; contudo, seu sítio mais frequente é o intestino grosso.

Por fim, a inervação do trato digestivo é dependente do sistema nervoso autonômico, que, por sua vez, é constituído por um componente praticamente independente do controle do sistema nervoso central (SNC) e corresponde ao sistema mioentérico, e de um outro componente que sofre influências centrais (sistema simpático/parassimpático), sendo este fortemente relacionado às emoções. Desse modo, os fatores emocionais aparecem como importantes agentes causadores ou mantenedores dos distúrbios funcionais do aparelho digestório como um todo. Por outro lado, a autonomia do sistema mioentérico atua, em parte, de modo preventivo, evitando que o trato gastrointestinal responda de forma muito contundente ou aguda aos numerosos agentes estressores ambientais.

Síndrome do intestino irritável
Definição e incidência

A SII é uma condição patológica do aparelho digestório que se caracteriza por alterações do ritmo intestinal sem componente orgânico associado detectável. Portanto, trata-se de uma condição apenas funcional, embora seja muito limitante para o paciente por causa do desconforto decorrente da flatulência e das dores abdominais em cólica.

É uma patologia muito frequente, principalmente no meio ocidental, e acomete em maior proporção as mulheres, manifestando-se predominantemente na meia-idade.

Observa-se alta incidência da SII em agregações familiares, o que levanta discussões sobre isso refletir um componente genético ou ser determinado por modelos sociais (hábitos alimentares, disciplina de horários disponíveis para as evacuações, etc.), em geral, induzidos pelos pais. Pesquisas epidemiológicas longitudinais, bem como em gêmeos separados quando muito pequenos, fortalecem a segunda hipótese, isto é, que a razão mais forte é a influência social.

Histórico evolutivo

No passado, a SII era conhecida como colite nervosa; porém, o termo colite é inapropriado, pois o sufixo "ite" significa processo inflamatório, o qual não ocorre na SII, já que esta corresponde a uma afecção apenas funcional, caracterizada por uma falta de coordenação motora das ondas peristálticas; assim, passou-se a defini-la como síndrome do cólon irritável, em virtude de este segmento do intestino ser acometido com mais frequência. Finalmente, a denominação SII foi estabelecida, uma vez que o distúrbio de coordenação motora não é restrito ao cólon, mas também se apresenta em outros segmentos do tubo digestivo, como o esôfago e o intestino delgado.

Etiologia e patogênese

A etiologia da SII ainda não está bem esclarecida. Durante um longo período, considerou-se que os fatores emocionais eram a causa isolada da doença. No entanto, atualmente, sabe-se que algumas condições funcionais neuromusculares, decorrentes de alterações do sistema nervoso mioentérico e dos hormônios do trato digestivo, determinam distúrbios da coordenação motora intestinal, condição básica dessa síndrome.

Embora a neuromusculatura intestinal, principalmente no nível do cólon, mantenha uma motilidade normal na condição basal, algumas condições do cotidiano, como estresse emocional, refeições, distensão mecânica e estímulos farmacológicos, tornam-na exageradamente sensível, já que essas ocasiões determinam o aparecimento de contrações muito potentes.

No cólon sigmoide, pressões intraluminais mais elevadas foram descritas como o mecanismo responsável pelo desencadeamento das dores e como um dos fatores envolvidos na instalação de complicações (p.ex., diverticulose e hipertrofia muscular).

O peristaltismo coordenado do intestino é fundamental para promover a homogeneidade do bolo fecal e a progressão e eliminação adequadas. Na SII, ocorre um distúrbio nessa coordenação, determinando o comprometimento do movimento propulsivo intestinal.

Pesquisas clínicas têm demonstrado que dois padrões distintos de respostas motoras podem ser observados na SII: um representa a estimulação mais pronunciada da motilidade, minutos após o término de uma refeição; o outro é uma ausência de resposta imediata, associada ao aparecimento de uma motilidade exagerada subsequente, que surge no período pós-prandial (30 a 90 minutos).

Manifestações clínicas

As queixas mais comuns são dores abdominais, em geral de intensidade moderada a baixa, que parecem estar relacionadas ao reflexo gastrocólico, uma vez que surgem habitualmente no período pós-prandial e com desconforto abdominal, o qual é determinado por aumento da sensibilidade do paciente aos níveis de flatulência normal. A parede intestinal apresenta baixo limiar de tolerância à distensão promovida pelos gases intestinais habituais.

O ritmo intestinal, por outro lado, apresenta alterações importantes que incluem constipação (mais frequente nas fases iniciais da doença), diarreia e/ou alternância de constipação/diarreia. Cerca de 70 a 80% dos pacientes apresentam episódios de diarreia matinal após a primeira refeição, por conta da exacerbação do reflexo gastrocólico, o que constitui uma condição muito limitante à qualidade de vida, principalmente por que esse horário está relacionado, na maioria das vezes, aos compromissos de trabalho.

Em razão das fezes fragmentadas, amolecidas e de pequeno calibre, decorrentes de contrações intestinais excessivas, surge o tenesmo, contribuindo para um esvaziamento intestinal inapropriado. A consistência variável das fezes, que ocorre em razão da concomitância entre o trânsito intestinal lento de alguns dos resíduos fecais e rápido de outros, representa uma condição bastante desconfortável para os pacientes.

Em geral, a SII não está associada à perda ponderal nem a sangramentos, sendo esses dados relevantes principalmente para o diagnóstico diferencial com doenças orgânicas intestinais.

Diagnóstico e diagnóstico diferencial

Como a SII consiste em uma doença apenas funcional, seu diagnóstico fundamenta-se principalmente na análise da sintomatologia e quase sempre é feito pela exclusão de doenças intestinais orgânicas. É preciso estar atento às manifestações clínicas, que são bastante inespecíficas, e a alguns fatores de risco, como idade, presença de anemia e/ou de sangue nas fezes, emagrecimento e histórico familiar de doenças intestinais orgânicas, importantes parâmetros auxiliares no diagnóstico e alertas fundamentais para o diagnóstico diferencial. Pacientes acima de 50 anos de idade, com relato desses fatores de riscos, sugerem diagnóstico de doenças de caráter orgânico, como retocolite ulcerativa, doença de Crohn e câncer intestinal.

Vários critérios foram estabelecidos para ajudar os médicos a padronizar o diagnóstico. Entre eles, dois são muito utilizados: os critérios Manning, estabelecidos em 1978, e os de Rome II, publicados em 1999.

Critérios de Manning

- Dor abdominal aliviada ao evacuar;
- fezes amolecidas;
- evacuações mais frequentes quando as dores se instalam;
- distensão abdominal;
- presença de muco nas fezes;
- sensação de que a evacuação foi incompleta.

Critérios de Rome II

- Pelo menos 12 semanas de desconforto abdominal, não necessariamente consecutivas, nos últimos 12 meses ou dores que tenham, pelo menos, duas das três seguintes características:

— sensação de alívio ao evacuar;
— instalação associada à mudança na frequência das evacuações;
— instalação associada à mudança no formato das fezes.

Além do exame clínico, alguns exames complementares auxiliam no diagnóstico, como a pesquisa de sangue oculto nas fezes e a colonoscopia. Quando os resultados não são conclusivos, pode-se investigar mais detalhadamente o intestino delgado pelo exame imagenológico de trânsito intestinal. Em geral, quando um paciente apresenta manifestações clínicas sugestivas de SII e tem poucos ou nenhum dos fatores de risco, pode-se realizar uma prova terapêutica por um período de aproximadamente 1 mês; decorrido esse prazo, se a evolução clínica não for satisfatória, deve-se iniciar a investigação com os exames laboratoriais complementares citados.

No diagnóstico diferencial, há algumas condições patológicas orgânicas que devem ser consideradas, pois apresentam manifestações clínicas semelhantes e têm uma relação muito estreita com o estresse como fator desencadeante, agravante ou mantenedor das queixas – condições que também são bastante comuns na SII.

Uma doença importante para o diagnóstico diferencial é a retocolite ulcerativa, caracterizada por uma afecção inflamatória crônica que acomete a extremidade distal do intestino grosso e o reto e tem uma distribuição difusa e contínua. Na retocolite ulcerativa, inicialmente as lesões são mais superficiais, restritas à mucosa e, embora alguns casos cursem com progressão lenta e lesões mínimas, um elevado percentual de pacientes apresenta agravamento rápido das lesões, que se aprofundam na parede intestinal formando ulcerações importantes.

Ao contrário da SII, a retocolite ulcerativa tem um componente orgânico detectável e é prevalente em duas faixas etárias distintas: jovens (15 a 30 anos de idade) e idosos (acima dos 60 anos de idade); cursa com comprometimento da absorção intestinal, perda de peso e, na evolução crônica da doença, complicações, como perfuração intestinal e carcinoma.

Outro diagnóstico diferencial importante é com a doença de Crohn, uma afecção inflamatória crônica que pode se instalar em qualquer parte do tubo digestivo, sendo mais frequente no íleo terminal e nos segmentos do cólon. É mais prevalente em adultos jovens (20 a 40 anos de idade) e cursa com a formação de granulomas infecciosos relacionados à deficiência das defesas imunológicas do paciente. As lesões têm distribuição peculiar, caracterizada pela ocorrência de áreas inflamatórias bem delimitadas, adjacentes às regiões perfeitamente normais do tubo digestivo. De modo semelhante à SII, os distúrbios do trânsito intestinal e as dores abdominais têm associação muito estreita com o estresse psicológico. O curso evolutivo das lesões orgânicas da doença de Crohn pode ser muito variável, desde uma deterioração progressiva e grave até lesões estacionárias ou que regridem e desaparecem nos intervalos entre as crises da doença. Outras características clínicas importantes para o diagnóstico diferencial com a SII são ocorrência de febre moderada, perda de apetite e de peso e presença de secreção mucossanguinolenta ou purulenta nas fezes, além de a localização da dor abdominal ser, em geral, periumbilical e na fossa ilíaca direita, já que o íleo terminal e o cólon ascendente são as sedes mais frequentes das lesões inflamatórias. Assim, deve-se atentar ao fato de que a doença de Crohn é uma síndrome que abrange também outros setores do organismo, como articulações (artrites), vasos sanguíneos (tromboses e/ou embolias), olhos (conjuntivite) e vesícula biliar (colecistite), entre outros.

Tratamento

A esquematização terapêutica da Medicina Ocidental baseia-se em orientações dietéticas e de hábitos, como caminhadas, atenção e disponibilidade em relação aos horários em que surgem as necessidades de evacuação intestinal, e controle do estresse. A terapia medicamentosa tem limitações em seus benefícios. O uso de antidepressivos tricíclicos está baseado em evidências clínicas mais sólidas do que o uso antiespasmódicos ou anti-depressivos inibidores seletivos da recaptação da serotonina.

A eficácia dos tratamentos medicamentosos na SII é baixa e isso se reflete em um perfil de distresse e comprometimento da qualidade de vida em uma expressiva parcela dos pacientes. De acordo com Hussain e Quigley (2006)[9], estima-se que 50% dos portadores de SII, insatisfeitos com os resultados do tratamento alopático, procuram diferentes modalidades de medicinas alternativas e complementares, como a Acupuntura.

Smart et al. (1986)[10] investigaram em portadores de doenças do aparelho digestório: a frequência de opção por medicina alternativa, sendo 96 pacientes com SII, 143 com doenças orgânicas da parte superior do trato gastrointestinal e 222 com doença de Crohn; concluiu-se que os pacientes com SII foram os que mais aderiram ao uso das medicinas alternativas, provavelmente, em razão de se tratar de uma doença funcional sem nenhum acometimento orgânico, esses pacientes sentem-se beneficiados por terapias não farmacológicas.

No entanto, em termos de evidências científicas dos efeitos da Acupuntura na SII, as pesquisas clínicas publicadas até o momento ainda são inconclusivas, principalmente por apresentarem uma qualidade metodológica insuficiente em relação a aspectos como constituição dos grupos-controle e número de pacientes incluídos.

SÍNDROME DO INTESTINO IRRITÁVEL NA VISÃO DA MEDICINA TRADICIONAL CHINESA – ACUPUNTURA

A milenar MTC tem, de certa forma, uma reconhecida "autoridade", já que, durante milênios, foi o único recurso médico existente na China. Sua eficácia clínica venceu a barreira do tempo e, provavelmente, tem um papel importante na qualidade de vida da população chinesa – uma das mais numerosas do planeta.

De acordo com os conceitos filosóficos clássicos da MTC – Acupuntura, é possível interpretar os sintomas de qualquer doença e elaborar uma proposta de tratamento, seja integral ou como terapia adjuvante, mesmo para as novas doenças e as síndromes contemporâneas da Medicina Ocidental. Nesse contexto, esquemas de tratamento da SII têm sido elaborados e aplicados, com bons resultados, por muitos médicos acupunturistas em suas práticas diárias e, mais recentemente, já começam a surgir algumas pesquisas científicas buscando validar sua eficácia.

Um estudo-piloto evidenciou que pacientes com SII tratados por Acupuntura apresentaram melhora nos parâmetros de qualidade de vida e distensão abdominal, os quais representam importantes limitações no cotidiano desses pacientes. Paralelamente, Xing et al. (2004)[11] descreveram que a associação dos pontos E-36 (*Zusanli*) e CS-6 (*Neiguan*) diminuiu significativamente (em relação ao grupo-controle e à aplicação de falsa-Acupuntura) os sintomas de flatulência, a necessidade de evacuar e a dor abdominal nos portadores de SII.

A Acupuntura tem sido utilizada em vários distúrbios digestivos e um grande número de pesquisas tem evidenciado seus efeitos na fisiologia do trato gastrointestinal, incluindo secreção gástrica, motilidade de todos os segmentos do tubo digestivo, liberação de neurotransmissores gastrointestinais e mudanças no limiar de sensibilidade dolorosa. Afortunadamente, muitas das vias neuroanatomofisiológicas desses efeitos têm sido identificadas em modelos animais.

Tian et al.[7] mostraram, em um modelo experimental de SII induzido em ratos, que a eletroacupuntura aplicada nos pontos E-36 (*Zusanli*) e E-37 (*Shangjuxu*) atenuou significativamente a hipersensibilidade intestinal crônica, quando comparada à falsa eletroacupuntura (estímulo de um "não ponto" de Acupuntura) e à eletroacupuntura verdadeira aplicada em um ponto sem indicação clínica para o tratamento de SII, o B-62 (*Shenmai*). Também foi identificado que o efeito da eletroacupuntura verdadeira aplicada nos pontos E-36 (*Zusanli*) e E-37 (*Shangjuxu*) estava relacionado à inibição (induzida pela doença) da hiperfosforilação dos receptores NMDA na medula espinal dos ratos, sugerindo um envolvimento da via glutamatérgica no mecanismo de ação da Acupuntura sobre a SII. Nesse sentido, Tian et al. (2006)[12] demonstraram um efeito inibitório da eletroacupuntura na hipersensibilidade intestinal da SII, mediado pelo sistema serotoninérgico, enquanto Wu et al. (2008)[13] relacionaram a ação da eletroacupuntura na SII à prevenção da ativação dos mastócitos na mucosa intestinal e à diminuição da secreção de substância P e do peptídio vasoativo intestinal.

Os resultados benéficos da Acupuntura na SII não são, no entanto, unânimes. Forbes et al. (2005)[14] não encontraram diferença significativa entre as respostas de pacientes portadores de SII tratados com Acupuntura verdadeira (40,7% de melhora) e com falsa-acupuntura (31,2% de melhora), concluindo que ambas intervenções apresentaram resultados muito próximos. Schneider et al. (2007)[15] também não observaram diferenças significativas entre a Acupuntura verdadeira e a falsa Acupuntura, em relação às queixas clínicas da SII; todavia, quando testaram as variações do sistema nervoso autonômico (frequência cardíaca e controle neuroendócrino), foram evidenciadas ação benéfica da Acupuntura verdadeira e ausência de efeito na falsa-Acupuntura.

Embora exista uma preocupação louvável em testar se os efeitos da Acupuntura são reais, de acordo com critérios científicos, é necessário ressaltar que os parâmetros usados como referenciais na metodologia das pesquisas científicas quantitativas estão perfeitamente adequados às condições objetivas, ponderáveis e tangíveis, o que não corresponde à realidade da MTC – Acupuntura, a qual se fundamenta em aspectos energéticos que são quantificáveis parcialmente e apenas de forma indireta, por meio da detecção de variações biológicas funcionais (variações em atividades fisiológicas, em liberação de substâncias, nos limiares de sensibilidade, etc.). Assim, muitos dos efeitos da Acupuntura, que se observam na prática clínica realizada de acordo com um raciocínio diagnóstico fundamentado nos preceitos filosóficos milenares da MTC – Acupuntura, podem não ser igualmente evidenciados nas pesquisas científicas, não por serem irreais, mas, sim, porque os parâmetros metodológicos científicos são inadequados para a averiguação de seus componentes "energéticos", de modo que se torna difícil separar a "ineficácia da Acupuntura" da "não detecção" de seus benefícios, em razão dessa inadequação de parâmetros de avaliação.

Dessa forma, na clínica diária, é importante considerar os preceitos filosóficos que ao longo dos milênios vêm se mostrando satisfatórios e suficientes. Nesse contexto, avaliam-se a seguir alguns tópicos importantes para a compreensão da SII na visão da MTC – Acupuntura.

Concepção energética do tubo digestivo

Na visão da MTC – Acupuntura, o tubo digestivo é uma estrutura classificada como *Fu* (Víscera) em oposição complementar *Yang/Yin* com os *Zang* (Órgãos). Desse conjunto de *Zang Fu* (Órgãos e Vísceras) é gerado, a partir da essência energética dos alimentos (tubo digestivo) e da essência celeste (respiração/pulmão), o *Qi* (Energia Vital), responsável pela execução de todas as atividades biológicas que garantem a vida.

Essa visão milenar da MTC – Acupuntura descreve que o ser humano (de forma semelhante a todos os demais componentes da natureza que desempenham algum tipo de atividade) tem em sua constituição um componente energético, o qual precisa ser levado em consideração quando se avaliam a saúde e as doenças orgânicas.

Partindo desse princípio, a parte anatômica do corpo humano está constantemente promovendo expressivos gastos energéticos para o desempenho de sua fisiologia. Quando as fontes da energia biológica estão em condições adequadas e o fluxo energético se processa livremente, o organismo desempenha suas atividades vitais de modo natural, o que corresponde a uma condição de saúde.

Por outro lado, em caso de doença ocorre uma desarmonia, que pode ter início a partir dos componentes anatômico ou energético do corpo. O componente anatômico é a origem real de doenças como traumas (mecânicos, químicos, etc.), nos quais a matéria lesionada (alterações anatômicas) determina inaptidão para o desempenho de suas atividades (alterações funcionais). O componente energético, por sua vez, é a causa inicial de uma gama imensa de desarmonias. Uma alteração funcional decorrente do aporte energético inadequado promove sobrecarga orgânica e consequente lesão anatômica, como acontece em estados emocionais intensos ou prolongados, estresses cotidianos e fadigas, que promovem um consumo energético excessivo, conduzindo o organismo a condições de lesão anatômica (gastrites, infarto do miocárdio, tendinites, entre outras). Assim, a MTC – Acupuntura considera que a valorização do componente energético biológico (*Qi*) é fundamental para a preservação da saúde e a prevenção/tratamento das doenças.

O *Qi* (Energia) é produzido por cinco fontes energéticas específicas, denominadas *Zang* (Órgãos). Em uma aproximação com os conceitos da Medicina Ocidental, esses *Zang* (Órgãos) foram inadequadamente relacionados (desde as primeiras traduções ocidentais dos textos clássicos da MTC – Acupuntura) a cinco órgãos internos vitais: *Xin* (Coração), *Pi* (Baço/Pâncreas), *Fei* (Pulmão), *Shen* (Rins) e *Gan* (Fígado). De acordo com esses conceitos, para que os *Zang* (Órgãos) produzam o *Qi* (Energia), é necessária uma atividade conjunta de seis *Fu* (Vísceras), para assegurar o aporte de essências (substratos energéticos) provenientes do meio ambiente, sob a forma de "energia" dos alimentos, constituindo também um sistema de eliminação de catabólitos.

A maior parte desses *Fu* (Vísceras) representa estruturas do sistema digestório: *Wei* (Estômago), *Xiao Chang* (Intestino Delgado), *Da Chang* (Intestino Grosso), *Dan* (Vesícula Biliar) e, adicionalmente, *Pangguang* (Bexiga), que está relacionado ao sistema urinário e desempenha a função de purificação (eliminação de catabólitos) do componente energético biológico.

Além desses, existe ainda o *Sanjiao* (Triplo Aquecedor), que representa um constituinte puramente energético, para o qual as traduções ocidentais dos textos clássicos não descreveram nenhuma estrutura anatômica correspondente. Sua função é ativar e coordenar o metabolismo orgânico global. Dessa forma, o tubo digestivo tem um relevante papel tanto na formação [tornando os substratos energéticos disponíveis aos *Zang* (Órgãos)] quanto na purificação (eliminação de catabólitos) do *Qi* (Energia). Os *Zang Fu* (Órgãos e Vísceras) conectam-se com todo o organismo por meio de uma rede de meridianos que estabelece a circulação contínua do *Qi* (Energia) e constitui o suprimento energético essencial para que as estruturas anatômicas do corpo humano possam exercer suas variadas funções.

A atividade harmoniosa do tubo digestivo/trânsito intestinal (peristaltismo, transformação, absorção e eliminação) depende fundamentalmente do *Qi* (Energia) do *Pi* (Baço/Pâncreas), do *Qi* (Energia) do *Gan* (Fígado) e do sistema de Meridianos Unitários *Yang Ming* [*Wei – Da Chang* (Estômago-Intestino Grosso)].

Portanto, a grande maioria das doenças que afeta o sistema digestório envolve distúrbios energéticos desses *Zang Fu* (Órgãos e Vísceras).

Uma visão esquemática dessas concepções energéticas do tubo digestivo pode ser vista na Figura 23.1.

A SII, como uma condição que envolve exclusivamente a atividade funcional do tubo digestivo, ou seja, na qual o componente anatômico encontra-se preservado, encaixa-se perfeitamente dentro do campo de abrangência da MTC – Acupuntura.

De acordo com as suas concepções clássicas, a integridade anatomofuncional do aparelho digestório depende de três condições básicas:

- suas estruturas anatômicas devem ser bem formadas e ter a vitalidade preservada;
- a atividade funcional dessas estruturas deve ocorrer de forma equilibrada;
- o consumo energético imposto às estruturas deve ser apenas o necessário para o desempenho de suas atividades funcionais naturais.

Formação e vitalidade das estruturas anatômicas

A origem de qualquer estrutura orgânica depende do *Qi* Ancestral, que tem caráter hereditário e é o componente responsável pela modulação da constituição anatômica do organismo. Para a formação do corpo como um todo, o *Qi* Ancestral depende do *Zang Shen* (Rins) e cada estrutura específica conta com uma participação adicional do *Qi* Ancestral

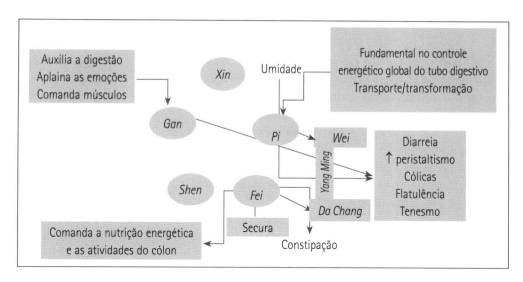

FIGURA 23.1 Esquema das inter-relações dos *Zang Fu* (Órgãos/Vísceras) e do Meridiano Unitário *Yang Ming*, sobre as estruturas componentes do tubo digestivo e suas respectivas atividades funcionais.

de outros *Zang* (Órgãos). Assim, boca, orofaringe, esôfago e estômago têm participação adicional do *Qi* Ancestral do *Pi* (Baço/Pâncreas), o que significa que qualquer malformação desses segmentos do tubo digestivo pode estar relacionada a distúrbios do *Qi* Ancestral do *Shen* (Rins) e/ou do *Pi* (Baço/Pâncreas). A formação do intestino delgado (duodeno, jejuno e íleo) tem participação adicional do *Qi* Ancestral do *Xin* (Coração); do intestino grosso (ceco, cólons ascendente, transverso, descendente e sigmoide), participação adicional do *Qi* Ancestral do *Fei* (Pulmão). Reto e ânus dependem do próprio *Shen* (Rins).

A vitalidade do tubo digestivo como um todo depende do *Qi* (Energia) do *Pi* (Baço/Pâncreas), enquanto suas funções gerais relacionam-se à ação conjunta dos *Zang Fu* (Órgãos e Vísceras), conforme descrito na Tabela 23.1.

TABELA 23.1 RELAÇÃO DOS *ZANG FU* (ÓRGÃOS E VÍSCERAS) E DO MERIDIANO UNITÁRIO, COM DIFERENTES TIPOS DE ATIVIDADES FISIOLÓGICAS DO TUBO DIGESTIVO

Tipo de atividade	*Zang Fu* (Órgãos e Vísceras)	Meridiano
Peristaltismo	*Pi* (Baço/Pâncreas), *Wei* (Estômago) e *Sanjiao* (Triplo Aquecedor)	*Yang Ming*
Absorção: essência energética/nutrientes dos alimentos	*Pi* (Baço/Pâncreas), *Gan* (Fígado) e *Sanjiao* (Triplo Aquecedor)	*Yang Ming*
Absorção: líquidos	*Pi* (Baço/Pâncreas), *Fei* (Pulmão) e *Sanjiao* (Triplo Aquecedor)	*Yang Ming*
Eliminação: catabólitos energéticos/orgânicos	*Pi* (Baço/Pâncreas), *Shen* (Rins) e *Sanjiao* (Triplo Aquecedor)	*Yang Ming*

Equilíbrio das atividades funcionais do tubo digestivo

O equilíbrio *Yang/Yin* dos *Zang Fu* (Órgãos e Vísceras) é uma condição crucial para que as atividades fisiológicas sejam processadas de forma normal. *Yang* representa estimulação, movimento, atividade contrátil ativa, aceleração; *Yin* significa o oposto complementar: inibição, repouso, retração passiva e retardo. É por meio da harmonia dinâmica entre esses dois aspectos *Yang/Yin* que se estabelece a atividade funcional saudável.

No que se refere ao aparelho digestório, a influência mais relevante provém do equilíbrio *Yang/Yin* do *Pi* (Baço/Pâncreas), o qual comanda importantes funções digestivas, como a transformação e o transporte da essência dos alimentos. Em circunstâncias normais, a harmonia entre o *Yang/Yin* do *Pi* (Baço/Pâncreas) determina desde o apetite, que traduz o reconhecimento de quais componentes telúricos (essência energética dos alimentos: sabores, cores, aroma, características sazonais, gradação de frescor, gradação de aquecimento, etc.) estão deficientes no organismo, até o transporte do conteúdo alimentar ao longo de todo o tubo digestivo, além de ter funções como a assimilação das essências energéticas alimentares e a eliminação dos catabólitos energéticos, por meio das fezes.

Entretanto, o *Pi* (Baço/Pâncreas) não é o único responsável pela atividade digestiva. Outros *Zang Fu* (Órgãos e Vísceras) têm também um papel crucial. Entre eles, destaca-se o equilíbrio *Yang/Yin* do *Gan* (Fígado), que comanda a musculatura da parede do tubo digestivo, coordenando a motilidade peristáltica e a atividade secretora glandular da mucosa gastrointestinal. Por outro lado, o equilíbrio *Yang/Yin* do *Wei* (Estômago) tem um papel importante na manutenção do ritmo peristáltico basal e nos processos de absorção e eliminação que ocorrem no trato gastrointestinal. O *Wei* (Estômago), apesar de ser um *Fu* (Víscera), e portanto, a estrutura auxiliar dos *Zang* (Órgãos) e não produtora de energia biológica, comporta-se de forma peculiar nessa dinâmica digestiva, produzindo seu próprio *Yang* e atuando como contraponto para o *Pi* (Baço/Pâncreas) na cadência da atividade peristáltica: o *Pi* (Baço/Pâncreas) promove uma força biológica com sentido ascendente ("faz subir o puro"), enquanto o *Wei* (Estômago) estimula o sentido de descida; dessa interação harmônica surge o ritmo peristáltico basal normal.

23 | *Consumo energético das estruturas do tubo digestivo*

Toda atividade exige consumo de energia. No aparelho digestório, é muito comum que hábitos comportamentais inadequados, muitas vezes adquiridos desde a infância, induzam a um consumo energético excessivo e que, ao longo dos anos, se tornará causa de muitas das disfunções digestivas.

De acordo com a Medicina Tradicional Chinesa – Acupuntura, o *Pi* (Baço/Pâncreas), comandante do tubo digestivo, tem sua capacidade funcional diretamente relacionada ao ciclo circadiano. Isso significa que, durante o período *Yang* do dia (do nascer ao pôr do sol), as atividades de transformação, transporte, assimilação e eliminação do *Pi* (Baço/Pâncreas) estão fortalecidas, tornando o tubo digestivo perfeitamente apto ao desempenho de suas funções digestivas. Por outro lado, no período *Yin* do dia (do pôr do sol à alvorada), o *Pi* (Baço/Pâncreas) entra em um repouso fisiológico natural. Assim, a concepção energética de uma alimentação saudável considera tanto uma associação equilibrada dos cinco sabores relacionados aos cinco *Zang* (salgado, ácido, amargo, doce e picante) quanto uma atenção especial ao horário das refeições. É importante alimentar--se durante o período *Yang* do dia, principalmente na fase ascendente deste *Yang* (do nascer do sol ao meio-dia). Por outro lado, a ingestão de alimentos frios, não cozidos, condimentados ou de difícil digestão, deve ser evitada no período *Yin*. Observa-se que essa regra é, na atualidade, cada vez mais transgredida pelas características inerentes do modo de vida contemporâneo, caracterizando um hábito agressivo à fisiologia digestiva. Outros hábitos prejudiciais ao *Pi* (Baço/Pâncreas)/tubo digestivo são: alimentação em quantidade exagerada, jejuns prolongados intercalados com ingestão acentuada de alimentos, ingestão seletiva predominante de um dos cinco sabores, alimentação precoce do lactente em substituição ao aleitamento, uso abusivo de leite na vida adulta, etc.

Etiologia e fisiopatologia energéticas das doenças

A constituição energética humana engloba três aspectos distintos, que interagem harmoniosamente na saúde: *Shen* (Mente), *Qi* Adquirido (corpo) e *Qi* Ancestral (hereditariedade). A interação energética desses componentes depende, em grande parte, do fluxo de *Qi* (Energia) dos meridianos de energia (Principais, Distintos e Curiosos), enquanto fatores que interferem na harmonia dessa interação podem determinar a quebra do equilíbrio dinâmico vigente e induzir a um processo evolutivo de adoecimento. Esse processo traduz-se por um acometimento no nível da reserva ou do potencial do *Qi* (Energia) dos *Zang Fu* (Órgãos e Vísceras) e/ou por uma Estagnação do fluxo do *Qi* (Energia) nos Meridianos de energia (Figura 23.2).

Como condições determinantes da perda do equilíbrio energético fisiológico, a MTC – Acupuntura descreve três classes de agentes agressores, que são de origem externa, interna e mistos.

Agentes de origem Externa

Estão relacionados a energias cósmicas: climáticas (frio, umidade, calor, vento e secura), quando em intensidade excessiva ou quando ocorrem fora de sua estação correspondente. Nesse contexto, mais recentemente, outras formas de radiações podem ser reconhecidas: ondas ultravioletas, eletromagnéticas, sonoras, etc.

Fatores de origem Interna

Referem-se às emoções cujos danos ao organismo humano, embora frequentemente desencadeadas por estímulos externos, dependem da forma como cada pessoa interpreta intimamente esses estímulos e de quais desestruturações na estabilidade emocional do indivíduo são geradas a partir deles.

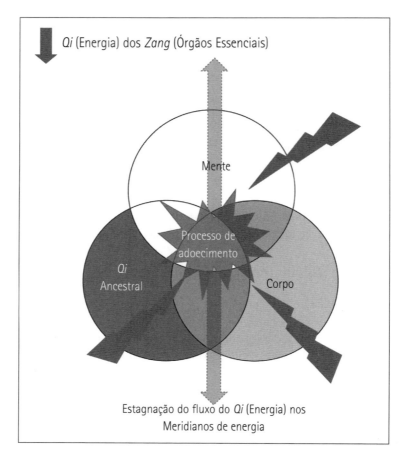

FIGURA 23.2 Visão esquemática da interação entre os três planos energéticos básicos do ser humano: *Shen* (Mente), *Qi* Adquirido (corpo) e *Qi* Ancestral (hereditariedade), sobre os quais os agentes desestabilizadores podem agir e dar origem ao processo de adoecimento.

Fatores mistos

São agentes ambientais que lesam mecânica ou quimicamente o organismo, por ocasião de seu contato, como alimentação desregrada, traumatismos, envenenamentos e fadigas.

Qualquer tipo de fator etiológico pode ser a causa inicial de um processo de desequilíbrio energético progressivo e gradual, que evolui por meio de três estágios distintos – energético, funcional e orgânico –, culminando com o estabelecimento de uma doença (como é definida pela medicina alopática) com suas manifestações clínicas específicas.

Etiologia e fisiopatologia energéticas da síndrome do intestino irritável

De acordo com a visão da MTC – Acupuntura, a SII encaixa-se entre os estágios energéticos e funcionais do processo de adoecimento, uma vez que não existe nenhum acometimento orgânico associado. Isso significa que a SII corresponde a uma condição que pode ser perfeitamente incluída nas doenças tratáveis por Acupuntura.

Do ponto de vista de sua etiologia energética, a doença está relacionada a duas das categorias de origem das doenças descritas pela MTC – Acupuntura: agentes de origem interna e/ou de origem mista.

Os agentes de origem interna são muito frequentes e correspondem aos conflitos emocionais, os quais, para a MTC – Acupuntura, têm uma importância crucial, porque atuam fragilizando diretamente o equilíbrio *Yang/Yin* do *Gan* (Fígado) – *Zang* (Órgãos) responsável pelo aplainamento de todos os tipos de emoções.

Uma emoção, especialmente quando é intensa, súbita e/ou duradoura, pode se caracterizar como um agente de origem interna capaz de desestabilizar o *Qi* (Energia) do *Gan* (Fígado), a ponto de comprometer a capacidade do indivíduo de equalizar sua percepção emocional, criando um estado de labilidade gradativamente crescente e lesivo. Na evolução do processo de adoecimento, a pessoa passa a perceber o ambiente de forma mais passional que racional, ampliando seu sofrimento. Por outro lado, o *Gan* (Fígado) atua diretamente sobre o aparelho digestório em diversos níveis (controle da motilidade gastrointestinal, liberação de secreções glandulares, principalmente de suco gástrico, assimilação da essência dos alimentos, entre outros), sendo por meio dessas vias que a MTC – Acupuntura explica por que os destresses aplainados pelo *Gan* (Fígado) estão tão claramente associados a sintomas gastrointestinais, como gastrite "nervosa", úlceras pépticas, diarreias e/ou constipação intestinal, anorexia ou bulimia nervosa e SII.

Entre os agentes de origem mista envolvidos no processo de adoecimento da SII, o principal é o desregramento nos hábitos alimentares, que está relacionado não apenas à composição do alimento, mas também à toda aquela gama de características (quantidade, horário, procedência dos alimentos, entre outras) citadas anteriormente, as quais interferem na captação da essência alimentar – fundamental para formação do *Qi* (Energia). Nesse contexto, o setor do organismo mais afetado é o equilíbrio *Yang/Yin* do *Pi* (Baço/Pâncreas), que comanda o tubo digestivo como um todo, ou seja, é responsável pela manutenção da vitalidade de suas estruturas, supre de energia o meridiano unitário *Yang Ming* (responsável pela coordenação do trânsito intestinal) e equaliza o nível de umidade ideal do conteúdo gastrointestinal [por meio de sua relação funcional intrínseca com o *Fei* (Pulmão) (meridiano unitário *Tai Yin*)], dando ao bolo alimentar/fecal a consistência adequada para a sua progressão ao longo do tubo digestivo – o que favorece a assimilação das essências e a eliminação dos catabólitos energéticos (ver Figura 23.1).

Dessa forma, a fisiopatologia da SII pode ser avaliada, de acordo com as concepções filosóficas da MTC – Acupuntura, como decorrente da desarmonia energética e funcional do *Qi* (Energia) de três *Zang* (Órgãos): *Pi* (Baço/Pâncreas), *Gan* (Fígado) e *Fei* (Pulmão); consequentemente, essa desarmonia compromete o fluxo de *Qi* (Energia), no Meridiano Unitário *Yang Ming*.

Tratamento energético da síndrome do intestino irritável

O tratamento energético engloba dois objetivos distintos, mas complementares: controlar o movimento peristáltico e restaurar, a um nível de eficiência, a coordenação motora do tubo digestivo. Para isso, atua-se em cinco setores básicos: harmonização da energia vital das estruturas acometidas do trato gastrointestinal, desestagnação do fluxo de *Qi* (Energia) por meio do meridiano unitário *Yang Ming*, harmonização do *Qi* do abdome, harmonização dos distúrbios energéticos internos induzidos pelos conflitos emocionais, e orientação dietética relacionada aos aspectos energéticos dos alimentos.

A seguir, há uma descrição de um amplo arsenal de pontos de Acupuntura, acompanhada de considerações energéticas relativas a cada um deles, que facilitam a escolha e a seleção dos que são mais indicados para cada paciente. Vale lembrar que, de acordo com a MTC – Acupuntura, não é possível propor um esquema padrão de tratamento, que levaria em conta o tipo de doença em vez do padrão energético próprio de cada caso. Assim, uma doença (neste caso, a SII) pode ter vários tipos diferentes de pontos de Acupuntura: em um paciente com SII cujo fator etiológico energético preponderante está relacionado a conflitos emocionais, deve-se dar mais ênfase ao tratamento do *Gan* (Fígado), aplainador das emoções, e do *Pi* (Baço/Pâncreas), comandante do tubo digestivo; quando o principal fator etiológico é desregramento alimentar, tornam-se cruciais a orientação dietética sob enfoque energético, a harmonização do *Pi* (Baço/Pâncreas) e a circulação do *Yang Ming*; quando o detalhe propedêutico mais importante é o aumento da incidência familiar de SII (lembrando que esse traço não é genético, mas, provavelmente, uma influência sociofamiliar), sem relatos relevantes de outros agentes etiológicos, como os fatores emocionais e/ou alimentares, é necessário fortalecer a energia vital das estruturas do tubo digestivo que foram mais afetadas – na SII, em geral, esse padrão de abordagem energética envolve esôfago/*Gan* (Fígado) e cólons/*Fei* (Pulmão) –, além de harmonizar o *Pi* (Baço/Pâncreas). Contudo, os pontos propostos para harmonização do abdome são muito úteis em todos os casos, principalmente quando o paciente estiver em vigência de crises agudas ou reagudização.

23 | *Harmonização da energia vital das estruturas do trato gastrointestinal*

A energia vital do tubo digestivo como um todo depende do equilíbrio *Yang/Yin* do *Pi* (Baço/Pâncreas). Assim, em praticamente todos os casos de SII, indica-se realizar a harmonização, utilizando o ponto relacionado ao *Jing* Adquirido para fortalecer a essência adquirida, seguido do sistema *Shu-Mo-Yuan* do *Pi* (Baço/Pâncreas). Como o intestino grosso é a parte do tubo digestivo mais frequentemente acometida, é importante também aumentar a essência vital desse *Fu* (Víscera), por meio do fortalecimento de seu *Zang* (Órgão) acoplado, o *Fei* (Pulmão):

- B-49 (*Yishe*): ponto relacionado ao *Jing* Adquirido (Essência Energética) do *Pi* (Baço/Pâncreas), localizado a 3 *tsun* laterais da extremidade do processo espinhoso de T_{11}

(11ª vértebra torácica), e que se relaciona ao ramo lateral do ramo dorsal do 11º nervo espinhal, o qual, por sua vez, está relacionado a um dos segmentos da medula espinal que é responsável pela inervação esplâncnica tanto do baço quanto do pâncreas. O estímulo deste ponto deve combinar a inserção oblíqua da agulha direcionada ao ponto B-20 (*Pishu*) (sem transfixação) e a aplicação de moxabustão indireta sobre a agulha, de forma breve, mas suficiente para promover um aquecimento local agradável, evitando, portanto, desconforto, eritemas e/ou dolorimento;

- B-20 (*Pishu*): ponto *Shu* dorsal do *Pi* (Baço/Pâncreas), localizado bilateralmente a 1,5 *tsun* laterais da extremidade do processo espinhoso de T_{11} (11ª vértebra torácica), e que se relaciona ao ramo medial do ramo dorsal do 11º nervo espinhal, o qual, por sua vez, está relacionado a um dos segmentos da medula espinal – responsável pela inervação esplâncnica tanto do baço quanto do pâncreas. Deve ser feito o estímulo deste ponto apenas com moxabustão indireta, aplicada por um breve período, a fim de promover aquecimento local agradável, evitando desconforto, eritemas e/ou dolorimento;

- F-13 (*Zhangmen*): ponto *Mo* (Alarme) do *Pi* (Baço/Pâncreas), localizado na parede anterolateral do abdome, bilateralmente, na correspondência da margem inferior da extremidade livre da 11ª costela; relaciona-se ao ramo ventral do 11º nervo intercostal, o qual corresponde a um dos segmentos da medula espinal que compõe a inervação esplâncnica tanto do baço quanto do pâncreas. Este ponto também tem como função energética promover a harmonização integrativa da energia dos *Zang* (Órgãos) localizados na cavidade abdominal. O estímulo deve ser feito com agulha e leves movimentos de rotação (horário/anti-horário) para obtenção do *Te Qi* (sensação de Acupuntura), deixando em seguida a agulha inserida no local por aproximadamente 20 minutos;

- BP-3 (*Taibai*): ponto Fonte do *Pi* (Baço/Pâncreas), localizado bilateralmente à margem medial do pé, na correspondência da linha que limita a pele dorsal e plantar, em uma reentrância imediatamente proximal à cabeça do primeiro metatarso. A agulha inserida deve permanecer no local por 20 minutos;

- BP-6 (*Sanyinjiao*) para fortalecer a essência energética do *Pi* (Baço/Pâncreas) e do *Wei* (Estômago): ponto localizado bilateralmente na margem medial da tíbia, 3 *tsun* proximais ao ponto mais saliente do maléolo medial. A agulha inserida deve permanecer no local por 20 minutos;

- P-9 (*Taiyuan*): ponto Fonte do *Fei* (Pulmão), localizado bilateralmente às linhas de flexão dos pulsos, adjacente à margem radial da artéria radial. A agulha inserida deve permanecer no local por 20 minutos.

Sistema *Luo-Yuan* entre *Fei* (Pulmão) e *Da Chang* (Intestino Grosso)

- P-7 (*Lieque*): ponto *Luo* do *Fei* (Pulmão), localizado nos antebraços, bilateralmente, a 1,5 *tsun* proximais ao ponto P-9 (*Taiyuan*) e adjacente à margem radial da artéria radial. Deve-se fazer inserção oblíqua da agulha, direcionada para o IG-4 (*Hegu*), com retenção por 20 minutos;

- IG-4 (*Hegu*): ponto Fonte *Yuan* (*Shu* Antigo) do *Da Chang* (Intestino Grosso), localizado bilateralmente à face dorsal das mãos, na parte mais saliente da proeminência que se forma quando o polegar estendido está posicionado em adução ao dedo indicador. Realiza-se inserção oblíqua da agulha, direcionada para o P-7 (*Lieque*), com retenção por 20 minutos.

Estímulo da essência vital global do organismo

- R-3 (*Taixi*): ponto Fonte *Yuan* (*Shu* Antigo) do *Shen* (Rins) – *Zang* (Órgãos) considerado Raiz Energética da vida –, localizado bilateralmente à face medial dos tornozelos, entre o ponto mais saliente do maléolo medial e o tendão do calcâneo. A agulha inserida deve permanecer no local por 20 minutos;
- VC-8 (*Shenque*): ponto que aumenta a essência vital global do organismo e fortalece a energia do abdome. O estímulo deve ser feito apenas com moxabustão indireta, aplicada por um breve período, apenas o suficiente para promover aquecimento local agradável, evitando desconforto, eritemas e/ou dolorimento.

Desestagnação do fluxo de energia através do Canal Unitário Yang Ming

A coordenação da atividade do tubo digestivo como um todo depende do livre fluxo energético no *Yang Ming*, o qual é composto pelos meridianos principais *Da Chang* (Intestino Grosso) e *Wei* (Estômago). Estagnações por frio, calor e umidade-calor e mucosidade são condições que interferem principalmente no ritmo do trânsito gastrointestinal e estão relacionadas à diarreia e à constipação intercaladas. Os pontos de Acupuntura utilizados são:

- IG-2 (*Erjian*): ponto *Iong* (*Shu* Antigo) do *Da Chang* (Intestino Grosso), localizado bilateralmente à margem radial das mãos, na correspondência da linha que limita a pele dorsal e palmar, em uma reentrância imediatamente distal à base da primeira falange do dedo indicador. A agulha inserida deve permanecer no local por 20 minutos;
- IG-4 (*Hegu*): ponto Fonte *Yuan* (*Shu* Antigo) do *Da Chang* (Intestino Grosso), localizado bilateralmente à face dorsal das mãos, na parte mais saliente da proeminência que se forma quando o polegar estendido está posicionado em adução em relação ao dedo indicador. A agulha inserida deve permanecer no local por 20 minutos;
- IG-10 (*Shousanli*): ponto que desfaz a Estagnação e harmoniza o meridiano *Yang Ming*. Localiza-se bilateralmente à região dorsal dos antebraços, a 2 *tsun* distais do IG-11 (*Quchi*), sobre uma linha imaginária que une este ponto à tabaqueira anatômica. A agulha inserida deve permanecer no local por 20 minutos;
- IG-11 (*Quchi*): ponto *Ho* (*Shu* Antigo) do *Da Chang* (Intestino Grosso), localizado na extremidade radial da prega de flexão a 90° do cotovelo. A agulha inserida deve permanecer no local por 20 minutos;

- E-36 (*Zusanli*): ponto *Ho* (*Shu* Antigo) do *Da Chang* (Intestino Grosso), localizado bilateralmente à face anterolateral das pernas, a 3 *tsun* distais do ápice da patela e 1 *tsun* lateral à margem anterior da tíbia. A agulha inserida deve permanecer no local por 20 minutos;
- E-43 (*Xiangu*): ponto *Iu* (*Shu* Antigo) do *Da Chang* (Intestino Grosso), localizado bilateralmente à região dorsal dos pés, no espaço interósseo do 2º e do 3º metatarsos, a 1,5 *tsun* proximais à interlinha articular metatarsofalangeana. A agulha inserida deve permanecer no local por 20 minutos;
- E-44 (*Neiting*): ponto *Iong* (*Shu* Antigo) do *Da Chang* (Intestino Grosso), localizado bilateralmente à região dorsal dos pés, no espaço interósseo do 2º e do 3º metatarsos, no nível da interlinha articular metatarsofalangeana. A agulha inserida deve permanecer no local por 20 minutos.

Harmonização da energia do abdome

As cavidades anatômicas têm uma energia própria que assegura a interação funcional das estruturas intracavitárias. No caso do abdome, a harmonização dessa energia pode ser feita por meio da Acupuntura. Os pontos utilizados são:

- CS-6 (*Neiguan*): ponto *Luo* do *Xin Bao* (Circulação-Sexo), localizado bilateralmente aos antebraços, a 2 *tsun* proximais ao ponto central da prega de flexão dos pulsos. O estímulo deve ser feito com agulha inserida perpendicularmente e mantida no local por 20 minutos;
- F-13 (*Zhangmen*): ponto *Mo* (Alarme) do *Pi* (Baço/Pâncreas), localizado na parede anterolateral do abdome, bilateralmente, na correspondência da margem inferior da extremidade livre da 11ª costela e que se relaciona ao ramo ventral do 11º nervo intercostal, o qual corresponde a um dos segmentos da medula espinhal que participa da inervação esplâncnica tanto do baço quanto do pâncreas. Este ponto também tem importante função energética, promover harmonização integrativa da energia dos *Zang* (Órgãos) localizados na cavidade abdominal. O estímulo deve ser feito com agulha e leves movimentos de rotação (horário/anti-horário) para obtenção do *Te Qi* (sensação de Acupuntura), deixando a agulha inserida no local por aproximadamente 20 minutos;
- VC-15 (*Jiuwei*): ponto *Luo* do *Ren Mai* (Vaso-Concepção), localizado na linha mediana anterior da parede abdominal, a 2 *tsun* distais à articulação xifoesternal e se relaciona ao ramo ventral do 7º nervo intercostal, o qual corresponde a um dos segmentos da medula espinal que participa da inervação esplâncnica tanto do baço quanto do pâncreas. O estímulo deve ser feito com agulha e leves movimentos de rotação (horário/anti-horário) para obtenção do *Te Qi* (sensação de Acupuntura), deixando a agulha inserida no local por aproximadamente 20 minutos;
- VC-12 (*Zhongwan*): ponto *Mo* do *Wei* (Estômago), localizado na linha mediana anterior da parede abdominal, a 4 *tsun* proximais do umbigo, se relaciona ao ramo ventral do 8º nervo intercostal, que corresponde a um dos segmentos da medula espinal e

participa da inervação esplâncnica tanto do baço quanto do pâncreas. O estímulo deve combinar a inserção perpendicular da agulha com a aplicação breve de moxabustão indireta. Após a moxabustão, a agulha deve permanecer no local por 20 minutos;

- E-25 (*Tianshu*): ponto *Mo* do *Da Chang* (Intestino Grosso), localizado bilateralmente à parede abdominal, a 2 *tsun* equidistantes à linha mediana anterior, na correspondência de uma horizontal imaginária, traçada na altura do umbigo. Relaciona-se ao ramo ventral do 10° nervo espinhal, o qual corresponde a um dos segmentos da medula espinhal e participa da inervação esplâncnica tanto do baço quanto do pâncreas. O estímulo destes pontos deve combinar a inserção perpendicular da agulha com a aplicação breve de moxabustão indireta. Após a moxabustão, a agulha deve permanecer no local por 20 minutos.

Harmonização dos distúrbios energéticos internos induzidos pelos conflitos emocionais

Os distúrbios energéticos internos decorrentes de conflitos emocionais podem estar ligados a situações não conscientes, que consomem muita energia de forma silenciosa/oculta e para as quais outros recursos de apoio psicológico devem ser buscados, uma vez que estão situados fora do alcance da Acupuntura.

No entanto, outra ampla gama de distúrbios emocionais pode ser incluída no campo de ação da Acupuntura. É o caso dos conflitos emocionais que decorrem de condições lesivas prévias e que permanecem machucando o indivíduo. Assim, por exemplo, condições emocionais difíceis de serem descartadas por suas próprias naturezas (pais com filhos delinquentes, dependência física ou financeira de alguém que se transforma em um algoz – chefes ditatoriais em um emprego indispensável, dependência financeira de parceiro agressivo) ou, ainda, incapacidade de superar um luto pelo impacto do sofrimento, como morte de um filho, falências, entre outras. Apesar de o paciente ter plena consciência daquilo que o faz sofrer, continua vítima de um grande consumo energético. Os exemplos mencionados de violentas emoções foram escolhidos apenas por força de expressão, para tornar mais claro o contexto de um tipo de conflito que promove desgaste energético, apesar de o paciente ter plena consciência dele. No entanto, mesmo emoções mais rotineiras podem ser incluídas nesse contexto, desde que, para o paciente, aquele conflito seja consciente e insuperável. É o que acontece nas dependências afetivas (casamentos mal-sucedidos, sensação de ser devedor por favores previamente recebidos, entre outros), que muitas vezes fazem o paciente suportar por longos anos a exploração emocional de outra pessoa. Para essas condições, pode-se utilizar o sistema dos meridianos distintos, que fortalece psicologicamente o indivíduo, já que harmoniza a "morada do *Shen* (Mente)" e evita um consumo energético incontrolado.

Por outro lado, o grande aplainador de todos os estímulos emocionais é o *Gan* (Fígado). Quando este *Zang* (Órgãos) está em desarmonia energética, cria-se uma condição intrínseca de labilidade emocional, com tendência a assumir uma visão amplificada do sofrimento, o que confere ao indivíduo uma postura mais passional que racional no seu padrão de comportamento.

Finalmente, na Acupuntura existe também um esquema de pontos que "acalmam a mente", ou seja, atuam elevando o limiar de sensibilidade emocional de forma que pacientes com traços de ansiedade, labilidade emocional, humor deprimido, agitação psíquica, taquipsiquismo e taquilalia possam ser beneficiados.

Esses três esquemas de tratamento são benéficos na SII, uma vez que, em última análise, atuam promovendo uma forma de harmonização do *Gan* (Fígado) que, ao ser fortalecido, torna-se mais resistente aos conflitos emocionais, minimizando suas consequências.

Do ponto de vista da SII, fazendo um paralelo entre as concepções da MTC – Acupuntura e da Medicina Ocidental, pode-se interpretar que o *Gan* (Fígado) exerce influência relevante sobre a motilidade gastrointestinal, porque comanda os músculos e os nervos; em uma visão integrativa com a Medicina Ocidental, isso pode ser interpretado como uma estrutura que tem influência sobre a musculatura lisa do tubo digestivo, o sistema mioentérico e o sistema nervoso simpático/parassimpático. Portanto, há uma forte ação sobre o sítio de desarmonia na SII, definida como uma disfunção da neuro-musculatura do trato gastrointestinal.

Para harmonizar o *Gan* (Fígado) – reestruturando a atividade de aplainamento das emoções – e equalizar seu comando sobre as estruturas do trato gastrointestinal, pode-se utilizar o sistema *Shu-Mo-Yuan*:

- B-18 (*Ganshu*): ponto *Shu* dorsal do *Gan* (Fígado), localizado na região dorsal do tronco, bilateralmente, a 1,5 *tsun* da extremidade da apófise espinhosa de T_9 (nona vértebra torácica). Relaciona-se com ramo medial da raiz dorsal do 9º nervo espinhal, que, por sua vez, está relacionado a um dos segmentos da medula espinhal que compõe a inervação esplâncnica do fígado. Deve-se fazer o estímulo deste ponto com moxabustão indireta, aplicada por um breve período, o suficiente para promover um aquecimento local agradável, evitando desconforto, eritemas e/ou dolorimento;
- F-14 (*Qimen*): ponto *Mo* (Alarme) do *Gan* (Fígado), localizado na parede anterior do tórax, bilateralmente, no 6º espaço intercostal, que corresponde a uma vertical imaginária traçada ao nível do mamilo. Relaciona-se com ramo ventral do 6º nervo intercostal, o qual corresponde a um dos segmentos da medula espinhal que participa da inervação esplâncnica do fígado. O estímulo deve ser feito com agulha em leves movimentos de rotação (horário/anti-horário), para obtenção do *Te Qi* (sensação de Acupuntura), deixando a agulha inserida no local por aproximadamente 20 minutos;
- F-3 (*Taichong*): ponto Fonte do *Gan* (Fígado), localizado na região dorsal do pé, bilateralmente, no espaço interósseo do 1º e do 2º metatarsos, a 1,5 *tsun* proximais à interlinha articular metatarsofalangeana. A agulha inserida deve permanecer no local por 20 minutos.
- BP-6 (*Sanyinjiao*): ponto localizado bilateralmente à margem medial da tíbia, a 3 *tsun* proximais ao ponto mais saliente do maléolo medial. É utilizado para fortalecer a essência energética do *Pi* (Baço/Pâncreas) e do *Wei* (Estômago), sendo que a agulha deve permanecer no local por 20 minutos.

Para fortalecer psicologicamente o indivíduo, evitando um consumo energético incontrolado do *Qi* (Energia) do *Gan* (Fígado), por causa de conflitos emocionais conscientizados, mas insuperáveis para aquele paciente, pode-se utilizar o sistema dos meridianos distintos. Um, entre os três pares de meridianos distintos, pode estar bem indicado no tratamento da SII: *Gan* (Fígado)/*Dan* (Vesícula Biliar), *Xin Bao* (Circulação-Sexo)/*Sanjiao* (Triplo Aquecedor) ou *Pi* (Baço/Pâncreas)/*Wei* (Estômago).

Meridiano distinto *Gan* (Fígado)/*Dan* (Vesícula Biliar)

- F-5 (*Ligou*): ponto *Luo* e também ponto de origem do meridiano distinto do *Gan* (Fígado), localizado na margem medial da tíbia, bilateralmente, a 5 *tsun* proximais do ponto mais saliente do maléolo medial. O estímulo deve ser feito com agulha em leves movimentos de rotação (horário/anti-horário) para obtenção do *Te Qi* (sensação de Acupuntura), deixando a agulha inserida no local por aproximadamente 20 minutos;
- VB-30 (*Huantiao*): ponto de origem do meridiano distinto do *Dan* (Vesícula Biliar), localizado bilateralmente à região glútea, no ponto limite entre o terço lateral e o terço intermédio de uma linha imaginária que une a extremidade superior da fenda interglútea ao ponto mais saliente do trocânter maior do fêmur. Trata-se de um ponto de Acupuntura muito profundo, em virtude das massas adiposa e muscular, próprias da região. O estímulo deve ser feito com agulha em leves movimentos de rotação (horário/anti-horário) para obtenção do *Te Qi* (sensação de Acupuntura), deixando a agulha inserida no local por aproximadamente 20 minutos;
- VB-1 (*Tongziliao*): ponto de confluência do meridiano distinto do *Gan* (Fígado) com o do *Dan* (Vesícula Biliar), localizado bilateralmente à face, a 0,5 *tsun* lateral da extremidade da comissura das pálpebras. A agulha inserida deve permanecer no local por 20 minutos.

Meridiano distinto *Xin Bao* (Circulação-Sexo)/*Sanjiao* (Triplo Aquecedor)

- CS-1 (*Tianchi*): ponto de origem do meridiano distinto do *Xin Bao* (Circulação-Sexo), localizado bilateralmente ao tórax, a 1 *tsun* lateral do mamilo. Este ponto situa-se ao nível da musculatura intercostal, e não no tecido mamário, o que torna a inserção/manipulação profunda e desconfortável nas mulheres. A agulha inserida deve permanecer no local por 20 minutos;
- TA-16 (*Tianyou*): ponto de confluência dos meridianos distintos do *Xin Bao* (Circulação-Sexo) e do *Sanjiao* (Triplo Aquecedor), localizado bilateralmente ao pescoço, na margem posterior do músculo esternocleidomastóideo, que corresponde a uma vertical traçada a partir do ângulo da mandíbula. O estímulo deve ser feito com agulha em leves movimentos de rotação (horário/anti-horário) para obtenção do *Te Qi* (sensação de Acupuntura), deixando a agulha inserida no local por aproximadamente 20 minutos;
- VG-20 (*Baihui*): ponto de origem do meridiano distinto do *Sanjiao* (Triplo Aquecedor), localizado na intersecção da linha mediana da cabeça com a vertical traçada entre o

ápice de ambas as orelhas externas. Inserção oblíqua da agulha, na direção da linha mediana posterior, com sentido craniocaudal e retenção da agulha por 20 minutos.

Meridiano distinto *Pi* (Baço/Pâncreas)/*Wei* (Estômago)

- BP-12 (*Chongmen*): ponto de origem do meridiano distinto do *Pi* (Baço/Pâncreas), localizado na região anterior da articulação do quadril, bilateralmente, a 3,5 *tsun* da linha mediana anterior, na altura da margem superior do púbis. O estímulo deve ser feito com agulha em leves movimentos de rotação (horário/anti-horário) para obtenção do *Te Qi* (sensação de Acupuntura), deixando a agulha inserida no local por aproximadamente 20 minutos;
- E-30 (*Qichong*): ponto de origem do meridiano distinto do *Wei* (Estômago), localizado no sulco inguinal, bilateralmente, a 2 *tsun* da linha mediana anterior, na altura da margem superior do púbis. O estímulo deve ser feito com agulha em leves movimentos de rotação (horário/anti-horário) para obtenção do *Te Qi* (sensação de Acupuntura), deixando a agulha inserida no local por aproximadamente 20 minutos;
- E-9 (*Renyin*): ponto de confluência do meridiano distinto do *Pi* (Baço/Pâncreas) com o do *Wei* (Estômago), localizado bilateralmente à face anterior do pescoço, a 1,5 *tsun* equidistante à linha mediana anterior, em uma horizontal traçada sobre a cartilagem tireoidiana e adjacente à margem posterior da artéria carótida comum. O estímulo deve ser feito com agulha em leves movimentos de rotação (horário/anti-horário) para obtenção do *Te Qi* (sensação de Acupuntura), deixando a agulha inserida no local por aproximadamente 20 minutos.

Para poupar desgastes excessivos do *Gan* (Fígado) por causa de sua função de aplainamento das emoções, pode-se utilizar o esquema de pontos que "acalmam a mente":

- CS-6 (*Neiguan*): ponto *Luo* do *Xin Bao* (Circulação-Sexo), localizado bilateralmente aos antebraços, a 2 *tsun* proximais do ponto central da prega de flexão dos pulsos. O estímulo deve ser feito com agulha inserida perpendicularmente e mantida no local por 20 minutos;
- C-7 (*Shenmen*): ponto fonte (*Shu* Antigo) do *Xin* (Coração), localizado bilateralmente aos antebraços, na prega de flexão dos pulsos, proximal à margem medial do osso pisiforme. O estímulo deve ser feito com agulha inserida perpendicularmente e mantida no local por 20 minutos;
- VG-20 (*Baihui*): ponto localizado na intersecção da linha mediana da cabeça com a vertical traçada entre o ápice de ambas as orelhas externas. Inserção oblíqua da agulha, na direção da linha mediana posterior, com sentido craniocaudal e retenção da agulha por 20 minutos;
- M-DC-35 (*YinTang*): ponto localizado na face, no cruzamento da linha mediana anterior com a linha correspondente aos ângulos mediais das sobrancelhas. Inserção oblíqua da agulha, na direção da linha mediana anterior e no sentido craniocaudal, com retenção da agulha por 20 minutos.

Embora cada paciente tenha um processo individual de adoecimento e necessite de tratamentos específicos, tem-se observado um padrão energético constante na maioria dos portadores de SII, o que possibilita propor os pontos de Acupuntura (Tabela 23.2) mais frequentemente utilizados.

TABELA 23.2 PONTOS DE ACUPUNTURA PROPOSTOS COMO ESQUEMA BASAL DE TRATAMENTOS DA SII E A FORMA PREFERENCIAL DE ESTIMULAÇÃO (MOXABUSTÃO E/OU ACUPUNTURA)

Afecção	Esquema de tratamento basal		
	Moxabustão	Inserção de agulhas	
Síndrome do intestino irritável	B-49 (*Yishe*) B-20 (*Pishu*) B-18 (*Ganshu*) E-25 (*Tianshu*) VC-12 (*Zhongwan*) VC-8 (*Shenque*)	F-13 (*Zhangmen*) CS-6 (*Neiguan*) P-7 (*Lieque*) E-36 (*Zusanli*) VC-12 (*Zhongwan*) IG-10 (*Shousanli*) VG-20 (*Baihui*) M-DC-35 (*Yintang*)	BP-3 (*Taibai*) BP-6 (*Sanyinjiao*) IG-4 (*Hegu*) R-3 (*Taixi*) E-25 (*Tianshu*) E-44 (*Neiting*) TA-16 (*Tianyou*) F-3 (*Taichong*)

Orientação dietética
Alimentos que devem ser evitados

- Leite e seus derivados, açúcares, amido, massas, bolos, pães, batata: devem ser evitados especialmente quando o *Pi* (Baço/Pâncreas) está muito deficiente, pois esses alimentos aumentam o acúmulo de Umidade no tubo digestivo;
- vegetais que favorecem a fermentação (repolho, brócolis, couve, feijão, lentilha, grão-de-bico): devem ser evitados especialmente nos pacientes com Fogo do *Gan* (Fígado) associado à Plenitude de Umidade no *Pi* (Baço/Pâncreas);
- condimentos picantes, sal grosso e produtos com excesso de conservantes: devem ser evitados principalmente por pacientes com *Fei* (Pulmão) deficiente, pois esse *Zang* (Órgãos) é responsável pela nutrição de essência vital para o *Da Chang* (Intestino Grosso), onde a ação desses alimentos é mais agressiva.

Alimentos que devem ser ingeridos

Alimentos ricos em fibras solúveis que compactam e auxiliam a formação do bolo fecal, como polpas de frutas e alguns cereais. Na SII em que predomina a constipação intestinal, recomenda-se a ingestão de fibras insolúveis, presentes nas verduras em geral e nas cascas de frutas e de cereais, que atuam como laxante.

CONSIDERAÇÕES FINAIS

Este capítulo apresentou considerações relativas à SII em uma visão integrativa entre os conhecimentos da Medicina Ocidental e os preceitos milenares da MTC – Acupuntura.

Na concepção da Medicina Ocidental, encontram-se embasamentos anatomofisiológicos do aparelho digestório seguidos de aspectos epidemiológicos, clínicos e terapêuticos da síndrome, enquanto sob ponto de vista da Medicina Chinesa abrange a visão energética tradicional, que possibilita interpretar a doença por um esquema terapêutico baseado em Acupuntura e moxabustão.

Por fim, há uma descrição dos resultados de alguns trabalhos clínicos e experimentais que têm investigado os efeitos da Acupuntura nessa afecção digestiva.

BIBLIOGRAFIA

1. Connell AM. Motility and its disturbances. Clin Gastroenterol 1982; 11:3.
2. Forbes A, Jackson S, Walter C, Quraishi S, Jacyna M, Pitcher M. Acupuncture for irritable bowel syndrome: a blinded placebo-controlled trial. World J Gastroenterol 2005;11(26):4040-4.
3. Hussain Z, Quigley EM. Systematic review: Complementary and alternative medicine in the irritable bowel syndrome. Aliment Pharmacol Ther 2006; 23(4): 465-71.
4. Lee SY, Lee KJ, Kim SJ, Cho SW. Prevalence and risk factors for overlaps between gastroesophageal reflux disease, dyspepsia and irritable bowel syndrome: a population-based study. Digestion 2009; 79(3):196-201.
5. Moore KL, Persuad TVN. Embriologia clínica. Rio de Janeiro: Guanabara-Koogan, 1994. p.224-47.
6. Rahimi R, Nikfar S, Rezaie A, Abdollahi M. Efficacy of tricyclic antidepressants in irritable bowel syndrome: a meta-analysis. World J Gastroenterol 2009; 15(13):1548-53.
7. Schneider A, Weiland C, Enck P, Joos S, Streiberger K, Maser-Gluth C, Zipfel S, Bagheri S, Herzog W, Friederich HC. Neuroendocrinological effects of acupuncture treatment in patients with irritable bowel syndrome. Complement Ther Med 2007;15(4):255-63. Epub 2007 Feb 20.
8. Smart HL, Mayberry JF, Atkinson M. Alternative medicine consultations and remedies in patients with the irritable bowel syndrome. Gut. 1986;27(7):826-8
9. Tabosa A, Yamamura Y, Forno ER, Mello LEAM. A comparative study of the effects of electroacupuncture and moxibustion in the gastrointestinal motility of the rat. Digestive Diseases and Science 2004; 4:602-10.
10. Tabosa A, Yamamura Y, Forno ER, Mello LEAM. Effect of the acupoints ST-36 (Zusanli) and SP-6 (Sanyinjiao) on intestinal myoelectric activity of Wistar rats. Braz J Med Biol Res 2002; 35(6):731-9.
11. Thompson WG. The irritable bowel. Gut 1984; 15:305.
12. Tian XY, Bian ZX, Hu XG, Zhang XJ, Liu L, Zhang H. Electro-acupuncture attenuates stress-induced defecation in rats with chronic visceral hypersensitivity via serotonergic pathway. Brain Res 2006; 1088(1):101-8. Epub 2006 May 2.
13. Tian SL, Wang XY, Ding GH. Repeated electroacupuncture attenuates chronic visceral hypersensitivity and spinal cord NMDA receptor phosphorylation in a rat irritable bowel syndrome model. Life Sci 2008; 83(9-10):356-63.
14. Xing J, Larive B, Mekhail N, Soffer E.Transcutaneous electrical acustimulation can reduce visceral perception in patients with the irritable bowel syndrome: a pilot study. Altern Ther Health Med. 2004;10(1):38-42.
15. Wu HG, Jiang B, Zhou EH, Shi Z, Shi DR, Cui YH, Kou ST, Liu HR. Regulatory mechanism of electroacupuncture in irritable bowel syndrome: preventing MC activation and decreasing SP VIP secretion. Dig Dis Sci 2008;53(6):1644-51.

CAPÍTULO

24

Acupuntura nas dores abdominais em geral e na cólica biliar

ANGELA MARIA FLORENCIO TABOSA

INTRODUÇÃO

A dor é um dos mais importantes mecanismos de defesa do organismo, uma vez que alerta quando alguma coisa potencialmente nociva está ocorrendo. Um alerta precoce é benéfico em qualquer situação, pois propicia maiores possibilidades de se resolver os problemas.

Em um sentido amplo e genérico, a dor tem variadas gradações de intensidade, tipo e duração. Pode tratar-se de um estado muito leve de desconforto, para o qual uma simples mudança de hábitos pode ser a solução – p.ex., quando estímulos desencadeados pelos sistemas de homeostase biológica se encarregam de corrigir desajustes sem que o indivíduo sequer esteja atento a eles. Uma das situações em que isso ocorre é quando se permanece sentado por um período longo e, automaticamente, executam-se constantes mudanças de posição (por leve desconforto/dolorimento), evitando-se, desse modo, que os tecidos musculocutâneos dos pontos de apoio sofram lesões decorrentes da pressão exercida pelo peso do corpo sobre os vasos sanguíneos locais. No outro extremo de gradações da dor, estão aquelas dores violentas que exigem mudanças orgânicas abrangentes, seja no âmbito clínico (conservador) ou no âmbito cirúrgico, com intervenções muitas vezes radicais.

Embora potencialmente a dor seja um sintoma benéfico por sua característica intrínseca de alerta para a proteção biológica, em um grande número de casos ela se transforma em uma condição de sofrimento significativo quando sua causa permanece desconhecida e, portanto, não pode ser erradicada. Nessas circunstâncias, a dor perde o caráter benéfico e transforma-se em uma condição apenas de desgaste para o indivíduo. É para esse tipo de dor – que não tem um propósito benéfico – que todos os esforços médicos precisam ser aprimorados, a fim de que seus mecanismos de instalação sejam conhecidos, suas causas sejam identificadas quando possível ou, pelo menos, tenham sua expressão adequadamente inibida.

Neste capítulo, serão abordados aspectos das dores abdominais em geral, e se dará ênfase especial para a cólica biliar, uma dor abdominal muito frequente.

Inicialmente, esses temas serão explanados sob o ponto de vista da Medicina Ocidental e, a seguir, na visão integrativa com preceitos da Medicina Tradicional Chinesa (MTC) – Acupuntura.

ASPECTOS EPIDEMIOLÓGICOS

As dores abdominais, principalmente em cólica, são sintomas comuns à grande maioria da população mundial. Estima-se que em torno de 80% das pessoas sofram algum episódio de dor abdominal no decorrer de suas vidas, sendo as mulheres mais propensas a esse sintoma (65% do total) por causa da elevada ocorrência das cólicas menstruais.

A maioria das dores abdominais que levam o indivíduo a procurar atendimento médico não é grave, ficando em torno de 25% aquelas que exigem intervenções mais sérias. Um percentual importante de dores abdominais (30 a 40%) é decorrente de constipação intestinal crônica, da qual as crianças, as mulheres e os idosos são as vítimas mais frequentes.

Por outro lado, considerando-se os pacientes que se queixam de dores abdominais em geral, 34,5% deles referem uma frequência de pelo menos um episódio semanal de dor, enquanto 81,3% usam medicamentos prescritos pelo médico ou como automedicação.

No Brasil, uma pesquisa realizada em 2002 (*Omnibus research*) mostrou que cerca de 70% das pessoas já sofreram ou sofrem regularmente com algum tipo de cólica ou desconforto abdominal. Também mostrou que esses sintomas não têm hora para acontecer e representam uma das causas mais comuns de faltas ao trabalho.

ETIOLOGIA E FISIOPATOLOGIA

A dor abdominal pode ocorrer em qualquer parte do abdome, uma vez que essa região contém grande número de órgãos e estruturas que podem sediar a dor, como os componentes do tubo digestivo e do trato geniturinário, os músculos, os ligamentos e os vasos sanguíneos. Estruturas localizadas em outras regiões do corpo também podem gerar dores abdominais descritas como dores referidas. É o que acontece, p.ex., com algumas formas de isquemia miocárdica, que inicialmente podem se manifestar como dor epigástrica, confundindo-se com problemas digestivos.

A grande maioria das dores abdominais de origem visceral por característica própria de condução neuroanatomofisiológica (conduzidas mais frequentemente pelas fibras tipo C de condução lenta e distribuição difusa no sistema nervoso central – SNC) caracteriza-se como dor mal definida e relacionada a regiões mais amplas, o que muitas vezes dificulta um diagnóstico preciso.

Por causa dessa característica neurofisiológica, pode-se dizer que a grande maioria das dores abdominais tem um comportamento preliminar semelhante: inicia-se na região periumbilical ou na região epigástrica e, durante a evolução do processo, apresenta irradiações para as diversas regiões abdominais. Essas dores, que no início são mal definidas, passam depois a apresentar uma correspondência um pouco mais definida sinalizando a(s) provável(eis) estrutura(s) causadora(s) do distúrbio.

Cólicas abdominais, dores e desconfortos podem ter uma variedade de fatores desencadeantes e/ou agravantes envolvidos, incluindo estresse, maus hábitos alimentares, alimentos contaminados, intolerância a alguns tipos de alimentos e uso excessivo de substâncias estimulantes como o café.

Dentre os agentes etiológicos mais frequentes para a dor abdominal, podem-se citar: toxinas, inflamações, infecções, obstruções, isquemias, perfurações, distensões, hérnias, traumas e doenças metabólicas, no entanto, às vezes, simplesmente não se encontra nenhuma causa aparente. Essa última condição é muito frequente nas dores crônicas, o que justifica sua persistência por longos períodos, uma vez que um agente causal desconhecido não pode ser erradicado.

CLASSIFICAÇÃO

A dor abdominal geralmente é classificada como aguda ou crônica, por sua progressão, natureza (lancinante, surda, em cólica), distribuição e também pelo tipo de fatores que determinam sua piora ou seu alívio.

Dor abdominal aguda

A dor abdominal aguda tem início súbito e, em geral, requer pronto tratamento (clínico ou cirúrgico).

Muitas vezes, essas dores abdominais agudas manifestam-se como urgências, como p. ex., decorrentes de uma inflamação peritoneal, sendo então rotuladas de abdome agudo, o qual quase sempre requer indicação cirúrgica imediata. Por outro lado, o médico precisa estar atento para algumas condições clínicas que podem originar dores agudas que simulam o quadro de abdome agudo, mas para as quais o tratamento cirúrgico não é padrão (falso abdome agudo) (Tabela 24.1).

Dor abdominal crônica

São dores abdominais geralmente de moderada a fraca intensidade, contínua ou intermitente, cuja evolução se arrasta durante meses, de modo que, por sua própria natureza,

TABELA 24.1 PRINCIPAIS CONDIÇÕES PATOLÓGICAS QUE DÃO ORIGEM A DORES AGUDAS DIAGNOSTICADAS COMO ABDOME AGUDO E COMO FALSO ABDOME AGUDO

Dor abdominal no abdome agudo			Dor abdominal no falso abdome agudo		
Trato gastrointestinal	Hepatobiliar, pâncreas e peritônio	Sistemas geniturinário e vascular	Alterações metabólicas endócrinas Intoxicações	Alterações infecciosas reumatológicas e hematológicas	Dor abdominal referida
Apendicite aguda	Colecistite aguda	Gravidez ectópica	Uremia	*Tabes dorsalis*	Infarto agudo do miocárdio
Obstrução intestinal	Colangite	Torção de cisto ovariano	Diabete descompensado	Herpes-zóster	Pericardite
Úlcera perfurada	Cólica biliar	Rotura de cisto ovariano	Doença de Addison	Febre reumática	Pneumonia
Hérnia encarcerada	Ruptura hepática	Salpingite	Porfiria intermitente aguda	Púrpura de Henoch-Schönlein	Embolia pulmonar
Perfuração intestinal	Hepatite aguda	Endometriose	Febre hereditária do Mediterrâneo	Lúpus eritematoso sistêmico	Pneumotórax
Diverticulite	Pancreatite aguda	Dismenorreia	Intoxicação por metais pesados	Poliarterite nodosa	
Doença inflamatória intestinal	Abscessos intra-abdominais	Aneurismas	Overdose de narcóticos	Leucemia	
Infecção parasitária	Peritonite idiopática	Infarto mesentérico		Discrasias	
	Tuberculose peritoneal	Cólica renal			
	Hemorragia retroperitoneal	Pielonefrite			

leva alguns pacientes a conviverem com elas sem procurarem tratamento imediato. Por outro lado, outra parcela desses pacientes busca diferentes tipos de tratamentos e realiza grande número de exames complementares sem, no entanto, identificar a real causa da doença, o que justifica a persistência da dor cronicamente.

A maioria das dores abdominais crônicas é catalogada como afecções funcionais, sendo a dispepsia, a síndrome do intestino irritável, a constipação intestinal crônica e a síndrome de dor abdominal crônica benigna exemplos muito frequentes dessa modalidade de dor.

Na síndrome da dor abdominal crônica benigna (síndrome da dor abdominal funcional), mais prevalente nas mulheres, a dor persiste durante meses ou anos, com caráter intermitente ou contínuo, e sem relação com as refeições, com a evacuação ou com o período menstrual.

DIAGNÓSTICO

A natureza subjetiva da dor e a influência dos fatores emocionais representam condições que podem dificultar o diagnóstico. Portanto, na anamnese, deve-se atentar a aspectos como tipo da dor, intensidade, localização, irradiação e duração, bem como aos sintomas associados, de forma que esse conjunto de informações permita ao médico direcionar adequadamente seu diagnóstico. Embora haja uma característica de cunho genérico nas dores abdominais, alguns sinais/sintomas associados à região anatômica do abdome ajudam na identificação indireta de qual(ais) estrutura(s) provavelmente esteja(m) envolvida(s) (Tabela 24.2).

Diagnóstico da dor abdominal

A dor é um sintoma subjetivo que tem significado e intensidade peculiares para cada pessoa. Assim, os detalhes do relato do paciente são um dos aspectos mais importantes para a conduta médica. Uma condição dolorosa que objetivamente gera uma intensidade moderada de dor para a grande maioria das pessoas pode ser percebida por um determinado paciente como muito intensa e deve ser assim considerada pelo médico. Ademais, o outro extremo também é observado: há pacientes que apresentam grande resistência à dor, para os quais apenas condições muito lesivas é que são relatadas como dor significativa.

Por outro lado, é preciso sempre estar atento para o componente emocional, que costuma influenciar fortemente a percepção dolorosa e representa um fator importante a ser considerado, uma vez que o simples recurso de tranquilizar o paciente pode minimizar consideravelmente sua sensação de dor e auxiliar o diagnóstico.

Como várias condições podem provocar dor abdominal, pode ser difícil na clínica diária o estabelecimento do diagnóstico etiológico definitivo. Assim, uma dor abdominal pode ser um sintoma associado a desordens simples e passageiras ou, também, a doenças mais graves.

Por outro lado, a intensidade da dor nem sempre reflete a severidade do quadro de base. Dores abdominais severas podem estar associadas a quadros não graves, como em

QUADRO 24.2   CORRELAÇÃO ENTRE O DIAGNÓSTICO PROVÁVEL DE UMA SÉRIE DE AFECÇÕES ABDOMINAIS DOLOROSAS COM TIPO, LOCALIZAÇÃO, IRRADIAÇÃO E FATORES SINALIZADORES DESSAS DORES

	Diagnóstico provável	Sinais/sintomas	Localização/ irradiação	Prováveis estruturas	Observação
Trato gastrointestinal alto	Esofagite de refluxo, gastrite e úlcera péptica	Dor contínua, em queimação, azia e sensação de fome	Epigástrio	Esôfago, estômago e duodeno	Angina *pectoris* pode simular esse tipo de dor
	Câncer do trato gastrintestinal alto	Dor contínua, empachamento, azia, anorexia e emagrecimento	Epigástrio	Esôfago, estômago e duodeno	
Vias hepa-tobiliares	Litíase biliar	Dor em cólica de forte intensidade	Hipocôndrio direito	Vesícula biliar e colédoco	Pneumonias de base podem simular esse tipo de dor
	Hepatites	Dor contínua, anorexia, náuseas, icterícia e acolia fecal	Hipocôndrio direito	Fígado	
Trato gastrointestinal intermediário	Gastroenterites	Dor em cólica, diarreia, náuseas e vômitos em alguns casos	Mesogástrio	Intestinos delgado e grosso	
	Isquemia mesentérica	Dor intensa que surge no pós-prandial	Mesogástrio, hipogástrio	Artérias mesentéricas	Principalmente em idosos e doentes vasculares crônicos
	Apendicite	Dor contínua na parte baixa do abdome à direita, anorexia e febre	Fossa ilíaca direita	Apêndice vermiforme	Descompressão brusca dolorosa no ponto McBurney
Trato gas-trointestinal baixo	Diverticulite	Dor contínua e febre	Fossa ilíaca esquerda	Cólon descendente e sigmoide	
	Constipação intestinal crônica	Dor crônica, baixa intensidade e tenesmo	Fossa ilíaca esquerda	Cólon descendente e sigmoide	

(Continua)

QUADRO 24.2 (CONT.) CORRELAÇÃO ENTRE O DIAGNÓSTICO PROVÁVEL DE UMA SÉRIE DE AFECÇÕES ABDOMINAIS DOLOROSAS COM TIPO, LOCALIZAÇÃO, IRRADIAÇÃO E FATORES SINALIZADORES DESSAS DORES

	Diagnóstico provável	Sinais/sintomas	Localização/ irradiação	Prováveis estruturas	Observação
Trato gastrointestinal baixo	Síndrome do intestino irritável	Dor difusa, distensão abdominal e diarreia e/ou constipação intestinal	Todo o abdome, mais frequente no epigástrio, mesogástrio e fossas ilíacas	Intestino grosso, esôfago e intestino delgado	Associação frequente com fatores emocionais
	Pancreatite	Dor de forte intensidade e em faixa estendendo-se para o dorso	Mesogástrio e epigástrio	Pâncreas	Mais frequente em alcoolistas e portadores de cálculos biliares
	Anexite, torção de ovário e gravidez ectópica	Dor contínua que agrava com o tempo e febre	Fossas ilíacas direita/ esquerda	Ovários e ligamentos e tubas uterinas	Mulheres
	Cólica nefrética	Dor lombar em cólica, forte intensidade e irradiação abdominal	Flanco, fossa ilíaca e hipogástrio	Ureter	Geralmente, é unilateral

distensão gastrointestinal por gases ou em enterite viral; do mesmo modo, dores relativamente leves podem estar relacionadas a quadros graves, com risco de morte para o paciente, como pode acontecer no câncer de cólon ou na fase inicial da apendicite.

Nos bebês, os choros prolongados sem motivos aparentes (geralmente chamados de cólicas) podem ser causados por dor abdominal que desaparece após a eliminação de gases ou fezes.

Características clínicas das dores

- Dor associada à inflamação do peritônio parietal é constante, de intensidade moderada e piora com variações da tensão peritoneal induzida por pressão na parede abdominal ou por mudança de posição do paciente – geralmente, essa dor abdominal é acompanhada por contratura reflexa dos músculos abdominais;
- dor abdominal associada à obstrução da luz de vísceras ocas – em geral, é intermitente ou em cólica;
- dor associada a alterações vasculares abdominais (trombose ou embolismo) – pode ser súbita ou de instalação gradual, com intensidade severa ou moderada;
- dor associada à dissecação de aneurisma aórtico abdominal – pode ter irradiação para o dorso, flancos ou genitais externos;
- dor abdominal referida decorrente de distúrbios originados em outra área, como, p.ex., alguns tipos de angina *pectoris* com manifestação dolorosa no epigástrio ou a dor abdominal associada à infecção estreptocócica da garganta. O sentido oposto também é observado: uma dor abdominal pode apresentar irradiação somática, como ocorre em distúrbios hepatobiliares que por meio do nervo frênico determinam dor no ombro.

Dores abdominais que podem indicar uma potencial situação de emergência:

- dor abdominal severa com náusea e febre – pode indicar apendicite ou complicações de diverticulite;
- dor abdominal, náusea, vômitos, febre, distensão abdominal e constipação – podem indicar obstrução intestinal;
- dor abdominal acompanhada de rigidez da parede abdominal ("abdome em tábua") – indica irritação peritoneal.

EXAME CLÍNICO

A palpação abdominal é muito importante para o diagnóstico das dores abdominais. A identificação da região dolorosa e dos pontos de máxima dor são informações relevantes que podem auxiliar na correlação do distúrbio com estruturas anatômicas intra-abdominais. A resistência da parede abdominal, que aparece como uma reação de defesa nas afecções que cursam com irritação peritoneal, bem como a presença de massas tumorais podem ser decisivas na formulação do diagnóstico. Outros procedimentos são igualmente importantes para o diagnóstico: a percussão da parede abdominal pode ser útil para a identificação de timpanismo, que sugere retenção de gases, bem como macicez relacionada a coleções sólidas ou líquidas. Além disso, a inspeção do abdome possibilita a identificação de distensões, herniações, telangiectasias, abscessos de parede, entre outros.

Exames complementares

Nas dores abdominais agudas, os exames complementares podem ser muito valiosos, principalmente nos quadros em que há suspeita da necessidade de uma intervenção de urgência. Esses recursos de diagnóstico também são importantes nas dores crônicas com episódios agudos recidivantes, especialmente quando o local e a característica das dores se repetem de modo semelhante.

Os exames mais comumente solicitados são os bioquímicos de sangue e urina, visando a avaliar genericamente a presença de quadro infeccioso, função hepática, pancreática, renal e gastrointestinal, e os exames imagenológicos: ultrassonografia (US), radiografia, tomografias, entre outros. No entanto, embora atualmente estejam disponíveis tantos recursos não invasivos para auxiliar no diagnóstico, a dor abdominal aguda, em alguns casos, tem levado pacientes à mesa cirúrgica para laparoscopia ou laparotomia exploratória.

CONSIDERAÇÕES RELATIVAS AOS TRATAMENTOS CONVENCIONAIS

Um dos aspectos fundamentais no tratamento das dores abdominais é a identificação daquelas condições relacionadas aos quadros de abdome agudo que, na maior parte das vezes, constituem urgências cirúrgicas e exigem uma conduta rápida e precisa. Outro aspecto fundamental é a inibição da dor, preferencialmente após o estabelecimento de um diagnóstico causal, quando isso for possível.

A grande maioria dos pacientes recebe muito precocemente administração de antiespasmódicos por causa do sofrimento que um quadro doloroso pode determinar. Por outro lado, as dores crônicas podem ser suportadas por muitos pacientes, os quais acabam se adaptando a elas. Esses pacientes, instintivamente ou por orientação médica, realizam algumas mudanças em seus hábitos de vida, especialmente quanto a alimentação, aumento do consumo diário de água e sedentarismo e acabam utilizando isso como uma forma de tratamento para um número importante de dores crônicas abdominais, especialmente aquelas relacionadas aos distúrbios do trato gastrointestinal.

CÓLICA BILIAR
Definição e etiopatologia

A cólica biliar é uma dor abdominal muito frequente que se deve à obstrução total ou parcial das vias biliares. Sua causa mais comum é a presença de litíase (cálculos) que se forma na luz da vesícula e migra através das vias biliares (canal cístico e colédoco) quando a bile é ejetada pela vesícula em direção ao duodeno.

Os cálculos biliares acometem aproximadamente 10 a 20% da população adulta. O risco da ocorrência de cálculos biliares aumenta com a idade, e a proporção entre mulheres e homens é de 3:1, sendo os segmentos mais prevalentes a faixa etária entre 35 e 65 anos e as mulheres.

Fatores como gestação (especialmente multiparidade), obesidade, administração de hormônios, como ocorre comumente nas reposições hormonais do climatério e nas pílulas anticoncepcionais, além de doenças como o diabete melito e a cirrose hepática, favorecem a formação de calculose biliar.

Em inglês, definem-se os fatores de risco para a formação dos cálculos biliares como os "quatro F": *female, fertile, fourty, fat* (ou seja, mulher, fértil, por volta dos 40 anos de idade, acima do peso). Condições mais abrangentes como a hereditariedade e os hábitos alimentares ocidentais também são ressaltados como importantes na gênese da litíase biliar.

Embora a presença dos cálculos seja a origem da quase totalidade das cólicas biliares, deve-se estar atento para outras condições menos comuns que também podem ser causadoras desses quadros dolorosos: inflamação vesicular sem cálculos (colecistite alitiásica), tumorações que obstruem as vias biliares por compressão externa, obstrução do orifício de abertura do colédoco pela invaginação de parasitas (*Ascaris lumbricoides*) que infestam a luz intestinal, entre outras.

Bile e formação de cálculos biliares

A bile é uma secreção hepática composta por água (85 a 95%), colesterol, fosfolipídios, sais biliares, bilirrubina, lecitina e eletrólitos, que tem importante função no processo digestivo, estando relacionada, principalmente, ao metabolismo das gorduras, um dos componentes alimentares essenciais à absorção das vitaminas lipossolúveis.

A bile é produzida continuamente pelo fígado e excretada através dos canalículos intra-hepáticos, de onde flui para o colédoco em direção ao duodeno. Na extremidade distal do colédoco, existe um esfíncter (de Oddi) que se abre quando o alimento digerido pelo estômago chega à luz duodenal. Por outro lado, no intervalo das refeições, esse esfíncter permanece fechado, fazendo com que a bile seja fisiologicamente represada e drenada para o interior da vesícula biliar, onde é armazenada. A bile passa, então, por um processo de absorção da água e torna-se um líquido bastante concentrado, preservando, no entanto, a solubilidade de seus componentes básicos.

Três desses componentes são especialmente importantes para a atividade biliar: a bilirrubina, os sais biliares e o colesterol. A bilirrubina é um pigmento derivado da destruição dos glóbulos vermelhos do sangue, efetuada no baço, que chega ao fígado pela circulação sanguínea e é eliminada através dos canais biliares. Os sais biliares são produzidos pelo fígado e são importantes no processo de digestão dos alimentos, especialmente das gorduras, e o colesterol é eliminado pelo fígado através da bile.

Fisiologicamente, há um equilíbrio físico-químico entre essas três substâncias que mantém a bile em estado líquido. Se esse equilíbrio é quebrado, seja por uma alteração química ou pelo aumento da quantidade de algum desses componentes na bile, ocorre a formação e precipitação de microcristais no interior da vesícula biliar que, ao longo do tempo, aumentam de volume pelo acúmulo de novas camadas e, assim, constituem os cálculos biliares.

Cerca de 80% dos cálculos biliares têm como componente principal o colesterol (cálculos de colesterol e mistos) e os demais são constituídos por pigmentos biliares (bilirrubinato de cálcio).

A contratura reflexa da vesícula biliar induzida pela chegada do alimento ao duodeno pode mobilizar esses cálculos através dos ductos biliares, do canal cístico e do colédoco, obstruindo sua luz e desencadeando a cólica biliar.

Fisiopatologia e fatores de risco das cólicas biliares

Um cálculo obstruindo o canal cístico provoca forte contração da parede muscular da vesícula biliar, que se manifesta sintomaticamente como cólica biliar, sendo que a dor persiste enquanto o canal estiver obstruído. Quando o cálculo não se desloca, a bile represada irrita a parede da vesícula e pode propiciar o crescimento de bactérias, originando quadros inflamatórios ou infecciosos que se caracterizam como complicações das cólicas biliares recidivantes.

Algumas condições são descritas como fatores de risco que favorecem o desencadeamento das cólicas biliares:

- hereditariedade;
- maturidade e gênero feminino;
- uso prolongado de hormônios (anticoncepcionais, reposição hormonal no climatério);
- desregramento alimentar: alimentos ricos em gorduras e carboidratos e pobre em fibras;
- desregramento de hábitos de vida: sedentarismo, estresse, tabagismo;
- doenças de base: diabete melito, obesidade, hipertensão arterial, síndrome metabólica;
- doenças do trato gastrointestinal que interferem na dinâmica da atividade motora: úlceras duodenais, gastrectomias, vagotomia, entre outras.

Quadro clínico

Nem todos os pacientes portadores de cálculo biliar têm sintomatologia dolorosa, no entanto, a grande maioria dos pacientes com cólica biliar tem cálculo.

A cólica é causada pela contração da vesícula biliar contra a resistência imposta pela obstrução do ducto e, classicamente, surge 30 a 60 minutos após as refeições.

Estima-se que aproximadamente 75% das cólicas biliares têm forte intensidade e se localizam principalmente no hipocôndrio direito, mas podem apresentar irradiação, decorrente da inervação esplâncnica (T_7 a T_{10}) da via hepatobiliar, para outras regiões, como: epigástrio, hipocôndrio esquerdo ("em faixa") e dorso. Também pode irradiar para o ombro direito por causa da inervação do nervo frênico.

Quanto à natureza da dor, existe uma controvérsia em denominá-la cólica, uma vez que se trata, na realidade, de uma dor contínua e muito intensa, durante a qual se alternam períodos de piora e de melhora e cuja duração média é de 15 minutos até horas.

Embora a dor seja de caráter contínuo, essas alternâncias entre a progressão lenta da intensidade da dor até atingir um platô e a posterior regressão gradual é que permite a denominação cólica, mesmo não sendo típica.

Em geral, alguns sintomas associados aparecem com frequência: náuseas, vômitos biliosos e, quando ocorre inflamação da vesícula biliar, podem surgir febre e calafrios.

A cólica biliar deve ser clinicamente diferenciada de sintomas inespecíficos que caracterizam a dispepsia funcional: gases, azia, desconforto abdominal, intolerância a alimentos gordurosos, que são queixas frequentes nos consultórios e ocorrem tanto em pacientes com cálculos biliares como naqueles que têm uma vesícula saudável.

Exame físico

Há dor à palpação profunda do hipocôndrio direito que piora muito quando o paciente executa um movimento inspiratório profundo, enquanto o médico está palpando seu abdome (sinal de Murphy). A palpação também evidencia hipersensibilidade dolorosa basal de todo quadrante superior direito do abdome e, em alguns casos raros, pode-se palpar a própria vesícula, sendo essa condição mais relacionada a complicações como doença infecciosa da vesícula.

Exames complementares

A ultrassonografia (US) representa o exame que melhor evidencia a presença de cálculos biliares, os quais aparecem como imagens brancas continuadas por uma área escura (a sombra acústica) tanto no interior da vesícula quanto ao longo dos canais cístico e colédoco.

Os cálculos localizados na luz dos canais biliares podem determinar dilatações que são também detectadas pela US. Uma vesícula inflamada pode ser detectada por meio do espessamento de sua parede e pelo aumento de seu volume.

Quando a US não fornece dados satisfatórios, pode-se usar a colangiografia por ressonância magnética, que proporciona grande segurança diagnóstica, ou a tomografia computadorizada (TC) do abdome.

Os exames laboratoriais têm sua aplicabilidade maior para a avaliação de complicações, como quadros inflamatórios e/ou infecciosos, coledocolitíase, pancreatite aguda e comprometimento hepático secundário.

Complicações

As complicações mais frequentes da litíase biliar são decorrentes da estagnação da bile, que pode evoluir para quadros inflamatórios ou infecciosos, por contaminação bacteriana secundária ou absorção dessa bile pela circulação sanguínea.

Estima-se que entre 15 e 20% de todos os pacientes portadores de cálculos biliares apresentem complicações mais graves:

- colecistite aguda: decorrente da obstrução da vesícula por cálculos maiores ou quando o cálculo se encrava no ducto cístico impedindo a passagem da bile e desencadeando um processo inflamatório agudo. Habitualmente, nessa bile retida, crescem bactérias, e a vesícula obstruída se comporta como um abscesso, podendo evoluir para uma condição de doença grave. Cerca de 10% das colecistites agudas complicam. Quando o quadro de cólica biliar persiste por mais de seis horas, a suspeita de colecistite aguda deve ser afastada. A maioria dos pacientes com colecistite aguda tem episódios prévios de cólica biliar. A dor da colecistite aguda é mais prolongada, pode ter localização definida no hipocôndrio direito e é acompanhada por febre. A parede da vesícula biliar encontra-se espessada à US e pode ocorrer elevação das enzimas hepáticas séricas. A colecistite aguda pode regredir ou não. Quando persistente, comporta-se como um abscesso local, podendo romper para dentro do abdome e causar peritonite aguda. Um episódio típico de colecistite aguda melhora em 2 a 3 dias e resolve-se em uma semana. Uma evolução diferente desta sugere complicações sérias: ocorrência de febre persistente, leucocitose e rigidez abdominal associadas aos achados de sensibilidade de rebote ou íleo paralítico sugerem empiema, gangrena ou perfuração, o que requer intervenção cirúrgica em caráter de urgência;
- colecistite aguda alitiásica: trata-se de um quadro de colecistite aguda que ocorre na ausência de cálculos. É uma doença grave que tende a ocorrer em adultos e crianças já doentes, após traumas, cirurgias, queimaduras, sepse ou condições críticas. Em geral, sintomas anteriores sugestivos de doença da vesícula biliar estão ausentes. Os sintomas são típicos de colecistite, embora a evolução clínica seja fulminante, com gangrena ou perfuração. Está indicada cirurgia de urgência;
- colecistite crônica: é um termo utilizado para descrever a vesícula biliar fibrótica, contraída e de paredes espessadas. Clinicamente, é associada à doença crônica da vesícula biliar e caracterizada por sintomas que incluem a cólica biliar recorrente. A mucosa pode estar ulcerada e cicatrizada, e o lúmen pode conter cálculos ou "lodo" obstruindo o ducto cístico;
- coledocolitíase: deve-se à migração dos cálculos biliares pequenos da vesícula para os ductos biliares;
- colangite: cursa com febre e calafrios e é decorrente de uma infecção causada pela migração de bactérias da luz intestinal através das vias biliares estagnadas pela obstrução. É a inflamação aguda dos canais que conduzem a bile. Inclui desde os mais finos, dentro do fígado, ao mais calibroso, o colédoco, que recebe toda a bile produzida no fígado e aquela já acumulada na vesícula. Quando a inflamação começa nessa região e sobe em direção ao fígado, costuma ser acompanhada de infecção por bactérias intestinais. Na maioria das vezes, a colangite associada a cálculos ocorre em alguém que já teve uma ou mais crises de cólica biliar. Os pacientes apresentam importante astenia, náuseas e anorexia. A colangite é uma infecção grave que tende a progredir para infecção generalizada, podendo levar ao óbito se não tratada adequadamente;
- icterícia obstrutiva causada pela movimentação de pedras que saem da vesícula e chegam ao colédoco. Nesse caso, a passagem da bile secretada pelo fígado é bloqueada e ocorre a absorção dessa bile para a corrente sanguínea, manifestando-se como

uma coloração amarelada da pele e das mucosas, colúria (urina marrom-avermelhada) decorrente da eliminação da bilirrubina através da urina e acolia fecal (fezes esbranquiçada) em razão da ausência da pigmentação acastanhada própria das fezes conferida pela bilirrubina, que não chega até o intestino, em razão da obstrução;

- pancreatite aguda de origem biliar: como existe certa relação entre a desembocadura da via biliar e a desembocadura do canal de Wirsung do pâncreas, o cálculo encravado nessa região pode interferir no escoamento do suco pancreático e gerar um processo inflamatório de maior gravidade;
- câncer da vesícula biliar e dos canais biliares: são ocorrências bem pouco frequentes, no entanto, têm um prognóstico muito fechado. Câncer da vesícula biliar é relacionado à presença de cálculos em seu interior, principalmente quando esses cálculos são grandes (maiores que 3 cm) e habitualmente presentes há muito tempo. De 70 a 90% dos pacientes com câncer de vesícula apresentam cálculo biliar e 0,4% de todos os pacientes com cálculo de vesícula apresentarão câncer na vesícula biliar. Outra condição que parece aumentar o risco de câncer biliar é a vesícula com paredes calcificadas (vesícula em porcelana).

Diagnóstico diferencial

O diagnóstico diferencial deve ser feito com outras doenças hepatobiliares e com tumores gastrointestinais e pancreáticos.

Cerca de 50% dos pacientes com obstrução biliar extra-hepática apresentam alguma causa não calculosa, sendo as neoplasias as mais frequentes. A maioria das neoplasias malignas são adenocarcinomas e geralmente são passíveis de ressecção, com exceção ocasional do carcinoma do ducto biliar ou ampular primário.

Outra condição a ser considerada são os tumores não cancerosos (pólipos) no interior da vesícula biliar que podem ser detectados como um achado em exame de rotina ou pela presença de dor, quando devem ser removidos cirurgicamente.

A diverticulose da vesícula biliar caracteriza-se por pequenas bolsas digitiformes do revestimento da vesícula biliar que podem surgir à medida que o indivíduo envelhece. Elas são passíveis de desenvolver quadro de inflamação, exigindo a remoção cirúrgica da vesícula biliar.

Colangiocarcinomas desenvolvem-se com frequência aumentada em pacientes com colangite esclerosante e cistos coledococianos. Menos comuns são os tumores metastáticos ou nódulos de linfoma que podem obstruir os ductos biliares.

Os tumores de cabeça do pâncreas são outra ocorrência que também precisa ser considerada.

Outras causas:

- tumor da papila de Vater: promove um quadro obstrutivo, com emagrecimento significativo, história crônica de dor abdominal mal localizada, icterícia intensa, melena e anemia;
- estreitamentos das vias biliares: congênitos, cicatriciais espontâneos ou pós-cirúrgicos e invasão por parasitas intestinais (*Ascaris lumbricoides*).

Tratamento

A respeito desse assunto, há trabalhos com pontos de vista conflitantes, publicados em revistas médicas de primeira linha. Alguns autores defendem que o paciente assintomático deve ser operado. Outros propõem que pacientes com cálculos biliares, mas sem sintomas, devem ser simplesmente acompanhados.

Tratamentos clínicos

O tratamento clínico visa a combater a dor abdominal por meio de antiespasmódicos e a avaliar a indicação de re-hidratação e, em casos de complicações infecciosas, o uso de antibióticos se faz necessário.

Manter o paciente em jejum é uma conduta importante não somente nos tratamentos conservadores, mas também pela possibilidade de o quadro evoluir para uma indicação cirúrgica.

Os cálculos da vesícula biliar podem, às vezes, ser dissolvidos *in vivo* pela administração de ácidos biliares por via oral, durante muitos meses. As escolhas incluem ácido ursodesoxicólico ou ácido quenodesoxicólico. Ambos agem na secreção biliar de colesterol, e os cálculos contendo colesterol podem dissolver lenta e completamente em 30 a 40% dos pacientes. Os melhores resultados ocorrem em cálculos pequenos, flutuantes e radiotransparentes. A recorrência dos cálculos após a interrupção da droga, no entanto, é muito freqüente (em um ano, aproximadamente 10% dos pacientes voltam a apresentar litíase biliar).

Outros métodos de eliminação de cálculos biliares incluem a dissolução com éter de metilterbutilo (MTBE), indicada para cálculos de colesterol, e a fragmentação com ondas sonoras de choque (litotripsia), indicada para cálculos de colesterol maiores que 2 cm.

Em pessoas idosas, particularmente quando os cálculos são grandes, a conduta tende a ser conservadora.

Orientações relativas aos hábitos de vida
Alimentação

- evitar longos períodos sem se alimentar e fazer refeições ricas em fibras (verduras e legumes, fibrosos, frutas e grãos integrais) para controlar o colesterol, bem como em proteínas de origem vegetal que reduzem o grau de saturação do colesterol da bile (soja, feijões, lentilha, ervilha e grão-de-bico);
- evitar cafeína (café, chá mate e refrigerantes), pois estimula as contrações da vesícula biliar;
- evitar alimentos gordurosos: frituras, ovos, embutidos, creme de leite, *chantilly*, entre outros.

Tratamento cirúrgico

A ressecção da vesícula biliar em diagnóstico de litíase biliar é mais indicada para pacientes sintomáticos, especialmente quando os cálculos são pequenos e numerosos, por causa da maior probabilidade de migração para os ductos biliares.

A opção cirúrgica mais escolhida atualmente é a videolaparoscopia, que consegue bons êxitos com baixos riscos de complicações. Quando não é possível executar essa técnica, faz-se a cirurgia convencional a céu aberto.

DORES ABDOMINAIS NA CONCEPÇÃO DA MEDICINA TRADICIONAL CHINESA – ACUPUNTURA
Definição e etiopatologia

Na concepção da MTC – Acupuntura, as dores abdominais são condições energéticas decorrentes do desequilíbrio entre os aspectos *Yang/Yin* dos *Zang Fu* (Órgãos e Vísceras) ou da estagnação de *Qi/Xue* (Energia/Sangue) que se instala nas estruturas intra--abdominais.

As desarmonias *Yang/Yin* no nível dos *Zang Fu* (Órgãos e Vísceras) geralmente estão relacionadas a:

61. Agentes etiológicos de origem Interna (fatores emocionais) que se manifestam frequentemente como afecções do aparelho digestório, nas quais conflitos estressantes apresentam uma associação bem clara com quadros de gastrites, colites, constipação intestinal, diarreias, entre outras.
62. Agentes etiológicos de origem mista, especialmente os desregramentos alimentares e as intoxicações.

As desarmonias decorrentes de estagnação de *Qi/Xue* (Energia/Sangue), por sua vez, são definidas como acúmulos de energias turvas (Calor, Frio, Umidade, Mucosidade), que são incorporadas aos sistemas dos Meridianos Principais e/ou dos Meridianos Curiosos, cujos trajetos internos se relacionam estrategicamente com a cavidade abdominal.

Essas energias turvas também podem se instalar diretamente no interior dos próprios *Zang Fu* (Órgãos e Vísceras) e/ou *Qi Heng Zhi Fu* (Vísceras Curiosas), de modo que a dinâmica energética intra-abdominal torna-se comprometida e manifesta-se com diferentes tipos de dores.

Classificação, fisiopatologia energética e manifestações clínicas

As dores abdominais podem ser classificadas em três grandes categorias:

- com característica *Yang*;
- com característica *Yin*;
- com característica mista.

Dores abdominais tipo Yang

As dores abdominais do tipo *Yang* podem ter origem em qualquer estrutura intra--abdominal. Apresentam manifestações clínicas que têm como características: instalação aguda, forte intensidade, tipo cólica e, em geral, o fato de determinarem no paciente uma série de padrões de plenitude – agitação psicomotora, transpiração quente, rubor facial e ansiedade.

Quando são decorrentes de uma afecção do aparelho digestório, podem associar-se a náuseas e vômitos, refluxo esofagogástrico, diarreia com fezes líquidas, urgência para evacuar, flatulência e distensão abdominal; não raramente, também ocorre a presença de fezes mucossanguinolentas.

Quando são decorrentes do aparelho urinário, frequentemente apresentam irradiação que guarda correspondência com o trato urinário em associação com queixas como: disúria, urgência miccional e hematúria.

Os fatores que mais frequentemente determinam as dores abdominais do tipo *Yang* são acúmulo de Calor Interno, que podem ser Calor Verdadeiro ou Falso Calor.

O Calor Verdadeiro geralmente é proveniente de uma desarmonia energética do *Gan* (Fígado), e o Falso Calor, de uma desarmonia do *Pi* (Baço/Pâncreas), quando as dores abdominais têm origem no tubo digestivo; as dores relacionadas ao sistema geniturinário costumam ser provenientes de um acometimento do *Shen* (Rins).

Dores abdominais tipo Yin

As dores abdominais do tipo *Yin* têm início insidioso, são mais difusas, têm caráter crônico e, geralmente, são descritas como desconforto ou dolorimento. Muitos pacientes convivem com esse tipo de dor por tempo prolongado, chegando mesmo a modificar muitos de seus hábitos (principalmente alimentares) e acabam se adaptando com esse desconforto abdominal.

Quando são decorrentes de afecções do tubo digestivo, frequentemente se associam a empachamento, náuseas matinais, anorexia e constipação intestinal crônica, devido ao acometimento do *Qi* (Energia) do *Pi* (Baço/Pâncreas), que passa a apresentar deficiência em suas funções de transformação e transporte da essência dos alimentos, comprometendo o aporte do substrato energético para a formação do *Qi* Adquirido.

Como sintomas associados, o paciente pode apresentar astenia física e mental, déficit de memória e palidez.

Quando as dores abdominais são decorrentes da desarmonia do *Shen* (Rins), o paciente pode ter queixas de poliúria, urgência miccional, nictúria, lombalgia que surge no final do dia, desânimo, pés frios e fadiga.

Os fatores que mais frequentemente determinam as dores abdominais do tipo *Yin* são as deficiências energéticas do *Shen* (Rins) e/ou do *Pi* (Baço/Pâncreas) e/ou do *Sanjiao* (Triplo Aquecedor) Médio ou Inferior. Outra causa para essa desarmonia energética é o comprometimento do *Qi* do abdome (*Qi* da cavidade abdominal), que interfere na interação funcional entre os *Zang* (Órgãos) abdominais.

Dores abdominais tipo misto

Essa condição engloba uma ampla gama de dores abdominais cujas manifestações clínicas apresentam uma combinação de sintomas *Yang* e *Yin*. São, por exemplo, dores de forte intensidade (*Yang*), tipo cólica (*Yang*), no entanto, associadas a astenia (*Yin*), transpiração fria (*Yin*) e palidez (*Yin*), ou dor insidiosa (*Yin*), crônica (*Yin*), associada a agitação física (*Yang*) e irritabilidade (*Yang*). Algumas modalidades de dismenorreia correspondem a afecções que se enquadram perfeitamente nessas descrições.

Os fatores etiológicos das dores abdominais do tipo misto são os bloqueios determinados por estagnações, especialmente aquelas decorrentes das Plenitudes de Frio, Umidade e Mucosidade (Umidade-Calor). Vale lembrar que sempre que ocorre uma estagnação (mesmo quando o agente é de natureza *Yin*, Frio/Umidade), o acúmulo de Energia resultante gera uma condição de Falso *Yang,* que determina a concomitância de sintomas de caráter opostos no quadro clínico dos pacientes.

A Plenitude de Frio está associada ao comprometimento do *Shen* (Rins). Por exemplo, citam-se as dismenorreias, uma vez que a matriz é uma das vias de eliminação dos catabólitos energéticos do *Shen* (Rins), e o Frio excessivo relacionado ao *Shen* (Rins) que está sendo eliminado por essa via pode estagnar dando origem a dor forte, constritiva, com irradiação lombar (características *Yang*), que, no entanto, alivia com a aplicação de calor local. Além disso, associa-se à presença de coágulos escuros, atraso nos ciclos menstruais e pequena quantidade de fluxo sanguíneo (características *Yin*).

A Plenitude de Umidade é decorrente de afecção do *Pi* (Baço/Pâncreas). Um exemplo são as cólicas abdominais que cursam com urgência para evacuar (características *Yang*) e presença de fezes amareladas, volumosas, com pouco odor (características *Yin*).

A Plenitude de Umidade-Calor é principalmente decorrente do acometimento conjunto do *Pi* (Baço/Pâncreas) que determina a formação da Umidade e do *Gan* (Fígado) que gera o Calor excessivo. Exemplo: as cólicas biliares caracterizadas por dores de forte intensidade, bem localizadas (características *Yang*), sendo, no entanto, essa dor decorrente da presença de cálculo (matéria) com curso de caráter contínuo (características *Yin*). A cólica biliar é, portanto, uma dor de natureza contínua, mas sua intensidade apresenta alternância, de modo que vai se intensificando progressivamente até atingir um platô, regredindo gradualmente depois. Esse padrão de comportamento pode ser interpretado do ponto de vista da MTC – Acupuntura como uma condição de caráter misto (Falso *Yang*).

24 Ação da Acupuntura nas dores abdominais

A ação analgésica da Acupuntura sempre foi um dos aspectos dessa medicina milenar que mais impressionou àqueles que entram em contato com ela, especialmente quando se constata que seu alcance chega até mesmo a um nível de analgesia cirúrgica.

Talvez por esses aspectos, as pesquisas clínicas e experimentais na área de analgesia se fixaram mais intensamente, de modo que várias etapas do mecanismo de ação da Acupuntura na analgesia são atualmente bem conhecidas, especialmente no que se refere à participação de neurotransmissores, como os opioides endógenos, a serotonina, as catecolaminas, entre outros.

Em relação às dores abdominais em geral e à cólica biliar em especial, algumas pesquisas têm evidenciado resultados interessantes, principalmente no âmbito das pesquisas experimentais, por meio das quais etapas dos mecanismos intrínsecos, que dão suporte aos efeitos da Acupuntura, começam a ser esclarecidas.

Rong et al.[1] avaliaram o registro da atividade neuronal no corno dorsal da medula espinal de ratos *Sprague-Dawley* a partir da implantação de microeletrodos e observaram que tanto os estímulos dolorosos provenientes de uma distensão colorretal quanto os estímulos da Acupuntura interagiam no nível medular, sendo possível, desta forma, que a Acupuntura modulasse ou inibisse a projeção ao encéfalo desses estímulos dolorosos viscerais de origem abdominal.

Liu et al.,[2] em um estudo experimental realizado em ratos e publicado em 2009, descreveram que o estímulo de eletroacupuntura nos pontos E-25 (*Tianshu*) e E-37 (*Shangjuxu*) durante sete dias consecutivos diminuiu significativamente (em relação ao grupo controle) a sensibilidade dolorosa abdominal decorrente da síndrome do intestino irritável e que esse efeito envolveu a participação do sistema serotoninérgico. Zhou et al.,[3] por sua vez, em um modelo experimental similar, mostraram que a moxabustão aplicada no E-25 (*Tianshu*) igualmente apresentou um efeito analgésico eficaz para a dor abdominal, além de envolver a serotonina no mecanismo de ação da moxabustão.

Uma afecção que muito frequentemente determina quadros abdominais dolorosos importantes é a úlcera péptica, e nesse sentido, algumas evidências de ação da Acupuntura começam a ser estabelecidas.

Zhu et al.[4] descreveram que o ponto E-36 (*Zusanli*) apresentou um efeito protetor sobre a mucosa gástrica de ratos submetidos a um modelo experimental de úlcera gástrica induzida por estresse, e esse efeito estava relacionado à regulação dos níveis de dopamina, de norepinefrina e do óxido nítrico, refletindo-se na performance do fluxo sanguíneo, bem como no fortalecimento das funções de defesa da mucosa gástrica. Em uma linha de pesquisa parcialmente similar, desenvolveu-se um experimento no laboratório de pesquisas experimentais em Acupuntura da Universidade Federal de São Paulo[5] no qual foi constatado que a aplicação de moxabustão realizada com bastão de *Artemisia vulgaris* (*in natura*), aplicada nos pontos VC-12 (*Zhongwan*), E-25 (*Tianshu*) e E-36 (*Zuzanli*), determinou um melhor efeito protetor da mucosa gástrica de ratos Wistar submetidos a um modelo experimental de úlcera gástrica induzida por indometacina, em comparação a outras formas para a estimulação desses pontos de Acupuntura como a aplicação de moxabustão de carvão de *Artemisia vulgaris*, combustão de tabaco e bolsa com água aquecida. Esses resultados mostraram que a eficácia do estímulo do ponto de Acupuntura, quando se emprega a técnica de aplicação de moxabustão, requer mais que o efeito exclusivo do calor. As propriedades energéticas da erva *Artemisia vulgaris*, conforme os moldes milenares da MTC – Acupuntura, também têm sua razão de ser.

Em relação às afecções hepatobiliares, Yim et al.[6] demonstraram em um modelo experimental de hepatopatia crônica induzida em ratos que o ponto VB-34 (*Yanglingquan*) tem efeito hepatoprotetor, determinando uma redução significativa dos índices de toxicidade hepática, bem como a proteção do tecido hepático, com diminuição dos níveis de colesterol total e normalização da atividade imunológica, tanto quando comparado ao grupo-controle quanto à falsa acupuntura (estímulo em não ponto de Acupuntura).

Tratamento pela Acupuntura das dores abdominais em geral
Dores abdominais tipo Yang *relacionadas ao* Gan Huo *(Fogo do Fígado)*

O tratamento visa à harmonização dos distúrbios energéticos induzidos pelos conflitos emocionais que representam a principal causa de formação de Fogo do *Gan* (Fígado) associado à harmonização do *Qi* do abdome. Os pontos de Acupuntura utilizados são:

- B-18 (*Ganshu*): ponto *Shu* do dorso do *Gan* (Fígado), localizado na região do dorso do tronco bilateralmente, a 1,5 *tsun* da extremidade do processo espinhoso de T_9 (9ª vértebra torácica). Relaciona-se com o ramo medial da raiz do dorso do 9º nervo espinhal, relacionado a um dos segmentos da medula espinhal que compõe a inervação esplâncnica do fígado. Deve-se fazer o estímulo destes pontos com aplicação de moxabustão indireta, aplicada por um breve período, suficiente para promover um aquecimento local agradável, evitando-se, portanto, desconforto, eritemas e/ou dolorimento;
- F-14 (*Qimen*): ponto *Mo* (Alarme) do *Gan* (Fígado), localizado na parede anterior do tórax bilateralmente, no 6º espaço intercostal, na correspondência de uma vertical imaginária traçada ao nível do mamilo. Relaciona-se com o ramo ventral do 6º nervo intercostal, o qual corresponde a um dos segmentos da medula espinhal que participa da inervação esplâncnica do fígado. O estímulo deve ser feito com agulha e por meio de leves movimentos de rotação (horário/anti-horário) para obtenção do *Te Qi* (sensação de Acupuntura), deixando-se a seguir a agulha inserida no local por aproximadamente 20 minutos;
- F-3 (*Taichong*): ponto Fonte (*Yuan*) do *Gan* (Fígado), localizado na região do dorso do pé bilateralmente, no espaço interósseo dos 1º e 2º metatarsos, a 1,5 *tsun* proximal à interlinha articular metatarsofalangeana. A agulha inserida deve permanecer no local por 20 minutos;
- F-6 (*Zhongdu*): ponto *Xi* (Acúmulo) do Meridiano do *Gan* (Fígado), localizado bilateralmente na margem medial da tíbia, a 7 *tsun* proximais ao ponto mais saliente do maléolo medial da tíbia. A agulha inserida deve permanecer no local por 20 minutos.

O *Gan* (Fígado), na sua função de aplainador das emoções, é equalizado pelo *Xinbao* (Circulação-Sexo) por causa da inter-relação fisiológica que existe entre ambos por meio do sistema do Meridiano Unitário *Jue Yin*. Assim, quando o *Gan* (Fígado) está em estado de Fogo, um recurso terapêutico importante é a utilização do Meridiano Distinto do *Xinbao* (Circulação-Sexo)/*Sanjiao* (Triplo Aquecedor). Os pontos de Acupuntura utilizados são:

- CS-1 (*Tianchi*): ponto de origem do Meridiano Distinto do *Xinbao* (Circulação--Sexo), localizado bilateralmente no tórax, a 1 *tsun* lateral ao mamilo. Situa-se ao nível da musculatura intercostal, e não no tecido mamário, o que torna uma inserção/ manipulação, além de profunda, também desconfortável nas mulheres. A agulha inserida deve permanecer no local por 20 minutos;

- TA-16 (*Tianyou*): ponto de confluência dos Meridianos Distintos do *Xinbao* (Circulação-Sexo) e do *Sanjiao* (Triplo Aquecedor), localizado bilateralmente no pescoço, na margem posterior do músculo esternocleidomastóideo, na correspondência de uma vertical traçada a partir do ângulo da mandíbula. O estímulo deve ser feito com agulha em leves movimentos de rotação (horário/anti-horário) para obtenção do *Te Qi* (sensação de Acupuntura); a seguir, a agulha inserida deve ser mantida no local por aproximadamente 20 minutos;
- VG-20 (*Baihui*): ponto de origem do Meridiano Distinto do *Sanjiao* (Triplo Aquecedor), localizado na intersecção da linha mediana da cabeça com a vertical traçada entre o ápice de ambas as orelhas externas. Inserção oblíqua da agulha, na direção da linha mediana posterior, com sentido craniocaudal e retenção da agulha por 20 minutos.

Finalmente, deve-se harmonizar o *Qi* (Energia) do abdome. Os pontos de Acupuntura utilizados são:

- CS-6 (*Neiguan*): ponto *Luo* do *Xinbao* (Circulação-Sexo), localizado bilateralmente nos antebraços, 2 *tsun* proximais ao ponto central da prega de flexão dos pulsos. O estímulo deve ser feito com agulha inserida perpendicularmente e mantida no local por 20 minutos;
- F-13 (*Zhangmen*): ponto *Mo* (Alarme) do *Pi* (Baço/Pâncreas), localizado na parede anterolateral do abdome, bilateralmente, na correspondência da margem inferior da extremidade livre da 11ª costela e que se relaciona ao ramo ventral do 11º nervo intercostal, o qual corresponde a um dos segmentos da medula espinhal que participa da inervação esplâncnica tanto do baço quanto do pâncreas. Esse ponto tem também a importante função energética de promover harmonização integrativa da energia dos *Zang* localizados na cavidade abdominal. O estímulo deve ser feito com agulha em leves movimentos de rotação (horário/anti-horário) para obtenção do *Te Qi* (sensação de Acupuntura); a seguir, a agulha inserida deve ser mantida no local por aproximadamente 20 minutos;
- VC-12 (*Zhongwan*): localiza-se na linha mediana anterior da parede abdominal, a 4 *tsun* proximais ao umbigo, e relaciona-se ao ramo ventral do 8º nervo intercostal, que corresponde a um dos segmentos da medula espinhal que participa da inervação esplâncnica do baço e do pâncreas. O estímulo deve combinar a inserção perpendicular da agulha, seguida por aplicação breve de moxabustão indireta. Após a aplicação de moxabustão, a agulha deve permanecer no local por 20 minutos;
- E-25 (*Tianshu*): localiza-se bilateralmente na parede abdominal, a 2 *tsun* equidistantes à linha mediana anterior, na correspondência de uma horizontal imaginária traçada na altura do umbigo. Relaciona-se ao ramo ventral do 10º nervo espinhal, o qual corresponde a um dos segmentos da medula espinhal que participa da inervação esplâncnica do baço e do pâncreas. O estímulo desses pontos deve combinar a inserção perpendicular da agulha, seguida por aplicação breve de moxabustão indireta. Após a aplicação de moxabustão, a agulha deve permanecer no local por 20 minutos;

- E-36 (*Zusanli*): localiza-se bilateralmente na face anterolateral das pernas, a 3 *tsun* distais ao ápice da patela e a 1 *tsun* lateral à margem anterior da tíbia. A agulha inserida deve permanecer no local por 20 minutos.

Dores abdominais tipo Falso Yang *relacionadas a Falso* Yang *do* Shen *(Rins)*

O tratamento visa à harmonização do *Shen Qi* (Energia dos Rins) associada à harmonização do *Qi* (Energia) do abdome. Os pontos de Acupuntura utilizados são:

- B-22 (*Sanjiaoshu*): ponto *Shu* do dorso do *Sanjiao* (Triplo Aquecedor), localizado bilateralmente a 1,5 *tsun* lateral da extremidade do processo espinhoso de L_1 (1ª vértebra lombar). O estímulo desses pontos deve ser feito apenas com aplicação de moxabustão indireta, aplicada por um breve período, para promover um aquecimento local agradável, evitando-se, portanto, desconforto, eritemas e/ou dolorimento;
- B-23 (*Shenshu*): ponto *Shu* do dorso do *Shen* (Rins), localizado bilateralmente a 1,5 *tsun* lateral da extremidade do processo espinhoso de L_2 (2ª vértebra lombar). O estímulo deve ser feito apenas com aplicação de moxabustão indireta, aplicada por um breve período, para promover um aquecimento local agradável, evitando-se, portanto, desconforto, eritemas e/ou dolorimento;
- R-3 (*Taixi*): ponto Fonte (*Yuan*) (*Shu* Antigo) do *Shen* (Rins) (*Zang* considerado Raiz Energética da vida), localizado bilateralmente na face medial dos tornozelos, a meia distância entre o ponto mais saliente do maléolo medial e o tendão do calcâneo. A agulha inserida deve permanecer no local por 20 minutos;
- R-5 (*Shuiquan*): ponto *Xi* (acúmulo) do Meridiano do *Shen* (Rins), localizado bilateralmente na face medial dos tornozelos, a 1 *tsun* distal ao R-3 (*Taixi*). A agulha inserida deve permanecer no local por 20 minutos;
- R-9 (*Zhubin*): ponto localizado bilateralmente na margem medial da tíbia, a 5 *tsun* proximais ao ponto mais saliente do maléolo medial da tíbia. A agulha inserida deve permanecer no local por 20 minutos;
- R-10 (*Yingu*): ponto *Ho* (*Shu* Antigo) do *Shen* (Rins), localizado bilateralmente na extremidade medial da prega de flexão dos joelhos. A agulha inserida deve permanecer no local por 20 minutos.

Para harmonizar o *Qi* do abdome, devem-se usar os pontos de Acupuntura:

- CS-6 (*Neiguan*): ponto *Luo* do *Xin Bao* (Circulação-Sexo), localizado bilateralmente nos antebraços, a 2 *tsun* proximais ao ponto central da prega de flexão dos pulsos. O estímulo deve ser feito com agulha inserida perpendicularmente e mantida no local por 20 minutos;
- F-13 (*Zhangmen*): ponto *Mo* (Alarme) do *Pi* (Baço/Pâncreas), localizado na parede anterolateral do abdome, bilateralmente, na correspondência da margem inferior da extremidade livre da 11ª costela e que se relaciona ao ramo ventral do 11º nervo intercostal, o qual corresponde a um dos segmentos da medula espinhal que participa da inervação esplâncnica tanto do baço quanto do pâncreas. Esse ponto também tem a importante

função energética de promover harmonização integrativa da energia dos *Zang* localizados na cavidade abdominal. O estímulo deve ser feito com agulha em leves movimentos de rotação (horário/anti-horário) para obtenção do *Te Qi* (sensação de Acupuntura); a seguir, a agulha inserida deve ser mantida no local por aproximadamente 20 minutos;

- VC-12 (*Zhongwan*): localiza-se na linha mediana anterior da parede abdominal, a 4 *tsun* proximais ao umbigo e relaciona-se ao ramo ventral do 8º nervo intercostal, que corresponde a um dos segmentos da medula espinhal que participa da inervação esplâncnica do baço e do pâncreas. O estímulo deve combinar a inserção perpendicular da agulha, seguida por aplicação breve de moxabustão indireta. Após a aplicação de moxabustão, a agulha permanece no local por 20 minutos;

- E-25 (*Tianshu*): localiza-se bilateralmente na parede abdominal, a 2 *tsun* equidistantes à linha mediana anterior, na correspondência de uma horizontal imaginária traçada na altura do umbigo. Relaciona-se ao ramo ventral do 10º nervo espinhal, o qual corresponde a um dos segmentos da medula espinhal que participa da inervação esplâncnica tanto do baço quanto do pâncreas. O estímulo desses pontos deve combinar a inserção perpendicular da agulha, seguida por aplicação breve de moxabustão indireta. Após a aplicação de moxabustão, a agulha deve permanecer no local por 20 minutos;

- E-36 (*Zusanli*): localiza-se bilateralmente na face anterolateral das pernas, a 3 *tsun* distais ao ápice da patela e a 1 *tsun* lateral à margem anterior da tíbia. A agulha inserida deve permanecer no local por 20 minutos.

Dores abdominais tipo Yin *relacionadas ao vazio do* Qi do Shen *(Rins)*

- CS-6 (*Neiguan*): ponto localizado bilateralmente nos antebraços, a 2 *tsun* proximais ao ponto central da prega de flexão dos pulsos. O estímulo deve ser feito com agulha inserida perpendicularmente e mantida no local por 20 minutos;

- VG-4 (*Mingmen*): ponto que aquece o *Shen* (Rins) favorecendo sua tonificação. Localiza-se na linha mediana posterior na correspondência da apófise espinhosa de L_2 (2ª vértebra lombar). O estímulo deve ser feito com aplicação de moxabustão indireta, aplicada por um breve período, suficiente para promover um aquecimento local agradável, evitando-se, portanto, desconforto, eritemas e/ou dolorimento;

- VC-8 (*Shenque*): ponto que aumenta a Essência Vital global do organismo e fortalece a Energia do abdome. Localiza-se no umbigo. Seu estímulo deve ser feito com aplicação de moxabustão indireta, aplicada por um breve período, suficiente para promover aquecimento local agradável, evitando-se, portanto, desconforto, eritemas e/ou dolorimento;

- B-22 (*Sanjiaoshu*): ponto *Shu* do dorso do *Sanjiao* (Triplo Aquecedor), localizado bilateralmente a 1,5 *tsun* lateral da extremidade da apófise espinhosa de L_1 (1ª vértebra lombar). O estímulo desses pontos deve ser feito apenas com aplicação de moxabustão indireta, aplicada por um breve período, para promover um aquecimento local agradável, evitando-se, portanto, desconforto, eritemas e/ou dolorimento;

- B-23 (*Shenshu*): ponto *Shu* do dorso do *Shen* (Rins), localizado bilateralmente a 1,5 *tsun* lateral da extremidade da apófise espinhosa de L_2 (2ª vértebra lombar). O estímulo desses pontos deve ser feito apenas com aplicação de moxabustão indireta, aplicada por um breve período, para promover um aquecimento local agradável, evitando-se, portanto, desconforto, eritemas e/ou dolorimento;

- R-3 (*Taixi*): ponto Fonte (*Yuan*) (*Shu* Antigo) do *Shen* (Rins) (*Zang* considerado Raiz Energética da vida), localizado bilateralmente na face medial dos tornozelos, a meia distância entre o ponto mais saliente do maléolo medial e o tendão do calcâneo. A agulha inserida deve permanecer no local por 20 minutos;

- R-6 (*Zhaohai*): ponto localizado bilateralmente na face medial dos pés, a 1 *tsun* distal à extremidade do maléolo medial da tíbia, na correspondência da linha que delimita a pele do dorso e plantar. A agulha inserida não profundamente deve permanecer no local por 20 minutos.

Para harmonizar o *Qi* do abdome, devem-se utilizar os seguintes pontos de Acupuntura:

- F-13 (*Zhangmen*): ponto *Mo* (Alarme) do *Pi* (Baço/Pâncreas), localizado na parede anterolateral do abdome, bilateralmente, na correspondência da margem inferior da extremidade livre da 11ª costela e que se relaciona ao ramo ventral do 11º nervo inter-costal, o qual corresponde a um dos segmentos da medula espinhal que participa da inervação esplâncnica do baço e do pâncreas. Esse ponto tem também a importante função energética de promover harmonização integrativa da energia dos *Zang* localiza-dos na cavidade abdominal. O estímulo deve ser feito com agulha em leves movimen-tos de rotação (horário/anti-horário) para obtenção do *Te Qi* (sensação de Acupuntura), deixando-se, a seguir, a agulha inserida no local por aproximadamente 20 minutos;

- VC-12 (*Zhongwan*): localiza-se na linha mediana anterior da parede abdominal, a 4 *tsun* proximais ao umbigo e relaciona-se ao ramo ventral do 8º nervo intercostal, que corresponde a um dos segmentos da medula espinhal que participa da inervação esplâncnica do baço e do pâncreas. O estímulo deve combinar a inserção perpendi-cular da agulha seguida por aplicação breve de moxabustão indireta. Após a aplicação de moxabustão, a agulha deve permanecer no local por 20 minutos;

- E-25 (*Tianshu*): localiza-se bilateralmente na parede abdominal, a 2 *tsun* equidistantes da linha mediana anterior, na correspondência de uma horizontal imaginária traçada na altura do umbigo. Relaciona-se ao ramo ventral do 10º nervo espinhal, o qual corres-ponde a um dos segmentos da medula espinhal que participa da inervação esplâncnica do baço e do pâncreas. O estímulo desses pontos deve combinar a inserção perpendi-cular da agulha seguida por aplicação breve de moxabustão indireta. Após a aplicação de moxabustão, a agulha deve permanecer no local por 20 minutos;

- E-36 (*Zusanli*): localiza-se bilateralmente, na face anterolateral das pernas, a 3 *tsun* distais ao ápice da patela e a 1 *tsun* lateral à margem anterior da tíbia. A agulha inse-rida deve permanecer no local por 20 minutos.

Dores abdominais tipo misto relacionadas à Plenitude de Frio do Shen *(Rins)*

O esquema terapêutico é o mesmo descrito no item anterior relativo ao tratamento das dores pelo Vazio do *Qi* do *Shen* (Rins).

Dores abdominais tipo misto relacionadas à Plenitude de Umidade do Pi *(Baço/Pâncreas)*

- B-49 (*Yishe*): ponto relacionado ao *Jing* adquirido (Essência Energética) do *Pi* (Baço/Pâncreas), localizado a 3 *tsun* laterais da extremidade do processo espinhoso de T_{11} (11ª vértebra torácica) e que se relaciona ao ramo lateral do ramo do dorso do 11º nervo espinhal, que por sua vez está relacionado a um dos segmentos da medula espinal responsáveis pela inervação esplâncnica do baço e do pâncreas. O estímulo desse ponto deve combinar a inserção oblíqua da agulha, direcionada ao ponto B-20 (*Pishu*) (sem transfixação), e aplicação de moxabustão indireta sobre a agulha, por um breve período, suficiente para promover um aquecimento local agradável, evitando-se, portanto, desconforto, eritemas e/ou dolorimento;
- B-20 (*Pishu*): ponto *Shu* do dorso do *Pi* (Baço/Pâncreas), localizado bilateralmente a 1,5 *tsun* lateral da extremidade do processo espinhoso de T_{11} (11ª vértebra torácica) e que se relaciona ao ramo medial do ramo do dorso do 11º nervo espinhal, que por sua vez está relacionado a um dos segmentos da medula espinal responsáveis pela inervação esplâncnica do baço e do pâncreas. O estímulo desses pontos deve ser feito apenas com aplicação de moxabustão indireta, aplicada por um breve período, para promover um aquecimento local agradável, evitando-se, portanto, desconforto, eritemas e/ou dolorimento;
- F-13 (*Zhangmen*): ponto *Mo* (Alarme) do *Pi* (Baço/Pâncreas), localizado na parede anterolateral do abdome, bilateralmente, na correspondência da margem inferior da extremidade livre da 11ª costela e que se relaciona ao ramo ventral do 11º nervo intercostal, o qual corresponde a um dos segmentos da medula espinal componente da inervação esplâncnica do baço e do pâncreas. Esse ponto tem também a importante função energética de promover a harmonização integrativa da energia dos *Zang* localizados na cavidade abdominal. O estímulo deve ser feito com agulha em leves movimentos de rotação (horário/anti-horário) para obtenção do *Te Qi* (sensação de Acupuntura), deixando-se a seguir a agulha inserida no local por aproximadamente 20 minutos;
- BP-3 (*Taibai*): ponto Fonte (*Yuan*) do *Pi* (Baço/Pâncreas), localizado bilateralmente na margem medial do pé, na correspondência da linha que limita a pele do dorso e plantar, em uma reentrância imediatamente proximal à cabeça do 1º metatarso. A agulha inserida deve permanecer no local por 20 minutos;
- BP-6 (*Sanyinjiao*) para fortalecer a essência energética do *Pi* (Baço/Pâncreas) e do *Wei* (Estômago): ponto localizado bilateralmente na margem medial da tíbia, a 3 *tsun* proximais ao ponto mais saliente do maléolo medial. A agulha inserida deve permanecer no local por 20 minutos;
- IG-4 (*Hegu*): ponto Fonte (*Yuan*) (*Shu* Antigo) do *Da Chang* (Intestino Grosso), localizado bilateralmente na face do dorso das mãos, na parte mais saliente da proeminência que se forma quando o polegar estendido está posicionado em adução, em relação ao dedo indicador. A agulha inserida deve permanecer no local por 20 minutos;

- CS-6 (*Neiguan*): ponto *Luo* do *Xinbao* (Circulação-Sexo), localizado bilateralmente nos antebraços, a 2 *tsun* proximais ao ponto central da prega de flexão dos punhos. O estímulo deve ser feito com agulha inserida perpendicularmente e mantida no local por 20 minutos.

Para harmonizar o *Qi* do abdome, devem-se utilizar os seguintes pontos de Acupuntura:

- VC-12 (*Zhongwan*): localiza-se na linha mediana anterior da parede abdominal, a 4 *tsun* proximais ao umbigo e relaciona-se ao ramo ventral do 8º nervo intercostal, que corresponde a um dos segmentos da medula espinhal que participam da inervação esplâncnica do baço e do pâncreas. O estímulo deve combinar a inserção perpendicular da agulha, seguida por aplicação breve de moxabustão indireta. Após a aplicação de moxabustão, a agulha permanece no local por 20 minutos;
- E-25 (*Tianshu*): localizado bilateralmente na parede abdominal, a 2 *tsun* equidistantes à linha mediana anterior, na correspondência de uma horizontal imaginária traçada na altura do umbigo. Relaciona-se ao ramo ventral do 10º nervo espinhal, o qual corresponde a um dos segmentos da medula espinhal que participa da inervação esplâncnica do baço e do pâncreas. O estímulo desses pontos deve combinar a inserção perpendicular da agulha, seguida por aplicação breve de moxabustão indireta. Após a aplicação de moxabustão, a agulha deve permanecer no local por 20 minutos;
- E-36 (*Zusanli*): localizado bilateralmente na face anterolateral das pernas, a 3 *tsun* distais ao ápice da patela e a 1 *tsun* lateral à margem anterior da tíbia. A agulha inserida deve permanecer no local por 20 minutos.

Dores abdominais tipo misto relacionadas à Plenitude de Umidade-Calor (cólica biliar)

- B-18 (*Ganshu*): ponto *Shu* do dorso do *Gan* (Fígado), localizado na região do dorso do tronco bilateralmente, a 1,5 *tsun* da extremidade do processo espinhoso de T_9 (9ª vértebra torácica). Relaciona-se ao ramo medial da raiz do dorso do 9º nervo espinhal relacionado a um dos segmentos da medula espinhal que compõe a inervação esplâncnica do fígado. O estímulo desses pontos deve ser feito com aplicação de moxabustão indireta, aplicada por um breve período, suficiente para promover um aquecimento local agradável, evitando-se, portanto, desconforto, eritemas e/ou dolorimento;.
- B-19 (*Danshu*): ponto *Shu* do dorso do *Dan* (Vesícula Biliar), localizado na região do dorso do tronco bilateralmente, a 1,5 *tsun* da extremidade do processo espinhoso de T_{10} (10ª vértebra torácica). Relaciona-se ao ramo medial da raiz do dorso do 10º nervo espinhal relacionado a um dos segmentos da medula espinhal que compõem a inervação esplâncnica das vias hepatobiliares. O estímulo desses pontos deve ser feito com aplicação de moxabustão indireta, aplicada por um breve período, suficiente para promover um aquecimento local agradável, evitando-se, portanto, desconforto, eritemas e/ou dolorimento;

- F-14 (*Qimen*): ponto *Mo* (Alarme) do *Gan* (Fígado), localizado na parede anterior do tórax bilateralmente, no 6º espaço intercostal, na correspondência de uma vertical imaginária traçada ao nível do mamilo. Relacionado ao ramo ventral do 6º nervo intercostal, o qual corresponde a um dos segmentos da medula espinhal que participa da inervação esplâncnica do fígado. O estímulo deve ser feito com agulha em leves movimentos de rotação (horário/anti-horário) para obtenção do *Te Qi* (sensação de Acupuntura); a seguir, a agulha deve ser deixada inserida no local por aproximadamente 20 minutos;
- VB-24 (*Riyue*) ponto *Mo* (Alarme) do *Dan* (Vesícula Biliar), localizado na parede anterior do tórax bilateralmente, no 7º espaço intercostal, na correspondência de uma vertical imaginária traçada ao nível do mamilo. Relacionado ao ramo ventral do 7º nervo intercostal, o qual corresponde a um dos segmentos da medula espinhal que participa da inervação esplâncnica do fígado. O estímulo deve ser feito com agulha em leves movimentos de rotação (horário/anti-horário) para obtenção do *Te Qi* (sensação de Acupuntura); a seguir, a agulha deve ser deixada inserida no local por aproximadamente 20 minutos;
- F-3 (*Taichong*): ponto Fonte (*Yuan*) do *Gan* (Fígado), localizado na região do dorso do pé bilateralmente, no espaço interósseo dos 1º e 2º metatarsos, a 1,5 *tsun* proximal à interlinha articular metatarsofalangeana. A agulha inserida deve permanecer no local por 20 minutos;
- F-6 (*Zhongdu*): ponto *Xi* (Acúmulo) do Meridiano do *Gan* (Fígado), localizado bilateralmente na margem medial da tíbia, a 7 *tsun* proximais ao ponto mais saliente do maléolo medial da tíbia. A agulha inserida deve permanecer no local por 20 minutos.

Em consequência da calculose biliar, as vias biliares apresentam acúmulo de Mucosidade (Umidade-Calor), de modo que é preciso dissolver e mobilizar a Mucosidade. Os pontos de Acupuntura utilizados são:

- CS-6 (*Neiguan*): ponto *Luo* do *Xinbao* (Circulação-Sexo), localizado bilateralmente nos antebraços, a 2 *tsun* proximais ao ponto central da prega de flexão dos punhos. O estímulo deve ser feito com agulha inserida perpendicularmente e mantida no local por 20 minutos;
- E-36 (*Zusanli*): localizado bilateralmente na face anterolateral das pernas, a 3 *tsun* distais ao ápice da patela e a 1 *tsun* lateral à margem anterior da tíbia. A agulha inserida deve permanecer no local por 20 minutos;
- BP-8 (*Diji*): ponto *Xi* do *Pi* (Baço/Pâncreas), localizado bilateralmente na margem medial da tíbia, a 3 *tsun* distais à inserção do tendão da pata de ganso. A agulha deve ser inserida obliquamente, direcionada para o abdome e permanecer no local por 20 minutos;
- B-20 (*Pishu*): ponto *Shu* do dorso do *Pi* (Baço/Pâncreas); localiza-se bilateralmente a 1,5 *tsun* lateral da extremidade do processo espinhoso de T_{11} (11ª vértebra torácica) e relaciona-se ao ramo medial do ramo do dorso do 11º nervo espinhal, que por sua vez está relacionado a um dos segmentos da medula espinal responsáveis pela

inervação esplâncnica do baço e do pâncreas. O estímulo desses pontos deve ser feito apenas com aplicação de moxabustão indireta, aplicada por um breve período, para promover um aquecimento local agradável, evitando-se, portanto, desconforto, eritemas e/ou dolorimento;

- F-13 (*Zhangmen*): ponto *Mo* (Alarme) do *Pi* (Baço/Pâncreas); localiza-se na parede anterolateral do abdome, bilateralmente, na correspondência da margem inferior da extremidade livre da 11ª costela e relaciona-se ao ramo ventral do 11º nervo intercostal, o qual corresponde a um dos segmentos da medula espinal componente da inervação esplâncnica do baço e do pâncreas. Esse ponto tem também a importante função energética de promover a harmonização integrativa da energia dos *Zang* localizados na cavidade abdominal. O estímulo deve ser feito com agulha em leves movimentos de rotação (horário/anti-horário) para obtenção do *Te Qi* (sensação de Acupuntura); a seguir, a agulha deve ser deixada inserida no local por aproximadamente 20 minutos;
- BP-3 (*Taibai*): ponto Fonte (*Yuan*) do *Pi* (Baço/Pâncreas), localizado bilateralmente na margem medial do pé, na correspondência da linha que limita a pele do dorso e plantar, em uma reentrância imediatamente proximal à cabeça do 1º metatarso. A agulha inserida deve permanecer no local por 20 minutos;
- BP-6 (*Sanyinjiao*) para fortalecer a essência energética do *Pi* (Baço/Pâncreas) e do *Wei* (Estômago): ponto localizado bilateralmente na margem medial da tíbia, a 3 *tsun* proximais ao ponto mais saliente do maléolo medial. A agulha inserida deve permanecer no local por 20 minutos.

CONSIDERAÇÕES FINAIS

Este capítulo tece considerações relativas às dores abdominais em geral e em especial à cólica biliar, conforme uma visão integrativa entre os conhecimentos da Medicina Ocidental e preceitos milenares da MTC – Acupuntura.

Dentro das concepções da Medicina Ocidental encontram-se dados relativos à epidemiologia, embasamentos anatomofisiológicos, fisiopatologia, quadro clínico e recursos terapêuticos empregados para as dores abdominais. Do ponto de vista da Medicina Chinesa, a maior ênfase foi dada ao tratamento dessas condições dolorosas abdominais. Reflexões relativas à visão energética tradicional da Medicina Chinesa referentes às dores abdominais também foram apresentadas, para que se pudesse estabelecer uma ligação entre alguns conceitos fundamentais das medicinas – Ocidental e Milenar Chinesa.

Finalmente, consta também do capítulo uma descrição de resultados de alguns trabalhos experimentais que têm investigado os efeitos da Acupuntura nessas algias abdominais.

REFERÊNCIAS BIBLIOGRÁFICAS

1. Rong PJ, Zhu B, Huang QF, Gao XY, Ben H, Li YH. Acupuncture inhibition on neuronal activity of spinal do dorso horn induced by noxious colorectal distention in rat. World J Gastroenterol 2005; 11(7):1011-7.

2. Liu HR et al. Acupuncture at both ST25 and ST37 improves the pain threshold of chronic visceral hypersensitivity rats. Neurochem Res 2009; 34(11):1914-8.
3. Zhou EH, Lui HR, Wu HG, Shi Y, Wang XM, Tan LY et al. Suspended moxibustion relieves chronic visceral hyperalgesia via serotonin pathway in the colon. Neurosci Lett 2009; 451(2):144-7.
4. Zhu SL, Xu GS, Chen QZ, Wang ZJ, Jiao J. The effects of electroneedling at point Zusanli on stress gastric ulcer: the changes of nitric oxide and catecholamine in rats. China Nati J New Gastroenterol 1996; 2(4):203-5.
5. Freire AO, Sugai GCM, Blanco MM, Tabosa A, Yamamura Y, Mello LEAM. Effect of moxibustion at acupoints Ren-12 (Zhongwan), St-25 (Tianshu), and St-36 (Zuzanli) in the prevention of gastric lesions induced by indomethacin in Wistar rats. Digestive Diseases and Sciences 2005; 50(2):366-74.
6. Yim YK, Lee H, Hong KE, Kim YI, Lee BR, Kim TH et al. Hepatoprotective effect of manual acupuncture at acupoint GB34 against CCl4-induced chronic liver damage in rats. World J Gastroenterol 2006; 12(14):2245-9.

CAPÍTULO **25**

Hipertensão arterial: visão integrada das abordagens ocidentais e Acupuntura

LUIZ GONZAGA MARTINS FILHO
ANGELA MARIA FLORENCIO TABOSA

INTRODUÇÃO

A hipertensão, definida como níveis pressóricos sistólicos ≥ 140 mmHg ou diastólicos ≥ 90 mmHg, atinge milhões de pessoas em todo o mundo e é responsável por lesões imediatas ou a médio ou longo prazo que ameaçam a economia, gerando morbidades e comorbidades responsáveis por anos perdidos de trabalho decorrentes de afastamentos, tratamentos associados ou mesmo morte.

A hipertensão é um dos fatores de risco mais importantes para o desenvolvimento de doença coronariana e acidentes vasculares cerebrais. De acordo com a Organização Mundial da Saúde (OMS), mais de 800 milhões de indivíduos são afetados por essa disfunção em todo o mundo, e, embora os critérios de definição de pressão sistólica como 140 mmHg e diastólica de 80 mmHg sejam generalizadamente adotados, não há um patamar seguro de pressão que possa ser definitivamente adotado como o limite entre o que é seguro ou arriscado, devendo-se avaliar o paciente de maneira individualizada, com atenção sobre os fatores gênero, idade, massa corporal e outros fatores de risco, como sedentarismo, tabagismo, etc.

CLASSIFICAÇÃO DA HIPERTENSÃO ARTERIAL

Apenas aproximadamente 5% das hipertensões têm causa definida. São denominadas como hipertensões secundárias e, em geral, são decorrentes de doença renal subjacente ou suprarrenal. Comumente, apresentam desenvolvimento mais acelerado e maior incidência de casos de hipertensão maligna, definida como pressão sistólica $\geq$ 200 mmHg e diastólica $\geq$ 120 mmHg.

Entretanto, 90 a 95% das hipertensões são as de cunho essencial, ou seja, hipertensões que mesmo após investigação sistemática não apresentam causa conhecida. Também são chamadas de hipertensão primária. Essa forma de hipertensão não costuma causar problemas em curto prazo, sobretudo se controlada, e frequentemente é assintomática, englobando um subgrupo denominado de hipertensão benigna. Entretanto, esse termo é mais semântico do que técnico, pois mesmo essa modalidade, se não assistida, leva a complicações de longo prazo para os órgãos-alvo. É importante salientar que dentro desse grupo, algumas dessas hipertensões devem ter suas etiologias definidas à medida que os mecanismos moleculares da fisiopatogenia hipertensiva forem esclarecidos.

A hipertensão maligna também pode ocorrer nos casos de hipertensão arterial primária, mas em menos de 5% dos casos. Essa forma leva à morte em 1 ou 2 anos por insuficiência renal, embora se ressalte que isso pode ocorrer com muito menor frequência nos casos de hipertensão arterial primária ou hipertensão essencial (HE). A Tabela 25.1 apresenta os tipos de hipertensão e suas causas.

TABELA 25.1   TIPOS E CAUSAS DE HIPERTENSÃO SEPARADOS EM ESSENCIAL E SECUNDÁRIA COM AS RESPECTIVAS ETIOLOGIAS

Tipos e causas de hipertensão	
Hipertensão essencial	Hipertensão secundária
Não há causa conhecida	Renal
	Glomerulonefrite aguda
	Rins policísticos
	Estenose uni ou bilateral de artéria renal
	Displasia fibromuscular de artéria renal
	Vasculites
	Tumores produtores de renina
	Endócrina
	Hiperaldosteronismo primário
	Cushing
	Feocromocitoma
	Acromegalia
	Hipo ou hipertireoidismo
	Gestacional

(continua)

TABELA 25.1 (CONT.) TIPOS E CAUSAS DE HIPERTENSÃO SEPARADOS EM ESSENCIAL E SECUNDÁRIA COM AS RESPECTIVAS ETIOLOGIAS

Hipertensão essencial	Hipertensão secundária
Não há causa conhecida	Cardiológica
	Coarctação de aorta
	Vasculites
	Externas
	Ingestão de hormônios
	Uso de simpatomiméticos ou anfetamínicos
	Dieta rica em sódio
	Estresse agudo
	Neurológicas
	Hipertensão intracraniana

Na maioria das vezes, a HE é assintomática. Entretanto, alguns casos estão associados a distúrbios psicoafetivos, tensão emocional, cefaleias, taquicardia, palidez ou sudorese.

Neste capítulo, serão abordados os distúrbios e fatores associados à HE ou sem causa anatômico-orgânica. Como no termo HE estão englobadas causas de etiologias multifatoriais e não completamente esclarecidas, ela pode ser definida como uma síndrome hipertensiva.

FISIOPATOGÊNESE DA HIPERTENSÃO

Em última análise, os variados fatores que contribuem para a hipertensão terminam no desequilíbrio dos elementos que causam a pressão arterial sistêmica, ou seja, a hipertensão é a anormalidade do mecanismo fisiológico de regulação da pressão arterial.

A pressão arterial é proporcional ao débito cardíaco e à resistência vascular periférica, conforme mostrado na Figura 25.1.

Na Figura 25.1, vê-se que o débito cardíaco é altamente dependente do volume sanguíneo. Também é influenciado pelos estímulos inotrópicos positivos do sistema nervoso autônomo simpático (SNA-s), que aumentam a frequência das contrações cardíacas. Além disso, a estimulação simpática periférica promove a contração do sistema venoso, aumentando o retorno venoso e distendendo átrios e ventrículos, de modo que a força de contração aumenta, como demonstra a lei de Frank-Starling.

A resistência vascular periférica, por sua vez, é predominantemente determinada no nível das arteríolas e é influenciada por fatores humorais e neurais, sendo que o tônus vascular normal reflete o equilíbrio entre fatores humorais vasoconstritores (como angiotensina II, catecolaminas e endotelina) e fatores vasodilatadores (como as prostaglandinas, as cininas e o óxido nítrico).

A resistência venular também apresenta autorregulação, a partir da qual o fluxo sanguíneo aumentado induz à vasoconstrição. Os fatores locais como hipóxia e pH não estão demonstrados na Figura 25.1, pois não são relevantes na pressão sistêmica.

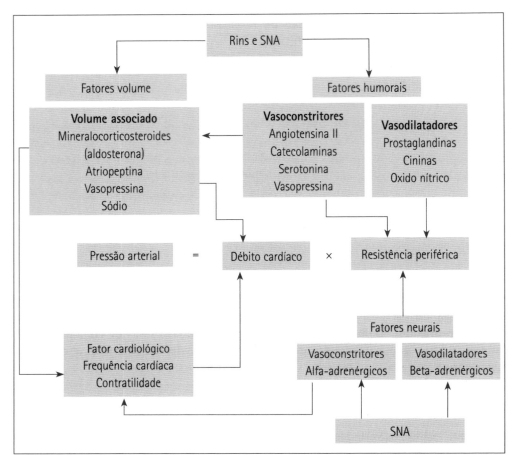

FIGURA 25.1 Participação dos diversos fatores fisiológicos na gênese da hipertensão arterial e o papel revelante de cada um.
SNA: sistema nervoso autônomo.

Hipertensão essencial

Cerca de 90 a 95% das pessoas que apresentam hipertensão são portadoras de HE. Em cepas de ratos com tendência natural e hereditária à hipertensão arterial, como os ratos Okamoto, há evidências de que, no início do desenvolvimento da hipertensão, o SNA-s está consideravelmente mais ativo que nos ratos normais. Nos estágios avançados da hipertensão, foram observadas alterações estruturais nos néfrons, identificadas como aumento da resistência arterial renal pré-glomerular e diminuição da permeabilidade das membranas glomerulares. Essas alterações podem ser a base da persistência da hipertensão em longo prazo.

Em seres humanos, a maioria dos pacientes com HE apresenta forte tendência hereditária, idêntica à observada nos animais inferiores hipertensos, ou seja, os sistemas nervosos central (SNC) e periférico desempenham papel predominante no controle rápido e de curto prazo da pressão arterial, enquanto o papel dominante dos rins é a regulação da hipertensão arterial de longo prazo.

A HE é uma desordem complexa e multifatorial, pois resulta de uma interação entre fatores genéticos e ambientais que afetam o débito cardíaco ou a resistência periférica ou ambos. Embora alterações genéticas solitárias possam ser as responsáveis pela hipertensão em alguns casos, não é provável que uma única mutação seja a responsável pela HE na maioria da população. É mais provável que a HE resulte do efeito de mutações combinadas ou polimorfismos de vários *loci* genéticos que influenciam a pressão, combinados a fatores ambientais (ingestão de sódio, estresse, entre outros).

Os genes que favoreçam a suscetibilidade à HE na grande população não são totalmente conhecidos, mas podem incluir genes que controlam a resposta ao aporte de sódio, a resposta a substâncias pressóricas e a reatividade das células musculares lisas ou seu crescimento.

Além das alterações genéticas decorrentes dos efeitos de formas alélicas de vários genes que afetam a pressão arterial, existem mais duas chaves que podem ser o fator inicial da HE:

- redução inata da capacidade de excreção renal de sódio na prevenção de pressão arterial normal, o que faz que a pressão se eleve como mecanismo decorrente do aumento de volume extracelular (líquido extracelular – LEC), do débito cardíaco e do aumento de resistência vascular subsequentes, fazendo o patamar pressórico aumentar, permitindo a excreção de sódio;
- estímulos vasoconstritores funcionais crônicos ou repetitivos que induzem mudanças estruturais diretas na parede vascular, levando ao aumento da resistência periférica como causa primária da hipertensão. As influências vasoconstritoras crônicas ou repetitivas promovem o espessamento dos vasos com aumento da resistência, a qual antecede a HE em vez de ser consequência dela.

Sobre esses mecanismos incidem, por fim, os fatores ambientais, que podem modificar a expressão das predisposições genéticas determinantes da HE, como estresse, obesidade, sedentarismo, tabagismo, ingesta hipersódica, entre outros.

O inter-relacionamento desses fatores está exposto na Figura 25.2. Cada um deles pode, individualmente ou em conjunto, interferir no equilíbrio normal da pressão arterial.

Papel do sistema nervoso no controle rápido da pressão arterial

O papel do sistema nervoso (SN) no controle da pressão arterial está em sua capacidade de induzir aumentos rápidos dos níveis pressóricos. O SN controla a circulação quase inteiramente por meio do SNA. Nesse sentido, todas as funções vasoconstritoras e cardioaceleradoras são ativadas como uma unidade por meio do SNA-s. Ao mesmo tempo, há inibição recíproca dos sinais inibitórios parassimpáticos vagais. Como consequência, ocorrem três etapas no aumento da pressão, demonstradas no Quadro 25.1.

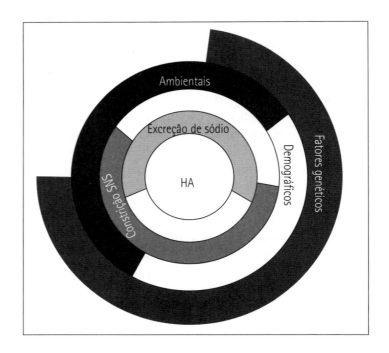

FIGURA 25.2 Sobreposição das influências dos diversos fatores na hipertensão arterial.
SNS: sistema nervoso simpático; HA: hipertensão arterial.

QUADRO 25.1 NÍVEIS DE INFLUÊNCIA DO SNA-S NA ELEVAÇÃO DA PRESSÃO ARTERIAL

Quase todas as arteríolas se contraem, aumentando a resistência periférica, pela ação da norepinefrina nos receptores alfa do músculo liso vascular
As veias se contraem fortemente deslocando o sangue em direção ao coração, aumentando o retorno venoso e a força de contração e, consequentemente, a pressão arterial
O próprio coração é estimulado pelo SNA, aumentando a frequência de contração e a força contrátil do músculo cardíaco

A incrível rapidez da influência nervosa sobre a pressão arterial é uma característica especialmente importante: começa em instantes e eleva a pressão arterial até duas vezes o valor normal em 5 a 10 segundos. Estresses agudos ou continuados, como medo, elevam a pressão e a frequência cardíaca pelo mesmo mecanismo.

Centro vasomotor e sua relação com o controle vasoconstritor

O centro vasomotor localiza-se bilateralmente na formação reticular do bulbo e no terço inferior da ponte. Esse centro transmite impulsos parassimpáticos por meio dos nervos vagos para o coração e, também, os impulsos simpáticos para quase todos os vasos sanguíneos do corpo, por meio da medula e dos nervos simpáticos.

Suas porções laterais transmitem impulsos excitatórios pelas fibras nervosas simpáticas até o coração. Sua porção medial, em posição imediata aos núcleos motores dorsais dos nervos vagos, transmite impulsos parassimpáticos até o coração, com efeito inotrópico negativo vasoconstritor do centro vasomotor. O equilíbrio dessas duas forças em oposição é responsável pelo tônus vasomotor simpático e mantém um estado de constrição parcial e contínua dos vasos sanguíneos (Figura 25.3).

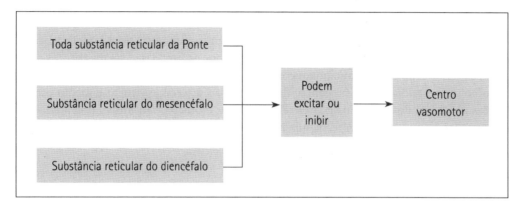

FIGURA 25.3 Equilíbrio dinâmico entre as forças simpáticas e parassimpáticas na manutenção do tônus vasomotor pressórico.

Papel do hipotálamo

O hipotálamo desempenha papel essencial no controle do sistema vasoconstritor, pois pode exercer efeitos excitatórios ou inibitórios potentes sobre o centro vasomotor. Suas áreas posterolaterais causam potente excitação, enquanto a área anterior pode causar excitação branda ou inibição, dependendo do núcleo estimulado. Recebe impulsos de muitas partes do córtex cerebral, inclusive do córtex motor, que excita o centro vasomotor com estímulos descendentes que passam pelo hipotálamo.

A estimulação também do lobo temporal anterior, das áreas orbitais do córtex frontal, da parte anterior do giro do cíngulo, da amídala, do septo e do hipocampo podem excitar ou inibir o centro vasomotor, dependendo do local exato em que for estimulado.

O hipotálamo ainda está associado à geração dos estímulos para produção e liberação da vasopressina/hormônio antidiurético (ADH) e à própria produção desse hormônio, o que ocorre primariamente em seus núcleos supraópticos e secundariamente nos núcleos paraventriculares. Os estímulos para a produção de ADH/vasopressina são:

- redução da osmolaridade no próprio hipotálamo;
- diminuição da excitação dos receptores atriais de estiramento quando o volume sanguíneo é reduzido em 15 a 25%;

- diminuição do estiramento dos barorreceptores das regiões carotídea, aórtica e pulmonar. O ADH/vasopressina é mais conhecido por aumentar a reabsorção de água nos rins, aumentando a permeabilidade de túbulos distais finais e túbulos coletores corticais, bem como dos ductos coletores medulares, agindo também na regulação osmótica. Entretanto, tem potente efeito vasoconstritor das arteríolas por todo o corpo, levando ao aumento pressórico.

Papel do sistema nervoso na hipertensão essencial

O SNA-s participa no controle da pressão arterial, tendo como principal característica os aumentos rápidos dos níveis pressóricos e fazendo que as funções vasoconstritoras e cardioaceleradoras do SNA-s funcionem como uma unidade. Age na manutenção do tônus vasomotor e está envolvido na gênese da hipertensão arterial em curto e médio prazos graças aos estímulos vasoconstritores repetitivos ou crônicos. Em indivíduos predispostos genética ou ambientalmente, há hiperatividade do sistema simpático. Em longo prazo, tais indivíduos sofrem mudanças estruturais diretas na parede vascular que conduzem a aumento da resistência periférica.

Papel dos rins na hipertensão de longo prazo

O SNA-s é dotado de capacidade potente para efetuar o controle rápido da pressão arterial. Entretanto, quando ocorre alteração lenta e gradual dos níveis pressóricos (decorrer de dias), os mecanismos nervosos perdem a capacidade de se opor às alterações.

O que estabelece a pressão arterial no longo prazo é o sistema renal e de líquidos corporais. A hipertensão que é mantida ou sustentada requer a participação dos rins, já que eles normalmente respondem ao aumento de pressão pela eliminação de sal e água, como mostra a Figura 25.4.

As alterações da resistência periférica total não afetam o nível da pressão arterial em longo prazo se a função renal estiver normal. No entanto, muitas vezes, quando a resistência periférica total se eleva, aumenta simultaneamente a resistência vascular intrarrenal, alterando a função dos rins, o que pode causar a hipertensão.

Formas de o rim controlar a pressão arterial

Além de sua capacidade de controlar a pressão arterial por meio de alterações do LEC, os rins também dispõem de outro poderoso mecanismo, o sistema renina-angiotensina-aldosterona.

A renina é sintetizada e armazenada em forma inativa pelas células justaglomerulares como pró-renina. As células justaglomerulares são células musculares lisas, modificadas, que se localizam nas paredes das arteríolas aferentes em local imediatamente proximal aos glomérulos.

Resumidamente, sob condições de queda de pressão arterial ou em anormalidades da microvasculatura glomerular ou arteriolar pré-glomerular, a pró-renina é transfor-

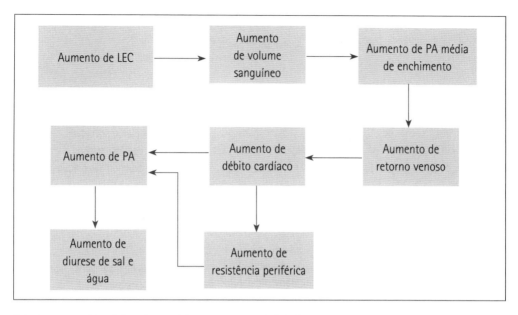

FIGURA 25.4 Papel dos rins na hipertensão arterial de longo prazo e dos líquidos corporais.
LEC: líquido extracelular; PA: pressão arterial.

mada em renina – enzima que vai catalisar a transformação do angiotensinogênio em angiotensina I (vasoconstritor leve) –, a qual, por sua vez, sob ação da enzima conversora da angiotensina, nos pulmões, será transformada em angiotensina II – poderoso vasoconstritor de arteríolas e de veias. Toda vez que há circulação sanguínea de quantidades excessivas de angiotensina, o mecanismo renal de controle de pressão arterial é automaticamente reajustado em um nível pressórico acima do normal. As funções da angiotensina II estão demonstradas na Figura 25.5.

Em linhas gerais, o sistema renal é responsável pela manutenção da hipertensão arterial de longo prazo, bem como pelas alterações na capacidade de excretar sal e água ou por mudanças da microvasculatura decorrentes de alterações crônicas ou intermitentes da vasoconstrição, as quais vão afetar o sistema renina-angiotensina-aldosterona. Desconhece-se a razão pela qual os rins dos indivíduos com HE não conseguem excretar sal e água na presença de níveis normais de pressão arterial; entretanto, as alterações vasculares significativas constituem a anormalidade renal básica na HE desses indivíduos.

Quando a HE já está estabelecida, tanto o aumento de volume sanguíneo quanto o da resistência periférica estão envolvidos e contribuem para a elevação pressórica. Os aumentos de resistência periférica decorrem de um SNA-s ativo constitucionalmente e/ou induzido por fatores ambientais e estão relacionados a uma fase mais aguda ou inicial da HE. A cronificação desse processo também pode estar envolvida nas alterações estruturais dos néfrons causadoras da hipertensão crônica em indivíduos constitucional ou geneticamente predispostos (Figura 25.6).

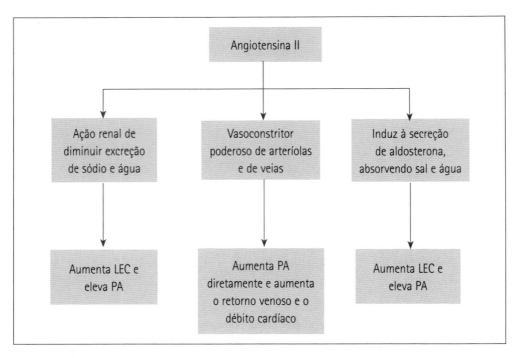

FIGURA 25.5 Funções da angiotensina II na elevação da pressão arterial.
LEC: líquido extracelular. PA: pressão arterial.

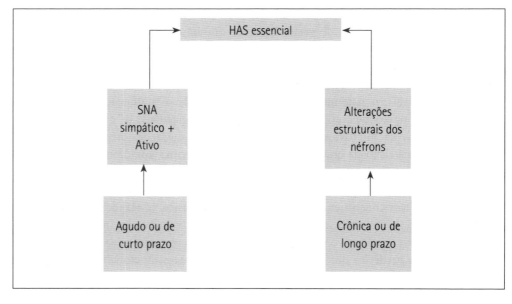

FIGURA 25.6 Papel do SNA e das alterações renais na hipertensão de curto ou longo prazo, respectivamente.
SNA: sistema nervoso autônomo; HAS: hipertensão arterial sistêmica.

Causas de óbito e órgãos-alvo da hipertensão essencial

As causas de óbito ou de morbidade associadas à HE e aos respectivos órgãos-alvo estão demonstradas no Tabela 25.2.

TABELA 25.2 CAUSAS DE ÓBITO E MORBIDADES ASSOCIADAS À HE E RESPECTIVOS ÓRGÃOS-ALVO

Órgãos-alvo	Alterações encontradas
Coração	Sobrecarga de trabalho, insuficiência cardíaca, coronariopatia e IAM
SNC	Ataques isquêmicos transitórios e acidente vascular por espasmo ou rotura
Rins	Nefropatias, nefroesclerose, insuficiência renal e hemorragias renais
Retina	Hemorragias e perdas visuais
Artérias	Arteriolosclerose hiperplásica ou hialina e dissecção de aorta

IAM: infarto agudo do miocárdio; SNC: sistema nervoso central.

A hipertensão não só acelera a aterogênese, mas também causa mudanças degenerativas nas paredes das grandes e médias artérias, o que potencializa a dissecção de aorta e a hemorragia cerebrovascular.

Também está associada a duas formas de doença de pequenos vasos: arterioloescleroses hialina e hiperplásica, ambas demonstradas na Tabela 25.3.

TABELA 25.3 DUAS FORMAS DE DOENÇA DE PEQUENOS VASOS ASSOCIADAS À HE

	Arterioloesclerose hiperplásica	Arterioloesclerose hialina
Perfil de aparecimento	Relacionada a elevações mais agudas ou severas da pressão arterial	Mais frequente em idosos até em normotensos e é mais severa nos hipertensos
Histopatologia	Consiste no espessamento laminado e concêntrico das paredes arteriolares com progressivo estreitamento do lúmen	Espessamento homogêneo e hialino das paredes arteriolares com estreitamento do lúmen. Também ocorre na microangiopatia diabética
Características diferenciais	As lâminas consistem em células musculares lisas dispostas concentricamente e duplicação e espessamento da membrana basal	As lesões refletem perda de componentes do plasma através do endotélio em estresses vasculares crônicos
Aspectos adicionais	Na hipertensão maligna, são acompanhados de necrose aguda das paredes dos vasos	É a lesão característica da nefroesclerose benigna, em que há perda de néfrons e contração dos rins

MEDICINA CHINESA – ACUPUNTURA

A Medicina Tradicional Chinesa (MTC) – Acupuntura não identifica a hipertensão como entidade nosológica própria e independente, mas, sim, como parte de processo de adoecimento complexo, em que a elevação pressórica é apenas uma das manifestações que completam um corolário de distúrbios energéticos e funcionais, no qual o *Xin* (Coração) é órgão-objeto das agressões diretas ou indiretas dos desequilíbrios dos demais *Zang* (Órgãos) da economia, como *Gan* (Fígado) e *Shen* (Rins). Desse modo, além da hipertensão propriamente dita, o paciente apresenta uma série de manifestações que são próprias dos outros *Zang* (Órgãos) acometidos, justificando assim a ampla gama de manifestações clínicas e psicológicas distintas dos mais diversos pacientes.

Nesse sentido, a MTC – Acupuntura reconhece três tipos básicos de hipertensão:

- hipertensão arterial *Yang* Verdadeiro;
- hipertensão arterial Falso *Yang*;
- hipertensão arterial mista.

Independentemente de suas origens energéticas, todas coexistem com deficiência energética do *Shen Qi* (Energia dos Rins), que funciona como fator permissivo para que o *Xin* (Coração) seja envolvido e atingido em última análise.

Hipertensão *Yang* Verdadeiro
Etiopatogenia energética

A origem energética da hipertensão arterial *Yang* Verdadeiro tem como berço o *Gan* (Fígado) e, mais especificamente, o *Gan-Yang* (Fígado-*Yang*). Nesse sentido, o padrão energético típico associado à hipertensão *Yang* Verdadeiro é o *Gan Huo* (Fígado-Fogo), embora também caiba a situação de aumento do *Yang* associado à diminuição do *Gan--Yin* (Fígado-*Yin*). Esse padrão geralmente ocorre porque o *Shen* (Rins) está fraco e fornece pouca sustentação *Yin* para o *Gan* (Fígado).

Nas situações de excesso de *Yang* do *Gan* (Fígado), a tendência natural seria esse *Zang* enviar o excedente *Yang* para o *Pi* (Baço-Pâncreas) por mecanismo de dominância (Lei dos Cinco Movimentos). Isso, na realidade, pode ocorrer conferindo ao paciente hipertenso queixas digestivas associadas às alterações hemodinâmicas (náuseas, vômitos, entre outras). Entretanto, especificamente em relação à fisiopatologia da hipertensão, o *Gan* (Fígado) direciona esse *Yang* Verdadeiro excedente ao *Xin* (Coração), por mecanismo de geração (Lei dos Cinco Movimentos).

Esse processo de adoecimento por mecanismo de geração pode ser facilitado se o desequilíbrio do *Gan* (Fígado) for muito intenso ou em casos nos quais o *Xin* (Coração) se encontra mais vulnerável em razão de fatores ancestrais ou inatos intrínsecos decorrentes de enfraquecimento do eixo de equilíbrio com o *Shen* (Rins) (eixo *Shao Yin*).

A hipertensão *Yang* Verdadeiro é o reflexo da dinâmica energética entre o *Gan* (Fígado) em estado de Fogo ou de *Yang* excessivo, associado a alterações do *Xin* (Coração), como se pode observar na Figura 25.7.

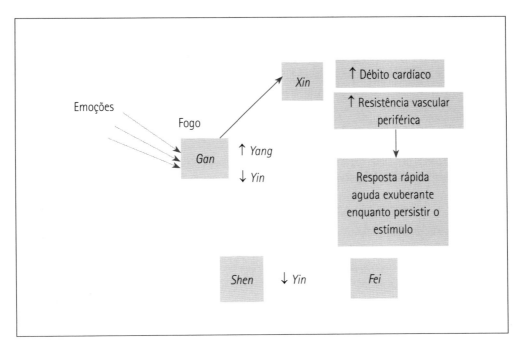

FIGURA 25.7   Hipertensão *Yang* Verdadeiro no esquema dos Cinco Movimentos.

Pelo fato de o *Gan* (Fígado) ser o *Zang* (Órgão) relacionado ao aplainamento das emoções, o aplainamento contínuo, especialmente das emoções conflituosas e de difícil resolução, será o principal desencadeante do Fogo do *Gan* (Fígado), o qual é direcionado ao *Xin* (Coração).

O *Gan* (Fígado) está relacionado ao sistema límbico, hipotálamo (emoções), sendo também responsável pelo controle hormonal e pelo SNA, além de comandar a manutenção da força de contração dos músculos.

É por meio da comunicação de SNA-s com a musculatura lisa que o *Gan* (Fígado) aumenta a resistência vascular periférica e o débito cardíaco, agindo desse modo sobre o *Xin* (Coração), responsável pelos vasos sanguíneos, e também causando hipertensão com predomínio da elevação da pressão sistólica.

O *Gan* (Fígado) ainda tem como função fisiológica comandar a distribuição do *Xue* (Sangue). Ao aumentar a resistência periférica por meio do SNA-s, várias vênulas se contraem aumentando o retorno venoso de sangue nas câmaras cardíacas, fazendo com que aumente a força de contração da musculatura cardíaca (um paralelo com a lei de Frank-Starling) e elevando ainda mais o débito cardíaco.

A resposta pressórica associada ao estímulo do *Gan* (Fígado) é rápida, aguda e exuberante, pois está associada à resposta autonômica simpática. Outras atribuições do *Gan* (Fígado) estão expostas no Quadro 25.2, e as atribuições do *Xin* (Coração), no Quadro 25.3.

QUADRO 25.2 ASPECTOS CLÍNICOS, PSÍQUICOS E FISIOLÓGICOS ASSOCIADOS AO *GAN* (FÍGADO)

Atribuições do *Gan* (Fígado)
Aplainamento de emoções: relacionado ao sistema límbico e hipotálamo
Controle dos músculos: inclusive musculatura lisa vascular
Controle de nervos: relacionado ao sistema nervoso autonômo
Comando hormonal: relacionado ao sistema endócrino
Relacionado ao sistema vestibular em associação como o *Dan* (Vesícula Biliar)
Associado às cefaleias *Yang* ou explosivas
Armazenamento e distribuição do *Xue* (Sangue)

QUADRO 25.3 ASPECTOS CLÍNICOS, PSÍQUICOS E FISIOLÓGICOS ASSOCIADOS AO *XIN* (CORAÇÃO)

Atribuições do *Xin* (Coração)
Comanda os vasos sanguíneos e linfáticos
Controla a fala: coerência, conteúdo e ritmo
Abriga a mente e a consciência

Quadro clínico e exame físico

A clínica dos pacientes com hipertensão *Yang* Verdadeiro típica é a situação do *Gan* (Fígado) e do *Xin* (Coração) em estado de Fogo (*Huo*). É uma crise hipertensiva de início súbito, bem definida, sintomática, com fatores desencadeantes bem claros (em grande parte de natureza emocional), em indivíduos expansivos e com padrão emocional de irritabilidade ou agressividade (em geral patente), associada a cefaleia intensa e, eventualmente, até a crises convulsivas.

No exame físico, pode-se encontrar um paciente tipo *Yang*, explosivo ou irritado, taquilálico, taquipsíquico, com elevação tensional à custa da pressão sistólica.

Como hipertensão é uma condição *Yang* por natureza, este tipo é chamado de hipertensão arterial sistêmica coerente. O quadro clínico e os dados de inspeção estão apresentados no Tabela 25.4.

TABELA 25.4 HIPERTENSÃO *YANG* VERDADEIRO: QUADRO CLÍNICO E DADOS DE INSPEÇÃO

	Hipertensão *Yang* Verdadeiro
Clínica	Crise de início súbito e definido. Sintomática
	Em geral, com cefaleia intensa, holocraniana ou frontal
	Manifestação de tonturas ou vertigem
	Parte emocional com irritabilidade
	Fatores desencadeantes em grande parte emocionais
Inspeção	Paciente explosivo e desequilibrado emocionalmente
	Face e olhos congestos
	Hipercinesia
	Pressão sistólica é mais significativa
	Taquipsiquismo

Por ser um distúrbio associado ao *Gan* (Fígado), a hipertensão *Yang* Verdadeiro costuma, inicialmente, ser lábil, com picos hipertensivos em situações de alterações emocionais e que desapareçam quando os fatores estressantes são resolvidos. É um processo de adoecimento que ainda está em sua fase energética e/ou funcional, podendo, portanto, ser abordado com sucesso pela Acupuntura, com grandes possibilidades de cura e remissão do processo de adoecimento.

Se não tratada adequadamente e em tempo hábil, essa hipertensão tende a se estabilizar como doença hipertensiva, sendo mantidos níveis pressóricos em um patamar constante e acima do normal, decorrentes do aprofundamento da doença e das alterações renais que se instalam subsequentemente.

Tratamento da hipertensão Yang *Verdadeiro*
Na crise hipertensiva

- Ponto IG-15 (*Jianyiu*): localizado em uma reentrância entre o acrômio e o tubérculo anterior do úmero, penetrando o músculo deltoide. Relaciona-se superficialmente com os nervos supraclaviculares e profundamente com os ramos do nervo axilar. Fazer estímulo forte em sedação, bilateralmente;
- ponto extra no ápice da orelha: picar com agulha hipodérmica e tirar três a quatro gotas de sangue. Fazer o procedimento após massagear a orelha adequadamente (Figura 25.8);
- ponto hipotensor da orelha: situado na região do trago, próximo ao lóbulo auricular (Figura 25.8);
- ponto E-36 (*Zusanli*): localizado a 3 *tsun* distais ao ápice da patela e a 1 *tsun* lateral à margem anterior da tíbia, entre os músculos tibial anterior e extensor longo dos dedos. Relaciona-se superficialmente com os ramos do nervo fibular comum e com o ramo infrapatelar do nervo safeno, e profundamente com o nervo fibular profundo;
- ponto VG-20 (*Baihui*): situa-se no topo do crânio, na altura da margem anterior da fontanela posterior e relaciona-se com o nervo occipital maior;

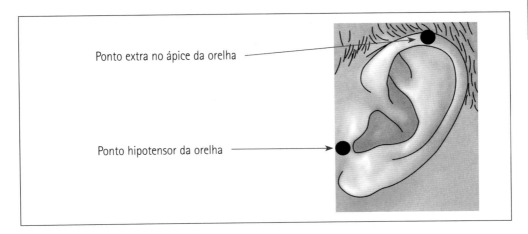

FIGURA 25.8   Pontos de Acupuntura auricular indicados na crise hipertensiva.

- ponto VG-26 (*Renzhong* ou *Shuigou*): localizado no filtro do lábio superior, na união do terço superior com os dois terços inferiores. Relaciona-se com o nervo facial e o ramo infraorbital do nervo trigêmeo.

Tratamento de base

Os tratamentos com base no sistema *Shu-Mo-Yuan* visam a cuidar das alterações de base em estruturas e a prevenir ou minimizar as lesões em órgãos-alvo.

Adiante é descrito um amplo arsenal de pontos de Acupuntura acompanhado de considerações energéticas relativas a cada um deles, que facilitam a escolha e a seleção daqueles que são mais bem indicados para cada paciente. Vale lembrar que, de acordo com a MTC – Acupuntura, não é possível propor esquema-padrão de tratamento levando-se em conta o tipo de doença, em vez do padrão energético próprio de cada doente. No entanto, para efeito de rotina, é apresentada no Quadro 25.4 uma relação de pontos de Acupuntura mais utilizados como esquema basal no tratamento da HE tipo *Yang* Verdadeiro.

QUADRO 25.4 PONTOS DE ACUPUNTURA PROPOSTOS COMO ESQUEMA BASAL DE TRATAMENTOS DA HE TIPO *YANG* VERDADEIRO, ASSOCIADO À FORMA PREFERENCIAL DE ESTIMULAÇÃO (MOXABUSTÃO E/OU ACUPUNTURA)

Afecção	Esquema de tratamento basal	
	Moxabustão	Acupuntura
Hipertensão arterial tipo *Yang* Verdadeiro	Ponto B-14 (*Jueyinshu*) Ponto B-15 (*Xinshu*) Ponto B-18 (*Ganshu*) Ponto B-22 (*Sanjiaoshu*) Ponto B-23 (*Shenshu*)	Ponto VC-17 (*Danzhong*) Ponto VC-14 (*Juque*) Ponto F-3 (*Taichong*) Ponto CS-6 (*Neiguan*) Ponto C-7 (*Shenmen*) Ponto VG-20 (*Baihui*) Ponto Extra M-CP-3 (*Yintang*) Ponto R-3 (*Taixi*) Ponto R-7 (*Fuliu*) Ponto extra no ápice da orelha Ponto hipotensor da orelha Ponto E-36 (*Zusanli*) Ponto VG-26 (*Renzhong* ou *Shuigou*) Ponto VB-30 (*Huantiao*) Ponto F-5 (*Ligou*) Ponto TA-16 (*Tianyou*)

Sistema Shu-Mo-Yuan do Gan (Fígado)

- Ponto B-18 (*Ganshu*): situado a 1,5 *tsun* lateral à linha mediana posterior, horizontalmente à margem inferior do processo espinhoso da 9ª vértebra torácica. Relaciona-se superficialmente com os ramos cutâneo medial e muscular do 9º nervo torácico e com os ramos musculares do nervo toracodorsal. Nesse ponto está indicada a aplicação de calor pelo método de moxabustão;
- ponto F-14 (*Qimen*): localizado no tórax, na altura do 6º espaço intercostal e na intersecção com a linha vertical traçada a partir do mamilo. A agulha relaciona-se com o 6º nervo intercostal;
- ponto F-3 (*Taichong*): situado no dorso dos pés, no espaço entre as bases do 1º e 2º metatarsos, relacionando-se com a bifurcação do nervo fibular profundo e, mais profundamente, com o nervo plantar medial (ramo do nervo tibial).

Sistema Shu-Mo-Yuan do Xin Bao (Circulação-Sexualidade)

- Ponto B-14 (*Jueyinshu*): situado a 1,5 *tsun* lateral à linha mediana posterior, horizontalmente à margem inferior do processo espinhoso da 4ª vértebra torácica, relacionando-se com os ramos cutâneo medial e muscular do 4º nervo torácico. Nesse ponto está indicada a aplicação de calor pelo método de moxabustão;
- ponto VC-17 (*Danzhong*): localizado na linha mediana anterior do tórax, sobre o osso esterno, a meia distância entre os mamilos. Relaciona-se com o ramo cutâneo anterior do 4º nervo intercostal. Deve-se inserir a agulha obliquamente para evitar lesão de órgãos profundos;
- ponto CS-7 (*Daling*): localizado no meio da prega distal do punho, entre os tendões dos músculos palmar longo e flexor radial do carpo. Relaciona-se com o ramo palmar do nervo mediano e com o ramo cutâneo medial do braço, e profundamente com o nervo mediano.

Sistema Shu-Mo-Yuan do Xin (Coração)

- Ponto B-15 (*Xinshu*): situado a 1,5 *tsun* lateral à linha mediana posterior, horizontalmente à margem inferior do processo espinhoso da 5ª vértebra torácica, relacionando-se com os ramos cutâneo medial e muscular do 5º nervo torácico e o nervo do dorso da escápula. Nesse ponto está indicada a aplicação de calor pelo método de moxabustão;
- ponto VC-14 (*Juque*): localizado no abdome, na linha mediana anterior, 6 *tsun* acima da cicatriz umbilical, ou a 1,5 *tsun* distal da ponta do processo xifoide do osso esterno. Relaciona-se com os ramos cutâneos anteriores do 6º e 7º nervos intercostais;
- ponto C-7 (*Shenmen*): localizado na prega de flexão anterior do punho, proximal ao osso pisiforme e junto à margem radial do tendão do músculo flexor ulnar do carpo. Relaciona-se com o nervo cutâneo medial do antebraço e profundamente com o nervo ulnar. Esse ponto deve ser precedido pelo ponto CS-6 (*Neiguan*);

- ponto CS-6 (*Neiguan*): situado a 2 *tsun* proximais à prega distal do punho, no meio da face anterior do antebraço, entre os tendões dos músculos palmar longo e flexor radial do carpo. Relaciona-se com o ramo palmar do nervo mediano e profundamente com o nervo mediano.

Sistema Shu-Mo-Yuan do Shen *(Rins)*

- Ponto B-22 (*Sanjiaoshu*): situado a 1,5 *tsun* lateral à linha mediana posterior, horizontalmente à margem inferior do processo espinhoso da 1ª vértebra lombar. Relaciona-se com os ramos cutâneo medial e muscular do 1º nervo espinal lombar e com os nervos íleo-hipogástrico, ileoinguinal e genitofemoral. Nesse ponto está indicada a aplicação de calor pelo método de moxabustão;
- ponto B-23 (*Shenshu*): situado a 1,5 *tsun* lateral à linha mediana posterior, horizontalmente à margem inferior do processo espinhoso da 2ª vértebra lombar. Relaciona-se com os ramos cutâneo medial e muscular do 2º nervo espinal lombar e com os nervos íleo-hipogástrico, ileoinguinal e genitofemoral. Nesse ponto está indicada a aplicação de calor pelo método de moxabustão;
- ponto R-3 (*Taixi*): situado a meia distância entre a parte mais saliente do maléolo medial e o tendão do calcâneo. Relaciona-se com o nervo cutâneo medial da perna do nervo safeno e com o nervo tibial profundamente. Em pacientes idosos ou sujeitos a arritmias, esse ponto deve ser substituído pelo ponto R-7 (*Fuliu*);
- ponto R-7 (*Fuliu*): situado a 2 *tsun* proximais ao ponto R-3 (*Taixi*), relaciona-se com os ramos dos nervos sural e safeno, e profundamente com o nervo tibial.

Acalmar o Shen *(Mente)*

Os pontos para acalmar a agitação mental aguda do paciente são os pontos já citados: CS-6 (*Neiguan*), C-7 (*Shenmen*), VG-20 (*Baihui*), VC-17 (*Danzhong*), acrescidos do ponto extra M-CP-3 (*Yintang*), localizado na linha mediana anterior da face, na intersecção com uma linha imaginária unindo as extremidades mediais das sobrancelhas. Relaciona-se com o nervo supratroclear, ramo do nervo frontal que deriva do ramo oftálmico do nervo trigêmeo; relaciona-se também com ramos do nervo facial.

Meridianos Distintos

Indicados quando houver "cicatrizes emocionais conscientes" que sejam fatores que induzam o adoecimento energético/psicológico para o paciente.

Meridiano Distinto *Gan* (Fígado) – *Dan* (Vesícula Biliar) (F–VB)

- Ponto VB-30 (*Huantiao*): localizado na face posterior do quadril, na união do terço intermédio com o terço lateral, na linha que vai do trocânter maior do fêmur até a articulação sacrococcígea. Relaciona-se com os nervos clúnios médios e profundamente com os nervos glúteo inferior e isquiático;

- ponto F-5 (*Ligou*): localizado na face medial da perna, a 5 *tsun* proximais do ponto mais saliente do maléolo medial, na margem medial da tíbia. Associa-se ao ramo cutâneo medial da perna (ramo do nervo safeno) e profundamente ao nervo tibial;
- ponto VB-1 (*Tongziliao*): localizado a meio *tsun* lateral ao ângulo lateral do olho. Relaciona-se com os nervos zigomático facial e zigomático temporal (ramos do trigêmeo), ramos zigomáticos e temporais do nervo facial e profundamente com os nervos temporais profundos (ramos do trigêmeo). Esse ponto pode ser substituído pelo ponto ID-17 (*Tianrong*);
- ponto ID-17 (*Tianrong*): localizado logo abaixo do ângulo da mandíbula na margem anterior do músculo esternocleidomastóideo. Relaciona-se com o ramo anterior do nervo auricular magno e o ramo do pescoço do nervo facial e profundamente com o gânglio cervical superior do tronco simpático e com os nervos vago e hipoglosso.

Meridiano Distinto *Xin Bao/Sanjiao* (Circulação–Sexo/Triplo Aquecedor)

- Ponto VG-20 (*Baihui*): situa-se no topo do crânio, na altura da margem anterior da fontanela posterior, e relaciona-se com o nervo occipital maior;
- ponto CS-1 (*Tianchi*): localizado a 1 *tsun* medial à linha axilar anterior, na altura do mamilo, no 4º espaço intercostal. Relaciona-se com os ramos cutâneos anteriores do 4º nervo intercostal e profundamente com o 4º nervo intercostal;
- Ponto TA-16 (*Tianyou*): situado na face lateral do pescoço, abaixo e atrás do processo mastóideo na margem posterior do músculo esternocleidomastóideo. Relaciona-se com o nervo auricular magno (plexo cervical C_2 e C_3), com o nervo occipital menor (plexo cervical C_2) e profundamente com os ramos dorsais dos nervos espinais.

Hipertensão arterial tipo Falso *Yang*
Etiopatogenia energética

Também denominada erroneamente hipertensão *Yin*, já que hipertensão é uma situação eminentemente *Yang*. A origem energética desse tipo de hipertensão é a deficiência de *Yin* no corpo que, em última análise, está ligada à deficiência do *Shen Qi* (Energia dos Rins). Essa deficiência do *Yin* gera uma situação de Falso *Yang*.

O *Shen* (Rins) é a raiz energética do organismo, e quando está deficiente não comanda adequadamente o metabolismo dos líquidos. Esse tipo de hipertensão é uma doença conteúdo-continente, em que há mais conteúdo que continente. Há retenção hídrica, pela falta de condições de eliminar água, causando aumento da volemia. Esse aumento da volemia promove aumento do retorno venoso e sobrecarga ao *Xin* (Coração), culminando em aumento do débito cardíaco e elevação da pressão arterial.

Essa hipertensão tem pequena participação do *Gan* (Fígado) e do SNA-s relacionado a ele. Assim, a elevação pressórica não se reflete diretamente na resistência vascular periférica, e sim na retenção de volume. Desse modo, a hipertensão ocorre tanto por conta da pressão sistólica quanto da diastólica. Diferentemente da hipertensão *Yang* Verdadeiro, nesse tipo de hipertensão o sal é um fator de agravamento importante, pois agride ainda mais o *Shen* (Rins), dificultando cada vez mais a eliminação dos líquidos e piorando os edemas.

Esse processo de adoecimento não está ligado aos mecanismos de geração do *Gan* (Fígado) sobre o *Xin* (Coração) (Lei dos Cinco Movimentos), mas é uma doença do *Shen* (Rins) que atinge o *Xin* (Coração) através do eixo *Shao Yin* (Alto-Baixo), gerando uma situação de Falso *Yang*. Essa forma de hipertensão instala-se mais lenta e gradualmente, sem crises (Figura 25.9).

Na hipertensão Falso *Yang*, existe também a necessidade de situação permissiva ou facilitadora do *Shen* (Rins), que pode ser inata ou ancestral. Entende-se por ancestral uma condição genética, pois esse *Zang* está relacionado à herança ou a caracteres familiares de saúde.

As atribuições do *Shen* (Rins) pertinentes e relevantes à hipertensão arterial estão relacionadas no Quadro 25.5.

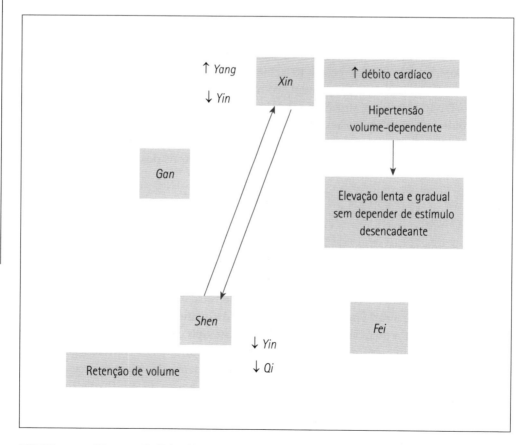

FIGURA 25.9 Hipertensão Falso *Yang* no esquema dos Cinco Movimentos.

QUADRO 25.5 ATRIBUIÇÕES DO *SHEN* (RINS) PERTINENTES E RELEVANTES À HIPERTENSÃO ARTERIAL

Atribuições do *Shen* (Rins)
Relacionado à eliminação e ao balanço do volume hídrico
Afetado pela quantidade de aporte de sal
Relacionado a fatores ancestrais (carga genética)
Relacionado à idade
Mantém relação de equilíbrio com o *Xin* (Coração)

Quadro clínico e exame físico

As manifestações clínicas dos pacientes com hipertensão arterial Falso *Yang* são de deficiência de *Shen* (Rins), na qual o *Xin* (Coração) aparece como comprometimento secundário no processo de adoecimento do eixo *Shao Yin* (Alto-Baixo) caracterizado por um estado de Falso *Yang*.

Em geral, a elevação da pressão tem início silencioso, podendo ser achado de exame de rotina ou quadro sintomático leve e suave, como cefaleia occipital discreta. Não apresenta fatores desencadeantes definidos ou componentes emocionais claramente envolvidos. Pode apresentar edema de membros inferiores, quando se exige mais da energia geral ou quando essa energia está mais desgastada (p.ex., edema de final de dia) e, em geral, apresenta sinal de Godet positivo à compressão digital.

Como se trata de deficiência do *Shen* (Rins), costuma aparecer em paciente de mais idade (idosos), mas pode também acometer pessoas jovens – nestes casos, deve-se pesquisar sinais de deficiência do *Shen* (Rins) desde o nascimento ou mesmo a deficiência de *Qi* ancestral ou de *Qi* inato. Portanto, convém investigar antecedentes de déficit ponderoestatural, dentição atrasada e tendência a doenças crônicas ou repetitivas desde a infância que possam justificar consumo crônico de Energia, como, por exemplo, bronquites crônicas que fazem o paciente captar mal o *Qi* Celestial, doenças genéticas como o diabete juvenil ou malformações cardíacas ou arteriovenosas – todos esses exemplos denotam comprometimento direto ou indireto do *Shen* (Rins). Prematuridade pode evidenciar *Shen* (Rins) imaturo e desgastes, como maus-tratos na infância com sensação de medo crônico, que também podem consumir o *Qi* desse *Zang* (Órgão).

O exame físico geralmente mostra paciente tipo *Yin*, e as emoções associadas são de perfil *Yin*, como insegurança, medos crônicos, preocupação persistente, em paciente introvertido ou introspectivo, com elevação tensional à custa de ambas as pressões sistólica e diastólica. O quadro clínico e os dados de inspeção estão apresentados na Tabela 25.5.

TABELA 25.5 QUADRO CLÍNICO E DADOS DE INSPEÇÃO DA HIPERTENSÃO FALSO *YANG*

Hipertensão arterial falso *Yang*	
Clínica	Hipertensão de início mal definido, em exame de rotina
	Assintomática ou oligossintomática
	Cefaleia surda, pesada ou profunda (occipital)

(continua)

TABELA 25.5 (CONT.) QUADRO CLÍNICO E DADOS DE INSPEÇÃO DA HIPERTENSÃO FALSO *YANG*

Hipertensão arterial falso *Yang*	
Clínica	Mais comum em idosos
	Sem componente emocional desencadeante evidente
	Pode haver concomitância com outras doenças crônicas
Inspeção	Paciente introspectivo, inseguro ou preocupado
	Ambas as pressões sistólica e diastólica elevam-se
	Pode apresentar manifestações de outras doenças crônicas
	Pode apresentar edema de membros inferiores, depressível

Trata-se de condição clínica mais difícil de tratar, pois o *Shen* (Rins) está comprometido e tem raiz *Yin* mais materializada, e não somente funcional, como no caso das fases iniciais da hipertensão dependente do *Gan* (Fígado) e do SNA-s. Entretanto, esses pacientes podem se beneficiar da Acupuntura por reduzir as doses de medicamentos, bem como os danos aos órgãos-alvo com diminuição de sua morbimortalidade.

Tratamento de base

- Tonificação do *Shen* (Rins);
- sistema *Shu-Mo-Yuan* do *Xin Bao* (Circulação-Sexo): descrito no tipo *Yang* Verdadeiro da HE;
- sistema *Shu-Mo-Yuan* do *Xin* (Coração): descrito no tipo *Yang* Verdadeiro da HE;
- sistema *Shu-Mo-Yuan* do *Shen* (Rins): descrito no tipo *Yang* Verdadeiro da HE.

Tonificação do *Shen* (Rins)

- Ponto R-3 (*Taixi*): descrito no tipo *Yang* Verdadeiro da HE;
- ponto R-7 (*Fuliu*): descrito no tipo *Yang* Verdadeiro da HE;
- ponto E-36 (*Zusanli*): descrito no tipo *Yang* Verdadeiro da HE;
- ponto VC-4 (*Guanyuan*): localizado na linha mediana anterior do ventre, 3 *tsun* abaixo da cicatriz umbilical. Relaciona-se com os ramos do nervo subcostal T_{12}. Deve-se fazer aplicação de calor pelo método de moxabustão;
- ponto VC-8 (*Shenque*): situado no centro da cicatriz umbilical, relacionado ao ramo cutâneo anterior do 10º nervo intercostal. Deve-se fazer aplicação de calor pelo método de moxabustão;
- ponto R-1 (*Yongquan*): situado no meio da região plantar do pé, na altura correspondente à articulação metatarsofalangeana do 2º e 3º dedos do pé. Relaciona-se com o nervo plantar medial (ramo do nervo tibial) e profundamente com o 2º nervo digital plantar comum. Deve-se fazer aplicação de calor pelo método de moxabustão.

Além dessas medidas, deve-se reduzir a ingestão de sal e aumentar o consumo de raízes e sementes.

Ligação Alto-Baixo

Essa técnica destina-se a restabelecer o equilíbrio harmonioso em termos energéticos entre os Órgãos *Xin* (Coração) e *Shen* (Rins). Os pontos de Acupuntura usados são:

- ponto IG-4 (*Hegu*): situado na prega cutânea entre 1º e 2º metacarpos, quando se faz a adução do polegar. Relaciona-se com os nervos digitais dorsais do ramo superficial do nervo radial, com os nervos digitais palmares do nervo mediano e profundamente com o ramo profundo do nervo ulnar;
- ponto IG-11(*Quchi*): localizado em uma reentrância na extremidade lateral da prega de flexão do cotovelo, com a agulha direcionada ao epicôndilo medial. Relaciona-se com os nervos cutâneo lateral e cutâneo posterior do antebraço e profundamente com os ramos musculares do nervo radial;
- ponto F-3 (*Taichong*): descrito no tipo *Yang* Verdadeiro da HE;
- ponto E-36 (*Zusanli*): descrito no tipo *Yang* Verdadeiro da HE.

Se os desequilíbrios entre *Xin* (Coração) e *Shen* (Rins) forem crônicos, com repercussões de longa data, deve ser feita Acupuntura de Ligação, na qual vários pontos das extremidades dos membros superiores e inferiores são estimulados sucessivamente e em ordem sequencial preestabelecida, como mostrado na Figura 25.10.

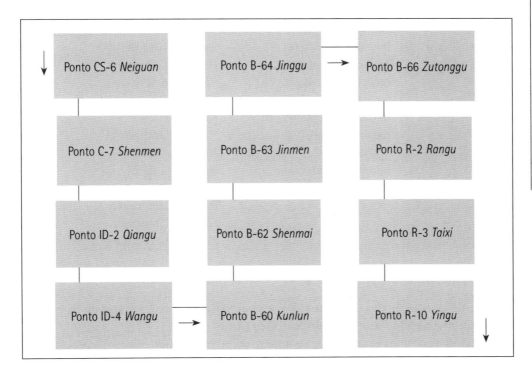

FIGURA 25.10 Esquema de pontos da Acupuntura de Ligação.

Meridianos Curiosos

Devem ser utilizados somente se o paciente apresentar queixas-chave, denotando bloqueio de fluxo de Energia *Jing* Ancestral. Em geral, o Meridiano Curioso mais frequentemente acometido nesse tipo de hipertensão arterial é o *Yin Qiao Mai*.

- Ponto R-6 (*Zhaohai*): localizado caudalmente ao maléolo medial, no qual há a transição de coloração com a cor da planta do pé. Inserção profunda. Relaciona-se com o nervo cutâneo medial da perna, do nervo safeno e profundamente com o nervo medial plantar (ramo do nervo tibial);
- ponto P-7 (*Lieque*): situado a 1,5 *tsun* proximal à prega ventral do punho, radialmente à artéria radial. Relacionado aos ramos e ao nervo radial.

No Quadro 25.6, é apresentada uma relação de pontos de Acupuntura, entre os vários descritos, utilizados mais frequentemente como esquema basal nos tratamentos da HE tipo Falso *Yang*.

QUADRO 25.6 PONTOS DE ACUPUNTURA PROPOSTOS COMO ESQUEMA BASAL DE TRATAMENTOS DA HE TIPO FALSO *YANG*, ASSOCIADO À FORMA PREFERENCIAL DE ESTIMULAÇÃO (MOXABUSTÃO E/OU ACUPUNTURA)

Afecção	Esquema de tratamento basal	
	Moxabustão	Inserção de agulhas
Hipertensão arterial tipo Falso *Yang*	Ponto B-14 (*Jueyinshu*)	Ponto CS-6 (*Neiguan*)
	Ponto B-15 (*Xinshu*)	Ponto C-7 (*Shenmen*)
	Ponto B-22 (*Sanjiaoshu*)	Ponto VG-20 (*Baihui*)
	Ponto B-23 (*Shenshu*)	Ponto R-3 (*Taixi*)
	Ponto R-1 (*Yongquan*)	Ponto R-7 (*Fuliu*)
	Ponto R-3 (*Taixi*)	Ponto E-36 (*Zusanli*)
	Ponto R-7 (*Fuliu*)	Ponto IG-4 (*Hegu*)
	Ponto VC-4 (*Guanyuan*)	Ponto IG-11 (*Quchi*)
	Ponto VC-8 (*Shenque*)	Ponto VG-26 (*Renzhong* ou *Shuigou*)
		Ponto CS-6 (*Neiguan*)
		Ponto C-7 (*Shenmen*)
		Acupuntura de ligação, se necessário

Hipertensão arterial de tipo misto

Trata-se de associação das duas anteriores e pode ser o tipo mais prevalente na população geral, envolvendo o *Gan* (Fígado) e o *Shen* (Rins).

Na HE do tipo misto, afecção *Yang* Verdadeiro decorrente do *Gan* (Fígado) e afecção Falso *Yang* decorrente do *Shen* (Rins) levam ao comprometimento secundário do *Xin* (Coração), que passa a sofrer hiperestimulação do SNA-s, bem como sobrecarga de volume (Figura 25.11).

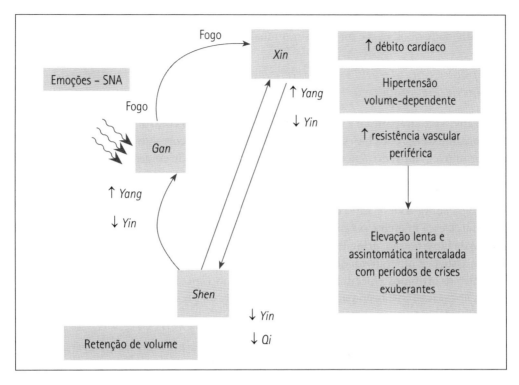

FIGURA 25.11 Hipertensão de tipo misto no esquema dos Cinco Movimentos.
SNA: sistema nervoso autônomo.

Tratamento

O tratamento dessa forma de hipertensão envolve pontos dos dois tratamentos descritos anteriormente e adaptados para cada paciente em particular, conforme predomine a anormalidade por conta do *Gan* ou *Shen*.

Em decorrência da diminuição do *Gan-Yin* (Fígado-*Yin*) associado a essa forma de HE, deve-se fazer a estimulação do ponto F-8 (*Ququan*), localizado na face medial do joelho, em uma depressão entre o tendão do músculo semitendíneo e o côndilo medial da tíbia. Relaciona-se com o ramo infrapatelar do nervo safeno e profundamente com o nervo tibial.

INTEGRAÇÃO ENTRE CONCEITOS DA MEDICINA OCIDENTAL E DA MEDICINA TRADICIONAL CHINESA

Fisiopatogenia integrada

Com base no que foi exposto até aqui, fica claro que a HE é uma desordem complexa na qual interagem dois mecanismos básicos da fisiologia-patologia. Embora a palavra final sobre HE ainda não tenha sido estabelecida, entende-se que existe interação entre hiperatividade do SNA-s e metabolismo renal sódico.

Fisiopatogenia integrada – hipertensão Yang Verdadeiro e hipertensão por atividade simpática

Hiperatividade simpática é a expressão do papel do SN no controle pressórico. Ela pode ser constitucional, com bases familiais hereditárias ou decorrente de fatores ambientais que promovem a permanência de estado neuro-humoral de contínuo estresse.

Para a Acupuntura, o SN está sob o comando do *Gan* (Fígado), que, consequentemente, rege o SNA-s. O *Gan* (Fígado) tem também sob seu domínio o controle dos estímulos sobre toda a musculatura em geral, incluindo a musculatura lisa visceral e vascular. Dessa maneira, o *Gan* (Fígado) está arrolado como o responsável pelo controle neural da hipertensão, principalmente nos casos de hipertensão arterial *Yang* Verdadeiro, que se associa à hiperatividade simpática.

Entre os atributos e peculiaridades atribuídas ao *Gan* (Fígado), estão muitas, se não todas, as características do papel do SN no controle da pressão arterial, conforme exposto na Tabela 25.6.

TABELA 25.6 INTER-RELAÇÕES ENTRE *GAN* (FÍGADO), HIPERTENSÃO *YANG* VERDADEIRO E HIPERTENSÃO POR ATIVIDADE SIMPÁTICA

Correlações fisiopatológicas		
Gan (Fígado)	Hipertensão *Yang* Verdadeiro	Hipertensão sistema simpático
Associado ao sistema nervoso	Associada à hipertensão neuro--humoral	Associada à hipertensão neuro--humoral
Associado à velocidade, rapidez e força	Elevação rápida de níveis pressóricos	Aumento da PA dentro de segundos, com elevação por até 2 vezes o valor normal em 5 a 10 segundos
Ações intensas e de curto prazo	Elevações severas e graves, que podem melhorar rapidamente	Elevações severas, agudas e graves, que podem melhorar rapidamente
Associado à musculatura lisa vascular	Aumento de resistência vascular periférica	Aumento de resistência vascular periférica
Controla a distribuição do *Xue* (Sangue)	Associada a aumento de débito cardíaco	Vasoconstrição venosa aumenta o retorno venoso e o débito cardíaco
É Mãe do *Xin* (Coração), para quem envia seu *Yang* excedente	Aumento de frequência cardíaca	Ação direta sobre o coração com aumento da frequência cardíaca por estímulo nervoso simpático e da força contrátil

PA: pressão arterial.

Clínica integrada

Além das correlações fisiopatológicas, *Gan* (Fígado), hipertensões *Yang* Verdadeiro e atividade simpática compartilham semelhanças em relação às manifestações clínicas de seus pacientes, conforme mostra a Tabela 25.7.

TABELA 25.7 INTER-RELAÇÕES ENTRE *GAN* (FÍGADO), HIPERTENSÃO *YANG* VERDADEIRO E HIPERTENSÃO POR HIPERATIVIDADE SIMPÁTICA

Correlações clínicas		
Gan (Fígado)	Hipertensão *Yang* Verdadeiro	Hipertensão sistema simpático
Associado ao aplainamento de emoções e estresse	Associada a emoções e estresse	Emoções e estresse agem diretamente sobre o SNS. O SNA está intimamente relacionado ao hipotálamo
Associado a cefaleias, tonturas ou vertigens	Associado a cefaleias, tonturas ou vertigens	Associado a cefaleias, tonturas ou vertigens
Associado a músculos e à atividade cerebral	Associada à hipercinesia e taquipsiquismo	Associada à hipercinesia e taquipsiquismo
Ações intensas e de curto prazo	Elevações severas e graves, que podem melhorar rapidamente	Elevações severas, agudas e graves, que podem melhorar rapidamente

SNC: sistema nervoso central; SNA: sistema nervoso autônomo.

Anatomia patológica integrada

O *Gan* (Fígado) também está associado, de acordo com a Acupuntura, aos crescimentos de tecidos no que se refere às hipertrofias e às multiplicações ou hiperplasias celulares. Como mostrado anteriormente, também se associa às elevações mais agudas ou graves da pressão arterial, características da hipertensão *Yang* Verdadeiro e da hipertensão por atividade simpática aumentada.

Esse tipo de hipertensão (de elevações agudas ou severas dos níveis pressóricos) está associado ao aspecto especial de doenças de pequenos vasos que apresentam aspecto histopatológico especial e à arterioloesclerose hiperplásica, caracterizada por espessamento laminado e concêntrico das paredes arteriolares, com progressivo estreitamento de seu lúmen; essas lâminas consistem em células musculares lisas e membrana basal espessada, como mostra a Tabela 25.8.

TABELA 25.8 INTER-RELAÇÕES ENTRE *GAN* (FÍGADO), HIPERTENSÃO *YANG* VERDADEIRO E HIPERTENSÃO POR ATIVIDADE SIMPÁTICA

Correlação histopatológica		
Gan (Fígado)	Hipertensão *Yang* Verdadeiro	Hipertensão sistema simpático
Associado ao crescimento de tecidos e hipertrofias ou hiperplasias celulares	Associada ao *Gan* (Fígado)	Arterioloesclerose hiperplásica, por proliferação de células musculares da parede vascular

Pelo exposto, pode-se propor que a hipertensão *Yang* Verdadeiro e a hipertensão por hiperatividade simpática constituem nomenclaturas diferentes para um mesmo processo de adoecimento, cuja base é a alteração do processo fisiológico de homeostase pressórica e que apresentam o mesmo processo fisiopatogênico, com correspondências também nos níveis clínico e anatomopatológico.

Fisiopatogenia integrada – hipertensão Falso *Yang* e hipertensão nefrodependente

O papel dominante dos rins no que se refere à elevação pressórica está na hipertensão arterial de longo prazo, associada ao balanço de líquidos corporais e à capacidade de eliminação do sódio. Essa forma de hipertensão também pode estar ligada a fatores genéticos e constitucionais, ou ditos ancestrais, podendo ocorrer também por influência de fatores ambientais, como a ingestão continuada de níveis elevados de sal. Além dessas origens, deve-se lembrar que as elevações de resistência periférica total que, em última análise, estão associadas ao *Gan* (Fígado)/SNA-s, podem causar lesão com aumento da resistência vascular intrarrenal, em uma situação que a Acupuntura define como *Gan* (Fígado) lesando o *Shen* (Rins) por mecanismo de inibição (Leis dos Cinco Movimentos).

Para a Medicina Ocidental, as formas que os rins têm para controlar a pressão são o controle do LEC, associado ao sal, e o sistema renina-angiotensina-aldosterona, que se inicia nas células justaglomerulares.

Para a Acupuntura, o *Shen* (Rins) está ligado ao Movimento Água e controla o balanço hídrico, sendo também profundamente relacionado ao sabor salgado, demonstrando o poder de lesão do aporte de sódio em sua fisiologia.

Por outro lado, o *Shen* (Rins) tem o papel de "mãe" do *Gan* (Fígado) (Cinco Movimentos), o qual controla os músculos. Este fato, que aparentemente não oferece interesse na fisiopatogênese da hipertensão nefrodependente, passa a ter grande implicação na gênese desse processo de adoecimento, já que as células justaglomerulares nada mais são que células musculares lisas modificadas, que se localizam nas paredes das arteríolas aferentes proximais aos glomérulos.

Entre os atributos e peculiaridades atribuídas ao *Shen* (Rins), estão muitas das características das hipertensões Falso *Yang* e nefrodependente, as quais são demonstradas na Tabela 25.9.

TABELA 25.9   CORRELAÇÕES FISIOPATOLÓGICAS ENTRE *SHEN* (RINS) E HIPERTENSÃO FALSO *YANG* OU NEFRODEPENDENTE

Correlações fisiopatológicas		
Shen (Rins)	Hipertensão Falso *Yang*	Hipertensão nefrodependente
Relacionado à eliminação e ao Movimento Água	Decorrente de aumento de volume com desequilíbrio conteúdo-continente	Decorrente de aumento de volume com sobrecarga de LEC

(continua)

TABELA 25.9 (CONT.) CORRELAÇÕES FISIOPATOLÓGICAS ENTRE *SHEN* (RINS) E HIPERTENSÃO FALSO *YANG* OU NEFRODEPENDENTE

Correlações fisiopatológicas		
Shen (Rins)	Hipertensão Falso *Yang*	Hipertensão nefrodependente
Associado ao sal	Sal age no conteúdo	Sal é "moeda de troca" do controle efetuado pelo sistema renina-angiotensina-aldosterona, que aumenta a volemia à custa da reabsorção de sódio
É lesado pelo sal	Sal é fator de agravamento O paciente deve evitar o sabor salgado	Incapacidade de excretar sódio em níveis pressóricos normais. Pode ser piorada ou desencadeada pelo aporte de sal O paciente é orientado a evitar o sal
É "Mãe" do *Gan* (Fígado), que controla os músculos	Apresenta concomitância de Falso *Yang* do *Gan* (Fígado), que não recebe o *Yin* do *Shen* (Rins)	Células justaglomerulares são células musculares lisas Angiotensinogênio é sintetizado no fígado Angiotensina também desempenha papel vasoconstritor
Associado à lentidão e à constância	É mais gradual e difícil de ser tratada	Diferentemente do SNA, o sistema renina-angiotensina leva 20 minutos para começar a entrar em ação Associado à hipertensão de longo prazo
Relacionado à energia ancestral	Em geral, há clínica de Meridianos Curiosos	Está mais associada a predisposição genética e fatores inatos
Mantém relação de equilíbrio com o *Xin* (Coração)	É doença do eixo *Shao Yin*	Pode ser minimizada pelo peptídio natriurético atrial

LEC: líquido extracelular; SNA: sistema nervoso autônomo.

Clínica integrada

Além das correlações fisiopatológicas, *Shen* (Rins), hipertensões Falso *Yang* e nefrodependente, existem também semelhanças nas manifestações clínicas dessas duas entidades nosológicas (Tabela 25.10).

TABELA 25.10 CORRELAÇÕES CLÍNICAS ENTRE *SHEN* (RINS) E HIPERTENSÃO FALSO *YANG* OU NEFRODEPENDENTE

Correlações clínicas		
Shen (Rins)	Hipertensão Falso *Yang*	Hipertensão nefrodependente
Órgão *Yin* – associado à lentidão e de perfil silencioso	Doença oligossintomática, de início gradual. Achado de exame	Doença oligossintomática, de início gradual. Achado de exame
Não associado ao aplainamento de emoções	Paciente de perfil menos expansivo e mais introspectivo ou preocupado	Paciente de perfil menos expansivo e mais introspectivo ou preocupado
Associado ao balanço de água e à parte inferior do corpo	Edema gravitacional com depressão à compressão (Godet)	Edema gravitacional com depressão à compressão (Godet)
Desgaste associado ao envelhecimento	Mais frequente em pessoa mais velha ou em idosos	Mais frequente em pessoa mais velha ou em idosos

Anatomia patológica integrada

Para a Acupuntura, o *Shen* (Rins) está relacionado ao frio e aos processos frios de adoecimento, como as doenças de depósito. Também está associado às doenças crônicas em geral e às hipertensões de desenvolvimento lento, subagudo ou crônico, bem como àquelas que predominam nos idosos, como acontece com a Falso *Yang* e a nefrodependente.

As hipertensões nas quais não há elevações graves dos níveis pressóricos e que são encontradas mais frequentemente em pacientes idosos ou em diabéticos são associadas a um aspecto histopatológico. A arterioloesclerose hialina é caracterizada pelo estreitamento do lúmen arteriolar decorrente da produção excessiva de matriz extracelular com espessamento homogêneo, róseo e hialino, uma das maiores características da nefroesclerose benigna, a qual pode ser encontrada até mesmo em idosos normotensos.

A arterioloesclerose hialina conduz à destruição de néfrons e à contração simétrica dos rins. As correlações histopatológicas estão apresentadas na Tabela 25.11.

As hipertensões Falso *Yang* e nefrodependente também constituem nomenclaturas diferentes para um mesmo processo de adoecimento, conforme se pode observar nas manifestações em comum que apresentam em suas fisiopatogêneses, suas correspondências clínicas, propedêuticas e até anatomopatológicas.

TABELA 25.11 RELAÇÕES HISTOPATOLÓGICAS ENTRE *SHEN* (RINS) E HIPERTENSÃO FALSO *YANG* OU NEFRODEPENDENTE

Correlações histopatológicas		
Shen (Rins)	Hipertensão Falso *Yang*	Hipertensão nefrodependente
Associado às doenças de depósito	Associada aos depósitos do *Shen* (Rins)	Arterioloesclerose hialina – produção excessiva de matriz extracelular com espessamento homogêneo, róseo e hialino do lúmen arteriolar
Associado ao *Yin* – seu aspecto de *Yin* = matéria	Doença mais aprofundada na matéria	Perda de néfrons e redução do tamanho dos rins

Fisiopatogenia integrada – hipertensão arterial de tipo misto

A fisiopatogenia integrada da hipertensão arterial de tipo misto é a integração das fisiopatologias da hipertensão *Yang* Verdadeiro/hipertensão por hiperatividade simpática e da hipertensão Falso *Yang*/hipertensão nefrodependente, já que, na realidade, ambos os processos, em geral, podem coexistir no paciente com HE, respeitando-se as variações individuais e analisando-se cada processo de adoecimento como único.

Assim, um paciente tem sua carga genética ou constitucional, que pode ou não fornecer o solo facilitador de um tipo ou outro de hipertensão, e os fatores ambientais podem agir como pesos, reforçando um ou outro ou ambos os desenvolvimentos dos processos de adoecimento pressórico, quer seja simpático-dependente (hipertensão *Yang* Verdadeiro) ou nefrodependente (hipertensão Falso *Yang*), em uma inter-relação na qual ainda entram os fatores culturais e demográficos que criam um ambiente único e dinâmico para a evolução desse processo para cura ou adoecimento, conforme exposto na Figura 25.12.

Voltando ao início do capítulo e revendo a Figura 25.1, agora sob a ótica da participação dos órgãos segundo a Acupuntura, pode-se propor uma integração conforme se apresenta na Figura 25.13.

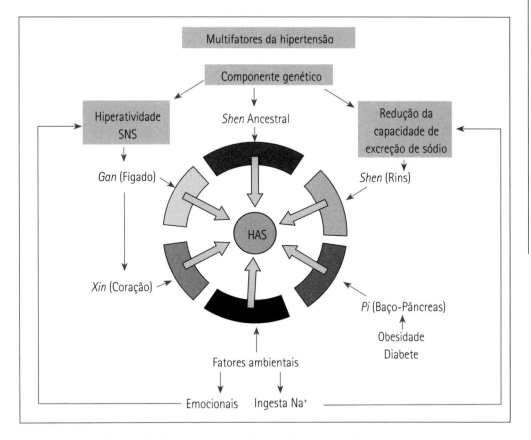

FIGURA 25.12   Fisiopatologia integrada da hipertensão do tipo misto.
SNS: sistema nervoso simpático; Na+: sódio.

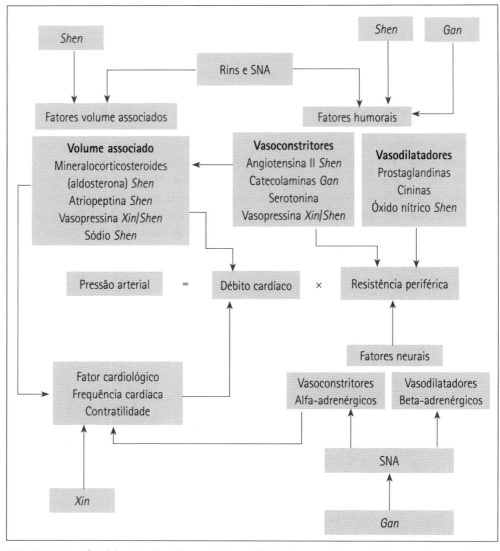

FIGURA 25.13 Participação dos diversos fatores fisiológicos na gênese da hipertensão arterial e o papel relevante de cada um, segundo a integração com a Medicina Tradicional Chinesa – Acupuntura.
SNA: sistema nervoso autônomo.

Tratamento integrativo – a proposta da Acupuntura

A HE, enquanto patologia de origem idiopática, tem seu tratamento segundo a medicina ocidental baseado em agir sintomaticamente sobre os efeitos finais da hipertensão, forçando a diurese ou a natriurese, bloqueando o sistema renina-angiotensina, agindo sobre a musculatura dos vasos, com vasodilatadores ou alfabloqueadores ou utilizando betabloqueadores.

A Acupuntura, por meio da estimulação de terminações nervosas livres, propõe-se a agir sobre a cascata de eventos que culmina na hipertensão arterial por meio de dois caminhos utilizados comumente pelos estímulos nociceptivos: a projeção para a formação reticular e o arcorreflexo somatovisceral.

Formação reticular
Nervos plurissegmentares

A projeção do estímulo da Acupuntura para a formação reticular envolve frequentemente terminações nervosas dos nervos plurissegmentares, uma vez que os pontos de Acupuntura com essas funções se localizam principalmente nas extremidades (membros superiores e inferiores).

Essas fibras apresentam predomínio de projeção nervosa para o tronco cerebral e, em menor proporção, o estabelecimento de arcorreflexo em seus mecanismos de ação. Sua estimulação resulta em uma condução que ascende pelo trato espino-retículo-talâmico, fazendo sinapses e conexões com a formação reticular no tronco encefálico e com o tálamo no diencéfalo; tais estruturas são neurologicamente conectadas ao sistema límbico, em especial ao hipotálamo, sede do neurônio 1 do SNA. Tanto o sistema simpático como o parassimpático recebem, portanto, modulação hipotalâmica.

Os nervos plurissegmentares têm efeito visceral mais inespecífico e difuso e ação muito relacionada à esfera emocional do indivíduo, refletindo-se nas atividades do SNA. Agindo na formação reticular, local em que se localiza o centro vasomotor com suas áreas vasoconstritora e vasodilatadora, a neuromodulação da Acupuntura age sobre os efeitos em que os vários centros nervosos superiores exercem sobre a homeostase pressórica, como amídala, hipocampo, hipotálamo, lobo temporal anterior, córtex frontal, parte anterior do giro do cíngulo, entre outras. Agindo sobre o SNA, a Acupuntura exerce efeito de modulação sobre a resposta autônoma simpática, responsável pelo aumento da resistência periférica da hipertensão *Yang* Verdadeiro – simpático--dependente e sobre a hipertensão mista em seu componente simpático. Também exercerá algum efeito sobre a hipertensão Falso *Yang* – nefrodependente – e sobre o componente renal da hipertensão mista, em razão do efeito visceral mais amplo no SNA (Figura 25.14).

Nervos unissegmentares (arcorreflexo somatovisceral)

O arcorreflexo somatovisceral tem como principais agentes os nervos unissegmentares. Diferentemente dos plurissegmentares, eles se localizam no tronco (tórax/abdome), na região das vértebras T_2 a T_{12}.

Neles, toda aferência resulta em um bombardeio sobre os segmentos medulares espinais, e uma proporção menor de estímulos projeta-se ao encéfalo. Assim, sua estimulação gera uma resposta predominantemente tipo arcorreflexo somatovisceral, passando pelo corno medular lateral que se relaciona com o SNA e, desse modo, influenciando órgãos e vísceras toracoabdominais de modo mais seletivo e definido.

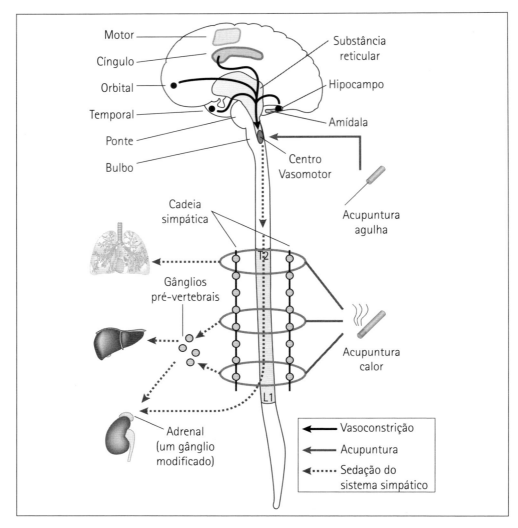

FIGURA 25.14 Mecanismo de ação dos nervos plurissegmentares e dos unissegmentares sobre a formação reticular e órgãos-alvo da HE.
HE: hipertensão essencial.

Por isso, nos nervos unissegmentares, o estímulo da Acupuntura é muito mais específico (localizado) e visceral, chegando aos órgãos torácicos pela cadeia simpática paravertebral e às vísceras e aos órgãos infradiafragmáticos pelos gânglios pré-vertebrais (ver Figura 25.13).

Os nervos entre T_2 e T_{12} relacionam-se ao SNA-s, e não ao parassimpático, associado à hipotensão e à bradicardia. O papel da Acupuntura, nesse caso, é fazer sedação na ação simpática, o que pode ser conseguido pela estimulação com agulhas ou pela aplicação de calor sobre os nervos unissegmentares do dorso, método denominado de moxabustão.

Em resumo, a neuroestimulação pela Acupuntura age no tratamento da hipertensão, fazendo a modulação da resposta simpática em nível central por meio da projeção dos nervos plurissegmentares sobre a formação reticular e o hipotálamo, reduzindo as consequências da hiperatividade simpática, como aumento de resistência vascular periférica, frequência e débito cardíacos. Age também fazendo a sedação simpática ao nível dos órgãos e das vísceras abdominais pelo mecanismo de arcorreflexo dos nervos unissegmentares que, em última análise, age específica e diretamente sobre os órgãos-alvo da hipertensão.

CONSIDERAÇÕES FINAIS

A Acupuntura apresenta-se como valioso recurso terapêutico no tratamento da HE, funcionando por meio de bases neurofisiológicas que podem funcionar como tratamento preventivo ao surgimento da hipertensão por hiperatividade simpática e como tratamento adjuvante nos casos de hipertensão estabelecida, principalmente nos casos nefrodependentes, servindo como recurso de redução na quantidade de medicações e melhoria de qualidade de vida, bem como reduzindo a frequência de complicações em curto, médio ou longo prazos. Deste capítulo, destaca-se a fisiopatogenia integrada, demonstrando as correlações e semelhanças entre conceitos da Acupuntura e da Medicina Ocidental alopática e as bases neurofisiológicas dos mecanismos de ação da neuroestimulação provocada pela Acupuntura.

BIBLIOGRAFIA

1. Esler M, Eikelis N, Schlaich M, Lambert G, Alvarenga M, Kaye D et al. Human sympathetic nerve biology: parallel influences of stress and epigenetics in essential hypertension and panic disorder. Ann N Y Acad Sci 2008; 1148:338-48.
2. Flachskampf FA, Gallasch J, Gefeller O, Gan J, Mao J, Pfahlberg AB et al. Randomized trial of acupuncture to lower blood pressure. Circulation 2007; 115(24):3121-9.
3. Greeson JM, Rosenzweig S, Halbert SC. Integrative medicine research at an academic medical center: patient characteristics and health-related quality-of-life outcomes. J Altern Complement Med 2008; 14(6):763-7.
4. Guyton AC, Hall JE. Textbook of medical physiology. 10.ed. Filadélfia: Saunders, 2000.
5. Kolb B, Whishaw IQ. Neurociência do comportamento. São Paulo: Roca, 2002.
6. Kumar V, Abbas AK, Fausto N. Robbins and Cotran pathologic basis of disease. 7.ed. Filadélfia: Elsevier Saunders, 2005.
7. Tabosa A. Curso de Pós-graduação em Acupuntura da UNIFESP/EPM. Aulas, 2006.
8. Yamamura Y. Acupuntura tradicional – A arte de inserir. 2.ed. São Paulo: Roca, 2001.
9. Yin C, Seo B, Park HJ, Cho M, Jung W, Choue R et al. Acupuncture, a promising adjunctive therapy for essential hypertension: a double-blind randomized, controlled trial. Neurol Res 2007; 29(1):98-103.

CAPÍTULO

26

Angina pectoris: precordialgia

MARIA VALÉRIA PIRES D´ÁVILA BRAGA

VISÃO DA MEDICINA OCIDENTAL SOBRE PATOLOGIA E QUADRO CLÍNICO

A doença arterial coronária (DAC) é uma das principais causas de mortalidade e é a doença que mais consome recursos na área da saúde. Pode manifestar-se com diferentes formas de apresentação, sendo a angina estável a principal característica clínica da doença, além da manifestação inicial em 50% dos pacientes. O termo angina refere-se ao quadro clínico causado por isquemia miocárdica, mas a DAC pode ocorrer sem angina, e as manifestações clínicas mais comuns são isquemia silenciosa ou cardiopatia isquêmica.

A angina estável é uma síndrome caracterizada pela presença de dor ou desconforto no tórax, na maioria das vezes descrita como sensação de sufocamento, abafamento, compressão, estreitamento ou angústia, e não exatamente como dor. Tem como localizações a região precordial, a mandíbula, o epigástrio, o ombro ou os membros superiores, e é tipicamente desencadeada ou agravada por esforço físico ou estresse e aliviada com o repouso ou uso de nitratos.

Quando se diagnostica dor típica anginosa, o próximo passo é classificá-la como:

- angina estável: desencadeada por esforço físico e, no período de várias semanas, mantém suas características inalteradas sem apresentar piora evolutiva;
- angina instável: apresenta maior probabilidade de eventos coronarianos agudos.

Possui três apresentações clínicas principais:

- angina em repouso;
- angina de aparecimento recente;
- angina acelerada ou em crescimento.

A próxima etapa na avaliação do paciente com dor precordial ou anginosa é estagiá-lo de acordo com os critérios da Sociedade Canadense de Cardiologia:

- classe I: paciente não apresenta angina com atividades físicas habituais. É desencadeada apenas com atividades extenuantes;
- classe II: leve limitação em atividades físicas habituais, como caminhada rápida, em aclive, ou subir escadas e clima frio;
- classe III: importante limitação às atividades físicas habituais;
- classe IV: incapacidade de realizar qualquer atividade física sem desconforto. Além disso, a angina pode estar presente em repouso.

Para a Cardiologia, a angina de peito é uma manifestação clínica chamada isquemia miocárdica, que resulta de um desequilíbrio transitório entre a necessidade de oxigênio do miocárdio e o aporte de oxigênio. A demanda miocárdica de oxigênio depende de:

- frequência cardíaca;
- contratilidade;
- tensão da parede ventricular (volume e pressão ventricular).

O aumento em qualquer um desses fatores faz com que haja aumento da demanda miocárdica de oxigênio, com consequente isquemia miocárdica, a não ser que o suprimento de oxigênio aumente proporcionalmente. O suprimento miocárdico de oxigênio depende de:

- capacidade do miocárdio de extrair o oxigênio do sangue a ele ofertado;
- fluxo sanguíneo coronariano (pressão de perfusão e resistência coronária).

CONCEITOS DA MEDICINA TRADICIONAL CHINESA — ACUPUNTURA

Por causa da taxa de mortalidade muito alta dessa patologia, os acupunturistas de modo geral hesitam em tratá-la. O paciente procura a Acupuntura porque os medicamentos não aliviam os sintomas ou porque têm muitos efeitos colaterais, ou por acreditar na medicina energética e querer fazer algo a mais. A literatura clássica da Medicina Tradicional Chinesa (MTC) tem vários relatos de casos indicando que essa patologia pode ser aliviada pela Acupuntura e sugere que o paciente seja tratado em conjunto com a medicina alopática. Os acupunturistas que tiveram sucesso não só aliviaram os sintomas, como melhoraram o eletrocardiograma isquêmico, pois a Acupuntura age sobre a diminuição do consumo de oxigênio do miocárdio, reduz a frequência cardíaca, pode aumentar a força de contração, principalmente do ventrículo esquerdo, e os resultados mostram que ela pode melhorar a circulação colateral, melhorando a oxigenação do miocárdio.

ETIOPATOGENIA ENERGÉTICA

A principal função fisiológica do *Xin* (Coração) é reger o *Shen* (Mental), o *Xue* (Sangue), os Vasos Sanguíneos (*Xue Mai*) e o conjunto do sistema circulatório. Portanto, qualquer alteração de *Yin, Yang, Qi* (Energia) ou *Xue* (Sangue) do *Xin* (Coração) pode repercutir na circulação de *Xue* (Sangue) e no *Shen* (Mental). A dor ou desconforto, segundo a MTC, sempre é decorrente de obstrução da circulação energética-sanguínea em uma determinada área do corpo. No caso da dor anginosa, ela poderia ser causada pela Insuficiência do *Xin-Yang* (Coração-*Yang*) e do *Pi-Yang* (Baço/Pâncreas-*Yang*).

Na Insuficiência do *Xin-Yang* (Coração-*Yang*), o *Xue* (Sangue) não pode ser aquecido e movido, o que dificulta o fluxo de *Xue* (Sangue) no interior dos vasos, causando estagnação sanguínea e, em casos graves, a obstrução deles. A Insuficiência do *Pi-Yang* (Baço/Pâncreas- -*Yang*) leva à formação de Mucosidade, que contribui para a obstrução da circulação ener- gética, além de ocasionar a sensação de opressão torácica. A Deficiência do *Pi-Yang* (Baço/ Pâncreas-*Yang*) é também um dos fatores responsáveis pela dificuldade de metabolização das gorduras e pelo seu depósito nos vasos sanguíneos, levando à formação de arteriosclerose.

TRATAMENTO PELA ACUPUNTURA

Em primeiro lugar, deve-se aliviar a dor do paciente. Para isso, o primeiro ponto a ser estimulado é o CS-4 (*Ximen*), ponto de desbloqueio do *Xin Bao* (Circulação-Sexo), para aliviar a obstrução do *Xin Bao* (Circulação-Sexo). Deve-se fazer a inserção da agulha perpendicular e profundamente com estimulação manual. Se não houver alívio da dor, pode-se acrescentar o CS-6 (*Neiguan*), importante por ser ponto *Luo* do *Xin Bao* e também ponto de abertura do *Yin Wei*, Canal Curioso que percorre todo o espaço *Yin*, fazendo a ligação de todos os Meridianos *Yin*. Pelo fato de o *Yin* corresponder ao *Xue* (Sangue), que por sua vez se relaciona ao *Xin* (Coração), o principal sintoma de distúrbio do Meridiano Curioso é a cardialgia. Esse Meridiano Curioso é considerado o ponto "Barreira interna", usado para tratar qualquer patologia dos *Zang* (Órgãos). Usam- -se primeiro os pontos do *Xin Bao* (Circulação-Sexo), pois representam uma muralha energética de proteção do *Xin* (Coração) e, em princípio, nada ataca esse *Zang* (Órgão) antes de passar pela muralha energética.

Deve-se usar sempre o VC-17 (*Danzhong*) orientado para VC-21 (*Xuanji*) para se obter a desobstrução da circulação energética do tórax. Como a causa da estagnação é a Deficiência do *Xin-Yang* (Coração-*Yang*), deve-se tonificar o *Yang*:

- tonificar o *Yang* geral com VG-4 (*Mingmen*), VC-4 (*Guanyuan*) e VC-6 (*Qihai*);
- tonificar bastante o *Shen-Yang* (Rim-*Yang*) com os pontos VG-4 (*Mingmen*) e R-7 (*Fuliu*), aplicar moxabustão no R-1 (*Yongquan*) e tonificar também o *Shen-Yin* (Rim- -*Yin*) com B-23 (*Shenshu*) e R-3 (*Taixi*);

- aplicar técnica *Shu/Mo* do *Xin* (Coração), além do ponto *Yuan* do *Xin* (Coração) com B-15 (*Xinshu*), VC-14 (*Juque*) e C-7 (*Shenmen*). Com essa técnica, aumenta-se a função energética do *Xin* (Coração).

Todo *Zang* (Órgão) funciona melhor se tiver um bom Mental (*Shen*), isto é, o *Jing Shen*. Deve-se estimular o *Jing Shen Shen* aplicando-se a moxabustão no ponto B-44 (*Shentang*), entre C_5-C_6, ponto de entrada e saída da atividade mental (*Shen*), e também o VG-11 (*Shendao*), ponto localizado inferiormente ao processo espinhoso de T_5, que recebe um canal energético interno do *Pi* (Baço/Pâncreas) e é chamado via do *Shen* (Mente); portanto, estimula a atividade mental.

Pontos Curiosos são muito importantes porque mobilizam uma Energia preciosa – o *Jing*. No tratamento da angina e da precordialgia, destacam-se os pontos curiosos descritos adiante.

Nos textos antigos, são descritas algumas técnicas que podem ser úteis para o tratamento, entre elas: área do tórax, ponto porta do pulmão, método tônico do pulmão e sedação da mente.

PONTOS CURIOSOS NA ÁREA DO TÓRAX (FIGURA 26.1)

Área do tórax na cranioacupuntura clássica

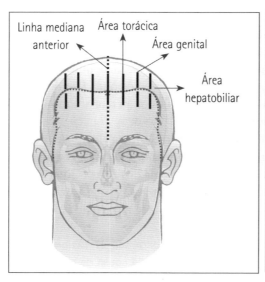
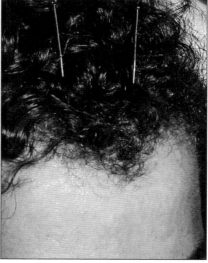

FIGURA 26.1 Há duas linhas: a primeira é a da pupila, e a segunda, a mediana. O ponto médio dessas duas linhas, exatamente na raiz do cabelo, é o ponto de referência da área torácica, que se estende 2 cm para trás, isto é, para os cabelos, e 2 cm em direção à fronte. Ao todo, há 4 cm correspondentes à área torácica, que servem para todas as dores de angina, dores torácicas causadas por herpes zóster, asma, taquicardia e opressão torácica.

Ponto Curioso Porta do Pulmão (Figura 26.2)

Localiza-se à distância de 1 *tsun* da linha mediana anterior esternal de um lado e do outro, na junção do manúbrio esternal, entre a 1ª e a 2ª costela no espaço intercostal, em uma cavidade bastante dolorosa. Deve-se inserir a agulha subcutaneamente voltada para fora da linha mediana, com 1,5 *tsun* de profundidade.

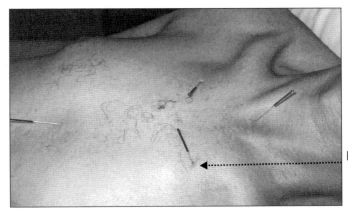

FIGURA 26.2 Localização do Ponto Curioso Porta do Pulmão.

Técnica Método "tônico do Coração"

São vários os pontos usados nessa técnica, como CS-7 (*Daling*), CS-6 (*Neiguan*), CS-5 (*Jianshi*) e CS-4 (*Ximen*). O CS-7 (*Daling*) localiza-se bem no meio da prega do punho, entre os dois tendões dos músculos palmar longo e curto. Deve-se inserir a agulha de Acupuntura entre esses dois tendões, manipular até a chegada da Energia (*Te Qi*) e depois superficializar até o subcutâneo e transfixar até CS-4 (*Ximen*), localizado 4 *tsun* craniais ao CS-7 (*Daling*). É usado para tratar, além da angina, insuficiência cardíaca, tonturas, vertigens, taquicardia, náuseas e vômitos.

Técnica da "sedação da mente"

A partir do C-7 (*Shenmen*), localizado na margem do osso pisiforme, deve-se inserir a agulha de Acupuntura transfixando-se até o C-4 (*Lingdao*), localizado a 1,5 *tsun* do C-7 (*Shenmen*). Quando a agulha é inserida, tem-se a sensação de entorpecimento, que se dirige para a palma da mão e para o ombro. Antes de puntuar, deve-se pedir ao paciente que estenda o punho, procurando estender a mão e o antebraço, e fazer a massagem do antebraço em direção à mão, a fim de visualizar as veias, para não lesar e sangrar. O sangramento nesse nível equivale ao sangramento da artéria tibial posterior (quando lesa o R-3 [*Taixi*]). Em consequência, pode haver taquicardia e sensação de fadiga. Essa técnica é usada para tratar insuficiência cardíaca, taquicardia, palpitação, insônia, doenças mentais psiquiátricas, sonambulismo, sonhos em excesso, delírios alucinatórios, histeria, neurastenia e epilepsia.

INTEGRAÇÃO ENTRE CONCEITOS DA MEDICINA OCIDENTAL E MEDICINA TRADICIONAL CHINESA

O *Xin* (Coração) é considerado o Imperador dos *Zang Fu* (Órgãos e Vísceras), estando, portanto, ligado a outros *Zang* (Órgãos). Ao *Pi* (Baço/Pâncreas) está ligado pela relação "Mãe-Filho". Ao *Fei* (Pulmão), protege-o como se fosse um para-sol e ainda ambos estão no *Shangjiao* Superior (Aquecedor Superior). Ao *Xin Bao* (Circulação-Sexo), exerce função protetora contra energias perversas. Com o *Shen* (Rins) tem relação muito íntima *Yin* e *Yang*, Água e Fogo, um não vive sem o outro, e ajudam-se mutuamente. Com o *Gan* (Fígado), por sua vez, a relação é de "Filho-Mãe" – um é o Fogo Ministerial (*Gan*), que se mexe, o guerreiro, o general que sai para defender o organismo, e o outro é o Fogo Imperial (*Xin*).

Assim, para que o Imperador possa cumprir sua função, deve estar em um estado de ligação com seus súditos. Essas ligações podem ser observadas pelos trajetos internos dos Meridianos Principais, pelos Meridianos Curiosos, principalmente o *Yin Wei*, e pelos Meridianos Distintos que, segundo os textos antigos, passam pelo *Xin* (Coração) e, de acordo com Yamamura,[1] relacionam a atividade mental com o *Xin* (Coração). Isso mostra que o organismo tem diversas conexões, por isso há muitas formas de cardialgia com sintomas típicos e tratamento energético diferente. Algumas alterações provocam dores do tipo anginoso e outros distúrbios energéticos, causando o que se denomina, na Medicina Ocidental, precordialgia, e que na Medicina Tradicional Chinesa é considerado como síndrome do *Bi* Torácico.

Na Medicina Ocidental, a precordialgia é definida como manifestação sintomática frequente e complexa de causas cardíacas e não cardíacas, manifestando-se de forma aguda ou crônica, e é um dos principais sintomas responsáveis por consultas em serviços de emergências e consultórios médicos. Na gênese da dor torácica, pode haver órgãos e estruturas intratorácicas envolvidos, como coração, aorta, pulmão, pleura e mediastino, assim como da parede torácica e do pescoço. Também pode ter origem neuropsicogênica e em órgãos subdiafragmáticos, como estômago, duodeno, pâncreas e vesícula biliar.

É importante lembrar que, diante de múltiplos fatores de dor precordial, é necessário fazer a diferenciação de cada dor relacionada para cada patologia.

Na Medicina Tradicional Chinesa, a síndrome do *Bi* Torácico, conforme a maioria dos livros, é descrita como obstrução do *Yang Qi* (Energia *Yang*) do tórax, o qual perde sua capacidade funcional de aquecimento dos Meridianos por causa da Estagnação de *Qi* (Energia) e de *Xue* (Sangue) e manifesta-se como dor e/ou desconforto na região. Na Medicina Ocidental, a síndrome do *Bi* Torácico pode corresponder a várias doenças cardíacas e pulmonares e, às vezes, até gástricas.

Uma alteração típica e não muito rara é a obstrução do Grande *Luo* do *Wei* (Estômago) – *Xu Li* (que significa Via Vazia). Esse Meridiano *Luo* começa no *Wei* (Estômago), atravessa o diafragma, chega ao VC-17 (*Danzhong*) e dirige-se ao *Fei* (Pulmão), passa pelo *Xin* (Coração) e termina no ponto E-18 (*Rugen*). Normalmente, o Meridiano *Luo* está fechado, mas, em algumas situações, como quando o *Wei* (Estômago) está sobrecarregado e associado ao hipofuncionamento do *Pi* (Baço/Pâncreas), pode se abrir e causar palpitações, dores no peito após refeições copiosas, com eletrocardiograma normal, dor torácica e angústia. Neste caso, devem-se dispersar VC-12 (*Zhongwan*), VC-14 (*Juque*), VC-17 (*Danzhong*) e E-18 (*Rugen*). Esses sintomas são causados porque a Energia que preencheu essa via é a Energia Cereal, e não a Energia Nutritiva; portanto, chega ao *Xin* (Coração) a Energia dos alimentos não trabalhada, e isso perturba o funcionamento do *Xin* (Coração).

Quando há acometimento do Meridiano Curioso *Yin Wei*, as dores precordiais manifestam-se com irradiação para o braço esquerdo e sensação de opressão torácica e de morte iminente. No entanto, todos os exames cardiológicos são normais. Como o *Yin Wei* faz ligação de todos os Meridianos *Yin*, conforme o Meridiano comprometido, ele se manifesta com os sintomas acima associados a algumas particularidades clínicas (Figura 26.3):

- acometimento do *Pi* (Baço/Pâncreas): a dor é como uma picada de agulha, com cefaleia e distúrbios de memória;
- acometimento do *Gan* (Fígado): a dor é insuportável, e o paciente apresenta dificuldade para respirar, com cefaleia no vértex craniano, vontade de chorar e fácies cadavéricas;
- acometimento do *Ren Mai*: além das dores no tórax, dores cervicais, dorsalgia pela relação com o *Du Mai* e membros gelados, principalmente na região do joelho.

O tratamento consiste na abertura do *Yin Wei* com os pontos CS-6 (*Neiguan*) e R-9 (*Zhaohai*), pontos de desbloqueio do Meridiano. Devem-se acrescentar pontos de conexão conforme o segmento comprometido:

- acometimento do *Pi* (Baço/Pâncreas): BP-13 (*Fushe*), BP-15 (*Daheng*) ou BP-16 (*Fuhai*);
- acometimento do *Gan* (Fígado): F-14 (*Qimen*);
- acometimento do *Ren Mai*: VC-23 (*Lianquan*) ou VC-22 (*Tiantu*) e terminar com BP-4 (*Gongsun*).

Precordialgia por afluxo

Quando há afluxo do *Shen Qi* (Energia dos Rins), a dor irradia-se para o dorso, podendo ir até a região lombar; a sensação é de estar sendo apunhalado pelas costas e tendo a respiração impedida.

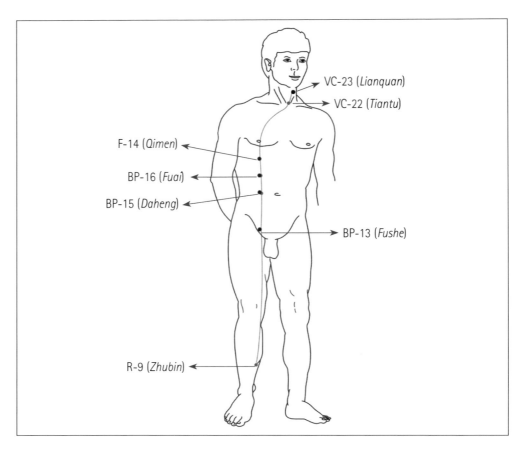

FIGURA 26.3 Trajeto do Meridiano Curioso *Yin Wei* e suas conexões com os *Zang* (Órgãos).

Em caso de afluxo do *Gan Qi* (Energia do Fígado), a dor é insuportável e acompanhada de tez cadavérica acinzentada, com respiração profunda e difícil.

Quando ocorre afluxo do *Pi Qi* (Energia do Baço/Pâncreas), a dor é como picada de agulha violenta, com arrepios cutâneos.

No afluxo do *Fei Qi* (Energia do Pulmão), o paciente apresenta dor cardíaca com sensação de corpo suspenso no ar, respiração curta e difícil, e os sintomas pioram com a atividade física.

Nos casos de afluxo, sempre se deve usar a técnica *Yuan/Luo*, para derivar o excesso de Energia do *Zang* (Órgão) que está provocando o afluxo para seu *Fu* (Víscera) acoplado, devendo-se associar sempre o ponto *Luo* do Órgão com o ponto *Yuan* da Víscera. Por exemplo, no caso de afluxo do *Shen Qi* (Energia dos Rins), o ponto *Luo* do *Shen* (Rins) é o R-4 (*Dazhong*), e o ponto *Yuan* do *Pangguang* (Bexiga), o B-64 (*Jinggu*), e assim para todos.

Para completar o tratamento nos casos de afluxo, devem-se usar os Meridianos Distintos, fazendo-se pontos de Reunião Inferior e Superior (que são os pontos Janela do Céu) (Tabela 26.1), além do ponto *Ting*. Também devem ser usados os pontos de dispersão de cada Meridiano do *Zang* (Órgão) que esteja causando o afluxo e, depois, fazer o ponto *Shu/Mo* de cada Órgão e também do *Xin* (Coração).

TABELA 26.1   PONTOS DE REUNIÃO SUPERIOR E INFERIOR, SEGUNDO TEXTOS ANTIGOS

Zang	Reunião Inferior	Reunião Superior (Pontos Janela do Céu)
Xin (Coração)	VB-22 (*Yuanye*)	B-1 (*Jingming*)
Pi (Baço/Pâncreas)	E-30 (*Qichong*)	E-9 (*Renying*)
Fei (Pulmão)	VB-22 (*Yuanye*)	IG-18 (*Futu*)
Shen (Rins)	B-40 (*Weizhong*)	B-10 (*Tianzhu*)
Gan (Fígado)	VC-2 (*Qugu*)	VB-1 (*Tongziliao*)

No tratamento das precordialgias e da angina podem ser utilizados os Meridianos Distintos do *Xin Bao* (Circulação-Sexo) e do *Sanjiao* (Triplo Aquecedor), com os pontos CS-1 (*Tianchi*) e TA-16 (*Tianyou*), e do *Xin* (Coração) e *Xiao Chang* (Intestino Delgado), com os pontos C-1 (*Jiquan*) e ID-10 (*Naoshu*).

Se não for possível fazer o diagnóstico energético ou se a dor persistir apesar do tratamento, pode-se utilizar a técnica de analgesia, que é bastante eficaz. Deve-se fazer R-25 (*Shencang*), R-22 (*Bulang*), E-13 (*Qihu*), VB-22 (*Yuanye*) ou BP-21 (*Dabao*), sempre procurando o ponto mais doloroso, e orientar as agulhas para o *Xin* (Coração) (Figura 26.4).

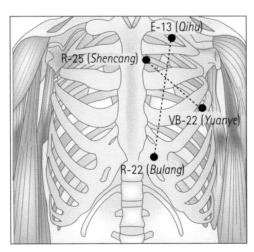

FIGURA 26.4   Técnica de analgesia de precordialgia com a eletroacupuntura, em sedação, unindo-se E-13 (*Qihu*) com R-22 (*Bulang*) e R-25 (*Shencang*) com VB-22 (*Yuanye*).

REFERÊNCIA BIBLIOGRÁFICA

1. Yamamura. Revista Paulista de Acupuntura jan./jun., 2000; 6(1).

BIBLIOGRAFIA

63. Braunwald E. Tratado de medicina cardiovascular. v.I. São Paulo: Roca, 1996.
64. Gong WL. Tratado contemporâneo de Acupuntura e moxibustão. Parte II. São Paulo: CEIMEC, 2005.
65. Nguyen VN, Recours-Nguyen C. Nei Jing Hoangdi Ling Shu. São Paulo: Center AO, 2008.
66. Nguyen VN, Dong MV. Semiologia e terapêutica em Medicina Chinesa. São Paulo: Center AO, 2008.
67. Nobre F, Serrano Jr. CV. Tratado de Cardiologia da SOCESP. Barueri: Manole, 2005.
68. Tran VD. 24º Seminário sobre doenças cardíacas. Águas de Lindoia, junho de 2006.

CAPÍTULO 27

Distúrbios da memória e Acupuntura

MARIA VALÉRIA PIRES D'ÁVILA BRAGA

VISÃO DA MEDICINA OCIDENTAL SOBRE DISTÚRBIOS DA MEMÓRIA

A memória é uma faculdade mental muito importante que, com a aprendizagem, forma a base do conhecimento humano. Essas faculdades cognitivas envolvem um complexo mecanismo neurológico. Os conhecimentos passam por três fases distintas:

- aprendizagem como aquisição de novos conhecimentos;
- conservação ou armazenamento;
- evocação ou recordação.

A memória não está localizada em uma estrutura isolada do cérebro; ela é um fenômeno biológico que envolve sofisticadas reações químicas e circuitos interligados de neurônios. Portanto, é uma aliança de sistemas cerebrais que funcionam juntos. Para fins de estudo, a memória pode ser dividida em sistemas múltiplos, de acordo com o tempo pelo qual os conteúdos permanecem retidos (memória ultrarrápida, de curto prazo ou de longo prazo), ou de acordo com a natureza das informações estocadas (conteúdos que podem ser acessados indiretamente sem recordação consciente – habilidades motoras e hábitos diários – ou conteúdos que precisam ser recordados conscientemente e verbalizados).

451

Atualmente, predomina a ideia de que tanto os diferentes sistemas de memória quanto seus suportes neuroanatômicos interagem e cooperam entre si nas três fases compreendidas pela memória: aquisição, conservação e evocação.

CONCEITOS DA MEDICINA TRADICIONAL CHINESA – ACUPUNTURA

Nos textos antigos da Medicina Tradicional Chinesa, as atividades mentais sempre foram relacionadas ao *Shen* (Mental), ou melhor, ao *Jing Shen* (Quintessência dos Rins). O *Jing* tem duas espécies: o *Jing* Inato e o *Jing* Adquirido.

O *Jing* Inato possui duas noções: o *Tong Qi* e o *Ming Men*. O *Tong Qi* é parte da Energia Ancestral responsável por todos os movimentos automáticos do corpo humano, como o cardíaco, o respiratório ou o digestivo, e foi traduzido erroneamente como Energia Torácica. Na verdade, é muito mais que isso. O *Ming Men* é a Energia Fonte que contém a raiz *Yang* e a raiz *Yin*. Já o *Jing* Adquirido é produzido graças à metabolização da Energia Nutritiva (*Yong Qi*) quando circula em cada *Zang* (Órgão), que produzirá essa Energia *Jing* mais pura e mais refinada. Portanto, cada *Zang* (Órgão) tem seu *Jing*, que é dividido em *Jing* Anatômico, Sensorial e Psíquico (Figura 27.1).

Todos os *Jing* Imateriais (Psíquicos) correspondem ao que se denomina atividades mentais, o *Jing Shen*. As cinco atividades mentais (*Zhi*, *Hun*, *Po*, *Yi* e *Shen*) são metabolizadas, comandadas e alojadas no *Xin* (Coração) e são muito importantes, pois, quando estão em estados de harmonia e fisiológico, permitem ao homem ter consciência, conhecimento e percepção clara de sua existência e da existência do mundo exterior.

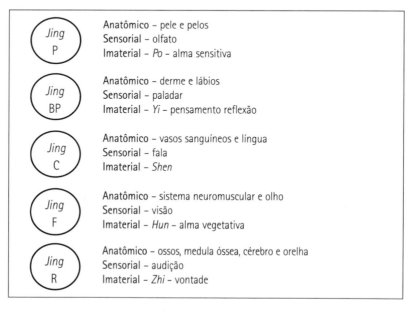

FIGURA 27.1 Diferentes formas de *Jing* de acordo com os *Zang* (Órgãos).
P: Pulmão; BP: Baço/Pâncreas; C: Coração; F: Fígado; R: Rins.

Todos esses *Jing*, tanto Material (anatômico e sensorial) como Imaterial (*Jing Shen* – Mente), circulam por todo o organismo e são armazenados no *Shen* (Rins). Pela via dos Canais de Energia Curiosos e pela medula espinal, chegam ao Cérebro, que, segundo os textos antigos, é um local de grande conservação de *Jing*. O Cérebro tem, portanto, projeção de todos os *Jing*, dos *Zang* (Órgãos) e dos Cinco Movimentos. No entanto, o *Xin* (Coração) é o *Zang* (Órgão) que gera as atividades mentais, metabolizando todos esses *Jing*. Portanto, quando o *Jing* do *Xin* (Coração) chega ao cérebro, divide-se por todos os lugares, principalmente pelas áreas associativas, e depois pela área integrativa comum, porque nessas áreas do cérebro são gerados os fenômenos mais complexos, como memória, emoção, raciocínio, julgamento, sensibilidade, etc. (Figura 27.2).

Quando o *Jing* do *Gan* (Fígado) chega ao Cérebro, seu *Jing* Sensorial segue para a área visual, e seu *Jing* Psíquico, para as áreas visual e cerebral, que envolvem a criatividade. O *Jing* do *Xin* (Coração) Sensorial segue para a área da fala, mas o *Jing Shen Shen* (Quintessência dos Rins), que também vai para a área da fala, segue depois para as áreas associativas do córtex cerebral. O *Jing* Sensorial do *Gan* (Fígado) permite a visão, mas graças ao *Jing* Psíquico do *Gan* (Fígado) que age junto com o *Jing Shen Shen* (Quintessência dos Rins), que vão para as áreas associativas, permitindo que se compreenda o que se está vendo.

Assim, a memória, isto é, a atividade cognitiva, depende do *Jing Shen Shen*, que traz consigo toda a informação dos *Jing* de todos os outros *Zang* (Órgãos). Há quem questione como é possível definir um sistema tão complexo de aprendizagem e memória com um conjunto simples de palavras – *Jing Shen Shen* –, mas isso é compreensível ao se entender que, assim como é o vento que sopra a folha – que não é visto, mas existe –,

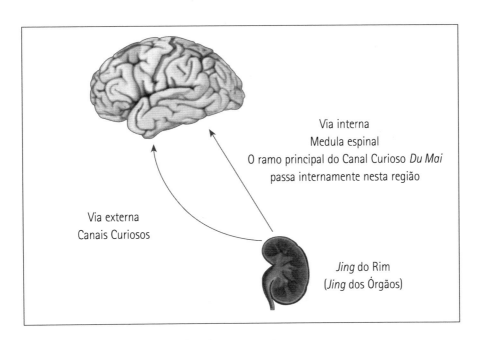

FIGURA 27.2 Relação do *Jing Shen* (Rins) com o cérebro.

trata-se da energia mais pura do organismo (*Jing*) movendo um complexo biológico de reações químicas perfeitas.

Atualmente, têm-se muitas queixas de dificuldade de memória e aumento de casos da doença de Alzheimer, pois as etapas de formação das Energias envolvidas são bastante complexas e qualquer uma dessas etapas pode estar alterada.

QUADRO CLÍNICO

A perda de memória pode ser simplesmente um sintoma do envelhecimento, mas pode ser também um dos sintomas principais das doenças neurodegenerativas, das síndromes demenciais e, entre elas, a doença de Alzheimer.

Esquecimento ocasional é normal, e, com o avançar da idade, os distúrbios da memória são comuns, mas se ocorrem com frequência, passa a ser algo preocupante. Existem outros sinais que evidenciam doenças neurodegenerativas: lapso de memória frequente, como esquecer o local em que se está; dificuldade em planejar ou completar as tarefas do dia a dia; perder a capacidade de julgamento, como se vestir de forma inadequada; problemas com o pensamento abstrato; dificuldade acima do comum para realizar raciocínios mentais; errar o lugar onde guarda coisas habituais, etc.

A evolução das doenças degenerativas pode durar de 5 a 10 anos, as quais levam à profunda demência. O paciente costuma perceber que está perdendo a memória – fato mais evidente em indivíduos de maior nível intelectual. Algumas pessoas não levam a sério quando isso começa a acontecer; outras tentam esconder e se isolam, pois, às vezes, não conseguem acompanhar uma conversa. Com isso, podem ser diagnosticadas erroneamente com depressão ou distúrbios de humor.

A doença mais bem estudada é a de Alzheimer, na qual o sintoma mais comum é a perda gradual da memória, principalmente a memória recente, acompanhado das seguintes perturbações cognitivas: afasia (dificuldade na linguagem), apraxia (incapacidade de realizar movimentos coordenados), agnosia (incapacidade de interpretar estímulos sensoriais, sem conseguir reconhecer objetos) e outras alterações comportamentais, como transtornos de humor, ideias delirantes (p.ex., está sendo roubado, abandonado), alucinações, apatia, indiferença, desinibição, irritabilidade, ciclo sono-vigília alterado, depressão, perambulação, alteração de apetite e alterações sexuais.

ETIOPATOGENIA ENERGÉTICA

Os distúrbios da memória são queixa frequente na clínica diária. Como dependem do *Jing Shen Shen*, todos os *Zang* (Órgãos) podem estar relacionados às alterações de memória, ou melhor, às atividades mentais, porque no cérebro há projeção dos Cinco *Zang* (Órgãos) e dos Cinco Movimentos. O *Xin* (Coração) é o Órgão (*Zang*) que traz todas essas informações, e seu *Jing* vai para as áreas associativas do cérebro. Os distúrbios da memória são sempre originados de ruptura do eixo *Shao Yin*; quanto mais grave for essa ruptura, maior será o prejuízo da memória, até chegar à doença de Alzheimer. Vale lembrar que o olhar desses pacientes é característico durante essa ruptura: olhar perdido, distante, revelando ausência do Fogo Imperial.

Os distúrbios energéticos envolvidos na perda da memória são:

- Fogo do *Xin* (Coração);
- deficiência *Yin* do *Shen* (Rins);
- deficiência da produção do *Jing* Adquirido, ou seja, por alimentação deficiente ou incorreta, ou qualquer sentimento psíquico de cada *Zang* (Órgão), que faz o *Jing* não ser produzido. Nessa situação, encontra-se o *Pi* (Baço/Pâncreas), que, atualmente, é muito sobrecarregado pelas preocupações excessivas e, sendo relacionado ao Pensamento, interfere muito na memória. O cansaço excessivo também sobrecarrega demais o *Shen* (Rins), cujo papel principal é conservar o *Jing*, deixando, portanto, de nutrir a Medula e o Mar da Medula;
- deficiência de *Xue* (Sangue), muito comum em mulheres, às vezes não é diagnosticada, porque essa deficiência já pode ter sido transmutada para a deficiência de *Yin*.

RECURSOS DO TRATAMENTO POR ACUPUNTURA

- Para aliviar o *Yang* da cabeça, podem ser utilizados vários pontos: VG-20 (*Baihui*), VG-23 (*Shangxing*), E-8 (*Touwei*), M-CP-9 (*Taiyang*), M-CP-3 (*Yintang*), VB-16 (*Muchuang*), TA-23 (*Sizhukong*), B-1 (*Jingming*) e VB-1 (*Tongziliao*);
- técnica de purificação do cérebro com os pontos VG-20 (*Baihui*), VG-19 (*Houding*), VG-21 (*Qianding*) e VB-17 (*Naohu*). Todas as agulhas são orientadas para o VG-20 (*Baihui*): VB-8 (*Shuaigu*), transfixando para o TA-20 (*Jiaosun*); o VB-4 (*Hanyan*) com agulha transfixando para o VB-7 (*Qubin*); os Dois Dragões e o Ponto de Desobstrução do Céu (Figura 27.3);
- diminuir o *Xin-Huo* (Fogo do Coração) com C-7 (*Shenmen*). Fazê-lo voltar ao seu palácio com C-5 (*Tongli*);
- *Shu/Mo* do *Xin* (Coração) com B-15 (*Xinshu*) e VC-14 (*Juque*). Fazer pontos do *Jing Shen Shen*: o B-44 (*Shentang*) e os pontos de entrada e saída do *Jing* Imaterial na coluna vertebral entre C_5/C_6;
- estimular intensamente o *Shen* (Rins), utilizando os pontos VC-4 (*Guanyuan*), B-23 (*Shenshu*), B-52 (*Zhishi*), R-3 (*Taixi*) e R-7 (*Fuliu*), associados a pontos da Medula Espinal, IG-16 (*Jugu*) e VB-39 (*Xuanzhong*), assim como o ponto de Reunião dos Ossos, B-11 (*Dazhu*), o ponto de concentração de Energia do *Shen* (Rins), B-43 (*Gaohuangshu*) e o ponto do *Jing* Imaterial na coluna vertebral do *Shen* (Rins), que se situa entre D_7/D_8;
- Pontos Mar da Medula: VG-20 (*Baihui*) e VG-15 (*Yamen*), nos quais a inserção de agulhas é feita direcionando uma para outra.
- estimular a área psicomotora na Acupuntura escalpeana clássica, localizada próxima à área integrativa comum, local em que há conexões de impulsos nervosos entre as diversas áreas associativas. Procurar depressão na sutura parietotemporal e colocar duas agulhas de baixo para cima, em direção a esse ponto em um ângulo de 30°, direcionando para

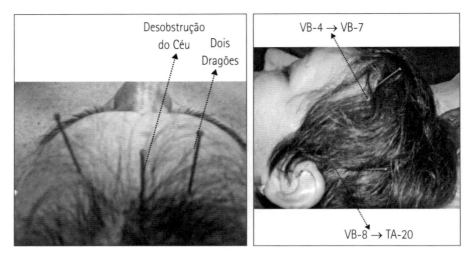

FIGURA 27.3 Localização de pontos de Acupuntura no tratamento da perda de memória.

o VG-20 (*Baihui*). Dessa forma, tratam-se esquecimento, insônia, vertigens e estados coléricos (Figura 27.4);
- Quatro Desobstruções: são utilizados quatro pontos localizados a 1,5 cm de cada lado do VG-20 (*Baihui*). Direcionar as agulhas para o VG-20 (*Baihui*). Tratam esquecimento, insônia, vertigem e estados coléricos importantes (Figura 27.5);
- tonificar o *Xue* (Sangue), quando necessário, com os pontos BP-10 (*Xuehai*) e B-17 (*Geshu*);

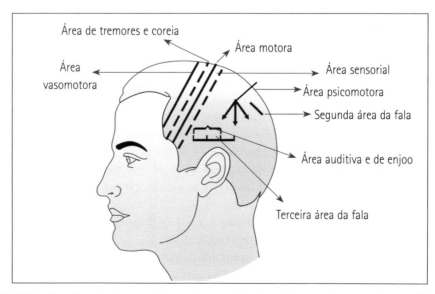

FIGURA 27.4 Localização da zona psicomotora na técnica de Acupuntura escalpeana clássica.
Fonte: imagem cedida pelo Center AO.

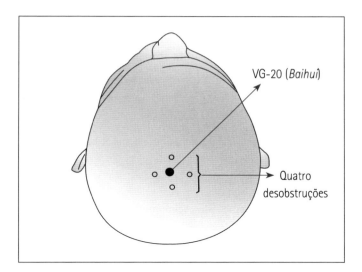

FIGURA 27.5   Localização das Quatro Desobstruções na Acupuntura escalpeana.
Fonte: imagem cedida pelo Center AO.

- se o paciente tiver muitas preocupações, tratar o *Pi* (Baço/Pâncreas) com a técnica *Shu/Mo*, com os pontos B-20 (*Pishu*), F-13 (*Zhangmen*) e o ponto *Yuan*, o BP-3 (*Taibai*), além do ponto de entrada e saída do *Jing* do *Pi* (Baço/Pâncreas), localizado entre D_4-D_5 e o ponto específico para mover o pensamento, o BP-1 (*Yinbai*).

Tratamento por Acupuntura auricular

Segundo Huang,[1] no tratamento por Acupuntura auricular, deve-se fazer sangria no Ápice (procedimento que clareia a mente) e no Hélix 4. Além disso, deve-se fazer uso de sementes nos seguintes pontos: Cérebro, ponto tronco cerebral, subcórtex nervoso, Pituitária, Frontal, Rim e ponto Inteligência.

INTEGRAÇÃO ENTRE CONCEITOS DA MEDICINA OCIDENTAL E DA MEDICINA TRADICIONAL CHINESA

O *Jing Shen Shen* comanda a atividade mental, sendo que o *Jing* se divide em Inato e Adquirido. Herdam-se dos pais os genes que fornecem maior ou menor capacidade mental e que, atualmente, são comprovados como causadores da neurodegeneração característica da doença de Alzheimer. Nas circunstâncias atuais, ao ser gerado, o indivíduo nasce com o *Jing* Inato cada vez mais comprometido, pois os pais estão cada vez mais estressados, extremamente cansados, emocionalmente imaturos e procriam fora da fase fértil de suas vidas, o que se reflete, então, na saúde de seus descendentes. Trabalhos mostram aumento da incidência das doenças neurodegenerativas pelas causas citadas anteriormente e em razão da má qualidade de vida das pessoas, apesar de todos os avanços da Ciência. As pessoas trabalham excessivamente, não se alimentam de forma correta. Por isso, recomenda-se a prevenção, isto é, a adoção de cuidados que visem à manutenção da boa saúde e ao controle das doenças instaladas, como praticar exercícios físicos e atividades intelectuais, e manter uma alimentação adequada a fim de equilibrar as energias, principalmente o *Jing* adquirido.

REFERÊNCIA BIBLIOGRÁFICA

1. Huang L-C. Auricular medicine. The new era of medicine & healing. Fern Park, 2005.

BIBLIOGRAFIA

1. Gong WL. Tratado contemporâneo de Acupuntura e moxabustão. Parte II. São Paulo: CEIMEC, 2005. Huang L-C. Auricular medicine. The new era of medicine & healing. Fern Park, 2005.
2. Nguyen VN, Recours-Nguyen C. Nei Jing Hoangdi Ling Shu. São Paulo: Center-AO, 2008.
3. Nguyen VN, Dong MV. Semiologia e terapêutica em Medicina Chinesa. São Paulo: Center-AO, 2008.
4. Tran VD. 18º Seminário sobre doenças neurodegenerativas. Águas de Lindóia, maio 2003.

CAPÍTULO

28

Fisiopatologia e tratamento da insônia pela Acupuntura

ANAFLÁVIA DE OLIVEIRA FREIRE

VISÃO DA MEDICINA OCIDENTAL SOBRE A PATOLOGIA

Os distúrbios do sono estão entre as doenças que apresentam grande impacto tanto no nível pessoal como no socioeconômico. São tão comuns como asma e hipertensão arterial, mas poucos são diagnosticados e tratados adequadamente. Apenas 5% dos pacientes que apresentam insônia consultam os cuidados primários de saúde e 69% nunca mencionaram aos médicos suas dificuldades para dormir. A insônia é o distúrbio do sono mais comum e, quando crônica, geralmente reflete distúrbios psicológicos e comportamentais.[1]

Os transtornos primários do sono subdividem-se em dissonias, caracterizadas por sonolência diurna excessiva ou dificuldade para iniciar e/ou manter o sono, e em parassonias, caracterizadas por condutas anormais associadas ao sono, como sonambulismo e soniloquismo (falar enquanto dorme).

A insônia é um distúrbio caracterizado pela dificuldade tanto de iniciar o sono como de mantê-lo, ou mesmo pela percepção de sono não reparador. Pode manifestar-se em seu período inicial, intermediário ou final.[2] Não é considerada doença, mas um sintoma que pode estar presente em diversas entidades nosológicas. A consequência de uma noite mal dormida se expressa em várias queixas apresentadas pelo paciente insone no dia seguinte, como cansaço, mau-humor, sonolência, irritabilidade e cefaleia. Quando se torna crônica, é associada a distúrbios de memória e concentração, ansiedade, depressão, baixo rendimento profissional, aumento de acidentes e envelhecimento precoce.

Está relacionada à redução da quantidade de horas necessárias para a restauração completa do organismo ativo durante o dia, sendo que esse tempo é variável entre as espécies e mesmo intraespécie. O tempo necessário para um sono reparador varia de um indivíduo para outro, contudo, a média da população necessita de 7 a 8 horas de sono por noite.

A insônia inicial ocorre quando o tempo para iniciar o sono é longo. Esse tipo está relacionado a aproximadamente 70% dos casos. A insônia de manutenção, por sua vez, é decorrente do aumento dos despertares durante a noite, e ocorre em 64% dos pacientes. Finalmente, a insônia terminal, menos prevalente (30% dos pacientes), decorre do despertar precoce.[3]

A insônia é um problema de saúde pública que afeta em torno de 40% da população, com repercussões negativas na vida do indivíduo, levando a prejuízos nas atividades sociais, familiares e profissionais.[4]

É classificada nos seguintes tipos (ICSD, 2005):[3]

- psicofisiológica ou primária: decorre da interação de fatores diversos, que variam entre genéticos, psicológicos e sociais (fatores desencadeantes e perpetuantes). É resultado de tensões somatizadas e aprendidas, intrinsecamente relacionada a comportamentos inapropriados. Os pacientes não apresentam distúrbios psiquiátricos ou qualquer outra condição médica. Os problemas estão relacionados com hábitos inadequados em relação ao sono (p.ex.: utilizar a cama para ruminar pensamentos, expectativas de uma noite ruim e tentativa extenuante de dormir);
- insônia paradoxal; idiopática; decorrente de transtornos mentais; relacionada à higiene inadequada do sono; decorrente de drogas e substâncias; decorrente de condições médicas; comportamental da criança; associada a distúrbios respiratórios do sono; associada à síndrome das pernas inquietas e a síndromes dolorosas.[3]

A insônia primária está associada a aumento do nível de alerta fisiológico e psicológico durante a noite, juntamente ao condicionamento negativo para dormir, sendo que o paciente apresenta dificuldade para inciar o sono e acorda seguidamente durante a noite. A preocupação intensa e o mal-estar relacionado com a impossibilidade de dormir dão lugar a um círculo vicioso. Quanto mais o paciente tenta dormir, mais frustrado e incomodado se sente, o que leva a sentimentos negativos de frustação, ansiedade e irritabilidade.

A alteração crônica do sono é fator de risco para o aparecimento posterior de transtorno de ansiedade ou depressão.[5] Por sua vez, distúrbios mentais levam à alteração do sono. Dessa forma, a insônia primária é um sintoma que pode ser, intrinsicamente, a causa do distúrbio do humor, assim como a consequência. Os pacientes que apresentam insônia primária crônica fazem uso de maneira inadequada de hipnóticos e álcool para favorecer o sono, bem como de bebidas como cafeína ou outros estimulantes para combater a fadiga diurna.

A insônia primária é muito pouco frequente durante a infância e a adolescência, sendo mais frequente na mulher. Aparece geralmente no adulto jovem (entre 20 e 30 anos) e intensifica-se gradativamente. Com frequência, o paciente procura ajuda médica vários anos após o início da insônia. Estudos mostram que tanto o sono de longa ou curta duração com o uso de hipnóticos são preditores de maior risco de mortalidade.[6]

Os fatores que desencadeiam a insônia primária podem ser diferentes daqueles que mantêm o processo. Na maioria dos casos, o início é repentino, coincidindo com situação de estresse psicológico (tristeza, afastamento de um familiar, morte e separação afetiva), social (perda do emprego e dificuldade econômica) ou médico (iminência de intervenção cirúrgica). Geralmente, a insônia primária persiste muito tempo depois do desaparecimento da causa original, por causa da presença de nível elevado de alerta e de condicionamento negativo adquirido após esse primeiro evento.

Os distúrbios do sono são mais comuns entre os idosos, principalmente a insônia. Deve-se considerar a diminuição do tempo de sono noturno e da habilidade para adormecer, conforme se envelhece, antes de se diagnosticar a insônia. A não observação desse fator fisiológico implica tratamentos excessivos e desnecessários para os idosos. Independentemente das mudanças que ocorrem pelo processo de envelhecimento, alguns outros fatores contribuem para a deterioração do sono no idoso, como a ingestão de medicamentos diversos para o tratamento de outras condições clínicas que não o distúrbio do sono (Quadro 28.1). A insônia no idoso é, na maioria das vezes, consequência de outro distúrbio do sono, como movimentos periódicos das pernas, apneia obstrutiva do sono e/ou distúrbio comportamental do sono REM.

QUADRO 28.1 DROGAS DE PRESCRIÇÃO E VENDA LIVRE QUE PODEM INDUZIR PROBLEMAS DO SONO EM INDIVÍDUOS IDOSOS

Álcool
Agentes antiarrítmicos
Cafeína
Metisergida
Descongestionantes nasais
Nicotina
Agentes escopolamínicos
Alguns anti-hipertensivos
Esteroides
Estimulantes
Hormônios tireoidianos
Derivados xantínicos

Tratamento preconizado pela Medicina Ocidental

A insônia primária é um transtorno multidimensional, e para seu efetivo tratamento o médico deve vislumbrar o "mundo" do paciente como um todo, desde o quarto de dormir até problemas emocionais que o afligem. Para seu tratamento, dispõe-se, atualmente, de medidas farmacológicas e não farmacológicas. As estratégias não farmacológicas incluem higiene do sono, terapia cognitiva e outras condutas descritas a seguir.

Tratamento não farmacológico

Entre as medidas não farmacológicas, a higiene do sono é a primeira a ser indicada. Consiste em aconselhar os pacientes a adotarem atitudes simples (Quadro 28.2). A terapia cognitiva tem como objetivo principal conscientizar o indivíduo de suas atitudes e hábitos.

As demais medidas não farmacológicas são:

- terapia de relaxamento: relaxamento muscular progressivo e *biofeedback*;
- terapia de intenção paradoxal: tem como objetivo fazer o paciente ficar acordado em vez de dormir;
- fototerapia ou banho de sol: aumenta o estado de alerta do paciente por intermédio de estímulo luminoso, o qual consiste em posicionar uma caixa de luz no nível dos olhos, a uma distância de aproximadamente 90 cm. A potência da luz pode variar entre 2.500 e 10.000 lux e, dependendo da potência, o tempo de exposição pode variar de 30 minutos a 2 horas. O horário em que deve ser realizada depende da intenção da terapia. O procedimento mais simples é a exposição ao sol por 15 a 30 minutos pela manhã;
- exercício físico;
- terapia do controle de estímulos: treina o paciente a reassociar o quarto de dormir e a cama com um rápido início do sono e um local agradável e silencioso;
- terapia de restrição do sono: consiste na redução do tempo despendido na cama, de modo que se aproxime do tempo total de sono.[7]

O tratamento deve ser direcionado também para melhorar o desamparo do paciente e diminuir o alerta emocional e cognitivo. Dessa forma, a união de técnicas que visem à diminuição do sofrimento psíquico (processo psicoterapêutico) com técnicas educativas e de relaxamento é o ideal, embora muitas vezes seja inviável, tanto no nível econômico como no intelectual.

Frequentemente, o próprio médico não enfatiza a importância do acompanhamento psicológico para a resolução de conflitos emocionais, assim como não estimula o paciente a realizar técnicas de meditação e relaxamento para o equilíbrio mental.

QUADRO 28.2   MEDIDAS DE HIGIENE DO SONO

Limitar o consumo de cafeína presente no café, chás, refrigerantes, chocolates, etc. Cautela com medicamentos descongestionantes, pois alguns podem ser tão estimulantes quanto a cafeína
Exercício físico regular, porém evitá-los à noite
Estabelecer uma rotina para o horário de dormir e de despertar, mesmo nos finais de semana. Fazer atividade relaxante antes de ir para cama. Escutar música relaxante, fazer leitura prazerosa, ter conversa agradável, etc. Não assitir a filmes violentos antes de ir para a cama
Utilizar técnicas de relaxamento. São fáceis de aprender e podem ser utilizadas por todos (progressivamente, contrair e relaxar todos os músculos do corpo, começando pelos dedos dos pés e terminando na face; massagear suavemente o couro cabeludo)
Tomar banho morno
Tomar um copo de leite morno antes de dormir ou chás à base de ervas, como camomila, erva-doce e erva-cidreira
Assegurar uma temperatura agradável e ausência de claridade no quarto. Mesmo pouca luz pode atrapalhar o sono de algumas pessoas. Calor ou frio são impeditivos do sono
Usar protetores nos ouvidos se o barulho incomodar e não houver como eliminá-lo
Escolher o colchão adequado para seu peso e altura
Reservar a cama somente para dormir e para relações íntimas (relações sexuais são relaxantes). Evitar ler, ver TV, trabalhar e discutir no quarto
Levantar se não conseguir dormir depois de 20 minutos deitado. Ficar na cama acordado pode aumentar a ansiedade, a irritação e, consequentemente, a insônia. Realizar atividade tranquila e retornar para a cama só quando estiver sonolento

Tratamento farmacológico

O uso de fármacos hipnóticos desempenha papel importante na administração da insônia primária. Diversos tipos de medicamentos têm sido utilizados como hipnóticos durante os últimos anos. Os derivados benzodiazepínicos foram introduzidos na década de 1970 e têm sido amplamente indicados durante os últimos 25 anos.[8] Atualmente, três compostos não relacionados estruturalmente com os benzodiazepínicos estão sendo utilizados clinicamente: a zopiclona (derivado da ciclopirrolona), o zolpidem (derivado da imidazopiridina) e o zaleplon (derivado da pirazolopirimidina). O midazolam (derivado benzodiazepínico) e o zaleplon são fármacos de meia-vida ultracurta (1 hora), enquanto o triazolam (derivado benzodiazepínico), o zolpidem e a zopiclona têm meia-vida curta (2 a 3,5 horas). O temazepam e o flunitrazepam (derivados benzodiazepínicos) têm meia-vida intermediária (10 a 20 horas). A indicação precisa deve ser feita baseada no tipo de insônia apresentada pelo paciente.

Independentemente de sua estrutura química, todos os hipnóticos mencionados diminuem a latência para o início da segunda etapa do sono não REM, o número de vezes que o paciente acorda durante a noite e o tempo de vigília logo após o início do sono em um paciente com insônia primária. Em geral, o incremento do tempo total de sono obtido com zopiclona, zolpidem e temazepam oscila entre 6 e 8 horas. Por sua vez, midazolam e zaleplon incrementam a duração do sono no máximo de 2 a 3 horas, o que é um grave inconveniente para o paciente que apresenta insônia intermediária ou final, uma vez que ele acorda no meio da noite sem poder conciliar o sono.

Todos os hipnóticos benzodiazepínicos diminuem acentuadamente o sono de ondas lentas (sono profundo) e o sono REM (com sonhos). Além disso, após algumas semanas de tratamento, ocorre o fenômeno de tolerância ao efeito hipnótico em uma porcentagem elevada de pacientes, isto é, o paciente necessita de maior dosagem para alcançar o efeito desejado. Ademais, a retirada brusca dos derivados benzodiazepínicos de ação hipnótica com meia-vida curta ou intermediária provoca reincidência da insônia, que pode persistir durante 2 ou 3 noites. O uso prolongado dessas drogas causa dependência em 30 a 45% dos pacientes com insônia primária. Vale ressaltar, ainda, que os benzodiazepínicos são totalmente contraindicados em pacientes com apneia obstrutiva do sono que apresentam insônia.

Os hipnóticos recentemente introduzidos (zopiclona 7,5 mg e zolpidem 10 mg) parecem não modificar muito a estrutura do sono como os benzodiazepínicos. A reincidência da insônia logo após a suspensão brusca do tratamento é menos frequente, bem como o desenvolvimento de dependência química.[9]

Do ponto de vista subjetivo, esses fármacos diminuem o tempo de indução do sono, aumentam sua duração e permitem que o paciente durma, porém os efeitos adversos são vários, entre os quais a sonolência e a fadiga durante as primeiras horas da manhã. Os hipnóticos benzodiazepínicos alteram a memória anterógrada e podem afetar negativamente a esfera cognitiva, além de induzir disartria e ataxia em pacientes idosos. A zopiclona causa o aparecimento de gosto amargo na boca, o que frequentemente obriga o abandono de seu uso.

Não é indicada a utilização de fármacos hipnóticos por períodos maiores de 1 a 2 meses, porém o que se observa na prática é a utilização crônica dessas medicações.

Outras drogas de ação sedativa também são utilizadas para o tratamento da insônia, como antidepressivos e anti-histamínicos (sobretudo os antagonistas do receptor H1), como prometazina. Entretanto, não são drogas de escolha para o tratamento da insônia primária. Embora a melatonina não seja um hipnótico, mas um ressincronizador do sono, tem mostrado certa eficácia no tratamento da insônia primária leve ou moderada do idoso.

Atualmente, são utilizados alguns fitoterápicos, como valeriana, camomila, kava-kava e passiflora. A valeriana diminui a latência do sono e a quantidade do estágio 1 do sono não REM e aumenta a quantidade do sono de ondas lentas. A camomila apresenta atividade ansiolítica, assim como a kava-kava e a passiflora.

Pelo fato de a insônia alterar significativamente a qualidade de vida familiar, social e profissional e levar, em médio prazo, ao aparecimento de transtorno de ansiedade ou de síndrome depressiva, deve ser prontamente tratada. Contudo, no arsenal terapêutico farmacológico (maior parte dos tratamentos prescritos) da Medicina Ocidental, encontram-se drogas efetivas que aliviam o sintoma, embora, muitas vezes, não tratem a "raiz" da doença. Dessa forma, a associação da Acupuntura terá grande benefício a esses pacientes.

CONCEITOS DA MEDICINA CHINESA – ACUPUNTURA

De acordo com a Medicina Tradicional Chinesa, a atividade mental e a consciência residem no *Xin* (Coração), onde seu estado de equilíbrio espelha a atividade fisiológica dos outros *Zang* (Órgãos). As principais funções afetadas pelo estado do *Xin* (Coração) são: atividade mental, consciência, memória, pensamento e sono. Se o *Xin* (Coração) for forte e o *Xue* (Sangue), abundante, haverá atividade mental normal (*Jing Shen*), vida emocional equilibrada, consciência clara, memória e pensamentos bons e sono saudável. A função do *Xin* (Coração) em abrigar a Mente depende de nutrição adequada do *Xue* (Sangue), e, inversamente, a função de governar o *Xue* (Sangue) depende da Mente; há uma relação mútua e dependente em controlar o *Xue* (Sangue) e abrigar a Mente. O *Xue* (Sangue) do *Xin* (Coração) nutre a Mente e oferece suporte para ela ficar em paz e feliz. Contudo, estados de tristeza e aflição por longo período levam a um desgaste do *Xue* (Sangue) do *Xin* (Coração), desalojando a mente de seu estado de paz e alegria.

O estado do *Xin* (Coração) determina a capacidade da pessoa de formar um relacionamento significativo. O *Xin* (Coração) e a Mente saudáveis influenciam positivamente a habilidade de se relacionar com o mundo de forma positiva. Ao contrário, alterações emocionais decorrentes de relacionamentos difíceis debilitam o *Xin* (Coração) e a Mente.[10]

A insônia pode ser proveniente do desequilíbrio de qualquer *Zang* (Órgão), como pode ser observado a seguir. No entanto, sempre há relação íntima entre o estado Mental (*Jing Shen*), abrigado pelo *Xin* (Coração), e a capacidade de adormecer com tranquilidade.

Etiopatogenia energética e quadro clínico

Segundo a Medicina Tradicional Chinesa, a insônia – ausência anormal total ou parcial de sono – pode ter como causa principal alguns fatores e é, na verdade, a manifestação, e não a "raiz" do adoecimento. Pode-se tratar de insônia agitada ou leve, e ela pode ser classificada basicamente por:[11]

- preocupações, desassossego; é a principal causa de insônia (60 a 90%);
- problemas psicoafetivos;
- alimentação desbalanceada;
- fraqueza de constituição, pós-cirurgia (pós-convalescença).

Por meio do interrogatório, da inspeção, do exame físico e energético, diagnostica-se o sistema acometido e institui-se o tratamento adequado.

Desassossego

Os vários sentimentos psíquicos (*Jing Shen* – Quintessência Energética) normais são conservados nos *Zang* (Órgãos) de forma específica. No *Gan* (Fígado), existe a Alma Vegetativa, o *Hun*; no *Fei* (Pulmão), a Alma Sensitiva, o *Po*; no *Shen* (Rins), a Vontade, o *Zhi*; no *Xin* (Coração), a Mente, o *Shen*. No *Pi* (Baço/Pâncreas), o *Yi*, a capacidade de refletir, de pensar. O pensamento, atividade mental primordial, pode ser positivo ou negativo; quando negativos, desencadeiam preocupações que desequilibram o sistema digestivo (*Pi-Wei* [Baço/Pâncreas-Estômago]), fundamental na formação de *Xue* (Sangue).

Dessa forma, uma disfunção crônica no sistema *Pi-Wei* (Baço/Pâncreas-Estômago) tem repercussão na formação do *Xue* (Sangue), levando à insuficiência energética e repercutindo diretamente no *Xin* (Coração).

Nesse tipo de insônia, os sintomas são relacionados ao sistema *Pi-Wei-Xin* (Baço/Pâncreas-Estômago-Coração), por isso os pacientes apresentam face esbranquiçada-amarelada, astenia mais física do que psíquica, inapetência, perda de memória, bradicardia e pulso macio e lento, típico de acúmulo de umidade.

Problemas psicoafetivos

Quando, por alguma razão, o sentimento psíquico normal do *Gan* (Fígado), o *Hun*, é perturbado, advém a cólera, a irritabilidade. Sendo o *Gan* (Fígado) composto de polaridade *Yin* e *Yang*, quando a cólera preenche a mente, ocorre inibição da sua polaridade *Yin*; por conseguinte, há um escape da polaridade *Yang*, que tem como tendência natural subir. Como o trajeto interno do Meridiano do *Gan* (Fígado) passa pelos olhos (terminando no ponto VG-20 [*Baihui*]), este *Yang* não permite o fechamento dos olhos, provocando, assim, a insônia.

Do ponto de vista sintomatológico, a insônia é do tipo inicial; o paciente não consegue dormir, apresenta agitação, tem muitos sonhos. Se conciliar o sono, acordará muito cedo. Apresenta desconforto no nível do hipogástrio, tem diminuição de apetite e gosto amargo na boca. Como é uma patologia do *Gan* (Fígado), o pulso é intenso, como corda de violão, e rápido.

Alimentação desbalanceada

Uma alimentação desequilibrada, tanto qualitativa quanto quantitativamente, causa desarmonia no sistema *Pi-Wei* (Baço/Pâncreas-Estômago). O movimento energético normal desse sistema é feito pelo movimento do diafragma. Com o desequilíbrio, por deficiência ou excesso, a circulação passa a ter sentido inverso, denominada circulação contracorrente, a Energia do *Pi* (Baço/Pâncreas) não sobe, e a do *Wei* (Estômago) não desce.

Por isso, os doentes que apresentam esse tipo de insônia relatam opressão torácica e impossibilidade de respirar adequadamente. O sono é confuso, pois o *Pi* (Baço/Pâncreas) é o pensamento. No exame clínico, observam-se distensão abdominal e queixa clínica de empachamento gástrico. Esses doentes apresentam muita Mucosidade e lentidão do pensamento. O pulso é escorregadio e macio; a língua, inchada com marcas de dente, podendo ocorrer fissuras no meio da língua, na região correspondente ao *Pi* (Baço/Pâncreas) e ao *Wei* (Estômago). Com desequilíbrio nesse sistema, o sentimento psíquico normal do *Pi* (Baço/Pâncreas), que é a capacidade de pensar e refletir, torna-se patológico, e a preocupação excessiva invade a mente do paciente.

Como apresentado no primeiro tópico, a debilidade do sistema de formação da Energia Nutritiva (*Pi-Wei* [Baço/Pâncreas-Estômago]) tem repercussão direta na formação do *Xue* (Sangue), levando, assim, ao acometimento do *Xin* (Coração). A diferença é que nesse padrão de adoecimento, a raiz está localizada na forma errada de se alimentar, e não diretamente no *Jing Shen Pi*.

Fraqueza de constituição, pós-cirurgia e pós-convalescença

A fraqueza constitucional é determinada por vários fatores, entre eles a saúde e a idade dos pais no momento da concepção, as condições da gravidez e a forma do parto. Qualquer dos Cinco *Zang* (Órgãos) pode ser afetado e expressar sua fraqueza constitucional, levando a repercussões sobre todo o sistema, isto é, nos outros *Zang Fu* (Órgãos e Vísceras).

Na criança, podem-se detectar sinais de deficiência pré-natal dos *Zang* (Órgãos), como:

- agitação mental e sono perturbado: acometimento do *Xin* (Coração);
- propensão a gripes e doenças pulmonares: acometimento do *Fei* (Pulmão);
- cansaço físico e anorexia: acometimento do *Pi* (Baço/Pâncreas);
- cefaleias, epilepsia e miopia: acometimento do *Gan* (Fígado);
- enurese noturna, temores e ossos fracos: acometimento do *Shen* (Rins).

Dessa forma, diante do paciente insone é importante questionar sobre antecedentes pessoais para a detecção de distúrbios da energia pré-natal.

Quando o paciente é submetido a uma intervenção cirúrgica extensa, ocorre a perda de sangue, juntamente com a infusão de grande quantidade de soro e medicação. A perda de sangue leva ao enfraquecimento geral, e a medicação infundida em soro causa a penetração de energia fria e acomete principalmente a Energia do *Shen* (Rins), fundamental na manutenção da força vital. Assim, todos os *Zang* (Órgãos) são acometidos pela deficiência geral e excesso de Frio, e o *Zang* (Órgão) que apresenta maior labilidade é prontamente agredido.

Tratamento da insônia com Acupuntura

O ato puntural deve ser um ato inteligente, consciente e que demande concentração. Deve-se saber exatamente a razão da inserção dos pontos a serem utilizados. No caso da insônia, a incapacidade de conciliar estado de relaxamento profundo, como o sono, denota estado de excitação extrema da Mente, independentemente do padrão descrito anteriormente. Dessa forma, o tratamento com Acupuntura visa, principalmente, a equilibrar o estado mental do paciente, juntamente com a harmonização dos sistemas energéticos envolvidos no adoecimento.

A atividade psíquica e emocional é o aspecto mais importante da Mente e é sempre afetada por excesso de pensamentos e/ou por tensão emocional, como raiva, medo, tristeza, rancor, mágoa e obsessão. Assim, evitar problemas mentais e emocionais, bem como pacificá-los após seu aparecimento, é a raiz do tratamento de qualquer enfoque terapêutico da insônia.

Segundo a filosofia Taoísta, teoria prima original dos conceitos da Medicina Tradicional Chinesa, a causa da longevidade e da saúde advém da conduta correta de ação, fala e mente:

... deve-se viver com calma e ter poucos desejos, para a preservação do Qi e da Mente, assim se evitará a doença. Se o desejo for controlado e as emoções, pacificadas, o Coração fica em paz e não há medo. As atividades do corpo, da fala e da mente são efetuadas de forma a não agredir os seres vivos, e desta forma não são criadas causas negativas para um sofrimento futuro.[12]

A conduta correta visa a evitar o pensamento obsessivo e desenfreado, repousando a mente diariamente em momentos de relaxamento meditativo e contemplativo. Deve-se evitar o desejo ilimitado, o qual gera um círculo vicioso de desejo-raiva-desejo, pois quando não se tem o objeto desejado surge a raiva, e assim sucessivamente. Dessa forma, desenvolvendo uma atitude correta, as outras atividades, como alimentação, atividade sexual, trabalho e repouso, são equilibrados.

Os pontos utilizados para tranquilizar a mente são:

- VG-20 (*Baihui* – Cem Encontros);
- M-CP-3 (*Yintang* – Vestíbulo da Impressão);
- VC-17 (*Danzhong* – Centro do Tórax);
- C-7 (*Shenmen* – Portão do Espírito).

Alguns pontos do Meridiano do *Dan* (Vesícula Biliar), localizados no couro cabeludo, têm ação importante em acalmar o Mental, auxiliando na dispersão do Vento Interno e na harmonização do *Gan* (Fígado), entre eles o VB-16 (*Muchuang* – Janela do Olho) e o VB-20 (*Fengchi* – Lagoa do Vento). Lateralmente a esse último ponto, dois pontos curiosos são importantes no tratamento da insônia: *Amnian* I e II, localizados abaixo do osso mastoide. É mais eficaz enfileirar esses pontos com uma agulha só e inserir VB-20 (*Fengchi*) até os outros pontos.[13]

É importante diferenciar o tipo de insônia. Se há sonolência diurna excessiva decorrente do fato de "dormir mal" (provável diagnóstico diferencial de apneia obstrutiva do sono, síndrome das pernas inquietas, etc.) ou se o doente não consegue conciliar o sono, caracteriza-se insônia propriamente dita. Neste caso, é de fundamental importância a puntura do sistema *Yang Qiao Mai*, Meridiano Curioso que carreia Água Orgânica e permite o fechamento dos olhos. O ponto B-62 (*ShenMai* – Prolongamento do Vaso), ponto de abertura do Canal Curioso *Yang Qiao Mai*, deve ser puntuado de forma neutra e profunda, juntamente com o ponto ID-3 (*Houxi* – Corrente Posterior) e o B-1 (*Jingming* – Olhos Brilhantes), ponto situado no epicanto medial do olho, que ancora a energia *Yin* do Meridiano Curioso *Yang Qiao Mai* nos olhos. Na prática clínica, utiliza-se o B-2 (*Zanzhu* – Bambu Amontoado) em vez do B-1 (*Jingming*), pela proximidade deste ponto do saco lacrimal, sendo que os resultados terapêuticos são similares.

O Canal Curioso *Yin Qiao Mai*, com o uso do ponto R-6 (*Zhaohai*), deve ser utilizado em distúrbios do sono, nos quais a sonolência diurna excessiva é expressiva, entre os quais a síndrome de apneia-hipopneia obstrutiva do sono é um exemplo clássico.

Segundo a classificação dos sistemas acometidos, como descrito anteriormente, pode-se estabelecer um conjunto de pontos a serem utilizados nos diferentes tipos de insônia.

Desassossego

Deve-se consolidar o sistema *Pi-Wei-Xin* (Baço/Pâncreas-Estômago-Coração) e atuar principalmente no *Jing Shen Pi* (Baço/Pâncreas) e *Jing Shen Xin* (Coração) acometidos. Utiliza-se a técnica *Shu-Mo*, de forma a aumentar a função do *Zang* (Órgão), sendo os pontos localizados no dorso (*Shu* dorsal) – B-20 (*Pishu*), *Shu* do Baço; B-15 (*Xinshu*), *Shu* do Coração. Como se quer aumentar a função do *Zang* (Órgão), realiza-se o aquecimento com moxabustão desses pontos, juntamente com os pontos da parte externa do Canal do *Pangguang* (Bexiga), que atuam no aspecto psíquico do *Zang* – B-49 (*Yishe*), Morada do Pensamento; B-44 (*Shentang*), Átrio do Espírito.

Os pontos *Mo* ventrais são puntuados (F-13 – *Zhangmen*, Portão da Realização; VC-14 – *Juque*, Grande Portão). A associação dos pontos Fonte incrementa a ação terapêutica de tonificação (BP-3 – *Taibai*, Branco Supremo e C-7 –*Shenmen*, Portão do Espírito). Tonifica-se o *Xue* (Sangue) com os pontos B-17 (*Geshu*, *Shu* do Diafragma) e BP-10 (*Xuehai*, Mar de Sangue), assim como o sistema *Yang Ming*, responsável pela formação e circulação da Energia *Rong* (IG-4 – *Hegu*, Vale de União e E-36 – *Zuzanli*, Três Distâncias da Perna).

Problemas psicoafetivos

O Fogo do *Gan* (Fígado) atua diretamente na psique. Dessa forma, acalmar o Mental é a principal ação terapêutica. Em seguida, deve-se diminuir a ação lesiva que o Fogo provoca, utilizando-se a técnica de regularização, que consiste em puntuar os pontos Terra do *Gan* (Fígado) e do *Dan* (Vesícula Biliar): F-3 – *Taichong*, Grande Ímpeto e VB-34 – *Yanglingquan*, Nascente do Monte de *Yang*. Se houver desequilíbrio importante das funções do *Gan* (Fígado), deve-se harmonizar o sistema *Yin/Yang*, com aquecimento do ponto *Shu* dorsal (B-18 – *Ganshu*) e puntuando o ponto *Mo* ventral (F-14 – *Qimen*).

Alimentação desbalanceada

Todos os pacientes devem ser orientados quanto à alimentação e à realização de atividade física, não apenas neste padrão específico. Nesse caso, o sistema *Pi-Wei* (Baço/Pâncreas-Estômago) está em desequilíbrio e, para harmonizá-lo, deve-se utilizar a técnica *Shu-Mo*. Devem-se puntuar os pontos F-13 (*Zhangmen*) e VC-12 (*Zhongwan* – Cavidade Média), pontos *Mo* ventrais do *Pi* (Baço/Pâncreas) e do *Wei* (Estômago), respectivamente, e aquecer os pontos B-20 (*Pishu* – *Shu* do *Pi*) e B-21(*Weishu* – *Shu* do

Estômago), pontos *Shu* dorsais. Os pontos Fonte (BP-3 [*Taibai*] e E-42 [*Chongyang, Yang Impetuoso*]) são utilizados para aumentar o efeito da técnica *Shu-Mo*, como descrito anteriormente. O sistema *Yang Ming* deve ser tonificado (IG-4 [*Hegu*], E-36 [*Zusanli*]). Esses pacientes costumam acumular Umidade excessiva, podendo evoluir para Mucosidade, decorrente da falha do sistema *Pi-Wei* (Baço/Pâncreas-Estômago) em metabolizar de forma adequada. Para auxiliar nesse processo de metabolização, puntua-se o ponto E-40 (*Fenglong* – Bojo Abundante).

Fraqueza de constituição e pós-convalescença

Neste padrão específico, o paciente apresenta debilidade generalizada, em que o *Zang* (Órgão) mais acometido é o *Shen* (Rins). Deve-se tonificar o *Shen* ao máximo, aquecendo o ponto *Shu* dorsal e o aspecto psíquico na linha lateral correspondente (B-23 – *Shenshu, Shu* dos Rins, e B-52 – *Zhishi*, Morada da Vontade), assim como o ponto específico para fadiga que carreia Energia Ancestral do *Shen* (Rins), o B-43 (*Gaohuang* – Região Vital) e também o ponto VG-4 (*Mingmen* – Portão da Vida). Deve-se puntuar ou aquecer o ponto situado abaixo do processo espinhoso da 7ª vértebra dorsal (VG-9 – *Zhiyang*, Alcançar o *Yang*), ponto em que se pode manipular o sentimento psíquico do *Shen*, a Vontade. Deve-se tonificar o ponto B-11 (*Dazhu*, Grande Tear), que fortacele os ossos e consequentemente tonifica o *Shen* (Rins), e tonificar, na parte ventral, os pontos VC-4 (*Guanyuan* – Portão da Origem) e VC-6 (*Qihai* – Mar de *Qi*), assim como o ponto Fonte do Canal Principal do *Shen* (Rins) (R-3, *Taixi* – Corrente Suprema). Em aplicações intercaladas, deve-se circular a Energia *Rong.*[12]

Nenhum sistema é estático, e todos se relacionam entre si. Assim, a avaliação diagnóstica do paciente deve ser feita em toda sessão, antes da aplicação das agulhas, sendo que um padrão pode se justapor a outros.

INTEGRAÇÃO ENTRE CONCEITOS DA MEDICINA OCIDENTAL E MEDICINA TRADICIONAL CHINESA

Pesquisas recentes mostram que intervenções não farmacológicas auxiliam de forma significativa a redução de dose e consequente retirada dos medicamentos utilizados para o tratamento da insônia. Dentro dessas categorias terapêuticas, pode-se traçar uma analogia ao estilo de vida, dieta e condutas já preconizadas pela Medicina Tradicional Chinesa, como higiene do sono, exercícios físicos, relaxamento e meditação.

Na Medicina Tradicional Chinesa, a simplicidade do estilo de vida é valorizada. Preceitos básicos para se ter boa saúde, conservar a energia vital e ter longevidade com qualidade são:

- movimentar o corpo;
- alimentar-se adequadamente, comendo um pouco de tudo, evitando alimentos de essência muito fria e muito quente. Comer com moderação, especialmente no período da noite;

- pacificar a mente com exercícios respiratórios e meditação (*Qi Qong*);
- manter uma conduta de vida que não prejudique os outros seres vivos e a si mesmo. Moderação nas atitudes de corpo, fala e mente;
- intercalar períodos de trabalho e descanso e manter atividades prazerosas que alimentem a Mente, como arte (pintura, música e dança), contato com a natureza e Meditação Contemplativa.

O paciente insone é apenas mais um organismo em sofrimento que necessita de cuidado. A associação das duas medicinas é de grande benefício para o tratamento desses quadros, tendo-se sempre em mente a integração dos conceitos preconizados pela Medicina Tradicional Chinesa e os avanços alcançados pela Ciência moderna. Uma insônia pode mascarar outra patologia e ser decorrente de quadro doloroso, de apneia obstrutiva do sono ou síndrome de pernas inquietas, insônia por desequilíbrio ácido-básico e/ou patologia que desequilibre os sistemas internos, como os sistemas de neurotransmissores, hormonais e neurovegetativo (simpático/parassimpático). Ou pode ser simplesmente decorrente da utilização de alguma medicação. O diagnóstico correto é imprescindível para uma conduta terapêutica adequada, e é sempre importante lembrar que outros distúrbios do sono podem estar associados à insônia.

CONSIDERAÇÕES FINAIS

Deve-se considerar a associação de medicamentos ao tratamento com Acupuntura, assim como as orientações não farmacológicas citadas, que podem ser adaptadas aos conceitos taoístas de relaxamento, exercícios e conduta correta de vida. Conforme se observa a melhora do doente, orienta-se a retirada gradual da medicação, de modo que ele permaneça em tratamento suporte com Acupuntura até a remissão total dos sintomas. Isso pode variar de 10 a 20 sessões (no início, até 2 a 3 sessões semanais; após 2 a 3 semanas, pode-se passar para 1 sessão semanal) até o "tratamento crônico", como se observa na clínica diária, que, em muitos casos, tem grande benefício para o paciente, que encontra na Acupuntura suporte terapêutico eficaz para o controle do estresse diário.

REFERÊNCIAS BIBLIOGRÁFICAS

1. Vgontzas AN, Kales A. Sleep and its disorders. Annu Rev Med 1999; 50:387-400.
2. McCall WV. A practical guide to insomnia. Minneapolis: McGraw-Hill, 1999.
3. Pinto LR. Insônia. In: Tufik S. Medicina e biologia do sono. Barueri: Manole, 2008.
4. Rocha F, Lima e Costa MFF. Epidemiologia e impacto dos distúrbios do sono. J Bras Psiquiatr 2000; 49(5):167-80.
5. Ohayon MM, Caulet M, Lemoine P. Comorbidity of mental and insomnia disorders in the general population. Compr Psychiatry 1998; 39(4):185-97.
6. Kripke DF, Simons RN, Garfinkel L, Hammond EC. Short and long sleep and sleeping pills: is increased mortality associated? Arch Gen Psychiatry 1979; 36:103-16.
7. Bootzin RR, Nicassio PM. Progress in behavior modifications. Nova York: Academic Press, 1978. p.1-45.

8. Poyares D, Guilleminault C, Ohayon MM, Tufik S. Chronic benzodiazepine usage and withdrawal in insomnia patients. J Psychiatr Res 2004; 38(3):327-34.

9. Monti JM, Monti D. Pharmacological treatment of chronic insomnia. CNS Drugs 1995; 4:182-94.

10. Maciocia G. A prática da Medicina Chinesa. São Paulo: Roca, 1994.

11. Yamamura Y. Acupuntura tradicional: a arte de inserir. São Paulo: Roca, 1993.

12. Nghi VN, Tran VD. Nguyen-Recours: Huangdi Neijing-Lingshu. Marseille: NVN, 1994.

13. Nghi VN, Dong MV, Nguyen CR. Semiologie et therapeutique en médecine énergétique orientale. 2.ed. Marseille: A. Robert, 1985.

PARTE 6

Doenças urológicas e Acupuntura

CAPÍTULO **29**

Doenças urológicas e Acupuntura

EDSON GURFINKEL

DISÚRIA

A disúria faz parte dos sintomas irritativos do trato urinário inferior juntamente com a frequência urinária aumentada e a noctúria. Por definição, a disúria é a micção dolorosa, em geral, causada por processo inflamatório no qual a dor é sentida não sobre a bexiga, mas referida no meato uretral. A dor pode apresentar-se no início da micção, indicando patologia uretral, ou no final, o que sugere origem vesical.

É importante salientar que os sintomas irritativos do trato urinário inferior são inespecíficos e podem ocorrer tanto por processos infecciosos quanto por doenças obstrutivas (como hiperplasia benigna da próstata), neoplasias (câncer de bexiga) e doenças neurológicas (acidentes vasculares cerebrais, diabete melito e doença de Parkinson).

É importante fazer anamnese completa, exame físico e provas laboratoriais e de imagens para estabelecer o diagnóstico etiológico e o tratamento adequado.

Disúria na Medicina Tradicional Chinesa

A micção dolorosa, segundo a Medicina Tradicional Chinesa (MTC), pode ter várias etiologias:

- Umidade-Calor no *Xiajiao* (Aquecedor Inferior): geralmente, apresenta-se com micção dolorosa, urgência miccional, frequência aumentada, urina escura, gotejamento miccional, febre, calafrios, gosto amargo na boca, constipação intestinal, saburra gordurosa e amarela e pulso rápido;

- Deficiência do *Shen-Yin* (Rim-*Yin*): geralmente, apresenta-se com micção dolorosa que piora com esforços, lombalgia, fraqueza nos joelhos, febrícula ou calor nas palmas das mãos e plantas dos pés no final da tarde, sudorese noturna, língua vermelho-pálida, com saburra escassa, e pulso rápido, porém sem força;
- Deficiência do *Shen Qi* (Energia dos Rins): geralmente, apresenta-se com micção dolorosa intermitente, com piora aos esforços, edema, lombalgia e fraqueza nos joelhos, cansaço, língua vermelho-pálida, com pouca saburra, e pulso fraco;
- Estase de *Qi* (Energia) e de *Xue* (Sangue): apresenta-se com dor e distensão da uretra durante a micção, intermitência, gotejamento miccional e sensação de resíduo pós-miccional, cefaleia, distensão intercostal, língua com veias sublinguais azuladas e túrgidas e pulso em corda.

O tratamento depende do diagnóstico etiológico adequado, seguindo os preceitos da anamnese e do exame físico da Medicina Tradicional Chinesa:

- Umidade-Calor no *Xiajiao* (Aquecedor Inferior): VC-3 (*Zhongji*), B-28 (*Pangguangshu*), BP-6 (*Sanyinjiao*), BP-9 (*Yinlingquan*), F-8 (*Ququan*), B-39 (*Weiyang*), E-40 (*Fenglong*) e BP-10 (*Xuehai*), se hematúria;
- Deficiência de *Shen-Yin* (Rim-*Yin*): VC-3 (*Zhongji*), B-28 (*Pangguangshu*), BP-6 (*Sanyinjiao*), R-3 (*Taixi*), R-7 (*Fuliu*), B-23 (*Shenshu*) e B-52 (*Zhishi*);
- Deficiência do *Shen Qi* (Energia dos Rins): VC-4 (*Guanyuan*), VC-6 (*Qihai*), B-22 (*Sanjiaoshu*), B-23 (*Shenshu*), B-52 (*Zhishi*), VG-4 (*Mingmen*), R-3 (*Taixi*), R-7 (*Fuliu*) e BP-6 (*Sanyinjiao*);
- Estase de *Xue* (Sangue) no *Xiajiao* (Aquecedor Inferior): VC-3 (*Zhongji*), B-28 (*Pangguangshu*), F-3 (*Taichong*), F-8 (*Ququan*), F-4 (*Zhongfeng*) e VB-34 (*Yanglingquan*).

CÁLCULOS RENAIS

Nos Estados Unidos, a incidência anual da doença é 1:1.000, com o pico de incidência ocorrendo entre a terceira e a quinta década de vida, e 25% dos formadores de cálculos têm história familiar de litíase urinária.

Os quatro tipos mais frequentes de cálculos urinários são: oxalato de cálcio, ácido úrico, estruvita e cistina. Desses, o tipo mais comum é o cálculo urinário de oxalato de cálcio. Os cálculos são constituídos por uma parte central, chamada núcleo, sobre a qual podem sobrepor-se outras camadas de material semelhante ou diferente.

Etiologia dos cálculos urinários

- Genética: distúrbios enzimáticos (cistinúria e acidose tubular renal);
- meio ambiente: influência geográfica (temperatura e umidade) e da dieta (excesso de vegetais e folhas verdes);

- anormalidades do metabolismo:
  - hipercalciúria: pode ser idiopática, absortiva (absorção intestinal do cálcio aumentada), renal e resorptiva;
  - hipercalcemia: hiperparatireoidismo primário, neoplasias, sarcoidose, hipertireoidismo e doença de Cushing;
  - hiperoxalúria: dieta excessiva de oxalato, aumento da absorção, excesso de vitamina C, hiperoxalúria primária (alteração enzimática hepática, com quadro muito grave) e hiperoxalúria enteral (alterações inflamatórias digestivas ou alterações absortivas);
  - hiperuricosúria: aumento de ingestão de purinas e aumento da produção de purina endógena;
  - hipocitratúria: por acidose metabólica, infecção urinária e parâmetros físicos e químicos alterados, p.ex., na supersaturação que leva à nucleação espontânea de cristais, inibidores urinários – como citrato, magnésio e pirofosfatos, cuja deficiência pode levar a litogênese e matriz como proteínas antigenicamente distintas (que podem ser encontradas na urina), derivados da mucoproteína, que podem se ligar ao cálcio mais prontamente do que a mucoproteína normal de pessoas não formadoras de cálculo.

Tipos de cálculos

- Cálculo de cálcio: casos de oxalato de cálcio são os mais comuns, seguidos por carbonatos de cálcio e fosfato de cálcio. Geralmente, são causados por supersaturação da urina com cálcio (seja por hiperabsorção intestinal do cálcio, seja pela reabsorção óssea ou pela perda renal de cálcio) ou pela hiperoxalúria (produção endógena, dieta ou hiperabsorção intestinal);
- cálculo de ácido úrico: ocorrem com hiperuricosúria em urina ácida, com volume diminuído (doenças mieloproliferativas, hiperuricemia idiopática, gota e excesso de purina na dieta);
- cálculo de fosfato-amônia-magnesiano (estruvita): associado geralmente à infecção urinária por organismos desdobradores da ureia, que torna a urina alcalina.

Sintomas e sinais da litíase urinária

Os cálculos urinários eventualmente podem causar dor, cuja característica depende da localização. Na progressão de um pequeno cálculo no ureter, em direção à bexiga, ele encontrará maior dificuldade ao passar pela junção ureteropiélica, pelo cruzamento dos vasos ilíacos e pela junção ureterovesical.

CÓLICA RENAL

A cólica renal é causada pela distensão do sistema coletor, ou ureter, em razão da obstrução e do consequente aumento de pressão intraluminal. Existe uma segunda dor não associada à cólica, mas, sim, a um peso na região lombar, causada pela distensão da cápsula renal. Em geral, as duas dores se sobrepõem. No trato urinário, diferente das vias biliares, a cólica pode não se expressar em ondas, mas permanecer relativamente constante.

A grande maioria dos cálculos urinários apresenta-se com dor de início agudo decorrente da obstrução e distensão do trato urinário superior. A gravidade e a localização da dor variam para cada paciente, dependendo do tamanho do cálculo, do local de obstrução e da anatomia individual. O volume do cálculo não tem relação direta com a intensidade da cólica. A dor é abrupta e não apresenta fatores de melhora, levando o paciente a mover-se constantemente e buscar posições que a aliviem, sem sucesso.

Localização dos cálculos e sintomatologia

- Cálculos renais:
    - cálculo calicial: geralmente assintomático;
    - cálculo piélico: pode ser assintomático, mas também causar cólica renal acompanhada de náuseas, vômitos e, eventualmente, febres com tremores;
- cálculos ureterais:
    - ureter superior: cólica irradiando para baixo, na direção do umbigo e para o flanco;
    - ureter médio e baixo: cólica irradiando na direção ipsilateral para o escroto e testículo; pode apresentar sintomas vesicais de urgência urinária, polaciúria e desconforto para urinar, conforme o cálculo se aproxima da bexiga;
- cálculos vesicais:
    - dor irradiada para o pênis, esvaziamento vesical com sintomas de disúria, polaciúria e urgência miccional (às vezes até obstrução).

Sinais e sintomas:

- náuseas e vômitos;
- sintomas irritativos vesicais (disúria, urgência miccional e frequência urinária aumentada);
- febre (principalmente na presença de infecção).

Avaliação no quadro agudo

- Exame físico: avaliar temperatura e dor lombar ou peritoneal;
- exames laboratoriais: eritrograma e leucograma, eletrólitos, cálcio, fosfato, ácido úrico, urina I e urocultura;
- exames de imagem: tomografia computadorizada de abdome e pelve sem contraste – 97% de sensibilidade e especificidade para litíase urinária:
    - sinais de obstrução: uretero-hidronefrose, nefromegalia e alterações da gordura perirrenal;
    - ultrassonografia do trato urinário: por evitar a radiação, é exame de primeira escolha em gestantes e crianças. É deficiente para avaliar ureter médio. Deve-se fazer a urografia excretora para identificar o nível de obstrução, quando a tomografia computadorizada for duvidosa.

Conduta

- Controle da dor: narcóticos, anti-inflamatórios não esteroides (salvo restrições clínicas), hidratação endovenosa e antibióticos, em caso de infecção urinária; deve-se coar a urina;
- hospitalização: quando houver dor incontrolável, náuseas e vômitos que impeçam medicação via oral, unidade renal infectada e obstruída, rim único obstruído, obstrução bilateral e anúria;
- intervenção aguda: *stent* ureteral, nefrostomia percutânea ou remoção do cálculo quando o sistema estiver infectado e obstruído – se for rim único obstruído, cálculos com pouca probabilidade de serem eliminados espontaneamente (maior que 5 a 6 mm); sintomas intoleráveis apesar dos medicamentos ou com duração maior que 2 semanas.

Em casos sem evidências de infecção, cálculos menores de 5 mm, sem obstrução ou dor bem controlada, pode ser tratada com medicamentos via oral.

ACUPUNTURA EM LITÍASE URINÁRIA
Cólica renal – fase aguda

A analgesia por Acupuntura relaciona-se com o aumento dos níveis de opiáceos endógenos no fluido cerebroespinal (betaendorfinas e metaencefalinas) e consequentes mudanças nos impulsos aferentes sensitivos da medula espinal.

Podem ser utilizados os seguintes pontos:

- mão: pontos extras lombar e perna, localizados entre o metatarso proximal do segundo e terceiro dedos e do quarto e quinto dedos;
- dorso: primeira linha do Meridiano Principal do *Pangguang* (Bexiga), de B-21 (*Weishu*) até B-25 (*Dachangshu*);
- segunda linha do Meridiano Principal do *Pangguang* (Bexiga): B-50 (*Weicang*), B-52 (*Zhishi*), os Pontos Curiosos *Ting Yao* [ao lado de B-24 (*Qihaishu*)] e M-DC-24 (*Yaoyan*) [ao lado de B-25 (*Dachangshu*)].

Utilizam-se, em média, seis pontos de Acupuntura, de acordo com a posição do cálculo no trajeto urinário. Na grande maioria das vezes, é necessário utilizar estímulo elétrico nos pontos (corrente pulsada em 3 Hz), cuja vantagem é não ter efeitos colaterais, além de apresentar tempo de ação semelhante aos dos opiáceos, ou, até mesmo, mais rápido.

A Acupuntura é uma boa alternativa para pacientes com intolerância ou alergia a medicamentos.

HIPERPLASIA PROSTÁTICA BENIGNA

Hiperplasia prostática benigna (HPB) é o crescimento não maligno da próstata, caracterizado por hiperplasia epitelial e estromal das células na zona de transição.

Sua prevalência na população norte-americana está distribuída em 40% dos homens acima de 60 anos de idade e em 90% daqueles acima de 80 anos. Apesar de evidências histológicas mostrarem a presença de nódulos hiperplásicos em homens com 40 anos de idade, os sintomas são mais frequentes em homens entre a 5ª e a 8ª décadas de vida.

Anatomia da próstata

A próstata é composta de elementos glandulares (70%) e estroma fibromuscular (30%), no qual se encontram receptores alfa-adrenérgicos, que contribuem para a contração e o aumento do tônus do músculo liso prostático.

Os elementos glandulares estão divididos em três zonas: de transição, central e periférica. Na zona de transição, 10% do tecido glandular envolve a uretra acima dos ductos ejaculadores, sendo a área mais comum do início de HPB. Na zona central, localiza-se 20% do tecido glandular e, na zona periférica, 70%.

Etiologia da hiperplasia benigna da próstata

A HPB resulta da hiperplasia das células epiteliais e estromais na zona de transição periuretral. A causa é desconhecida, mas acredita-se que exista influência de andrógenos e de estrógenos, interação entre o epitélio e o estroma, além de fatores de crescimento local e da testosterona e seu metabólito ativo, a di-hidrotestosterona (DHT), durante a puberdade e o envelhecimento. Conforme a idade avança, há diminuição na produção da testosterona e aumento relativo do estrógeno, o que estimula o aumento de receptores de DHT na próstata. O DHT influencia fatores de crescimento local, afetando o balanço entre a proliferação celular e a apoptose, além de acarretar alterações nas atividades parácrinas e na homeostase entre as células epiteliais e estromais, contribuindo para o desenvolvimento da HPB.

Fisiopatologia da hiperplasia benigna da próstata

A hiperplasia do tecido prostático pode levar à obstrução mecânica do fluxo urinário e causar sintomas obstrutivos. O estímulo da inervação simpática dos elementos estromais também pode contribuir para os sintomas obstrutivos. Por causa da obstrução prolongada, a bexiga pode sofrer alterações compensatórias, tanto na parte anatômica como na função do sistema nervoso, levando a sintomas irritativos urinários.

Diagnóstico da hiperplasia benigna da próstata
Sintomas e sinais clínicos

- Sintomas de obstrução do trato urinário baixo: jato urinário fraco, intermitência (micção interrompida), hesitância (dificuldade para iniciar o jato miccional), micção incompleta, gotejamento pós-miccional e desconforto para urinar;
- sintomas irritativos: frequência urinária, urgência, noctúria e disúria;

- exame físico: palpação e percussão de abdome, exame digital retal e avaliação neurológica;
- exames laboratoriais: hemograma, creatinina, dosagem de antígenos prostático específico (PSA), urina I e cultura;
- exames de imagem: ultrassonografia do trato urinário;
- outros exames: urofluxometria, volume urinário pós-miccional e exame urodinâmico.

Tratamento da hiperplasia benigna da próstata

Dependendo do impacto dos sintomas na qualidade de vida do paciente e do comprometimento do trato urinário, as abordagens podem ser:

- sintomas leves: observação;
- sintomas moderados ou severos – terapia medicamentosa:
  - antagonistas alfa-adrenérgicos (doxazosina, terazosina, tansulozina e afluzosina);
  - inibidores da 5-alfa-redutase (finasterida e dutasterida);
  - fitoterapia (*Saw palmetto* e *Pygeum africanum*);
- terapias minimamente invasivas:
  - terapia por micro-ondas transuretral (TUMT);
  - ablação por agulha transuretral utilizando radiofrequência (TUNA);
  - *stent* prostático;
- cirurgia é indicada para casos de retenção urinária refratária, hematúria macroscópica persistente, insuficiência renal e cálculo vesical. São estratégias cirúrgicas:
  - ressecção transuretral da próstata;
  - eletrovaporização da próstata transuretral;
  - incisão da próstata transuretral;
  - prostatectomia a céu aberto.

Hiperplasia benigna da próstata e Acupuntura

Os sintomas de prostatismo que acompanham a HPB, como micção frequente, urgência miccional e disúria, sugerem presença de Umidade-Calor acumulado no *Xiajiao* (Aquecedor Inferior).

Noctúria com urina clara sugere Insuficiência do *Shen Qi* (Energia dos Rins) e consequente disfunção na abertura e no fechamento do *Pangguang* (Bexiga).

Dificuldade para urinar, retenção de urina e dor abdominal baixa em distensão sugerem Estagnação de *Qi* (Energia) e *Xue* (Sangue) e obstrução por cálculo ou Umidade-Calor acumulada no *Xiajiao* (Aquecedor Inferior), sugerindo quadro de Excesso. Dificuldade para urinar, e possível retenção de urina no idoso, sugerem Insuficiência do *Shen Qi* (Energia dos Rins) com consequente disfunção na abertura e no fechamento do *Pangguang* (Bexiga).

A estratégia de tratamento depende, portanto, do diagnóstico efetuado de acordo com os critérios de anamnese e exame físico preconizados pela Medicina Tradicional Chinesa. Pontos que podem ser usados como estratégia terapêutica:

- Deficiência de *Shen-Yin* (Rim-*Yin*): R-7 (*Fuliu*), R-3 (*Taixi*), R-10 (*Yingu*), BP-6 (*Sanyinjiao*), VC-6 (*Qihai*) e VC-5 (*Shimen*);
- Deficiência de *Shen-Yang* (Rim-*Yang*): VG-4 (*Mingmen*), VC-4 (*Guanyuan*), B-23 (*Shenshu*) e B-52 (*Zhishi*);
- Estagnação de *Xue* (Sangue): B-17 (*Geshu*), 36E, BP-6 (*Sanyinjiao*), BP-10 (*Xuehai*) e VC-3 (*Zhongji*);
- Estagnação do *Gan Qi* (Energia do Fígado): F-3 (*Taichong*) e VB-34 (*Yanglingquan*);
- Umidade-Calor acumulado no *Xiajiao* (Aquecedor Inferior): VC-3 (*Zhongji*), B-28 (*Pangguangshu*), BP-9 (*Yinlingquan*) e E-40 (*Fenglong*).

PROSTATITE CRÔNICA

As prostatites crônicas podem ser divididas em três grupos: prostatite crônica bacteriana (tipo II), prostatite crônica não bacteriana (tipo IIIA)/síndrome da dor pélvica crônica (tipo IIIB) e prostatite assintomática (tipo IV).

Prostatite crônica bacteriana (tipo II)

Quando o paciente apresenta sintomas persistentes de prostatite (sintomas do trato urinário inferior, disúria, dor pélvica, febre ou afebril), devem-se realizar:

- exame físico: próstata de tamanho normal ou aumentada. Pode ou não estar dolorosa;
- exames laboratoriais: urina I e urocultura, inclusive com coleta de urina após o toque prostático. A cultura de urina de jato médio é normal e a cultura de urina pós-massagem de próstata é positiva;
- tratamento: 4 a 8 semanas de antibióticos (quinolonas ou trimetropim/sulfametoxazol).

Prostatite crônica não bacteriana (tipo IIIA)/síndrome da dor pélvica crônica (tipo IIIB)

Caracteriza-se por sintomas crônicos de prostatite ou dor pélvica, sem etiologia identificável, apesar dos vários exames e tentativas de tratamento com antibióticos. Devem-se realizar:

- exame físico: próstata de tamanho normal ou aumentada, dolorosa ou não;
- exames laboratoriais: culturas de urina (vários) negativas. Urina I: presença de leucocitúria após massagem prostática (IIIA) ou ausência de leucócitos na urina após massagem prostática (IIIB);
- tratamento: antagonistas de receptores alfa, pentosan polissulfato, anti-inflamatórios não esteroides.

Prostatite assintomática (tipo IV)

Presença de processo inflamatório assintomático, o qual pode ser diagnosticado em biópsias de próstata e, geralmente, não requer tratamento clínico.

Especificamente na síndrome de dor pélvica crônica (SDPC), a prostatite tipo IIIA (inflamatória) e IIIB (não inflamatória) têm prevalência importante. Sem etiologia identificável, apesar dos múltiplos exames laboratoriais e de imagens, os vários esquemas de tratamento descritos nem sempre trazem resultados satisfatórios.

PROSTATITE CRÔNICA E ACUPUNTURA

Os sintomas que acompanham o quadro de prostatite crônica tipo IIIA e/ou IIIB podem sugerir várias síndromes na MTC, sendo necessário fazer um diagnóstico por meio de anamnese, exame físico, avaliação de pulso e da língua.

A causa mais comum da prostatite é a presença de Umidade-Calor no *Pangguang* (Bexiga), por acometimento do *Gan* (Fígado), no qual houve Plenitude do *Gan-Yang* (Fígado-*Yang*) e Deficiência do *Pi* (Baço/Pâncreas), que foi agredido pelo *Gan-Yang* e/ou lesado por excessos alimentares e/ou de bebidas fermentadas, motivando o aparecimento da Umidade-Calor, que se dirige ao *Shen* (Rins), mais propriamente à região da próstata, e provocando o processo inflamatório.

Tratamento

- Dispersar a Plenitude do *Gan-Yang* (Fígado-*Yang*) com a técnica *Shu-Mo-Yuan,* por meio dos pontos B-18 (*Ganshu*), F-14 (*Qimen*) e F-3 (*Taichong*) associados ao VB-34 (*Yanglingquan)*;
- tonificar e fortalecer o *Pi* (Baço/Pâncreas) com a técnica de *Shu-Mo-Yuan*, pelos pontos B-20 (*Pishu)*, F-13 (*Zhangmen*) e BP-3 (*Taibai*);
- dispersar a Plenitude do *Pangguang* (Bexiga) com a técnica *Shu-Mo-Yuan,* com os pontos B-27 (*Xiaochangshu*), VC-4 (*Guanyuan*) e B-64 (*Jinggu*). Acrescentar o ponto Água, B-66 (*Zutonggu*), além de BP-6 (*Sanyinjiao*), VC-3 (*Zhongji*) e B-32 (*Ciliao*);
- retirar Umidade-Calor: para Umidade, usar E-40 (*Fenglong*), CS-6 (*Neiguan*), E-25 (*Tianshu*) e E-37 (*Shangjuxu*); para o Calor, IG-4 (*Hegu*), VG-14 (*Dazhui*) e VG-20 (*Baihui*). Acrescentar E-30 (*Qichong*), E-29 (*Guilai*), R-10 (*Yingu*) e F-5 (*Ligou*);
- acalmar o *Shen* (Mental) com C-7 (*Shenmen),* CS-6 (*Neiguan*), M-CP-3 (*Yintang*), VG-20 (*Baihui*) e VC-17 (*Danzhong*).

BIBLIOGRAFIA

1. Chen C, Jao Z, Liu Y et al. Treatment of chronic prostatitis with acupuncture. J Tradit Chin Med 1995; 15:38-41.
2. Chen R, Nickel JC. Acupuncture ameliorates symptoms in men with chronic prostatitis/chronic pelvic pain syndrome. Urology 2003; 61:1156-9.
3. Lee YH, Lee WC, Chen MT, Huang JK, Chung C, Chang LS. Acupuncture in the treatment of renal colic. J Urol 1992; 147:16.
4. Li W. Chinese Medical Diseases in Nephrology and Urology. Blue Poppy Press, 2003. p.37.
5. Li W. Painful bladder syndrome. In: Li W, Frierman D. Clinical Nephrology in Chinese Medicine. Colorado: Blue Poppy Press, 2003. p.173-81.

6. Li W. Strangury. In: Li W, Frierman D. Clinical Nephrology in Chinese Medecine. Colorado: Blue Poppy Press, 2003. p.115-23.
7. McAninch JW. Symptoms of disorders of the genitourinary tract. In: Tanagho EA, McAninch JW. Smith's General Urology. 17.ed. New York: McGraw Hill, 2008. p.30-8.
8. Nickel JC. Prostatitis and related conditions. In: Walsh PC, Retik AB, Vaughan Jr ED et al. (eds.). Campbells' Urology. 8.ed. Philadelphia: WB Saunders, 2002. p.603-30.
9. Sionneau P, Gang L. Frequent urination and inhibited urination: diseases of the urogenital system. 1.ed. Blue Poppy Press, 1999. p.129-41.
10. Xu R. Puncturing taichong for renal colic. J Tradit Chin Med 1996; 16(2):126.

PARTE **7**

Doenças oftalmológicas e Acupuntura

CAPÍTULO

30

Fisiologia energética do Olho

SUAD MUSA SALOMÃO
MINAMI HIRAI TANAKA

FISIOLOGIA ENERGÉTICA DO OLHO NA MEDICINA TRADICIONAL CHINESA

A Medicina Tradicional Chinesa (MTC) fundamenta-se em três conceitos básicos: *Yin* e *Yang*, (Matéria-Energia), Cinco Movimentos (processos evolutivos da Natureza do Universo, da Saúde e da Doença) e *Zang Fu* (Órgãos e Vísceras) (fisiologia energética dos Órgãos, das Vísceras e das Vísceras Curiosas do ser humano).

A condição de normalidade, do ponto de vista energético, funcional e orgânico, necessita do equilíbrio entre o *Yang* e o *Yin* de todos os *Zang Fu* (Órgãos e Vísceras). Essas condições são imprescindíveis para que os *Zang Fu* (Órgãos e Vísceras) possam evoluir de forma harmônica pelo princípio de geração e dominância dos Cinco Movimentos.[1]

Do ponto de vista da Medicina Tradicional Chinesa, o Olho é regido pelo *Gan* (Fígado), sendo considerado como a "abertura do *Gan*". De acordo com o princípio dos Cinco Movimentos, o *Shen* (Rins) deve nutrir o "filho" *Gan* (Fígado) para que o *Yin* e o *Yang* estejam em equilíbrio. Quando o *Shen* (Rins) está insuficiente, principalmente o *Shen-Yin* (Rim-*Yin*), pode desencadear uma desarmonia energética do *Gan* (Fígado). Por exemplo, se o *Gan-Yin* (Fígado-*Yin*) estiver insuficiente, pode ocasionar a exacerbação do *Gan-Yang* (Fígado-*Yang*), que facilmente gera o "estado Fogo" do *Gan* (Fígado), responsável pela maioria das afecções oculares. Por isso, a harmonia do sistema *Shen-Gan* (Rins-Fígado) é o fator mais importante para a manutenção da saúde ocular. Como um todo, no conceito da

Medicina Tradicional Chinesa, o Olho é regido pelo *Gan Qi* (Energia do Fígado), enquanto o *Shen Qi* (Energia dos Rins) é responsável pela formação e nutrição do olho, apesar de o *Qi* de todos os *Zang Fu* (Órgãos e Vísceras) contribuir para a saúde, vitalidade e brilho do olhar, cada um deles cuidando de determinada estrutura ocular.

O *Gan-Yin* (Fígado-*Yin*) relaciona-se com a integridade de todas as estruturas oculares, enquanto o *Gan-Yang* (Fígado-*Yang*) promove as funções das estruturas oculares, neurossensorial da visão e neurológicas (Sistema Nervoso Autônomo).

Meridianos e Olho

Os Meridianos realizam a conexão entre o meio interno *Zang Fu* (Órgãos e Vísceras) e o meio externo (superfície do corpo). Os Meridianos *Yang* que veiculam o *Yin* Orgânico (Água Orgânica) terminam ou iniciam na região ocular, enquanto os Meridianos *Yin* transportam o *Yang* Orgânico (Calor Orgânico). Os Meridianos Principais *Yin*, Secundários e Curiosos, direta ou indiretamente, também têm relação com o Olho.

O Olho é regido pelo *Gan* (Fígado) e, quando sofre desarmonização *Yin-Yang*, gera com facilidade o Fogo do *Gan* (Fígado). Por isso, ele recebe "Água" de vários sistemas de canais de energia, para manter-se constantemente irrigado. O Olho é extremamente vulnerável ao "Fogo" do *Gan* (Fígado). Dessa forma, todos os Meridianos *Yang* (canais de energia *Yang*) veiculam Água e vão direto para ele.

Na Figura 30.1 estão indicados somente alguns Meridianos e Pontos Curiosos (PC) ao redor do Olho, que está envolvido por uma rica malha energética; região de maior concentração de Energia em função da quantidade de pontos e canais de energia situados por ali. Influenciam de forma positiva ou negativa, de acordo com o estado de Vazio, Plenitude e Estagnação da Energia e de *Xue* (Sangue), dependendo do estado energético dos *Zang Fu* (Órgãos e Vísceras).

Jing *ocular*

Na propedêutica energética, a observação do olhar é fundamental, principalmente nos distúrbios emocionais e mentais. O Olho expressa a Quintessência Energética (*Jing Qi*) de todos os *Zang Fu* (Órgãos e Vísceras). Quando o *Jing Shen* Mental encontra-se em bom estado de vitalidade, o olho está brilhante, claro e vivo. Em momentos de alegria e de felicidade, por exemplo, o olhar se abre para o exterior. Tem-se a impressão de que o olhar vai "abraçar o mundo".

Entretanto, quando o indivíduo está afetado por alguma emoção, evidencia:

- raiva: Olho avermelhado e olhar descontrolado;
- tristeza: olhar embotado e sem brilho;
- medo: o Olho torna-se saliente e muda de posição a todo momento;
- culpa: olhar evasivo. As pálpebras se fecham em movimentos rápidos durante a fala;
- excesso de alegria: olhar com brilho e lacrimejante.

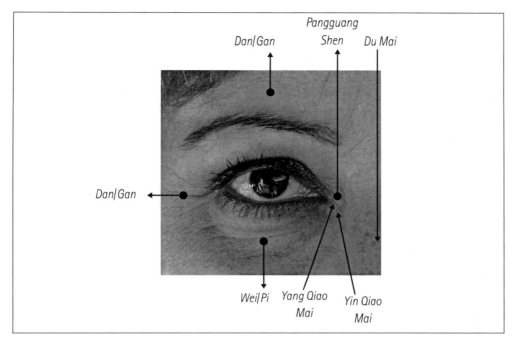

FIGURA 30.1 Canais de Energia Principais e Curiosos e Pontos de Acupuntura Curiosos (PC) da região periocular, na qual eles se interligam formando uma verdadeira malha energética ao redor do olho para nutri-lo e protegê-lo.

O *Jing Qi* provém da metabolização do *Rong Qi* ou *Yong Qi* (Energia Nutritiva) formado no *Zhongjiao* (Aquecedor Médio) e circula nos Canais de Energia Principais, segundo o ritmo nictemeral ou grande circulação. Todos os *Zang* (Órgão), quando absorvem a *Yong Qi* (Energia Nutritiva), vão imediatamente metabolizar substância pura, Energia mais pura, própria de cada *Zang Fu* (Órgãos e Vísceras), denominada de *Jing Qi* ou Quintessência.

Na Tabela 30.1, em cada *Zang* (Órgão), observa-se cada *Jing Qi* com sua relação anatômica, sensorial, psíquica e energética. São noções que fazem parte da fisiologia energética da Medicina Tradicional Chinesa. São importantes para o diagnóstico e o resultado terapêutico na aplicação dos pontos de Acupuntura.

TABELA 30.1 REPARTIÇÃO DO *JING QI* ANATÔMICO, SENSORIAL, PSÍQUICO E ENERGÉTICO

Zang (Órgão)	Jing Qi Anatômico	Jing Qi Sensorial	Jing Qi Psíquico ou Jing Shen (Mental)	Jing Qi Energético
Fei (Pulmão)	Pele e pelos	Olfato (nariz)	Po – "Alma sensitiva" (instinto)	Aparelho laringofaríngeo (respiração e alimentação)

(continua)

QUADRO 30.1 (CONT.) REPARTIÇÃO DO *JING QI* ANATÔMICO, SENSORIAL, PSÍQUICO E ENERGÉTICO

Pi (BP)	Derme	Sabor (lábio)	Y – Reflexão (ideia)	Repartição do *Xue* (Sangue), *Qi* (Energia) e *Jin Ye* (Líquido Orgânico)
Xin (Coração)	Vasos e sangue	Voz (fala)	*Shen* – Consciência	Fogo Imperial
Shen (Rins)	Sistema osteomedular	Audição (orelha)	*Zhi* – Vontade	Fogo Ministerial
Gan (Fígado)	Sistema neurotendino-muscular	Visão (olho)	*Hun* – Alma vegetativa	Fogo Ministerial

O *Shen* (Rins) ainda rege outras estruturas:

- *Jing Qi* Sexual: rege a espermatogênese ou a ovulação;
- *Jing Qi* Térmico: controla frio orgânico (*Yin*) e calor orgânico (*Yang*);
- *Jing Qi* Hereditário ou Genético.

E o *Gan* (Fígado) também rege:

- *Jing Qi* Anatômico do *Gan* (Fígado): energia que mantém os sistemas neuromuscular e esquelético;
- *Jing Qi* Psíquico do *Gan* (Fígado): *Hun*, a alma vegetativa;
- *Jing Qi* Sensorial do *Gan* (Fígado): visão.

O *Shen* (Rins) recebe e concentra todos os *Jing Qi* dos Cinco Órgãos (*Zang*), das seis Vísceras (*Fu*) e das Vísceras Curiosas. É o responsável pela distribuição do *Jing Qi* para todo o corpo, inclusive para o encéfalo e o Olho. É conduzido para o encéfalo por duas vias:

- via interna: é a via medular. O *Shen* (Rins) mantém a medula e por essa via chega o *Jing Qi* dos Cinco Órgãos para formar o encéfalo;
- via externa: é a via ocular. O *Jing Qi* de todos os órgãos concentrados no *Shen* (Rins) é conduzido principalmente pelos Meridianos Curiosos *Yin Yang Qiao Mai* até o epicanto medial do olho no ponto B-1 (*Jingming*). A partir desse ponto, vai para o encéfalo por duas vias: interna e externa. Pela via interna, a partir de B-1 (*Jingming*), vasos internos penetram profundamente no encéfalo, seguindo o nervo óptico que termina na zona da visão (occipital). Pela via externa de B-1 (*Jingming*) sobe um meridiano externo pela fronte em direção a B-7 (*Tongtian*). Segue para VG-20 (*Baihui*); em seguida, penetra no encéfalo em direção à zona vestíbulo-coclear. Daí, dirige-se para o ponto B-8 (*Luoque*), depois segue para B-9 (*Yuzhen*), que está situado a 1 cm de cada lado da linha mediana, no nível do VG-17 (*Naohu*), e localiza-se na altura da

protuberância occipital externa, local em que se encontra a zona da visão (occipital). Área de concentração do *Jing Qi* do *Gan* (Fígado) no encéfalo.

Na Figura 30.2, observam-se manifestações energéticas do *Jing Qi* dos Órgãos e Vísceras nas estruturas oculares:

- pálpebra superior: corresponde ao *Jing Qi Pi* (Baço-Pâncreas) – *Jing* dérmico;
- pálpebra inferior: corresponde ao *Jing Qi Pi* (Baço-Pâncreas) – *Jing* dérmico;
- canto interno: corresponde ao *Jing Qi Pang Guan* (Bexiga) – *Jing* ósseo;
- canto externo: corresponde ao *Jing Qi Dan* (Vesícula Biliar) – *Jing Qi* tendinoso;
- córnea: corresponde ao *Jing Qi Fei* (Pulmão) – *Jing Qi* energético;
- conjuntiva: corresponde ao *Jing Qi Fei* (Pulmão) – *Jing Qi* energético;
- esclerótica: corresponde ao *Jing Qi Fei* (Pulmão) – *Jing Qi* energético;
- íris: corresponde ao *Jing Qi Shen* (Rins) – *Jing* ósseo;
- pupila (função): corresponde ao *Jing Qi Shen* (Rins) – *Jing* ósseo;

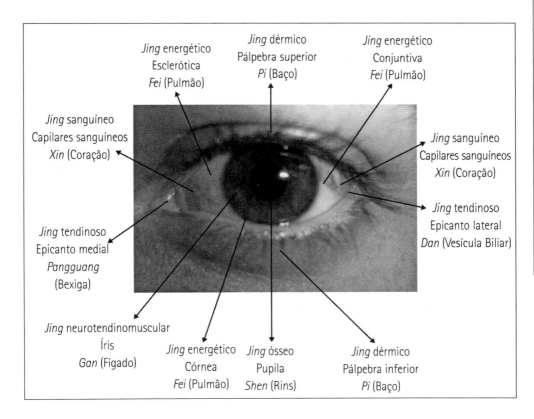

FIGURA 30.2 Diferentes relações energéticas do *Jing Qi* Anatômico no Olho.

- humor aquoso: corresponde ao *Jing Qi Pi* (Baço-Pâncreas) – *Jing Qi* dérmico (líquidos orgânicos *Jin Ye*);
- humor (ou corpo) vítreo: corresponde ao *Jing Qi Pi* (Baço-Pâncreas) ou *Jing Qi* dérmico (líquidos orgânicos *Jin Ye*);
- coroide: corresponde ao *Jing Qi Gan* (Fígado) ou *Jing Qi* tendinoso e *Jing Qi Xin* (Coração) ou *Jing Qi* sanguíneo;
- retina: corresponde ao *Jing Qi Gan* (Fígado) ou *Jing Qi* tendinoso;
- lágrima (líquido): corresponde ao *Jing Qi Xin* (Coração) ou *Jing Qi* sanguíneo;
- lágrima (choro): corresponde ao *Jing Qi Gan* (Fígado) ou *Jing Qi* tendinoso;
- cílio e sobrancelha: correspondem ao *Jing Qi Gan* (Fígado) ou *Jing Qi* tendinoso;
- cristalino: corresponde ao *Jing Qi Shen* (Rins), *Jing Qi Pi* (Baço-Pâncreas), *Jing Qi Xin* (Coração), *Jing Qi Fei* (Pulmão) e *Jing Qi Gan* (Fígado) (Figuras 30.3 e 30.4).

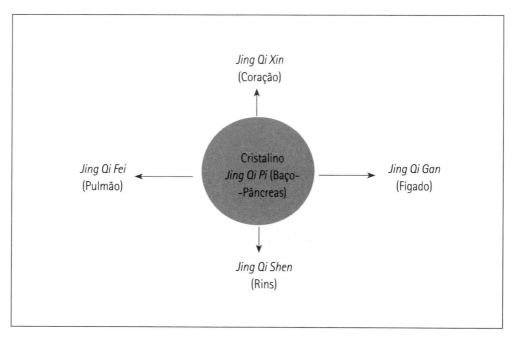

FIGURA 30.3 Relações energéticas do *Jing Qi* Anatômico no cristalino.

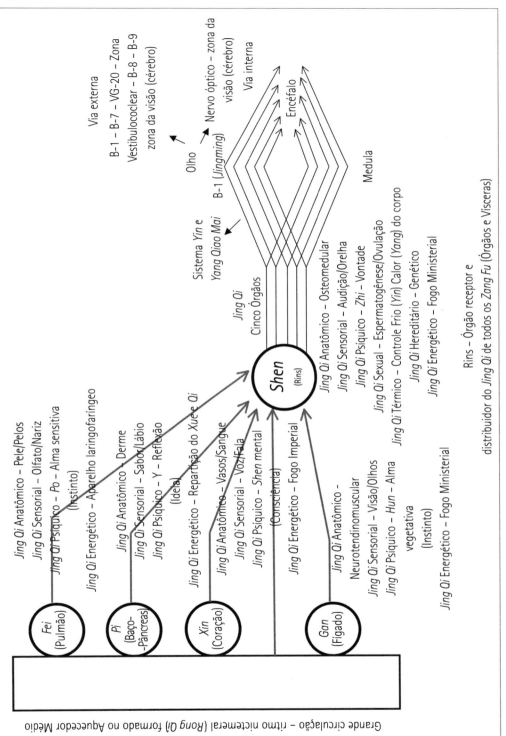

FIGURA 30.4 Formação e repartição do *Jing Qi* (Quintessência Energética). Adaptado de: Van Nghi et al. (2007, p.679).

REFERÊNCIA BIBLIOGRÁFICA

1. Nguyen VN, Tran VD, Recours-Nguyen C. Huangdi Neijing: Ling Shu. Versão Yamamura Y. São Paulo: Center AO, 2008.

BIBLIOGRAFIA

1. Yamamura Y. Acupuntura tradicional: a arte de inserir. 2.ed. São Paulo: Roca, 2001.
2. Yamamura Y, Tabosa AMF. Concepções energéticas do Gan (Fígado) relacionadas à fisiologia hepática humana. Rev Paul Acupunt 1997; 3:95-101.

CAPÍTULO

31

Conjuntivite e Acupuntura

MINAMI HIRAI TANAKA
SUAD MUSA SALOMÃO

INTRODUÇÃO

A integridade da conjuntiva contribui para que a interface refrativa do olho (a córnea) esteja em condições de permitir a passagem da luz para dentro do olho, sendo um dos requisitos necessários para que a visão nítida aconteça.

Produção da lágrima, manutenção do fluxo e estabilidade do filme lacrimal, dinâmica do piscar, enzimas presentes na lágrima e defesa imunológica mantêm o olho protegido das agressões do meio ambiente.

ESTRUTURA

A conjuntiva é uma membrana mucosa transparente, iniciada na margem palpebral, que recobre a parte interior das pálpebras (conjuntiva tarsal), atinge o fórnice ou fundo de saco e rebate de volta sobre a porção anterior do globo ocular (conjuntiva bulbar). Reveste o globo ocular até a área límbica, onde ocorre a transição com o epitélio da córnea. Deriva do folheto ectodérmico e se diferencia durante o terceiro mês de gestação, juntamente com a formação das pálpebras. A rede vascular origina-se das arcadas palpebrais e, na região limbar, em torno da córnea, se confluem e formam a arcada limbar.

A conjuntiva é responsável pela produção da porção aquosa e mucosa da lágrima e por mecanismos imunológicos necessários à proteção da superfície ocular; é composta por epitélio colunar estratificado secretor não ceratinizado, membrana basal e tecido conjuntivo. As glândulas de Krause e de Wolfring são responsáveis pela secreção aquosa basal; já as células caliciformes e as criptas de Henle são responsáveis pela porção mucosa da lágrima. O tecido linfoide forma uma fina rede infiltrada na camada da substância própria da conjuntiva desde o sulco tarsal até o limbo. Essas células amontoam-se em zonas da conjuntiva, formando nódulos microscópicos de linfócitos. Em razão da exposição aos agentes externos do ambiente, o sistema imune, cuja atividade em excesso provoca proliferação do tecido linfoide, é estimulado constantemente, formando os folículos e papilas, que deixam a conjuntiva com aspecto irregular. A hipertrofia papilar e os folículos constituem resposta da mucosa conjuntival à ação continuada de qualquer agente infeccioso, irritativo ou sensibilizante, e estão presentes principalmente nas inflamações crônicas da conjuntiva.

DEFINIÇÃO

Conjuntivite é toda e qualquer inflamação da mucosa membranácea da conjuntiva caracterizada por dilatação vascular, infiltrado celular e exsudação associada à quemose. Pode ser de natureza infecciosa, tóxica ou imunológica.

ETIOLOGIA E CLASSIFICAÇÃO

Micro-organismos, fatores ambientais, medicamentos e antígenos presentes no meio ambiente, em determinadas situações, afetam a camada superficial da conjuntiva e ativam os mecanismos de defesa. As reações conjuntivais provocam intensa reação ocular, que pode ser aguda ou crônica.

As inflamações conjuntivais podem ser classificadas, segundo sua etiologia, em infecciosas, tóxicas e alérgicas.

Conjuntivites infecciosas

São as mais comuns e podem ser causadas por *Staphylococcus aureus*, *Streptococcus pneumoniae*, *Haemophilus influenzae*, *Chlamydia tracomatis*, *Neisseria gonorrhoeae*, vírus do herpes simples primário e adenovírus. Usuários de lentes de contato têm predisposição à infecção por *Acanthamoeba*. Em crianças com baixo nível de higiene, pode-se encontrar infestação parasitária.

Conjuntivites infecciosas, em geral, têm evolução curta e de rápida resolução. Entretanto, em alguns grupos etários, existem particularidades, como a conjuntivite infecciosa neonatal, que é doença grave e acomete o recém-nascido durante o primeiro mês de vida. Micro-organismos presentes no canal do parto, como *Neisseria gonorrhoeae*, *Chlamydia tracomatis* e herpes simples, podem ser responsáveis por quadros extremamente graves. Principalmente a conjuntivite causada pela *Neisseria gonorrhoeae*, agente causador da gonorreia, pode evoluir rapidamente com graves lesões, devendo ser prontamente tratada sob risco de complicações, como perfuração, endoftalmites e consequente perda do globo ocular.

Conjuntivites tóxicas

Estão relacionadas ao uso de medicamentos oftalmológicos. Os mais comuns são: antivirais (idoxiuridina [IDU], vidarabina e trifluorotimidina), antiglaucomatosos, alguns antibióticos, anestésicos e conservantes. A utilização de medicamentos por tempo prolongado é a causa mais frequente. Tambem há casos em que pode ser causada pela toxicidade do nitrato de prata a 1% usado ao nascimento (método de Credé – instilado na sala de parto, ao nascimento, que visa a prevenir contaminações por micro-organismos presentes no canal do parto). Sensibilidade individual, distúrbios da dinâmica lacrimal, o uso de colírios fortificados e conservantes podem acelerar o surgimento.

Conjuntivites alérgicas

São causadas por reação de hipersensibilidade tipo I e IV. A exposição aos alérgenos desencadeia degranulação dos mastócitos e ativação dos mediadores químicos, que precipitam o surgimento dos sintomas que compõem quadros variados.

As conjuntivites atópicas têm relação com a resposta exacerbada do sistema imune. Os usuários de lentes de contato podem desenvolver reação de corpo estranho e evoluir para conjuntivite papilar gigante. As conjuntivites sazonais (primaveril) são recorrentes e desencadeadas por pólen no ambiente, e estão relacionadas à época de polinização de certas plantas comuns em países da Europa, da Ásia e dos Estados Unidos; são raras no Brasil, em razão das diferenças climáticas.

As conjuntivites podem se tornar crônicas, decorrente da persistência da reação inflamatória. Os quadros alérgicos costumam se tornar crônicos pela exposição constante ou recorrente aos alérgenos. Acredita-se que, em certos quadros, a inflamação perpetua-se mesmo na ausência do agente desencadeante.

QUADRO CLÍNICO

Nos quadros agudos, os sintomas têm início súbito, como:

- olhos avermelhados e irritados;
- sensação de areia nos olhos;
- sensação de corpo estranho;
- ardor;
- fotofobia;
- embaçamento;
- prurido;
- lacrimejamento;

- edemas;
- secreção;
- pálpebras coladas ao acordar.

A secreção pode ser aquosa ou espessa, em pequena quantidade ou abundante, e sua presença pode indicar infecção primária ou secundária. A intensidade dos sintomas geralmente é proporcional à gravidade do quadro; muitas vezes, os pacientes relatam que foram dormir bem e acordaram com os olhos afetados.

As linfoadenopatias pré-auricular e sistêmica podem estar presentes nas conjuntivites virais, como: herpes simples, ceratoconjuntivite epidêmica (CCE – causada por adenovírus tipo 8 e 19) e febre faringoconjuntival (FFC – adenovírus tipo 3). Nesses casos, o paciente pode ter sintomas de acometimento sistêmico, como febre, mal-estar, mialgia, dor de garganta, cefaleias e alterações gastrointestinais.

Prurido, hiperemia conjuntival bilateral e edemas são sintomas sugestivos de quadros alérgicos por hipersensibilidade do tipo I (Figura 31.1). O paciente costuma ter antecedentes de atopia, rinite ou asma.

A conjuntivite atópica tem relação com a hipersensibilidade do tipo IV e costuma apresentar lacrimejamento, fotofobia e prurido; as pálpebras descamam e a pele resseca. Os sintomas são mais intensos no inverno e existe alta incidência de associação com dermatite atópica, bronquite alérgica, urticária e alergia alimentar. As formas crônicas são as mais graves e podem deixar sequelas e comprometer a visão do paciente.

As conjuntivites tóxicas devem-se à reação tóxica da droga ou de seu conservante, que podem desencadear reação de hipersensibilidade tipo I ou IV. Nesse caso, pode apresentar hiperemia conjuntival, quemose e secreção mucosa. A queixa principal é ardor, principalmente no uso de colírio, e a presença de prurido sugere que o componente de sensibilização está envolvido.

Exames como cultura de raspado conjuntival em meios específicos, antibiograma, citologia de impressão conjuntival e imunofluorescência auxiliam no diagnóstico de quadros mais difíceis.

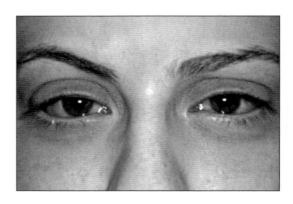

FIGURA 31.1 Hipersensibilidade do tipo I.

FATORES DE RISCO

As conjuntivites infecciosas são mais frequentes em picos sazonais no inverno e na primavera. As alérgicas dependem mais de fatores ambientais desencadeantes, como mofo em épocas mais úmidas, presença de animais na casa, pólen de plantas em determinadas épocas, ambientes fechados no inverno, uso de lentes de contato, entre outros.

Existe maior risco de contágio em crianças e em indivíduos com imunidade comprometida, como os pacientes submetidos à corticoterapia prolongada, portadores do vírus da imunodeficiência humana (HIV), pacientes em quimioterapia, desnutridos, consumidores de bebidas alcoólicas, etc.

FISIOPATOLOGIA

As conjuntivites ocorrem por exposição aos agentes patógenos. Os mecanismos de defesa, as enzimas presentes na lágrima, bem como a ativação dos macrófagos existentes na conjuntiva, fazem a primeira linha de defesa. Quando os antígenos entram em contato com os anticorpos localizados na superfície celular dos mastócitos, provocam degranulação e liberação de substâncias, como histamina, heparina, triptase, prostaglandinas, leucotrienos e fatores quimiotáxicos, que alteram a permeabilidade vascular e causam edema e prurido, provocando a migração de eosinófilos e neutrófilos e ativando os linfócitos, e, consequentemente, a reação imune celular tardia.

De modo geral, as conjuntivites infecciosas têm boa evolução. A ativação do sistema imune desencadeia reação inflamatória. Em alguns casos, em que houver desequilíbrio do sistema imunológico, podem produzir e causar respostas exacerbadas e alterações, que tendem a se tornar a doença mais grave.

A conjuntivite papilar gigante é uma forma de reação ao corpo estranho, na qual a conjuntiva reage cronicamente com a lente de contato e os depósitos proteicos; a conjuntiva interna forma alteração papilar intensa que pode confluir e formar placas de papilas gigantes.

DIAGNÓSTICO E TRATAMENTO

O diagnóstico é essencialmente clínico. Dados de anamnese e exames oftalmológico e clínico são suficientes para o diagnóstico diferencial e o início do tratamento. Quando há suspeita de quadros mais graves, como nas conjuntivites neonatais e em pacientes de alto risco, o auxílio de exames complementares é de grande importância.

A grande maioria das conjuntivites se resolve com medidas sintomáticas, como a prescrição de colírios de lágrima artificial, compressas geladas, uso de óculos escuros e medidas de higiene.

Nos casos suspeitos de infecção, recomenda-se uso de colírios antimicrobianos. Inicialmente, a escolha é pelos antimicrobianos de amplo espectro, exceto se houver suspeita de agentes específicos.

As conjuntivites virais têm evolução autolimitada, para as quais prescrevem-se medidas de alívio dos sintomas. Os colírios de corticosteroides são indicados quando há comprometimento visual (nas ceratoconjuntivites). Por ser altamente contagiosa, as medidas de controle de propagação são importantes, recomendando-se acompanhamento clínico ou pediátrico; para o controle do quadro sistêmico: hidratação, antitérmicos, repouso e analgésicos.

Nas suspeitas de toxicidade, há necessidade de suspensão da droga em questão. É importante lembrar que algumas medicações, como os antiglaucomatosos, necessitam ser substituídas por outras sob risco de descontrole da doença. Prescrevem-se medidas sintomáticas: compressas geladas, lubrificantes, anti-histamínicos e anti-inflamatórios, de acordo com os sintomas e a gravidade do quadro clínico.

QUADRO 31.1   INFECÇÃO CONJUNTIVAL AGUDA

Sintoma chave	Prurido importante Edema		Secreção Olhos colados	Lesões cutâneas	Epidemiologia Acometimento sistêmico associado	
Diagnóstico	Conjuntivite alérgica	Conjuntivite primaveril	Conjuntivite bacteriana	Conjuntivite por herpes simples	Febre faringoconjuntival adenovírus tipo 3	Ceratoconjuntivite epidêmica adenovírus tipo 8 e 19
Quadro clínico	Antecedentes de atopia	Sexo masculino entre 3 e 25 anos	Olho vermelho Lacrimejamento Secreção abundante	Crianças Febre Mal-estar	Dor de garganta Alterações gastrointestinais	Infecção de vias superiores altamente contagiosa
	Quemose Edema palpebral Secreção mucosa	Fotofobia Vermelhidão Pálpebras quentes Secreção espessa		Linfadenopatia Edema palpebral moderado Vesículas nas pálpebras	Lacrimejamento Irritação Fotofobia Secreção aquosa Sensação de corpo estranho Linfadenopatia	
Tratamento	Descongestionantes anti--histamínico (tópico/sistêmico) Compressas frias Lubrificantes Estabilizadores de membrana	Estabilizadores de membrana profiláticos Corticosteroides tópicos	Antimicrobianos de amplo espectro Compressas frias Lubrificantes	Antiviral tópico para pele e olho Evitar corticosteroides	Autolimitada Sintomáticos Lubrificantes Compressas geladas Corticosteroides tópicos, se houver acometimento visual Medidas de higiene Risco de contágio	

CONJUNTIVITE NA MEDICINA TRADICIONAL CHINESA

Introdução

O enfoque da Medicina Tradicional Chinesa (MTC) é manter o equilíbrio do funcionamento orgânico do homem e interromper a evolução das desarmonias energéticas. No Oriente, as pessoas procuram frequentemente a fitoterapia como tratamento inicial das doenças. Algumas desarmonias, como os resfriados com coriza, chamados de ataque de Vento, têm remissão dos sintomas rapidamente. Quando a desarmonia persiste, recorre-se a outras terapias, como ventosas, moxabustão e Acupuntura. O paciente se beneficia com o tratamento da Acupuntura nas fases energética e funcional.

A evolução da conjuntivite, geralmente, é autolimitada. No entanto, quando acomete pacientes debilitados ou com desarmonias profundas, a doença pode se aprofundar, deixando-os enfermos. A gravidade da doença depende do comprometimento dos *Zang* (Órgãos) e da agressividade do *Xie Qi,* (Energia Perversa) que originou a desarmonia energética.

Com a evolução do processo de adoecimento, começam a surgir alterações estruturais, celulares e teciduais detectáveis aos exames estruturais, que atingem outros elementos adjacentes, como ocorre em ceratites, úlceras, uveítes, blefarites, calázio, hordéolo, celulites, abscessos e endoftalmites. Na fase estrutural, a doença necessita de medicamentos ou de cirurgia e a MTC tem papel auxiliar, atuando nos componentes energéticos e funcionais da doença. Portanto, quanto mais cedo se atua no restabelecimento do equilíbrio, mais rápido conseguem-se bons resultados.

Fisiopatologia energética

Na concepção da MTC, o *Gan* (Fígado) é o *Zang* (Orgão) responsável pela visão, enquanto a formação estrutural e a nutrição relacionam-se com a Energia do *Jing Shen* (Rins), originada dos *Jing Qi* dos cinco *Zang* (Órgãos). O desequilíbrio do eixo *Shen-Gan* (Fígado-Rins) é a causa mais comum nas doenças oculares, mas, quando o olho adoece, há o envolvimento de todos os *Zang* (Órgãos) que participam do processo de formação da Energia *Jing* (Quintessência).

A afecção da conjuntiva decorre do "ataque" à camada superficial do olho pela Energia Perversa Vento associada ao Calor ou ao Frio de origem externa. Essa situação pode ocorrer por deficiência relativa do *Wei Qi* (Energia de Defesa) e também pode ter como causa Vento-Calor de origem interna, decorrente da disfunção dos *Zang Fu* (Órgãos e Vísceras).

Durante o dia, o *Wei Qi* (Energia de Defesa) circula na superfície das estruturas, como pele, conjuntiva e córnea. Quando os *Xie Qi* (Energias Perversas) ultrapassam a pele, distribuem-se no tecido celular subcutâneo, no qual iniciam uma luta com o *Wei Qi* (Energia de Defesa), que, se o *Wei Qi* for mais forte, o *Xie Qi* (Energia Perversa) é expulso e traz o indivíduo de volta ao estado de harmonia e saúde; se o *Wei Qi* (Energia de Defesa) é vencido, o *Xie Qi* (Energia Perversa) segue seu trajeto de aprofundamento.

Portanto, esse *Qi* (Energia) que está nas camadas superficiais da pele pode tomar a via dos Capilares Energéticos e atingir os Meridianos Tendineomusculares, seguindo para o ponto *Ting* e, a partir dele, atingir o Meridiano Principal.

Os Canais de Energia Unitários atuam como barreiras energéticas protegendo o Interior. O Primeiro Canal Unitário a ser afetado é o mais superficial de todos, o *Tai Yang*, constituído pelo Meridiano do *Pangguang* (Bexiga) e pelo Meridiano do *Xiao Chang* (Intestino Delgado). Quando os Meridianos são afetados, o fluxo das Energias sofre obstrução, gerando os sintomas. O *Tai Yang* comprometido pode apresentar sintomas como mialgia, cefaleia, coriza, olhos amarelados, lacrimejamento, epistaxes, calafrios, aversão ao frio, sudorese, etc. Uma vez nos Meridianos, a Energia Perversa se aprofunda, atingindo o *Zang Fu* (Órgãos e Vísceras) correspondente, o que traz mais desequilíbrios ao doente.

O *Fei* (Pulmão) é o *Zang* (Órgãos) responsável pela manutenção e pelo funcionamento da superfície do corpo, como pele e anexos, mucosas (nasal, conjuntival e bucal), aberturas do nariz, sistema respiratório e circulação do *Wei Qi* (Energia Defensiva). A deficiência do *Fei* (Pulmão) deixa o indivíduo vulnerável às variações do meio ambiente e à penetração dos *Xie Qi* (Energias Perversas) através da pele e da abertura das vias aéreas superiores.

O *Gan* (Fígado) e o *Dan* (Vesícula Biliar) em desarmonia energética podem gerar o Calor. A deficiência do *Shen Qi* (Energia dos Rins) enfraquece o *Gan-Yin* (Fígado-*Yin*) e exacerba o *Gan-Yang* (Fígado-*Yang*). Este, quando associado à deficiência de *Shen-Yin* (Rim-*Yin*), pode produzir Vento, Vento-Calor ou Fogo do *Gan* (Fígado-Fogo), que, ao ascender pelos Meridianos Principais e Colaterais do *Gan* (Fígado) e do *Dan* (Vesícula Biliar), pode causar distúrbios no Alto e gerar sintomas como cefaleias, vertigens e afecções nos olhos.

Por sua vez, o *Gan-Yang* (Fígado-*Yang*) pode agredir e dominar o *Pi* (Baço/Pâncreas), que também pode ser afetado por excessos alimentares, condimentos e alimentos gordurosos que enfraquecem o seu funcionamento. O estado de deficiência do *Pi* (Baço/Pâncreas) dificulta e impede a metabolização da Energia proveniente dos alimentos e a Umidade. Essa estagnação de alimentos pode gerar Calor no *Wei* (Estômago), que ascende à região dos olhos pelo seu Meridiano e seus colaterais. Pela deficiência do *Pi* (Baço/Pâncreas) de metabolizar a Umidade, a função de transporte e transformação fica comprometida e a Umidade em excesso lentifica as funções energéticas e, quando associado ao Calor, podem se transformar em Mucosidade, favorecendo a proliferação de microrganismos, tumores, produção de secreções e edemas.

O *Pi* (Baço/Pâncreas) em desarmonia, por dominância, atinge o *Fei* (Pulmão). Dessa forma, o *Fei* (Pulmão) em desarmonia não consegue manter o *Wei Qi* (Energia de Defesa) na superfície do corpo, de modo que o *Xie Qi* (Energia Perversa) acaba penetrando no corpo. A retenção do *Xie Qi* (Energia Perversa) proveniente da invasão das camadas superficiais também pode gerar o Calor. As funções de difusão e dispersão do *Fei* (Pulmão) prejudicadas levam à formação da Secura. Assim, o Calor, a Umidade e a Secura ascendem por via do Meridiano *Da Chang* (Intestino Grosso), atingem a face, a região nasal, os seios da face e os olhos, provocando as doenças pertinentes a essas Energias Perversas.

Tratamento das conjuntivites pela Acupuntura

Segundo Yamamura, a origem das doenças encontra-se nos fatores emocionais (Céu), sendo necessário atuar nos Meridianos Distintos para tratar os fatores emocionais envolvidos nas doenças. Por isso, o uso dos Meridianos Distintos é importante, principalmente do *Xin Bao/Luo-Sanjiao* (Circulação-Sexo/Triplo Aquecedor), com os pontos CS-1 (*Tianchi*), TA-16 (*Tianyou*) e VG-20 (*Baihui*). Além desses, também são usados:

- Meridianos Distintos do *Gan-Dan* (Fígado-Vesícula Biliar) com pontos VB-30 (*Huantiao*), F-5 (*Ligou*) e VB-1 (*Tongziliao*);
- Meridianos Distintos do *Fei-Da Chang* (Pulmão-Intestino Grosso) com os pontos P-1 (*Zhongfu*), IG-1 (*Shangyang*) e IG-18 (*Futu*);
- Meridianos Distintos do *Pi-Wei* (Baço/Pâncreas-Estômago) com os pontos E-30 (*Qichong*), BP-12 (*Chongmen*) e E-9 (*Renying*).

Para tratar a Terra nas doenças do olho, utilizam-se os Meridianos Curiosos que veiculam o *Qi* Terrestre (*Shen Qi*, Calor e Frio Orgânico), proveniente do *Shen* (Rins), o *Xue* (Sangue), bem como o *Qi* Ancestral para promover as diversas ligações entre os *Zang Fu* (Órgãos e Vísceras) e os Meridianos Principais. Os mais importantes na patologia ocular são:

- *Yin Qiao Mai:* R-6 (*Zhaohai*);
- *Ren Mai:* P-7 (*Lieque*);
- *Yang Qiao Mai:* B-62 (*Shenmai*).

O tratamento do Homem consiste em controlar e expulsar as Energias Perversas que penetraram e se interiorizaram pela camada superficial do corpo, a fim de normalizar a circulação de Energias, principalmente a Energia *Wei* de Defesa. Ao harmonizar os *Zang Fu* (Órgãos e Vísceras), fortalece-se a circulação de seus Meridianos e controla-se o Vento, o Calor, a Secura e a Umidade de origem Interna (Figura 31.2). Dessa forma, para:

- expulsar o Vento: VB-20 (*Fengchi*), M-HN-9 (*Taiyang*);
- fortalecer e fazer circular a Energia de Defesa *Wei*: VC- 22 (*Tiantu*), VC-23 (*Lianquan*) VG-20 (*Baihui*), E-5 (*Daying*), E-9 (*Renying*);
- harmonizar os *Zang Fu* (Órgãos e Vísceras) e circular seus Meridianos, controlar Vento, Calor, Secura, Umidade de origem Interna:
  - *Shen* (Rins): R-3 (*Taixi*), B-23 (*Shenshu*);
  - *Gan* (Fígado): F-2 (*Xyngjian*), F-3 (*Taichong*) B-18 (*Ghanshu*), F-14 (*Qimen*);
  - *Dan* (Vesícula Biliar*)*: VB-34 (*Yanglingquan*), VB-43 (*Xiaxi*), VB 41 (*Zulinqi*);
  - *Wei* (Estômago): E-36 (*Zusanli*);
  - *Fei* (Pulmão): P-7 (*Liaque*), P-11 (*Shaoshang*);
  - *Da Chang* (Intestino Grosso): IG-4 (*Hegu*), IG-6 (*Yanglao*).
- doenças oculares em geral: M-CP-13 (*Yinting*), VB-37 (*Guangming*);
- tratar afecções do segmento superior do corpo: IG-4 (*Hegu*), VG-20 (*Baihui*) e E-36 (*Zusanli*).

São pontos locais (Figura 31.2):

- VB-1 (*Tongziliao*) e VB-14 (*Yangbai*);
- E-1 (*Chengqi*) e E-2 (*Sibai*);
- B-1 (*Jingming*) e B-2 (*Zanzhu*);
- VG-23 (*Shangying*);
- PC-3 (*Yintang*), PC-8 (*Quihou*) – útil para prurido e PC-9 (*Taiyang*);
- outros pontos: PC-12 (*Hujingmai*), PC-58 (*Liangyan*), PC-103 (*Yachianmen*) (eczemas e prurido), PC-104 (*Erchianmen*), PC-110 (*Weiling*), TA-1 (*Guanchong*) e VB – 15 (*Toulinqi*).

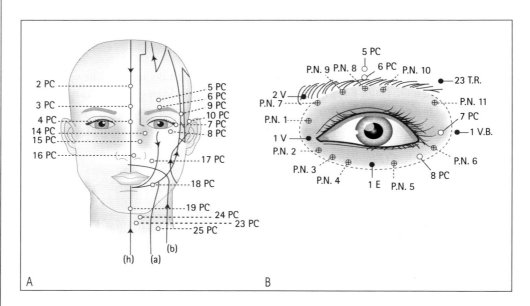

FIGURA 31.2   Pontos dos Meridianos Principais da região do olho e pontos locais da face e perioculares que constituem os Pontos *Jing* ou Curiosos de efeito intenso.

Tratamento das conjuntivites pela nova craniopuntura de Yamamoto (YNSA)

Para tratar as afecções dos olhos, segundo a técnica YNSA, podem ser utilizados os pontos sensoriais Olho e os pontos A correspondentes à região da cabeça.

Os pontos sensoriais Olho estão localizados na fronte, em situação *Yin*: dois pontos simetricamente localizados a 1cm da linha mediana e 2 cm inferior à linha de implantação dos cabelos. Os pontos em situação *Yang* estão localizados na região posterior do crânio, lateralmente à linha mediana posterior (Figura 31.3).

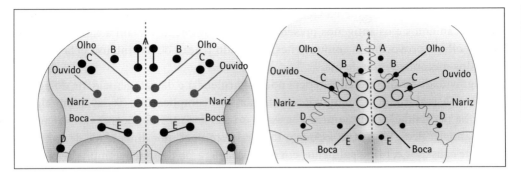

FIGURA 31.3   Localização dos pontos Olho e A na fronte e na região occipital, segundo a técnica YNSA.

Os pontos A (Cabeça) estão localizados na fronte, 1 cm lateral à linha mediana anterior e a 1 cm da linha de implantação do cabelo.

Esses pontos devem ser procurados na área correspondente; podem estar endurecidos, como um nó muito pequeno; podem, ainda, formar uma pequena depressão ou um pequeno cordão, que deve ser percebido pela palpação cuidadosa para a inserção das agulhas de Acupuntura.

INTEGRAÇÃO DA MEDICINA OCIDENTAL E DA MEDICINA TRADICIONAL CHINESA

No homem em harmonia, as Energias circulam livremente, mantendo a integridade e o funcionamento das estruturas. Entretanto, quando há desarmonia, a Energia não flui e surgem as doenças. As doenças oculares ocorrem porque há desequilíbrio do *Gan* (Fígado) e do *Shen* (Rins), órgãos responsáveis pelo funcionamento e pela integridade do Olho. O *Fei* (Pulmão) é responsável pela circulação das Energias de Defesa e pela integridade da superfície externa do olho, como pálpebras e seus anexos, córnea e conjuntiva. O *Wei Qi* (Energia de Defesa) mobiliza os elementos naturais de defesa, ativando a multiplicação celular de leucócitos, linfócitos, mastócitos, células do SRE, etc.

A conjuntivite se manifesta quando a Energia Perversa penetra no organismo por falha dos mecanismos de defesa do olho. O Canal acoplado *Tai Yang* (Meridiano do *Pangguang* [Bexiga] e *Xiao Chang* [Intestino Delgado]) é o primeiro a ser acometido. A Energia Perversa atinge o olho pelos Canais Tendineomusculares ou pelo ponto B-1 (*Jingming*).

Normalmente, o organismo encarrega-se de restabelecer o equilíbrio e expulsar a Energia Perversa. A maioria das conjuntivites é autolimitada e melhora com medidas sintomáticas. Contudo, no organismo em desequilíbrio, a Energia Perversa pode permanecer na superfície do corpo por tempo prolongado ou aprofundar-se e acometer os Meridianos, alojando-se nos *Zang Fu* (Órgãos e Vísceras) ou no *Xue* (Sangue), caracterizando doença mais profunda.

Da perspectiva da Medicina Ocidental, os micro-organismos, os fatores ambientais, os medicamentos e os antígenos presentes no meio ambiente afetam a camada superficial do olho e provocam as conjuntivites, causando reação ocular intensa pela ativação local dos mecanismos de defesa.

A gravidade do quadro clínico depende da virulência e da patogenicidade do agente agressor. A maioria das conjuntivites é curada sem complicações. Todavia, em alguns casos, há necessidade de tratamento baseado no uso de anti-infecciosos, anti-inflamatórios e antialérgicos. Os quadros podem tornar-se crônicos, por dificuldade de controlar o agente causador e, principalmente, em casos de alteração do sistema imunológico, que ajudam a perpetuar a inflamação.

Pode-se entender que o tratamento da conjuntivite consiste em eliminar o agente causador: a Energia Perversa, segundo a Medicina Tradicional Chinesa, e os fatores patogênicos, como vírus, bactérias e alérgenos, segundo a Medicina Ocidental.

Na visão da Medicina Ocidental, o indivíduo adoece porque o agente agressor foi mais forte que as defesas. Existem recursos para atuar contra os agentes agressores, como os antimicrobianos, mas há poucos recursos para atuar nas defesas do indivíduo. Recomendam-se medidas como repouso, hidratação e consumo de vitaminas. Por outro lado, a Medicina Tradicional Chinesa prega que se devem expulsar as Energias Perversas, atuando também no fortalecimento das Energias de defesa; ela fornece vários métodos para fortalecer as Energias de Defesa (*Wei Qi*).

Para a Medicina Ocidental, quando a conjuntivite se agrava em algumas situações, há desequilíbrio do sistema imunológico. A ativação do sistema imune desencadeia reação inflamatória desproporcional; e é necessário intervir nos mecanismos inflamatórios e imunológicos com o uso de anti-inflamatórios, como os corticosteroides, e até de antimitóticos, em casos mais graves.

Vários estudos comprovam os benefícios da atuação da Acupuntura em doenças alérgicas, no controle da asma e nas doenças atópicas. Seus efeitos são desencadeados por mecanismos e efeitos locais, pelas respostas integradas aos arcos reflexos periféricos e pelos mecanismos de atuação no sistema nervoso central (SNC). A Acupuntura tem ação analgésica, anti-inflamatória, antialérgica, reguladora da homeostase, entre outras atuações.

Na visão da Medicina Tradicional Chinesa, a doença torna-se grave quando se aprofunda e compromete a função dos *Zang Fu* (Órgãos e Vísceras). O tratamento pela Acupuntura pode restabelecer suas funções e normalizar a circulação das Energias, inclusive a Energia de Defesa.

CONSIDERAÇÕES FINAIS

As conjuntivites são frequentes na prática clínica. De maneira geral, é patologia de evolução benigna e, talvez por este motivo, não haja muitos trabalhos na literatura científica. As referências encontradas são de livros clássicos de MTC. A remissão dos sintomas ocorre em pouco tempo, muitas vezes apenas com tratamentos sintomáticos. Em poucos casos há complicações, como micro-organismos resistentes, alergias causadas por medicação, infecções atípicas, etc.

O sistema imunológico tem papel importante na manutenção da integridade funcional do organismo. Em algumas ocasiões, ocorrem reações exageradas, em que o processo fica fora de controle, mantendo estados inflamatórios crônicos de difícil tratamento.

A Acupuntura notadamente tem efeitos analgésicos, anti-inflamatórios, antialérgicos e reguladores da homeostase, sendo eficaz no tratamento das conjuntivites, inclusive nos casos complicados por causa de seus efeitos de atuação sistêmica.

A conjuntivite crônica é menos frequente, porém, pela dificuldade de condução do tratamento, há necessidade de mais estudos. Novas drogas são aperfeiçoadas com propostas eficazes, mas ainda permanece a dificuldade para controlar os quadros crônicos.

Embora os mecanismos pelos quais a Acupuntura atua estejam sendo desvendados, ainda há muito a se estudar, visando à integração da antiga Medicina Tradicional Chinesa com a moderna Medicina Ocidental.

REFERÊNCIA BIBLIOGRÁFICA

1. Yamamura Y. Acupuntura tradicional: a arte de inserir. 2.ed. São Paulo: Roca, 2001.

BIBLIOGRAFIA

1. Franzini S, Poletti A, Poletti J. Oftalmologia em medicina tradicional chinesa e acupuntura. São Paulo: Andrei, 1991.
2. Shanghai College of Traditional Medicine. Acupuntura, um texto compreensível. São Paulo: Roca, 1996.
3. Van Nghi N, Nguyen-Recours C. Medecine Traditionnelle Chinoise. Marselha: Ed. NVN, 1984.
4. Yamamoto T, Yamamoto H, Yamamoto MM. Nova craniopuntura de Yamamoto, NCY. São Paulo: Roca, 2007.

CAPÍTULO

32

Glaucoma e Acupuntura

SUAD MUSA SALOMÃO
MINAMI HIRAI TANAKA

INTRODUÇÃO

O glaucoma gera muita ansiedade e medo no paciente e também preocupa o médico não especialista. Cerca de 50% dos portadores de glaucoma crônico não têm conhecimento do diagnóstico da doença. Trata-se de doença progressiva, silenciosa e que não apresenta sintomas nos primeiros anos de evolução. A doença é responsável pela segunda causa de cegueira irreversível no mundo, atingindo 3% da população brasileira em geral. Na faixa etária acima de 40 anos, afeta de 4 a 5% das pessoas.

De acordo com a Organização Mundial da Saúde (OMS), a doença acomete aproximadamente 65 milhões de pessoas no mundo, sendo a causa de 4,5 milhões das ocorrências de perda total de visão. No Brasil, estima-se que 900 mil pessoas sejam portadoras da moléstia.

Estudos recentes da Medicina Ocidental confirmam alguns diagnósticos e tratamentos que a Medicina Tradicional Chinesa (MTC) aplica desde tempos remotos. Para a Medicina Tradicional Chinesa, não é suficiente tratar a doença. Deve-se tratar o doente como um todo. Se o ser humano está doente, é sinal de que a harmonia com o universo foi interrompida.

As atividades fisiológicas do organismo estão normais quando há equilíbrio entre o *Yin* e o *Yang*. O excesso ou a deficiência de um ou de outro provoca a doença. A MTC oferece diversos tratamentos, entre eles a Acupuntura.

De maneira geral, a Acupuntura baseia-se na aplicação de finas agulhas em pontos específicos localizados em diversas partes do corpo humano, que podem pertencer ou não aos Canais de Energia. O princípio da MTC é a harmonia universal e a restauração do equilíbrio do *Yin* e do *Yang*.

A OMS reconheceu a Acupuntura como tratamento eficaz para várias patologias, inclusive as oculares. Pesquisas atualizadas mostram efeitos benéficos no tratamento de várias afecções oftalmológicas, como conjuntivite, olho seco, glaucoma, catarata, retinose pigmentar, miopia, dor ocular, dor facial e outras.

A Acupuntura não tem a finalidade de substituir a Medicina Ocidental, mas de integrar-se a ela no tratamento para o benefício do paciente. Ela não cura patologias com lesões orgânicas. Entretanto, as pesquisas e a clínica confirmam os benefícios em relação aos sintomas, sinais e qualidade da visão.

Neste estudo, buscou-se apresentar uma abordagem integrativa da Medicina Ocidental e da MTC em relação ao glaucoma. Foi notável, durante a realização deste capítulo, a escassez de estudos em relação ao glaucoma, apesar do aumento do interesse pela Medicina Tradicional Chinesa.

GLAUCOMA PRIMÁRIO DE ÂNGULO ABERTO NA MEDICINA OCIDENTAL
Definição

O glaucoma é um grupo de doenças que apresenta lesões típicas da cabeça do nervo óptico (NO) e que evolui com prejuízo visual. O termo glaucoma aplica-se aos casos caracterizados por lesão no disco óptico. Os principais tipos de glaucoma são: primário, secundário e congênito.

O primário subdivide-se em glaucoma de ângulo aberto e de ângulo fechado. Os glaucomas de ângulo fechado, secundário e congênito não farão parte deste estudo. Geralmente, recebem indicação cirúrgica.

O glaucoma crônico de ângulo aberto corresponde a 90% dos glaucomas primários. É indicado para o tratamento pela Acupuntura. O glaucoma primário de ângulo aberto é uma patologia de progressão lenta, início insidioso e que atinge os dois olhos; a perda visual é irreversível, por tratar-se de neuropatia óptica crônica específica decorrente da necrose das células ganglionares da retina (CGR) e de seus axônios, que leva às alterações típicas do disco óptico, podendo estar ou não relacionada à pressão intraocular (PIO) elevada.

Há dois tipos de glaucoma primário de ângulo aberto (GPAA):

- glaucoma primário de ângulo aberto com pressão intraocular elevada;
- glaucoma primário de ângulo aberto com pressão intraocular normal.

Estudos mostraram a existência da necrose das células ganglionares da retina e das fibras do NO, características típicas do glaucoma, mesmo com pressão intraocular normal. Tal ocorrência passou a ser denominada glaucoma de pressão normal (GPN).

Existem ainda aqueles casos em que o paciente apresenta PIO elevada sem dano de disco óptico. São chamados de portadores de hipertensão ocular. De acordo com Susanna R.,[1] cerca de 47% dos casos de glaucoma são diagnosticados com base somente nos níveis da PIO. Os 53% restantes não são diagnosticados, apesar de serem portadores da doença.

Epidemiologia e etiologia

A incidência e a prevalência do glaucoma aumentam com a progressão da idade. Trata-se de doença com herança multifatorial, e estudos identificaram vários genes com influência na PIO e no glaucoma.

O GPAA geralmente tem início entre 45 e 50 anos de idade; no GPN, a maior incidência ocorre a partir dos 60 anos de idade.

Segundo Mello PAA e Melo Junior LAS (2003), do Departamento de Oftalmologia da Universidade Federal de São Paulo (Unifesp), o glaucoma é responsável por 11 a 13% dos casos de cegueira irreversível. A prevalência em afrodescendentes é 3 ou 4 vezes maior quando comparada com a etnia branca.

Trabalho conduzido por Oliveira et al.[2] mostrou que os casos atendidos pela primeira vez no Setor de Glaucoma da Unifesp se tratavam de glaucoma avançado, e 41,9% dos pacientes apresentavam cegueira em pelo menos um olho.

O glaucoma do tipo GPAA é responsável por 74% dos casos, enquanto o GPN é mais prevalente em afrodescendentes e nos portadores de alta miopia.

A etiologia do glaucoma ainda permanece indefinida. Vários fatores contribuem para lesar a retina e as fibras do nervo óptico. A partir da 4ª e 5ª décadas de vida há mais predisposição ao glaucoma.

Fisiologia do humor aquoso

A fisiologia do humor aquoso é complexa e não está ainda completamente esclarecida. O humor aquoso é produzido a partir do plasma dos capilares sanguíneos nos processos ciliares por meio de três mecanismos: ultrafiltração, difusão e secreção ativa. A autorregulação da hidrodinâmica do humor aquoso é modulada pelo estímulo do sistema nervoso autônomo (SNA). O SNA parassimpático produz a vasodilatação, enquanto o estímulo do SNA simpático ou alfa-adrenérgico produz vasoconstrição.

O humor aquoso tem a função de manter o tônus ocular (formato do olho) graças à PIO pelo equilíbrio entre produção e escoamento. Também tem a função de nutrição e defesa dos tecidos avasculares do segmento anterior (córnea, cristalino e malha trabecular).

Fisiopatologia

O glaucoma é uma doença neurodegenerativa e há vários mecanismos que podem explicar as lesões do GPAA, do GPN e dos portadores de hipertensão ocular que demonstram resistência ao desenvolvimento do glaucoma.

São dois os mecanismos envolvidos nas lesões neuronais (LN) primárias e secundárias das CGR e das fibras do nervo óptico (FNO):

- LN primária pelo mecanismo de apoptose;
- LN secundária pelo mecanismo de excitotoxicidade.

Esses são os mecanismos que lesam as células, independentemente dos fatores causadores, desencadeantes ou agravantes do glaucoma.

Em condições normais, a apoptose é um mecanismo de homeostase fisiológica durante a embriogênese. Consiste na morte celular geneticamente programada, sem que haja reação inflamatória. Em condições anormais, vários tipos de estímulos agressores podem ativar a apoptose, como estresse oxidativo, isquemia, edema, inflamação, irradiação, fatores de crescimento, hormônios, infecções virais, barotrauma e outras.

A apoptose no glaucoma é responsável pela degeneração e morte das CGR e FNO. O mecanismo da apoptose na LN primária do glaucoma pode ocorrer por diferentes tipos de agressão:

- mecânica: por compressão neural, p. ex., PIO elevada;
- vascular: p. ex., alterações do fluxo sanguíneo;
- axoplasmático: p. ex., bloqueio ou retardamento do fluxo axonal.

A excitotoxicidade consiste na liberação maciça de neurotransmissores por células atingidas pelo mecanismo da apoptose (estímulo agressor). Essas substâncias atuam como mediadoras no desencadeamento da apoptose. A excitotoxicidade no glaucoma é a responsável pela LN secundária. O mecanismo dela desencadeia-se no momento em que as CGR e FNO sofrem degeneração e morte celular. A partir desse momento, há liberação de mediadores químicos para o meio extracelular. Os mediadores agem sobre as células vizinhas normais e promovem necrose adicional dos neurônios.

Pressão intraocular (lesão neuronal primária)

A PIO no glaucoma crônico de ângulo aberto é um dos mecanismos mais importantes que desencadeia a lesão das células da retina e das fibras do NO. A agressão é do tipo compressão mecânica que leva à LN primária lenta e progressiva, por isso os sintomas são detectados anos após a evolução da doença. O aumento gradativo da PIO no glaucoma primário de ângulo aberto não atinge valores muito elevados.

A curva pressória no GPN é normal. Geralmente, a PIO mantém-se próxima ao limite superior da normalidade. A redução da PIO diminui a progressão da perda visual, mas nem sempre é suficiente para interromper os mecanismos destrutivos no glaucoma. A tolerância individual é variável em relação à PIO.

Distúrbio do fluxo sanguíneo (lesão neuronal primária)

O distúrbio do fluxo sanguíneo (DFS) é uma agressão do tipo isquêmica que conduz à LN primária. Redução da perfusão sanguínea, isquemia e necrose podem ser observadas na cabeça do NO, retina e coroide. Ela está presente na maioria dos pacientes com glaucoma crônico de ângulo aberto. A redução do fluxo sanguíneo é encontrada em todo o olho, na parte posterior do globo ocular e na periferia do corpo. É observada nos capilares periféricos do leito ungueal, com predomínio no GPN.

Em pacientes com glaucoma, é significativa a presença de lesões cerebrais isquêmicas e de isquemia silenciosa do miocárdio, no repouso. Portanto, não está relacionada com esclerose coronariana, mas com o fluxo sanguíneo.

A redução do fluxo sanguíneo ocular (FSO) predispõe à isquemia e à hemorragia da cabeça do NO. Essa redução leva ao aumento da resistência na parte posterior do olho, tanto no GPN quanto no GPAA. Explica a evolução do glaucoma, mesmo com o controle da PIO.

O FSO da cabeça do NO varia de acordo com o horário do dia e a temperatura. A circulação da retina e do NO comportam-se da mesma forma que a circulação cerebral, sem inervação autonômica. As células endoteliais têm papel importante na regulação do calibre dos vasos por liberação de substâncias vasoativas. O vasoespasmo ou a desregulação vascular (DV) da microcirculação é uma predisposição genética para a resposta exacerbada a alguns estímulos: enxaqueca, frio, estresse emocional e mecânico, e outros. A DV reduz muito a circulação sanguínea no GPN. Os sintomas típicos da síndrome vasoespástica (SV) são mãos e pés frios, diminuição da sensação de sede e baixa pressão arterial, principalmente à noite. Os pacientes respondem ao estímulo do frio ou estresse emocional com constrição inapropriada ou vasodilatação insuficiente da microcirculação.

A síndrome vascular periférica (SVP) atinge mais as mulheres e predomina entre os japoneses. Na anamnese, é importante pesquisar se, quando jovem, o paciente apresentava mãos frias ou quedas de pressão. Há relação entre o comportamento do fluxo sanguíneo nos capilares do leito ungueal e os campos visuais. A melhora de um resulta na melhora do outro. A DV interfere na autorregulação e deixa o olho mais suscetível à PIO. Pode ser parcialmente decorrente da desregulação do SNA.

Diminuição do fluxo axonal nas células ganglionares (lesão neuronal primária)

Ocorre bloqueio de chegada de fatores neurotróficos dos neurônios transmissores do núcleo geniculado lateral (NGL), que priva as CGR de sinais importantes necessários para a sobrevivência e o crescimento. Há evidências de que o glaucoma pode afetar as vias visuais, o núcleo geniculado lateral e o córtex visual. Alterações na cabeça do NO, clinicamente observadas, podem representar expressão parcial de possíveis lesões nas vias centrais. Foi constatado em pacientes com glaucoma degeneração neural no sistema visual central, que pode ser desencadeado por vários mecanismos, como pela privação do fator de crescimento neuronal. Outros mecanismos são lesão oxidativa, isquemia, autoimunidade e ação tóxica do glutamato.

Sistema nervoso autônomo (lesão neuronal primária)

Está comprovada a ação do SNA na dinâmica do humor aquoso. Não se conhece com exatidão os mecanismos. A maioria das drogas que baixam a PIO consiste em agentes autonômicos, como agonistas colinérgicos, simpatomiméticos e agentes simpatolíticos. Daí se observa que o glaucoma está associado à disfunção do SNA, em razão da diminuição da atividade parassimpática (neuropatia parassimpática).

Sistema imunológico (lesão neuronal primária)

O GPN pode ser uma neuropatia autoimune. Cerca de 1/3 dos pacientes com glaucoma têm doença autoimune. O mecanismo autoimune (autoanticorpo) seria responsável pela morte celular neuronal em resposta aos fatores estressores: PIO, isquemia e excesso de aminoácidos excitatórios. O sistema imunológico tem função importante na morte neuronal. Ele medeia decisões de vida ou morte nos neurônios. Atualmente, está claro que o equilíbrio intrínseco do sistema imune é o que determina se uma célula vive ou não e o desencadeamento ou não da apoptose (LN primária).

Serotonina (lesão neuronal primária)

Neurotransmissor presente no sistema íris-corpo ciliar e no humor aquoso. Age na regulação e na hidrodinâmica do humor aquoso. Zanon-Moreno et al.[3] observaram altos níveis de metabólitos de serotonina associados com baixos níveis de serotonina no glaucoma.

Estresse oxidativo (lesão neuronal primária)

O desequilíbrio entre moléculas pró-oxidantes e antioxidantes eleva os níveis de radicais livres responsáveis por mecanismos de apoptose.

Fatores de risco

Os principais fatores de risco associados ao glaucoma são:

- hereditariedade: predisposição genética é fator importante. É necessário acompanhar periodicamente os familiares de portadores de glaucoma;
- idade: o risco aumenta com o envelhecimento;
- raça: pacientes negros têm risco mais elevado do que brancos. As formas de glaucoma encontradas na raça negra são mais severas e mais resistentes ao tratamento;
- miopia: há relação entre miopia e hereditariedade. O olho míope desenvolve-se mais anatomicamente, e suas estruturas são mais frágeis e delgadas. Leva à diminuição

da rigidez ocular. Por isso, a PIO, dentro da normalidade, pode ser alta para o olho míope;

- hipotensão arterial sistêmica: principalmente à noite, quando há redução do fluxo sanguíneo na cabeça do NO para níveis cruciais. Ocorre perda visual mesmo que a PIO esteja sob controle;
- espessura central da córnea: quanto mais fina, maior o risco de progressão da hipertensão ocular, e indica a severidade do glaucoma. Pacientes negros têm a espessura central da córnea bem mais fina que os pacientes brancos;
- diuréticos sistêmicos: usados para hipertensão arterial sistêmica podem ser prejudiciais. Interferem na perfusão ocular;
- distúrbios do sono: existem evidências entre glaucoma e demora do início do sono, decorrente da desregulação vascular e do processo termorregulatório. O grau de dilatação dos vasos sanguíneos nas mãos e nos pés leva ao aumento de perda de calor nas extremidades. Os pacientes com a síndrome vasoespástica têm dificuldade de se preparar fisiologicamente para dormir, em função da debilidade para iniciar a vasodilatação;
- aspectos psicológicos: os fatores psíquicos têm influência importante no glaucoma. O aumento da PIO foi demonstrado em indivíduos normais sob estresse. Após técnicas de relaxamento, houve diminuição da PIO. O diencéfalo é responsável pelo comportamento emocional e também tem papel importante na regulação da PIO. Os pacientes com glaucoma geralmente são mais depressivos, ansiosos, meticulosos, introvertidos, submissos, arbitrários e emocionalmente instáveis. Os pacientes têm ideias obsessivas, sentimento de inferioridade e dificuldade de relacionamento interpessoal. Não está claro se o distúrbio psicológico contribui para o glaucoma ou é consequência da doença.

Outros fatores de risco que podem estar envolvidos com o glaucoma são: enxaqueca, dor de cabeça, migrânea, aumento da agregação das plaquetas, aumento da viscosidade sanguínea e outros. Esses fatores de risco são decorrentes da desregulação do fluxo sanguíneo. Diversos estudos demonstram que o glaucoma pode ter outros fatores de risco, como a correlação entre disfunções hormonais da tireoide e diabete melito.

Quadro clínico

Nos estágios iniciais, os pacientes são frequentemente assintomáticos e, de modo geral, conservam o campo visual central enquanto ocorre a perda visual periférica, que continua a progredir para visão tubular e cegueira. A evolução e a perda da visão central são mais rápidas e pronunciadas no GPN em relação ao GPAA.

O paciente pode iniciar com cefaleias matinais, raras no começo, mas que passam a ser frequentes, em decorrência da variação nictemeral da PIO, máxima pela manhã. Além disso, observam-se outros sintomas, como escotomas glaucomatosos, visão turva com anéis luminosos ao redor das luzes e, às vezes, lacrimejamento, irritação ocular e hiperemia conjuntival. Os pacientes com glaucoma, de modo geral, são nervosos, ansiosos e têm olhos avermelhados.

Diagnóstico

O diagnóstico de glaucoma só pode ser realizado pelo médico oftalmologista. Caracteriza-se pela presença de neuropatia óptica típica de glaucoma, com qualquer PIO.

Clínico

Anamnese, exame oftalmológico completo (biomicroscopia, tonometria, gonioscopia e exame de fundo de olho).

Laboratorial

Estereofotografias do disco óptico, teste de campo visual, paquimetria, curva tensional diária, exames de avaliação da camada de fibras nervosas e disco óptico, tomografia de coerência óptica, testes psicofísicos e outros exames.

Tratamento

O glaucoma não tem cura, mas o diagnóstico precoce pode controlar a doença e evitar a cegueira. A PIO elevada é o único fator passível de ser controlado e modificado. Geralmente, retarda ou impede sua evolução. Apesar do controle da PIO com tratamento clínico e cirúrgico, alguns casos continuam a progredir.

Nem sempre apenas a redução da PIO é suficiente para impedir os mecanismos de necrose das células ganglionares da retina e das fibras do NO. São necessárias outras formas de terapia. Os efeitos colaterais oculares das medicações antiglaucomatosas são intensos. Alguns casos de GPN também respondem ao tratamento com redução da PIO. Quando o tratamento clínico não surte efeito, o procedimento é cirúrgico.

Redução da pressão intraocular

Agentes hipotensores:

- redução na produção do humor aquoso: betabloqueadores, beta-adrenegéticos, inibidores da anidrase carbônica e alfa-agonistas;
- aumento da drenagem do humor aquoso pela via trabecular: mióticos (pilocarpina e carbacol). São agentes parassimpatomiméticos e colinérgicos;
- aumento da drenagem úveo-escleral: análogos da prostaglandina.

Fatores de neuroproteção

A neuroproteção visa a retardar ou impedir a apoptose, a excitotoxicidade (neurorregulação) e a modulação das células imunitárias. Os diversos estudos sobre a neuroproteção das células ganglionares e das FNO ainda não apresentaram fármacos eficazes e seguros que superem os efeitos secundários. A redução da PIO é o único mecanismo neuroprotetor eficaz conhecido cientificamente.

Fluxo sanguíneo ocular

O extrato de *Ginkgo biloba* pode ter efeito positivo na perfusão ocular. Diminui a viscosidade do sangue, melhorando o fluxo sanguíneo.

O OLHO NA PERSPECTIVA DA MEDICINA CHINESA – ACUPUNTURA

Fisiopatologia energética do glaucoma na Medicina Chinesa

Segundo a concepção da Medicina Chinesa, o processo de adoecimento surge quando é iniciada a desarmonia entre *Yin* e *Yang*, que gera disfunções (energéticas, funcionais e orgânicas) de Órgãos, Vísceras e Vísceras Curiosas (*Zang Fu*) e se manifestam nos *Zang Fu* e nas estruturas das quais eles cuidam.

As desarmonias atingem inicialmente as estruturas em que a energia está mais fraca. Neste contexto, podem se manifestar em diferentes patologias oculares. Na desarmonização do *Gan Qi* (Energia do Fígado), a tendência natural é a deficiência do *Gan-Yin* (Fígado-*Yin*) e a exacerbação do *Gan-Yang* (Fígado-*Yang*) que se transforma em Calor, Fogo e Vento-Fogo do *Gan*.

O *Gan-Yin* (Fígado-*Yin*) deficiente compromete sua função de cuidar da integridade orgânica das estruturas oculares, podendo lesar uma ou mais estruturas, como retina, nervo óptico, corpo ciliar e trabeculado (local de drenagem do humor aquoso). Se o *Gan-Yin* (Fígado-*Yin*) estiver deficiente, a integridade do trabeculado pode ser afetada, e a drenagem do humor aquoso, comprometida, conduzindo ao aumento da pressão intraocular. Se o *Gan-Yin* (Fígado-*Yin*) deficiente lesar a retina, o nervo óptico pode causar o glaucoma de pressão normal.

O *Gan-Yang* (Fígado-*Yang*) em Plenitude pode promover hiperatividade funcional, ocasionando aumento da produção do humor aquoso nos processos ciliares, que é um processo de secreção e de transporte ativo de substâncias estimuladas pelo SNA simpático. A Plenitude do *Gan-Yang* (Fígado-*Yang*) pode promover hiperatividade do SNA simpático, aumentando a produção do humor aquoso, fato que poderia explicar o glaucoma com pressão intraocular elevada.

Os novos conhecimentos ocidentais da fisiopatologia do GPAA com pressão intraocular elevada e do glaucoma de pressão normal (GPN) contribuem para a melhor compreensão do olho a partir da Medicina Tradicional Chinesa. Os tipos de glaucoma podem ser explicados pelo desequilíbrio do *Yin* e *Yang* do *Gan*, em determinadas situações que podem gerar "estado" (Fogo), como: distúrbios emocionais, estresse, alimentação desregrada, fatores inatos, deficiência do *Shen Qi* (Energia dos Rins) e outros. A deficiência do *Shen Qi* (Energia dos Rins) pode ocorrer por deficiências inatas e consumo do *Jing Shen* (Quintessência dos Rins) por excessos (fadiga) nas atividades física, sexual e mental. Em torno de 40 a 45 anos de idade, inicia-se, normalmente, a diminuição progressiva do *Shen Qi* (Energia dos Rins). Por isso, a partir dessa idade, há aumento progressivo da maioria das doenças, inclusive as oculares.

Nas pessoas idosas, de modo geral, o aumento do *Gan-Yang* (Fígado-*Yang*) origina-se em decorrência de deficiências do Sistema *Shen-Gan* (Rins-Fígado), do *Qi* e do *Xue* (Energia e Sangue), do *Jin Ye* (Líquidos Orgânicos), além do aumento de problemas psicoafetivos.

No conceito básico dos Cinco Movimentos há uma evolução natural do *Shen* (Rins) para o *Gan* (Fígado), de modo que a deficiência do *Shen* (Rins) enfraquece o *Gan-Yin* (Fígado-*Yin*) e exacerba o *Gan-Yang* (Fígado-*Yang*), que, por sua vez, domina e agride o *Pi* (Baço-Pâncreas) por mecanismo de dominância, levando secundariamente à deficiência do *Pi* (Baço-Pâncreas), que dificulta a metabolização da Umidade e agrava o glaucoma. Assim como prejudica a metabolização do *Jin Ye* (Líquidos Orgânicos), afeta o humor aquoso, constituído de líquido intersticial ou transcelular e integra os Líquidos Orgânicos do *Pi* (Baço-Pâncreas).

O início do glaucoma ocorre com a desarmonização do *Gan Qi* (Energia do Fígado), evidenciada pelas características das lesões das células ganglionares da retina e das fibras nervosas do nervo óptico, não havendo pressão intraocular elevada.

Na deficiência do *Gan-Yin* (Fígado-*Yin*), nem todas as estruturas oculares são afetadas. Se somente a integridade do trabeculado for afetada, ele drenará menos, e o glaucoma pode ter comportamento único *Yin* (glaucoma com pressão intraocular elevada). A deficiência do *Gan-Yin* (Fígado-*Yin*) pode ir para o nervo óptico e fragilizá-lo, de modo que, mesmo com a pressão intraocular normal, há sofrimento do nervo óptico (GPN).

Quando *Gan-Yang* (Fígado-*Yang*) está excessivo, produz mais lesões, e o glaucoma pode ter comportamento *Yang* (GPAA).

O Fogo do *Gan* (Fígado-Fogo) é levado pelo *Xue* (Sangue) para o "Alto" e atinge a esfera psíquica, que pode causar irritação e nervosismo.

Tratamento para glaucoma na Medicina Chinesa
Componente psíquico – "Céu"

O Olho é afetado quando os Meridianos Distintos são acometidos por componente emocional ou psíquico importante. Os distúrbios emocionais, principalmente emoções reprimidas, desencadeiam estagnação e obstrução da energia desses Meridianos. Relacionam-se com o *Xin* (Coração), considerado a "morada" do *Shen* Mental:

- Meridianos Distintos do *Xin Bao Luo/Sanjiao* (Circulação-Sexo/Triplo Aquecedor): CS-1 (*Tianchi*), TA-16 (*Tianyou*) e VG-20 (*Baihui*);
- Meridianos Distintos *Gan/Dan* (Fígado/Vesícula Biliar): F-5 (*Ligou*), VB-30 (*Huantiao*) e VB-1 (*Tongziliao*);
- mobilização do *Qi* Mental;
- acalmar o *Shen* Mental: VG-20 (*Baihui*), PC-3 (*Yintang*), VC-17 (*Shanzhong*), C-7 (*Shenmen*).

Componente orgânico

Tratar a Terra (Meridianos Curiosos) e o Homem (*Zang Fu*, Meridianos Principais e Secundários).

Componente "Terra"

O Olho é acometido quando os Meridianos Curiosos são afetados pela desarmonização. Têm a função de harmonizar as áreas compreendidas entre os trajetos dos Meridianos Principais. São condutores do *Jing Qi* do *Shen* (Rins) para todo o corpo até a região cefálica.

Os Meridianos Curiosos com relação direta com o Olho no ponto B-1 (*Jingming*) devem ser harmonizados:

- *Yang Qiao Mai*: B-62 (*Shenmai*) – "Mar dos Meridianos *Yang*";
- *Yin Qiao Mai*: R-6 (*Zhaohai*) – "Mar dos Meridianos *Yin*";
- *Du Mai*: ID-3 (*Houxi*) – patologias da cabeça e face;
- *Ren Mai*: P-7 (*Liequé*).

Outro Meridiano Curioso importante para tratar o glaucoma é o *Yang Wei*: TA-5 (*Waiguan*).

Componente "Homem"

O Olho é acometido pelo "Homem" em razão do desequilíbrio entre *Yin* e *Yang* dos Órgãos *Shen-Gan-Pi* (Rins-Fígado-Baço/Pâncreas), com os respectivos Meridianos Principais e Meridianos Secundários.

O tratamento do Sistema *Shen-Gan-Pi* (Rins-Fígado-Baço/Pâncreas) consiste em:

- tratamento do *Shen* (Rins): pontos B-23 (*Shenshu*), B-52 (*Zhishi*), R-3 (*Taixi*), BP-6 (*Sanyinjiao*) e VC-4 (*Guanyuan*);
- tratamento do *Gan* (Fígado): pontos B-18 (*Ganshu*), F-14 (*Qimen*) e F-3 (*Tachong*);
- tratamento do *Pi* (Baço/Pâncreas): pontos B-20 (*Pishic*), BP-3 (*Taibai*) e F-13 (*Zhangmen*).

Usar o VC-5 (*Shimen*) para facilitar a drenagem do humor aquoso, ponto *Mo* do *Xiajiao* (Aquecedor Inferior).

Pontos locais

Os pontos de Acupuntura ao redor da órbita ativam áreas no lobo occipital, responsável pela visão.

Os pontos locais têm a função de âncora e influenciam o Olho e as glândulas lacrimais graças à sua relação com a inervação que envolve o Olho. Podem ser:

- pontos pertencentes aos Meridianos que circundam a região ocular. Os pontos mais importantes são: B-1 (*Jingming*), VB-1 (*Tongziliao*), VB-14 (*Yangbai*), E-2 (*Sibai*) e TA-23 (*Sizhukong*);
- pontos que não pertencem a nenhum Meridiano são denominados Pontos Curiosos. São pontos de concentração de *Jing Qi* do Olho. Os mais importantes para tratar o glaucoma são: PC-5 (*Tou Quangming*), PC-6 (*Yuyao*), PC-8 (*Qiuhou*) e PC-9 (*Taiyang*).

Deve-se intervir no *Jing Qi* e nos Pontos Curiosos toda vez que houver lesões de células ganglionares e axônios. A Figura 32.1 apresenta os Pontos Curiosos da região ocular.

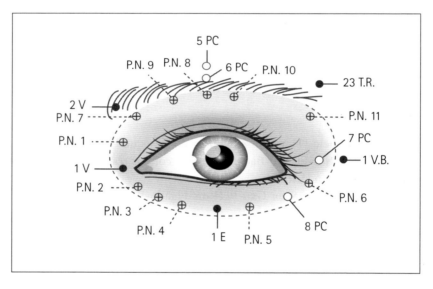

FIGURA 32.1   Pontos Curiosos da região ocular, segundo Van Nghi e Nguyen-Recours.[4]

PONTOS ESPECÍFICOS DA OFTALMOLOGIA

O ponto VB-37 (*Guangming*) é o ponto específico da Oftalmologia, denominado Ponto da Luminosidade. Nesse ponto, a agulha de Acupuntura deve ser direcionada para o olho e estimulada pela técnica de tonificação. Quando se aplica a agulha de maneira correta nesse ponto, imediatamente acontece a melhora da qualidade da visão. Outro ponto específico da Oftalmologia é o B-67 (*Zhiyin*).

Quando os pontos VB-37 (*Guangming*) e B-67 (*Zhiyin*) são estimulados pela Acupuntura, observa-se a ativação do córtex occipital na ressonância magnética funcional.[5]

Acupuntura escalpeana

Sempre que houver perda visual de origem neurológica (células ganglionares da retina e fibras do nervo óptico), deve-se tratar também a zona da visão por meio da técnica de Acupuntura escalpeana. Localiza-se a 1 cm de cada lado do ponto VG-17 (*Naohu*) na protuberância occipital externa. Traça-se uma linha vertical de 4 cm na direção rostral. A zona da visão age sobre o *Jing Qi* sensorial do *Gan* relacionada com a visão. Deve-se aplicar a agulha bilateralmente e direcioná-la debaixo para cima. Usar sempre a técnica de tonificação durante 20 minutos.

A Acupuntura escalpeana é sempre acompanhada de tonificação dos pontos da medula IG-16 (*Jugu*), VB-39 (*Xuanzhong*), tonificação do *Yangming* IG-4 (*Hegu*) e E-36 (*Zusanli*). O IG-4 (*Hegu*) é o ponto de Acupuntura que comanda a região da cabeça e da face. Os dois pontos também circulam a Energia Alto/Baixo. Na Figura 32.2, observam-se áreas de estimulação escalpeana de Acupuntura.

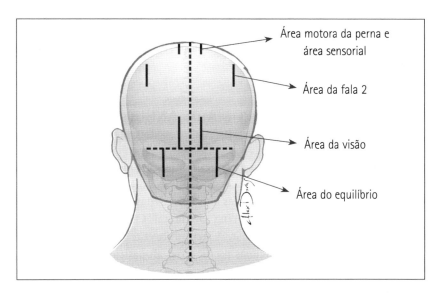

FIGURA 32.2 Áreas de estimulação de Acupuntura escalpeana.
Fonte: Yamamura.[6]

Microssistemas

A Medicina Chinesa também oferece outras técnicas de Acupuntura que podem ser aplicadas sozinhas ou associadas. São técnicas de microssistemas (Figura 32.3), como auriculopuntura, SYAOL, YNSA e outras.

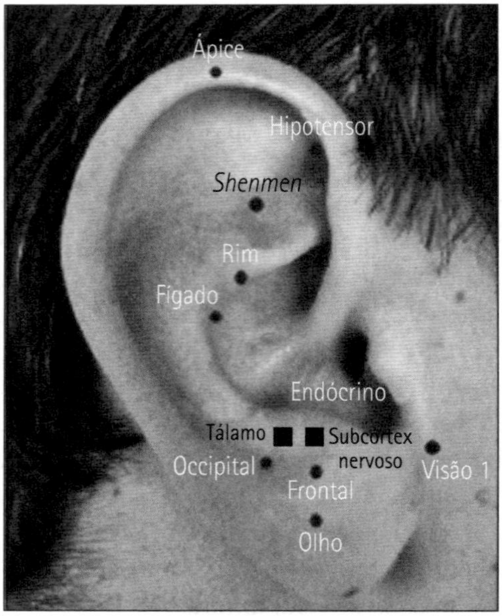

![Ponto na face interna do antitragus]

■ Ponto na face interna do antitragus

FIGURA 32.3 Pontos auriculares no tratamento do glaucoma primário de ângulo aberto: Ápice (sangria), Olho, Visão 1, Rim, Fígado, Occipital, Hipotensor, Subcórtex nervoso, Frontal, *Shenmen*, Tálamo e Endócrino.

VISÃO INTEGRATIVA DO GLAUCOMA DE ÂNGULO ABERTO NA MEDICINA OCIDENTAL E NA MEDICINA TRADICIONAL CHINESA

Na abordagem integrativa da MTC, as afecções oculares podem ser encontradas como coadjuvantes em distúrbios sistêmicos do organismo. Médicos acupunturistas têm atuação importante na prevenção das patologias oculares, evitam o agravamento e agem nos denominados fatores de risco pela Medicina Ocidental. O ideal para o tratamento do glaucoma é a intervenção multidisciplinar. A Acupuntura tem-se mostrado boa alternativa para os pacientes com intolerância às medicações alopáticas.

Diante da verificação de evidências e pesquisas em relação ao glaucoma, constata-se que a doença é multifatorial com vários eventos complexos e interações, que envolvem pressão intraocular, alterações vasculares, imunologia e diversos outros fatores sistêmicos. Todos esses fatores devem ser avaliados no dano do glaucoma.

No glaucoma com pressão intraocular elevada, o diagnóstico é feito anos após o início da doença, com perda visual significativa. O desequilíbrio entre *Yin* e *Yang* do *Zang Fu* (Órgãos e Vísceras) inicialmente é energético e persiste por alguns anos. Nessa fase, o desenvolvimento da doença é silencioso, e o diagnóstico é mais difícil porque os sintomas são inespecíficos, embora possa ser detectado pela propedêutica energética da MTC.

O glaucoma sem tratamento evolui para a fase funcional, que também perdura por alguns anos. Se não for diagnosticada e tratada, evolui para a fase orgânica. O glaucoma, nesta fase, é diagnosticado pelos exames clínicos e laboratoriais positivos.

Ainda são escassos os trabalhos com seres humanos relacionados ao glaucoma. Adiante serão discutidas algumas pesquisas com animais (coelhos e ratos).

Chu e Potter[7] investigaram os efeitos da eletroacupuntura na hidrodinâmica do humor aquoso e na inervação simpática em coelhos e observaram que, após uma hora de estimulação de eletroacupuntura, houve diminuição da pressão intraocular, que foi acompanhada pela redução da pressão arterial e da velocidade do fluxo do humor aquoso. Simultaneamente, ocorreu diminuição dos níveis de norepinefrina e dopamina do humor aquoso. Outra ação encontrada foi o aumento da endorfina no humor aquoso. Evidenciou-se que os receptores opioides estão envolvidos na modulação da hidrodinâmica ocular como resposta à eletroacupuntura. A redução da pressão intraocular foi acentuada nos olhos que sofreram denervação simpática comparada com a resposta dos olhos normais (intactos).

Com isso, observa-se que a Acupuntura pode agir nas causas da fisiopatalogia do glaucoma, com a redução do fluxo sanguíneo e desregulação do SNA. A eletroacupuntura age na inervação simpática e na hidrodinâmica ocular. A redução do fluxo sanguíneo tem como consequência a isquemia e o estresse inflamatório nas células ganglionares da retina e do nervo óptico, bem como os distúrbios do sono e a síndrome vasoespástica ocular e periférica.

Resultados próximos aos obtidos por Chu e Potter foram conseguidos por Chan et al.[7] que, após 4 semanas de tratamento com eletroacupuntura na frequência de 2 Hz, verificaram redução significativa da pressão intraocular nos olhos glaucomatosos com pressão intraocular elevada. Com 100 Hz, os resultados não se mostraram importantes. O estudo mostra que diferentes frequências de estimulação pela eletroacupuntura resultam em diferentes respostas neuroprotetoras nos olhos com glaucoma.

Em outro estudo, realizado por Sagara et al.,[8] em pessoas saudáveis, os pesquisadores detectaram o mesmo efeito mostrado por Chan et al.[7] e também por Chu e Potter,[9] com o aumento do fluxo sanguíneo e do balanço do SNA. Sagara et al.[8] também verificaram melhora da função visual e sugerem que os efeitos benéficos conseguidos nos olhos por meio da estimulação podem ser obtidos por mecanismos diferentes. O aumento do fluxo sanguíneo na coroide e o balanço do SNA pela Acupuntura foi efetivo na função óptica. A Acupuntura pode melhorar a visão por intermédio de vários mecanismos, como: aumento do fluxo sanguíneo no olho e supressão da atividade do nervo simpático.

Corrobora com esses resultados o trabalho de Kurusu et al.,[10] que mostraram que a harmonização do SNA é benéfica tanto no tratamento para o glaucoma quanto para o alívio do estresse e distúrbios emocionais.

Kurusu et al.[10] aplicaram Acupuntura manual durante 4 semanas em 11 pacientes com glaucoma. Verificaram efeitos benéficos na pressão intraocular e na acuidade visual. Constataram a supressão da atividade do SNA simpático e elevação de níveis de betaendorfina. Foi observado que os pacientes se sentiam relaxados e menos irritados. A melhora da acuidade visual possivelmente está associada com o aumento da circulação sanguínea da coroide e da retina, mediada pela reação parassimpática decorrente da estimulação pela Acupuntura.

Pagani et al.[11] mostraram a eficiência da Acupuntura na fisiopatologia relacionada à diminuição do fluxo axonal, evidenciando que ela pode favorecer a neuroproteção da retina e do nervo óptico. Os ratos que haviam sofrido degeneração progressiva da retina foram tratados por 11 dias, com eletroacupuntura; os efeitos verificados foram:

- aumento das proteínas do fator de crescimento do nervo da retina (NGF) e do fator neurotrófico derivado do cérebro (BDNF);
- retardo da degeneração da retina;
- mudanças na organização estrutural das células localizadas na camada nuclear interna e camadas das células ganglionares;
- autorregulação do fator de crescimento vascular endotelial (VEGF), que tem papel importante no crescimento e na diferenciação dos vasos sanguíneos.

Nas síndromes, é possível estabelecer paralelo entre os tratamentos oferecidos pela MTC e pela Medicina Ocidental. Atualmente, a doença que se designa glaucoma encaixa-se em algumas das síndromes energéticas da MTC.

O propósito do tratamento por intermédio da Acupuntura é a harmonia entre o *Yin* e o *Yang* dos órgãos afetados do ponto de vista energético, funcional e orgânico. Busca-se equilibrar o ser humano como um todo. Em outras palavras, equilibrar a homeostase, regularizar os processos naturais de autocura e promover o bem-estar do paciente. Dessa forma, o objetivo é estabilizar as lesões das células ganglionares da retina e os axônios do nervo óptico. A harmonização não ocorre só no Olho, mas, em nível central, no sistema nervoso central (SNC). Portanto, o efeito sobre o ser humano é amplo e pode agir sobre doenças sistêmicas e afecções consideradas como fatores de risco.

O tratamento, tanto pela Medicina Oriental quanto pela Ocidental, visa a estabilizar a evolução do glaucoma, evitar a perda visual, controlar as alterações sistêmicas e favorecer a qualidade de vida do ser humano.

CONSIDERAÇÕES FINAIS

O glaucoma pode ser definido como doença degenerativa, multifatorial e que apresenta lesão na cabeça do nervo óptico e, se não diagnosticado e tratado, evolui para a cegueira. É a segunda maior causa de cegueira no mundo, e, aproximadamente, 50% de seus portadores não têm conhecimento da doença. A única forma de confirmar o diagnóstico de glaucoma é a presença de lesão característica na cabeça do nervo óptico.

A causa principal da patologia é a pressão intraocular elevada. É o único fator passível de ser detectado com facilidade no exame clínico oftalmológico. A fisiopatologia do glaucoma também é explicada pela diminuição da perfusão sanguínea ocular e supressão da chegada de fatores neurotróficos para as células ganglionares da retina, desregulação do SNA e do sistema imunológico.

Os principais fatores de risco do glaucoma são hereditariedade, idade avançada, miopia severa, predomínio na etnia negra, distúrbios do sono, córnea com espessura mais fina, hipertensão arterial sistêmica, sistema imunológico, diabete melito, entre outros.

Os sintomas são imperceptíveis nos primeiros anos e, geralmente, depois de vários anos do início da doença, o glaucoma é diagnosticado a partir de prejuízo visual, cefaleia matinal ou exame oftalmológico de rotina.

O tratamento na Medicina Ocidental consiste no controle da pressão intraocular. As pesquisas buscam encontrar agentes neuroprotetores e neurorregeneradores, porém ainda não estão disponíveis.

Quanto à Medicina Tradicional Chinesa, a proposta teórica apresentada por ela para a fisiologia e a fisiopatologia humana revela-se importante por melhorar a qualidade de vida e oferecer resultados práticos no tratamento dos pacientes com glaucoma. A eletroacupuntura e a Acupuntura são alternativas para o tratamento da doença neurodegenerativa em função das evidências clínica e de pesquisa com o glaucoma.

Os estudos atuais mostram que a Acupuntura tem ação anti-inflamatória e aumenta e melhora a circulação sanguínea, restabelecendo a perfusão sanguínea. As pesquisas também relatam o efeito neuroprotetor das células ganglionares da retina e seus axônios. Outros estudos mostram o efeito hipotensor intraocular. Existem, ainda, efeitos da Acupuntura na ativação dos mecanismos do sistema nervoso periférico (SNP), na regulação do SNA e sensorial e na chegada dos fatores neurotróficos dos neurônios do núcleo geniculado lateral para as células ganglionares.

Na concepção da MTC, o olhar expressa todas as emoções. O Olho é um dos órgãos de maior comunicação entre o meio exterior (interpessoal e ambiente) e o interior do ser humano. É o que está mais exposto às agressões externas e mais vulnerável aos fatores estressores.

O Olho é considerado a abertura do *Gan Qi* (Energia do Fígado), e é o *Gan Qi* quem cuida do Olho como um todo. O processo de adoecimento inicia-se no momento em que há desequilíbrio entre o *Yin* e o *Yang*, principalmente do *Gan* (Fígado). A desarmonia fragiliza e lesa as estruturas oculares e prejudica a função ocular.

O *Shen Qi* (energia dos Rins) forma e nutre o Olho. O equilíbrio *Yin* e *Yang* do sistema *Gan-Shen* (Fígado-Rins) é o mais importante para a saúde ocular.

O tratamento pode ser feito pela Acupuntura e pela eletroacupuntura. São possíveis aplicações por meio de várias técnicas de microssistema aplicadas isoladas ou associadas a outras técnicas.

O paciente não pode prescindir do acompanhamento do médico oftalmologista. Só ele tem condições técnicas tanto do ponto de vista do equipamento quanto do conhecimento para diagnosticar, tratar e avaliar a evolução das patologias oculares, em especial, o glaucoma. Exigem-se exames oftalmológicos altamente especializados. Não é possível correr riscos, pois o glaucoma leva à cegueira irreversível.

REFERÊNCIAS BIBLIOGRÁFICAS

1. Susanna R. Glaucoma: uma neuropatia óptica. Oftalmologia em foco 2004; 17.
2. Oliveira A, Paranhos Jr. A, Prata Jr. JA. Características dos pacientes atendidos pela primeira vez no Setor de Glaucoma da Universidade Federal de São Paulo – Unifesp. Arq Bras Oftalmol 2003; 66:785-90.

3. Zanon-Moreno V, Melo P, Mendes-Pinto MM, Alves CJ, Garcia-Medina JJ, Vinuesa-Silva I. Serotonin levels in aqueous humor of patients with primary open-angle glaucoma. Molecular Vision 2008; 14:2143-7.
4. Van Nghi N, Nguyen-Recours C. Medecine traditionnelle chinoise: acupuncture-moxibustion & massages. Marseille, 1984; p. 489.
5. Stux G, Hammerschlag R (eds.). Acupuntura clínica: bases científicas. Barueri: Manole, 2005.
6. Yamamura Y. Acupuntura tradicional: a arte de inserir. 2.ed. São Paulo: Roca, 2001; p. 708.
7. Chan HHL, Leung MCP, SO KF. Electroacupuncture provides a new approach to neuroprotection in rats with induced glaucoma. The J Altern Compl Med 2005; 11:315-22.
8. Sagara Y, Fuse N, Seimiya M, Yokokura S, Watanabe Kei, Nakazawa T et al. Visual function with acupuncture tested by visual evoked potential. Tohoku J Exp Med 2006; 209:235-41.
9. Chu TC, Potter DE. Ocular hypotension induced by electroacupuncture. J Ocu Pharmac Therap 2002; 18:293-305.
10. Kurusu M, Watanabe K, Nakazawa T, Seki T, Arai H, Sasaki H et al. Acupuncture for patients with glaucoma. The Journal of Science and Healing 2005; 1:372-6.
11. Pagani L, Manni L, Aloe L. Effects of electroacupuncture on retinal nerve growth factor and brain-derived neurotrophic factor expression in a rat model of retinitis pigmentosa. Brain Research 2006; 1092:198-206.

BIBLIOGRAFIA

1. Chartes L. Espessura central da córnea identifica severidade do glaucoma. Ophtalmology Times International 2004; 8:34-5.
2. Cypel M, Belfort R. Oftalmogeriatria. In: Mello PAA, Paranhos A. Glaucoma dos nossos dias: revendo conceitos e custos. São Paulo: Roca, 2008, p.225-42.
3. Flammer J. Fisiopatologia da neuropatia óptica glaucomatosa. Ophtalmology Times International 2004; 8:36-8.
4. Huang LC. Auricular medicine: The new era of medicine & healing. Florida: Auricular International Research & Training Center, 2005.
5. Ivanoff MT, Rodrigues CA. Acupuntura e a neuroimunoendocrinologia. Rev Med-Cient Acupunt 1996; 9-12.
6. Marigo FA, Cronemberger S, Calixto N. Neuroproteção: situação atual no glaucoma. Arquivos Brasileiros de Oftalmologia 2001; 64:167-71.
7. Mello PAA, Melo Junior LAS. Glaucoma dos nossos dias: revendo os conceitos e custos. Rev Bras Oftal 2003; 62:8669-77.
8. Pache M, Flammer J. A sick eye in a sick body? Systemic findings in patients with primary open-angle glaucoma. Survey of Ophthalmology 2006; 51:179-12.
9. Prata TS, Mello PAR. Glaucoma de ângulo aberto e hipertensão ocular. Glaucoma primário de ângulo aberto. In: Höfling-Lima AL, Moeller CTA, Freitas D, Martins EM. Manual de condutas em oftalmologia. São Paulo: Unifesp – Instituto da Visão, Atheneu, 2008. p.303-7.
10. Scerra C. O glaucoma de pressão normal pode ser uma neuropatia auto-imune. Ophtalmology Times International 2003; 7:14-6.
11. Tavares IM. Glaucoma de ângulo aberto e hipertensão ocular. Glaucoma primário de ângulo aberto. Glaucoma de pressão normal. In: Höfling-Lima AL, Moeller CTA, Freitas D, Martins EM. Manual de condutas em oftalmologia. São Paulo: Unifesp – Instituto da Visão, Atheneu, 2008. p.309-13.
12. Wax MB. O glaucoma de pressão normal pode ser uma neuropatia auto-imune. Ophtalmology Times International 2003; 7:14-6.
13. Weinreb RN. Um novo paradigma no glaucoma. Ophtalmology Times International 2006; 32:4-8.

CAPÍTULO **33**

Catarata e Acupuntura

MINAMI HIRAI TANAKA
SUAD MUSA SALOMÃO

CRISTALINO

O cristalino situa-se posteriormente à íris e anteriormente ao corpo vítreo, ligando-se aos processos ciliares por fibras que formam o ligamento suspensor da lente ou zônula de Zinn. Tem forma de lente biconvexa transparente com cerca de +20 dioptrias, diâmetro aproximado de 9 mm e espessura de 4 mm.

No embrião, o cristalino começa a se formar em torno da 6ª semana. O ectoderma da superfície sofre invaginação junto ao cálice óptico para formar a vesícula do cristalino, e as células colunares da parede posterior se alongam na direção anterior para ocupar o centro da vesícula e formar o núcleo embrionário. A membrana basal das células globosas da parede anterior forma a cápsula que envolve e protege o cristalino.

As células da zona germinativa da parede anterior da vesícula sofrem mitose e diferenciação, perdem o núcleo, alongando-se e transformando-se em fibras que se compactam concentricamente na direção central do cristalino para dar origem aos núcleos: fetal, infantil, adulto e ao córtex. O cristalino aumenta sua espessura ao longo da vida.

A transparência do cristalino resulta da complexa organização de suas fibras e da composição interna de seu citoplasma. Nas células diferenciadas, as proteínas compõem a maior parte do citoplasma e as organelas são quase ausentes. As flutuações espaciais dentro do citoplasma tornam-se pequenas aos comprimentos de onda e minimizam a dispersão da luz. O tamanho dessas flutuações depende de vários fatores, como peso molecular das proteínas *Cristallyns*, volume e concentração da fração de proteínas e a organização das proteínas dentro do citoplasma. Todos eles são influenciados pela hidratação do citoplasma e manutenção do equilíbrio iônico, da integridade das membranas celulares e do cristalino.

DEFINIÇÃO, ETIOLOGIA E CLASSIFICAÇÃO DA CATARATA

De acordo com a Organização Mundial da Saúde (OMS) em 1990, qualquer opacificação ou perda de transparência do cristalino que afete a acuidade visual é definida como catarata. As opacidades surgem quando ocorrem mudanças no arranjo regular das fibras do cristalino e nas propriedades bioquímicas das moléculas, podendo estar presentes ao nascimento ou serem desenvolvidas ao longo da vida (Figuras 33.1 a 33.3). Muitos fatores envolvidos na cataratogênese estão associados ao processo de envelhecimento, às doenças genéticas e metabólicas, às infecções e aos traumas.

As cataratas podem ser classificadas de acordo com o local da opacificação, como nuclear, cortical, subcapsular posterior e capsular anterior.

Na catarata nuclear, as alterações na permeabilidade da cápsula permitem que a água e os eletrólitos tenham acesso ao espaço entre as fibras e modifiquem o seu arranjo. A interação da radiação ultravioleta (UV) com certos aminoácidos pode produzir fotoprodutos que alteram a transparência do cristalino e afetam principalmente o núcleo.

A entrada de água e o acúmulo de agregados proteicos anormais entre as fibras são responsáveis pela opacidade da região cortical. O desarranjo estrutural das fibras decorrente da migração de células para a região posterior seria a origem da catarata subcapsular posterior.

As cataratas também podem ser congênitas e adquiridas. Nas crianças são classificadas, segundo a época do surgimento, em:

- congênita: quando está presente ao nascimento ou se desenvolve até o segundo mês de vida;
- infantil precoce: aparece após o terceiro mês de vida;
- infantil tardia: surge após 12 meses de vida.

Nos adultos, as cataratas adquiridas podem ser agrupadas, segundo a etiologia, em:

- senil: relacionada ao processo de envelhecimento do organismo;
- pré-senil: relacionada aos estados patológicos, como diabetes, distrofia miotônica, dermatite atópica, hipocalcemia e neurofibromatose tipo 2;
- tóxica: relacionada ao uso de medicações (corticosteroides, mióticos, clomazepina, bussulfan, amiodarona, ouro, etc.). Ainda podem estar relacionadas com a exposição às radiações ionizantes (feixes de luz nêutron, alfa, raios X e gama), ultravioleta A (UVA) e B (UVB) e à radiação infravermelha;
- traumática: decorrente de ferimentos penetrantes, traumas contusos, queimaduras e choque elétrico;
- secundária (complicada): catarata que resulta de complicações de outras doenças oculares.

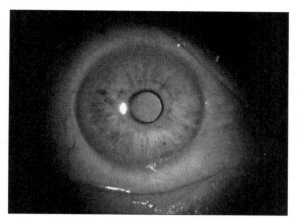

FIGURA 33.1 Cristalino com catarata total.
Fonte: Unifesp.

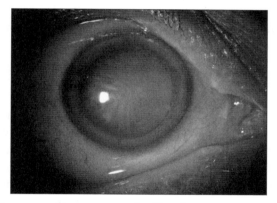

FIGURA 33.2 Cristalino com catarata com pupila dilatada.
Fonte: Unifesp.

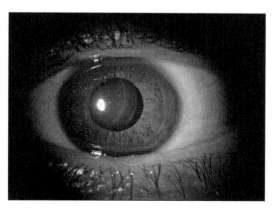

FIGURA 33.3 Subluxação do cristalino com catarata na síndrome de Marfan
Fonte: Unifesp.

EPIDEMIOLOGIA

A catarata é uma doença incapacitante e gera problemas socioeconômicos importantes, sendo a principal causa de deficiência visual e cegueira no mundo. Segundo a OMS (2007), mais de 314 milhões de pessoas são consideradas deficientes visuais e mais de 45 milhões são portadores de cegueira. Destes, cerca de 82% têm mais de 50 anos de idade.

A catarata mais frequente está relacionada com a idade, ou seja, a catarata senil. A população idosa no mundo tende a aumentar: no Brasil, o Instituto Brasileiro de Geografia e Estatística (IBGE)[1] considerou em 2000 que a população de maiores de 60 anos de idade era de 14,5 milhões, isto é, 6% da população, sendo a estimativa para 2025 de mais de 32 milhões de idosos, 13% dos brasileiros. Estudo realizado com população idosa por Salomão et al.[2] na zona leste da cidade de São Paulo com população idosa, detectou incidência de 4,47% de deficiência visual e 1,07% de cegueira, no qual a catarata representou 28,3% das causas de cegueira.

Arieta et al.,[3] em estudo realizado em Campinas, SP, sobre idosos e cirurgia de catarata, verificaram a incidência de 1,98% de cegueira e a catarata também foi a primeira causa de cegueira, com 40,2%.

FISIOPATOLOGIA

O cristalino é formado em torno da 6ª semana da fase embrionária, juntamente com outras estruturas do olho. Nessa fase, fica ligado à rede vascular do mesênquima e à artéria hialoidea. Perto do fim da gestação, a artéria atrofia-se e o cristalino começa a ter metabolismo avascular, passando a ser nutrido por embebição pelo humor aquoso, por isso, as alterações na gestação até a 7ª semana podem estar relacionadas aos defeitos de sua formação, como catarata, subluxação, luxação e sua ausência.

O cristalino é composto principalmente por proteínas dos grupos alfa, beta e gama *Crystallins*, e sua transparência depende da manutenção dessas proteínas em estado homogêneo. A cápsula, membrana que o recobre, tem a função de garantir a barreira física e, com isso, a integridade de sua composição interna. Os traumas perfurantes ou contusos podem lesar a cápsula e permitir a entrada de água ou outras substâncias que produzem opacificações localizadas na região do trauma ou, em casos mais graves, opacificar totalmente o cristalino.

Algumas doenças genéticas produzem alterações moleculares nas proteínas que podem afetar a solubilidade e formar agregados proteicos. As exposições aos agentes físicos, como as radiações, também podem alterar as estruturas das proteínas do cristalino e a sua transparência em graus diferentes. Doenças metabólicas, exposições às toxinas, alterações hormonais e estresse oxidativo também são relatados como possíveis fatores envolvidos no surgimento da catarata.

Em razão da forma peculiar de nutrição e das condições intraoculares não se alterarem com rapidez, as condições patológicas desfavoráveis persistem por mais tempo. Quando as estruturas adjacentes sofrem alterações inflamatórias, como em uveítes, infecções, endoftalmites, alterações vítreas, exsudação da retinopatia diabética, hemorragias ou em casos de perfusão intraocular por cirurgia ou injeções intravítreas de medicamentos, também podem afetar a dinâmica do cristalino e causar ou acelerar o surgimento da catarata.

FATORES DE RISCO

A maior causa de surgimento da catarata é a senilidade. Vários fatores de risco estão relacionados à prevalência da catarata: presença de miopia, sexo feminino, descendência negra, portador de doenças metabólicas (diabetes, galactosemia e hipertireoidismo), ou renais (hipocalcemia), exposição aos fatores tóxicos (tabagismo, etilismo e radiações), uso de medicamentos (esteroides), cirurgia intraocular prévia, infecção durante a gravidez (rubéola, sífilis e toxoplasmose), maior exposição ao sol, baixo índice de escolaridade e desnutrição.

QUADRO CLÍNICO

O principal sintoma é a alteração da visão. No adulto, a queixa mais frequente é a piora da acuidade visual, qualitativa e quantitativa. Na fase inicial, os sintomas são inespecíficos, como visão borrada, ofuscamento, alteração de visão de cores e alterações frequentes dos óculos. Com o decorrer da evolução da catarata, há declínio da acuidade visual, o que prejudica as atividades do dia a dia até impossibilitar o reconhecimento de pessoas e objetos próximos. No caso dos idosos, prejudica a mobilidade e aumenta a dependência para a realização de atividades corriqueiras.

As cataratas congênitas costumam ser percebidas pelos familiares, que notam alteração na cor do olho, estrabismo, nistagmo e reflexo branco nas pupilas em fotos, e acabam em dúvidas sobre o desenvolvimento da capacidade visual, como a dificuldade em reconhecer objetos e pessoas, ou descobertas em exames de rotina.

DIAGNÓSTICO

O diagnóstico é realizado pelo exame oftalmológico com acuidade visual (AV) abaixo de 20/30 (AV ≤ 20/30) e o achado de opacidades no cristalino ao exame na lâmpada de fenda (biomicroscopia). Tonometria, fundo de olho, ultrassonografia, topografia corneana e microscopia especular ajudam a detectar outros estados patológicos que podem acompanhar o quadro da catarata e fornecer dados relevantes para o planejamento da cirurgia, p.ex., em casos de traumas, inflamações (uveítes), alterações de retina e do nervo óptico, glaucoma e outros. A opacidade do cristalino pode ser:

- nuclear: aumento na densidade do núcleo, que passa a ter coloração amarela ou marrom, acompanhado de dificuldade na visão de cores e miopização. A queixa mais comum é de piora da visão para longe e melhora para perto;

- cortical: afeta a visão quando acomete o eixo visual. Múltiplos vacúolos podem ser encontrados no córtex sem queixas visuais;
- subcapsular posterior: mais predominante em jovens, afeta a visão quando compromete o eixo visual. Piora na claridade ou durante a leitura e está associada ao uso de corticosteroides, aos portadores de diabetes e à inflamação ocular;
- subcapsular anterior: menos frequente e causa menor desconforto visual.

TRATAMENTO

Não existe método de cura ou prevenção da catarata. Estudos sugerem que a proteção contra radiação UV por meio de óculos escuros e nutrição adequada com ênfase em suplementos antioxidantes, como vitaminas A e C, luteína e zeaxantina, podem ser úteis para proteger os olhos do processo de envelhecimento e o surgimento da catarata.

O tratamento clássico e eficaz é a cirurgia de remoção do cristalino alterado e sua substituição por prótese, isto é, lente intraocular (LIO). A cirurgia apresenta bom resultado com baixo risco.

O critério de indicação cirúrgica varia muito entre os cirurgiões. Com a evolução das cirurgias de catarata, as indicações se tornaram mais precoces. Em alguns países, quando a dificuldade visual compromete qualquer aspecto de vida do paciente, seja no âmbito profissional ou pessoal, há indicação de cirurgia.

Existem registros de cirurgias para a correção da catarata no Egito antigo, na Babilônia, na Índia e na China. Consistiam em provocar o rebaixamento da catarata para fora do eixo visual e alguns instrumentos antigos sugerem que também faziam aspiração do conteúdo da catarata. Atualmente, as técnicas mais utilizadas para a extração da catarata são:

- extração extracapsular (EEC) com implante de LIO: o cristalino é removido e a LIO, implantada por incisão ampla, que requer sutura;
- facoemulsificação (Faco): o cristalino é fragmentado e aspirado com o uso de ultrassom. O uso da LIO dobrável permite realizar pequenas aberturas e, em alguns casos, a sutura não é necessária.

A vantagem da Faco em relação à EEC é a rapidez da recuperação visual e a baixa incidência de astigmatismo pós-cirúrgico, no entanto, apresenta como desvantagem o custo, já que o procedimento necessita de equipamento sofisticado e por isso é mais oneroso que a cirurgia de EEC.

CATARATA NA MEDICINA CHINESA
Considerações gerais

A finalidade da Medicina Tradicional Chinesa é manter o equilíbrio do funcionamento orgânico do homem e interromper a evolução da desarmonia energética. Por isso, qualquer patologia é abordada como um desequilíbrio interno. Segundo Yamamura,[4] as doenças desenvolvem-se de forma contínua, iniciando-se por fase precoce de caráter energético em que se manifestam por sintomas vagos, como cansaço, mal-estar, enjoo, insônia e cefaleias, não apresentando alterações nos exames complementares.

O desequilíbrio evolui e passa a exibir sintomas de doenças funcionais com predomínio de queixas de mau funcionamento (hiper ou hipo). Os exames laboratoriais apresentam-se alterados, mas sem lesões anatomopatológicas. O paciente é beneficiado pelo tratamento da Acupuntura nas fases energética e funcional. Quanto mais cedo se atua no restabelecimento do equilíbrio, mais rápido obtêm-se bons resultados.

Com a evolução do adoecimento, começam a surgir alterações estruturais, celulares e teciduais, detectáveis pelos exames estruturais, como hipercelularidade, hipertrofias, fibroses, calcificações, degenerações, etc. Na fase estrutural, a doença necessita de medicamentos ou cirurgia. Nesta fase, a Medicina Chinesa tem papel auxiliar, atuando nos componentes energéticos e funcionais da doença.

O surgimento da catarata é considerado um evento fisiológico em razão do enfraquecimento natural da Energia do *Shen* (Rins). O tratamento com Acupuntura deve ser iniciado nos primeiros sinais de alteração da acuidade visual, antes mesmo dos sinais de catarata no cristalino.

Apesar de a cirurgia ser o tratamento clássico para a cegueira decorrente da catarata, alguns pacientes sofrem de outras patologias que dificultam ou impedem a realização da cirurgia, entre elas cardiopatias graves, doenças respiratórias e alergia aos anestésicos. Nesses casos, a Acupuntura pode ser a alternativa de tratamento.

Fisiopatologia energética da catarata

Na Medicina Tradicional Chinesa, o *Gan* (Fígado) é responsável pela atividade dos olhos e da visão, enquanto a formação estrutural e a nutrição relacionam-se com a Energia do *Jing Shen* (Rins), originado dos *Jing Qi* dos cinco *Zang* (Órgãos). O desequilíbrio do eixo *Shen-Gan* (Fígado-Rins) é a causa mais comum nas doenças oculares, porém quando os olhos adoecem, há envolvimento de todos os *Zang* (Órgãos) que participam do processo de formação da Energia *Jing* (Quintessência).

Na visão da Medicina Tradicional Chinesa, o cristalino é influenciado pelos cinco *Zang: Shen* (Rins), *Gan* (Fígado), *Xin* (Coração), *Fei* (Pulmão) e o *Pi* (Baço/Pâncreas) (Figura 33.4). O cristalino sofre mais influências do *Pi* (Baço/Pâncreas), o *Zang* (Órgãos) responsável pela metabolização dos alimentos e pelo processamento da Umidade.

Nas desarmonias energéticas do *Gan* (Fígado), a tendência natural é a deficiência do *Gan-Yin* levar à Plenitude do *Gan-Yang* (Calor, Fogo, Vento-Fogo do *Gan*), já que o *Gan-Yin* deficiente compromete a função de cuidar da integridade orgânica das estruturas oculares, inclusive do cristalino. De modo geral, a exacerbação do *Gan-Yang* ocorre por causa da deficiência do sistema *Shen-Gan*, do *Qi* e do *Xue* (Energia e Sangue) e do *Jin Ye* (Líquidos Orgânicos).

A partir dos 40 aos 45 anos de idade, há diminuição natural da Energia do *Shen* (Rins), principalmente do *Shen-Yin*. Por isso, várias doenças começam a se manifestar nessa fase, inclusive as oculares.

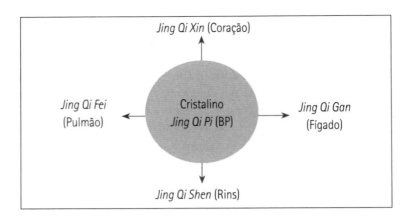

FIGURA 33.4   Relações energéticas do *Jing Qi* anatômico no cristalino.

A deficiência do *Shen Qi* (Energia dos *Shen*) pode ocorrer também por deficiência inata, consumo da essência *Jing Shen* e por excessos (fadiga) de atividades física, sexual e mental. A deficiência do *Shen Qi* enfraquece o *Gan-Yin* e exacerba o *Gan-Yang*, que, por sua vez, poderá agredir e dominar o *Pi* (Baço/Pâncreas). A deficiência do *Pi* (Baço/Pâncreas) dificulta a metabolização da Umidade e a função de transporte e transformação pode ficar comprometida e modificar a composição hídrica do olho.

O *Pi* em desarmonia, por dominância, atinge o *Fei* (Pulmão), o qual, em desequilíbrio, enfraquece o epitélio da cápsula; a alteração da função do *Fei* de difusão e dispersão dos líquidos também influi na composição hídrica do cristalino. Como o equilíbrio hídrico-bioquímico é responsável pela manutenção da transparência do cristalino, ele passará a sofrer alterações que podem culminar com o aparecimento da catarata.

O mau funcionamento dos responsáveis pela nutrição: o *Pi* (Baço/Pâncreas) e o *Shen* (Rins); pela circulação sanguínea: o *Xin* (Coração) e o *Xue* (Sangue), também podem contribuir no desequilíbrio nutricional, hídrico e bioquímico.

Tratamento da catarata pela Acupuntura

Segundo Yamamura,[4] a origem das doenças está vinculada aos fatores emocionais (Céu). Daí a importância da utilização dos Meridianos Distintos para tratar os fatores emocionais relacionados com o início da doença. Os Meridianos Distintos acometidos são:

- Meridianos Distintos do *Xin Bao Luo/Sanjiao* (Circulação-Sexo/Triplo Aquecedor): pontos CS-1 (*Tianchi*), TA-16 (*Tianyou*) e VG-20 (*Baihui*);
- Meridianos Distintos do *Gan-Dan* (Fígado-Vesícula Biliar): pontos VB-30 (*Huantiao*), F-5 (*Ligou*) e VB-1 (*Tongziliao*).

Para tratar a Terra, utilizam-se os Meridianos Curiosos, que servem para veicular o *Qi* Terrestre (*Shen Qi*, Calor e Frio Orgânico) proveniente do *Shen* (Rins) para todo o corpo.

No ponto de ligação do Meridiano Curioso com o Meridiano Principal correspondente, o *Qi* Ancestral é transmitido para o Canal de Energia Principal e, a partir dele, para o *Zang Fu* correspondente. Nas doenças do olho, priorizam-se:

- Meridiano Curioso *Yang Qiao Mai* B-62 (*Shenmai*) e *Du Mai* ID-3 (*Houxi*);
- Meridiano Curioso *Yin Qiao Mai* R-6 (*Zhaohai*) e *Ren Mai* P-7 (*Lieque*).

Ao tratar o homem, deve-se cuidar dos sintomas e das queixas principais, tratando os *Zang-Fu* (Órgãos e Vísceras) acometidos, que são *Gan* (Fígado), *Shen* (Rins), *Pi* (Baço/ Pâncreas) e *Fei* (Pulmão), os Meridianos comprometidos e os pontos específicos para o tratamento da catarata, com a finalidade de estimular a chegada de Água Orgânica para a região dos olhos.

Ainda é importante a utilização dos Pontos Curiosos (PC) e os Novos (PN), nos quais há concentração do *Jing* e deve-se direcioná-los para o olho (Figuras 33.5 e 33.6). Os pontos de Acupuntura considerados específicos para o tratamento da catarata são:

- sistêmicos: ID-3 (*Houxi*), P-9 (*Taiyuan*), TA-16 (*Tinyou*) e E-3 (*Juliao*);
- pontos localizados próximo ao olho (Figuras 33.5 e 33.6): VB-1 (*Tongziliao*), B-1 (*Jianming*), B-2 (*Zanzhu*) e PC-3(*Yuyao*);
- PN-26 (*Jianming*) e PN-30 (*Jianming* 4);
- VB-37 (*Guangming*), denominado ponto da luminosidade;
- B-64 (*Jingyu*).

De acordo com Van Nghi,[5] a catarata é decorrente da diminuição do *Jing*, principalmente do *Jing* sensorial do *Gan* (Fígado). A base do tratamento por ele preconizado consiste em:

- tratar o *Shen* (Rins), o *Mingmen* e fortalecer o Fogo Ministerial;
- harmonizar o sistema *Shen-Gan* (Rins-Fígado);
- tonificar o *Jing* do *Gan* (Fígado) e o *Jing* do *Shen* (Rins);
- usar os pontos locais: M-CP-5 (*Tou Quangming*), ponto específico para o tratamento da catarata, M-CP-6 (*Yuyao*), M-CP-7 (*Yuwei*), M-CP-8 (*Quihou*), B-1 (*Jingming*) e B-10 (*Tianzhu*) (Figuras 33.5 e 33.6);
- ponto para doenças oculares em geral: M-CP-13 (*Ying*);
- acrescentar E-5 (*Daying*) para circular Energia *Wei* (Defesa);
- pontos para tratar afecções do segmento superior do corpo: IG-4 (*Hegu*), VG-20 (*Baihui*) e E-36 (*Zusanli*);
- ponto para as afecções do olho (clareia a visão): VB-37 (*Guangming*);
- ponto *Yuan* do *Gan* (Fígado): F-3 (*Taichong*);
- aplicar moxabustão nos pontos B-23 (*Shenshu*), VG-4 (*Mingmen*), B-52 (*Zhishi*), B-20 (*Pishu*), B-18 (*Ganshu*) e B-47 (*Hunmen*).

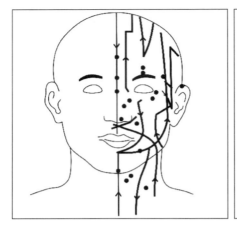 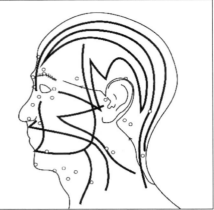

FIGURA 33.5   Localização dos Pontos Curiosos (PC) da face.

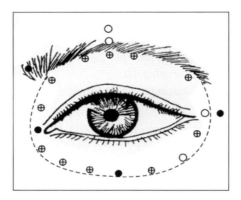

FIGURA 33.6   Localização dos Pontos Curiosos (PC) e Pontos Novos (PN) em torno do globo ocular.

Tratamento da catarata pela Nova Craniopuntura de Yamamoto (YNSA)[6]

Utilizam-se os pontos sensoriais Olho, localizados na fronte em situação *Yin*, dois pontos simetricamente laterais a 1 cm da linha mediana anterior e 2 cm inferior à linha de implantação dos cabelos. Os pontos em situação *Yang* estão localizados na região posterior do crânio, lateralmente à linha mediana posterior (Figura 33.7).

Geralmente, quando se tem uma patologia ocular, esses pontos podem estar endurecidos, como um nó muito pequeno. Ainda podem formar pequena depressão ou pequeno cordão, que devem ser percebidos pela palpação cuidadosa antes da inserção da agulha de Acupuntura.

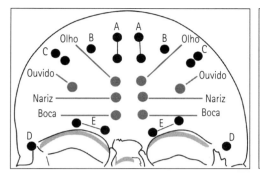 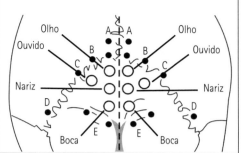

FIGURA 33.7   Localização dos pontos "Olho" na região frontal e na região occipital.

INTEGRAÇÃO DA MEDICINA OCIDENTAL COM A MEDICINA CHINESA

Na Medicina Ocidental, apesar do tratamento cirúrgico da catarata ser eficaz, Kupfer[7] considera que seu adiamento em 10 anos possibilitaria diminuir em até 45% a necessidade de cirurgia e geraria benefícios socioeconômicos significativos, fato que a Acupuntura pode realizar, uma vez que tonifica os *Zang* (Órgãos) responsáveis pela visão e o aparecimento da catarata.

Cariello et al.[8] verificaram a diminuição da taxa de formação de catarata induzida por selenito em ratos. O efeito foi obtido apenas quando as agulhas foram aplicadas em pontos específicos de Acupuntura e pelo tratamento com a eletroacupuntura nos pontos CS-6 (*Neiguan*) e VB-37 (*Guangming*).

Hejtmancik e Kantorow[9] relatam que os avanços na biologia molecular e genética possibilitaram associar o papel dos fatores genéticos na bioquímica do desenvolvimento do cristalino e no surgimento das alterações da catarata. Na concepção chinesa, os fatores genéticos estão ligados à atividade do *Shen* (Rins), principalmente do *Jing Shen* (Quintessência Energética do *Shen*).

Sawada et al.[10] relacionaram a presença de atividade oxidativa com a gravidade da catarata em estudo com 57 pacientes portadores de catarata; coletaram amostras de humor aquoso durante as cirurgias de catarata para pesquisar a atividade enzimática da superoxide dismutase (SOD), a atividade da catalase (CAT) e a dosagem de proteínas presentes no humor aquoso, e mostraram haver diferença significativa em relação ao grau de catarata. O aumento das proteínas no humor aquoso seria resultante do vazamento das proteínas do cristalino pela cápsula. Na perspectiva da Medicina Chinesa, os líquidos em compartimentos estão relacionados à atividade de *Pi* (Baço/Pâncreas).

A senilidade, para a Medicina Chinesa, é decorrente do enfraquecimento do *Shen Qi*. Talvez, por isso, Klein et al.,[11] ao estudarem, durante 15 anos, a catarata senil em população acima de 43 anos de idade, verificaram possível relação da diminuição da função renal com a catarata. A presença da proteína cystatin-C é um marcador mais eficiente do que as dosagens de ureia e creatinina sérica na avaliação de função renal.

Os pesquisadores verificaram que os altos níveis de cystatin-C e os baixos níveis de ureia estão associados com a incidência de catarata nuclear. Os altos níveis de cystatin-C estão relacionados com a incidência da catarata cortical e os altos níveis de cystatin-C e de ureia estão associados com a catarata subcapsular posterior. Existe a hipótese de que a acidose metabólica na nefropatia seja um dos fatores que afetam a transparência do cristalino.

Nagai e Ito[12] realizaram estudo sobre o efeito da ingestão de água pura comparada com *deep-sea drinking water* (DDW) em ratos cataratogênicos, que desenvolveram catarata com 11 a 12 semanas de vida. A DDW apresenta na sua composição cálcio e magnésio, além de outros elementos. Houve menor incidência de opacificação do cristalino nos ratos que receberam DDW. Nos cristalinos com catarata, os níveis de magnésio estavam baixos e os de cálcio, elevados. Nos ratos que receberam DDW, os cristalinos apresentaram níveis de magnésio e cálcio normais. A presença de óxido nítrico no cristalino aumentou na 9ª semana e teve pico na 12ª semana nos ratos que desenvolveram catarata. Nos cristalinos dos ratos que receberam DDW, a concentração de óxido nítrico foi baixa.

Os autores sugerem que baixos níveis de magnésio induzem aumento do óxido nítrico, cuja produção excessiva resulta em aumento de cálcio, o que ativa a calpaína e gera alterações nas proteínas do cristalino.

Por sua vez, Tsuchiya et al.[13] mostraram que há aumento da produção de óxido nítrico quando pontos de Acupuntura específicos são estimulados. Esse aumento foi detectado em voluntários que receberam Acupuntura "verdadeira" em comparação aos que receberam Acupuntura "falsa" em membro superior. Também foram constatadas vasodilatação periférica e melhora da drenagem venosa.

Na prática clínica exercida no Ambulatório de Acupuntura da Universidade Federal de São Paulo (Unifesp), observa-se que os pacientes tratados por patologias sistêmicas, como diabetes, relatam melhora de diversos aspectos não relacionados à doença em si, como qualidade de sono, mobilidade física e funcionamento digestivo, além de melhora da visão.

CONSIDERAÇÕES FINAIS

A catarata é uma doença multifatorial, assim como pesquisas têm sugerido a relação de alguns fatores à catarata, como o estresse oxidativo, o decréscimo da função renal, a acidose metabólica, o aumento de óxido nítrico no humor aquoso, os baixos níveis de serotonina no cristalino, a deficiência de magnésio, etc.

A eficácia da Acupuntura tem sido comprovada por diversos trabalhos que demonstram os efeitos no cérebro, mudança de fluxo sanguíneo, efeitos anti-inflamatórios, analgésicos, antialérgicos, normalizadores de função, como da motilidade gástrica, e tantos outros.

Os avanços no desenvolvimento tecnológico e na pesquisa dos mecanismos envolvidos no surgimento da catarata permitem que os cientistas desenvolvam técnicas operatórias para a realização de cirurgias, lentes mais eficientes, bem como terapias para a possível cura.

A busca pela manutenção da saúde significa envelhecimento saudável. É uma proposta viável e deve ser estimulada.

REFERÊNCIAS BIBLIOGRÁFICAS

1. IBGE. Instituto Brasileiro de Geografia e Estatística. 2000. Disponível em: http://www.projetodiretrizes.org.br/projeto_diretrizes/031.pdf. Acessado em: 11/1/2009.
2. Salomão SR, Cinoto RW, Berezovsky A, Araújo-Filho A, Mitsuhiro MRKH et al. Prevalence and causes of vision impairment and blindness in older adults in Brazil: the São Paulo eye study. Ophthalm Epidemiol 2008; 15:167-75.
3. Arieta CE, Oliveira DF, Lupinacci AP, Novaes P, Paccola M, José NK et al. Cataract remains an important cause of blindness in Campinas, Brazil. Ophthalm Epidemiol 2009; 16:58-63.
4. Yamamura Y. Acupuntura tradicional: arte de inserir. 2.ed. São Paulo: Roca, 2001.
5. Van Nghi N, Nguyen-Recours C. Medecine Traditionnelle Chinoise. Marseille: Ed NVN, 1984.
6. Yamamoto T, Yamamoto H, Yamamoto MM. Nova craniopuntura de Yamamoto, NCY. São Paulo: Roca, 2007.
7. Kupfer C. On presentation of the Friedenwald award of the association for research vision and ophthalmology to Dr Joran Piatigorsky. Invest Ophthalmol Vis Sci 1987; 28:2-8.
8. Cariello AJ, Casanova FH, Souza Lima AA, Juliano Y, Tabosa A. Effect of electroacupuncture to prevent selenite-induced cataract in Wistar rats. Arq Bras Oftalmol 2006; 69:299-303.
9. Hejtmancik JF, Kantorow M. Molecular genetics of age-related cataract. Exp Eye Res 2004; 79:3-9.
10. Sawada H, Fukuchi T, Abe H. Oxidative stress markers in aqueous humor of patients with senile cataracts. Cur Eye Res 2009; 34:36-41.
11. Klein BEK, Kunudtson MD, Brazy P, Lee KE. Cystatin C, other makers of kidney disease, and incidence of age-related cataract. Arch Ophthalmol 2008; 126:1724-30.
12. Nagai N, Ito Y. Delay of cataract development in the Shumiya cataract rats by water containing enhanced concentrations of magnesium and calcium. Cur Eye Res 2007; 32:439-45.
13. Tsuchiya M, Sato EF, Inoue M, Asada A. Acupuncture enhances generation of nitric oxide and increases local circulation. Anesth Analg 2007; 104:301-7.

BIBLIOGRAFIA

69. Franzini S, Poletti A, Poletti J. Oftalmologia em medicina tradicional chinesa e acupuntura. São Paulo: Andrei, 1991.
70. Shanghai College of Traditional Medicine. Acupuntura um texto compreensível. São Paulo: Roca, 1996.
71. WHO. World Health Organization. Global Initiative for the Elimination of Avoidable Blindness: action plan 2006-2011, 2007. Disponível em: http://www.who.int/blindness/Vision2020%20-report.pdf. Acessado em: 11/1/2009.

CAPÍTULO

34

Olho seco e Acupuntura

SUAD MUSA SALOMÃO
MINAMI HIRAI TANAKA

INTRODUÇÃO

O olho seco ou a ceratoconjuntivite seca é a doença mais frequente na prática oftalmológica mundial. Pode acometer pessoas de qualquer idade, mas é mais prevalente em idosos, por isso, graças à maior expectativa de vida, cada vez mais pessoas são atingidas. Condições ambientais e de trabalho, como mudanças climáticas, uso de lentes de contato, uso excessivo de computadores, ambientes com ar-condicionado, entre outras, agravam o problema no idoso e predispõem o adulto jovem e mesmo crianças ao desenvolvimento de olho seco.

O estudo do olho seco tem muita importância em razão da sua alta prevalência. Também merece destaque a falta de diagnóstico e de tratamento nas fases iniciais da doença. O olho seco pode levar a consequências graves, como dificultar a realização das mais simples tarefas cotidianas. Muitas vezes, o surgimento dos primeiros sintomas de olho seco não é percebido ou valorizado pelo paciente e, às vezes, nem pelo médico. Contudo, quando não tratado na fase inicial, desencadeia reações fisiopatológicas em cascata, que progridem com prejuízo visual, desconforto e limitações importantes na vida diária.

O olho é um dos órgãos dos sentidos mais exposto ao meio ambiente e aos agentes externos, como agentes químicos e mecânicos, infecções, alergias, poluição, clima seco, baixa umidade, temperaturas elevadas e baixas, irradiação geral e solar, vento, iatrogenia cirúrgica e medicamentosa (sistêmica e local). Os fatores emocionais têm papel importante na origem e no desenrolar da patologia.

A córnea é a primeira estrutura do olho; funciona como lente convexa por meio da qual há passagem do feixe luminoso no olho. É uma estrutura refracional, transparente e avascular. A manutenção da função visual da córnea depende da integridade do filme lacrimal, das superfícies da córnea, da conjuntiva e das pálpebras.

Na Medicina Ocidental, estão em andamento várias pesquisas, mas ainda não se encontrou a solução desejada para o tratamento. Tanto as pesquisas como as experiências clínicas na Medicina Chinesa têm apresentado resultados promissores com a aplicação de várias técnicas, como Acupuntura com agulha, eletroacupuntura, moxabustão, microssistema, massagem e Acupuntura com *laser*. Existem evidências de melhora em várias afecções oculares, como retinose pigmentar, atrofia do nervo óptico, catarata, glaucoma, olho seco, xeroftalmia secundária ao câncer de cabeça e pescoço, conjuntivite alérgica, dor ocular e síndrome de Sjögren.

A intenção deste capítulo é apresentar um panorama do olho seco na perspectiva da Medicina Ocidental e a fisiopatologia e o tratamento para o olho seco na visão da Medicina Chinesa. Também será analisada a importância do tratamento de forma integrada entre a Medicina Ocidental e a Medicina Chinesa, graças à série de características fisiopatológicas comuns. Dessa maneira, o tratamento de uma pode complementar o da outra.

OLHO SECO NA MEDICINA OCIDENTAL
Definição

O olho seco é uma doença multifatorial das lágrimas e das superfícies oculares que resulta em sintomas de desconforto, distúrbio visual e instabilidade do filme lacrimal, com potencial prejuízo da superfície ocular.[1]

Epidemiologia

Atinge mais a mulher, principalmente a partir da menopausa. Por causa do processo natural de envelhecimento, é mais comum nos idosos, apesar de acometer qualquer idade. Trata-se da doença mais frequente na prática oftalmológica em todo o mundo. Estima-se que 15 a 40% da população sofra de olho seco.[2]

No consultório oftalmológico geral, corresponde a 1/4 dos pacientes atendidos, enquanto na subespecialidade de doenças de córnea e doenças externas, corresponde à metade. Existe alta prevalência em portadores de doenças:

- sistêmicas: diabete melito, afecções da tireoide, gota, dislipidemia, alergia e outras;
- autoimunes: síndrome de Sjögren, artrite reumatoide, lúpus eritematoso sistêmico, esclerodermia, entre outras;
- neurogênicas: paralisia facial, sequela de herpes e outras.

Nos usuários de drogas sistêmicas e locais, como antiglaucomatosos, ansiolíticos, antidepressivos, antipsicóticos, diuréticos, anti-histamínicos, anticolinérgicos, anti-hipertensivos, antiparkinsonianos, contraceptivos, tranquilizantes, alguns derivados da vitamina A, toxina botulínica aplicada próximo ao olho e pálpebra superior, antiestrógenos, beta-bloqueadores, alfa-adrenérgicos, medicações usadas para acne (isotretinoína) e outros, o olho seco é secundário ao efeito medicamentoso.

Etiologia

O olho seco ocorre por distúrbio de um ou mais elementos que compõem o filme lacrimal. Caracteriza-se pela diminuição da produção de lágrima ou pelo excesso de evaporação, anormalidades do epitélio da córnea, da conjuntiva e das pálpebras, que resultam na insuficiência de umidificação e de lubrificação da superfície ocular. Esses fatores podem causar instabilidade (ruptura) do filme lacrimal, classificada etiologicamente em:

- evaporativa ou evaporação excessiva: decorrente da deficiência da camada lipídica (mais externa) pela disfunção das glândulas de Meibomius. Causa ressecamento da córnea;
- deficiência aquosa do filme lacrimal:
    - não síndrome de Sjögren: decorrente de doenças oculares ou sistêmicas: olho seco senil, hipo ou hipervitaminose A, sarcoidose, linfomas, indução por drogas sistêmicas e outras;
    - síndrome de Sjögren:
        - síndrome de Sjögren primária: ocorre isolada. É exocrinopatia das glândulas lacrimais e salivares de etiologia multifatorial. Envolve o sistema autoimune e a presença de autoanticorpos circulantes e infiltrações linfoplasmocitárias nos tecidos, apresentando quadro típico de xeroftalmia (olho seco) e xerostalmia (boca seca);
        - síndrome de Sjögren secundária: concomitância de xeroftalmia e xerostalmia, doença autoimune e associação de doenças do colágeno: artrite reumatoide, lúpus eritematoso sistêmico, esclerodermia sistêmica, poliarterite nodosa, entre outras. Além do acometimento das glândulas dos olhos e da boca, pode atingir as da pele e das membranas mucosas dos aparelhos respiratório, digestivo e ginecológico. Produz ressecamento generalizado e pode envolver órgãos como rins, fígado e pulmões.

A maioria dos pacientes pode ter tipo misto de olho seco, com diminuição da lágrima e aumento da evaporação.

Fisiologia do filme lacrimal
Controle nervoso da secreção lacrimal

A glândula lacrimal principal está alojada no ângulo superolateral da órbita óssea e possui inervação secretora do tipo basal, reflexa ou psicogênica e emocional.

A liberação de neurotransmissores nas terminações nervosas autonômicas das glândulas lacrimais é do tipo colinérgica, adrenérgica e peptidérgica. As células das glândulas lacrimais, quando estimuladas pelas terminações parassimpáticas ou colinérgicas, provenientes do nervo facial, estimulam ao mesmo tempo a secreção da glândula lacrimal e a vasodilatação das arteríolas lacrimais. As terminações simpáticas ou adrenérgicas também são encontradas nas glândulas lacrimais.

O estímulo das terminações nervosas sensoriais do nervo trigêmeo interfere na secreção reflexa da lágrima. O nervo trigêmeo é responsável pela sensibilidade das glândulas lacrimais, estruturas perioculares e globo ocular.

O lacrimejamento paradoxal no olho seco é decorrente de irritação ocular. O reflexo do lacrimejamento paradoxal frequentemente é mantido nos casos de olho seco e pode ter várias origens: sensorial periférica (nervo trigêmeo inerva córnea, conjuntiva, mucosa nasal e pele); sensorial central (origem retiniana pela incidência de luz forte); e psicogênica (emocional e alteração do sistema nervoso central – SNC).

Função

O filme lacrimal tem as funções óptica (a córnea funciona como lente convexa), metabólica, limpadora, antimicrobiana, umidificante, de manutenção do pH, entre outras.

Composição

O filme lacrimal é composto por três camadas: lipídica (superficial), aquosa e mucina (em contato com a córnea):

- camada lipídica: produzida pelas glândulas de Meibomius e Zeis. Tem a função de retardar a evaporação das camadas subjacentes. A secreção lipídica depende de estímulos neuroendócrinos e da ação mecânica das pálpebras durante o ato de piscar;
- camada aquosa: é a mais espessa (98% do filme lacrimal). Produzida pelas glândulas lacrimais principais e acessórias (Krause e Wolfring). As glândulas lacrimais estão envolvidas no lacrimejamento basal e reflexo;
- camada mucosa (mucina): está em contato direto com a córnea. Permite a distribuição uniforme e a estabilidade do filme lacrimal sobre a córnea. A mucina é produzida na conjuntiva pelas glândulas caliciformes, Manz e criptas de Henle.

Fisiopatologia

O olho seco tem vários fatores etiopatogênicos: gerais, externos, ambientais, internos e iatrogênicos (radioterapia de cabeça, pescoço e pós-cirúrgicos), que interferem na integridade da superfície ocular e na produção dos diferentes componentes da lágrima.

Os fatores hormonais como a prolactina e os andrógenos sistêmicos têm relação direta com a produção aquosa da lágrima. A diminuição sistêmica de andrógenos causa regressão da glândula lacrimal com insuficiência aquosa do filme lacrimal e suscetibilidade às enfermidades da glândula. A glândula lacrimal e a glândula de Meibomius possuem receptores para andrógenos, e a deficiência ou a ausência de andrógenos pode explicar a baixa incidência de olho seco no homem e a alta incidência de secura ocular na mulher. A partir da menopausa, há diminuição da produção sistêmica de andrógenos.

Fatores imunológicos podem manifestar mecanismos de defesa para atacar os patógenos, mas também produzir danos ao tecido ocular. A ativação imunológica inicia-se em cascata inflamatória na superfície ocular. O processo inflamatório pode induzir danos ao tecido e disfunção, que resultam em necrose e fibrose dos tecidos, geralmente secundária à falta de andrógenos, inibição do sistema nervoso autônomo (SNA), presença de mediadores pró-inflamatórios, estímulos externos, entre outros. Podem tanto causar falta de lubrificação quanto predispor ao traumatismo da superfície ocular. Os fatores imunológicos são mais acentuados na síndrome de Sjögren e em outras doenças autoimunes.

Os fatores neuro-humorais estão relacionados às estruturas e aos vasos sanguíneos das glândulas lacrimais. Eles recebem inervação do SNA simpático e parassimpático, responsável pela regulação da secreção aquosa das glândulas lacrimais. A inibição do SNA pode dar lugar à estase e posterior atrofia glandular. O bloqueio do parassimpático pelo simpático inibe a secreção da lágrima.

A córnea tem a maior densidade de terminações nervosas no corpo. São fibras do nervo trigêmeo e respondem aos estímulos mecânico, termal e químico. Quando a córnea sofre qualquer tipo de lesão, desencadeia fatores pró-inflamatórios, imunológicos, etc.

Os fatores de crescimento neural induzem a cura, reduzem a inflamação e liberam neurotransmissores. A manutenção da saúde da córnea depende da produção coordenada e sincronizada dos fatores de crescimento neural que controla a proliferação, diferenciação, migração e apoptose. Mecanismos que alteram a chegada de fatores de crescimento neural desencadeiam o processo de apoptose e outros.

O estresse oxidativo está envolvido em várias doenças agudas e crônicas, e no envelhecimento fisiológico. É responsável pela produção de radicais livres e pelo aumento da atividade inflamatória das estruturas oculares no olho seco. Nos idosos, o estresse oxidativo aumenta o dano ao DNA, proteínas e lipídios.

O processo inflamatório é considerado fator importante no olho seco, na boca seca e na secura de outras secreções. As alterações do filme lacrimal causam hiperosmolaridade, que produz mediadores de inflamação na superfície ocular. Tais mediadores, por sua vez, induzem a disfunção ou o desaparecimento das células responsáveis pela secreção e retenção lacrimais. A inflamação ocular pode ser desencadeada por trauma físico, por exemplo, lentes de contato, por processo inflamatório sistêmico ou por doença autoimune.

As células T (linfócitos, mastócitos e células do plasma) infiltram-se nas células dos tecidos exócrinos, como as glândulas lacrimal, salivar e outras. A infiltração de células T da conjuntiva está envolvida na patogênese do olho seco. Na síndrome de Sjögren, a infiltração linfocitária pode ocorrer mais cedo e em maior extensão nas glândulas lacrimais do que nas glândulas salivares. Olhos secos ocorrem mais cedo, e a duração é mais longa do que a secura na boca.

O aumento das citocinas tem papel importante na interação com vários sistemas, principalmente com o sistema imune e outros órgãos. Os mediadores de citocinas protegem o organismo de doenças autoimunes. No entanto, quando secretados em doses elevadas, podem alcançar a circulação sistêmica, agir em órgãos distantes, ser responsáveis por alterações metabólicas dos glicocorticosteroides e das catecolaminas. O aumento significativo da concentração de citocinas pró-inflamatórias (interleucinas), quimiocinas, fatores de necrose tumoral, enzimas proteolíticas e transformação do fator de crescimento deve-se às células lesionadas da córnea, conjuntiva, glândulas lacrimais e células inflamatórias que se infiltram nesses tecidos no olho seco.

Os fatores ambientais, como calor excessivo, baixa umidade do ar, leituras prolongadas e uso excessivo de computador, que reduzem o número de piscadas, são responsáveis pela diminuição da quantidade de lágrimas na superfície ocular. Isso eleva a temperatura ocular e desencadeia vários processos fisiopatológicos, como inflamação, processos imunológicos, estresse oxidativo, entre outros.

Quadro clínico

O olho seco atinge os dois olhos. Os sintomas principais são desconforto, ressecamento, ardência, sensação de areia nos olhos, prurido, fotofobia, sensação de peso à leitura, dor, fadiga ocular, crises de visão borrada e lacrimejamento paradoxal. A característica do olho seco é a dificuldade em abrir as pálpebras pela manhã.

Os sintomas pioram de intensidade no decorrer do dia e no início da noite e pioram ou são desencadeados sob determinadas condições, como estresse, vento, fumaça de cigarro, atrito, baixa de umidade do ar, calor excessivo, ambiente com ar-condicionado e lente de contato. As piscadas são responsáveis por espalhar o filme lacrimal pela superfície ocular, e atividades como trabalhar com computador por longo período e leituras prolongadas diminuem o número de piscadas, o que agrava os sintomas de olho seco. Distúrbios psicológicos podem desencadear ou agravar a secura ocular.

Olhos secos apresentam hiperemia conjuntival; nos casos mais avançados e graves, manifestam-se por úlcera, opacidade, vascularização da córnea e outras.

Diagnóstico

Trata-se de doença inflamatória, crônica, bilateral, multifatorial e complexa decorrente da instabilidade do filme lacrimal. O diagnóstico, nos casos iniciais, baseia-se na histórica clínica e na medida da osmolaridade:

- exame oftalmológico completo;
- avaliação da osmolaridade;
- avaliação da estabilidade do filme lacrimal (tempo de ruptura do filme lacrimal – BUT);
- avaliação da camada aquosa (teste de Schirmer);
- perfil proteico e prova de cristalização do filme lacrimal;
- avaliação das alterações da superfície ocular, entre outros.

Tratamento

A proposta de tratamento consiste em normalizar as condições das estruturas oculares afetadas para que tanto a superfície da córnea e das glândulas quanto a estabilidade do filme lacrimal possam se refazer. Com isso, evita-se a cadeia de reações bioquímicas, imunológicas, mecânicas, etc., que irão desencadear o processo de apoptose, reação autoimune, etc.

O tratamento consiste em utilizar vários tipos de lágrimas artificiais, anti-inflamatórios hormonais tópicos, imunomodulares tópicos (ciclosporina A), ácidos graxos (ômega 3) e outros. Estão em desenvolvimento colírios a base de andrógenos. Nos casos graves, o tratamento é oclusão dos pontos lacrimais, transplante de mucosa labial ou nasal para a superfície ocular e transposição da glândula salivar maior (parótida) para a superfície ocular.

Apesar da alta prevalência da doença, a disfunção lacrimal é refratária aos tratamentos atualmente disponíveis e resistentes aos medicamentos da Medicina Ocidental. A Medicina Oriental, por sua vez, como se pode ver adiante, mostra-se promissora para a redução dos sintomas do olho seco.

OLHO SECO NA MEDICINA CHINESA
Considerações gerais

Segundo a concepção da Medicina Tradicional Chinesa (MTC), o processo de adoecimento surge no momento em que fatores etiopatogênicos promovem desequilíbrio entre o *Yin* (Matéria) e o *Yang* (Energia) do corpo, que pode desencadear ou predispor às alterações energéticas, funcionais e orgânicas.

O *Gan Qi* (Energia do Fígado) relaciona-se com o olho como um todo, e o *Shen Qi* (Energia dos Rins) com a formação e nutrição. Cada *Zang Fu* (Órgãos e Vísceras) cuida de determinada estrutura ocular de acordo com a relação energética. Não se pode descartar a importância dos pontos de Acupuntura pertencentes ou não aos Meridianos, localizados a distância e ao redor da órbita e da glândula lacrimal, conhecidos como Pontos Curiosos, por ser concentração de *Jing Qi* ocular.

A MTC é milenar e sempre teve ampla visão do acometimento das patologias do ser humano como um todo. Patologias oculares, com algumas exceções, caminham geralmente com alterações sistêmicas que, muitas vezes, passam despercebidas. A propedêutica energética da MTC permite diagnosticá-las ainda na fase inicial por se tratar de abordagem preventiva.

Fisiopatologia

As estruturas envolvidas no olho seco são córnea, conjuntiva, glândulas – que secretam os componentes do filme lacrimal – e pálpebras, responsáveis pelo mecanismo do pestanejar, o qual permite distribuição uniforme do filme lacrimal na superfície ocular.

A córnea e a conjuntiva são cuidadas pelo *Fei Qi* (Energia do Pulmão), e as glândulas exócrinas, de modo geral, pelo *Gan Qi* (Energia do Fígado). O *Gan-Yin* (Fígado-Yin) mantém a integridade orgânica da glândula lacrimal e das lágrimas e o *Gan-Yang* (Fígado-Yang), da função glandular (secreção da lágrima).

O olho seco ocorre graças ao acometimento do *Fei* (Pulmão) e do *Gan* (Fígado), que tornam a córnea e a conjuntiva suscetíveis ao escape do *Gan-Huo* (Fígado-Fogo) pela via do *Xue* (Sangue). Pode provocar doenças superficiais, musculares ou doenças do Alto (olhos, boca, irritação, nervosismo e outras) e do Baixo (oligúria, obstipação, entre outras). Diversos fatores podem conduzir ao *Gan-Huo* (Fígado-Fogo), conforme se pode observar na Figura 34.1.

Todos os sinais e sintomas do olho seco são característicos do estado *Gan-Yang* (Fígado-Yang), e todas as condições que agravam os sintomas e sinais do olho seco também são fatores com características *Yang* (calor, secura, vento, estresse, emoções, entre outras).

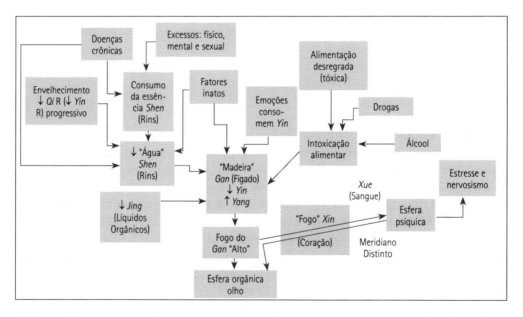

FIGURA 34.1 Causas de olho seco decorrentes de fatores desarmonizadores do *Gan* (Fígado).

Segundo a MTC, o *Gan* (Fígado) tem função regularizadora geral do corpo:

- exterioriza-se no olho;
- nas glândulas, age na função secretora das lágrimas, da saliva, do suor, entre outros;
- nos hormônios andrógenos e prolactina, entre outros;
- função neurológica: SNA e outros;

- função psíquica: aplainador das emoções;
- função imunológica: a Energia *Wei* (Defesa) é formada a partir do *Gan* (Fígado) e do *Shen* (Rins);
- armazena e regulariza o *Xue* (Sangue);
- comanda os músculos e os tendões;
- Víscera acoplada é o *Dan* (Vesícula Biliar).

As secreções do corpo humano, como lágrima, saliva, secreção nasal, secreções dos aparelhos respiratório, digestivo e genital, são Líquidos Orgânicos nobres (*Jin Ye*) e estão relacionados aos *Zang* (Órgãos). Se estiverem deficientes, podem afetar a produção das secreções:

- lágrima: relacionada ao *Jing Qi Gan* (Fígado);
- saliva fluida: relacionada ao *Jing Qi Pi* (Baço/Pâncreas);
- suor: relacionado ao *Jing Qi Xin* (Coração);
- secreção nasal (ranho): relacionada ao *Jing Qi Fei* (Pulmão);
- saliva espessa (baba): relacionada ao *Jing Qi Shen* (Rins).

A origem interna do olho seco é proveniente do desequilíbrio do sistema *Shen-Gan* (Rins-Fígado) sobre um organismo enfraquecido pela deficiência de *Xue* (Sangue) e de *Jin Ye* (Líquidos Orgânicos), que resulta no *Gan-Huo* (Fígado-Fogo). A base da patogenia do olho seco é a deficiência do *Jin Ye* (Líquidos Orgânicos), apesar da exacerbação de o *Gan-Yang* (Fígado-*Yang*) e o *Xin-Yang* (Coração-*Yang*) poderem também participar do consumo do *Yin*. Toda deficiência de *Yin* produz deficiências de *Xue* (Sangue) e de *Jin Ye* (Líquidos Orgânicos), que geram secura.

A Secura patogênica pode invadir tanto a parte superficial do corpo (pele, conjuntiva, córnea, entre outras), quanto a parte interna e acarretar consumo exagerado da Essência, do *Xue* (Sangue), do *Jin Ye* (Líquidos Orgânicos), do *Qi* e da Energia *Wei* (*Yang*). Pode, ainda, invadir os Meridianos Principais e Secundários. As deficiências produzidas pela Secura provocam grandes alterações patológicas do *Zang Fu* (principalmente Pulmão, Rins e Fígado) e nos tecidos conectivos (dores articulares dos membros superiores e inferiores), como na síndrome de Sjögren, na artrite reumatoide e outras.

Os problemas psicoafetivos (depressão, ansiedade, solidão, preocupação, contrariedade, insônia e inquietação) também consomem o *Yin* e podem desencadear o *Gan-Huo* (Fígado-Fogo). A secura ocular provocada pelo *Gan-Huo* no processo de envelhecimento das pessoas idosas, portadoras de deficiências de *Xue* (Sangue) e de *Jin Ye* (Líquidos Orgânicos), é agravada pelos distúrbios emocionais.

A ingestão excessiva de dietas inadequadas, como alimentos picantes, quentes, secos e gordurosos e a ingestão de pouca água aumentam a deficiência do *Yin*. Associada à invasão de Energias Perversas (calor excessivo, vento, baixa umidade do ar, entre outras) e determinadas condições de trabalho (ar-condicionado, uso excessivo de computador, entre outras) agravam ou desencadeiam a secura ocular.

Enquanto houver *Yin* Água não haverá ascensão do Fogo do *Gan* (Fígado). Isso ocorre somente com o desgaste do *Gan-Yin* (Fígado) e do *Shen-Yin* (Rim) (Figura 34.2).

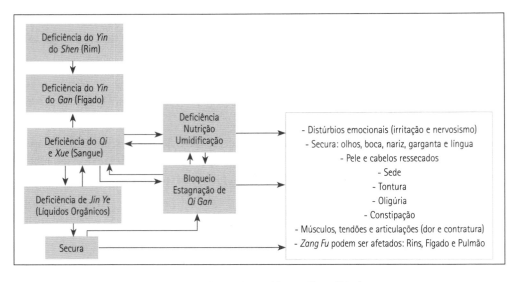

FIGURA 34.2   Quadro evolutivo da deficiência do *Yin* do *Shen* (Rins).

Estabelece-se um círculo vicioso, isto é, quanto mais desgaste do *Gan-Yin* (Fígado) e do *Shen-Yin* (Rim), mais haverá ascensão do Fogo do *Gan* (Fígado).

A secura do olho como forma isolada (diminuição da produção da lágrima) está relacionada à insuficiência do *Gan-Yin* (Fígado-*Yin*), que promove hiperatividade do *Gan-Yang* (Fígado-*Yang*) e transforma o Calor em Fogo, seca a lágrima e provoca a ceratoconjuntivite seca (Figura 34.3).

A secura ocular associada ao quadro geral pode envolver:

- deficiência do sistema *Shen-Gan* (Rim-Fígado);
- deficiência de *Qi* (Energia) e de *Xue* (Sangue);
- deficiência de *Jin Ye* (Líquidos Orgânicos);
- deficiência do sistema *Fei-Pi* (Pulmão e Baço-Pâncreas);
- desarmonização do sistema de Meridianos Curiosos *Yang Qiao* e *Yin Qiao Mai*.

A Água chega ao olho para nutri-lo e irrigá-lo de várias formas. Uma delas é por meio dos Meridianos que têm relação direta com os *Zang Fu* (Órgãos e Vísceras). Evita-se, dessa forma, que o Fogo do *Gan* atinja o olho. Todos os Meridianos *Yang* iniciam ou terminam ao redor do olho. Veiculam Água Interna para a formação dos humores (humor aquoso, humor vítreo, entre outros) e a Água Externa para a formação das lágrimas.

O sistema de Meridianos Curiosos *Yang-Yin Qiao Mai* veicula o *Qi* Ancestral, o *Jing Qi*, Calor Orgânico e Água Orgânica provenientes do *Shen* (Rins) e que formarão as lágrimas para proteger estruturas importantes, como a córnea e a conjuntiva.

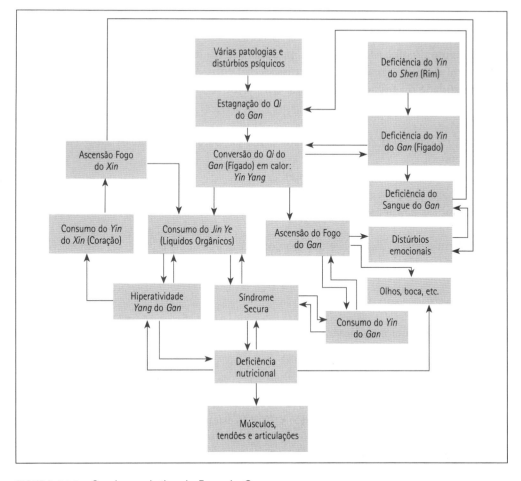

FIGURA 34.3   Quadro evolutivo do Fogo do *Gan*.

O equilíbrio do sistema *Yang Qiao* e *Yin Qiao Mai* é o responsável pelos movimentos palpebrais e veicula Água Orgânica para a formação das lágrimas. A deficiência do *Shen--Yin* (Rins), isto é, Água Orgânica, acarreta deficiência do *Yang Qiao Mai* que se encontra em desarmonia em várias doenças oculares.

A insuficiência do *Yang Qiao Mai*, decorrente da diminuição de Água Orgânica e do aumento do Calor Orgânico, gera estado *Yang* do olho. De acordo com o grau de acometimento, pode desencadear sintomas oculares, como olho seco, ceratites, conjuntivites, ceratoconjuntivites, dificuldade para fechar as pálpebras, e gerais, como distúrbios musculoesqueléticos, insônia, depressão, ansiedade, nevralgia da região frontal, paralisia facial, zumbido, postura em hiperextensão ou desvio para o lado, etc. Em estado mais avançado, pode afetar as glândulas exócrinas de forma sistêmica, como na síndrome de Sjögren.

Tratamento

O tratamento do olho seco pela MTC pode ser realizado com agulhas, eletroacupuntura (agulha ou eletrodo), massagem, microssistema, entre outros.

A finalidade do tratamento consiste em promover, recuperar e restabelecer o equilíbrio energético:

- nutrir (tonificar) o *Yin* é a finalidade principal para regularizar os *Zang Fu* (Órgãos e Vísceras);
- tonificar o *Qi-Xue* (Energia-Sangue);
- umedecer a Secura e estimular a produção e a circulação do *Jin Ye* (Líquidos Orgânicos);
- metabolizar a Mucosidade, quando necessário.

O tratamento desenvolve-se de acordo com as deficiências e pode ser sistêmico e em pontos locais.

Componente psíquico – Céu

Os distúrbios emocionais desencadeiam estagnação e dificuldade na circulação do *Qi-Xue* e geram Fogo no *Gan*. Tratar:

- Meridianos Distintos *Xin Bao Luo* e *Sanjiao* (Circulação-Sexo e Triplo Aquecedor) com CS-1 (*Tianchi*), TA-16 (*Tianyou*) e VG-20 (*Baihui*);
- Meridianos Distintos *Gan* (Fígado) e *Dan* (Vesícula Biliar) com F-5 (*Ligou*), VB-30 (*Huantiao*) e VB-1 (*Tongziliao*);
- acalmar o *Shen* Mental com VG-20 (*Baihui*), PC-3 (*YinTang*), VC-17 (*Danzhong*) e C-7 (*Shenmen*).

Componente orgânico

Consiste em tratar a Terra por meio dos Meridianos Curiosos e o Homem por intermédio dos *Zang Fu*, Meridianos Principais e Secundários.

Componente Terra

- Harmonizar o sistema de Meridianos Curiosos *Yang Qiao* e *Yin Qiao Mai* com B-62 (*Shenmai*) e R-6 (*Zhaohai*);
- tonificar o Meridiano Curioso *Du Mai* (Mar dos Meridianos *Yang*), tratar os distúrbios oculares causados pelo Calor Perverso com ID-3 (*Houxi*);
- tonificar o Meridiano Curioso *Dai Mai*, controlar o equilíbrio Alto e Baixo e restabelecer a circulação dos Líquidos Orgânicos com VB-41 (*ZuLinqi*);
- tonificar o Meridiano Curioso *Yang Wei* com TA-5 (*Waiguan*);

- tonificar o Meridiano Curioso *Chong Mai*, indicado em casos de Secura na boca, nariz e garganta com BP-4 (*Gongsun*).

Componente Homem

Deve-se tratar os *Zang Fu* (Órgãos e Vísceras), Meridianos Principais e Secundários acometidos, e regularizar o *Yin* (Água) e o *Yang* (Calor) dos Órgãos por meio dos pontos *Shu-Mo*, respectivamente. Os pontos *Yuan* (Fonte) concentram *Yin* e *Yang* primordial e consolidam a ação dos pontos *Shu-Mo*. Esses pontos estão relacionados com nervos segmentados. Os pontos *Yuan* (Fonte) dos Meridianos *Yin* são pontos Terra e amenizam o Fogo do *Gan* (Fígado).

- harmonizar o *Gan* (Fígado) com B-18 (*Ganshu*), ponto *Shu* do dorso do *Gan* (Fígado) que se relaciona com a raiz nervosa de T-9; F-14 (*Qimem*), ponto *Mo* do *Gan* (Fígado) e F-3 (*Taichong*), ponto *Yuan* (Terra);
- tonificar o *Shen* (Rins) com B-23 (*Shenshu*), ponto *Shu* do *Shen* que se relaciona com a raiz nervosa de L-2, R-3 (*Taixi*), ponto *Yuan* (Terra), R-7 (*Fuliu*), ponto *King* (Metal), ponto de tonificação do *Shen* (Rins), B-11 (*Dazhu*), ponto Reunião dos Ossos e BP-6 (*Sanyinjiao*), ponto de cruzamento dos três Meridianos Principais *Yin* do pé: tonifica *Shen* (Rins), *Pi* (Baço/Pâncreas) e *Gan* (Fígado);
- tonificar o *Pi* (Baço/Pâncreas) com B-20 (*Pishu*), ponto *Shu* do *Pi* (Baço/Pâncreas) que se relaciona com a raiz nervosa de T-11, F-13 (*Zhangmen*), ponto *Mo* do *Pi* (Baço/Pâncreas), BP-3 (*Taibai*), ponto *Yuan* (Terra) e BP-6 (*Sanyinjiao*);
- tonificar o *Fei* (Pulmão) com B-13 (*Feishu*), ponto *Shu* do *Fei* (Pulmão) que se relaciona com a raiz nervosa de T-3, P-1 (*Zhongfu*), ponto *Mo* do *Fei* (Pulmão) e P-9 (*Taiyuan*), ponto *Yuan* (Terra).

Mobilizar Água para os olhos

- VB-37 (*Guangming*): ponto da Luminosidade. É o ponto específico da Oftalmologia; ao ser estimulado, ativa a área da visão no córtex occipital com aumento do fluxo sanguíneo observado na ressonância magnética funcional. Aplicar a agulha no VB-37 (*Guangming*), direcioná-la para o olho e manipulá-la pela técnica de tonificação;
- VB-34 (*Yanglingquan*): ponto de Reunião da Energia dos tendões e dos músculos. Inibe o Fogo do *Gan*;
- TA-2 (*Yemen*): denominado Porta d'Água. Ponto *Iong* que corresponde ao movimento Água;
- VB-16 (*Muchuang*): possui comunicação direta com o olho. Relacionado com os ramos dos nervos trigêmeo e facial;
- VG-20 (*Baihui*): ponto de interseção de todos os canais de energia *Yang* das mãos, pés, *Jue Yin* do pé e *Du Mai*. Remove o excesso de *Yang* dos Meridianos *Yang* e circula *Gan Qi*. Dispersa o *Yang Qi* excessivo e relaxa tendões e músculos.

Secura e prurido vaginal e vulvar

- VC-2 (*Qugu*);
- VC-4 (*Guanyuan*);
- E-29 (*Guilai*).

Pontos locais

Têm influência importante sobre a inervação local. Agem no olho e nas glândulas lacrimais e podem pertencer ou não aos Meridianos.

Pontos Curiosos

São locais de concentração do *Jing Qi* do olho. Não pertencem a nenhum Meridiano. Os Pontos Curiosos ao redor do olho têm relação nervosa com as fibras sensitivas provenientes de ramos do nervo trigêmeo (5° par), com fibras motoras provenientes de ramos do nervo facial (7° par) e fibras autonômicas veiculadas pelos nervos facial e trigêmeo. A agulha nos pontos curiosos deve ser direcionada para o olho. Os pontos mais importantes são (Figura 34.4):

- PN-1 (*Shang Jinming*);
- PC-7 (*Yunwei*);
- PC-5 (*Tou Quang Ming*);
- PC-9 (*Taiyang*), ponto que trata excesso de *Yang*.

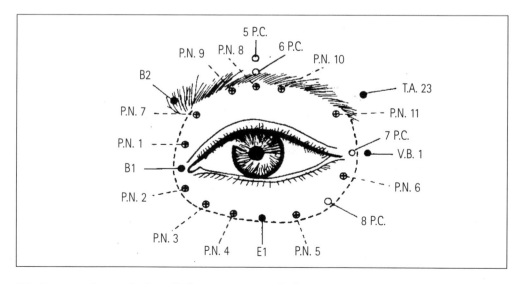

FIGURA 34.4 Pontos Curiosos (PC) e pontos Novos (PN) localizados ao redor dos olhos, conforme Van Nghi.[3]

Pontos locais que pertencem aos Meridianos

- VB-1 (*Tongziliao*): estimula fibras procedentes de ramos dos nervos facial e trigêmeo. Esse ponto de Acupuntura é o local de entrada do nervo lacrimal, que leva fibras simpáticas e parassimpáticas à glândula lacrimal;
- TA-23 (*Sizhukong*): relaciona-se com os ramos do trigêmeo e facial;
- VB-14 (*Yangbai*): relaciona-se com os ramos do trigêmeo e facial;
- B-1 (*Jingming*): aumenta a Energia Água e nutre o *Yin Qi*. Tem relação com ramos provenientes do trigêmeo (5° par) e profundamente com o nervo oculomotor (3° par);
- E-1 (*Chengqi*): relaciona-se com os ramos dos nervos facial e trigêmeo e profundamente com ramos do nervo oculomotor;
- E-4 (*Dicang*): trata secura da boca. Relaciona-se com os ramos dos nervos facial e trigêmeo;
- E-6 (*Jiache*): trata secura da boca. Relaciona-se com ramos do nervo facial, auricular magno e nervo masseter;
- *Yang Ming* (*Rong Qi*): tonifica e circula o *Qi* e *Xue* com IG-4 (*Hegu*), E-36 (*Zu Sanhi*) e E-1 (*Chengqi*);
- Fogo Ministerial: circula a Energia com B-13 (*Feishu*), *Shu* do *Fei* (Pulmão), Mestre da Energia, B-14 (*Jueyinshu*), *Shu* do *Xin Bao Luo* (Circulação-Sexo), Fogo Ministerial e B-15 (*Xinshu*), *Shu* do *Xin* (Coração), Fogo Imperial.

Tratamento da deficiência de *Xue* (Sangue) e de *Jin Ye* (Líquidos Orgânicos)

Tonificar *Sanjiao* (Triplo Aquecedor) para equilibrar os Líquidos Orgânicos:

- VC-17 (*Danzhong*): *Mo* do *Shangjiao* (Aquecedor Superior), tonifica *Xin* e *Fei*;
- VC-12 (*Zhongwan*): *Mo* do *Zhongjiao* (Aquecedor Médio), tonifica *Pi* e *Wei*;
- VC-5 (*Shimen*): *Mo* do *Xiajiao* (Aquecedor Inferior), tonifica *Shen* e *Gan*.

Tonificar e circular o *Xue* (Sangue):

- B-17 (*Geshu*);
- BP-10 (*Xuehai*);
- BP-6 (*Sanyinjiao*);
- CS-5 (*Jianshi*), ponto *King* (Metal-Pulmão), Mestre da Energia. Ao tonificar a Energia, circula-se o *Xue* (Sangue) e diminui-se a estagnação de *Qi* (Energia) e *Xue* (Sangue).

Tonificar *Qi* (Energia):

- B-43 (*Gaohuangshu*);
- VC-3 (*Zhongji*);
- VC-6 (*Qihai*).

Eletroacupuntura

A aplicação pode ser feita com a utilização de agulhas ou de eletrodos. O melhor resultado é obtido com a estimulação de baixa frequência, de 2 a 4 Hz.

Microssistemas

As estruturas acometidas pela Secura podem ser tratadas pelas várias técnicas de microssistemas: auricular, SYAOL, YNSA e outras. A aplicação de microssistema pode ser feita sozinha ou associada, e a experiência clínica e as pesquisas científicas mostram bons efeitos com essas técnicas.

A Acupuntura auricular é um microssistema que tem relação com o sistema nervoso central (SNC). A orelha é inervada pelos seguintes nervos: auriculotemporal, proveniente do trigêmeo (5° par); facial (7° par); vago (10° par); glossofaríngeo (9° par); auricular grande e occipital menor (ramos dos nervos espinais); parassimpáticos (ramos do nervo vago); simpáticos (ramos dos nervos torácicos e lombares) e esplâncnicos (simpáticos e parassimpáticos).

O estímulo da orelha com agulha ou semente de vacaria gera arcorreflexo somatovisceral. Os pontos da orelha têm conexões remotas com outras partes do corpo por meio do SNC. As sementes de vacaria colocadas nos pontos auriculares devem ser massageadas de 3 a 4 vezes ao dia e mantidas por uma semana. Após 2 ou 3 dias de descanso, devem ser recolocadas.

A Figura 34.5 apresenta proposta de tratamento para o olho seco. Nos portadores da síndrome de Sjögren, complementam-se os pontos de acordo com o quadro clínico: boca, nariz e outros.

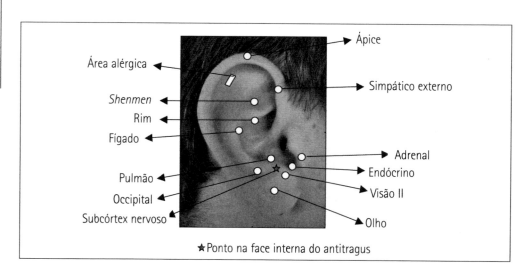

FIGURA 34.5 Pontos auriculares no tratamento do olho seco.

Os pontos auriculares são: ápice (sangria), olho, visão II, rim, fígado, occipital, adrenal, subcórtex nervoso, pulmão, *Shenmen*, área alérgica, endócrino e simpático externo.

INTEGRAÇÃO DA MEDICINA OCIDENTAL E DA MEDICINA CHINESA EM RELAÇÃO AO OLHO SECO

Na literatura científica recente, verificou-se que os autores são unânimes em relacionar os efeitos da Acupuntura com a regulação do SNA e a ativação do parassimpático, que aumenta a produção da glândula lacrimal. A regulação do SNA também diminui o desencadeamento dos outros fatores etiopatológicos.

Robinson[4] estudou ceratoconjuntivite seca resistente ao tratamento com a ciclosporina em cães. Cerca de 2% da população canina sofre de ceratoconjuntivite seca. Os pontos de Acupuntura escolhidos são específicos: TA-23 (*Sizhukong*), B-2 (*Zanzhu*) e VB-1 (*Tongziliao*), com influência nos nervos trigêmeo e facial e seus ramos autonômicos. A redução dos sintomas foi estatisticamente significativa. Provavelmente, ocorre pelo equilíbrio do sistema nervoso simpático e parassimpático.

Gong e Sun[5] estudaram o efeito da Acupuntura em olhos refratários ao tratamento convencional na secreção lacrimal relacionada a mudanças morfológicas da glândula lacrimal. Após a Acupuntura, os pesquisadores observaram aumento da exsudação das vesículas excretoras das glândulas, com evidente ativação da função de síntese e secreção glandular.

Em única aplicação de sessão de eletroacupuntura de baixa frequência (4 Hz durante 15 minutos), Eliason et al.[6] mostraram que os efeitos benéficos se mantiveram uma semana após a aplicação.

A fisiopatologia do olho seco pode estar relacionada com a deficiência de crescimento neural. Pagani et al.[7] aplicaram eletroacupuntura de 2 Hz em ratos e observaram a indução de neuroproteção pela regulação dos fatores de crescimento neural e neurotrófico derivado do cérebro.

Gröunlund et al.[8] e Nepp et al.[9] estudaram pacientes com ceratoconjuntivite seca e relataram os benefícios observados após o tratamento com Acupuntura, com melhora dos sintomas na qualidade lacrimal, da secreção lacrimal e da doença da superfície ocular.

De acordo com Nepp et al.[10], a córnea e a conjuntiva são sensíveis aos vários estímulos externos, internos e ao aumento da temperatura na superfície ocular. Esses autores verificaram que a Acupuntura produz diminuição da temperatura da superfície da córnea – que decresceu, em média, 0,44°C –, aumento do fluxo lacrimal, diminuição no tempo de ruptura do filme lacrimal e aumento da espessura da camada lipídica.

Niemtzow et al.[11] e Johnstone et al.,[12] em serviço de oncologia, aplicaram Acupuntura auricular e sistêmica em pacientes portadores de xeroftalmia e xerostomia secundárias à radioterapia de câncer de cabeça e pescoço e resistentes ao tratamento com pilocarpina. Depois de observarem os efeitos benéficos da Acupuntura, aplicaram em todos os casos, inclusive os de síndrome de Sjögren, e encontraram melhora do fluxo lacrimal e salivar, que se mantinham por longo período. Uma aplicação mensal era necessária para manter os efeitos benéficos.

Alimi et al.,[13] Cho et al.,[14] Siedentopf el al.[15] e Li et al.[16] pesquisaram a relação do acuponto com o sistema nervoso.

Alimi et al.[13] estudaram o efeito benéfico da Acupuntura auricular ao pesquisar as conexões neurofisiológicas específicas entre os acupontos da orelha e o SNC. Por meio da ressonância magnética, mostraram que o estímulo do acuponto na orelha relacionado com o polegar produziu sinal significativo na ressonância magnética funcional, localizada na região somatotópica do polegar no nível da área somestésica S1.

Cho et al.,[14] Siedentopf et al.[15] e Li et al.[16] pesquisaram a ação e a correspondência dos pontos de Acupuntura da MTC com as áreas de ativação cerebral da Medicina Ocidental. Valeram-se da ressonância magnética funcional. Cho et al.[14] e Siedentopf et al.[15] mostraram haver correspondência entre o ponto de Acupuntura B-67 (*Zhihin*), indicado para tratamento de afecções oculares na MTC, e a ativação de áreas específicas do córtex visual da Medicina Ocidental. Li et al.[16] estudaram os pontos IG-4 (*Hegu*) e IG-11 (*Quchi*) com estímulo do nervo ulnar e mediano. Sua estimulação foi detectada pela ressonância magnética funcional com a ativação nas áreas sensitivomotoras da corda espinal cervical.

É possível traçar um paralelo entre o tratamento da MTC e a Medicina Ocidental. Os pontos *Shu* (região posterior do tronco) e *Mo* (parede abdominal) são utilizados pela MTC para tratar Órgãos e Vísceras. Estão localizados na região somática do tronco e agem diretamente nos Órgãos e Vísceras em função da relação desses pontos com o SNA, graças ao arcorreflexo somatovisceral. O ponto *Shu* do *Gan* (Fígado), por exemplo, encontra-se em T_9. Entre T_8 e T_9 têm origem os neurônios autonômicos em que se obtém o maior efeito sobre o fígado, com base na neuroanatomia e neurofisiologia da Medicina Ocidental. Isso demonstra que os acupontos localizados na região somática podem ter efeitos nos órgãos internos por meio dos arcorreflexos somatoviscerais.[17]

Assim, o estímulo dos acupontos em torno dos olhos age nos ramos nervosos provenientes dos nervos trigêmeo e facial e seus ramos autonômicos, responsáveis pela modulação da secreção lacrimal.

Estímulos desencadeados pela Acupuntura geram projeções para estruturas encefálicas, como o sistema límbico, formação reticular, hipotálamo e córtex cerebral, que promovem a homeostase.

CONSIDERAÇÕES FINAIS

Olho seco é um distúrbio do filme lacrimal e desencadeia lesões da superfície ocular. É a doença mais frequente na prática oftalmológica. Patologia multifatorial que tende a aumentar sua prevalência em função do aumento de expectativa de vida, mudanças climáticas, poluição, condições de trabalho e vida moderna (uso excessivo de computador, ar-condicionado, vários medicamentos, lente de contato, etc.). O olho seco pode estar associado a várias doenças sistêmicas, metabólicas, hormonais e autoimunes, entre outras.

A evolução do olho seco pode causar decréscimo visual e desconforto ocular, ocasionando limitação importante na realização das atividades da vida diária.

Atualmente, o tratamento pela Medicina Ocidental é sintomático e paliativo. A prevalência tende a aumentar e com risco progressivo. Cada vez mais, o olho seco preocupa e deve ser valorizado nos quadros iniciais.

As evidências clínicas e científicas demonstram os benefícios do tratamento do olho seco por meio das várias técnicas da MTC. O tratamento visa a restabelecer a harmonia dos órgãos, vísceras, estruturas e glândulas desarmonizadas.

A MTC busca a causa da desarmonia do olho seco. Geralmente, ela não está no olho, mas a distância e afeta várias áreas do corpo. Inicialmente, atinge os pontos mais fracos. Os conhecimentos das duas medicinas são ótimos aliados para tratar o olho seco e devem ser somados com esse objetivo.

REFERÊNCIAS BIBLIOGRÁFICAS

1. Report of the International Dry Eye Workshop (DEWS). The Ocular Surface. A Journal of Review Linking Laboratory Science, Clinical Science and Clinical Practice 2007; 5(2).
2. Fridman D, Freitag MM, Kleinert F, Lavinsky J. Olho seco: conceitos, história natural e classificações. Arq Bras Oftalmol 2004; 67:181-5.
3. Van Nghi N, Nguyen-Recours C. Medecine traditionnelle chinoise: acupuncture-moxibustion & massages. Marseille, 1984.
4. Robinson NG. KCS and acupuncture. (2007) Disponível em: http://csuvets.colostate.edu/pain/Articlespdf/KCS%20and%20Acupuncture.pdf. Acesso em: 10/01/2009.
5. Gong L, Sun X. Treatment of intractable dry eyes: tear secretion increase and morphological changes of the lacrimal gland of rabbit after acupuncture. Acupunc & Eletro-therap Res Int J 2007; 32:223-33.
6. Eliason KJ, Richards SC, Schaman GT. Acupuncture treatment for dry eye. Medical Acupunc 2007; 19:25-8.
7. Pagani L, Manni L, Aloe L. Effects of electroacupuncture on retinal nerve growth factor an brain-derived neujrotrophic factor expression in a rat model of retinitis pigmentosa. Brain Res 2006; 1092:198-206.
8. Gröulund MA, Stenevi U, Lundeberg T. Acupuncture treatment in patients with keratoconjuntivitis sicca: a pilot study. Acta Ophthal Scandin 2004; 82:283-90.
9. Nepp J, Derbolav A, Haslinger-Akramian J, Mudrich C, Schauersberger J, Wedrich A. Akupunktureffkt bei Keratoconjunctivitis sicca. Klin Monatsbl Augenheilkd 1999; 215:228-32.
10. Nepp J, Tsubota K, Goto E, Schauersberger J, Schild G, Jandrasits K et al. The effect of acupuncture on the temperature of the ocular surface in conjunctivitis sicca measured by non-contact thermography: preliminary results. In: Sullivan DA, Dartt DA. Lacrimal Gland, Tear Film, and Dry Eye Syndromes 3: Basic Science and Clinical Relevance. 3.ed. Nova York: Springer, 2002.
11. Niemtzow RC, Kempf KJ, Johnstone PAS. Acupuncture for xerophthalmia. Medical Acup 2002; 33:21-2.
12. Johnstone PAS, Peter Peng Y, May BC, Inouye WS, Niemtzow RC. Acupuncture for pilocarpina-resistant xerostomia following radiotherapy for head and neck malignancies. Int J Rad Oncol Biol Phys 2001; 50:353-7.
13. Alimi D, Gesissmann A, Gardeur D. Auricular acupuncture stimulation measured on functional magnetic resonance imaging. Medical Acup 2002; 13:18-21.
14. Cho ZH, Chung SC, Jones JP, Park JB, Park HJ, Lee HJ et al. New findings of the correlation between acupoints and corresponding brain cortices using functional MRI. Proc Natl Acad Sci 1998; 95:2670-3.

15. Siedentopf CM, Golaszewski SM, Mottaghy FM, Ruff CC, Felber S, Schlager A. Fuctional magnetic resonance imaging detects activation of the visual association córtex during laser acupuncture of the foot in humans. Neuroscience 2002; 327:53-6.

16. Li G, Ng MC, Wong KK, Luk KD, Yang ES. Spinal effects of acupuncture stimulation assessed by proton density-weighted functional magnetic resonance imaging at 0.2 T. Magnetic Reson Imag 2005; 23:995-9.

17. Yamamura Y, Moraes Mello LEA, Tabosa A, Cricenti SV, DiDio LJA. Acupuncture physiologic effects explained on a neuroanatomical and neurophysiological basic. Rev Paul Acupunt 1997; 3:14-7.

BIBLIOGRAFIA

72. Huang LC. Auricular medicine: The new era of medicine & healing. Flórida: Auricular International Research & Training Center, 2005.

73. Qingxiang Z. Dr. Lu Zhizheng's experience in treating sicca syndrome. J Trad Chin Med 2006; 26:55-62.

74. Research in dry eye: Report of the Research Subcommittee of the International Dry Eye Workshop in: Report of the International Dry Eye WorkShop (DEWS). Ocul Surf 2007; 5:179-93.

75. Yamamura Y. Acupuntura tradicional: a arte de inserir. 2.ed. São Paulo: Roca, 2001.

76. Zhou W, Li YH. A survey on treatment of dry eye by traditional chinese medicine and integrative chinese and western medicine. Chin J Integr Med 2006; 12:154-9.

PARTE 8

Doenças otorrinolaringológicas e Acupuntura

CAPÍTULO

35

Faringoamidalites agudas

FERNANDO CÉSAR DOTTA DE BARROS

VISÃO DA MEDICINA OCIDENTAL SOBRE FARINGOAMIDALITES AGUDAS

Faringoamidalites agudas eram denominadas "anginas", do latim *angere*, que significa comprimir ou estrangular e, portanto, expressa um sintoma funcional de constrição ou estrangulamento da garganta. A falta de especificidade anatômica explica as diferentes terminologias empregadas na literatura, como amidalites, faringites, tonsilites, faringoamidalites, epiglotites, etc. O termo genérico diz respeito às diferentes patologias agudas que acometem a região da orofaringe, sendo que a classificação mais utilizada das faringoamidalites leva em conta o aspecto da orofaringe ao exame clínico.

Elas podem ser definidas como inflamação aguda, habitualmente de origem viral ou bacteriana, da mucosa ou das formações linfoides da faringe, e são muito frequentes na prática clínica. Na faringe, encontra-se um aglomerado de tecidos linfoides, denominado anel linfático de Waldeyer, presente desde a embriogênese, mas que assume sua conformação habitual após o contato com os antígenos do meio ambiente. Sua hipertrofia fisiológica ocorre durante a infância, seguida pela involução natural ao longo da puberdade. Compõem o anel de Waldeyer as amídalas (ou tonsilas) palatinas, rinofaríngeas, laríngeas, tubáreas e linguais. Em consequência de sua estrutura funcional e de sua

563

localização, desempenha papel fundamental no desenvolvimento do sistema imunológico humoral, como no cognitivo. Nesse sistema, patógenos e haptenos são retidos em invaginações denominadas criptas, e ocorre o contato com as células linfoides, que as identificam e produzem anticorpos. Esse fenômeno ocorre durante toda a infância até a puberdade, quando esses órgãos se atrofiam, presumivelmente por sua função estar concluída. Também ao final da infância, as cavidades oral, nasal e digestiva estão colonizadas por flora microbiana e são constituintes da microbiota do indivíduo.

As faringoamidalites podem ser agudas ou crônicas. As formas agudas são, geralmente, de etiologia infecciosa, e a maioria das faringoamidalites agudas infecciosas é de origem viral. São fatores predisponentes a virulência do vírus, mudanças bruscas de temperatura ambiente, diminuição da imunidade individual e má higiene oral. Os principais vírus são os adenovírus, *Influenza*, *Parainfluenza*, *Coxsackievirus A* e *B*, echovírus, herpes simples, vírus sincicial respiratório, citomegalovírus e o vírus Epstein-Barr. Manifestam-se por dor de garganta, febre e mal-estar geral, com duração de 3 a 5 dias. Ao exame físico, observa-se edema de faringe e das tonsilas palatinas; dependendo do tipo de vírus envolvido, podem-se observar também adenomegalias cervicais e hepatoesplenomegalia (mononucleose infecciosa pelo vírus Epstein-Barr), vesículas que se rompem formando pequenas úlceras (herpes simples), lesões papulo-vesiculares nos pés e nas mãos (doença mão-pé-boca pelo *Coxsackievirus*) e manchas esbranquiçadas de Koplick (sarampo).

As faringoamidalites agudas bacterianas têm como principal agente etiológico o *Streptococcus pyogenes* do grupo A, seguido pelo *Staphylococcus aureus*, *Moraxella catarrhalis* e *Haemophilus influenzae*. Ocorre dor de garganta, febre e exsudato purulento faringoamidaliano, com duração de 3 a 7 dias. Ao exame físico, observa-se exsudato purulento nas tonsilas palatinas e/ou na faringe, com hiperemia e edema. A angina fusoespiralar, ou de Plaut-Vincent, ocorre por associação de bactérias espiralares e fusiformes que se tornam patogênicas, formando úlcera com exsudato pseudomembranoso.

As faringoamidalites agudas inespecíficas ocorrem por fatores desencadeantes não infecciosos, como mudanças bruscas de temperatura e ingestão ou inalação de substâncias irritantes. As crônicas apresentam-se clinicamente como desconforto ou sensação de secura na garganta, podendo ocorrer episódios de agudização, nos quais os sinais flogísticos são mais intensos. A mucosa apresenta-se hiperemiada, com aspecto granuloso ou atrófico. Ocorre secundariamente a processos irritativos crônicos, como tabagismo, ou na inalação prolongada de poluentes irritantes, nas doenças crônicas de qualquer etiologia (doenças granulomatosas como a sífilis), nas mucosites autoimunes (síndrome de Sjögren), na desnutrição ou secundariamente ao processo nasossinusal crônico (rinorreia posterior nas rinossinusites).

As faringoamidalites agudas podem evoluir para complicações locais e sistêmicas. As complicações locais são supurativas e incluem abscessos periamidalianos e parafaríngeos, linfadenite cervical, otite, sinusite e até mediastinite. As complicações sistêmicas são: escarlatina secundária à produção de endotoxinas, ocorrendo *rash* cutâneo, febre, cefaleia, linfadenomegalia cervical e hiperemia de orofaringe; e febre reumática secundária à reação cruzada entre o tecido homólogo e o antígeno estreptocócico, podendo ocorrer artrite, nefrite e endocardite bacterianas.

TRATAMENTO DAS FARINGOAMIDALITES AGUDAS, SEGUNDO A MEDICINA OCIDENTAL

Nos casos bacterianos, a antibioticoterapia é recomendada, preferencialmente com antibióticos betalactâmicos; nos casos de hipersensibilidade, podem ser usados macrolídeos (azitromicina e claritromicina), clindamicina ou eritromicina. Medidas de suporte e uso de analgésicos, antitérmicos e anti-inflamatórios hormonais e não hormonais são utilizados para minimizar o quadro clínico.

As tonsilectomias são indicadas nos casos de ocorrência de seis episódios agudos em 1 ano, ou três episódios por ano durante 2 anos. Outras indicações cirúrgicas incluem a doença cardíaca valvar associada a infecções estreptocócicas recorrentes, abscesso periamidaliano, halitose, síndrome da apneia obstrutiva do sono, hipertrofia amidaliana causando transtornos estomatognáticos e suspeita de neoplasia.

CONCEITOS DA MEDICINA TRADICIONAL CHINESA – ACUPUNTURA
Concepções energéticas da garganta

O capítulo 69 da obra *Ling-Shu – base da Acupuntura Tradicional Chinesa*[1] – explica que a faringe e a laringe representam a via dos alimentos e por onde o *Qi* pode subir e descer. Considerando a dupla função da garganta em relação aos sistemas respiratório e digestivo, dois tipos gerais de doenças podem acometer essa região: um relacionado ao sistema respiratório e aos Canais de Energia do *Fei* (Pulmão) e do *Shen* (Rins), e outro relacionado ao sistema digestivo e aos Canais de Energia do *Wei* (Estômago) e do *Da Chang* (Intestino Grosso).

Todos os Canais de Energia passam pelo pescoço, com exceção do *Dai Mai*. Os mais importantes em relação às doenças da garganta são o *Ren Mai,* na região anterior, os Canais de Energia do *Wei* (Estômago) e do *Da Chang* (Intestino Grosso), nas regiões laterais, o Canal de Energia do *Fei* (Pulmão), nas amídalas palatinas e o Canal de Energia do *Shen* (Rins), na base da língua.

O Canal de Energia do *Fei* (Pulmão), após emergir do órgão *Zang,* emite dois ramos, sendo um descendente e outro ascendente, que vão para a garganta, dispersando-se nas amídalas palatinas. O Canal de Energia do *Da Chang* (Intestino Grosso), após a emergência na fossa supraclavicular, também emite dois ramos, um descendente e outro ascendente, que percorrem o caminho anterolateral do pescoço, atravessam a mandíbula e penetram na gengiva, terminando ao lado da asa contralateral do nariz. O Canal de Energia do *Wei* (Estômago) possui um ramo que sai da mandíbula e desce ao longo do pescoço, penetrando na fossa supraclavicular. O Canal de Energia do *Shen* (Rins) possui um ramo que se dirige à raiz da língua, onde se concentra no ponto VC-23 (*Lianquan*). O Canal de Energia do *Pi* (Baço-Pâncreas) também possui um ramo que se dispersa na base da língua, e o Canal de Energia do *Gan* (Fígado) percorre a faringe durante seu trajeto para a região da face.

Fisiopatologia energética chinesa

As faringoamidalites agudas e crônicas são manifestações de Calor. Este pode ser de origem externa, como o ataque de Calor Perverso, ou de origem interna, como no Falso Calor por deficiência do *Yin*. As formas de Calor decorrentes de invasão por Energia Perversa (*Xie Qi*) exógena usualmente são da forma Plenitude, enquanto o Falso Calor interno costuma ser do tipo Vazio. A região da garganta responde ao Calor, sendo que manifestações de Frio não ocorrem nessa região.

As faringites e as amidalites *Yang* ocorrem principalmente por causa da invasão do Calor, do Vento-Calor ou do Calor de Verão. A penetração dessa Energia Perversa (*Xie Qi*) ocorre por meio da face (nariz e boca). A progressão do agente patogênico Calor ocorre no sistema dos Quatro Níveis de defesa, o *Wei*, o *Qi*, o *Qi* Nutritivo (*Rong*) e o Sangue (*Xue*). No primeiro nível (Energia *Wei*), observado no primeiro dia, ocorre febre, aversão ao frio, cefaleia, tosse, sede e sudorese discretas, língua com a ponta avermelhada, pulso flutuante e rápido. No segundo dia, caso o *Wei Qi* (Energia Defensiva) não disperse o agente perverso *Xie*, ocorre acometimento do segundo nível de Energia, o *Qi*, marcando o início do desenvolvimento interno da doença, correspondendo ao estágio do *Yang Ming* no padrão dos Seis Níveis de Energia, ou no padrão de Calor Interno dos Oito Princípios; observam-se febre sem aversão ao frio e vários subpadrões de sintomas, dependendo do órgão acometido e da natureza do Calor invasor:

- no *Fei* (Pulmão), ocorre febre alta, tosse, respiração ruidosa, saburra lingual amarelada e sede de bebidas frias;
- no *Wei* (Estômago), ocorre, ainda, urina escura, dor abdominal e obstipação intestinal.

No terceiro estágio, entre o 2º e o 3º dia, o Calor Perverso alcança o nível do *Qi* Nutritivo (*Rong*), observando-se língua vermelha, irritabilidade, agitação, delírio, febre noturna, sede, erupções cutâneas e pulso fino e rápido. No quarto estágio, entre o 3º e o 4º dia, o Calor Perverso atinge a camada do Sangue (*Xue*), observando-se piora dos sintomas citados anteriormente, com febre alta, delírios e coma, erupções cutâneas intensas, epistaxe e presença de sangue na urina ou nas fezes.

As faringoamidalites agudas seguem padrões de Deficiência, com o Calor lesando o *Yin* e os Líquidos Orgânicos. A presença de Umidade, exógena ou endógena, leva ao quadro de Umidade-Calor, fator predisponente importante nas infecções bacterianas, ocorrendo formação de exsudato purulento faringoamidaliano, sobretudo a partir do 2º ou 3º dia, quando o Calor atinge o nível do *Qi* e do *Qi* Nutritivo (*Rong*).

São fatores predisponentes as síndromes internas de Calor-Vazio ou Calor-Plenitude, o consumo excessivo de alimentos de natureza *Yang* e a ocorrência do Calor em estações do ano frias, como no inverno ou na primavera. As crianças são mais suscetíveis por causa da imaturidade do *Yin*, e a evolução nesses casos é mais rápida.

As faringites de natureza *Yin* ocorrem nas afecções crônicas com deficiência de líquidos e presença de Falso *Yang* ou Falso Calor. Por conta do consumo dos Líquidos

Orgânicos e da presença de Calor, a garganta apresenta-se avermelhada, com aspecto seco e granuloso, dor leve, ausente ou somente ao deglutir, febre ausente ou febre noturna discreta, desejo de bebidas frias, língua fina, avermelhada ou púrpura com saburra discreta ou amarelada, e pulso vazio e rápido.

Formas clínicas das faringoamidalites

- Amidalite aguda: ocorre por invasão do Calor ou Vento-Calor, que atinge o *Fei* (Pulmão). A presença de Umidade ou Mucosidade predispõe o quadro de infecção bacteriana. As adenoidites, laringites e epiglotites também ocorrem nesse grupo;
- faringites agudas: ocorrem por invasão do Calor Perverso no *Wei* (Estômago);
- amidalites crônicas: ocorrem por sucessivos episódios de amidalites agudas, havendo consumo do *Yin* e presença de Calor-Vazio, Calor-Plenitude ou Mucosidade-Calor;
- faringites crônicas: deficiência geral de *Yin*, com presença de Falso Calor.

Recursos de tratamento pela Acupuntura

O tratamento das faringoamidalites, agudas ou crônicas, pela Acupuntura deve levar em conta a natureza do agente perverso e o nível de acometimento de acordo com os Quatro Níveis de defesa, o estado do *Qi* geral e a intensidade dos sintomas locais.

A presença de Calor ou de Vento-Calor na primeira camada (*Wei*) ou na segunda camada (*Qi*) demanda a dispersão do Calor e do Vento, por meio dos métodos de sangria e de transpiração. Em geral, esses métodos são eficazes se aplicados até o 2º dia de doença. A presença de Umidade ou de Mucosidade também deve ser tratada.

Esquema de tratamento para dispersão do Calor ou do Vento-Calor

- TA-1 (*Guanchong*): realizar o método de sangria – dispersa o Vento e o Vento-Calor;
- IG-1 (*Shangyang*): realizar o método de sangria – dissipa o Calor da superfície e o Vento Perverso, o Calor do *Fei* (Pulmão) e do *Yang Ming* e fortalece o *Qi* da garganta;
- P-11 (*Shaoshang*): realizar o método de sangria – circula o *Fei Qi* (Energia do Pulmão) e do *Wei* (Estômago), dissipa o Calor do Sangue (*Xue*), refresca o Calor do *Fei* (Pulmão) e descongestiona o *Qi* estagnado na garganta.

Após o segundo dia de doença com a presença de Umidade-Calor e formação de exsudato purulento nas amídalas palatinas, os seguintes pontos são recomendados:

- P-5 (*Chize*): dissipa e elimina o Vento-Calor do *Fei* (Pulmão), regulariza a Via das Águas e dissipa o Calor do *Shangjiao* (Aquecedor Superior);
- IG-4 (*Hegu*): dispersa o Vento-Calor, promove a desobstrução do *Qi* nos Canais de Energia, ativa a circulação do *Qi*, tonifica o *Wei Qi* (Energia Defensiva) e libera o Calor Perverso interno para a superfície do corpo;

- E-44 (*Neiting*): harmoniza e circula o *Wei Qi* (Energia do Estômago), dissipa a estagnação do *Yang Ming Qi*, transforma a Umidade-Calor, dissipa o Vento-Calor, faz a limpeza do Calor do *Wei* (Estômago) e do Calor Perverso e refresca o Calor do *Yang Ming*;
- IG-11 (*Quchi*): elimina o Calor Perverso do *Yang Ming*, refresca o Calor, reduz a febre, regulariza a circulação de *Qi* e *Xue* nos Canais de Energia, elimina o Vento e a Umidade e regulariza o *Fei Qi* (Energia do Pulmão);
- VG-14 (*Dazhui*): exterioriza o Calor, circula o *Yang*, fortalece o *Wei Qi* (Energia defensiva), acalma e clareia o *Shen* (Mente), dispersa o Vento e o Vento-Calor e faz a limpeza do Fogo e do Calor Perverso.

Nas deficiências do *Fei Qi* (Energia do Pulmão) e para o fortalecimento do *Qi* geral, utilizam-se:

- B-12 (*Fengmen*): dispersa o Calor Perverso localizado no tórax, harmoniza e difunde o *Fei Qi* (Energia do Pulmão);
- B-13 (*Feishu*): dispersa o Calor Perverso, harmoniza, tonifica e difunde o *Fei Qi* (Energia do Pulmão) e limpa o Calor do *Fei* (Pulmão);
- VC-22 (*Tiantu*): harmoniza e difunde o *Fei Qi* (Energia do Pulmão), umedece e refresca a garganta;
- P-10 (*Yuji*): circula o *Fei Qi* (Energia do Pulmão) e o *Qi* da garganta, refresca o Calor do *Fei* (Pulmão) e do *Xue* (Sangue), dispersa o Vento-Calor e dissipa o *Yang* excessivo dos doze Canais de Energia Principais;
- P-1 (*Zhongfu*): regulariza e difunde o *Fei Qi* (Pulmão), faz a limpeza e descongestiona o *Qi* do Aquecedor Superior e elimina o Calor Perverso;
- TA-5 (Waiguan): libera para o exterior as Energias Perversas e facilita a circulação de *Qi* nos bloqueios dos Canais de Energia;
- BP-6 (*Sanyinjiao*): tonifica o *Pi Qi* (Energia do Baço-Pâncreas) e o *Shen Qi* (Energia dos Rins);
- P-7 (*Lieque*): harmoniza o *Fei Qi* (Energia do Pulmão), dissipa o *Yang* excessivo e dispersa o Vento Perverso.

Para alívio dos sintomas locais da garganta, utilizam-se:

- ID-17 (*Tianrong*): umedece a garganta, faz a limpeza do Calor Perverso e remove a obstrução de *Qi* e de *Xue* (Sangue) dos Canais de Energia;
- TA-17 (*Yifeng*): dispersa o Vento e o Calor Perversos.

INTEGRAÇÃO ENTRE CONCEITOS DA MEDICINA OCIDENTAL E DA MEDICINA TRADICIONAL CHINESA

As faringoamidalites agudas, segundo a Medicina Ocidental, são decorrentes, principalmente, de infecções virais ou bacterianas. Os agentes etiológicos nessas condições apresentam certa sazonalidade, sendo mais prevalentes nos períodos quentes, como no verão ou nos "veranicos" de inverno – caso do herpes ou do vírus Epstein-Barr. A Medicina Tradicional Chinesa (MTC) considera as faringoamidalites agudas como manifestação de Calor, Vento-Calor ou Umidade-Calor. Alguns textos chineses históricos reconheciam as condições de Calor-Epidêmico que, da mesma forma que o Frio-Epidêmico, não dependiam somente das condições climáticas vigentes, mas também do contato interpessoal para o surgimento da doença.

De qualquer forma, a visão da MTC é útil no sentido de prevenção dessas doenças, como a ingestão de alimentos refrescantes, de natureza fria, nos períodos climáticos de Calor, a retirada dos alimentos quentes e o tratamento das condições de Calor interno ou de Falso-Calor.

Os casos de faringoamidalites agudas virais requerem somente tratamento sintomático, uma vez que o agente etiológico viral é presumido, e não diagnosticado; nesses casos, a Acupuntura torna-se recurso útil para o alívio dos sintomas e a resolução mais rápida do quadro, uma vez que aborda o agente causal físico. Tratamentos que levem à dispersão do Calor melhoram a febre, a dor de garganta e os sintomas gerais, evitando-se, dessa forma, a síndrome de Calor tardio, ou Calor retido, que é fator predisponente para infecções crônicas no futuro, como sinusites e otites médias crônicas.

As faringoamidalites agudas bacterianas devem ser tratadas com antibióticos, a fim de que complicações como abscessos e febre reumática sejam evitadas; nesses casos, a Acupuntura tem papel coadjuvante no tratamento.

Os casos de faringoamidalites recorrentes são consequências da condição de Calor retido ou tardio, e o tratamento pela Acupuntura é imperativo para a resolução do quadro. Nesses casos, medidas gerais devem ser empregadas, como reeducação alimentar, evitando-se alimentos que promovam o Calor e a Umidade, como laticínios e alimentos gordurosos, e incentivo à ingestão de alimentos frios e refrescantes.

As faringoamidalites crônicas são decorrentes de infecções granulomatosas na Medicina Ocidental, ou de processos irritativos crônicos. Também correspondem, na Medicina Chinesa, a doenças crônicas como Deficiências de *Qi* e de *Xue* (Sangue) e de *Yin* com Falso *Yang*, e à Umidade-Mucosidade. No caso de fator etiológico específico, como no caso das infecções bacterianas, devem ser tratadas convencionalmente com antibióticos. Nos casos de amidalites crônicas com recorrência de episódios agudos, as amídalas tornam-se focos crônicos de infecção, situação na qual a cirurgia (amidalectomia) deve ser considerada. De qualquer forma, o tratamento pela Acupuntura é sempre útil, pois resolve a condição clínica de base.

CONSIDERAÇÕES FINAIS

As faringoamidalites são inflamações decorrentes da invasão do Calor ou Vento-Calor nos canais da face e manifestam-se na garganta causando dor, dificuldade para deglutir e febre. Correspondem às faringoamidalites virais e bacterianas na Medicina Ocidental. O tratamento pela Acupuntura envolve a dispersão do Calor Perverso e pontos para alívio local dos sintomas. Nas faringoamidalites bacterianas, o tratamento com antibióticos deve ser empregado para evitar complicações locais e sistêmicas.

REFERÊNCIA BIBLIOGRÁFICA

1. Wong M. Ling-Shu – base da Acupuntura Tradicional Chinesa. São Paulo: Andrei, 1995.

BIBLIOGRAFIA

2. Borges DR, Rothschild HA (eds.). Atualização terapêutica 2007. São Paulo: Artes Médicas, 2007.
3. Campos CAH, Costa HOO (eds.). Tratado de otorrinolaringologia. São Paulo: Roca, 2003.
4. Kaptchuk T. The Web that has no Weaver. 2.ed. Nova York: McGraw-Hill, 2000.
5. Julian S. Acupuntura no tratamento da criança. São Paulo: Roca, 1997.
6. Maciocia G. A prática da Medicina Chinesa. 2. ed. São Paulo: Roca, 1996.
7. Yamamura Y. Acupuntura tradicional: a arte de inserir. 2.ed. São Paulo: Roca, 2001.
8. Wembu Xi (ed.). Tratado de Medicina Chinesa. 2.ed. Traduzido por Ysao Yamamura. São Paulo: Roca, 1993.

CAPÍTULO

36

Labirintopatias

FERNANDO CÉSAR DOTTA DE BARROS

VISÃO DA MEDICINA OCIDENTAL

As tonturas são sintomas comuns em Medicina, com diferentes características e causas. Podem acometer ambos os sexos, em todas as idades, desde ocorrências leves e fugazes até episódios severos e incapacitantes. A pluralidade dos sintomas e dos fatores causais das tonturas coloca esse sintoma em várias entidades nosológicas, dentro de várias especialidades médicas.

As tonturas têm origem central ou periférica. As centrais ocorrem secundariamente a uma anormalidade do sistema nervoso central (SNC), em geral de etiologia tumoral, metabólica ou vascular. As tonturas de origem periférica estão relacionadas a anormalidades do aparelho vestibular, localizado na orelha interna.

O equilíbrio corporal é uma atividade biológica complexa nos seres humanos, em virtude de seu bipedismo e postura ereta, envolvendo proprioceptores musculares do pescoço e do corpo, informações visuais e aparelho vestibular. As informações obtidas nessas estruturas são enviadas para os núcleos vestibulares e reticulares do tronco cerebral e daí para o cerebelo, gânglios da base, tálamo e córtex motor. Identificam-se dessa forma tratos e fascículos aferentes que interligam as diversas estruturas responsáveis pelo equilíbrio corporal: trato espinocerebelar; fascículo vestibulocerebelar; fascículo longitudinal medial; tratos vestibuloespinhal e reticuloespinhal e fibras vestibulotalâmicas e pontocerebelares. A organização das informações sensoriais proprioceptivas conscientes e inconscientes ocorre no tronco cerebral e no cerebelo, e a resposta é veiculada por meio de outro sistema de fibras eferentes, que influencia os neurônios motores da medula.

O aparelho vestibular é o órgão que informa sobre a posição em que a cabeça se encontra no espaço. É composto por um sistema de tubos e câmaras ósseas na porção petrosa do osso temporal, chamado de labirinto ósseo; dentro dele, há um sistema de tubos e câmaras membranosas chamado labirinto membranoso, sendo esta a parte funcional do aparelho. O labirinto membranoso é composto pela cóclea, três canais semicirculares e duas grandes câmaras: utrículo e sáculo. A cóclea está relacionada com o sentido da audição, e as demais estruturas, com o sentido do equilíbrio.

O utrículo e o sáculo possuem, cada um, uma área sensorial, denominada mácula, recoberta com uma camada gelatinosa e por cristais de carbonato de cálcio, os estatocônios; essas estruturas são responsáveis pelo equilíbrio estático horizontal e vertical do corpo. Os três canais semicirculares, dispostos em ângulos retos um em relação ao outro, de modo a representarem todos os três planos do espaço, apresentam em suas extremidades uma dilatação chamada de ampola, que contém um órgão sensorial proprioceptivo, e os canais são preenchidos por um líquido chamado endolinfa. Com o movimento da cabeça, o fluxo da endolinfa excita o órgão sensorial da ampola, acusando o movimento. Os sinais obtidos nas máculas e nas ampolas informam, por meio do nervo vestibular, o SNC sobre alterações da velocidade e da direção da rotação da cabeça nos três planos do espaço.

A vertigem e outros tipos de tonturas surgem quando as informações dos receptores sensoriais vestibulares, visuais e somatossensoriais são conflitantes. A disfunção do aparelho vestibular pode ser intrínseca ou extrínseca ao órgão. As causas extrínsecas mais comuns são as de origem metabólica e vascular.

As alterações metabólicas que mais comumente causam transtornos da função vestibular são as hipo ou hiperglicemias e as disfunções tireoidianas, sendo mais comuns no adulto jovem, e requerem tratamento específico. As doenças vasculares ocorrem mais frequentemente nos pacientes idosos, representadas por infartos cocleares ou do SNC.

As causas intrínsecas mais importantes são:

- vertigem postural paroxística benigna: ocorre a condensação da endolinfa, com a formação de debris, ou o desprendimento das otocônias, acontecendo uma colisão com as estruturas proprioceptivas vestibulares após a mudança de posição da cabeça, causando sensação anormal e conflitante de movimento. Nesses pacientes, ocorrem períodos breves de vertigem em mudanças de posição ao se movimentarem no leito, deitarem, levantarem, ao movimentarem a cabeça rapidamente e ao tentarem pegar objetos no solo. As tonturas têm característica rotatória, podem acompanhar náuseas e vômitos e apresentam nistagmo. O diagnóstico é clínico, por meio da história clínica e da realização de manobras que desencadeiam as tonturas, com a observação do nistagmo. O tratamento é feito com procedimentos de reabilitação vestibular, no qual são realizadas manobras específicas para o reposicionamento dos debris;

- neurite vestibular: ocorre por provável infecção viral ou por alterações vasculares e autoimunes que acometem as fibras no 8º par craniano. O paciente apresenta vertigem súbita, acompanhada de náuseas e vômitos, porém sem sintomas cocleares. A crise pode durar dias a semanas e dificilmente passa de um mês, com redução progressiva da intensidade. Ocorre em ambos os sexos, com pico de incidência entre 40 e 50 anos de idade. A lesão principal da neurite ocorre no gânglio vestibular, em ramificações do nervo vestibular e nos núcleos vestibulares;
- doença de Ménière: forma de hidropsia endolinfática de origem idiopática. Há distensão progressiva do espaço endolinfático, acometendo principalmente o ducto coclear e o sáculo, podendo também atingir o utrículo e as ampolas dos canais semicirculares. Fatores etiológicos presumidos incluem a hipersecreção ou a má absorção da endolinfa com alterações tanto na composição iônica como na pressão osmótica dos líquidos da orelha interna, mudanças na permeabilidade de vasos sanguíneos e de membranas celulares de tecidos do labirinto, distúrbio do metabolismo dos carboidratos, alergia alimentar, alterações hormonais ou estresse. Acomete ambos os sexos, com pico de prevalência entre 20 e 50 anos de idade. O indivíduo evolui com crises de vertigem, zumbido e hipoacusia. O diagnóstico é clínico, podendo ser apoiado pela audiometria, impedanciometria e eletrococleografia. Os casos nos quais os sintomas são intensos devem ser tratados, possivelmente com uso de diuréticos (hidroclorotiazida), suplementação de potássio (em virtude de ser o eletrólito mais abundante na endolinfa), depressores labirínticos (clonazepam) e vasodilatadores (betaistina). A cirurgia é realizada em casos de falha terapêutica, com a descompressão do saco endolinfático.

Outras causas de labirintopatias são as traumáticas, infecciosas (labirintite por herpes zóster ou bacterianas), doenças autoimunes, ototoxicidade e fístula labiríntica.

CONCEITOS DA MEDICINA TRADICIONAL CHINESA – ACUPUNTURA DAS LABIRINTOPATIAS

A tontura é sintoma presente em várias condições clínicas na Medicina Tradicional Chinesa (MTC). O *Nei Jing* liga a tontura a diversos padrões de doença. O *Su Wen* a relaciona com o Vento do *Gan* (Fígado). O *Ling Shu* atribui a tontura ao *Qi*, que não alcança a cabeça, e também à deficiência do Mar da Medula. Existem outras referências etiológicas em textos clássicos que relacionam a tontura a condições de Mucosidade.

Embriologicamente, a orelha interna origina-se a partir do placoide ótico, na quarta semana de desenvolvimento do embrião, quando ocorre também o desenvolvimento dos rins, e as estruturas da orelha média e o pavilhão auditivo originam-se a partir dos arcos e sulcos branquiais. A MTC relaciona a estrutura da orelha interna com o *Shen* (Rins), enquanto sua nutrição é provida pelo canal do *Dan* (Vesícula Biliar), que percorre a região temporal e leva a energia do Fogo Ministerial ao aparelho vestibulococlear por meio do ponto VB-8 (*Shuaigu*).

Etiopatogenia energética e quadro clínico das labirintopatias

As tonturas podem ter origem nos sistemas *Shen-Gan* (Rins-Fígado) e *Xin-Pi* (Coração--Baço/Pâncreas) e por estagnações provocadas pela Mucosidade.

O *Gan* (Fígado) corresponde ao Movimento Madeira (Vento), com atividades fisiológicas do tipo *Yang* e fluxos energéticos com direção à extremidade cefálica. As perturbações desse movimento ocorrem primariamente por dissociação do tipo Alto-Baixo, presente em duas circunstâncias: o Vazio do Baixo com Plenitude do Alto ou o Vazio do Baixo com Vazio do Alto.

O Vazio do Baixo com Plenitude do Alto é observado nas situações de emoções reprimidas, principalmente a raiva, originando o Vento Interno, que ascende para a região cefálica, causando vertigem, taquicardia, insônia, cefaleia e fácies avermelhada, língua vermelha e pulso em corda.

O Vazio do Baixo com Vazio do Alto acontece quando o Mar da Medula encontra-se em estado de Vazio; ocorrem tonturas em mareio, sensação de "cabeça vazia", queda do estado geral, fraqueza dos membros e inapetência, palidez, lombalgia, insônia, hipoacusia, língua pálida e pulso fino e fraco.

O sistema *Xin-Pi* (Coração-Baço/Pâncreas), quando deficiente, provoca o Vazio de *Qi* e de *Xue* (Sangue), com sintomas de tonturas em mareio com eventuais quedas, palidez, perda do viço da pele e dos cabelos, astenia, taquicardia, insônia, língua pálida e fina, pulso galopante e rápido.

As estagnações provocadas pela Mucosidade são consequências de anormalidades no sistema *Pi-Wei* (Baço/Pâncreas-Estômago), causadas principalmente por erro alimentar, mas também pela longa permanência em locais frios e úmidos. Os sintomas são tonturas com náuseas, plenitude e opressão torácica, sensação de "cabeça pesada", sonolência, língua com saburra grossa e pulso escorregadio.

Recursos de tratamento da labirintopatia pela Acupuntura
Insuficiência do sistema Shen-Gan *(Rins-Fígado)*

A abordagem visa a conter o *Yang* ascendente e a tonificar o *Shen* (Rins). Os pontos de acupuntura utilizados são:

- F-2 (*Xingjian*), F-3 (*Taichong*), B-43 (*Gaohuang*), VB-20 (*Fengchi*) e B-18 (*Cheng-Ling*), para dispersar a parte *Yang* do sistema *Gan-Dan* (Fígado-Vesícula Biliar) do crânio. Este é o princípio de tratamento do Alto, nos casos de urgência. O ponto VB-20 (*Fengchi*) é específico para tratamento de tontura;
- B-23 (*Shenshu*) ou R-3 (Taixi), para nutrir o *Shen-Yin* (Rins-*Yin*);
- F-8 (*Ququan*), para nutrir o *Gan-Xue* (Fígado-Sangue).

Insuficiência do sistema Xin-Pi (Coração-Baço/Pâncreas), com consequente Vazio de Qi e de Xue (Sangue)

- B-20 (*Pishu*), B-21 (*Weishu*), E-36 (*Zusanli*) e BP-6 (*Sanyinjiao*): fortalecem o *Pi* (Baço/Pâncreas) e o *Wei* (Estômago) e nutrem o *Xue* (Sangue);
- VC-6 (*Qihai*): tonifica o *Qi* geral, o *Xue* (Sangue) e o *Yang Qi;*
- VG-20 (*Baihui*): facilita a ascensão do *Qi* puro à cabeça e alivia a tontura;
- VB-8 (*Shuaigu*): para nutrir a região vestibulococlear.

Estagnação causada por Mucosidade

Deve-se ativar a circulação do *Pi* (Baço-Pâncreas) e dissolver as Mucosidades:

- E-40 (*Fenglong*) e CS-6 (*Neiguan*): pontos tradicionais para a dissolução das Mucosidades;
- VC-12 (*Zhongwan*), E-36 (*Zusanli*), BP-3 (*Taibai*), B-20 (*Pishu*) e B-21 (*Weishu*): tonificam o *Pi* (Baço-Pâncreas) e o *Wei* (Estômago) e eliminam a Umidade e a Mucosidade;
- IG-4 (*Hegu*): promove a dissolução da Mucosidade, a descida do *Qi* turvo da região cefálica e desobstrui o *Qi* estagnado dos Canais de Energia;
- E-8 (*Touwei*): ponto específico para eliminar a Mucosidade da cabeça.

Em todos os casos, quando os sintomas de náuseas e vômitos são intensos, deve ser feita a puntura no ponto CS-6 (*Neiguan*). O paciente deve ser orientado a massagear esse ponto como medida emergencial nos casos em que o tratamento médico imediato não for possível.

INTEGRAÇÃO ENTRE CONCEITOS DA MEDICINA OCIDENTAL E MEDICINA TRADICIONAL CHINESA

Em ambos os pontos de vista, pode-se observar uma condição multifatorial na etiopatogenia das tonturas. Especificamente nas labirintopatias, três condições nosológicas principais na Medicina Ocidental correlacionam-se com as da MTC:

- neurite vestibular com distúrbio do sistema *Shen-Gan* (Rins-Fígado);
- doença de Ménière com Vazio de *Qi* e de *Xue* (Sangue);
- vertigem postural paroxística benigna com Mucosidade.

Basicamente, a MTC divide a labirintopatia em dois grupos: vertigem Plenitude e vertigem Vazio.

Na labirintopatia do tipo Plenitude, a causa mais comum é a ascensão do *Gan-Yang* (Fígado-*Yang*) para a região cefálica, causando as vertigens agudas com sintomas de tontura rotatória.

Observa-se, do ponto de vista da Medicina Ocidental, que muitos transtornos labirínticos têm origem psicossomática. Nesse aspecto, a MTC é mais específica, restringindo o tipo de emoção envolvida: a raiva. Como tratamento cognitivo, o simples reconhecimento da condição emocional por parte do paciente, muitas vezes, é suficiente para a atenuação dos sintomas. Quando o fator etiológico não é determinado, a tontura é tratada com medicações antivertiginosas, e o paciente melhora pela evolução autolimitada da doença. O diagnóstico de neurite vestibular é presumido, e exames subsidiários podem demonstrar alterações da função labiríntica, caracterizados como síndromes periféricas irritativas. Nessa condição, o tratamento pela Acupuntura pode ser realizado isoladamente.

As tonturas do tipo Vazio, na MTC, correspondem a várias condições clínicas na Medicina Ocidental, como labirintopatias vasculares, hormonais e metabólicas, encefalopatias crônicas, alterações da pressão arterial, ototoxicidade e labirintopatias autoimunes.

Trata-se de doenças com sintomatologia complexa, sendo necessários exames subsidiários além da propedêutica habitual. Nesses casos, as tonturas são sintomas em meio a outros mais ou menos importantes, e o tratamento, em geral, é multidisciplinar.

As tonturas do tipo Vazio costumam ser acompanhadas por sintomas cocleares, principalmente a hipoacusia. A doença de Ménière apresenta-se com a tríade de vertigem, zumbidos e surdez, sintomas frequentemente relacionados às doenças dos Rins na MTC. A evolução nesses casos pode ser desfavorável, com sintomas incapacitantes, e o tratamento clínico convencional pela Medicina Ocidental tende a ser sintomático e, muitas vezes, insuficiente. Nos casos graves, indica-se o tratamento cirúrgico com descompressão do saco endolinfático para alívio da pressão interna do aparelho vestibulococlear. A Acupuntura pode ser um tratamento de grande valia nesses pacientes, associada a outros, de acordo com a etiologia.

A vertigem postural paroxística benigna corresponde, com o quadro de formação de debris na endolinfa, às condições de Mucosidade na MTC. O tratamento atual preconizado, com melhores resultados, é a reabilitação vestibular. Em geral, os pacientes apresentam recidivas no período de 3 meses a 1 ano, quando novas manobras de reabilitação são realizadas. Do ponto de vista da MTC, uma vez que o problema da Mucosidade não é resolvido, a formação de debris continua, havendo a persistência dos sintomas vertiginosos. Nesses casos, o tratamento combinado envolvendo a reabilitação vestibular e a Acupuntura é o mais adequado.

CONSIDERAÇÕES FINAIS

As tonturas são sintomas comuns tanto na Medicina Ocidental quanto na MTC. Muitas condições clínicas podem apresentar a tontura como sintoma principal ou secundário. As principais causas de labirintopatias periféricas na Medicina Ocidental, que têm a vertigem como principal sintoma, são neurite vestibular, doença de Ménière e vertigem postural paroxística benigna, que se relacionam na MTC, respectivamente, às síndromes do Rim-Fígado, ao Vazio de *Qi* e Sangue e à Mucosidade.

BIBLIOGRAFIA

1. Borges DR, Rothschild HA (eds.). Atualização terapêutica 2007. São Paulo: Artes Médicas, 2007.
2. Campos CAH, Costa HOO (eds.). Tratado de otorrinolaringologia. São Paulo: Roca, 2003.
3. Maciocia G. A prática da Medicina Chinesa. São Paulo: Roca, 1996.
4. Menon AD (ed.). Fórum sobre vertigens. São Paulo: Sociedade Brasileira de Otorrinolaringologia, 2002.
5. Van Nghi N, Dong MV, Recours-Nguyen C. Semiologie et therapeutique en médecine énergétique orientale. 2.ed. Marseille: A. Robert, 1985.
6. Wenbu Xi (ed.). Tratado de Medicina Chinesa. Traduzido por Ysao Yamamura. São Paulo: Roca, 1993.
7. Yamamura Y. Acupuntura tradicional: a arte de inserir. 2.ed. São Paulo: Roca, 2001.

CAPÍTULO **37**

Fisiopatologia e tratamento de vertigem e tonturas por Acupuntura

FERNANDO ANTÔNIO IORIATTI CHAMI

INTRODUÇÃO

Vertigem é, por definição, uma perturbação sensitiva, repentina e, em geral, passageira, na qual o indivíduo perde seu senso de localização espacial. Apresenta sensação de girar ao redor do ambiente, ou do ambiente girando ao seu redor. Quando o paciente relata tontura de maneira não rotatória, tipo andar nas nuvens ou cabeça pesada, também pode caracterizar-se como um episódio com origem no sistema vestibular.

É importante para o profissional que se encontra diante de um paciente com esses sintomas conhecer um pouco sobre seu universo. A otoneurologia classifica a tontura como patológica ou fisiológica, de acordo com a causa do estímulo de estruturas sensoriais labirínticas, que pode ocorrer também em indivíduos sadios. Algumas situações caracterizam muito bem esse tipo de alteração, como as cinetoses, a vertigem das alturas, por hiperextensão da cabeça ou mesmo por deflexão cefálica.

As situações de risco a que podem estar sujeitas essas pessoas são determinantes na necessidade ou não de terapia específica para maior sensibilidade labiríntica, já que a recuperação espontânea ocorre após um período variável de minutos a horas.

As alterações sensoriais do equilíbrio decorrentes de situações patológicas podem estar relacionadas a diversas etiologias, vestibulares ou não.

A tontura é um dos sintomas mais comuns do mundo. Pode estar presente em crianças, mas sua prevalência é maior entre pacientes adultos e idosos. Estima-se que cerca de 40% dos adultos apresentam algum tipo de distúrbio do equilíbrio em alguma época de sua vida, e as alterações vestibulares representam risco em potencial para idosos, já que aumentam a propabilidade de quedas.[1]

A etiologia do quadro labiríntico vertiginoso é tão diversa quanto os sintomas clínicos que ele pode apresentar. Portanto, o profissional responsável deve investigar minuciosamente quaisquer possibilidades para, assim, elaborar um plano terapêutico eficaz, não somente em relação ao sintoma em si, mas também a fim de minimizar suas recorrências.

Como um sintoma decorrente de diversas alterações patológicas, a vertigem pode antecipar outros sintomas e sinais comuns em diferentes etiologias. Pode ser causada por mais de 2 mil condições primárias ou secundárias, agrupadas em mais de 3 centenas de síndromes.[2]

A vertigem posicional paroxística benigna (VPPB) é o distúrbio intravestibular mais comum de vertigem de origem periférica, com incidência variável entre 11 e 64 casos por 100 mil, predominante na faixa etária entre 50 e 55 anos.[3]

As condições extravestibulares distribuem-se entre causas tumorais, vasculares, cardíacas, hormonais, alimentares, metabólicas, osteomusculares e imunológicas. Estão relacionadas entre as inúmeras condições secundárias responsáveis pelo sintoma em questão.

Uma mesma patologia pode apresentar distintas manifestações clínicas em diferentes pacientes. Essa variabilidade se deve a características individuais distintas. Além disso, tais manifestações podem estar relacionadas com personalidade, idade, estilo de vida e diferença individual de resposta aos efeitos dos diversos fatores etiológicos.

A tontura pode ser relatada como sintoma único, mas costuma ser acompanhada por um floreio diverso, como manifestações neurovegetativas (náusea ou vômitos, sudorese, palidez e taquicardia). Também são comumente relatados zumbido, cefaleia, hipoacusia, hiperacusia, alteração da discriminação da palavra e sensação de plenitude aural, isolados ou em associação.

A inter-relação do sistema vestibular com diversas áreas do sistema nervoso central (SNC) é responsável por outras queixas comuns em pacientes labirintopatas, como agitação psicomotora, irritação, dificuldade de concentração, perda de memória, fadiga física e mental, insegurança física, perda da autoconfiança e da vontade, desânimo, depressão e estados de medo e pânico. Esses sintomas estão frequentemente associados ao estado crônico de tontura.[4]

As crises podem ocorrer de maneira aguda, durando minutos, horas ou dias, e apresentar quadro clínico mais intenso, muitas vezes sendo responsável pelo frequente comparecimento em prontos-socorros.

A situação de cronicidade, cujas crises podem ser intermitentes ou constantes, leves, moderadas ou intensas, provoca impacto variável na qualidade de vida de cada paciente.

A rica diversidade de sintomas e a necessidade de uma acurácia diagnóstica que permita o desenvolvimento de terapia de sucesso levam à valorização desnecessária de avaliações e exames notáveis e proeminentes, mas que geram excesso de informações nem sempre úteis na elaboração diagnóstica, e que podem comprometer de maneira significativa a relação custo-benefício.

A solicitação de testes complementares em cascata, dos mais simples aos mais avançados, permite o melhor aproveitamento de diversos recursos, de acordo com o quadro clínico do paciente e com o resultado inicialmente apresentado. Essa sequência de exames geralmente acompanha o raciocínio lógico de elucidação diagnóstica de cada paciente de maneira individual e evita a necessidade de exames desnecessários.

História clínica e exame minucioso contribuem de maneira significativa com o diagnóstico etiológico, gerando uma indicação inicial de exames a serem pedidos.

Todo paciente que apresenta quadro clínico sugestivo de labirintopatia deve, obrigatoriamente, ser submetido à avaliação de sua audição e de seu equilíbrio corporal por meio de testes neuroaudiológicos e equilibriométricos. A partir desses exames iniciais, a sequência de solicitação evolui para os diversos quadros etiológicos relacionados com o sintoma em questão. Dessa maneira, avaliações e exames de imagem, funcionais, metabólicos, hormonais e imunológicos estão entre as requisições mais comuns de diagnose das crises labirínticas.

As avaliações e os exames complementares são periodicamente requisitados, com o objetivo de acompanhar a evolução do paciente e da doença, proceder a eventuais alterações terapêuticas e determinar o fim do tratamento.

É essa abordagem abrangente que torna imperdoável ao profissional responsável tratar um paciente com crises labirínticas sem antes fazer o diagnóstico preciso. O sucesso da terapêutica depende da precisão do diagnóstico sindrômico, topográfico e etiológico, pois a identificação e o controle ou remoção da causa são fundamentais.

A evolução do conhecimento otoneurológico levou a uma abordagem terapêutica baseada em táticas que permitem tratar o fator etiológico, manipular medicações antigas e modernas, aplicar técnicas individualizadas de reabilitação vestibular e modificar hábitos ou vícios responsáveis por perpetuar ou agravar sintomas vertiginosos ou associados.

A associação de diagnóstico energético do paciente e a utilização da Acupuntura complementa as táticas terapêuticas utilizadas atualmente e ajuda a diminuir a taxa de insucessos.

ETIOPATOGENIA ENERGÉTICA DA VERTIGEM E DA TONTURA

De acordo com a Medicina Tradicional Chinesa (MTC), o sintoma de tontura é conhecido como *Xuan Yun*, que significa visão borrada. Sua primeira referência ocorreu no *Tratado de Medicina Interna do Imperador Amarelo*, que relaciona esse sintoma com uma série de padrões fisiopatológicos energéticos.

Cada padrão energético apresenta características e tratamento peculiares, mas existem hábitos específicos em determinados pacientes que são responsáveis pela evolução para uma etiologia específica. Entre esses hábitos maléficos, encontram-se alterações emocionais, excesso de trabalho ou vida desregrada e distúrbios alimentares.

Os idosos podem mostrar sintomas de Vento ou de Mucosidade, enquanto as mulheres podem expressar deficiência de Sangue acompanhada ou não de deficiência de *Qi* e ascensão de Falso Calor, particularmente em períodos menstruais, gestação e pós-parto.

Indivíduos que apresentam falta de controle emocional frequente, como ocorre nas situações de raiva, nervosismo, irritabilidade exacerbada ou rancor reprimido, possuem tendência a promover estagnação e ascensão do *Yang-Gan* (Fígado-*Yang*).

A cronicidade dessas exacerbações, o excesso de trabalho ou a promoção de uma vida desmedida, sem o descanso adequado, são causas frequentes de desgaste do *Shen Qi* (Energia dos Rins) e do *Jing* (Essência).

O consumo excessivo de alimentos inadequados dos tipos gordurosos, lácteos ou fermentados, e o excesso de preocupação que não permite os momentos adequados de repouso mental, geram enfraquecimento do *Pi Qi* (Energia do Baço/Pâncreas) e formação de Umidade e Mucosidade, que, ao atingir o segmento cefálico, dificultam a ascensão de *Qi* puro e podem provocar a sensação de desequilíbrio.

Há quatro principais padrões etiológicos energéticos relacionados com o aparecimento das vertigens, sendo dois do tipo plenitude e dois do tipo deficiência. Os dois primeiros são, por sua vez, divididos em ascensão do *Yang*, Fogo e Vento do *Gan* (Fígado) e presença de Mucosidade no segmento cefálico; os dois últimos são caracterizados por uma deficiência de *Qi* e *Xue* (Sangue) e uma deficiência de *Jing*.

Na plenitude por ascensão de *Yang*, Fogo ou Vento do *Gan* (Fígado), os pacientes apresentam quadro clínico caracterizado por crises mais agudas, que ocorrem, normalmente, de maneira intensa, do tipo vertigens, e que costumam estar acompanhadas de outros sintomas típicos, como zumbido intenso, face avermelhada, cefaleia, plenitude aural, irritabilidade exacerbada e acessos de fúria. A gravidade do quadro pode, ainda, ser responsável por aparecimento de sabor amargo na boca, fezes ressecadas, tremores e outros sintomas de origem neurovegetativa.

O exame do pulso mostra características peculiares, como pulso rápido, cheio e tenso, conhecido como pulso em corda, e a língua desses pacientes, exemplificada na Figura 37.1, é avermelhada nas bordas laterais, podendo ou não apresentar saburra do tipo amarela.

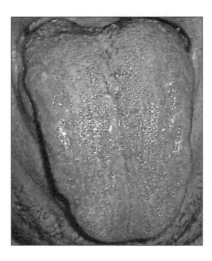

FIGURA 37.1 Língua com características de ascensão do *Yang* do *Gan*.

Uma disfunção do *Zhongjiao* (Aquecedor Médio) acarreta acúmulo de Umidade e Mucosidade na região superior do corpo, desencadeando vários sintomas associados à tontura, como cefaleia em peso, confusão mental associada à dificuldade de concentração e diminuição da memória, náuseas e vômitos, opressão torácica, angústia e redução do apetite.

Tontura no período menstrual da paciente com esse padrão energético aparece antes ou durante a menstruação, assim como aumento de volume das mamas, as quais se tornam dolorosas. A mulher apresenta secreção vaginal fora do período menstrual, e gestante tem inchaço de extremidades, parestesia dos membros e opressão torácica frequente.

A língua apresenta tamanho aumentado, marcas de dentes em suas bordas e saburra comumente espessa, e, com atenção, pode-se observar palidez de fundo, que indica certo grau de deficiência do paciente, como demonstrado na Figura 37.2.

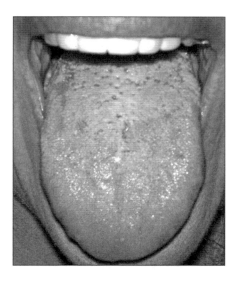

FIGURA 37.2   Língua com saburra, marcas de dentes e palidez de fundo.

A pulsologia encontrada nesse padrão energético é descrita nos textos clássicos como um pulso macio e escorregadio, com certo grau de deficiência em sua profundidade. Os profissionais não habituados a utilizar a avaliação pulsológica como meio diagnóstico não compreendem essa terminologia erudita, mas o estudo e o treinamento adequados e prolongados podem proporcionar a sensação da maciez do pulso radial.

Nos quadros fisiopatológicos relacionados a deficiência de Sangue, os pacientes referem tontura moderada, presente com frequência nas mudanças de decúbito, fraqueza, cansaço, palidez cutânea, desânimo, alterações do sono, memória fraca, palpitações e opressão torácica. Pode ocorrer durante ou após o período menstrual; a mulher sente a visão turva e tem diminuição na quantidade de sangramento. No período gestacional, a tontura é frequente, ocorre diminuição do apetite e as fezes podem tornar-se amolecidas pela deficiência do *Pi* (Baço/Pâncreas).

A língua mostra-se pálida e fina, e pode apresentar saburra superficial, ressecada e esbranquiçada, como mostra a Figura 37.3. O pulso é fraco, fino, com localização que varia de profunda a mediana.

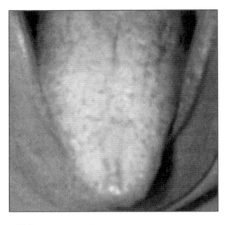

FIGURA 37.3   Língua fina, pálida e ressecada.

Na deficiência de *Shen Qi* (Energia dos Rins) e do *Jing* (Essência), os pacientes encontram-se fadigados, desanimados, deprimidos, têm tontura persistente acompanhada de zumbido e hipoacusia, insônia terminal e sono não repousante, fraqueza e dor na região lombar e nos joelhos.

A Figura 37.4 mostra língua pálida e fina, típica de deficiência do *Shen* (Rins). O pulso desses pacientes é profundo e fraco.

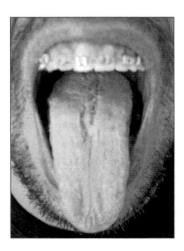

FIGURA 37.4   Língua da deficiência do *Qi* dos Rins.

TRATAMENTO COM ACUPUNTURA

O tratamento com Acupuntura deve ser baseado em pontos que gerem harmonização da relação Alto-Baixo e direita-esquerda do paciente. A relação de pontos selecionados é direcionada para o tratamento do sistema vestibulococlear, de acordo com a alteração energética relacionada. Assim, podem ser utilizados também para o tratamento do zumbido e da perda auditiva.

Os pontos locais utilizados no tratamento da tontura estão localizados no segmento cefálico e possuem indicação específica para gerar equilíbrio e tonificação do sistema em questão. Mesmo os pontos locais possuem maior ou menor indicação, de acordo com a etiopatogenia energética relacionada.

O VG-20 (*Baihui*) é um centro de energia que permite a circulação de *Qi* por todo o organismo, além de promover o cruzamento de todos os Meridianos *Yang*; também tem ligação com o Meridiano Principal do *Pangguang* (Bexiga) e com o trajeto interno do Meridiano Principal do *Gan* (Fígado). É utilizado nos pacientes com hiperatividade do *Yang*, nos distúrbio do *Xin* (Coração) com alterações emocionais de ansiedade e medo, e também nos quadros de deficiência de *Shen-Yang* (Rim-*Yang*) e do *Xin-Yang* (Coração- -*Yang*) com depressão e apatia.

Ao encontrar com VG-20 (*Baihui*), o Meridiano Principal do *Pangguang* (Bexiga) emite um ramo interno para dentro do segmento cefálico e para os dois sistemas cócleo- -labirínticos. Dessa maneira, utiliza-se puntura do ponto B-7 (*Tongtian*) direcionada para o ponto VG-20 (*Baihui*). Além disso, B-7 (*Tongtian*) tem indicações em invasão de Vento exterior e hiperatividade do *Gan-Yang* (Fígado-*Yang*).

Outro ramo do Meridiano Principal do *Pangguang* (Bexiga) parte de VG-20 (*Baihui*) e direciona-se ao Meridiano Principal do *Dan* (Vesícula Biliar) no ponto VB-8 (*Shuaigu*), cuja importância se destaca nas exacerbações de Calor interior ou exterior, como as labiritopatias provocadas pelo uso de bebidas alcoólicas. Deve ser puntuado com a ponta da agulha direcionada para o pavilhão auricular.

O TA-17 (*Yifeng*) é utilizado para todas as patologias das orelhas, sejam externas, médias ou internas. Assim, sua utilização na tontura e na vertigem é de grande importância. É ponto de cruzamento com o Meridiano Principal do *Dan* (Vesícula Biliar), e atua tanto nas situações de excesso como nas de deficiência.

O ponto E-8 (*Touwei*) é ponto de cruzamento com o Meridiano Principal do *Dan* (Vesícula Biliar) e é utilizado na tontura, na qual ocorre a necessidade de se remover Umidade e Mucosidade do segmento cefálico.

Na região cervical posterior, os principais representantes são VG-15 (*Yamen*), VG-16 (*Fengfu*), B-10 (*Tianzhu*) e VB-20 (*Fengchi*). O VG-15 (*Yamen*) e o VG-16 (*Fengfu*) atuam em conjunto, estabelecem o fluxo de Energia para o segmento cefálico e, por isso, asseguram sua ligação com o resto do organismo. Também são utilizados nas alterações emocionais, Vento Exterior e Interior e nos pacientes que apresentam confusão mental.

O VB-20 (*Fengchi*) é ponto de união dos Meridianos do *Dan* (Vesícula Biliar), do *Sanjiao* (Triplo Aquecedor) e do Meridiano Curioso *Yang Wei*. Também possui atuação na penetração de Vento ou na hiperatividade do *Yang*, sendo usado na vertigem e na cefaleia provenientes de tensões musculares generalizadas, especialmente na região cervical, sendo nessa ocasião associado ao B-10 (*Tianzhu*).

Outros pontos de Acupuntura distribuídos pelo corpo estão relacionados à sua fisiopatologia.

Na plenitude por ascensão de *Yang*, Fogo ou Vento do *Gan* (Fígado), o tratamento preconizado com Acupuntura visa a conter essa ascensão enquanto se promove nutrição do *Gan-Yin* (Fígado-*Yin*) e do *Shen-Yin* (Rim-*Yin*), quando essas deficiências se apresentam concomitantemente ao quadro de Plenitude.

Diversos pontos de Acupuntura podem ser utilizados para esse tipo de padrão, mas alguns são fundamentais, como F-3 *(Taichong)*, VB-21 *(Jianjing)* e VB-34 (*Yanglingquan*), que contêm a ascensão do *Gan-Yang* (Fígado-*Yang*), assim como ocorre com VG-16 *(Fengfu)* e ID-3 *(Houxi)*.

Outros pontos que também auxiliam no tratamento da ascensão do *Gan-Yang* (Fígado-*Yang*) e que possuem relação específica e direta com o aparelho auditivo-vestibular são TA-3 *(Zhongzhu)*, VB-43 *(Xiaxi)* e a utilização do Meridiano Curioso *Yang Wei* com os pontos TA-5 *(Waiguan)* e VB-41 *(Linqi)*.

Na presença de quadro clínico mais exacerbado, o ponto F-2 (*Xingjian*) possui importante indicação de uso, já que é utilizado para conter o *Gan-Huo* (Fígado-Fogo).

Nos pacientes em crise aguda de labirintopatia, o estado emocional alterado provoca exacerbação da crise em si, decorrente de maior liberação do *Gan-Yang* (Fígado-*Yang)*. Assim, são utilizados também pontos de Acupuntura cuja função é acalmar a Mente (*Shen*), como VG-20 *(Baihui)*, *Yintang*, C-7 *(Shenmen)*, P-9 *(Taiyuan)* e CS-6 *(Neiguan)*.

A presença de deficiência que colabora na exacerbação do *Gan-Yang* (Fígado-*Yang)* é minimizada com a puntura de pontos para fortalecer o *Gan-Yin* (Fígado-*Yin)*, como F-8 *(Ququan)* e BP-6 *(Sanyinjiao)* e fortalecer o *Shen-Yin* (Rim-*Yin*) com o uso de R-3 *(Taixi)*.

O tratamento da Mucosidade visa a eliminá-la do segmento cefálico e do organismo de maneira geral. O calor aplicado nos pontos B-20 *(Pishu)* e B-21 *(Weishu)* tonificam o *Pi* (Baço/Pâncreas) e o *Wei* (Estômago), o que colabora na eliminação da Mucosidade do organismo. Da mesma maneira, o VC-12 *(Zhongwan)* atua na tonificação do *Zhongjiao* (Aquecedor Médio), além de atuar nos pacientes com tontura associada a alterações de memória e confusão mental.

A associação IG-4 *(Hegu)* com E-36 *(Zusanli)* tonifica o meridiano acoplado *Yang Ming*, fortalecendo o *Qi* e o *Xue* (Sangue) e dispersando a Umidade.

Pontos como BP-6 *(Sanyinjiao)* e BP-9 *(Yinlingquan)* são importantes na remoção da Umidade do organismo, mas o E-40 *(Fenglong)* é utilizado quando o acometimento é maior pelo estado de Mucosidade. Beneficia os pacientes com tontura e vertigem associadas à sensação de peso na cabeça e estado de confusão mental e letargia. Por ser um ponto *Luo*, o E-40 *(Fenglong)* deve ser associado ao BP-3 *(Taibai)*, que promove a tonificação do *Pi* (Baço/Pâncreas).

Nas deficiências de *Qi* e *Xue* (Sangue), devem-se tonificar o *Xiajiao* (Aquecedor Inferior) e o *Zhongjiao* (Aquecedor Médio), nos quais se encontram os sistemas responsáveis por suas formações. O ponto de tonificação do *Pi* (Baço/Pâncreas) e o B-20 *(Pishu)* devem ser associados ao B-17 (*Geshu*) e ao B-43 (*Gaohuangshu*) para a promoção de tonificação e de circulação do *Xue* (Sangue).

O B-18 (*Ganshu*) e o F-3 (*Taichong*) são responsáveis por tonificar o *Gan* (Fígado), responsável pelo armazenamento e circulação de *Xue* (Sangue) pelo organismo, impedindo sua estagnação.

Quando a deficiência da Essência torna-se evidente, é necessário tonificar o paciente ao máximo com o uso frequente de calor (moxabustão) e abundância nas sessões de Acupuntura. A associação de calor nos pontos B-23 (*Shenshu*), B-20 (*Pishu*), B-13 (*Feishu*) e B-43 (*Gaohuangshu*) tonifica o *Qi* de todo o organismo e atua sobre a sensação de fadiga e desânimo desses pacientes. Seguindo o mesmo raciocínio, a utilização dos pontos R-3 (*Taixi*), BP-3 (*Taibai*) e P-9 (*Taiyuan*) tonifica o *Shen* (Rins), o *Pi* (Baço/Pâncreas) e o *Fei* (Pulmão).

INTEGRAÇÃO ENTRE CONCEITOS DA MEDICINA OCIDENTAL E DA MEDICINA TRADICIONAL CHINESA

Entre pacientes deprimidos, é comum observar sintomas de cansaço e de medo, que não dependem de estímulos reais e que ultrapassam os limites da normalidade fisiológica. Isso está intimamente relacionado à deficiência de *Jing* e de *Shen Qi* (Energia dos Rins), comum na população idosa e em pacientes que apresentam alterações tireoidianas.

Nesses quadros de deficiência, a tontura é comumente acompanhada de sintomas de depressão, mas ocorre perda do impulso interior de motivação, responsável pela geração de ajustes corporais e comportamentais, bem como pela regularização do equilíbrio do meio interno do organismo. É por isso que esses pacientes apresentam sensações falsas de temperatura, como frio, perda do desejo sexual, da busca pelo prazer e até perda da vontade de se alimentar, ingerir água e mesmo de sobrevivência.

Quando a deficiência maior acontece em relação ao *Shen-Yin* (Rim-*Yin*), ocorre o escape de Falso *Yang*. Essas frequentes e repetidas exacerbações, assim como o medo presente de maneira constante e contínua, promovem o aparecimento de estado de tensão, que gera ansiedade patológica e, consequentemente, piora do sintoma de tontura. Observa-se que crises de labirintopatias estão associadas a quadros de síndrome do pânico e outros estados de fobias.

Postula-se que crises de ansiedade seriam originadas da hiperatividade de sinapses serotoninérgicas e noradrenérgicas sobre regiões do sistema límbico. A Acupuntura provoca estabilização dessas conexões sinápticas, promovendo uma situação subliminar às experiências negativas.[5]

Alguns pacientes possuem seu quadro de tontura associado a alguma alteração metabólica. É comum seus exames audiométricos apresentarem uma curva conhecida como U invertido (Figura 37.5).

Nesses pacientes, é obrigatória a realização de exames séricos para comprovação de possíveis alterações hiper ou hipoglicêmicas, dosagem de colesterol e suas frações e triglicérides.

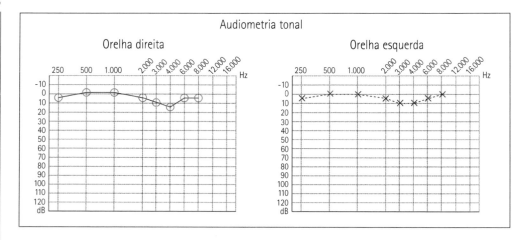

FIGURA 37.5   Audiometria com aspecto de U invertido.

Energeticamente, ocorre associação com deficiência de *Pi Qi* (Energia do Baço/Pâncreas) e acúmulo de Umidade. Esses pacientes também possuem quadro mental acelerado, com preocupações e pensamentos intensos, algum grau de letargia pela presença da Umidade e Mucosidade e sono perturbado, com vários despertares durante a noite.

A exacerbação do Fogo nas hiperatividades do *Gan* (Fígado), com ou sem deficiência, pode ser verificada nos pacientes com tontura que possuem algum grau de tensão muscular cervical. Essa exacerbação pode ser tão intensa que mulheres em tensão pré-menstrual relatam que o grau de ascensão de calor é tão intenso que nem elas mesmas suportam seu temperamento de nervosismo e irritação. A imagem de um vulcão em erupção mostra com propriedade o poder da natureza *Yang*.

CONSIDERAÇÕES FINAIS

Agentes agressores emocionais provocados por situações de estresse desencadeiam diminuição do *Gan-Yin* (Fígado-*Yin*), gerando um falso *Yang* que pode se manifestar como sintoma de tontura. As aplicações de Acupuntura influenciam o sistema límbico, o que ajuda a controlar as experiências subjetivas das emoções e as manifestações sintomatológicas que acompanham as emoções por meio dos sistemas nervoso autônomo e endócrino.

A evolução inicial da deficiência de *Yin* promove exteriorização de Falso *Yang* e, nessas situações, os pacientes com tontura devem ser tratados de acordo com o quadro atual, ou seja, harmonizando exacerbações nos períodos de crise e tonificando o sistema nos períodos de remissão.

De maneira geral, a tontura de início súbito ocorre em estado de Plenitude. A própria evolução desse quadro, entre outros possíveis fatores etiológicos, acaba gerando deficiência e, consequentemente, estado de cronicidade.

A tontura passa a ocorrer gradualmente, muitas vezes mais atenuada, com episódios de tempo variáveis entre crises que expressam a ascensão de Falso Calor. Com a falência cada vez maior do sistema, os sintomas passam a estar sempre presentes, sem crises de exacerbação, demonstrando o grau de deficiência do organismo.

Além da Acupuntura, técnicas de relaxamento e meditação podem ser úteis a esses pacientes, já que é possível a mudança de padrões comportamentais por meio de mecanismos cognitivos da razão, com o objetivo de poder se controlar diante de situações adversas da vida.

REFERÊNCIAS BIBLIOGRÁFICAS

1. Ganança MM, Caovilla HH. Desequilíbrio e reequilíbrio. In: Ganança MM. Vertigem tem cura? São Paulo: Lemos Editorial, 1998. p.13-9.
2. Ganança FF, Caovilla HH, Ganança MM. Diagnóstico diferencial da vertigem. In: Campos CAH, Costa HOO. Tratado de otorrinolaringologia. São Paulo: Roca, 2002. p.505-20.
3. Baloh RW, Honrubia V. Childhood onset of benign positional vertigo. Neurology 1998; 50(5):1494-6.
4. Mezzasalma MA, Mathias Kde V, Nascimento I, Valença AM, Nardi AE. Chronic dizzindess presenting in a patient with panic disorder: response to imipramine. Arq Neuropsiquiatr 2009; 67(1):121-2.
5. Qin W, Tian J, Bai L, Pan X, Yang L, Chen P et al. FMRI connectivity analysis of acupuncture effects on an amygdale-associated brain network. Mol Pain 2008; 13(4):55.

CAPÍTULO

38

Acupuntura nas rinossinusites

FERNANDO ANTÔNIO IORIATTI CHAMI

Por estarem diretamente relacionadas, as alterações fisiopatológicas da mucosa nasal podem provocar diminuição da ventilação e drenagem de secreções das cavidades paranasais. A consequência é a instalação de processo inflamatório não específico conhecido como rinossinusite.[1]

Por ser uma das doenças mais comuns do trato respiratório superior, as rinossinusites merecem destaque entre os profissionais de saúde, já que apresentam custo social alto quando se soma o índice de ausências no emprego e na escola ao dinheiro utilizado para o tratamento desse quadro clínico característico.

Qualidade do ar atmosférico, presença de substâncias irritantes ou alérgenas, clima de maneira geral e características e predisposições individuais favorecem a grande variabilidade de prevalência em diferentes regiões.

As rinossinusites possuem diversas classificações, sendo a temporal a mais utilizada. Considera-se quadro agudo quando o paciente apresenta sintomas por até 4 semanas. Passa a ser considerada crônica quando os sinais e sintomas ultrapassam 12 semanas de duração.[2]

A função fisiológica normal das cavidades nasais e paranasais depende de contínuo processo de ventilação e transporte de muco para a faringe. Um processo inflamatório agudo promove diminuição dessa ventilação e bloqueio, mesmo que parcial, da drenagem de secreções das cavidades paranasais.

A diminuição da ventilação é responsável pela diminuição da pressão de oxigênio e pelo aumento de dióxido de carbono local, promovendo quimiotaxia de leucócitos polimorfonucleares, diminuição do pH e consequente rebaixamento do ritmo de batimento ciliar.

Começa dessa maneira o processo inflamatório que, de acordo com suas características e do próprio paciente, pode apresentar frequentes recidivas, gerando patologia de caráter crônico.

Ocorre em crianças e adultos, e suas causas são extremamente variadas, como infecções virais, bacterianas ou fúngicas, quadros alérgicos nasais, ou mesmo disfunções vasomotoras decorrentes de alterações de clima e temperatura.

Alguns pacientes adultos evoluem para quadro crônico de rinussinusite e podem apresentar associação com a formação de polipose nasal. Entre as crianças, é comum a associação com aumento de volume da tonsila faríngea, conhecida entre a população leiga como adenoide.

Os sintomas mais comuns são obstrução, congestão, coriza, prurido nasal e cefaleia ou dor e sensação de pressão e peso facial. Outros sintomas também podem estar presentes, como febre, halitose, diminuição do olfato e da gustação, dor na arcada dentária superior, fadiga, roncos e sono agitado, tosse e dor ou pressão nas orelhas.

O diagnóstico das rinossinusites é essencialmente clínico, mas exames de imagem como a nasofibroscopia e a tomografia computadorizada (TC) são imprescindíveis na avaliação da gravidade de cada caso, em que se pode diagnosticar hiperplasia da tonsila faríngea, o aspecto da mucosa nasossinusal, presença de secreção mucoide ou mucopurulenta na cavidade nasal, pólipos e possíveis fatores anatômicos nasais responsáveis pelo processo inflamatório (Figuras 38.1 e 38.2).

Associações de rinossinusites crônicas com doenças sistêmicas são diagnósticos diferenciais importantes de serem lembrados, como ocorre nas discinesias ciliares, nas alte-

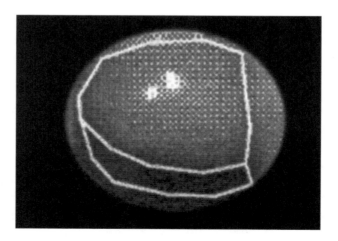

FIGURA 38.1 Imagem nasofibroscópica de hiperplasia da tonsila faríngea.[3]

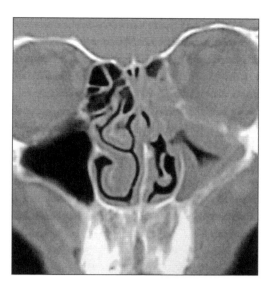

FIGURA 38.2   Tomografia computadorizada das cavidades paranasais.

rações do muco, na fibrose cística, nas doenças alérgicas e imunodeficiências, na asma, na polipose nasossinusal, nas doenças granulomatosas, tumorais e na sinusite fúngica.

A identificação e o tratamento de situações patológicas diversas, como infecções e alergias, e a fragilidade constitucional de cada paciente com alterações de temperatura colaboram no controle de possíveis complicações do processo vigente, além de diminuírem a duração, a gravidade e a frequência de crises agudas subsequentes.

O tratamento das rinossinusites ocorre em algumas etapas distintas, como controle do processo infeccioso inicial, diminuição do tempo e da gravidade do quadro agudo, desbloqueio dos óstios de ventilação e drenagem das cavidades paranasais e restabelecimento da função mucociliar nos quadros crônicos.

Para cada uma dessas etapas, a otorrinolaringologia possui arsenais distintos de acordo com o quadro apresentado e com o exame clínico constatado. Entre as terapias utilizadas, estão antimicrobianos, vasoconstritor oral ou nasal, mucolíticos, corticosteroides e soluções salinas para lavagem.[4]

Em algumas situações complicadas e de dor intensa, como nos processos infecciosos ou inflamatórios exacerbados e/ou específicos, a abordagem cirúrgica pode ser necessária para alívio dos sintomas, drenagem de secreções, obtenção de material para cultura, retirada de pólipos ou outras tumorações, ou mesmo correção de alterações anatômicas.

ETIOPATOGENIA ENERGÉTICA DAS RINOSSINUSITES

A Medicina Tradicional Chinesa (MTC) compreende os quadros de sinusite em uma categoria denominada *Bi Yuan*, que significa nariz represado ou congestionado. Os processos costumam começar com invasões de fatores patogênicos externos que desencadeiam quadro inicial de infecção de vias aéreas superiores (IVAS), que corresponde à invasão de Vento-Frio, ou processos alérgico, virais ou bacterianos, que correspondem à invasão de Vento-Calor.

Ocorre acometimento inicial do *Fei* (Pulmão), dificuldade em ocorrer o processo de difusão e descendência de seu *Qi* (Energia) e consequente ascensão para o nariz e cavidades paranasais, provocando sinais e sintomas característicos, a princípio com rinorreia clara. A semiologia está mostrada na Figura 38.3 em sua saburra fina, delgada e esbranquiçada pela presença do Frio.

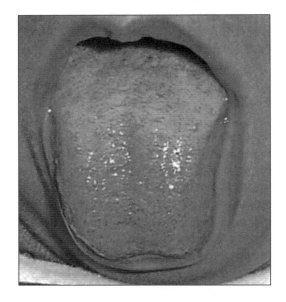

FIGURA 38.3 Língua com saburra característica de invasão de Vento-Frio.

Quadros rinossinusais que ocorrem pela invasão de Vento-Frio são comumente chamados de resfriados ou IVAS, mas, na verdade, representam rinopatia vasomotora por mudança climática.[5]

A evolução do processo inicial de penetração de agente perverso exterior promove aumento de Calor Interior, tornando as secreções presentes nas cavidades nasossinusais e a saburra da língua amareladas.

Outros sinais do início da formação do Calor são o aparecimento de queixas distintas, como cefaleias, dores na região da faringe e adenomegalia cervical, que decorrem da maior congestão e da infecção presente no nariz, nas cavidades paranasais e na secreção de pH ácido que drena posteriormente para a região da faringe.

A associação com estado energético interior de Deficiência de *Qi* (Energia) é responsável pela facilidade de penetração do agente exterior. Os pacientes podem apresentar sinais de deficiência, como certo grau de sudorese espontânea e língua com alguma palidez de fundo.

A situação de hiperatividade *Yang* Interior propicia um grau mais elevado de crises de rinites agudas, particularmente as de caráter alérgico. É comum observar quadros de Falsa Hiperatividade do *Yang* associados à Deficiência do *Yin*.[5]

É importante reconhecer que são comuns crises agudas de sinusite em processo crônico previamente instalado e, por isso, se está sempre lidando com a presença de Calor ou Umidade Calor no interior do organismo, além de certo grau de deficiência.

Os textos clássicos chineses classificam as alterações alimentares relacionadas também à presença de Umidade e Mucosidade como fatores predisponentes que facilitam a ocorrência de crises nasossinusais. A influência dessas predisposições energéticas está diretamente relacionada ao grau de alteração presente na mucosa das cavidades paranasais, justamente por causa da cronicidade do quadro.

De acordo com o grau de presença de calor ou umidade, aparecem características sintomatológicas distintas, como cor e fluidez das secreções, intensidade de cefaleia, alterações de olfato e paladar, disfonia, plenitude aural, aversão ao frio e febre.

A evolução desses quadros nasossinusais para crises infecciosas caracteriza situação instalada de Umidade Calor no *Fei* (Pulmão).

A história clínica é característica, e os sintomas e sinais correspondem à aversão ao frio e febre, obstrução ou congestão nasal, rinorreia mucopurulenta que comumente se apresenta com descendência posterior, cefaleia, anosmia ou cacosmia.

O pulso mostra sinais de invasão exterior, sendo, portanto, superficial, rápido e com deficiência em sua profundidade, de acordo com a fragilidade energética do organismo. A Figura 38.4 mostra língua com aumento de hiperemia em sua parte anterior e saburra fina ou espessa, mas com coloração amarelada.

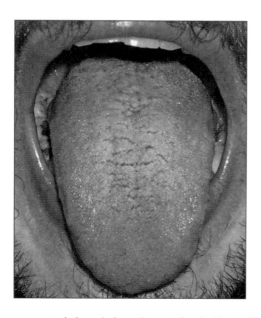

FIGURA 38.4 Língua com características de invasão exterior de Vento-Calor.

Nos casos em que as crises são desencadeadas por processos alérgicos ou irritativos, são observados, como fatores predisponentes, Calor e Fogo no *Gan* (Fígado). Os sintomas sinusais apresentam-se semelhantes à presença de Calor no *Fei* (Pulmão), mas a origem desse Calor é interior e, por isso, mais associado a componentes alérgicos e sintomas e sinais enriquecidos, como irritabilidade, cefaleia sinusal associada à localização temporal, ressecamento intestinal e irritabilidade conjuntival, que se exacerba na manipulação nasal ao exame otorrinolaringológico.

A ocorrência repetida de crises e a cronicidade facilitam a instalação de Deficiência, Umidade e Mucosidade, que afetam significativamente o *Pi* (Baço/Pâncreas), propiciando alterações histopatológicas mais intensas na mucosa das cavidades paranasais. As secreções tornam-se mais espessas e em maior quantidade. O paciente refere também cefaleia de localização mais frontal, com caráter de peso e atordoamento no segmento cefálico.

Esses pacientes apresentam língua com saburra mais espessa e amarelada, mantendo a hiperatividade do *Yang* demonstrada na cor vermelha mais pronunciada em suas bordas anterior e lateral, mas com certa palidez de fundo, demonstrando sua deficiência pelo caráter crônico das rinossinusites (Figura 38.5).

O pulso possui caráter de força, superficialidade, tensão e maciez pela presença da Umidade ou Mucosidade, mas a existência de certo grau de deficiência pode ser perceptível em sua profundidade.

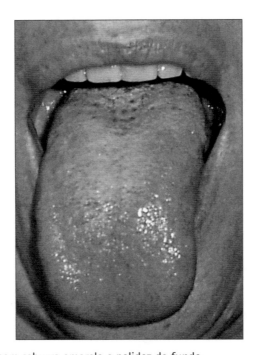

FIGURA 38.5 Língua com saburra amarela e palidez de fundo.

TRATAMENTO PELA ACUPUNTURA

A utilização da Acupuntura nos quadros de rinossinusites tem objetivo variado, de acordo com a situação atual de cada paciente. Deve ser aplicada tanto nas crises agudas como nos períodos entre as crises, justamente para evitar novas recidivas.

Os estímulos neurais, desencadeados pela manipulação dos pontos adequados, são capazes de favorecer o combate ao agente perverso invasor, aumentar a resistência do paciente, melhorar o fluxo aéreo nasal e manter pérvias as cavidades nasossinusais. Dessa maneira, a ocorrência de recidivas diminui, a cefaleia e a congestão nasossinusal melhoram, a drenagem e a limpeza de secreções estagnadas são possíveis e a dor faríngea e a disfonia diminuem.

O tratamento inicial deve permitir o restabelecimento da ventilação das cavidades paranasais e a drenagem das secreções. Pontos locais como VG-23 (*Shangxing*), VB-8 (*Shuaigu*), VB-15 (*Toulinqi*), B-2 (*Zanzhu*), B-7 (*Tongtian*), E-2 (*Sibai*), E-3 (*Juliao*), E-5 (*Daying*), E-8 (*Touwei*), E-9 (*Renying*), IG-20 (*Yingxiang*), M-CP-3 (*Yintang*) e M-CP-14 (*Bitong*) são utilizados com frequência.

O ponto VG-23 (*Shangxing*), além de sua utilização em problemas mentais e emocionais, colaborando com a estabilidade da consciência, o estado de calma e a clareza da percepção, está localizado na zona nasoglossofaríngea na Acupuntura escalpeana. Assim, quando puntuado em direção à glabela, promove diminuição da inflamação dos óstios de drenagem das cavidades paranasais, e é comum os pacientes referirem drenagem de secreção para a faringe.

Quando ocorre exacerbação de *Gan-Yang* (Fígado-*Yang*), o ponto VB-8 (*Shuaigu*) é indicado nos casos em que a causa esteja relacionada à ingestão alcoólica, apesar de suas características estarem mais relacionadas a manifestações desse Fogo na região auditivo--vestibular.

O VB-15 (*Toulinqi*) é utilizado para diminuir o Calor que ascende pelo Meridiano Principal do *Dan* (Vesícula Biliar). É usado para as rinopatias alérgicas e nas inflamações nasosssinusais.

O B-2 (*Zanzhu*) é um ponto do Meridiano Principal do *Pangguang* (Bexiga) utilizado localmente para problemas faciais e nasais. Sua puntura deve ser dirigida para o B-1 (*Jingming*), de modo a intensificar sua ação. Quando o fator etiológico é a invasão de Vento Frio exterior, a associação de B-2 (*Zanzhu*) e B-7 (*Tongtian*) é indicada para o tratamento da cefaleia comumente acompanhada de lacrimejamento excessivo.

E-2 (*Sibai*), E-3 (*Juliao*) e E-4 (*Dicang*) são pontos de cruzamento com o Meridiano Curioso *Yang Qiao* e suas funções visam a expelir o Vento Exterior e a diminuir a Hiperatividade *Yang* no segmento cefálico. Dessa maneira, atuam na fase aguda nas rinopatias vasomotoras, além de diminuir a irritabilidade e o grau de sensibilidade alérgica da mucosa nasossinusal.

E-8 (*Touwei*) e M-CP-3 (*Yintang*) representam associação eficaz no combate a todos os tipos de cefaleia frontal, seja ela associada à invasão de agente causal exterior ou decorrente de situações fisiopatológicas energéticas internas, com a presença de processos inflamatórios derivados de aumento de atividade de *Yang* ou presença de Umidade ou Mucosidade no segmento cefálico. Essa associação apresenta incrível eficácia nos quadros de cefaleia frontal, pois possibilita alívio eficiente e quase imediato desse sintoma.

O E-9 (*Renying*) tem função de acalmar a rebelião de *Qi* no *Fei* (Pulmão), mas associado com E-5 (*Daying*) também colabora para ascender a Energia *Wei* (Defensiva) para o segmento cefálico, ajudando a combater invasões exteriores e processos inflamatórios e infecciosos.

A principal função de IG-20 (*Yingxiang*) é promover desobstrução nasal, diminuir crises alérgicas e aumentar a drenagem de congestões nasossinuais.

O M-CP-14 (*Bitong*) é um ponto presente fora dos Meridianos Principais, com indicação exclusiva para desobstrução e diminuição da congestão nasossinual. Está localizado no encontro do sulco nasogeniano com o processo ascendente da maxila, acima do ponto IG-20 (*Yingxiang*).

Combinações adequadas desses pontos locais com pontos localizados a distância permitem abordagem terapêutica de sucesso nos quadros nasossinuais agudos e crônicos.

A combinação usual envolve IG-20 (*Yingxiang*), B-2 (*Zanzhu*), M-CP-14 (*Bitong*) com IG-4 (*Hegu*) e P-7 (*Lieque*). Esses últimos permitem a descendência e difusão adequada do *Fei Qi* (Energia do Pulmão), que, muitas vezes, exterioriza o excesso para o *Da Chang* (Intestino Grosso) como se fosse um método de purgação.

Da mesma maneira, o IG-4 (*Hegu*) pode ser combinado com IG-11 (*Quchi*) e VG-14 (*Dazhui*), que também expelem o Vento Exterior, removem o Calor e diminuem a hiperatividade do *Gan-Yang* (Fígado-*Yang*).

Especificamente em relação ao Calor no *Fei* (Pulmão), existe indicação precisa na utilização de B-12 (*Fengmen*) e P-10 (*Yugi*). O B-12 (*Fengmen*) tem função específica para eliminação de ataque exterior e é indicado para tratamento de afecções nasais. Sua associação com B-13 (*Feishu*) amplia a ação pelo fortalecimento do *Fei Qi* (Energia do Pulmão). O P-10 (*Yuji*) é ponto Fogo do Meridiano Principal do *Fei* (Pulmão). Pode ser usado em sedação para diminuir exacerbação de Falso Calor nas crises agudas.

Na presença de pacientes alérgicos e que mostram relação direta do grau de crise nasossinual com irritabilidade nervosa e agitação psicomotora, deve-se atuar em pontos que acalmem seu *Shen* (Mente) e contenham o *Gan-Huo* (Fígado-Fogo) e o *Dan* (Vesícula Biliar). Uma combinação utilizada para acalmar o *Shen* (Mente) e as emoções desses pacientes é a dos pontos VG-20 (*Baihui*), M-CP-3 (*Yintang*), VC-17 (*Danzhong*), C-7 (*Shenmen*), CS-6 (*Neiguan*) e P-9 (*Taiyuan*).

A Hiperatividade de *Yang* deve ser moderada com os pontos VB-34 (*Yanglingquan*) e F-3 (*Taichong*), que representam o Movimento Terra do Meridiano Principal do *Dan* (Vesícula Biliar) e do *Gan* (Fígado), e VB-43 (*Xiaxi*) e TA-2 (*Yemen*), Movimento Água do Meridiano Unitário *Shao Yang*.

Nos quadros em que ocorre envolvimento de fatores exteriores, como invasão de Vento-Calor, o ponto TA-5 (*Waiguan*) tem sua indicação na remoção dos agentes patogênicos.

O ponto F-2 (*Xingjian*), utilizado em sedação, coopera com a atenuação do escape de *Gan-Yang* (Fígado-*Yang*) em pacientes muito alérgicos.

A evolução do processo gera a cronicidade, relacionada aos graus progressivos de deficiência do *Pi* (Baço/Pâncreas) e do *Shen* (Rins). O Calor proveniente de aplicação de moxabustão é importante para aumentar o *Yang* Verdadeiro Interior e dissolver a Umidade e Mucosidade que se instalam.

Os pontos B-20 (*Pishu*), B-22 (*Sanjiaoshu*) e B-23 (*Shenshu*) devem ser associados com esse objetivo. B-20 (*Pishu*) é ponto de tonificação do *Zhongjiao* (Aquecedor Médio), ajuda a tonificar o *Pi-Yang* (Baço/Pâncreas-*Yang*) e retira a estagnação causada pela Umidade.

O VC-9 (*Shuifen*) tem relação muito íntima com B-22 (*Sanjiaoshu*), pois ambos estão localizados no meio da divisão entre o *Zhongjiao* (Aquecedor Médio) e o *Xiajiao* (Aquecedor Inferior). Removem a Umidade por tonificarem o *Shen* (Rins) e o *Pi* (Baço/Pâncreas). São mais indicados para a remoção de Umidade associada ao Frio, sendo importantes no tratamento da polipose nasal.

O VC-12 (*Zhongwan*) corresponde ao centro de Energia responsável pelo *Zhongjiao* (Aquecedor Médio). Dessa maneira, é utilizado para tonificação, remoção de estagnação de *Qi* e da Umidade.

O BP-9 (*Yinlingquan*) é um dos principais pontos para eliminar a Umidade. É usado em combinação com BP-6 (*Sanyinjiao*), ponto de cruzamento dos Meridianos Principais do *Shen* (Rins), do *Pi* (Baço/Pâncreas) e do *Gan* (Fígado) e colabora na tonificação do organismo.

Na presença de sinais e sintomas de Deficiência do *Shen* (Rins), é indicada a tonificação pela aplicação de moxabustão no B-23 (*Shenshu*), no VC-4 (*Guanyuan*) e no VC-6 (*Qihai*) e puntura do R-3 (*Taixi*) e R-7 (*Fuliu*).

A tonificação de todo o organismo pode ser alcançada na combinação dos pontos B-23 (*Shenshu*), B-20 (*Pishu*) e B-13 (*Feishu*), respectivos pontos *Shu* dorsais do *Shen* (Rins), *Pi* (Baço/Pâncreas) e do *Fei* (Pulmão), o que permite aumento da eficácia de produção, armazenamento e circulação de *Qi*.

O armazenamento e a distribuição de *Qi* também estão relacionados com a área compreendida entre VC-4 (*Guanyuan*) e VC-6 (*Qihai*), pontos que tonificam a deficiência e removem a estagnação de *Qi*.

O R-3 (*Taixi*) é um ponto *Yuan* do Meridiano Principal do *Shao Yin* e é usado para tonificar as condições de Deficiência *Yin* e *Yang*. Sua associação com R-7 (*Fuliu*) fornece estrutura e firmeza ao *Shen* (Rins) e ajuda a interromper a sudorese excessiva nos pacientes frágeis nas condições de mudanças de temperatura.

INTEGRAÇÃO DAS MEDICINAS OCIDENTAL E TRADICIONAL CHINESA

Rinossinusites são processos inflamatórios decorrentes do bloqueio da ventilação e drenagem das cavidades paranasais para a região nasal. A partir desse processo pode ocorrer evolução infecciosa e, comumente, cronificação em razão do tratamento inadequado das rinopatias desencadeantes da diminuição de aeração sinusal.

As diversas etiopatogenias energéticas das rinopatias possuem ponto final comum em relação aos quadros sinusais. O tratamento deve ser individualizado de acordo com sua origem, mas o objetivo final em relação às rinossinusites é restabelecer a função ventilatória das cavidades paranasais e drenar e impedir o acúmulo de secreção em seu interior.

Ataques frequentes de Vento-Frio, conhecido no meio otorrinolaringológico como rinopatias vasomotoras, ocorrem principalmente em pacientes com deficiência de sua energia de defesa, conhecida como Energia *Wei* (de Defesa). É uma Energia de natureza *Yang* e, entre suas funções, regula a temperatura do corpo, controla a sudorese e defende a superfície das agressões exteriores referentes a alterações de temperatura.

Os pacientes com deficiência de Energia *Wei* apresentam fragilidade em relação ao frio, e um sinal característico dessa insuficiência é a sudorese espontânea, que ocorre principalmente nas extremidades, no segmento cefálico e durante o sono.

O tratamento desses pacientes deve estar baseado, nos períodos de remissão, no fortalecimento do *Yang* protetor, a fim de minimizar as recorrências e a perpetuação do quadro sinusal.

Pacientes considerados alérgicos possuem uma exacerbação interior de Falso Calor. O aumento dessa atividade *Yang* aumenta a predisposição à suscetibilidade de fatores que possam desencadear crises nasossinusais. Esses fatores exteriores são conhecidos na Medicina Tradicional Chinesa como Vento-Calor.

Os fatores exteriores no paciente alérgico podem ser específicos ou não, pois a instalação do processo crônico leva a uma condição na qual a irritação da mucosa ocorre por quaisquer que sejam os desencadeadores. Quando existe um alérgeno específico e identificado, o paciente pode se beneficiar de outras medidas terapêuticas, como a dessensibilização ou a retirada de alimentos nocivos como o leite e seus derivados, que aumentam a formação de Mucosidade.

A Acupuntura e as técnicas da medicina convencional são integradas para que se chegue aos melhores resultados aos pacientes.

O *Yang* Interior aumentado pode, por si só, desencadear quadros agudos. São aqueles pacientes agitados, irritados e nervosos que habitualmente apresentam os sintomas característicos de coriza, obstrução e prurido. Ingestão de bebidas alcoólicas e alimentos que geram Calor, como picantes e chocolates, também estão relacionados à origem de novas crises.

A presença concomitante de um estado de deficiência estabelece um padrão de sensibilidade a mudanças de temperatura, como o frio e a umidade do meio ambiente. Principalmente na população pediátrica, observam-se pacientes com quadro concomitante de sudorese espontânea que se manifestam nas mãos, nos pés, no pescoço e na região cefálica, em geral durante o sono.

A tonificação imposta no tratamento com a Acupuntura deve mostrar diminuição dessa sudorese, fortalecendo o organismo nas estações quentes, para que diminuam suas recidivas nas estações frias e úmidas do ano.

Na concepção energética da Medicina Tradicional Chinesa, o Movimento *Pi* (Baço/Pâncreas) representa a Energia da Terra. É através da Terra que ocorre a disposição ordenada da forma de todas as estruturas do organismo.

Na presença de Umidade e Mucosidade, os processos nasossinusais costumam tornar-se crônicos e passam a apresentar modificação de sua estrutura mucosa.

A Mucosidade das afecções crônicas gera bloqueios e obstruções mais permanentes. A diminuição de ventilação e oxigenação das cavidades ósseas nasais aumenta o grau de dióxido de carbono local, provocando degenerações celulares do epitélio pseudoestratificado ciliar.

Esse processo inflamatório crônico leva a mudanças da estrutura da mucosa, ocorrendo perda de cílios, degeneração de células epiteliais, rompimento de conexões intercelulares e edema. As alterações da forma da mucosa correspondem às lesões provenientes do Movimento Terra.

Alimentos que propiciam o desenvolvimento de Umidade e Mucosidade, como leite e seus derivados, devem ser evitados em algumas crianças que desenvolvem crises frequentes com hiperprodução de secreção.

Diversas variantes, inclusive genéticas, determinam crescimento polipoide nas cavidades nasossinusais. Para o tratamento com Acupuntura, essas afecções devem ser encaradas como alto grau de Umidade e Mucosidade de caráter Frio invadindo o *Pi* (Baço/Pâncreas).

CONSIDERAÇÕES FINAIS

É importante que o profissional que atua nas rinossinusites reconheça o processo fisiopatológico que leva à sua instalação. A perpetuação de crises agudas que ocorrem de maneira repetida é a principal responsável para que os sintomas passem a acometer os pacientes de maneira mais insidiosa, e mesmo no período de remissão das crises, podem já não ficar mais assintomáticos.

Os quadros energéticos presentes em cada paciente são fatores predisponentes do tipo de evolução e dos sintomas mais comuns que possam estar presentes. O reconhecimento do processo etiopatológico envolvido é fundamental para a utilização adequada de outros pontos.

A fragilidade do paciente com as mudanças de temperatura faz com que as transformações que ocorrem no interior das cavidades paranasais piorem de maneira gradativa a cada crise desencadeada pelo clima úmido e frio.

O paciente alérgico possui piora relacionada com os processos irritativos da mucosa nasossinusal. A higiene ambiental e o controle da predisposição alérgica fazem parte do sucesso do processo terapêutico.

O tratamento com a Acupuntura deve ser remanejado de acordo com a fase em que o paciente se apresenta, sendo direcionado para alívio das crises agudas e de harmonização e tonificação nos períodos de remissão.

Os estímulos neurológicos desencadeados pela manipulação das agulhas diminuem a sensibilidade neurológica ao nível da mucosa nasossinusal e, consequentemente, o processo inflamatório e as recidivas de rinopatias agudas.[6]

Como o processo sinusal invariavelmente possui caráter crônico, os pontos de Acupuntura que visam a promover a aeração adequada das cavidades paranasais são sempre utilizados, pois essa renovação de ventilação permite que as alterações morfológicas crônicas características sejam desfeitas.

O profissional deve ter o bom senso de requisitar ajuda especializada nos casos em que o processo infeccioso estiver em evolução franca ou quando houver alterações morfológicas e estruturais evidentes, demonstradas nos exames nasofibroscópicos ou tomográficos.

Essas alterações incluem aumento de volume das tonsilas faríngeas, espessamento de mucosas, bloqueios inflamatórios de óstios de ventilação e drenagem das cavidades paranasais, e tumorações como pólipos ou cistos.

O tratamento integrado com a otorrinolaringologia colabora no sentido de permitir tratamentos mais adequados de possíveis complicações e sequelas, como a necessidade de antibioticoterapia ou de procedimentos cirúrgicos.

A avaliação de um otorrinolaringologista pode ser necessária como abordagem multidisciplinar para que tenha sucesso terapêutico e controle de recidivas frequentes em casos de resistência terapêutica com tratamento exclusivo com a Acupuntura.

REFERÊNCIAS BIBLIOGRÁFICAS

1. Araújo E, Sakano E, Weckx LLM. I Consenso Brasileiro sobre Rinossinusites. Rev Bras ORL 1999; 65(Suppl.):6-29.
2. Guimarães RES, Becker HMG. Rinossinusite crônica. In: Campos CAH, Costa HOO. Tratado de otorrinolaringologia. São Paulo: Roca, 2002. p.32-8.
3. Chami FAI. Permeabilidade nasal em crianças e adolescentes. Acta AWHO 1994; 13(3):121-5.
4. Benninger MS, Anon J, Mabry L. The medical management of rhinosinusitis. Otolaryngol Head Neck Surg 1997; 117:41-9.
5. Chami FAI. Rinites segundo a Medicina Tradicional Chinesa. Rev Paul Acup 1995; 1(1):49-53.
6. Chami FAI. Efeito da acupuntura na sintomatologia da rinite alérgica. Rev Paul Acup 1998; 4(2):75-82.

CAPÍTULO

39

Tratamento das lesões aftosas orais pela Acupuntura

FERNANDO ANTÔNIO IORIATTI CHAMI

CONCEITO DA MEDICINA OCIDENTAL

O termo lesão aftosa designa a lesão ulcerativa mais recorrente da mucosa oral. Ocorre em cerca de 10 a 20% da população, comumente antes dos 30 anos de idade, e com frequência próxima entre os dois sexos. Existe prevalência maior em pacientes que possuem história familiar de lesões recorrentes.[1]

Normalmente, a primeira manifestação é aumento da sensibilidade em uma área eritematosa que evolui para a formação de lesão ulcerada. Os pacientes costumam referir dor local que aumenta proporcionalmente com a utilização de determinados alimentos.

As lesões aftosas são classificadas em três tipos, sendo a mais comum a afta menor, que corresponde a 80% das lesões e possui cerca de 2 a 4 mm de extensão. A afta maior possui as mesmas características da afta menor, com a diferença do tamanho: pode atingir cerca de 10 mm, o que a torna mais dolorosa e dificulta o processo alimentar.

O terceiro tipo de lesão aftosa corresponde à afta herpetiforme, mais frequente em mulheres jovens. Apresenta-se como numerosas lesões pequenas que se coalescem formando áreas ulceradas com bordas irregulares.

Apesar do aspecto recidivante das lesões aftosas, elas costumam apresentar resolução entre 10 e 30 dias, podendo ou não deixar sequelas cicatriciais, dependendo de sua extensão e gravidade.

Diversos fatores podem ser citados como predisponentes das recidivas de lesões aftosas, entre eles, hereditários, psicológicos, alérgicos, endócrinos, imunológicos, traumáticos e infecciosos.

Além das causas citadas, é importante ter em mente a associação de lesões aftosas com doenças sistêmicas, como a doença de Behçet e a síndrome da imunodeficiência adquirida.

Existem diversos outros tipos de lesões ulcerativas que podem acometer a boca, como agranulocitoses, anemias, leucemias, avitaminoses, líquen plano, estomatites necrotizantes da boca, doenças granulomatosas ou mesmo tumorais. Por isso, é imprescindível a correta avaliação da lesão para que as condutas subsequentes sejam compatíveis com o processo terapêutico adequado.

A abordagem terapêutica das lesões aftosas visa basicamente à sintomatologia do paciente, ou seja, ao controle da dor. Medicamentos e anestésicos tópicos, antissépticos bucais e corticosteroides tópicos ou sistêmicos reduzem o sintoma doloroso e a lesão persistente em si, mas não são eficazes para o controle da frequência das aftas. O uso de imunomodulador pode apresentar certo benefício em relação a essas recidivas.

A utilização da abordagem energética fornece armas poderosas na identificação de fatores etiológicos desconhecidos para a Medicina Ocidental, e a terapia realizada com a Acupuntura proporciona, além do alívio do quadro doloroso, diminuição das recidivas.

CONCEITO DA MEDICINA TRADICIONAL CHINESA

De maneira geral, as condições patológicas energéticas que desencadeiam aftas na região oral correspondem à situação de Calor (*Re*) ou Fogo (*Huo*). Pode ser Plenitude por Excesso ou por Deficiência.

Os livros clássicos da Medicina Tradicional Chinesa (MTC) relacionam a boca com o *Pi* (Baço/Pâncreas) e a língua com o *Xin* (Coração); logo, as lesões que aparecem nessas estruturas estão sofrendo ataque de Calor (*Re*) ou Fogo (*Huo*) nesses *Zang* (Órgãos).

O Calor (*Re*) ou o Fogo (*Huo*) no *Wei* (Estômago) e no *Da Chang* (Intestino Grosso) ascende através do *Yang Ming* para provocar a formação de lesões ulceradas na boca.

As aftas que ocorrem na gengiva superior estão associadas ao Calor (*Re*) proveniente do Meridiano Principal do *Da Chang* (Intestino Grosso), e esses pacientes podem ter sinais de Umidade-Calor (*Re*) na estrutura em questão, o que caracteriza quadro de gastroenterocolite aguda, na qual o pulso se mostra macio e rápido, e a língua avermelhada é recoberta por saburra espessa e amarelada.

Quando o Calor (*Re*) é proveniente do *Wei* (Estômago), as aftas acometem a gengiva inferior, a mucosa jugal e o assoalho da boca. O paciente pode apresentar também epigastralgia, sede, vômitos, má digestão, mau hálito, excesso de salivação, cefaleia, emagrecimento e constipação intestinal. Seu pulso é rápido, superficial e macio, e a língua avermelhada apresenta saburra espessa, seca e amarelada.

Suas causas podem estar ligadas ao aumento da intensidade do *Wei Yang* (Estômago- -*Yang*) ou do *Da Chang Yang* (Intestino Grosso-*Yang*). Essa Plenitude do *Yang* pode ser proveniente de excitação psíquica ou excesso de alimentos picantes e quentes.

Doença crônica ou sobrecarga excessiva de preocupações podem levar ao consumo exagerado do *Wei Qi* (Energia do Estômago) e do *Pi Qi* (Energia do Baço/Pâncreas). Essa situação propicia a liberação de Fogo (*Huo*), que ascende e pode provocar a formação de lesões aftosas na boca.

Esse estado coexiste com o estado de Deficiência de *Yin* e de Líquidos Orgânicos do *Wei* (Estômago) como mais um fator de ascensão do Calor (*Re*). O paciente passa a exibir sintomas extras dessa deficiência, como lábios e boca ressecados, perda do apetite, pulso fino e rápido, e língua sem revestimento.

O Calor (*Re*) ou o Fogo (*Huo*) no *Xin* (Coração) desencadeia o aparecimento de aftas na língua, as quais são doloridas, com margens avermelhadas e sobrelevadas. Os pacientes podem apresentar também sede, gosto amargo na boca, sensação de secura, palpitações, agitação psicomotora, sensação de Calor (*Re*), insônia, sonhos abundantes e pesadelos. O pulso encontra-se superficial e rápido, e a língua mostra ponta avermelhada complementada por saburra amarela.

Na Deficiência de *Xin-Yin* (Coração-*Yin*), as aftas são menores e menos doloridas, e aparecem as queixas decorrentes do Vazio, como memória fraca e cansaço, além de piora dos sintomas durante a noite. O pulso é superficial, rápido e vazio, e a língua apresenta fissuras e ponta avermelhada, mas possui certa palidez de fundo (Figura 39.1).

Pela relação Interior/Exterior, o *Xin* (Coração) pode deslocar esse Calor (*Re*) para o *Xiao Chang* (Intestino Delgado), e, além dos sintomas já descritos, aparecem queixas

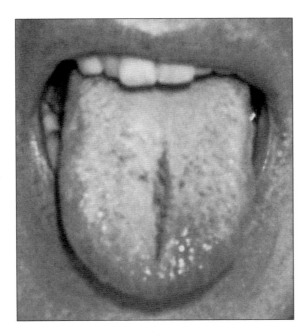

FIGURA 39.1   Língua característica de Deficiência de *Xin-Yin* (Coração – *Yin*).

urinárias, como disúria e hematúria. O pulso é superficial e rápido, e a língua mostra sinais já descritos pelo *Xin Re* (Coração-Calor).

A invasão de Vento-Calor Exterior, ao atingir a camada *Qi* do organismo, pode ser responsável pelo aparecimento de aftas e úlceras na boca, geralmente de início abrupto e com grande intensidade. O paciente pode apresentar sintomas de febre, agitação e sede. Seu pulso encontra-se rápido, e a língua apresenta-se vermelha com revestimento amarelo (Figura 39.2).

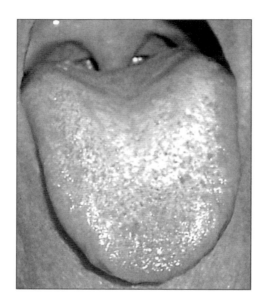

FIGURA 39.2 Língua com características de invasão por Vento-Calor.

TRATAMENTO COM ACUPUNTURA

Pontos locais são utilizados com afinco, com o objetivo de diminuir a sensação de dor e aumentar a velocidade de melhora do processo agudo.

Os pontos locais pertencentes ao Meridiano Curioso *Ren Mai* possuem importante papel no alívio dos sintomas, pois atuam na presença de Estagnação do *Qi* (Energia) e aumento da Umidade-Calor. É necessário ativar esse Meridiano Curioso com os pontos P-7 (*Lieque*) e R-6 (*Zhaohai*).

O VC-23 (*Lianquan*) está relacionado com o metabolismo da Água e sua atuação se intensifica com a associação ao VC-24 (*Chongjiang*) e a um ponto extra, localizado 1 *tsun* lateralmente a ele, conhecido como MCP-18 (*Jiachengjian*).

O tratamento a distância é moldado de acordo com os *Zang* (Órgãos) e Meridianos envolvidos, visando à harmonização do Calor (*Re*) do organismo.

O Excesso por Plenitude pode ser tratado com utilização da técnica de liberação com uso dos pontos P-7 (*Lieque*), IG-4 (*Hegu*) e VG-14 (*Dazhui*), associados com VG-13 (*Taodao*), para aliviar o Calor (*Re*) Interior, e os pontos ligados à presença de Vento VG-16 (*Fengfu*), VB-20 (*Fengchi*), B-10 (*Tianzhu*) e B-12 (*Fengmen*), que podem ser manipulados com ventosas.

Diversos Meridianos influenciam nas estruturas da boca. Seu conhecimento é vital para a compreensão da fisiopatologia e seleção adequada de pontos para o tratamento (Figura 39.3).

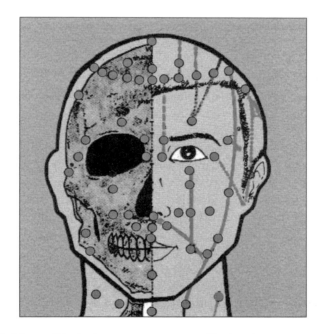

FIGURA 39.3   Meridianos Principais que percorrem a região da cabeça.
Fonte: Cedida pelo Center AO.

O Meridiano *Yang Ming* fornece a opção de inúmeros pontos locais e distantes para tratamento das lesões aftosas, pois é o principal Meridiano envolvido com a mucosa oral.

O E-5 (*Daying*) e o E-9 (*Renying*) facilitam a ascensão de *Wei Qi* (Energia de Defesa) para o segmento cefálico, enquanto o E-6 (*Jiache*) e o E-7 (*Xiaguan*) são utilizados para promover analgesia na porção inferior e superior da região maxilar, respectivamente.

O E-4 (*Dicang*) é ponto de cruzamento do Meridiano Principal do *Wei* (Estômago) com o Meridiano Principal do *Da Chang* (Intestino Grosso) e é utilizado para tratar a boca acometida por Vento-Frio, Vento-Calor, Calor e Fogo *Huo* no *Wei* (Estômago).

O E-44 (*Neiting*) e o E-45 (*Lidui*) drenam o Fogo *Huo* e o Calor *Re* do Meridiano Principal do *Wei* (Estômago), atuando também sobre alterações mentais e emocionais com certa eficácia.

Essa associação se fortalece quando é acoplada ao IG-4 (*Hegu*) e IG-11 (*Quchi*). Esses pontos possuem efeitos diversos, mas chama a atenção sua eficácia na remoção do Calor *Re* e do Vento-Calor, na regularização do *Da Chang* (Intestino Grosso) no acometimento pela Umidade-Calor, além de acalmar e remover a Hiperatividade do *Yang* e do *Gan Huo* (Fígado-Fogo).

Nos pacientes acometidos de episódios de gastroenterocolite aguda, devem ser acrescentados pontos como B-25 (*Dachangshu*), E-25 (*Tianshu*) e E-37 (*Shangjuxu*), pois removem a obstrução e a Umidade-Calor do *Da Chang* (Intestino Grosso).

O tratamento do *Wei Huo* (Estômago-Fogo) visa à remoção desse excesso de Calor (*Re*) para alívio do quadro doloroso, tanto oral como gástrico. O VC-12 (*Zhongwan*) é responsável por harmonizar o *Qi* e pode ser usado em associação com CS-6 (*Neiguan*), BP-4 (*Gongsun*), VC-11 (*Jianli*), E-25 (*Tianshu*), E-36 (*Zusanli*), E-44 (*Neiting*), IG-4 (*Hegu*) e IG-11 (*Quchi*).

A presença do *Xin Huo* (Coração-Fogo) deve ser pacificada, e o *Shen* (Mente) deve ser acalmado, usando-se um método de sedação. Os pontos C-9 (*Shaochong*) e C-8 (*Shaofu*) contribuem na sedação do *Xin Huo* (Coração-Fogo) e, associado com C-7 (*Shenmen*), pacificam as emoções e os pensamentos.

O B-15 (*Xinshu*) pode ser usado com ventosa com o objetivo de retirar o *Xin Re* (Coração-Calor), mas é mais prudente e interessante fazer uso de suas funções de harmonização do Calor *Re* e tonificação de *Yin* e do *Xin-Xue* (Coração-Sangue), além de sua colaboração na pacificação de estados emocionais exacerbados.

Se o *Xiao Chang* (Intestino Delgado) apresentar sinais de Calor *Re*, ele deve ser tratado com o uso de VC-3 (*Zhongji*) para eliminar Umidade-Calor do *Xiajiao* (Aquecedor Inferior).

Pontos relacionados ao *Gan* (Fígado) e ao *Dan* (Vesícula Biliar) são úteis na harmonização do Calor (*Re*) e do Fogo (*Huo*) patológicos. O F-2 (*Xingjian*) e o VB-34 (*Yanglingquan*) dispersam o *Gan Huo* (Fígado-Fogo), que pode ascender para outros Órgãos e Meridianos. O VB-20 (*Fengchi*) acalma o *Yang* e pode ser usado para refrescar o Calor (*Re*) no segmento cefálico. O F-3 (*Taichong*) e o F-8 (*Ququan*) ajudam em sua harmonização e tonificação.

A tonificação do *Yin* deve estar sempre presente na seleção dos pontos para o tratamento, de maneira mais vigorosa nos períodos de remissão. Assim, BP-6 (*Sanyinjiao*), R-3 (*Taixi*), R-10 (*Yingu*) e C-3 (*Shaohai*) colaboram para tonificar o *Yin* sistêmico e o *Xin-Yin* (Coração-*Yin*).

INTEGRAÇÃO ENTRE CONCEITOS DA MEDICINA OCIDENTAL E DA MEDICINA TRADICIONAL CHINESA

Alterações emocionais como estados depressivos, nervosismo, agitação psicomotora e ansiedade são comumente associadas com o aparecimento de lesões na boca, tanto aftas como outros tipos de úlceras. O grau de ansiedade e a dosagem de cortisol sérico e na saliva de pacientes com estomatites aftosas são mais elevados, mostrando a relação direta dos distúrbios da mente e das emoções com os episódios de recidivas das aftas.[2]

Diversos sintomas e características das lesões aftosas estão relacionados às suas diferentes etiopatogenias, como grau de dolorimento, quantidade de lesões e seus tamanhos.

As estomatites que ocorrem em crianças com diarreia podem estar acompanhadas de febre, agitação psicomotora e sede, o que mostra a evolução do Calor (*Re*) pelo *Yang Ming*.

O Calor (*Re*) abundante no *Wei* (Estômago) está ligado a outras patologias inflamatórias da boca, como doenças ulcerosas, periodontites, odontalgias e estomatites de origem febril.

As estomatites infecciosas são classificadas na Medicina Tradicional Chinesa (MTC) como penetração de Vento-Calor Exterior.

Quando existe Deficiência de *Yin-Wei* (Estômago-*Yin*) associada, o paciente perde o apetite, comumente evoluindo para um problema de ordem crônica. Essas aftas são menos dolorosas, menores em tamanho, e suas bordas não apresentam processo inflamatório tão exuberante.

O *Xin Huo* (Coração-Fogo) é uma etiopatogenia importante na formação das aftas na língua, mas elas podem estar presentes também em outras condições clínicas, como glossites e ulcerações linguais.

A Deficiência do *Xin-Yin* (Coração-*Yin*) pode estar relacionada a casos de estomatite aftosa em pacientes com anemia.[3]

CONSIDERAÇÕES FINAIS

Diferenciar os aspectos mentais ajuda a estabelecer uma seleção de pontos adequados para o tratamento desses pacientes. A presença de sensação de cansaço mostra sinais de Deficiência, mesmo que o paciente se apresente inquieto e cheio de entusiasmo.

Por ser responsável pelo armazenamento do *Shen* (Mente, Consciência), o *Xin* (Coração) em estado patológico, como a presença do Fogo (*Huo*), associada ou não a uma deficiência, enriquece o quadro clínico das lesões aftosas com sintomas emocionais, mentais e de comportamento.

Deve-se promover, concomitantemente ao tratamento com Acupuntura, uma mudança de postura dos pacientes, com o objetivo de aumentar seu autocontrole e sua autoestima, para que momentos de descontrole emocional não acabem em novas crises inflamatórias orais.

Esses pacientes necessitam ser tonificados, pois somente sedar o Calor (*Re*) não é suficiente para uma terapia de sucesso, que inclui aliviar rapidamente os sintomas, bem como promover diminuição de recidiva dos quadros de aftas, para que sejam cada vez menos intensas.

REFERÊNCIAS BIBLIOGRÁFICAS

1. Soler RC, Camargo ACK, Pupo DB. Lesões aftosas recorrentes da mucosa oral. In: Campos CAH, Costa HOO. Tratado de otorrinolaringologia. São Paulo: Roca, 2002. p.340-51.
2. Albanidou-Farmaki E, Poulopoulos AK, Epivatianos A, Farmakis K, Karamouzis M, Antoniades D. Increased anxiety level and high salivary and serum cortisol concentrations in patients with recurrent aphthous stomatitis. Tohoku J Exp Med- 2008; 214(4):291-6.
3. Garcia BG, Cardoso MF, de Faria O, Gomez RS, Mesquita RA. A case report of pernicious anemia and recurrent aphthous stomatitis. J Contemp Dent Pract 2009; 10(2):83-9.

CAPÍTULO 40

Glossodínia: fisiopatologia e tratamento pela Acupuntura

FERNANDO ANTÔNIO IORIATTI CHAMI

Glossodínia é um termo derivado do grego, em que *glosso* significa língua, e *odune,* dor ou sofrimento. Possui diversos nomes no meio médico, entre eles, glossalgia, glossopirose ou, ainda, parestesia bucal psicogênica.

É definida como uma série de sensações parestésicas anormais na língua ou em outras regiões da mucosa oral, não relacionadas a nenhum tipo de lesão aparente ou a alguma afecção orgânica específica que justifique o quadro.

Estudos epidemiológicos demonstram incidência cerca de 4 vezes maior nas mulheres, ocorrendo ao redor da 4ª e 6ª décadas de vida.[1]

Comumente, está relacionada a distúrbios mentais ou emocionais, incluindo aspectos de depressões, neuroses e desordens psicossomáticas. Portanto, trata-se de diagnóstico de exclusão, e a história e o exame clínico possibilitam um direcionamento importante na elucidação do sintoma em questão.

Diversas outras entidades nosológicas são capazes de desencadear esse tipo de sensação. Entre as causas locais, devem ser lembradas situações nosológicas como glossites ou estomatites, língua fissurada, língua geográfica, irritantes externos, como substâncias químicas e colutórios bucais, diferenças de potencial eletrogalvânico entre metais usados na boca, alergia de contato com próteses dentárias, trauma causado por dentes cariados, dentes imperfeitos, mordidas falsas, alterações de encaixe e assentamento dentário, inflamações locais crônicas, como tonsilites, faringites, espaços periodontais abertos, mucosite por radiação, candidíase e alergia alimentar.

Entre as alterações sistêmicas que podem produzir essa manifestação oral, destacam-se as dermatológicas, tipo de doenças sistêmicas que acometem a mucosa, como líquen plano, esclerodermia, epidermiólise bolhosa e glossite por sífilis terciária. Causas tóxicas de inflamações de mucosa devem ser lembradas, como as desencadeadas pelo ouro, bismuto, chumbo e mercúrio, assim como efeitos colaterais de algumas medicações, como alguns analgésicos e antibióticos. Além dessas, merecem atenção: desordens metabólicas, como deficiência do complexo B e vitamina C, síndrome de Plummer-Vinson e diabete melito; alterações hematológicas, como anemia perniciosa pela deficiência de vitamina B12[2] e linfogranulomatoses; doenças gastrintestinais, como gastrite, colite ulcerativa e desordens hepáticas e biliares; alterações neurológicas, como síndrome de atrofia cerebral, desordens do sistema nervoso autônomo, neuralgia glossofaríngea, neuralgia lingual e herpes zóster; alterações endocrinológicas, como a menopausa; alterações vasculares, como as arterites e a arteriosclerose;[3] e algumas miscelâneas, como síndrome de Sjögren, fibrose cística, alterações cardíacas descompensadas, alcoolismo crônico e, finalmente, alterações de origem psíquica.[4]

O diagnóstico diferencial é extenso e complexo. O profissional deve estar apto a afastar diferentes etiologias a fim de obter sucesso no tratamento.[5]

FISIOPATOLOGIA ENERGÉTICA

A fisiopatologia energética da glossodínia baseia-se em uma síndrome de Calor (*Re*) ou Fogo (*Huo*) que atinge a região oral. A partir dessa identificação, podem-se verificar outras etiologias, sendo a mais comum, observada nos atendimentos clínicos, o Calor por Vazio do *Xin* (Coração), Fogo ou Mucosidade-Fogo do *Xin* (Coração), e *Gan Huo* (Fígado-Fogo).

A Deficiência de *Xin-Yin* (Coração-*Yin*) e de *Xin-Xue* (Coração-Sangue) geram a presença de Calor, no qual os sintomas gerais de Deficiência do *Yin*, como febre baixa, sudorese noturna excessiva, região malar corada, sensação de calor na palma das mãos e plantas dos pés e boca seca, estão associados a palpitação, insônia, memória fraca, excesso de sonhos, agitação mental, tendência a assustar-se facilmente, ansiedade e irritabilidade. A parestesia lingual ocorre principalmente ao anoitecer. O pulso encontra-se vazio e rápido, e a língua, com certa palidez de fundo, mas vermelha e com maior destaque para a região da ponta, sem revestimentos (Figura 40.1).

A presença de Mucosidade-Fogo gera quadro parestésico mais dramático, pois aumenta a associação de sintomas físicos com emocionais. Além da dor na língua, os pacientes também referem sede, gosto amargo na boca, expectoração de muco, rouquidão, face avermelhada, palpitações, opressão torácica, agitação e confusão mental, discurso incoerente, labilidade emocional, depressão associada à mania, insônia, presença de sonhos em abundância e pesadelos. O pulso revela-se com a presença de Umidade, com sensação de maciez, cheio e rápido. A língua é trêmula e possui cor avermelhada,

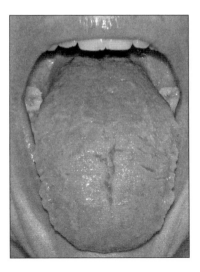

FIGURA 40.1   Língua com deficiência de *Xin-Yin* (Coração-*Yin*).

com maior intensidade na ponta e presença de fissuras; o revestimento encontra-se amarelado e espesso (Figura 40.2).

A Estagnação do *Gan Qi* (Energia do Fígado) leva, com o decorrer do tempo, à formação de estado progressivo de Mucosidade-Calor e de Mucosidade-Fogo do *Gan* (Fígado). Estados emocionais como desgosto e raiva intensos e uso de álcool e fumo também podem contribuir para a formação do Fogo. Os sintomas associados mais comuns são sede, constipação intestinal, face e olhos avermelhados, insônia, quadros de hemorragia, cefaleia, zumbido, tontura, gosto amargo na boca e náuseas. São pacientes propensos a apresentarem acessos de raiva, constipação intestinal e urina escura. O pulso encontra-se cheio, tenso e rápido, caracterizando o pulso em corda. A língua é vermelha, com maior destaque para suas bordas laterais, com a presença de saburra espessa e amarelada.

Na Deficiência do *Wei-Yin* (Estômago-*Yin*) ocorre a formação de Calor por um estado de Vazio. Os pacientes apresentam língua levemente dolorida, associada à epigastralgia, plenitude pós-prandial, sede e perda de apetite. Sintomas de Deficiência de *Yin* podem estar associados, como fraqueza, ansiedade, emagrecimento, nervosismo, irritabilidade e insônia. A formação de mucosidade enriquece o quadro clínico com mau hálito, lesões aftoides, sangramento gengival, boca e lábios ressecados, vômitos após alguma refeição, eructações, refluxo ácido e agitação mental. Na presença do Calor, o pulso encontra-se vazio, superficial e rápido. A formação de *Wei-Huo* (Estômago-Fogo) mantém sua velocidade, mas transforma-o em profundo e cheio. A língua é avermelhada, principalmente em sua região central, podendo ou não apresentar saburra amarelada, escura e espessa.

Deficiência de *Shen-Yin* (Rim-*Yin*) associada à Deficiência do *Xin-Yin* (Coração--*Yin*) promove quadros de glossodínia associados a sintomas gerais de Deficiência do *Yin*, como rubor malar, sede, constipação, urina escura, calor nas palmas das mãos e plantas dos pés, concomitantemente à fraqueza nos joelhos e na região lombar, sudorese noturna, hipoa-

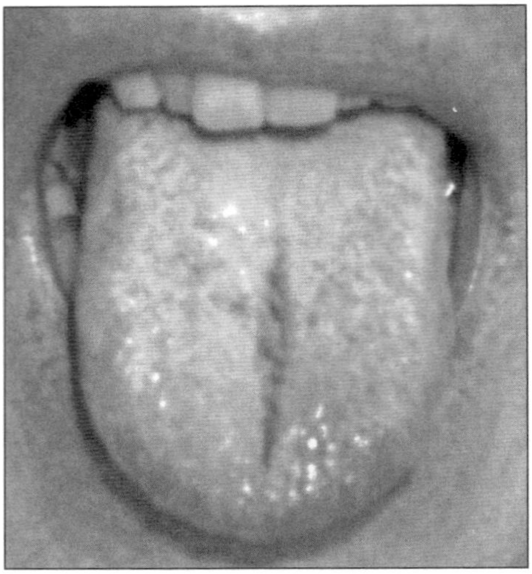

FIGURA 40.2   Língua característica de Mucosidade-Fogo.

cusia, zumbido, tontura, memória fraca, espermatorreia e ejaculação precoce nos homens. O pulso é vazio e superficial, e a língua possui coloração normal sem saburra.

A Deficiência de *Pi Qi* (Energia do Baço/Pâncreas) expressa quadro de Deficiência de *Qi* (Energia) associada à Deficiência de *Xue* (Sangue) e desarmonia de *Jin Ye* (Líquidos Orgânicos). Os sintomas mais comuns são perda do apetite, anorexia, distensão abdominal, edema, quadros diarreicos, adinamia, atrofia muscular e fraqueza dos membros. O pulso possui características de Vazio, e a língua é aumentada, amolecida, com coloração próxima ao normal ou até mesmo um pouco pálida. Há, ainda, presença de saburra branca e fina, como aparece na Figura 40.3.

Existe mais uma condição fisiopatológica responsável por sensação de parestesia na língua: a invasão do organismo por Vento-Calor, que desencadeia esse sintoma de modo agudo, associado a sintomas de Síndrome Superficial *Tai Yang*, como aversão ao frio, febre, obstrução nasal, mal-estar, cefaleia e dores na região faríngea. O pulso mostra-se rápido e flutuante, característico de invasão superficial por Energia Perversa.

TRATAMENTO COM ACUPUNTURA

Os pontos de Acupuntura selecionados para o tratamento da glossodínia baseiam-se em sua localização anatômica e na etiopatogenia de cada quadro clínico.

De maneira geral, por não estar associada a nenhuma afecção orgânica, a intensidade do sintoma da glossodínia está diretamente relacionada ao grau de alteração mental e emocional de cada paciente, com o qual os aspectos energéticos estão intimamente relacionados.

A base de raciocínio para o tratamento é utilizar o mínimo possível de agulhas, pois seu excesso durante uma sessão de Acupuntura promove aumento da deficiência já presente nesses pacientes.

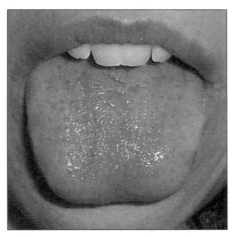

FIGURA 40.3   Língua característica de Deficiência do *Pi Qi* (Energia do Baço/Pâncreas).

O Quadro 40.1 mostra uma relação razoável de pontos que são utilizados nesses pacientes, cabendo a cada profissional selecioná-los da maneira mais adequada.

QUADRO 40.1   PONTOS LOCAIS E A DISTÂNCIA UTILIZADOS NO TRATAMENTO DA GLOSSODÍNIA

Pontos locais	Pontos a distância
E-4 (*Dicang*), E-5 (*Daying*), E-6 (*Jiache*), E-7 (*Xiaguan*), E-9 (*Renying*), M-CP-18 (*Jiachengjian*), M-CP-21 (*Shanglianquan*), IG-18 (*Futu*), VC-23 (*Lianquan*) e VC-24 (*Chengjiang*)	VG-20 (*Baihui*), M-CP-3 (*Yintang*), C-5 (*Tongli*), C-6 (*Yinxi*), C-7 (*Shenmen*), CS-6 (*Neiguan*), CS-8 (*Laogong*), VC-6 (*Qihai*), VC-12 (*Zhongwan*), VC-14 (*Juque*), VC-17 (*Danzhong*), VC-22 (*Tiantu*), IG-2 (*Erjian*), IG-3 (*Sanjian*), IG-4 (*Hegu*), IG-11 (*Quchi*), IG-17 (*Tianding*), E-21 (*Liangmen*), E-36 (*Zusanli*), E-44 (*Neiting*), E-45 (*Lidui*), VB-8 (*Shuaigu*), VB-21 (*Jianjing*), VB-24 (*Riyue*), VB-34 (*Yanglingquan*), B-13 (*Feishu*), B-15 (*Xinshu*), B-23 (*Shenshu*), B-42 (*Pohu*), B-62 (*Shenmai*), ID-3 (*Houxi*), F-3 (*Taichong*), F-8 (*Ququan*), F-14 (*Qimen*), R-3 (*Taixi*), R-7 (*Fuliu*), P-3 (*Tianfu*), BP-3 (*Taibai*), BP-4 (*Gongsun*) e BP-6 (*Sanyinjiao*)

Os pontos locais atuam na promoção de estímulos neurológicos aferentes pelo nervo trigêmeo, o qual também é responsável pela aferência sensitiva dos 2/3 anteriores da língua, por meio de seu ramo mandibular. Esses pontos localizados na face são utilizados para direcionar o tratamento para a região oral, onde se encontra a principal queixa do paciente. Assim, esses pontos são utilizados independentemente da fisiopatologia observada.

Alguns desses pontos merecem comentários, como o E-4 (*Dicang*), que promove harmonização da Hiperatividade do *Yang* na região, e E-6 (*Jiache*) e E-7 (*Xiaguan*), que atuam na analgesia da região oral.

O IG-18 (*Futu*) é um ponto Janela do Céu, e suas indicações relacionam-se com a regulação da região do pescoço e da faringe, além de atuar sobre o equilíbrio psicológico em pessoas que apresentam um profundo abatimento de seu ânimo, sentem-se sozinhas e presas dentro de si, e que não conseguem se livrar da solidão e da aflição. Para essa função, pode ser associado a B-42 (*Pohu*), P-7 (*Lieque*), IG-4 (*Hegu*) e VC-22 (*Tiantu*).

O VC-23 (*Lianquan*) é um ponto local que possui a mesma função de VC-22 (*Tiantu*), pois representa a união do *Ren Mai* (Vaso Concepção) com o Vaso de Ligação *Yin*, Canal Curioso também conhecido como *Yin Wei Mai*. O *Ren Mai* (Vaso Concepção) controla a parte anterior do corpo e possui indicações no tratamento relacionado ao metabolismo da Água e equilíbrio emocional, enquanto o *Yin Wei* encontra indicação relacionada com alterações emocionais, como medo, preocupação, ansiedade e tristeza, sintomas comuns em depressivos.

O VC-24 (*Chengjiang*) é ponto de cruzamento dos Meridianos *Ren Mai* (Vaso Concepção), *Du Mai* (Vaso Governador), *Da Chang* (Intestino Grosso) e *Wei* (Estômago). É utilizado para o tratamento de problemas na boca, e sua associação com VC-14 (*Juque*) acalma a agitação na síndrome do pânico.

A seleção dos pontos a distância depende da etiopatogenia de cada paciente, da experiência de cada profissional e do quadro clínico no momento de cada sessão de Acupuntura. Assim, a seleção dos pontos é extremamente diversificada, existindo grande número de combinações que podem apresentar eficácia igual.

Os pontos IG-2 (*Erjian*) e IG-3 (*Sanjian*) possuem como indicação principal sua atuação local para artrites dos dedos e das mãos; mas, por serem respectivamente os pontos Água e Madeira, ajudam a combater a presença do Calor e a remover o Vento--Calor, podendo, dessa maneira, ser utilizados como opções e variações de tratamento.

O principal ponto do Meridiano do *Da Chang* (Intestino Grosso) para o tratamento da glossodínia é o IG-4 (*Hegu*), que possui enorme variedade de efeitos. Sua utilização é indicada principalmente em função de sua capacidade de remover o Calor, acalmar a Hiperatividade do *Gan-Yang* (Fígado-*Yang*) e do *Gan Huo* (Fígado-Fogo), eliminar o Vento Exterior, abrandar o Vento Interior, aliviar a dor, acalmar o *Shen* (Mente) e tonificar o *Qi* (Energia) e o *Xue* (Sangue).

Assim como o IG-4 (*Hegu*), o ponto E-36 (*Zusanli*) possui função importante no sucesso terapêutico. Por ser um ponto Terra do Meridiano do *Wei* (Estômago), promove a tonificação e a elevação do *Qi* e do *Xue* (Sangue), e acalma as emoções. É utilizado em situações como agitação psicomotora, ansiedade, insônia, excesso de preocupação e inseguranças.

A associação de IG-4 (*Hegu*) e E-36 (*Zusanli*) apresenta papel importante na tonificação do *Qi* e do *Xue* (Sangue). Deve-se complementar essa atuação com a tonificação pela aplicação de moxabustão dos pontos B-13 (*Feishu*), B-20 (*Pishu*) e B-23 (*Shenshu*), que fortalece a Essência, o *Qi*, o *Xue* (Sangue) e o *Yin*, movimentos deficientes nos pacientes com glossodínia.

O E-44 (*Neiting*) tem função na drenagem de Calor (*Re*) e Fogo (*Huo*) do *Wei* (Estômago) e possui sua indicação na regularização do *Shen* (Mente), já que o *Wei Huo* (Estômago-Fogo) está associado com agitação psicomotora, ansiedade e pânico. Forma uma associação interessante com C-3 (*Shaohai*), C-5 (*Tongli*) e CS-6 (*Neiguan*), especialmente no *Xin Huo* (Coração-Fogo), por estado de Vazio.

O C-5 (*Tongli*) é ponto *Luo* do Meridiano do *Xin* (Coração). Esse ponto possui, entre inúmeras outras indicações, a capacidade de regular a língua, não somente em relação à sua liberdade de movimentos, mas também em relação à sua sensação parestésica.

Os pacientes que apresentam sintomas decorrentes de alterações do *Xin* (Coração) e do *Shen* (Rins) têm como indicação a utilização de pontos como B-15 (*Xinshu*) e C-7 (*Shemen*), que harmonizam os *Zang* (Órgãos) envolvidos e fortalecem o *Qi* e o *Xue* (Sangue). Sua tonificação é importante para nutrir e estabilizar a Mente e as Emoções.

A associação de C-6 (*Yinxi*) e R-7 (*Fuliu*) é eficaz nessa condição fisiopatológica, pois solidifica a relação Fogo-Água, Alto-Baixo, diminuindo o escape energético superior e enraizando exacerbações emocionais.

Quadro clínico crônico, alterações emocionais e baixa qualidade do sono tornam fundamental a utilização de Meridianos Curiosos, pois estão intimamente relacionados com o *Shen* (Rins) e sua capacidade de armazenar e distribuir *Qi* e Essência. Os dois principais Meridianos Curiosos para esses pacientes são o *Ren Mai* e o *Yin Wei*.

O P-7 (*Lieque*) é o ponto de abertura do *Ren Mai* (Vaso Concepção), mas possui suas indicações particulares por atuar sobre a estagnação das emoções em pacientes com mágoa, angústia, tristeza, desânimo e isolamento. O uso do Meridiano acoplado *Yin Qiao* impõe a puntura do ponto R-6 (*Zhaohai*), que também atua na tonificação do *Yin*.

O CS-6 (*Neiguan*) é ponto de abertura do Meridiano *Yin Wei*. Uma de suas funções é atuar sobre situações de excesso associado à estagnação, como os sintomas de ansiedade e palpitações associadas à glossodínia. O Meridiano acoplado *Chong Mai* possui como ponto de abertura o ponto BP-4 (*Gongsun*), que ajuda a promover tonificação e movimentação de *Qi* e *Xue* (Sangue).

INTEGRAÇÃO ENTRE CONCEITO DA MEDICINA OCIDENTAL E DA MEDICINA TRADICIONAL CHINESA

Essas descargas energéticas de Falso-*Yang* observadas nos pacientes com glossodínia são também responsáveis por sintomas diversos e localizados em diferentes partes do organismo, como fogachos presentes no período da menopausa, alguns tipos de tiques, síndrome das pernas inquietas, sensações de ansiedade e opressão torácica na síndrome do pânico.

Concomitantemente à existência de descarga de Falso-*Yang*, as alterações energéticas existentes incluem algum grau significativo de Deficiência do *Shen Qi* (Energia dos Rins), principalmente *Yin*, ou mesmo Deficiência da Essência. Essa deficiência é comprovada pela presença de sintomas depressivos nesses pacientes. Estudos mostram diminuição da concentração de serotonina em pacientes com glossodínia, assim como ocorre naqueles que apresentam algum grau de quadro depressivo.[6]

A maior incidência de glossodínia em mulheres entre a 4ª e a 5ª décadas de vida associa-se ao padrão de desarmonia de Deficiência de *Xin-Yin* (Coração-*Yin*), frequentemente observada durante a menopausa, e que pode também estar acompanhada de Deficiências do *Shen-Yin* (Rim-*Yin*) e do *Gan-Yin* (Fígado-*Yin*). Esses quadros associados de deficiência aumentam a sensação de mal-estar, inquietação e ansiedade, que ajudam a piorar a situação de afobamento e queimação na língua.

Durante as fases de mudanças na vida das mulheres, como puberdade, maternidade e menopausa, a Deficiência do *Ren Mai* (Vaso Concepção) leva, além de sintomas físicos, à diminuição da capacidade de transformação psicológica, tornando-as incapazes de se adaptarem a uma nova situação de vida, o que se reflete em diminuição da autoestima e alterações emocionais.

Da mesma maneira, os Meridianos Curiosos *Yin Wei* e *Chong Mai* apresentam indicação de uso nos quadros que acometem as mulheres na fase da menopausa, pois sua deficiência está relacionada com a exaustão do sistema reprodutor feminino.

CONSIDERAÇÕES FINAIS

A seleção dos pontos a serem utilizados deve variar de acordo com o quadro atual do paciente. Nas situações de exacerbação do sintoma lingual, a harmonização local do fluxo energético irregular é importante para alívio de maneira imediata.

No entanto, é importante aproveitar momentos de remissão para fortalecer o *Qi*, o *Xue* (Sangue) e o *Yin* desses pacientes de maneira vigorosa. Assim, é possível promover melhora contínua e gradual do sintoma principal, já que quanto mais fortalecido o paciente estiver, menores serão os escapes energéticos.

As emoções são responsáveis por provocarem estagnação e depressão das vitalidades física, mental e emocional. Isso gera estado de depressão e desânimo intercalados com crises emocionais de raiva e irritabilidade.

Nos quadros de glossodínia, a associação do sintoma com situações emocionais é extremamente interligada. Essas alterações emocionais podem ser derivadas de uma série de fatores, sejam eles exteriores ao organismo, como história de vida que envolva perdas, frustrações, mágoas e decepções, mas principalmente associadas a fatores interiores predisponentes, como incapacidade de saber lidar com essas situações emocionais e poder transcendê-las.

A identificação dos padrões energéticos emocionais associados à glossodínia permite uma abordagem terapêutica mais dinâmica, sendo importante o paciente adquirir certos conhecimentos da Medicina Tradicional Chinesa relacionados à melhor filosofia de vida.

Dessa maneira, posturas que poderiam ser responsáveis pela exacerbação de certos sintomas tendem a ser substituídas por atitudes mais positivas e, consequentemente, mais saudáveis.

REFERÊNCIAS BIBLIOGRÁFICAS

1. Kuffer R. Les paresthesies buccales psychogenes. Ann Dermatol Venereol 1987; 114:1589-96.
2. Weckx LLM, Chami FAI, Jorge JC, Teixeira MS. Pigmentação bucal e anemia. Apresentação de um caso. Rev Bras Otorrinol 1995; 61(3):246-8.
3. Ciantar M, Adlam DM. Glossodynia and necrosis of the tongue caused by giant cell arteritis. Br J Oral Maxillofac Surg 2008; 46(3):231-3.
4. Sasaki E. Influence of tendencies toward depression, neurosis and psychosomatic disorders on oral symptoms. Kokubyo Gakkai Zasshi 2005; 72(4):235-46.
5. Naumann HH. Differential diagnosis in otorhinolaryngology. Symptoms, syndromes and interdisciplinary issues. Nova York: Thieme Medical Publishers, 1993.
6. Weckx LM, Nader HB. Chondroitin sulfate and kallikrein in saliva: markers for glossodynia. Int Immunopharmacol 2008; 8(7):1056-8.

CAPÍTULO **41**

Fisiopatologia e tratamento da articulação temporomandibular pela Acupuntura

FERNANDO ANTÔNIO IORIATTI CHAMI

INTRODUÇÃO

A articulação temporomandibular (ATM) é formada pela cabeça do côndilo da mandíbula com a fossa glenoide do osso temporal. Os movimentos de rotação e translação são responsáveis pela abertura e oclusão das arcadas dentárias e pela lateralidade, protusão e retração da mandíbula, além dos movimentos combinados durante a mastigação dos alimentos.

Suas estruturas ligamentares são formadas pela cápsula articular, ligamento esfenomandibular, estilomandibular e temporomandibular e possuem função na limitação do movimento com o intuito de preservar as estruturas articulares.

Seu sistema muscular é um dos responsáveis pela movimentação da mandíbula, e sua inervação ocorre via ramo mandibular do nervo trigêmeo. São divididos em músculos elevadores, formados pelos masseteres, temporais e pterigóideos mediais, e depressores, formado pelo pterigóideo lateral (Figuras 41.1 e 41.2).[1]

O menisco da ATM é uma estrutura fibrosa em forma de sela, cuja porção central é mais delgada em relação às bandas anterior e posterior que a cercam. Essa porção central representa a superfície articular na movimentação, já que o côndilo mandibular se mantém firme sob a banda anterior. A banda posterior do menisco é contígua ao tecido de ligação ricamente vascularizado e inervado, conhecido como zona bilaminar, que possui papel importante na suave movimentação do côndilo.

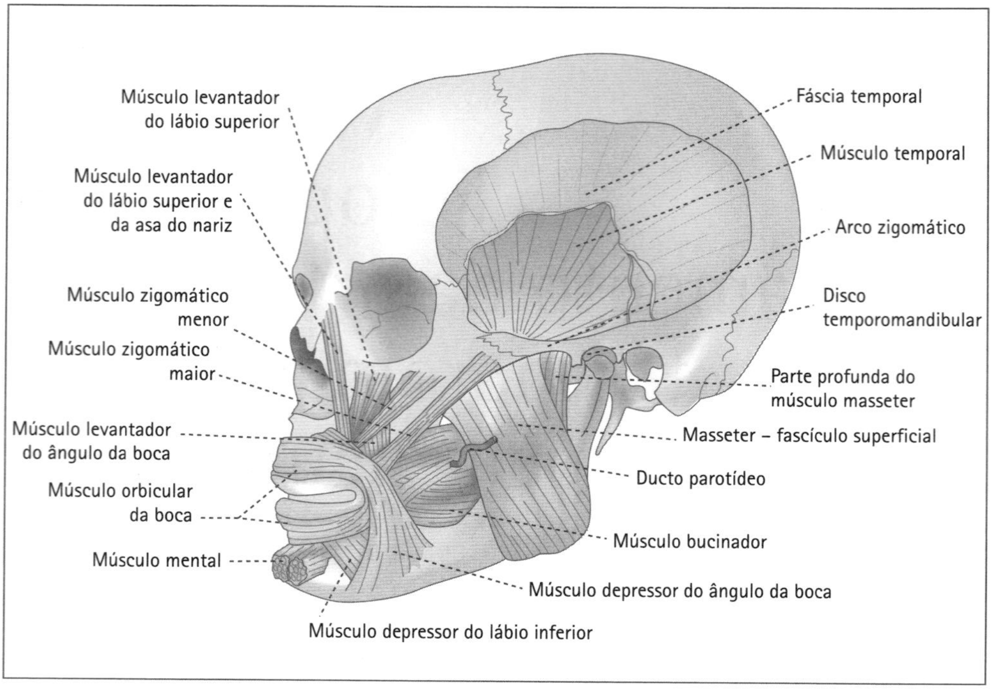

FIGURA 41.1 ATM e músculos masseter e temporal.

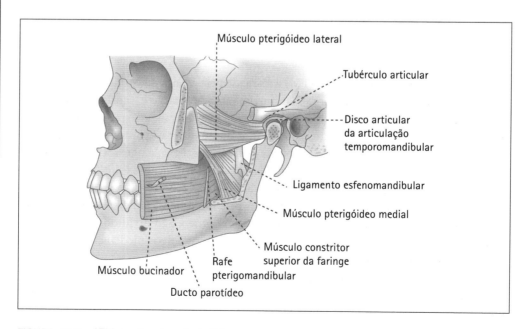

FIGURA 41.2 ATM e músculos pterigóideos.

O processo evolutivo da escala filogenética explica a importância que recai sobre a ATM. As alterações físicas da passagem dos seres vivos do meio aquático para o terrestre provocaram mudanças adaptativas necessárias sobre a mandíbula primitiva. A incorporação do côndilo na mandíbula, não mais fazendo parte do osso temporal, como na classe dos répteis, tornou a ATM uma articulação de característica peculiar nos mamíferos, sendo que as duas articulações, direita e esquerda, fazem seus movimentos de maneira complementar e nos três planos do espaço.

A mudança de posição dos vertebrados, de quadrúpedes para bípedes, provocou novas alterações evolutivas. Além disso, a evolução da massa encefálica e da fonoarticulação desencadearam transformações peculiares no sistema neuromuscular das relações maxilomandibulares.

Dessa maneira, a ATM possui papel de relevância entre as diversas desordens craniomandibulares responsáveis por sintomas de dores miofasciais, cefaleias e contraturas na região cefálica.

Sua complexa estrutura e função, integrada às suas conexões com a postura corporal, fazem que a região seja alvo de processos patológicos relacionados ao aumento de tensão muscular local, que desencadeia a sequência de sintomas característicos.

As disfunções da ATM abrangem uma série de problemas clínicos que envolvem a musculatura e a articulação do sistema mastigatório. Cerca de 1/3 dos adultos apresenta sintoma clínico relacionado às alterações da ATM.[2]

As patologias mais comuns da ATM estão descritas na Tabela 41.1, e são classificadas de acordo com distúrbios dos ossos do crânio e da mandíbula, musculares e articulares.[3]

TABELA 41.1 ETIOLOGIAS MAIS FREQUENTES DE DISFUNÇÕES DA ATM

Distúrbios dos ossos do crânio e da mandíbula	Anomalias congênitas ou do desenvolvimento: hiperplasia e hipoplasia ou agenesia do côndilo
	Distúrbios adquiridos: tumores ou fratura do côndilo da mandíbula
	Anquilose temporomandibular: perda da mobilidade articular
Distúrbios musculares	Dor miofascial
	Miosite
	Espasmos musculares: epilepsia, bruxismo e disfunção psicogênica
Distúrbios articulares	Desvios de forma: alterações dos tecidos intracapsulares
	Deslocamento do disco articular: com ou sem redução espontânea
	Luxação articular
	Inflamações articulares
	Artrites sistêmicas

Quando existe luxação da ATM, o paciente apresenta mandíbula travada, mas se ela ocorrer de maneira unilateral, observa-se boca aberta pela metade, enquanto a mandíbula se desloca para o lado não afetado.

O bruxismo é uma alteração oral observada em igual proporção em homens e mulheres, e em todas as faixas etárias. Também é conhecido como bricomania, bruxomania ou bricismo.[4] Consiste no hábito de ranger os dentes, ou seja, atritar a arcada dentária inferior contra os dentes antagonistas da arcada superior. Comumente, manifesta-se de maneira inconsciente, inclusive durante o sono. Ocorre uma descarga de fatores psicológicos e emocionais que levam ao início e à manutenção do quadro. Outros fatores podem colaborar, como interferência na oclusão dentária, perdas de dentes e patologias obstrutivas do trato respiratório superior.

Pacientes que apresentam o diagnóstico de disfunção da ATM podem relatar variados sintomas, relacionados à localização e a estruturas vizinhas à articulação, ou, ainda, relacionados a etiologias distintas que contribuem para a elaboração do diagnóstico definitivo da patologia.

As queixas costumam ocorrer de maneira progressiva, muitas vezes tornando difícil sua adequada caracterização por parte dos pacientes. As mais comuns são: dor na região da ATM, tipo pressão ou espástica, trismo, otalgia, sensação de plenitude aural, tontura, zumbido,[5] edema lateral da face, desvio do pavilhão auricular, cefaleia temporal e cervicalgia.

A dor relativa a uma alteração da ATM é comumente confundida com otalgia quando se irradia para as orelhas e, também, às vezes, para a região temporal, occipital e cervical lateral, piorando com a mastigação e o movimento da articulação.

O trismo é um sintoma de dificuldade do paciente em abrir a boca. É classificado de acordo com a distância entre os incisivos inferiores e superiores quando a boca está aberta, sendo grau I com abertura entre 2,5 e 4 cm, grau II com abertura entre 1 e 2,5 cm e grau III com abertura de menos de 1 cm.

A avaliação básica de paciente com quadro clínico de dor ou trismo deve incluir história clínica detalhada, avaliação da dor e do grau de trismo apresentado, palpação da mandíbula e da ATM. Alguns casos requerem ajuda especializada.

Abscessos periamidalianos ou quadros patológicos exclusivos na região das orelhas apresentam dor e trismo como seus sintomas principais.[6] A atuação do otorrinolaringologista torna-se fundamental para a solução do problema. Um cirurgião bucomaxilofacial também é requisitado para avaliar luxações meniscais anteriormente ao côndilo, que provocam estiramento e lesão da zona bilaminar.

Essas alterações de deslocamento de menisco podem indicar a necessidade de exames de acurácia mais específica, como radiografias panorâmicas de mandíbula, tomografias computadorizadas ou ressonância nuclear magnética da ATM,[7] para que se façam avaliações precisas de possíveis alterações morfométricas e orgânicas no quadro a ser tratado.

CONCEITOS DA MEDICINA CHINESA – ACUPUNTURA SOBRE ATM

A ATM está intimamente relacionada com o Meridiano acoplado *Shao Yang* e com o Meridiano Curioso *Yang Wei*, que atuam em áreas onde estão presentes os Meridianos do *Gan* (Fígado), *Dan* (Vesícula Biliar) e *Sanjiao* (Triplo Aquecedor), esses últimos localizados na região em questão.

Os sintomas relacionados podem aparecer de maneiras diferentes, de acordo com o fator etiológico energético relacionado.

Entre os fatores internos, estão caracterizadas situações de Plenitude, como ascensão do *Gan-Yang* (Fígado-*Yang*) ou do *Gan Huo* (Fígado-Fogo) e presença de Mucosidade.

Pacientes com disfunções de ATM apresentam tipo constitucional energético característico, tipo Madeira, com características de tendência a sofrerem de hiperatividade do *Gan-Yang* (Fígado-*Yang*) e do *Gan Huo* (Fígado-Fogo).

A causa mais comum é a hiperatividade do *Gan-Yang* (Fígado-*Yang*) de maneira contínua e gradual. A dor é pulsátil, frequentemente unilateral, na região das orelhas e têmporas, podendo atingir a região lateral do globo ocular, de acordo com o trajeto do Meridiano Principal do *Dan* (Vesícula Biliar). O paciente pode apresentar sinais de hipertensão, e o pulso apresenta características de ser tenso, com aspecto em corda.

A presença de *Gan Huo* (Fígado-Fogo) é mais rara, gerando sintomas concomitantes, como sede e gosto amargo na boca. O Vento origina sintomas acompanhantes de tontura e tremores.

Outras características dolorosas colaboram na elucidação da real alteração energética, já que dor em pressão pode significar a existência de algum grau de Estagnação de *Qi* (Energia).

A cronicidade do quadro por ascensão do *Gan-Yang* (Fígado-*Yang*) gera situação de Estagnação de *Xue* (Sangue) na região, na qual a dor fascial e a cefaleia se intensificam e adquirem características de pressão. Nesses casos, o pulso tenso é enriquecido com língua mais arroxeada (Figura 41.3).

A dor espástica ocorre nos quadros em que já existe deficiência de *Gan-Xue* (Fígado-Sangue), que gera Estagnação de *Qi* ou ascenção de *Gan-Yang* (Fígado-*Yang*). Os pacientes apresentam-se enfraquecidos, com tontura, palidez, olhos sem vida, pulso tenso e fraco e língua pálida e sem saburra, com bordas e ponta mais avermelhada em razão da ascensão do *Yang* (Figura 41.4).

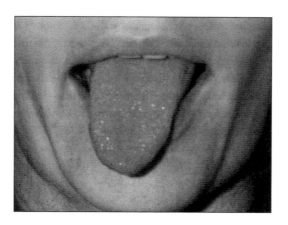

FIGURA 41.3 Língua com Estagnação de *Gan-Xue* (Fígado-Sangue).

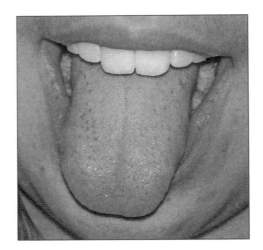

FIGURA 41.4 Língua com Deficiência de *Gan-Xue* (Fígado-Sangue).

Na Figura 41.5, a língua aumentada, com marcas de dentes e maior intensidade de saburra espessa, mostra a presença de Mucosidade. Os pacientes referem dores constantes do tipo pressão na região, acompanhadas de sintomas de Plenitude, que podem sofrer ataques agudos com dores latejantes por causa de eventuais ascensões de *Yang*.

Os quadros de dor e trismo na região da ATM, decorrentes de invasão de agentes perversos exteriores, representam a minoria dos casos. Mesmo assim, o Vento-Frio pode provocar certo desconforto que se soma ao acometimento também da região occipital; o Vento-Calor também pode desencadear cefaleias mais intensas acompanhadas de sinais infecciosos, como febre.

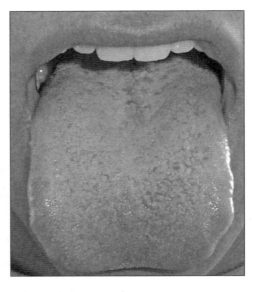

FIGURA 41.5 Língua com Mucosidade.

RECURSOS DE TRATAMENTO PELA ACUPUNTURA

A localização intimamente relacionada ao Meridiano acoplado *Shao Yang* faz que seus pontos atuem de maneira consistente no alívio dos sintomas abordados.

O Meridiano Curioso *Yang* Wei também está indicado para o alívio da cefaleia lateral e de dores e tensões musculares da região cervical lateral, presentes nas disfunções da ATM, pois regulariza os lados do corpo e do segmento cefálico, em áreas onde estão presentes os Meridianos Principais do *Gan* (Fígado), do *Dan* (Vesícula Biliar) e do *Sanjiao* (Triplo Aquecedor). Além disso, atua na hiperatividade do *Gan-Yang* (Fígado-*Yang*) e elimina a Umidade-Calor do *Gan* (Fígado) e do *Dan* (Vesícula Biliar).

O TA-5 (*Waiguan*) é ponto *Luo* e um dos mais importantes do Meridiano Principal do *Sanjiao* (Triplo Aquecedor). Tem utilidade em combater ataques do exterior, mas atua também nas situações de Hiperatividade do *Gan-Yang* (Fígado-*Yang*) e Estagnação do *Gan Qi* (Energia do Fígado) e do *Dan* (Vesícula Biliar). Sua utilização acoplada com o ponto VB-41 (*Linqi*) ativa os Meridianos Curiosos *Yang Wei* e *Dai Mai*.

O ponto VB-41 (*Linqi*) tem a propriedade de acalmar o *Yang* e remover a estagnação do *Gan Qi* (Energia do Fígado). Está indicado para as alterações de humor que ocorrem durante o ciclo menstrual, já que o *Dai Mai* possui relacionamento íntimo com o útero e com o equilíbrio hormonal da mulher.

O VB-20 (*Fengchi*) e o VB-21 (*Jianjing*) também são pontos que possuem efeito sobre a tensão decorrente do aumento de *Gan-Yang* (Fígado-*Yang*) e Estagnação do *Gan Qi* (Energia do Fígado). Devem ser usados de maneira cautelosa nos idosos e em mulheres grávidas por causa do risco de provocarem hipotensão, mas possuem efeito satisfatório sobre os quadros relacionados a tensões musculares, particularmente na região dos ombros, pescoço e ATM.

A associação de TA-5 (*Waiguan*), VB-41 (*Linqi*), VB-20 (*Fengchi*) e VB-21 (*Jianjing*) completa-se com VB-34 (*Yanglingquan*), ponto Terra do Meridiano Principal do *Dan* (Vesícula Biliar). Esse ponto relaciona-se com o relaxamento de músculos e dos tendões, regulariza o aumento do *Yang*, move a estagnação do *Gan Qi* (Energia do Fígado) e atua sobre o *Shen* (Mente) e as emoções.

Acalmar o *Shen* (Mente) e as emoções colabora com a solidificação do tratamento do paciente com disfunção de ATM psicogênica, pois atua sobre a necessidade de adquirir e preservar sua paz interior, aprendendo a lidar com as diversas situações que aparecem em sua vida com paciência e harmonia. A combinação com pontos VG-20 (*Baihui*), M-CP-3 (*Yintang*), VC-17 (*Danzhong*), C-7 (*Shenmen*), CS-6 (*Neiguan*) e P-9 (*Taiyuan*) colabora com esse propósito.

O VB-43 (*Xiaxi*), ponto Água, e o TA-3 (*Zhongzhu*), ponto Madeira, são utilizados em conjunto com o intuito de abrandar o *Gan-Yang* (Fígado-*Yang*), com específica indicação para o segmento cefálico, na região das orelhas e dos olhos.

Correspondente ao ponto Metal do Meridiano Principal do *Dan* (Vesícula Biliar), o ponto VB-44 (*Qiaoyin*) pode ser utilizado em quadros de intensidade *Yang* muito elevada no segmento cefálico.

Pontos importantes para obtenção de sucesso terapêutico também são localizados no Meridiano Principal do *Gan* (Fígado), já que este representa o local de origem da Hiperatividade *Yang*. São eles: F-1 (*Dadun*), ponto Madeira, que promove fortalecimento do *Gan* (Fígado), remove a Estagnação de *Qi* e acalma o *Gan-Yang* (Fígado-*Yang*), assim como F-3 (*Taichong*), ponto Terra, que atua sobre a dor e contrações musculares, acalma o *Yang* e move a Estagnação do *Qi*.

O F-13 (*Zhangmen*) é um ponto de conexão do Meridiano Principal do *Gan* (Fígado) com o do *Dan* (Vesícula Biliar), cujo trajeto é procedente da região da ATM. É ponto *Mo* do *Pi* (Baço/Pâncreas) e está indicado na remoção da Estagnação do *Gan Qi* (Energia do Fígado), assim como faz o F-14 (*Qimen*), ponto *Mo* do *Gan* (Fígado).

Nos pacientes que já possuem sinais de deficiência, o F-8 (*Ququan*) colabora na tonificação do *Gan-Yin* (Fígado-*Yin*) e do *Gan-Xue* (Fígado-Sangue). Nesses pacientes, deve-se atuar também com pontos que fortaleçam a Energia de produção de *Xue* (Sangue), com a tonificação do Meridiano acoplado *Yang Ming* e o *Pi* (Baço/Pâncreas), como IG-4 (*Hegu*), E-36 (*Zusanli*), BP-3 (*Taibai*) e BP-6 (*Sanyinjiao*).

Pontos locais são utilizados para promover relaxamento muscular e alívio da dor de maneira mais consistente. Os principais são E-5 (*Daying*), E-6 (*Jiache*), ID-18 (*Quanliao*), ID-19 (*Tinggong*), TA-17 (*Yifeng*), TA-21 (*Ermen*), VB-2 (*Tinghui*), VB-8 (*Shuaigu*) e o ponto Curioso M-CP-9 (*Taiyang*). Os quadros de dor e trismo podem se apresentar de maneira tão intensa que é possível acoplar alguns desses pontos locais com eletroacupuntura em alta frequência para se promover a técnica de analgesia.

O TA-17 (*Yifeng*) é ponto de cruzamento com o Meridiano Principal do *Dan* (Vesícula Biliar) que, deste ponto, emite um trajeto interno para dentro da orelha até a borda lateral do globo ocular, passando pela região da ATM nos pontos ID-19 (*Tinggong*) e E-7 (*Xiaguan*). Sua punção deve precaver acidentes com a artéria temporal média. Existe, ainda, outro ramo do *Dan* (Vesícula Biliar), que parte dessa região pré-auricular e se conecta com a mandíbula no ponto E-5 (*Daying*).

O VB-2 (*Tinghui*) e o VB-8 (*Shuaigu*) podem tratar problemas óticos, faciais e cefálicos relacionados a invasões exteriores, como Vento-Frio ou Calor, além de alterações decorrentes do aumento do *Gan-Yang* (Fígado-*Yang*), principalmente aquelas que se exacerbam com uso de bebidas alcoólicas e alimentos picantes.

O Meridiano Principal do *Xiao Chang* (Intestino Delgado) é bem representado no tratamento da disfunção da ATM, pois ID-19 (*Tinggong*) é o ponto de encontro com os Meridianos Principais do *Sanjiao* (Triplo Aquecedor) e do *Dan* (Vesícula Biliar). Pode ser combinado com os pontos ID-2 (*Qiangu*), ponto Água, e ID-5 (*Yanggu*), ponto Fogo, quando existirem sinais de Calor, mas sua eficiência aumenta com a associação com ID-3 (*Houxi*) e B-62 (*Shenmai*), que removem a Estagnação de *Qi* e de *Xue* (Sangue) da musculatura dorsal, cervical e do segmento cefálico.

INTEGRAÇÃO ENTRE CONCEITOS DA MEDICINA OCIDENTAL E DA MEDICINA TRADICIONAL CHINESA

Processos infecciosos como a meningite estão classificados como invasões do organismo por agentes perversos exteriores tipo Vento-Calor. O tratamento deve estar embasado nos corretos procedimentos necessários.

Os quadros etiológicos que apresentam resposta satisfatória com o tratamento por Acupuntura compreendem aqueles nos quais não existem alterações orgânicas importantes das estruturas envolvidas.

As disfunções da ATM de origem psicogênica e o bruxismo correspondem ao excesso de *Yang* interior, desencadeado por atitudes e comportamentos negativos consigo mesmo e com as outras pessoas, além da falta de flexibilidade em lidar com as diversas situações, adversas ou não, que a vida pode oferecer.

Comumente, esses pacientes são pessoas enérgicas, mas o desenvolvimento de aspectos negativos de sua personalidade contribui para que se tornem inseguras, tensas, atormentadas interiormente, intolerantes, impacientes, inflexíveis e rancorosas, com tendência a irritabilidade, impaciência e agressividade.

Esses pacientes podem começar a apresentar graus variados de depressão e frustração, o que demonstra a evolução do processo de adoecimento para situações de deficiências, como a do *Gan-Xue* (Fígado-Sangue).

Padrões negativos ocorrem de maneira repetida na vida das pessoas. O estabelecimento de metas fora da realidade pode culminar em tentativas fracassadas de realizações e, consequentemente, situações de tensão, fadiga e frustrações.

Esses padrões negativos de comportamento e as alterações de postura do corpo geram contraturas musculares constantes na região dos trapézios, com ascensão pelo *Shao Yang* para a base posterior do crânio até a região temporal e da ATM.

O reconhecimento é o primeiro passo para minimizar as consequências negativas dessas atitudes. Mas as mudanças de personalidade exigidas são difíceis e rígidas, pois são fortemente enraizadas pelo longo período de padrões negativos aos quais esses pacientes estão vinculados.

A associação de pontos como F-1 (*Dadun*), F-13 (*Zhangmen*) e F-14 (*Qimen*) harmoniza o excesso de preocupação que provoca estagnação mental. Assim, facilita a visualização de um sentido de direção na vida e das possibilidades que ela oferece, ampliando também a capacidade de flexibilidade para adaptações diante de eventos não esperados.

Se o paciente apresentar dor e trismo de maneira intensa, o alívio do quadro agudo pode ser obtido pela associação de F-1 (*Dadun*), TA-5 (*Waiguan*), VB-43 (*Xiaxi*) e sangria em VB-44 (*Qiaoyin*).

Todos os pontos locais para o tratamento das disfunções da ATM possuem relacionamento neuroanatômico com o nervo trigêmeo, responsável pela inervação da musculatura que origina os sintomas tensionais locais. Estudos clínicos randomizados mostram resultados satisfatórios no uso da Acupuntura no tratamento de dores miofasciais, particularmente as desencadeadas por disfunções da ATM.[8]

As relações do sistema ortognático com a postura corpórea permitem abordagem mais global na terapêutica desses pacientes. Além do uso da Acupuntura, atividades de relaxamento muscular e reposicionamento postural são indicados, o que estimula o tratamento multidisciplinar.

CONSIDERAÇÕES FINAIS

É importante o paciente saber, e o profissional orientar, que não existe idade para que possam ocorrer mudanças positivas. É interessante que o médico atue também como meio pelo qual os pacientes possam entender suas lições de vida e adquirir autoconsciência.

Esses pacientes possuem uma característica constitucional que deve ser estimulada para que desenvolvam lucidez, segurança e paciência. Assim, eles podem começar a se expressar de maneira suave, sem que seus egos expandam, independentemente das relações com outras pessoas.

O desenvolvimento dessas habilidades naturais pode ajudá-los a superar padrões negativos, como raiva e intolerância. Dessa maneira, as pessoas evitam desencadear os fatores energéticos responsáveis pela tensão muscular que desenvolve a dor e o trismo, originários da disfunção da ATM.

Os diversos diagnósticos diferenciais existentes nas patologias da ATM requerem atenção especial do profissional responsável, já que métodos diagnósticos e terapêuticos diferenciados devem ser empregados em situações específicas.

REFERÊNCIAS BIBLIOGRÁFICAS

1. Netter FH. Atlas de anatomia humana. 2.ed. Porto Alegre: Artmed, 2000.
2. Buescher JJ.Temporomandibular joint disorders. Am Fam Physician 2007; 76(10):1477-82.
3. Ferreira LP, Befi-Lopes DM, Limongi SCO. Tratado de fonoaudiologia. São Paulo: Roca, 2004.
4. Stedman dicionário médico. 23.ed. The Williams & Wilkins Coompany. Ed. Guanabara Koogan, 1979.
5. Gola R, Chossegros C, Orthlieb JD, Lepetre C, Ulmer E. Otologic manifestations of the pain dysfunction syndrome of the stomatognathic system. Rev Stomatol Chir Maxillofac 1992; 93:224-30.
6. Naumann HH, Martin F, Scherer H, Schorn K. Differential diagnosis in otorhinolaryngoly. Stutgart: Thieme Publisher, 1993.
7. Pedullà E, Meli GA, Garufi A, Cascone P, Mandalà ML, Deodato L et al. Morphometric evaluation of the temporomandibular joint and the mastcatory spaces: the roel of high-definition MRI. Minerva Stomatol 2009; 58(4):127-43.
8. Smith P, Mosscrop D, Davies S, Sloan P, Al-Ani Z. The efficacy of acupuncture in the treatment of temporomandibular joint myofascial pain: a randomised controlled Trial. J Dent 2007; 35(3):259-67.

PARTE

9

Doenças neurológicas e Acupuntura

CAPÍTULO **42**

Acupuntura nas cefaleias

ROSSANA PAOLA PREZIOSI RAMPINO
ANGELA MARIA FLORENCIO TABOSA

VISÃO DA MEDICINA OCIDENTAL
Definição

Cefaleia é o termo usado para descrever qualquer dor sentida na calota craniana ou ao redor dela, incluindo dor facial atribuída a transtorno do crânio, pescoço, olhos, orelhas, nariz, seios da face, dentes, boca ou outras estruturas faciais ou cranianas, assim como dor de origem central e neuralgias cranianas.

As cefaleias acompanham o ser humano desde a Antiguidade. Existem relatos e achados arqueológicos de civilizações do período neolítico que sugerem a presença de pessoas com fortes crises de dor de cabeça. Como a interpretação mais provável para a causa da dor de cabeça naquela época seria a presença de maus espíritos dentro do crânio, o tratamento aplicado era a abertura de orifícios na cabeça do paciente vivo para permitir a "saída" desses maus espíritos. Ao longo da evolução histórica aparecem relatos e descrições de cefaleias, bem como tratamentos que inicialmente misturavam crenças religiosas e magia. Com o passar do tempo, os mecanismos fisiopatológicos começaram a ser desvendados, e tratamentos medicamentosos baseados neles foram descobertos.

Epidemiologia

Existe elevada prevalência de cefaleia na população mundial. Aproximadamente 47% da população global de adultos sofre atualmente de algum tipo de cefaleia, sendo 10% para migrânea ou enxaqueca e 38% para cefaleia de tipo tensional (CTT). A migrânea figura no 19º lugar das doenças incapacitantes pela Organização Mundial da Saúde (OMS). Estima-se que 95% dos seres humanos apresentem pelo menos um episódio de cefaleia em algum momento de suas vidas, e que 76% das mulheres e 57% dos homens tenham pelo menos um episódio de dor de cabeça por mês.

A realidade no Brasil não se afasta muito desses dados mundiais. Em um estudo publicado em 2005, realizado pelo Grupo de Estudo Latino-americano de Migrânea, no qual se analisaram Argentina, Brasil, Colômbia, Equador, México e Venezuela, constatou-se uma incidência de cefaleia global de 62%. Em outro trabalho, a incidência de cefaleia em Florianópolis chegou a 80,8%, sendo 22,1% de migrânea e 22,9% de CTT. Esses valores estão próximos dos mais elevados entre os descritos nas estatísticas mundiais.

Vários estudos mostraram associação significativa das cefaleias, especialmente das migrâneas, com sexo feminino, idade próxima aos 40 anos, baixa renda familiar, baixo consumo de eletricidade, baixa escolaridade, falta de emprego, estado civil separado, divorciado ou viúvo, falta de exercício físico, cor branca e uso de anticoncepcionais hormonais.

Por ser queixa frequente, as cefaleias geram um custo direto elevado, em função de consultas reiteradas, encaminhamentos a vários especialistas, pedidos de exames, internações e gastos com medicações. Além disso, a falta ao trabalho ou à escola e a diminuição da produtividade oneram a sociedade de forma indireta. Nos Estados Unidos, calcula-se um custo anual com migrânea da ordem de US$ 17 bilhões. No Brasil, os estudos epidemiológicos ainda são incompletos e muito regionalizados, mas, mesmo assim, podem-se observar dados equivalentes, com um custo anual para migrânea estimado, em 1999, de US$ 140 milhões. Somado a esse custo social, existe ainda um custo individual também alto em relação ao sofrimento individual, familiar e social, além da perda de qualidade de vida do paciente ocasionada pela doença.

Considerando todos esses dados, percebe-se a grande contribuição que a Acupuntura, com seus custos muito mais baixos e a mínima ocorrência de efeitos colaterais, pode oferecer a essa enorme parcela da população.

Etiologia

As cefaleias podem ser primárias, quando não existe causa única evidente, ou secundárias a diversos transtornos, como trauma, doença vascular encefálica, infecções, tumores, entre outros. A Sociedade Internacional de Cefaleia as classifica segundo sua etiologia, como mostra a Tabela 42.1.

TABELA 42.1 CLASSIFICAÇÃO GERAL DAS CEFALEIAS

Cefaleias primárias	
Migrânea (ou enxaqueca)	G43
Cefaleia do tipo tensional	G42.2
Cefaleia em salvas e outras cefaleias trigêmino-autonômicas	G44.0
Outras cefaleias primárias	G44.80
Cefaleias secundárias	
Cefaleia atribuída a trauma cefálico e/ou cervical	G44.88
Cefaleia atribuída à doença vascular craniana ou cervical	G44.81
Cefaleia atribuída ao transtorno intracraniano não vascular	G44.82
Cefaleia atribuída a uma substância ou sua retirada	G44.4 ou G44.83
Cefaleia atribuída à infecção	G44.821 ou G44.881
Cefaleia atribuída a transtorno da homeostase	G44.882
Cefaleia ou dor facial atribuída a transtorno de crânio, pescoço, olhos, orelhas, nariz, seios da face, dentes e boca ou outras estruturas faciais ou cranianas	G44.884
Cefaleia atribuída a transtornos psiquiátricos	R51
Neuralgias cranianas, dor facial primária e central e outras cefaleias	
Neuralgias cranianas e causas centrais de dor facial	G44.847 ou G44.848 ou G44.85
Outras cefaleias, neuralgias cranianas e dor facial primária ou central	R51

Fonte: adaptada da International Headache Society. The International Classification of Headache Disorders. 2.ed., 2003.

Entre as cefaleias, as primárias correspondem à grande maioria, sendo elas próprias a doença e o sintoma. Sua origem é multifatorial e ainda não foi totalmente esclarecida pela ciência atual, por isso são as mais interessantes para serem analisadas segundo a visão particular da Medicina Tradicional Chinesa (MTC) – Acupuntura. Provavelmente, existe um componente energético importante nelas, e, assim, podem-se obter excelentes resultados com o tratamento pela Acupuntura. Deve-se, porém, sempre ter em mente as possíveis causas de cefaleia secundária para o diagnóstico diferencial e evitar ao máximo qualquer atraso no diagnóstico de uma causa orgânica subjacente.

Fisiopatologia

As estruturas sensíveis à dor na região cefálica extracraniana são a pele, o periósteo, os músculos e as artérias. Na região intracraniana, a dor pode originar-se nos grandes seios venosos e seus tributários, na maior parte da dura-máter (meninge externa), nas artérias meníngeas e nas grandes artérias cerebrais da base do crânio.

Por outro lado, o parênquima encefálico, uma parte da dura-máter, a maioria da pia-aracnoide, o revestimento dos ventrículos, os plexos coroideos e o crânio são estruturas insensíveis à dor.

A inervação sensitiva exteroceptiva da cabeça é dada majoritariamente pelo nervo trigêmeo (V par craniano), que transmite os impulsos de temperatura, dor, pressão e tato originados na pele da face e da fronte até o vértex do couro cabeludo, na conjuntiva, na mucosa da cavidade oral, nasal e paranasal, nos dentes, nos dois terços anteriores da língua e na maior parte da dura-máter craniana.

A via trigeminal exteroceptiva, responsável pela transmissão dos impulsos originados na região inervada pelo V par craniano, inicia-se nas terminações nervosas livres (receptores de dor) localizadas nas regiões descritas. O impulso segue, então, por um dos três ramos do trigêmeo (oftálmico, maxilar e mandibular) até o gânglio trigeminal, localizado no processo petroso do osso temporal, onde se encontra o corpo celular do neurônio 1. As fibras desse neurônio pseudounipolar penetram a ponte e dirigem-se ao núcleo caudal trigeminal e a suas extensões no complexo trigeminocervical, onde fazem sinapse como o neurônio 2. A maioria das fibras cruza então a linha média e sobe, formando o leminisco trigeminal ventral, chegando até o neurônio 3, localizado no núcleo ventral posteromedial ao tálamo. Outras fibras não cruzam e sobem homolateralmente no leminisco trigeminal dorsal até o núcleo ventral posteromedial ao tálamo. Desde o tálamo, as fibras partem em direção ao encéfalo, principalmente para as áreas 3,1,2 de Brodmann, área somestésica do giro pós-central, onde finalmente a dor é sentida, conforme a pessoa toma consciência dela.

A estimulação do nervo trigêmeo pode ativar receptores serotoninérgicos e terminações nervosas em pequenas artérias durais, resultando em uma inflamação neurogênica no sistema trigeminovascular; este, por sua vez, mantém o estímulo dos nociceptores intracranianos, perpetuando a dor. Por outro lado, o tálamo conecta-se com o hipotálamo situado nas suas proximidades pelo feixe mamilotalâmico. O hipotálamo é o centro suprassegmentar mais importante do sistema neurovegetativo, juntamente com o sistema límbico. A estimulação do hipotálamo anterior causa respostas parassimpáticas, e do hipotálamo posterior, respostas simpáticas. A resposta vegetativa nesse circuito pode desencadear vasodilatação, que age mantendo o estímulo da dor. Um esquema dessas vias de dor pode ser visto na Figura 42.1.

A migrânea e as cefaleias em salvas são consideradas cefaleias neurovasculares, nas quais a dor se inicia no sistema nervoso central (SNC), nos nociceptores intracranianos localizados na dura-máter ou ao redor dos vasos cranianos, e se mantém através do circuito encefálico descrito. Os pacientes com migrânea provavelmente têm excitabilidade cortical aumentada.

Há evidências que mostram o envolvimento de mecanismos neurobiológicos na gênese dessas cefaleias, como a diminuição da serotonina (5-HT) plasmática durante a crise, o aumento da excreção urinária de seu metabólito após a crise e as trocas do fluxo cerebral vascular durante a aura que antecede um tipo específico de migrânea.

Em relação aos últimos mecanismos, foi comprovado que há diminuição da perfusão cerebral antes ou durante o aparecimento dos sintomas da aura. Em um trabalho no qual

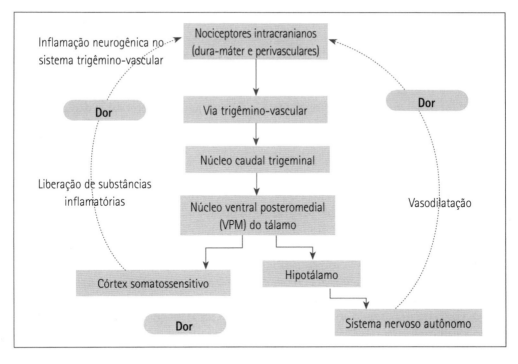

FIGURA 42.1   Circuito de início e manutenção da migrânea.

um dos pacientes inesperadamente apresentou crise de migrânea durante uma série de medidas de fluxo sanguíneo cerebral com PET, pôde ser visualizada e documentada a hipoperfusão que começou no lobo occipital e se alastrou anteriormente nos lobos temporal e parietal. Esse fenômeno, conhecido como depressão cortical alastrante (*cortical spreading depression* – CSD), consiste em uma onda de despolarização neuronal e glial, seguida por uma supressão da atividade neuronal de longa duração, que leva a uma diminuição do fluxo sanguíneo cerebral em regiões corticais que correspondem clinicamente à área afetada. Normalmente, inicia-se na região posterior e expande-se no sentido anterior, geralmente acima do limiar de isquemia, o que resulta em vasoconstrição cerebral localizada. Desencadeia-se assim a aura, que como será visto na descrição clínica, consiste em uma série de sintomas neurológicos focais completamente reversíveis, incluindo sintomas visuais, sensitivos e da fala, que envolvem, respectivamente, o lóbulo occipital, o temporal e o parietal. Após uma a várias horas, ocorre transição gradual para hiperemia na mesma região. Esse mecanismo parece exclusivo da migrânea com aura e não foi identificado na migrânea sem aura.

A vasoconstrição causada pela CSD desencadeia o reflexo vascular trigêmino-cerebral com liberação de neuropeptídios sensoriais trigeminais, principalmente peptídio relacionado com o gene da calcitonina (CGRP), que possui um potente efeito vasodilatador intracranial, com o objetivo de restabelecer o tônus vascular. O aumento dos níveis venosos cranianos de CGRP observado junto com o ataque de migrânea indica a ativação do sistema trigeminal, e sua concentração está bem correlacionada com a intensidade da cefaleia.

A CSD também está associada com o aumento da produção de óxido nítrico, um gás de livre difusão que pode penetrar a barreira hematoencefálica e estimular os nociceptores da dura-máter. Além de estar envolvido no processamento nociceptivo, o óxido nítrico tem papel importante na regulação do fluxo sanguíneo cerebral e extracerebral e do diâmetro arterial. O bloqueio experimental da sintetase do óxido nítrico efetivamente trata ataques de migrânea sem aura, assim como cefaleia em salvas e cefaleia crônica tipo tensional.

A etiologia e a fisiopatogenia da CTT são complexas e envolvem diversos fatores e vários aspectos dos mecanismos geradores da dor, como a sensibilização dos nociceptores periféricos situados nos músculos pericranianos ou, ainda, a diminuição dos mecanismos antinociceptivos centrais, com diminuição do limiar da dor. Existe uma relação íntima com outras síndromes de dor miofascial. A ativação inadequada das vias controladoras da dor pode ser causada pela resposta exagerada à ansiedade, ao estresse e aos distúrbios emocionais. Inicialmente, a dor era creditada à contratura muscular regional reacional ao estímulo nocivo, mas hoje se pensa que a contração muscular seria mais consequência do que causa da cefaleia, sendo atualmente consideradas as alterações da bioquímica cerebral como a principal causa da CTT.

Quadro clínico
Migrânea

A migrânea é doença neurovascular caracterizada por crises repetidas de dor de cabeça que podem ocorrer com frequência bastante variável. Trata-se de cefaleia primária e incapacitante, pois a dor costuma ser intensa, interferindo nas atividades do dia a dia e podendo despertar o paciente durante a noite. A crise pode ser debilitante, deixando o paciente prostrado e esgotado mesmo após a melhora.

Apresenta características específicas: localização unilateral, frontotemporal, caráter pulsátil, intensidade moderada ou forte, exacerbação com atividades físicas rotineiras (p.ex., caminhar ou subir escadas). É acompanhada de sintomas associados, como náusea e/ou vômitos, fotofobia e fonofobia. Com menos frequência, pode apresentar também intolerância a odores e sudorese fria das mãos e dos pés.

De acordo com suas características particulares, pode ser classificada de acordo com o Quadro 42.1.

Como se vê, a migrânea pode se apresentar com ou sem aura, a qual geralmente precede ou, às vezes, acompanha a cefaleia. A migrânea sem aura é o subtipo mais comum das migrâneas, com frequência de crises maior e mais incapacitante que a migrânea com aura.

A aura caracteriza-se por sintomas neurológicos focais completamente reversíveis que se desenvolvem gradualmente em 5 a 20 minutos e que duram menos de 60 minutos. Esses sintomas podem ser agrupados em:

QUADRO 42.1 CLASSIFICAÇÃO GERAL DAS MIGRÂNEAS

Migrânea sem aura
Migrânea com aura
Aura típica com cefaleia migranosa
Aura típica com cefaleia não migranosa
Aura típica sem cefaleia
Migrânea hemiplégica familiar (MHF)
Migrânea hemiplégica esporádica
Migrânea do tipo basilar
Síndromes periódicas da infância comumente precursoras de migrânea
Vômitos cíclicos
Migrânea abdominal
Vertigem paroxística benigna da infância
Outros tipos ainda não incluídos
Torcicolo paroxístico benigno
Migrânea sem aura menstrual pura
Migrânea sem aura relacionada à menstruação

Fonte: adaptada da International Headache Society. The International Classification of Headache Disorders. 2.ed., 2003.

- sintomas visuais homônimos (afetando a mesma parte do campo visual de cada olho): características positivas (p.ex., luzes tremulantes, manchas ou linhas) e/ou características negativas (p.ex., perda de visão);
- sintomas sensitivos unilaterais: características positivas (p.ex., formigamento) e/ou características negativas (p.ex., dormência);
- disfasia: geralmente, os sintomas da aura sucedem-se um ao outro, começando com a alteração visual, seguindo-se com os sintomas sensitivos e da disfasia, mas a ordem inversa e outras também já foram observadas.

Normalmente, após esses sintomas de aura aparece migrânea típica, porém, em alguns casos, pode sobrevir cefaleia sem as características da migrânea ou, mais raramente, a cefaleia pode se encontrar completamente ausente, ficando somente a aura.

Além desses sintomas, os pacientes podem apresentar paresia totalmente reversível, com ou sem caráter familiar, constituindo um tipo específico de migrânea, chamada de migrânea hemiplégica.

Alguns pacientes relatam, ainda, a presença de uma série de sintomas que antecedem em horas ou dias o aparecimento da cefaleia (sintomas premonitórios), assim como sintomas que marcam o final da crise (sintomas de resolução): hiperatividade, hipoatividade, depressão, fadiga, dificuldade de concentração, desejo específico para determinados alimentos, bocejos repetidos, rigidez do pescoço, foto ou fonofobia, náusea, visão borrada, palidez e outros sintomas inespecíficos.

Os pacientes com migrânea são fisiológico e talvez psicologicamente hiper-responsivos a uma variedade de estímulos internos e externos que produzem inflamação nos vasos sanguíneos e nervos ao redor do cérebro, causando a dor. Os principais fatores desencadeantes ou ativadores da migrânea relatados são: álcool (principalmente vinho tinto), cafeína (café e refrigerante tipo cola), feniletilamina (chocolate), tiramina (queijos e vinhos), glutamato monossódico (comida chinesa), nitratos (comida enlatada e salsicha), jejum, ingestão ou suspensão de drogas, mudanças ambientais e climáticas, luminosidade, perfumes e odores fortes, perda ou excesso de sono, atividade física, fatores emocionais (estresse, ansiedade e depressão), fatores ambientais e climáticos.

É interessante observar que os pacientes que apresentam migrânea com aura, ao envelhecerem, podem continuar com a aura, mas sua dor muda – perde as características de migrânea ou desaparece por completo. Alguns indivíduos, principalmente do sexo masculino, têm a aura sem cefaleia desde o começo.

A idade mais comum de início da migrânea está entre a 2ª e a 3ª décadas de vida, e não há muitos casos de início após os 50 anos de idade.

Nas crianças, a cefaleia da migrânea geralmente é bilateral, e a prevalência é similar em meninos e meninas. Acima dos 11 anos de idade, começa a se tornar evidente a maior incidência no sexo feminino, assim como o estabelecimento da unilateralidade da dor.

Foi observado que algumas crianças que apresentam certos sintomas periódicos durante a infância podem vir a apresentar migrânea em sua vida futura, sendo, portanto, os sintomas a seguir considerados precursores da migrânea: crises episódicas de vômitos e náusea intensa, pelo menos 4 vezes por hora, durando de 1 hora a 5 dias e sem sintomas entre as crises; dor abdominal intensa, na linha mediana anterior ou periumbilical, em peso, associada à náusea, ao vômito, à palidez, à anorexia ou, ainda, a crises de vertigem que se resolvem espontaneamente em minutos ou horas. O torcicolo paroxístico benigno ainda precisa de mais evidências científicas para ser incluído como precursor da migrânea, mas acontece em bebês ou crianças pequenas, com início no primeiro ano de vida e consiste em episódios recorrentes de inclinação da cabeça para um lado, às vezes com pequena rotação, com remissão espontânea em minutos ou dias, e tendência à recorrência mensal.

Outra relação interessante é a descrita entre a migrânea e a função reprodutiva da mulher. A migrânea sem aura tem um estreito vínculo com a menstruação. A mulher pode apresentar crise de migrânea exclusivamente nos dias da menstruação (migrânea menstrual pura) ou adicionalmente em outros dias do ciclo (migrânea relacionada à menstruação). Existe também a migrânea pré-menstrual, associada à síndrome pré-menstrual (ou transtorno pré-menstrual – TPM), que ocorre de 7 a 3 dias antes da menstruação, juntamente com fadiga, irritabilidade ou depressão, labilidade emocional, alterações do apetite e edema mamário. Todas essas crises relacionadas com a menstruação são, na maioria das vezes, de migrânea sem aura e podem começar desde a menarca.

A relação entre migrânea e menstruação pode ser atribuída, em parte, aos ciclos hormonais. Existe alguma evidência de que as crises menstruais resultem da suspensão do estrogênio, embora outras alterações hormonais e bioquímicas nessa fase do ciclo também possam ser relevantes. No mesmo sentido, os níveis crescentes, altos e sustentados de estrogênio durante a gravidez favorecem a melhora da migrânea na gestação, o que ocorre, em geral, a partir do segundo trimestre. Já no período puerperal, as crises se reinstalam logo após a queda rápida dos estrogênios. Na menopausa, observa-se que algumas mulheres apresentam diminuição ou mesmo cessação completa da migrânea, mas ela reaparece com a terapia de reposição hormonal. Outra evidência que aponta na mesma direção é a exacerbação da migrânea com uso de anticoncepcionais.

A depressão associa-se à migrânea com certa frequência. Essa comorbidade poderia ser explicada por alterações de neurotransmissores, como a serotonina, que acontecem em ambas.

Em relação às complicações da migrânea, a mais frequente é sua cronificação pelo uso excessivo de medicamentos sintomáticos, sendo a migrânea sem aura a doença mais propensa a tornar-se crônica. As outras complicações ocorrem mais frequentemente na migrânea com aura. O aumento do risco de acidente vascular cerebral (AVC) isquêmico em pacientes com migrânea tem sido demonstrado em mulheres com menos de 45 anos em vários estudos.

Existe uma relação entre migrânea e epilepsia, sendo ambas protótipos de distúrbios cerebrais paroxísticos. Uma crise epiléptica pode ocorrer durante ou após crise de migrânea com aura, assim como uma crise de migrânea pode ser vista com bastante frequência no período pós-ictal, fenômeno às vezes referido como migralepsia.

Cefaleia tipo tensional

A CTT é a cefaleia primária mais comum, com prevalência na população geral, ao longo da vida, que varia, em diferentes estudos, de 30 a 78%. Portanto, apresenta alto impacto socioeconômico.

As características peculiares dessa dor diferenciam-na das outras cefaleias, já que esta é tipicamente bilateral, com caráter em pressão ou aperto, não pulsátil, sendo descrita, muitas vezes, como uma faixa ou banda apertando a cabeça. A intensidade da dor é de fraca a moderada e não piora com a atividade física rotineira. Não ocorre náusea, mas foto ou fonofobia podem estar presentes.

Uma característica importante é o aumento da sensibilidade dolorosa pericraniana à palpação manual, que deve ser realizada com o 2º e o 3º dedos do examinador, fazendo movimentos giratórios e pressão firme sobre os músculos frontal, temporal, masseter, pterigóideo, esternocleidomastóideo, esplênio e trapézio.

Esse tipo de cefaleia está relacionada à tensão ou contração exagerada, anormal e mantida de grupos musculares dos ombros, pescoço, couro cabeludo e face. Muitos pacientes mostram, inclusive, desgastes dentários, sinal de provável bruxismo.

Entre outras causas que podem levar a essa tensão muscular exagerada, destacam-se estresse psicossocial, ansiedade, depressão, doenças degenerativas da coluna cervical e doenças da articulação temporomandibular.

Os mecanismos exatos da gênese da CTT não são bem conhecidos, mas, pelo menos para os subtipos mais graves, propõe-se uma base neurobiológica. Os mecanismos periféricos muito provavelmente exercem um papel na CTT episódica, ao passo que mecanismos centrais exercem um papel mais importante na CTT crônica. Há estudos que sugerem que essas dores, quando em caráter crônico, são decorrentes de anomalias bioquímicas de áreas do cérebro, envolvendo o sistema analgésico do próprio cérebro. Esse sistema produz endorfinas e é inervado por neurônios que utilizam a serotonina como neurotransmissor químico. A deficiência de serotonina levaria à hipofunção desse sistema analgésico, e o paciente apresentaria dor de cabeça.

Cefaleia em salvas

A cefaleia em salvas é considerada rara quando comparada aos outros tipos de dor primária, mas pode chegar, em alguns estudos, a uma prevalência de 6% do total de casos de dor de cabeça. É mais comum em homens, em uma razão em torno de 3:1 e pode iniciar em qualquer idade, embora seja mais comum na 2ª ou 3ª década de vida. Pode ser hereditária, com transmissão autossômica dominante em cerca de 5% dos casos.

Os sinais clínicos são secundários à disfunção simpática craniana que se origina no hipotálamo posterior e provoca ativação do reflexo trigeminal. Foram descritos alguns casos de pacientes que apresentam cefaleia em salvas coexistindo com neuralgia do trigêmeo.

As crises desse tipo de cefaleia são de dor forte ou muito forte, estritamente unilateral, na região orbital, supraorbital, temporal ou em qualquer combinação dessas áreas, duram de 15 a 180 minutos e ocorrem 1 vez a cada 2 dias até 8 vezes por dia. O horário mais frequente das crises é pela manhã cedo ou à noite, durante o sono.

Hiperemia conjuntival, lacrimejamento, congestão nasal, rinorreia, sudorese na fronte e na face, miose, ptose e edema palpebral aparecem junto e do mesmo lado que a dor. A maioria dos pacientes fica inquieta ou agitada, incapaz de deitar-se e permanece, caracteristicamente, andando de um lado para o outro.

As crises geralmente ocorrem em séries ou em salvas durante semanas ou meses, separadas por períodos de remissão que duram de meses a anos. Pode recorrer na mesma época em anos seguintes. Contudo, cerca de 10 a 15% dos pacientes apresentam sintomas crônicos sem remissões.

A cefaleia em salvas pode ser desencadeada por ingestão de álcool, drogas vasodilatadoras e exposição a baixas tensões de oxigênio no ar (viagens de avião, grandes altitudes e apneia do sono).

A Tabela 42.2 descreve as características das principais cefaleias primárias: migrâneas, cefaleias tensionais e em salvas.

TABELA 42.2 QUADRO COMPARATIVO DAS CEFALEIAS

	Migrânea	Cefaleia tipo tensional	Cefaleia em salvas
Etiopatogenia	Neurovascular	Relação com síndromes miofasciais	Neurovascular
Prevalência	10 a 15%	38 a 78%	0,1 a 6%

(Continua)

TABELA 42.2 (CONT.) QUADRO COMPARATIVO DAS CEFALEIAS

	Migrânea	Cefaleia tipo tensional	Cefaleia em salvas
Sexo	Mais comum em mulheres	Mais comum em mulheres	Mais comum em homens (3:1)
Idade	30 a 50 anos	16 a 40 anos	20 a 40 anos
História familiar	Frequente	Frequente	Infrequente
Localização	Unilateral frontotemporal	Bilateral, frontal, nuca e topo da cabeça	Unilateral, orbital, supraorbital e temporal
Tipo de dor	Pulsátil	Em aperto e em capacete	Em facadas
Intensidade	Moderada ou intensa	Leve a moderada	Intensa ou muito intensa
Fatores agravantes	Movimentos rotineiros, balançar a cabeça e esforço físico	Excesso de esforço muscular; não piora com atividades rotineiras e estresse	Deitar
Sintomas associados	Náusea, vômitos, foto e fonofobia	Palpação dolorosa do crânio, sem náusea e sem fotofobia	Ipsilateral à dor, ptose, lacrimejamento, hiperemia conjuntival, rinorreia, agitação e movimentar-se
Aura	Sintomas visuais (luzes e perda da visão), sensitivos (formigamento e dormência) e disfasia	Não	Não

Outras cefaleias primárias

Existe um grupo heterogêneo de cefaleias, ainda pouco compreendido do ponto de vista da Medicina Ocidental, mas que, se analisado sob o prisma da interpretação energética, torna-se muito interessante, pois mostra uma relação entre fatores climáticos (calor, altitude e frio), movimentos (exercício físico, atividade sexual e tosse) e aspectos emocionais com a gênese da dor.

Cefaleia do sorvete

Em alguns pacientes, a ingestão de sorvete ou líquidos muito gelados desencadeia dor bastante incômoda, no centro e no interior da cabeça, de grande intensidade, que dura poucos segundos e parece ser decorrente da contração súbita e intensa dos vasos sanguíneos causada pelo frio em contato com o palato mole.

Cefaleia primária em facada

Consiste em uma série de pontadas ou pontada única, bem localizada, na região inervada pelo ramo oftálmico do nervo trigêmeo (órbita, têmpora ou região parietal). A dor é de curta duração e pode ocorrer de uma a várias vezes ao dia. Ocorre espontaneamente, na ausência de doença orgânica, e não mostra sintomas concomitantes. Costuma aparecer em pacientes portadores de migrânea (40%) ou de cefaleia em salvas (30%).

Cefaleia primária da tosse

Geralmente bilateral, aparece após crises repetidas de tosse em pacientes maiores de 40 anos de idade.

Cefaleia primária do esforço físico

Acontece em clima quente ou em altitude elevada.

Cefaleia primária associada à atividade sexual

Tem início próximo ao orgasmo, apresentando dor de grande intensidade, bilateral, em peso, geralmente afetando toda a cabeça ou só a nuca. Caso o paciente interrompa a relação sexual, a dor desaparece em poucos minutos, mas pode durar até 48 horas se o orgasmo for completado. Acomete mais homens que mulheres. Apesar de esse tipo de dor de cabeça não apresentar nenhuma causa orgânica grave, devem-se afastar lesões ou processos expansivos, principalmente da fossa posterior, presentes em até 5% dos pacientes.

Cefaleia hípnica

É uma cefaleia de intensidade fraca a moderada, em peso, bilateral em cerca de 2/3 dos casos, que sempre acorda o paciente, pelo que foi chamada de cefaleia do despertador. A crise costuma durar de 15 a 180 min, porém duração maior tem sido descrita. Normalmente, ocorre pela primeira vez após os 50 anos de idade.

Cefaleia do fim de semana

Refere-se a uma dor com características de peso ou pressão, localizada na fronte, bilateral, de intensidade leve a moderada e que, por aparecer principalmente nas férias ou nos fins de semana, incomoda muito o paciente e seus familiares.

Cefaleias secundárias

A dor ocorre em estreita relação temporal com outro transtorno. Frequentemente, é o sintoma inicial de alerta, servindo para diagnosticar a alteração subjacente e iniciar rapidamente o tratamento apropriado, de modo que se evitem as repercussões neurológicas potencialmente graves. É mandatória a verificação da presença de sinais e sintomas que possam sugerir uma causa por trás daquela dor de cabeça específica.

O Quadro 42.2 apresenta alguns sinais e sintomas de alerta para causas secundárias de cefaleia.

QUADRO 42.2   SINAIS E SINTOMAS DE ALERTA PARA CEFALEIA SECUNDÁRIA

Suspeitar quando a dor se associa com
Vertigem, dificuldade de concentração, irritabilidade, alteração de personalidade e insônia, após trauma (síndrome pós-traumática)
Sinais neurológicos focais e/ou transtornos da consciência
Sensação de indisposição e/ou febre mesmo na ausência de rigidez de nuca
Instalação súbita, principalmente se acompanhada de vômitos, tonturas, alterações da consciência e convulsão
Intensidade ("pior dor já experimentada")
Início após os 50 anos de idade
Caráter progressivo, não responde mais a analgésicos
Dor de cabeça nova e diferente daquela já experimentada pelo paciente
Câncer ou síndrome de imunodeficiência adquirida (Aids)
Abuso de medicação: triptanos, analgésicos, opioides ou combinações deles ($\geq$ 10/15 dias/mês de forma regular por $\geq$ 3 meses)

Entre as patologias graves que determinam a cefaleia secundária, estão AVC isquêmico, hemorragia craniana, meningite, hipertensão intracraniana, tumores cerebrais e hematomas intracranianos.

Diagnóstico

O diagnóstico das cefaleias é baseado na história clínica pessoal e familiar, na análise dos sintomas e nos exames físico e neurológico do paciente.

A necessidade de exames complementares depende de cada caso. Quando houver fortes suspeitas de cefaleia secundária, pode ser necessária a realização de radiografia, tomografia, ressonância magnética, eletroencefalograma, exame de fundo de olho, exames laboratoriais e avaliação dos vasos cerebrais, para se estabelecer melhor o diagnóstico. Todavia, o diagnóstico das cefaleias e das dores faciais é eminentemente clínico.

Tratamento

A Sociedade Brasileira de Cefaleia estabeleceu, em seu consenso de tratamento, algumas recomendações de caráter geral, como: evitar fatores desencadeantes das crises, tratar doenças concomitantes, particularmente hipertensão arterial e depressão do humor, aconselhar atividades físicas moderadas e regular o padrão de sono.

Algumas recomendações são especialmente interessantes do ponto de vista da MTC – Acupuntura, como sugerir repouso ou sono em um quarto escuro e silencioso, aplicação de gelo na cabeça, encorajamento para o uso de tratamentos não farmacológicos (Acupuntura, técnicas de relaxamento, *biofeedback* e psicoterapia) e homeopatia, lembrando, contudo, que não há evidências da eficácia dessas medidas. Além disso, sempre se deve ter em mente que a abordagem do paciente deve ser feita de forma compreensiva e individualizada, levando em consideração que existe uma variabilidade de paciente para paciente e de crise para crise.

As medicações usadas na crise inicial mais leve são os analgésicos comuns (ácido acetilsalicílico, paracetamol e dipirona) e os anti-inflamatórios não esteroidais (naproxeno sódico, ibuprofeno, diclofenaco de sódio, ácido tolfenâmico e clonixinato de lisina).

Maior intensidade da crise exige o uso de drogas mais específicas, que atuam como agonistas serotoninérgicos, determinando a constrição dos vasos cranianos, além de inibir a liberação de substâncias envolvidas no mecanismo da dor. Os derivados ergóticos (tartarato de ergotamina ou mesilato de di-hidroergotamina) são utilizados há mais de 50 anos, geralmente em associação com analgésicos e cafeína. Mais recentemente, começaram a ser utilizados os triptanos (sumatriptano, zolmitriptano, rizatriptano e naratriptano) com ação agonista mais específica sobre os receptores de serotonina 5HT1B e 5HT1D, que levam à constrição dos vasos cranianos e à inibição da inflamação neurogênica que ocorre na migrânea.

CONCEITOS DA MEDICINA TRADICIONAL CHINESA – ACUPUNTURA
Etiopatogenia energética

Assim como qualquer outra doença, a cefaleia é causada inicialmente por alteração no equilíbrio *Yang/Yin* do organismo. Diversos fatores patogênicos tanto Externos, *Xie Qi* (Energias Perversas), Internos, *Noxas*, como mistos, podem atingir os *Jing Luo* (Meridianos de Energia) em vários níveis ou os *Zang Fu* (Órgãos e Vísceras), provocando alterações energéticas que iniciam o processo de adoecimento.

Um esquema das causas da cefaleia segundo a MTC – Acupuntura é mostrado na Tabela 42.3.

TABELA 42.3   ETIOPATOGENIA DAS CEFALEIAS PELA MEDICINA TRADICIONAL CHINESA

Causas externas (*Xie Qi*)
Vento-Frio
Vento-Umidade
Vento-Calor
Causas internas (*Noxas*)
Emoções

(Continua)

TABELA 42.3 (CONT.) ETIOPATOGENIA DAS CEFALEIAS PELA MEDICINA TRADICIONAL CHINESA

Causas mistas
Fadigas física, mental e/ou sexual
Alimentos inadequados e erros alimentares
Alterações da respiração e tosse
Alterações do sono

Especificamente no caso da cefaleia, o fator etiopatogênico mais relevante é a emoção mal aplainada pelo *Gan* (Fígado). Este *Zang* (Órgão) tem como uma de suas funções fisiológicas o aplainamento de todas as emoções – quando bem-sucedido, não promove sintomas, gerando uma reação que se considera adequada para aquela circunstância e que afetará primariamente o *Zang* (Órgão) relacionado com a emoção que iniciou o processo, isto é, o *Shen* (Rins), se for medo, o *Pi* (Baço/Pâncreas), para a preocupação, o *Fei* (Pulmão), caso se trate de tristeza, o *Xin* (Coração), para alegria ou ansiedade, ou o próprio *Gan* (Fígado), quando a emoção inicial for a raiva e suas variantes, como nervosismo, descontrole emocional, agressividade, irritabilidade, labilidade emocional, ressentimento, frustração, rancor e mágoa. No entanto, se a emoção for excessivamente forte ou se o *Gan* (Fígado) não estiver bem equilibrado, haverá dificuldade no aplainamento, que, por um lado, provocará respostas inadequadas, exageradas, ou, por outro lado, resultará na repressão das emoções. Essas emoções reprimidas ficam então acumuladas nos Meridianos Distintos, consolidando bloqueios que produzirão os subsequentes sintomas nesse nível.

Quando mal aplainadas ou reprimidas, as emoções se enchem de uma força extremamente destrutiva, proveniente de sua característica *Yang* do *Yang,* que consequentemente consome a Madeira e lesa rapidamente o *Yin* do *Gan* (Fígado), gerando um desequilíbrio *Yin/Yang* ainda maior. Esse padrão de excesso, anômalo, desproporcional, interno, causado pela emoção reprimida, é conhecido como *Gan Huo* (Fogo do Fígado).

O *Yang* excessivo do *Gan* (Fígado) tem suas vias naturais de escoamento, podendo ser drenado para o ponto *Shu* do dorso correspondente a este *Zang* (Órgão), o B-18 (*Ganshu*), bilateralmente, que age como válvula de escape desse *Yang,* na tentativa de restabelecer a harmonia do *Gan* (Fígado). Também pode ir para a matriz, cujas funções englobam a promoção da limpeza das energias do *Gan* (Fígado), *Shen* (Rins) e *Pi* (Baço/Pâncreas), utilizando como vias de eliminação as menstruações, as leucorreias e, até mesmo, o orgasmo.

Essa energia *Yang* também pode ser direcionada para as estruturas que o *Gan* (Fígado) comanda, como nervos, músculos, tendões, tecidos acessórios articulares de modo geral e em especial para joelhos, ombros e coluna cervical. Também para os olhos, por serem considerados a abertura do *Gan* (Fígado). Outro direcionamento natural para esse *Yang* excessivo do *Gan* (Fígado) é por meio das manifestações emocionais do *Shen* (Mente) da pessoa, de sua forma de reagir, de seu comportamento, sendo as explosões temperamentais uma forma de extravasar essa energia aumentada do *Gan* (Fígado) e evitar, assim, bloqueios que gerem doenças. No entanto, para o estudo das cefaleias, interessam particularmente as duas vias mais frequentemente implicadas na gênese da dor de cabeça:

- a drenagem dessa energia excessiva *Yang* do *Gan* (Fígado) para seu *Fu* (Víscera) acoplado, *Dan* (Vesícula Biliar), promovendo o bloqueio de seu Meridiano Principal que se reflete em uma Estagnação do *Qi* no Meridiano Unitário *Shao Yang*, composto por *Sanjiao* (Triplo Aquecedor) e *Dan* (Vesícula Biliar);
- acúmulo e bloqueio no trajeto do canal interno do Meridiano Principal do *Gan* (Fígado).

Existem outros fatores mistos que causam algumas cefaleias menos frequentes e com características *Yin*. As fadigas físicas que desgastam o *Shen* (Rins) e o *Gan* (Fígado), as fadigas mentais que prejudicam o *Pi* (Baço/Pâncreas), o *Gan* (Fígado) e o *Shen* (Rins), assim como as fadigas sexuais que desgastam o *Shen* (Rins) e o *Gan* (Fígado). O uso excessivo do *Yin* pelo organismo provoca uma queda dessa energia, que faz surgir quadros de dor mais surda, crônica e difusa. Por outro lado, a queda do *Yin* pode ser decorrente também de uma deficiência em sua produção. Sabe-se que o *Yin* do organismo é produzido a partir do *Qi* Telúrico, derivado do alimento, e do *Qi* Celeste, proveniente da respiração. Portanto, erros alimentares, dietas restritivas ou excessos alimentares, consumo de alimentos que geram Umidade e prejudicam o *Pi* (Baço-Pâncreas) ou alimentos muito ácidos que lesam o *Gan* (Fígado), assim como problemas respiratórios, são causas de deficiência de *Yin*, deficiência de *Xue* (Sangue) ou deficiência de *Qi*, o que pode promover tipos específicos de cefaleias discutidos neste capítulo.

Fatores externos podem também dar origem a cefaleias de forma mais aguda e com dor mais difusa. A invasão por um *Xie Qi* (Energia Perversa) encontra resistência inicial do *Wei Qi* (Energia de Defesa), de característica *Yang* e que circula, durante o dia, na superfície do corpo, sob comando do *Fei* (Pulmão). Sendo o *Xie Qi* (Energia Perversa) muito forte ou encontrando-se o *Wei Qi* (Energia de Defesa) enfraquecido, o fator externo consegue invadir o organismo e penetrar nos Meridianos Tendinomusculares que se expandem como uma ampla rede pelo tecido subcutâneo. Dependendo, ainda, do estado do *Yong Qi* (Energia Nutritiva) de caráter *Yin*, formado a partir da essência dos alimentos e que circula dentro dos Meridianos principais, esse *Xie Qi* (Energia Perversa) pode aprofundar-se, penetrando nesses Meridianos, e induzir a formação de bloqueios com consequentes sintomas locais. Se o *Qi* Correto do organismo, que é a somatória do *Wei Qi* (Energia de Defesa) com o *Yong Qi* (Energia Nutritiva), estiver deficiente, o *Xie Qi* (Energia Perversa) pode penetrar mais profundamente e atingir os *Zang Fu* (Órgãos e Vísceras), causando doenças internas.

O Vento é uma Energia de natureza extremamente *Yang* que se movimenta, tem característica ascendente e provoca sintomas no Alto, mas que por si só não tem muita penetrabilidade, tanto que uma simples folha de papel pode detê-lo. É por isso que, como causa de cefaleias, é mais frequente encontrá-lo associado a outro fator externo que lhe confere a capacidade de penetrabilidade, formando associações como Vento-Frio, Vento-Calor e Vento-Umidade.

Quadro clínico e tratamento

As cefaleias são algias periféricas do segmento cefálico e, como tais, podem ser classificadas, segundo o nível de acometimento, em dois grandes grupos: cefaleias decorrentes do acometimento dos *Jing Luo* (Meridianos) ou decorrentes do acometimento dos *Zang Fu* (Órgãos e Vísceras). Essa classificação pode ser vista na Tabela 42.4.

TABELA 42.4 CLASSIFICAÇÃO DAS CEFALEIAS SEGUNDO SUA ORIGEM PELA MEDICINA TRADICIONAL CHINESA – ACUPUNTURA

Cefaleia dos Meridianos Unitários
Tai Yang
Shao Yang
Yang Ming
Jue Yin
Cefaleia dos Meridianos Curiosos
Du Mai
Cefaleia dos *Zang Fu*
Pi (Baço-Pâncreas)
Shen (Rins)

Descrição dos principais tipos de cefaleias

Vale lembrar que, de acordo com a MTC – Acupuntura, não é possível propor um esquema-padrão de tratamento para todos os doentes. Assim, uma série numerosa de pontos de Acupuntura descritos com considerações relativas às suas aplicabilidades práticas será apresentada a seguir, para que, diante de cada paciente, se possa escolher o ponto especial. No entanto, para efeito de rotina, serão apresentadas nos Quadros 42.7 a 42.12 relações de quais pontos, entre os vários descritos nos itens a seguir, têm-se utilizado mais frequentemente como esquema basal, para cada tipo de cefaleia.

Cefaleia *Tai Yang*

O Meridiano Unitário *Tai Yang*, composto pelo Meridiano Principal do *Pangguang* (Bexiga) e do *Xiao Chang* (Intestino Delgado), é o mais superficial e, por isso, o mais suscetível à invasão de *Xie Qi* (Energia Perversa), principalmente o Vento-Frio, promovendo cefaleia na região occipital, por bloqueio do Meridiano Principal do *Pangguang* (Bexiga). Apresenta-se como dor aguda, em queimação, de instalação brusca, profunda, constritiva. Pode ser unilateral, às vezes irradiando para a cabeça toda ou para o pescoço e os ombros. Acompanha certa rigidez na nuca, causada pela estagnação, característica do frio, que faz os músculos e tendões se contraírem, podendo, inclusive, causar nódulos locais. O torcicolo espasmódico pode ser uma complicação dessa tensão muscular exagerada quando o Meridiano Unitário do *Shao Yang* também está comprometido.

A invasão do Vento-Frio promove outros sintomas gerais, como febre, aversão ao frio, calafrios sem sudorese (predomínio do Frio) ou sudorese leve (Vento), prurido, coriza nasal hialina e obstrução nasal. Caso não haja outras complicações, os sintomas se resolvem após a eliminação do fator causal. No entanto, se houver uma deficiência do *Shen* (Rins) associada, a doença se aprofunda, e os sintomas mudam de padrão.

Existe também a possibilidade de invasão por outros tipos de energias perversas, o que modifica as características da dor. O Vento-Calor promove dor em distensão e pontada, acompanhada de dor de garganta, hiperemia conjuntival, febre mais alta, sudorese mais evidente, menos calafrios e tosse. Caso o *Xie Qi* (Energia Perversa) seja o Vento-Umidade, a dor será em peso, acompanhada de atordoamento, letargia, falta de concentração, pensamentos repetitivos, lentificação dos processos vitais, edema palpebral, entre outros. A Umidade pode fazer que a cefaleia permaneça por mais tempo ou que reapareça quando ocorre mudança no clima, para chuvoso e úmido.

Tratamento geral

- Circular o *Tai Yang*: técnica *de Iong/Iu* com ID-2 (*Qiangu*), ID-3 (*Houxi*), B-65 (*Shugu*) e B-66 (*Tonggu*);
- tonificar o *Wei Qi*: B-58 (*Feiyang*), VG-14 (*Dazhui*), E-36 (*Zusanli*), R-7 (*Fuliu*), IG-4 (*Hegu*) e VG-16 (*Fengfu*);
- tonificar o *Shen* (Rins): R-3 (*Taixi*), R-7 (*Fuliu*), moxabustão no caminho das Águas.

Tratamento em situações específicas

- Expelir o Vento e aquecer o Frio: P-7 (*Lieque*) e VB-20 (*Fengchi*) exterioriza o *Xie Qi* (Energia Perversa), VG-16 (*Fengfu*), ponto de entrada do Vento Perverso, comunicação com o Meridiano *Pangguang* (Bexiga), VG-20 (*Baihui*), B-10 (*Tianzhu*) e R-3 (*Taixi*);
- eliminar o Calor: IG-4 (*Hegu*) superficializa e elimina o Calor e o Vento-Calor, IG-11 (*Quchi*) reduz a febre, VB-20 (*Fengchi*), VG-16 (*Fengfu*), VG-14 (*Dazhui*), TA-5 (*Waiguan*) exterioriza o *Xie Qi* (Energia Perversa), TA-16 (*Tianyou*), ponto Janela do Céu;
- dissolver e mobilizar a Umidade: CS-6 (*Neiguang*), E-40 (*Fenglong*), E-36 (*Zusanli*), BP-6 (*Sanyinjiao*) e BP-3 (*Taibai*);
- relaxar músculos e tendões: VB-34 (*Yanglinquan*), VB-20 (*Fengchi*), VG-8 (*Jinsuo*), VG-20 (*Baihui*), B-10 (*Tianzhu*), B-60 (*Kunlun*), ponto para analgesia que remove obstruções, e pontos *Jiaji* da coluna cervical;
- M-MS-24 (*Luozhen*), ID-7 (*Zhizhong*) e pontos *Ashi* para torcicolo.

A Tabela 42.5 apresenta o resumo dos pontos principais para tratamento da cefaleia *Tai Yang*.

TABELA 42.5   CEFALEIA DO MERIDIANO DO *TAI YANG*: PONTOS PRINCIPAIS PARA O TRATAMENTO

Moxabustão	Acupuntura
VG-14 (*Dazhui*)	ID-2 (*Qiangu*), ID-3 (*Houxi*), B-65 (*Shugu*) e B-66 (*Tonggu*)
Caminho das Águas	VB-20 (*Fengchi*) e B-10 (*Tianzhu*)
	VG-16 (*Fengfu*)
	VG-20 (*Baihui*)
	E-36 (*Zusanli*)
	P-7 (*Lieque*)

Cefaleia *Shao Yang*

Acontece quando um bloqueio em algum ponto do Meridiano Principal do *Dan* (Vesícula Biliar) gera acúmulo da energia na região que o antecede, e o vazio a jusante, onde a energia não consegue chegar para nutrir. O Meridiano Principal do *Dan* (Vesícula Biliar) tem um extenso trajeto na cabeça, com quase metade de seus pontos localizados na região cefálica, transitando unilateralmente pelas regiões frontal, temporoparietal e occipital, o que determina a localização da dor e seu caráter predominantemente unilateral. A dor é pulsátil, latejante, aguda, intensa, piora com movimentos, melhora quando o paciente se deita e é acompanhada de sintomas digestivos, como náuseas, vômitos, diarreia ou constipação. Outros sintomas são: alterações visuais, como fotofobia, escotomas e visão borrada; irritabilidade emocional; vertigens, tontura, zumbidos; garganta seca, sede, sabor amargo na boca, urina escassa e escura.

A cefaleia *Shao Yang* é causada pelas emoções reprimidas, que geram Fogo do *Gan* (Fígado), o qual, ao ser drenado para o Meridiano Principal do *Dan* (Vesícula Biliar), ocasiona bloqueio por excesso. A dominância do *Gan* (Fígado) sobre o *Wei* (Estômago) impedindo a descida do seu *Qi* explica os sintomas de vômitos. O *Yang* excessivo que consome os *Jin Ye* (Líquidos Orgânicos) é a causa da boca seca, da sede, da urina escassa e escura e da constipação. Quando a deficiência de *Yin* é predominante, aparecem os sintomas de diarreia, podendo essa dissociação *Yang/Yin* do *Gan* (Fígado) levar à gênese de Vento Interno, acompanhada de sintomas de vertigens, tontura, zumbidos e dores migratórias.

A MTC – Acupuntura descreve um tipo específico de cefaleia *Shao Yang* relacionada com a menstruação. Como já mencionado, umas das vias de saída do *Yang* excedente do *Gan* (Fígado) é a matriz, que permite a limpeza dessas energias acumuladas. Caracteristicamente, essa cefaleia é acompanhada de sintomas de labilidade emocional e irritabilidade no período pré-menstrual e nos primeiros dias da menstruação. Pode apresentar aumento do fluxo menstrual, com sangramento abundante e vivo, encurtamento dos ciclos e dismenorreia concomitantes.

Tratamento geral

- Circular o *Shao Yang*: técnica *de Iong/Iu* com TA-2 (*Yemen*), TA-3 (*Zhongzhu*), VB-41 (*Linqi*) e VB-43 (*Xiaxi*). Pode-se usar a técnica de fazer o VB-43 (*Xiaxi*) deitado em direção ao VB-41 (*Linqi*) ou TA-5 (*Waiguan*), VB-41 (*Linqi*) com inserção superficial, VB-2 (*Tinghui*) e TA-23 (*Sizhukong*) para unir o Meridiano *Shao Yang*;
- harmonizar o *Gan* (Fígado)/*Dan* (Vesícula Biliar): técnica *Shu/Mo/Yuan* com B-18 (*Ganshu*) com moxabustão, F-14 (*Qimen*), F-3 (*Taichong*), B-19 (*Danshu*) com moxabustão, VB-24 (*Riyue*) e VB-40 (*Qiuxu*);
- nutrir o *Yin*: F-8 (*Ququan*) e BP-6 (*Sanyinjiao*).

Para o tratamento das emoções:

652

GUIA DE ACUPUNTURA

- conscientização: reformulação da vida no que se refere às aquisições, obtenção de novos parâmetros para mudança de paradigmas, com o objetivo de se diminuir o desgaste provocado pelo aplainamento excessivo de situações mal compreendidas e recodificação;
- acalmar o *Shen* (Mente): CS-6 (*Neiguan*), C-7 (*Shenmen*), VC-17 (*Danzhong*), VG-20 (*Baihui*) e M-CP-3 (*Yintang*);
- limpeza e desbloqueio dos Meridianos Distintos para eliminação das cicatrizes das emoções reprimidas conscientes:
  - Meridiano Distinto do *Gan* (Fígado)/*Dan* (Vesícula Biliar): VB-1 (*Tongziliao*), VB-30 (*Huantiao*) e F-5 (*Ligou*);
  - Meridiano Distinto do *Xinbao* (Circulação-Sexo)/*Sanjiao* (Triplo Aquecedor): CS-1 (*Tianchi*), CS-6 (*Neiguan*) e TA-16 (*Tianyou*);
  - pontos locais: VB-14 (*Yangbai*), VB-8 (*Shuaigu*), entrada de água para o encéfalo, M-CP-9 (*Taiyang*), VB-20 (*Fengchi*), VG-20 (*Baihui*), cruzamento de todos os *Yang*;
  - pontos a distância: P-7 (*Lieque*) para todos os tipos de cefaleias, P-5 (*Chize*) faz circular o *Qi* para o Baixo, mas o *Shen* (Rins) precisa estar equilibrado para receber.

Tratamento para situações específicas

- Manifestações digestivas: E-8 (*Touwei*), ponto de reunião do Meridiano Principal do *Dan* (Vesícula Biliar) com o Meridiano Principal do *Wei* (Estômago), e CS-6 (*Neiguan*);
- deficiência do *Shen* (Rins): aplicar moxabustão em B-22 (*Sanjiaoshu*), B-23 (*Shenshu*), B-52 (*Zhishi*), VG-4 (*Mingmen*), R-3 (*Taixi*) e R-7 (*Fuliu*);
- relacionada com a menstruação: B-32 (*Ciliao*), F-5 (*Ligou*) e M-TA-18 (*Zigong*).

A Tabela 42.6 apresenta o resumo dos pontos principais para tratamento da cefaleia *Shao Yang*.

TABELA 42.6   CEFALEIA DO MERIDIANO DO *SHAO YANG*: PONTOS PRINCIPAIS PARA O TRATAMENTO

Moxabustão	Acupuntura
B-18 (*Ganshu*)	TA-2 (*Yemen*), TA-3 (*Zhongzhu*), VB-41 (*Linqi*) e VB-43 (*Xiaxi*)
B-19 (*Danshu*)	TA-5 (*Waiguan*)
	F-3 (*Taichong*) e VB-40 (*Qiuxu*)
	F-5 (*Ligou*), CS-6 (*Neiguan*) e TA-16 (*Tianyou*)
	VG-20 (*Baihui*)
	VB-14 (*Yangbai*) e M-CP-9 (*Taiyang*)
	F-8 (*Ququan*) e BP-6 (*Sanyinjiao*)

Cefaleia do *Yang Ming*

O Meridiano Principal do *Wei* (Estômago) apresenta um trajeto na região cefálica que se inicia na margem infraorbitária, no ponto E-1 (*Chengqi*), e desce na face em linha perpendicular ao centro da pupila até a margem inferior da mandíbula, no ponto E-5 (*Daying*), quando volta a subir pela região lateral da face até o ângulo frontotemporal, onde se encontra o ponto E-8 (*Touwei*). Bloqueios no *Yang Ming* podem causar dores na face e na região frontotemporal. A causa mais frequente é a invasão de *Xie Qi* (Energia Perversa) com acometimento do Meridiano Tendinomuscular do *Wei* (Estômago) e, posteriormente, aprofundamento para o Meridiano Unitário.

Tratamento geral

- Circular o *Yang Ming*: técnica de *Iong/Iu* com IG-2 (*Erjian*), IG-3 (*Sanjian*), E-43 (*Xiangu*), E-44 (*Neiting*), IG-4 (*Hegu*) e E-36 (*Zusanli*);
- tonificar o *Pi* (Baço/Pâncreas)/*Wei* (Estômago): técnica *Shu/Mo/Yuan* com B-20 (*Pishu*) com moxabustão, F-13 (*Zhangmen*), BP-3 (*Taibai*), B-21 (*Weishu*) com moxabustão, VC-12 (*Zhongwan*), E-42 (*Chongyang*) e BP-2 (*Dadu*);
- pontos locais: E-8 (*Touwei*), ponto de reunião com o Meridiano Principal do *Dan* (Vesícula Biliar), E-2 (*Sibai*) e M-CP-9 (*Taiyang*).

Tratamento em situações específicas

- Eliminar *Xie Qi* (Energia Perversa): ID-18 (*Quanliao*), ponto de reunião dos Meridianos *Yang* do pé, E-5 (*Daying*), ponto de Entrada e Saída de *Wei Qi* (Energia de Defesa);
- outros pontos de acordo com o tipo do *Xie Qi* (Energia Perversa): ver cefaleia *Tai Yang*.

A Tabela 42.7 apresenta o resumo dos pontos principais para tratamento da cefaleia *Yang Ming*.

TABELA 42.7 CEFALEIA DO MERIDIANO DO *YANG MING*: PONTOS PRINCIPAIS PARA O TRATAMENTO

Moxabustão	Acupuntura
B-20 (*Pishu*)	IG-2 (*Erjian*), IG-3 (*Sanjian*), E-43 (*Xiangu*) e E-44 (*Neiting*)
B-21 (*Weishu*)	IG-4 (*Hegu*) e E-36 (*Zusanli*)
	E-8 (*Touwei*) e E-5 (*Daying*)
	F-13 (*Zhangmen*) e B-P3 (*Taibai*)
	VC-12 (*Zhongwan*) e E-42 (*Chongyang*)

Cefaleia *Jue Yin*

O Meridiano Principal do *Gan* (Fígado) tem um trajeto externo, no qual se localizam os pontos de Acupuntura, e um trajeto interno, que é o que interessa para o estudo das cefaleias. No ponto F-14 (*Qimen*), o canal penetra no abdome para nutrir o fígado e a vesícula biliar e depois atravessar o diafragma e o tórax, ascendendo até a garganta, o maxilar e a face, onde circunda a boca e os olhos, vai até a fronte e finalmente acaba no VG-20 (*Baihui*), onde se conecta com todos os *Yang* e o *Du Mai*. Como todos os Meridianos *Yin,* não há pontos dele diretamente na cabeça, e a conexão com a região cefálica ocorre exclusivamente através desse canal interno.

A principal causa da cefaleia *Jue Yin* são as emoções reprimidas que, consumindo o *Yin* do *Gan* (Fígado), acabam gerando acúmulo de energia *Yang,* que sobe pelo canal interno até o topo da cabeça.

As dores são localizadas na região frontal bilateralmente e no vértex, às vezes, holo-craniana, com características um pouco mais *Yin* em relação à dor da cefaleia *Shao Yang,* sendo a dor menos intensa do que esta, e com sensação de aperto, como um capacete.

O aumento do *Yang* junto com a diminuição do *Yin* pode gerar Vento Interno do *Gan* (Fígado), que acrescentará sua sintomatologia própria à dor de cabeça, a saber, movimentos, fasciculações, tiques, nistagmo e tontura.

Tanto por emoções, que, ao final, são as mais importantes causas de patologia do *Gan* (Fígado), como por deficiência de *Yin* ou deficiência de *Xue,* o *Gan* (Fígado) doente pode se manifestar também por cefaleia – nesse caso, localizada na região periorbitária, no fundo do olho, que são cuidados pelo *Gan* (Fígado) e pelo *Pi* (Baço/Pâncreas).

Na propedêutica das cores da face desses pacientes, pode-se observar uma cor esverdeada que, muitas vezes, marca claramente o trajeto interno do Meridiano Principal do *Gan,* principalmente em seu surgimento na região maxilar, periorbicular e na região temporal adjacente à órbita.

Tratamento geral

- Circular o *Jue Yin*: técnica de *Iong/Iu* com F-2 (*Xingjian*), F-3 (*Taichong*), CS-8 (*Laogong*) e CS-7 (*Daling*);
- harmonizar o *Gan* (Fígado): técnica *Shu/Mo/Yuan* com B-18 (*Ganshu*) com moxabustão, F-14 (*Qimen*) e F-3 (*Taichong*);
- nutrir o *Yin*: F-8 (*Ququan*) e BP-6 (*Sanyinjiao*);
- liberar emoções reprimidas: Meridiano Distinto do *Gan* (Fígado)/*Dan* (Vesícula Biliar): VB-1 (*Tongziliao*), VB-30 (*Huantiao*), F-5 (*Ligou*). Meridiano Distinto do *Xin Bao Luo* (Circulação-Sexo)/*Sanjiao* (Triplo Aquecedor): CS-1 (*Tianchi*), CS-6 (*Neiguan*) e TA-16 (*Tianyou*);
- pontos locais: VG-20 (*Baihui*), M-CP-9 (*Taiyang*), M-CP-3 (*Yintang*), VG-23 (*Shangling*), VB-14 (*Yangbai*), VB-20 (*Fengchi*), M-CP-6 (*Yuyao*) no meio da sobrancelha, na vertical da pupila, B-2 (*Zanzhu*);
- pontos a distância: P-7 (*Lieque*) e P-5 (*Chize*).

Tratamento em situações específicas

- Eliminar vento interno: VG-20 (*Baihui*), Quatro Cavaleiros localizados como uma cruz a 1 *tsun* do topo da cabeça na linha que une as orelhas, VB-20 (*Fengchi*) em dispersão, M-CP-9 (*Taiyang*), M-CP-3 (*Yintang*), VG-23 (*Shangling*), ponto cérebro do YNSA; técnica *Shu/Mo/Yuan* com B-18 (*Ganshu*) com moxabustão, F-14 (*Qimen*) e F-3 (*Taichong*);

- harmonização Direita/Esquerda: VG-20 (*Baihui*), VG-14 (*Dazhui*). Tratar as aberturas do *Zang* (olhos): TA-8 (*Sanyanluo*) limpa as aberturas, VG-26 (*Renzhong*) direciona a energia do *Sanjiao* (Triplo Aquecedor) para as aberturas (Tabela 42.8).

TABELA 42.8 CEFALEIA DO MERIDIANO DO *JUE YIN*: PONTOS PRINCIPAIS PARA O TRATAMENTO

Moxabustão	Acupuntura
B-18 (*Ganshu*)	F-2 (*Xingjian*), F-3 (*Taichong*), CS-8 (*Laogong*) e CS-7 (*Daling*)
	F-14 (*Qimen*) e F-3 (*Taichong*)
	F-8 (*Ququan*) e BP-6 (*Sanyinjiao*)
	F-5 (*Ligou*)
	VG-20 (*Baihui*)
	VB-14 (*Yangbai*), M-CP-9 (*Taiyang*), M-CP-3 (*Yintang*), VG-23 (*Shangling*) e VB-20 (*Fengchi*)

Cefaleia dos *Zang Fu* (Órgãos e Vísceras)
Cefaleia do Pi (Baço/Pâncreas)

A principal função do *Pi* (Baço/Pâncreas) é processar a Umidade; quando essa função falha, a Umidade se acumula no interior, principalmente no Aquecedor Médio, impedindo o livre fluxo do *Qi*, que não consegue chegar à cabeça. Aparece, então, a cefaleia por Deficiência do *Qi* do *Pi* (Baço/Pâncreas) e o consequente acúmulo de Umidade, com dor de cabeça em peso, surda, com sensação de inchaço, localizada na região frontal e no fundo do olho, com sensação de aumento de seu tamanho. A dor é agravada pelo clima frio e úmido, pela ingestão de bebidas alcoólicas fermentadas e pela tosse. Melhora quando o paciente se deita e piora pela manhã. Apresenta sintomas associados relacionados à Deficiência do *Pi* (Baço/Pâncreas), como dificuldade digestiva, restos alimentares nas fezes, distensão abdominal, dificuldade de concentração, astenia física, falta de memória, entre outros. Pode estar associada a secreção nasal persistente, sinusite, sensação de plenitude no tórax e náusea.

Existem mais dois quadros de cefaleia do *Pi* (Baço-Pâncreas), também na região frontal, relacionados com alimentação, um sendo mais *Yang*, causado pela retenção de alimento após alimentação exagerada ou desregrada, que provoca Calor-Umidade no *Pi-Wei* (Baço/Pâncreas-Estômago) e consequente bloqueio do *Tai Yin*, e outro mais *Yin*, por falta de alimento, por vazio do canal, visto nas situações de jejum, cursando com dor com sensação de cabeça vazia.

Tratamento geral

- Tonificar o *Pi* (Baço/Pâncreas): técnica *Shu/Mo/Yuan* com B-20 (*Pishu*) com moxabustão, F-13 (*Zhangmen*), BP-3 (*Taibai*), IG-4 (*Hegu*), E-36 (*Zusanli*), VC-12 (*Zhongwan*) e BP-2 (*Dadu*);
- dissolver e mobilizar a Umidade: CS-6 (*Neiguang*), E-40 (*Fenglong*), E-36 (*Zusanli*), BP-6 (*Sanyinjiao*) e BP-3 (*Taibai*) eliminam a Umidade, principalmente da cabeça;

- pontos locais: VG-20 (*Baihui*), M-CP-9 (*Taiyang*), M-CP-3 (*Yintang*), VG-23 (*Shangling*), B-2 (*Zanzhu*) e E-8 (*Touwei*);
- pontos a distância: P-7 (*Lieque*), P-5 (*Chize*), BP-4 (*Gongsun*) e BP-9 (*Yinlingquan*).

A Tabela 42.9 apresenta o resumo dos pontos principais para tratamento da cefaleia do *Pi* (Baço/Pâncreas).

TABELA 42.9 CEFALEIA DO *ZANG PI* (BAÇO/PÂNCREAS): PONTOS PRINCIPAIS PARA O TRATAMENTO

Moxabustão	Acupuntura
B-20 (*Pishu*)	IG-4 (*Hegu*) e E36 (*Zusanli*)
	F-13 (*Zhangmen*) e BP-3 (*Taibai*)
	VC-12 (*Zhongwan*) e BP-2 (*Dadu*)
	CS-6 (*Neiguang*), E-40 (*Fenglong*) e BP-6 (*Sanyinjiao*)
	VG-20 (*Baihui*), M-CP-3 (*Yintang*) e VG-23 (*Shangling*)
	B-2 (*Zanzhu*) e E-8 (*Touwei*)

Cefaleia do Shen (Rins)

Trata-se de cefaleia por deficiência, com dor difusa, generalizada, na cabeça toda ou na região da nuca, surda, acompanhada por astenia, cansaço, tontura e lombalgia. Pode aparecer após atividade sexual.

Tratamento geral

- Tonificar o *Shen* (Rins): técnica *Shu/Mo* com B-22 (*Sanjiaoshu*), B-23 (*Shenshu*), B-51 (*Huangmen*), B-52 (*Zhishi*), VG-4 (*Mingmen*), VC-8 (*Shenque*) com moxabustão, R-3 (*Taixi*), R-7 (*Fuliu*) e R-10 (*Yingu*); moxabustão no caminho das águas;
- pontos locais: VG-20 (*Baihui*), VB-19 (*Naokong*), que significa "cérebro vazio" e é específico para esse tipo de cefaleia, atrai a essência do *Shen* (Rins) para o cérebro, e B-10 (*Tianzhu*);
- pontos a distância: B-60 (*Kunlun*) e E-36 (*Zusanli*).

A Tabela 42.10 mostra a relação dos principais pontos para tratamento da cefaleia do *Shen* (Rins).

TABELA 42.10 CEFALEIA DO *ZANG SHEN* (RINS): PONTOS PRINCIPAIS PARA O TRATAMENTO

Moxabustão	Acupuntura
VG-4 (*Mingmen*)	B-22 (*Sanjiaoshu*), B-23 (*Shenshu*), B-51 (*Huangmen*) e B-52 (*Zhishi*)
VC-8 (*Shenque*)	R-3 (*Taixi*), R-7 (*Fuliu*) e R-10 (*Yingu*)
Caminho das Águas	VG-20 (*Baihui*) e VB-19 (*Naokong*)
	B-60 (*Kunlun*) e E-36 (*Zusanli*)

INTEGRAÇÃO ENTRE CONCEITOS DA MEDICINA OCIDENTAL E DA MEDICINA TRADICIONAL CHINESA

Os dados epidemiológicos previamente analisados mostram que as cefaleias (especialmente as migrâneas) são mais frequentes em mulheres, que são comandadas pelo *Gan* (Fígado), com idade próxima aos 40 anos, fase em que a energia desse *Zang* (Órgão) começa a decair. A mulher é regida por ciclos de 7 anos e, aos 42 anos, sua energia, que se encontrava até então em um platô máximo, começa a decrescer, o que explica o aparecimento de sintomas gerados pela incapacidade do *Yin* de sustentar o *Yang* aumentado.

A incidência de cefaleias também aumenta na população de baixa renda, desempregados, divorciados ou viúvos, pelo que também se pode responsabilizar o *Gan* (Fígado), que seria incapaz de aplainar as emoções, muito provavelmente em ebulição nessas situações geradoras de grande instabilidade financeira ou emocional.

A inatividade física e o sedentarismo também foram associados ao aumento de cefaleias. Como o exercício físico, o movimento e a atividade de músculos e tendões são vias naturais de saída do *Yang* do *Gan* (Fígado), não as utilizar pode provocar acúmulo de *Yang*, gerando as cefaleias. No caso das CTT, descreve-se uma participação importante dos músculos em sua etiopatogenia. Estes se encontram com tensão excessiva, gerando contraturas musculares regionais e a consequente dor de cabeça. A fisiopatologia energética seria, neste caso, o *Gan* (Fígado) usando de forma exagerada esta via de saída e jogando muito *Yang* nos músculos, os quais, então, se contraem em demasia. É interessante destacar que a Medicina Ocidental relaciona a contratura muscular dolorosa desse tipo de cefaleia com uma resposta exagerada à ansiedade e ao estresse e a distúrbios emocionais, características da função de aplainamento das emoções realizada pelo *Gan* (Fígado). Ainda em relação aos músculos, foi observado que a migrânea já instalada piora com os movimentos físicos rotineiros, como o simples caminhar ou subir escadas. Uma explicação do ponto de vista da MTC poderia ser que o *Gan* (Fígado) já se encontra desequilibrado a tal ponto que qualquer nova exigência, como a atividade muscular, gera mais desequilíbrio.

No quadro comparativo das cefaleias (ver Tabela 42.2), pode-se perceber que a migrânea é a cefaleia que apresenta mais características *Yang*, pois é pulsátil, intensa e piora com os movimentos. É mais frequente em mulheres, as quais são sabidamente regidas pelo *Gan* (Fígado). Pelo fato de ser unilateral, está mais vinculada a um Meridiano Principal, e, pela localização na região temporal, lateral do crânio, este Meridiano é o *Dan* (Vesícula Biliar), cujo trajeto na cabeça coincide com o local da dor da migrânea. A cefaleia *Yang/Yang* relaciona-se, então, a um *Fu* (Víscera), que é mais *Yang* em relação ao *Zang* (Órgão), e ainda é o *Fu* (Víscera) do *Gan* (Fígado), que é o *Zang* (Órgão) mais *Yang* da economia, Mãe do Fogo. Sem dúvida, é a mais *Yang* das cefaleias.

Uma das explicações fisiopatológicas que a Medicina Ocidental dá para a migrânea é o aumento da excitabilidade cortical, sendo os pacientes hiper-responsivos a uma série de estímulos externos e internos. Do ponto de vista da MTC, o encéfalo é cuidado pelo *Shen* (Rins) no que se refere à parte material e estrutural, mas a atividade encefálica é responsabilidade do *Gan* (Fígado), que, se está em estado *Yang*, provoca aumento da atividade encefálica e hiperexcitabilidade, em concordância com o proposto pela Medicina Ocidental. Outro aspecto referente ao encéfalo é o fenômeno da aura que acompanha algumas migrâneas, com sintomas neurológicos focais progressivos, relacionados mais à depressão cortical alastrante, com vasoconstrição e hipoperfusão sequencial de setores do encéfalo responsáveis pelos sintomas visuais, sensitivos e de disfasia que a caracterizam. Conclui-se, então, que a aura é uma situação muito mais orgânica do que energética, mais relacionada ao próprio encéfalo, à matéria, e, consequentemente, ao *Shen* (Rins) do que à atividade encefálica do *Gan* (Fígado). Soma-se a isso a observação de que existem indivíduos do sexo masculino que apresentam apenas aura, sem cefaleia, o que mostra o comprometimento do *Shen* (Rins) sem envolvimento do *Gan* (Fígado). Há, também, pacientes com migrânea com aura que, ao envelhecerem, mantêm só a aura, com desaparecimento das características da dor migraneosa ou da cefaleia por completo, o que evidencia o fato de a aura estar mais estruturada na matéria, sendo, portanto, mais orgânica, ao passo que as características da dor da migrânea são mais lábeis, mais energéticas, relacionadas com o fogo que vai naturalmente se apagando com a idade. No mesmo sentido, observa-se a existência de comorbidade entre a migrânea com aura e a epilepsia (migralepsia) e o AVC isquêmico, ambos relacionados com *Gan* (Fígado) e *Shen* (Rins).

Outra correlação interessante é que, nas crianças, a migrânea se apresenta bilateralmente, pelo que se deduz que quem determina a cefaleia na criança é muito mais o *Gan* (Fígado), por meio de seu canal interno, do que o Meridiano Principal do *Dan* (Vesícula Biliar). Na infância, não há clara prevalência de migrânea entre os sexos, já que essa fase da vida é regida pelo movimento Madeira, pelo crescimento. Assim, tanto meninos como meninas estão mais vinculados com o *Gan* (Fígado) e sujeitos a suas manifestações de desequilíbrio, assim como fragilizados pela imaturidade do *Shen* (Rins).

A relação estreita entre a migrânea e a menstruação é explicada de modo incompleto pela Medicina Ocidental, baseada em alterações hormonais, principalmente do estrogênio. Pelo ângulo da MTC, fica clara a similaridade da explicação fisiopatológica para as alterações relacionadas com a matriz e a migrânea, vinculadas à limpeza do *Yang* do *Gan* (Fígado).

Por todas essas correlações apresentadas, pode-se dizer que, como as características descritas pela Medicina Tradicional Chinesa para a cefaleia do tipo *Shao Yang* coincidem em grande parte com as descritas pela Medicina Ocidental para migrânea, as duas entidades são equivalentes.

Por outro lado, a CTT pode ser correlacionada com a cefaleia do canal interno do *Gan* (Fígado), no topo da cabeça, em capacete. Deve-se lembrar que o trajeto interno do *Gan* explica a localização da dor, assim como a relação com a tensão e a contratura muscular dolorosa que caracteriza a cefaleia.

CONSIDERAÇÕES FINAIS

A cefaleia é uma doença muito frequente, que pode ser primária ou secundária a diversos transtornos. Entre as cefaleias primárias, sem causa aparente, destacam-se a migrânea, ou enxaqueca, e a cefaleia tipo tensional. Como sua origem é multifatorial e não totalmente esclarecida pela Medicina Ocidental, acredita-se que exista um componente energético importante e que elas possam ser tratadas com êxito, seguindo o raciocínio da MTC – Acupuntura.

BIBLIOGRAFIA

1. Bigal ME, Rapoport AM, Bordini CA, Tepper SJ, Sheftell FD, Speciali JG. Burden of migraine in Brazil: estimate of cost of migraine to the public health system and an analytical study of the cost-effectiveness of a stratified model of care. Headache 2003; 43(7):742-54.
2. Bonica JJ, Olensen J. The management of pain: headache. 2.ed. Filadélfia: Lea & Febiger, 1990; 1(39):687-726.
3. Consenso da Sociedade Brasileira de Cefaleia. Recomendações para o tratamento da crise migranosa. Arq Neuropsiquiatr 2000; 58(2-A):371-89.
4. Jensen R, Stovner LJ. Epidemiology and comorbidity of headache. Lancet Neurol 2008; 7(4):354-61.
5. Linde K, Streng A, Jurgens S et al. Acupuncture for patients with migraine: a randomized controlled trial. JAMA 2005; 293(17):2118-25.
6. Maciocia G. Os fundamentos da Medicina Chinesa: um texto abrangente para acupunturistas e fisioterapeutas. São Paulo: Roca, 1997. p.658p.
7. Morillo LE, Alarcon F, Aranaga N, Aulet S, Chapman E, Conterno L et al. Prevalence of migraine in Latin America. Headache 2005; 45(2):106-17.
8. Subcomitê de Classificação das Cefaleias da Sociedade Internacional de Cefaleia. Classificação Internacional das Cefaleias. 2.ed. São Paulo: Alaúde Editorial, 2006.
9. Woods RP, Iacoboni M, Mazziotta JC. Bilateral spreading cerebral hypoperfusion during spontaneous migraine headache. NEJM 1994; 331(25):1689-92.
10. Yamamura Y. Acupuntura tradicional. A arte de inserir. 2.ed. São Paulo: Roca, 2001. p.919.

CAPÍTULO

43

Acupuntura escalpeana no tratamento das doenças neurológicas

JAIME YOSHIYUKI YAMANE

A Acupuntura pode ser utilizada na região escalpeana e visa a agilizar e auxiliar o médico no tratamento das diversas afecções, principalmente as que acometem diretamente o sistema nervoso central (SNC) e o córtex cerebral, ou seja, as doenças neurológicas, visto que a estimulação por Acupuntura procura sensibilizar as áreas do córtex, por meio da passagem de um estímulo pelo couro cabeludo em uma região localizada imediatamente próxima à área lesada.

Na Medicina Tradicional Chinesa (MTC), diz-se que dentro do crânio, no cérebro, existe o ponto de reunião dos *Jing* dos Cinco *Zang* (Órgãos) e dos Seis *Fu* (Vísceras). A Acupuntura escalpeana visa à regulação do *Jing* Interior (cérebro) com o *Jing* Exterior.

As zonas utilizadas na Acupuntura escalpeana são basicamente os locais em que se encontram os forames e as suturas cranianas. Os forames são muito utilizados por permitirem a estimulação de maneira quase direta do SNC, sobretudo pelo fato de serem percorridos por pequenos feixes vasculonervosos.

A técnica básica consiste no uso de agulhas de 3 cm de comprimento que, após a desinfecção do couro cabeludo, são inseridas de maneira superficial e percorrem o couro cabeludo em toda sua extensão, orientadas em sentido contrário uma à outra (técnica da agulha cruzada), não devendo as pontas das agulhas se tocarem. Elas podem ser estimuladas manualmente com movimento de pistonagem, além de um movimento giratório de 240 a 260 rotações por minuto. É preciso manipular rapidamente a agulha, e o paciente deve referir uma sensação de calor, formigamento, choque ou torpor no segmento tratado. Uma vez obtida a sensação, deve-se continuar a estimulação por 1 a

2 minutos, deixando-se em repouso por 5 a 10 minutos; em seguida, deve-se refazer a manipulação 2 a 3 vezes e retirar as agulhas de Acupuntura.

O tratamento pode ser feito também com o auxílio de eletroestimuladores, cujos terminais de estimulação são ligados às agulhas, com uma frequência de estimulação em torno de 12 Hz, com um tipo de onda contínua de estimulação. O tempo de estimulação dura em torno de 25 a 30 minutos em cada sessão.

Cada agulha recebe um polo estimulador, não tendo grande importância a ordem de colocação dos eletrodos (se positivo ou negativo).

As sessões podem ser realizadas com maior ou menor frequência (2 a 3 vezes/semana), dependendo da gravidade do caso, até se completar um tratamento que dura em média 20 sessões. Deve-se dizer que, de maneira geral, o tratamento é repetido, e dura de 3 a 4 anos.

Na Figura 43.1, podem-se ver alguns mapas demonstrativos das diversas áreas de estimulação, a maneira de localizá-los na região escalpeana e os diversos tipos de tratamento que podem ser realizados com a estimulação por agulhas.

Linhas de orientação traçadas tomadas como referência:

- ponto central entre as duas sobrancelhas (*Yintang*);
- na região posterior do crânio, tem-se a protuberância occipital externa, e deve-se considerar um ponto logo abaixo dela – o ponto VG-17 (*Naohu*);

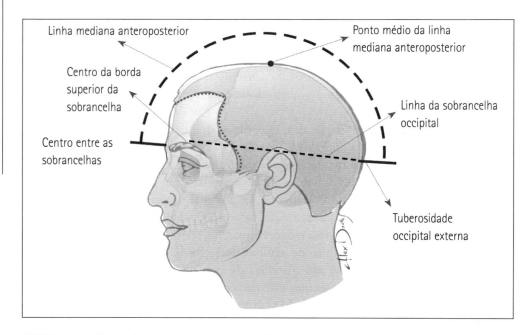

FIGURA 43.1 Determinação de pontos de referência para a localização das áreas da Acupuntura escalpeana.

Fonte: imagem cedida pelo Center AO.

- da união desses dois pontos, tem-se a chamada linha mediana anteroposterior, que é dividida ao meio, onde se encontra um ponto que será chamado ponto médio da linha mediana anteroposterior; marca-se um ponto a 1 cm posterior desse ponto médio – esse será considerado o primeiro ponto de referência;
- a seguir, traça-se outra linha que vai do meio da sobrancelha em direção ao mesmo ponto logo abaixo da protuberância occipital externa (VG-17 – *Naohu*), e quando essa linha atinge a raiz dos cabelos, tem-se o segundo ponto de referência;
- traça-se uma linha que vai do ponto de referência superior (a 1 cm para trás do ponto médio da linha mediana anteroposterior) até o ponto de referência inferior (na raiz do cabelo). Esta área é chamada de área motora primária.

ÁREA MOTORA

É uma linha que se inicia a 1 cm posterior ao ponto médio da linha mediana anteroposterior da cabeça e que se projeta diagonalmente pela cabeça até um ponto de intersecção da linha sobrancelha-protuberância occipital externa com a raiz do cabelo. Essa área é dividida em cinco partes, e cada parte tem sua função no tratamento das diversas afecções das áreas motoras (Figura 43.2).

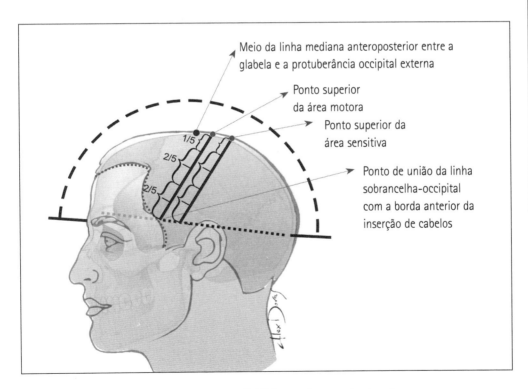

FIGURA 43.2 Delimitação da área motora dividida em cinco partes iguais.
Fonte: imagem cedida pelo Center AO.

Membros inferiores e tronco

É a área que corresponde ao primeiro quinto da área motora e serve para tratamento de problemas motores dos membros inferiores. Usada para tratamento de paralisias ou parestesias do membro inferior do lado oposto (ver Figura 43.2).

Membros superiores

Corresponde ao 2° e 3° quintos da área motora e trata afecções motoras dos membros superiores, bem como paralisia ou parestesia do membro superior do lado oposto (ver Figura 43.2).

Área facial e primeira área da fala

Corresponde aos 2/5 inferiores da área motora e trata problemas de paralisias de face, afasia motora, salivação excessiva e problemas de fala. Na afasia motora, o paciente compreende tanto a linguagem falada quanto a escrita, mas é incapaz de repetir o que ouve e vê (Figuras 43.2 e 43.3).

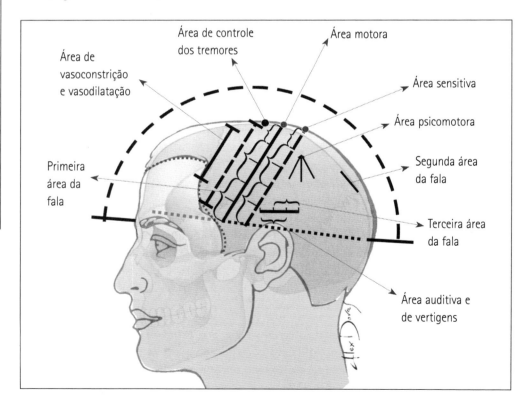

FIGURA 43.3 Localização de algumas áreas da Acupuntura escalpeana.
Fonte: imagem cedida pelo Center AO.

Toda essa área dita motora é usada principalmente nas afecções neurológicas em que o paciente apresenta paralisias do tipo espásticas.

ÁREA SENSORIAL

Corresponde a uma linha paralela à área motora, 1,5 cm para trás. Como na área motora, também é dividida em cinco partes que podem ser tratadas como se verá a seguir. A área sensitiva é usada principalmente para o tratamento das afecções neurológicas em que o paciente apresenta paralisias do tipo flácidas (ver Figura 43.3).

Membros inferiores, cabeça e tronco

Trata-se do quinto superior e corresponde ao segmento sensitivo do membro inferior e tronco. Usada para tratamento de entorpecimento e parestesia da coxa e da região lombar do lado oposto, ciatalgia, cefaleias occipitais, nevralgia intercostal, dores de pescoço, zumbidos e vertigens (ver Figura 43.3).

Membros superiores

Corresponde ao 2º e 3º quintos dessa área e é usada para o tratamento principalmente de dor, formigamento e parestesias dos membros superiores do lado oposto (ver Figura 43.3).

Área facial

Corresponde aos dois quintos inferiores da área sensorial e pode ser usada para tratamento de enxaqueca, trigemialgia, dor de dentes e artrites da articulação temporomandibular (ver Figura 43.3).

ÁREA DE CONTROLE DE TREMORES E COREIA

Linha paralela a 1,5 cm anterior à área motora. As ações dessa área são a coreia infantil e a doença de Parkinson. É utilizada também nas contraturas, cãibras e na fala tremida. Para as afecções unilaterais, a punção é contralateral, e para as afecções bilaterais, a punção é feita nos dois lados (ver Figura 43.3).

ÁREA DE VASOCONSTRIÇÃO E DILATAÇÃO

Linha paralela a 1,5 cm anterior da área da coreia. Sua extensão é a metade das zonas anteriores. Essa área pode ser dividida em duas partes; a superior é usada para o tratamento de edemas de membro superior do lado oposto e a inferior, edemas de membro inferior do lado oposto (ver Figura 43.3).

ÁREA AUDITIVA, DA VERTIGEM E DO ENJOO

Linha horizontal que passa 1,5 cm acima e centrada no ápice da orelha, com 4 cm de extensão. Essa área é usada para o tratamento dos problemas auditivos, como zumbido, surdez, vertigens e a vertigem de Ménière (ver Figura 43.3).

SEGUNDA ÁREA DA FALA

Encontra-se a 2 cm para trás e para baixo da sutura parietotemporal, em uma linha paralela à linha anteroposterior, com 3 cm de extensão. Usada para o tratamento das afasias motoras, em que o paciente compreende a linguagem falada e escrita, mas é incapaz de repetir o que ouve e vê (ver Figura 43.3).

TERCEIRA ÁREA DA FALA

Toma-se a área auditiva e da vertigem e divide-se ao meio, e, a partir do meio desta área para trás, traça-se uma linha de 4 cm; esta é a área de linguagem n. 3. É usada para o tratamento das afasias sensoriais, em que o paciente percebe os sons como linguagem, mas é incapaz de compreender o significado dos vocábulos e, quando fala, lembra-se com dificuldade das palavras, empregando-as incorretamente (ver Figura 43.3).

ÁREA PSICOMOTORA

Com origem na tuberosidade parietal, três agulhas podem ser inseridas inferior, anterior e posteriormente, com inserção de até 3 cm em direção à tuberosidade parietal. O ângulo entre as agulhas anterior e posterior deve ser de 40°. É usada para o tratamento da apraxia ideomotriz, ligada às emoções que param a motricidade em pacientes que são incapazes de usar adequadamente um objeto, embora reconheçam sua natureza (ver Figura 43.3).

ÁREA GÁSTRICA

Traçando-se uma linha paralela à linha mediana anteroposterior da cabeça e que passa pela pupila dos olhos, essa área começa onde se implantam os cabelos e estende-se para trás na extensão de 2 cm. A agulha de Acupuntura nesta área é inserida do alto para baixo e trata doenças do *Zhongjiao* (Aquecedor Médio), do Pi (Baço/Pâncreas) e do *Wei* (Estômago). Trata também dores do estômago, principalmente na parte superior do estômago, onde toca o cárdia até a metade do corpo do estômago no *fundus* (Figura 43.4).

ÁREA HEPATOBILIAR

Essa área situa-se na mesma linha da área gástrica, mas abaixo da linha de implantação dos cabelos. A técnica consiste em inserir a agulha de Acupuntura na área da linha de implantação dos cabelos em direção para baixo; trata patologias hepatobiliares, dores epigástricas e do hipocôndrio e patologias hepáticas crônicas (ver Figura 43.4).

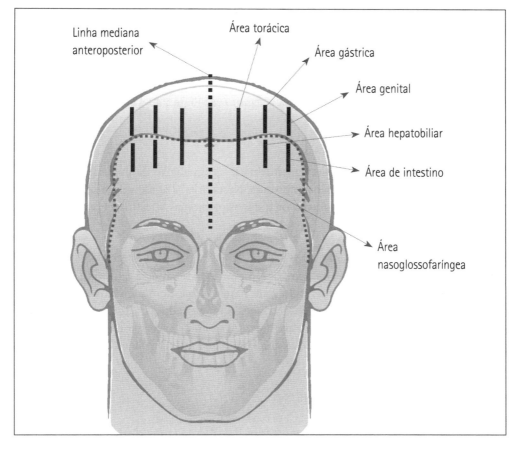

FIGURA 43.4 Localização das áreas da região frontal para Acupuntura escalpeana.
Fonte: imagem cedida pelo Center AO.

ÁREA TORÁCICA

Situa-se a meia distância entre a área gástrica e a linha mediana anteroposterior da cabeça. Tem extensão total de 4 cm, sendo que 2 cm estão acima da linha de implantação dos cabelos, e 2 cm abaixo dessa linha. Essa linha de 4 cm é paralela às áreas gástrica e hepatobiliar. Quando a agulha é inserida corretamente, o paciente refere sensação de calor que se espalha pelo tórax. O tratamento desta área é indicado para doenças do *Shangjiao* (Aquecedor Superior), problemas cardíacos, dispneia, tosse e asma, opressão torácica e taquicardia paroxística (ver Figura 43.4).

ÁREA GENITURINÁRIA

Linha paralela e lateral à área gástrica, localizada à mesma distância entre a área gástrica e a área torácica, com 2 cm de comprimento, que se situa acima da linha de implantação dos cabelos. Outra técnica de localização toma o ângulo lateral do olho, e a partir daí, traça-se uma vertical em direção à linha de implantação dos cabelos. A partir desse ponto de referência, traça-se uma linha de 2 cm para o alto. Essa área deve ser tratada em casos de irregularidade menstrual, metrorragias disfuncionais, prolapso uterino, dores pélvicas e patologias de bexiga. Para o prolapso uterino, pode-se associar essa área com a área sensitivomotora, que será descrita a seguir (ver Figura 43.4).

ÁREA DO INTESTINO

A partir do ponto de reparo da área geniturinária, 2 cm abaixo da linha de implantação dos cabelos, encontra-se a área dos intestinos. Nesta área, a agulha deve ser inserida do alto para baixo. Usada para tratamento de todas as patologias intestinais (ver Figura 43.4).

ÁREA NASOGLOSSOFARÍNGEA

Na linha mediana anteroposterior, tem-se um ponto de referência que atinge a linha de implantação dos cabelos na fronte. Indo 2 cm para o alto e 2 cm para baixo, tem-se uma área de 4 cm chamada área nasoglossofaríngea, que é usada para tratamento de todas as patologias do nariz, da garganta e da boca. A agulha é inserida no ponto mais alto e dirigida para o nariz. É usada frequentemente para tratar problemas de anosnia (ver Figura 43.4).

ÁREA SENSITIVOMOTORA DO PÉ

Zona paralela à linha mediana anteroposterior da cabeça, a uma distância de 1 cm. Esta zona tem extensão de 3 cm e se projeta 1,5 cm anterior e 1,5 cm posterior em relação ao ponto médio da linha mediana anteroposterior. Esta é a área sensitivomotora do pé, e ela abrange a parte superior da área motora e sensitiva que corresponde aos membros inferiores. Assim, essa área é indicada para tratamento de entorpecimentos e paralisias do membro inferior contralateral, paraplegias, lombalgias e ciatalgias, além de enurese, prolapso uterino e todos os traumatismos agudos da região dorsolombar. Essa área deve ser agulhada sempre da frente para trás (Figuras 43.5 e 43.6).

ÁREA DA VISÃO

Localiza-se a 1 cm lateral à protuberância occipital, paralela à linha mediana anteroposterior da cabeça, com 4 cm de extensão e estendendo-se para cima. É usada para tratamento de cegueira de origem cortical, todos os problemas de acuidade visual, retinite pigmentar, sequelas de encefalite e todas as vertigens, principalmente pacientes com a sensação de ter a cabeça vazia (Figura 43.5).

ÁREA DO EQUILÍBRIO

Localiza-se a 3 cm lateral à protuberância occipital, paralela à linha mediana anteroposterior da cabeça, com 4 cm de comprimento e estende-se para baixo. Usada para tratamento de todos os problemas de equilíbrio de origem cerebelar (Figura 43.5).

ÁREA PSICOAFETIVA I

É uma linha que está a 2 cm para fora e paralela à linha mediana anteroposterior, e localizada entre a área vasomotora e a área do tórax, com 3 cm de extensão. Usada para tratamento das doenças mentais; também pode ser usada na psiquiatria.

ÁREA PSICOAFETIVA II

Tomam-se a linha de implantação dos cabelos na fronte e o ponto médio da linha mediana anteroposterior; no meio desta linha, tem-se um ponto de referência. Ao redor

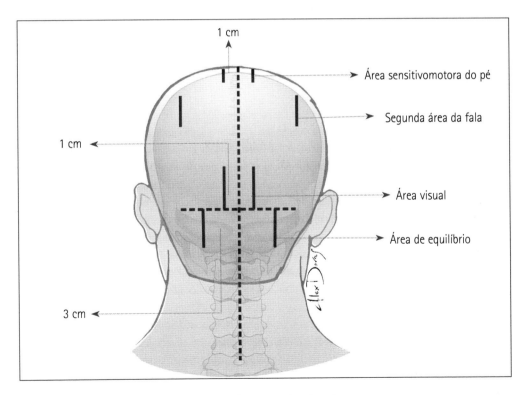

FIGURA 43.5   Localização das áreas da região posterior da cabeça.
Fonte: imagem cedida pelo Center AO.

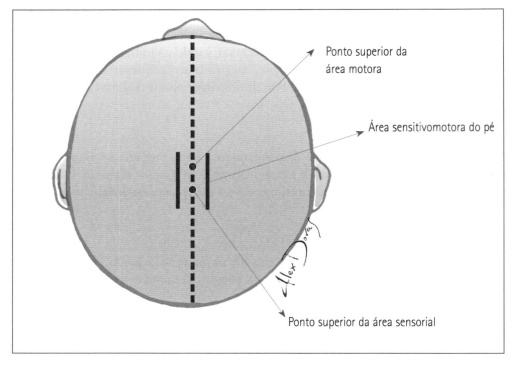

FIGURA 43.6 Localização das áreas no topo da cabeça.
Fonte: imagem cedida pelo Center AO.

dele, traça-se um círculo de 1 a 1,5 cm de raio, e colocam-se as agulhas em direção ao centro desse círculo. Esta área é usada para o tratamento de problemas de ansiedade e distúrbios neurovegetativos.

ÁREA DE DOMÍNIO DA LOUCURA

Esta área vai desde a protuberância occipital até a apófise da segunda vértebra cervical. Geralmente, insere-se uma agulha que vai da protuberância occipital para baixo, e outra agulha que vai da segunda vértebra cervical para cima. A área é usada para tratamento das doenças mentais.

ÁREA DA LINHA ANTEROPOSTERIOR *YIN*

Situa-se na área compreendida entre a linha de implantação do cabelo na fronte e o ponto médio da linha mediana anteroposterior, dividindo-se em quatro partes. A área toda tem ação para melhorar a imunidade (Figura 43.7).

O 1º quarto, localizado próximo à fronte, trata todas as doenças nasoglossofaríngeas, se for utilizada uma agulha orientada para o nariz. Dirigindo-se a agulha em direção ao

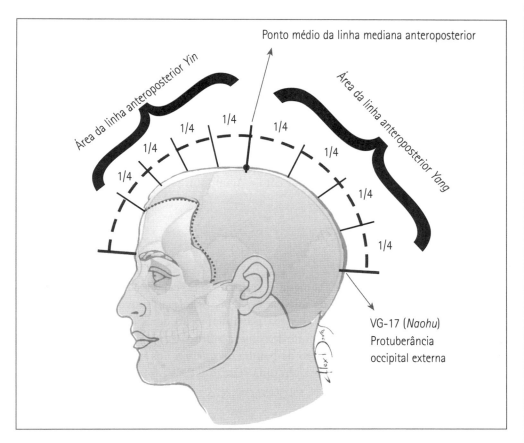

FIGURA 43.7 Áreas da linha mediana anteroposterior da cabeça.
Fonte: imagem cedida pelo Center AO.

VG-20 (*Baihui*), melhora a imunidade, funciona como sedativo, ansiolítico, serve para relaxamento e para doenças da cabeça e pescoço.

O 2º quarto, com agulha dirigida para o VG-20 (*Baihui*), é utilizado para tratar doenças do *Shangjiao* (Aquecedor Superior) e para melhorar a circulação sanguínea.

O 3º quarto, com agulha dirigida para o VG-20 (*Baihui*), é utilizado para tratar doenças do *Zhongjiao* (Aquecedor Médio).

O 4º quarto, com agulha dirigida para o VG-20 (*Baihui*), é utilizado para tratar doenças do *Xiajiao* (Aquecedor Inferior).

ÁREA DA LINHA ANTEROPOSTERIOR YANG

Situa-se na área compreendida entre o ponto médio da linha mediana anteroposterior e o ponto chamado VG-17 (*Naohu*). Essa área também se divide em quatro segmentos (ver Figura 43.7).

O 1º quarto, que se localiza próximo ao ponto médio, com a agulha orientada para o ponto VG-17 (*Naohu*), é usado para o tratamento de doenças da cabeça e pescoço, tanto as partes moles como doenças das vértebras. O 2º quarto, com agulha orientada para o ponto VG-17 (*Naohu*), é usado para o tratamento de doenças da região dorsal. O 3º quarto, com agulha orientada para o ponto VG-17 (*Naohu*), é usado para o tratamento de doenças da região lombar. O 4º quarto, com agulha orientada para o ponto VG-17 (*Naohu*), é usado para o tratamento de doenças da região sacral.

Foi apresentada uma visão geral do que se pode tratar quando a Acupuntura escalpeana é utilizada. A seguir será apresentada uma visão mais específica de algumas doenças neurológicas e seu tratamento com a Acupuntura sistêmica e com o auxílio da Acupuntura escalpeana.

ESCLEROSE MÚLTIPLA
Fisiopatogenia

A esclerose múltipla é doença chamada desmienilizante, caracterizada por inflamação e destruição seletiva da bainha de mielina no SNC. Esta lesão provoca uma tríade anatomopatológica de manifestação formada por inflamação do SNC, desmienilização e gliose, ou cicatriz. É doença autoimune dos oligodendrócitos, células gliais que se situam no SNC e que permitem a formação da bainha de mielina nos neurônios, ao nível dos axônios. Acomete mais as mulheres, em uma relação 1:1,5.

Sintomatologia

Pode aparecer de forma muito lenta ou manifestar-se de maneira abrupta. Inicialmente, a sintomatologia é de déficit motor com aumento do tônus muscular, o que pode causar espasticidade. A segunda manifestação é a hiper-reflexia, que pode ser observada por presença de sinal de Babinski e abolição de reflexo osteotendinoso. Quando o paciente apresenta espasticidade evidente, a queixa é a presença de cãibras musculares intensas, além de, frequentemente, problemas oculares, como diminuição da acuidade visual, ou distúrbios sensitivos, como parestesia e hipoestesia. A incontinência urinária aparece em 90% dos pacientes; a incontinência anal, em 15%. Apresenta, ainda, outras manifestações clínicas, como distúrbios cognitivos, de memória, problemas de concentração, depressão nervosa, cansaço e fadiga, com sensação permanente de esgotamento e insônia.

Diagnóstico

São poucos os exames para o diagnóstico da esclerose múltipla. A ressonância nuclear magnética (RNM) é o que se realiza com maior frequência, e com ela se pode observar aumento da permeabilidade capilar no SNC. O estudo de líquido cefalorraquidiano (LCR) mostra aumento das imunoglobulinas, principalmente IgG, em 70% dos casos, e proteinorraquia aumentada.

Tratamento

- Corticoterapia: metilprednisolona (Solu-Medrol®);
- antiespasmódicos: baclofeno (Liorisal®) e dantrolene (Dantriun®);
- anticolinérgicos para incontinência urinária: dipropanamine (Dipropana®);
- medicamento com efeito alfabloqueador para incontinência urinária: Vasobra®;
- para tratar distúrbios parestésicos: carbamazepina (Tegretol®) e clonazepam (Rivotril®);
- imunossupressores: azatioprina (Imuran®) e ciclofosfamida (Citoxan®, Neosar®, Genuxal®);
- interferon.

ESCLEROSE MÚLTIPLA E ACUPUNTURA

A esclerose múltipla, na concepção da Medicina Tradicional Chinesa (MTC), deve-se à Insuficiência do *Shen* (Rins) com consequente escape de *Gan-Huo* (Fígado-Fogo) e do *Xin-Huo* (Coração-Fogo), do comprometimento do sistema *Pi-Wei* (Baço/Pâncreas--Estômago), terminando com o acometimento do *Fei* (Pulmão), o que leva à grave deficiência da formação do *Rong Qi* (Energia de Nutrição).

O escape do *Gan-Huo* (Fígado-Fogo) explica boa parte da sintomatologia da esclerose múltipla, como tremores, déficit motor, aumento do tônus muscular, hiper-reflexia, abolição de reflexo osteotendinoso, vertigens e alterações visuais por neurite ótica. Por sua vez, o escape do *Xin-Huo* (Coração-Fogo) faz que o *Shen* (Mental) se desequilibre, o espírito perde a clarividência e a lucidez, e aparecem as síndromes depressivas, os distúrbios de memória e a insônia.

O comprometimento do *Pi* (Baço/Pâncreas) leva ao aparecimento de distúrbios intestinais, como constipação intestinal, incontinência anal, diminuição do pensamento e distúrbios de atenção. O acometimento do *Fei* (Pulmão) e a Deficiência do *Jing* anatômico deste *Zang* (Órgão) fazem que os receptores na pele não desempenhem suas funções e manifestem sinais como hipoestesia e parestesia.

Cansaço extremo está frequentemente presente na esclerose múltipla e deve-se, principalmente, à diminuição do *Shen Qi* (Energia dos Rins), o que provoca a manifestação, também, de sintomas urinários, assim como disfunção sexual.

Quando ocorre acometimento do *Shen* (Rins) e do *Gan* (Fígado), pode traduzir-se por alteração da imunidade tanto humoral quanto celular, significando que existe alteração do *Wei Qi* (Energia Defensiva). Por isso, considera-se a esclerose múltipla como patologia autoimune.

Tratamento da esclerose múltipla pela Acupuntura

O mais importante é tratar o *Shen* (Rins) com os seguintes pontos:

- VC-4 (*Guanyuan*), B-23 (*Shenshu*), B-52 (*Zhishi*), R-3 (*Taixi*), R-7 (*Fuliu*) e VG-4 (*Mingmen*): fortalecem o *Shen-Yang* (Rim-Yang) e o *Shen-Yin* (Rim-Yin);

- IG-16 (*Jugu*) e VB-39 (*Xuanzhong*): pontos de tonificação da Medula (pontos de Reunião da Medula); o encéfalo é considerado Mar das Medulas;
- VG-15 (*Yamen*) e VG-20 (*Baihui*): com agulhas orientadas uma para a outra com a finalidade de se obter a tonificação da Medula ao nível raquidiano;
- B-43 (*Gaohuangshu*): ponto de concentração do *Jing Shen Chi*, localizado entre a 7ª e a 8ª vértebras torácicas (T_7 e T_8). Ponto de entrada e saída do *Jing Shen Chi* (Energia Psíquica do *Shen* – Rins).

Para tratar o *Gan* (Fígado), deve-se utilizar o ponto localizado entre a 7ª vértebra cervical e a 1ª torácica (C_7 e T_1); este é o ponto de entrada e saída do *Jing Shen Hun* (Energia psíquica do *Gan* – Fígado):

- B-18 (*Ganshu*), F-14 (*Qimen*) e F-3 (*Taichong*): pontos *Shu/Mo/Yuan* do *Gan* (Fígado);
- B-47 (*Hunmen*): ponto de concentração do *Jing Shen Chi* (Energia Psíquica do *Shen* – Rins);
- regularizar o *Gan-Huo* (Fígado-Fogo) com F-3 (*Taichong*) e VB-34 (*Yanglingquan*).

Para tratamento do sistema *Pi-Wei* (Baço/Pâncreas-Estômago):

- B-20 (*Pishu*), B-21 (*Weishu*), F-13 (*Zhangmen*) e VC-12 (*Zhongwan*): pontos *Shu/Mo/Yuan* do *Pi* (Baço/Pâncreas);
- BP-3 (*Taibai*) e E-42 (*Chongyang*): pontos Fonte do *Pi* (Baço/Pâncreas) e do *Wei* (Estômago);
- ponto entre a 4ª e a 5ª vértebras torácicas (T_4 e T_5): entrada e saída do *Jing Shen Yi* (Energia Psíquica do *Pi* – Baço/Pâncreas).

Para tratamento do *Fei* (Pulmão):

- P-1 (*Zhongfu*), B-13 (*Feishu*) e P-9 (*Taiyuan*): pontos *Shu/Mo/Yuan* do *Fei* (Pulmão);
- B-42 (*Pohu*): ponto de concentração do *Jing Shen Po* (Energia Psíquica do *Fei* – Pulmão);
- ponto entre 3ª e 4ª vértebras cervicais (C_3 e C_4): entrada e saída do *Jing Shen Po* (Energia Psíquica do *Fei* – Pulmão).

Para agir sobre o *Xin* (Coração):

- B-15 (*Xinshu*), VC-14 (*Juque*) e C-7 (*Shenmen*): pontos *Shu/Mo/Yuan* do *Xin* (Coração);
- ponto entre a 5ª e a 6ª vértebras cervicais (C_5 e C_6): entrada e saída do *Jing Shen Shen* (Energia Psíquica do *Xin* – Coração);
- B-44 (*Shentang*): ponto de concentração do *Jing Shen Shen* (Energia Psíquica do *Xin* – Coração);
- VC-17 (*Danzhong*): ponto do *Shangjiao* (Aquecedor Superior).

Tratamento da parte vesical com:

- VC-5 (*Shimen*): ponto *Mo* do *Xiajiao* (Aquecedor Inferior);
- B-39 (*Weiyang*), VC-4 (*Guanyuan*) e VC-3 (*Zhongji*).

Para tratamento de distúrbios da visão, deve-se utilizar o ponto PC-13 (*Yiming*), situado na borda inferior do processo mastoide.

Para o sucesso do tratamento, devem ser considerados todos os sistemas implicados na fisiopatologia da esclerose múltipla, adotando-se todos os procedimentos adequados para a melhora do paciente.

Acupuntura escalpeana no tratamento de esclerose múltipla

Na Acupuntura escalpeana, são utilizadas as áreas relacionadas com a fisiopatologia da esclerose múltipla:

- área da sensibilidade, que se encontra atrás e paralela à área motora (ver Figura 43.3);
- área dos intestinos (ver Figura 43.4);
- área geniturinária (ver Figura 43.4);
- área oftálmica também pode ser utilizada (ver Figura 43.5).

EPILEPSIA
Fisiopatogenia

A epilepsia é doença neurológica crônica e afeta aproximadamente 1% da população. Deve-se à ativação sincronizada de uma enorme população de neurônios anormalmente excitáveis. Se for generalizada, a descarga é bilateral, sincrônica e simétrica e atinge os dois hemisférios; é a chamada epilepsia de crise generalizada. Se for focal ou limitada, em área limitada do corpo cerebral, chama-se epilepsia focal.

A primeira envolve circuitos talâmicos na geração das descargas difusas, bilaterais e sincrônicas, que as caracterizam eletrograficamente, enquanto a segunda é gerada ao nível cortical e envolve parte de um ou de ambos os hemisférios cerebrais.

Quadro clínico

Pode manifestar-se como:

- crises parciais de epilepsia: as manifestações clínicas indicam o envolvimento de uma porção do hemisfério cerebral, e as descargas têm origem no hemisfério contralateral às manifestações clínicas. Nas crises parciais simples, a consciência é preservada e, em sua forma complexa, ocorre a perda de consciência. A forma simples pode evoluir para a forma complexa, e as duas podem evoluir para a crise tônico-clônica generalizada;
- crises generalizadas: não têm início localizado e indicam o envolvimento do dois hemisférios cerebrais desde o início;

- crises tônico-clônicas: são caracterizadas por perda abrupta de consciência e contrações tônico-clônicas, apneia, liberação esfincteriana, sialorreia e mordedura da língua, durante cerca de 1 minuto;
- síndromes epilépticas: podem ser classificadas em idiopáticas e transmitidas geneticamente, e sintomáticas, cuja etiologia pode ser determinada. Nas epilepsias criptogênicas, embora se presuma a existência de base orgânica para o mal, não é possível esclarecer a etiologia.

Diagnóstico

O diagnóstico da epilepsia pode ser realizado por meio de:

- eletroencefalograma (EEG);
- vídeo-EEG: registro sincronizado da imagem com o registro eletroencefalográfico por 24 horas;
- tomografia computadorizada (TC);
- RNM.

Tratamento da epilepsia na Medicina Ocidental

Os medicamentos, de modo geral, atuam na membrana neuronal, com bloqueio "dependente do uso" de canais de sódio, impedindo a geração de surtos de potenciais de ação. Os medicamentos mais utilizados são:

- fenitoína (Hidantal®);
- carbamazepina (Tegretol®);
- valproato de sódio (Depakene®, Valpakine®, Valprene® e Epilenil®).

Os medicamentos também podem atuar no receptor do ácido gama-aminobutírico (GABA), prolongando o tempo de abertura do canal de cloro e aumentando a frequência de abertura, o que promove hiperpolarização da membrana neuronal. São eles:

- barbitúricos: fenobarbital (Luminal® e Gardenal®);
- benzodiazepínicos: diazepam (Valium®), lorazepam (Lorax®) e bromazepam (Lexotan®).

EPILEPSIA E ACUPUNTURA

Em um primeiro tempo, ocorre a ruptura energética no sistema *Pi-Wei* (Baço/Pâncreas-Estômago) com hipofuncionamento do *Pi* (Baço/Pâncreas), o que faz que a Umidade não seja metabolizada e não possa ser transformada. Essa estagnação provoca o fenômeno de transmutação, levando a Umidade a se transformar em Mucosidade-Calor e, posteriormente, em Mucosidade-Fogo, que pouco a pouco chega à extremidade cefálica, principalmente ao VG-20 (*Baihui*), formando a rede epileptogênica inicial.

Em seguida, o estado *Yang* estabelecido junto com a rede epileptogênica inicial desencadeia um segundo fenômeno: a produção de Vento Interno. Quando falta a Água do *Shen* (Rim-Água), que pode ser ocasionada por excesso físico, sexual, alcoólico ou por tensão, preocupação etc., a Madeira (*Gan* – Fígado) seca e queima, provocando o fenômeno de escape do *Gan-Huo* (Fígado-Fogo), que também vai atingir a parte cefálica através dos olhos e do VG-20 (*Baihui*).

Além disso, quando existe a falta de Água do *Shen* (Rim-Água), não se pode mais reter o *Huo* (Fogo) ao nível do *Xin* (Coração). Assim, o Fogo Imperial escapa, causando escape do *Xin-Huo* (Coração-Fogo), e este Fogo também vai para o cérebro por intermédio dos olhos.

Os chineses antigos acreditavam que para haver crise epiléptica era preciso haver, primeiro, um fenômeno de obstrução, com acometimento do sistema *Pi-Wei* (Baço/Pâncreas-Estômago) e formação de Mucosidade-Fogo, seguido dos fenômenos de escape do *Gan-Huo* (Fígado-Fogo) e do *Xin-Huo* (Coração-Fogo).

Tratamento da epilepsia pela Acupuntura sistêmica e escalpeana

- VG-26 (*Renzhong*) na junção entre o terço superior com os terços inferiores do filtro do lábio superior;
- todos os pontos *Ting* para restabelecimento da repolarização *Yin/Yang*;
- diminuir o *Yang* na cabeça com o uso dos pontos VG-23 (*Shangxing*), M-CP-3 (*Yintang*), M-CP-9 (*Taiyang*), VB-16 (*Muchuang*), TA-23 (*Sizhukong*), E-8 (*Touwei*) e B-2 (*Zanzhu*);
- técnica de purificação do cérebro: consiste na associação de várias técnicas diferentes – primeiro, e em sequência, fazer puntura no VG-21 (*Qianding*) em direção ao VG-20 (*Baihui*); puntura do B-4 (*Quchai*) em direção ao B-7 (*Tongtian*); puntura por técnica de transfixação dos pontos VB-4 (*Hanyan*), VB-5 (*Xuanlu*), VB-6 (*Xuanli*) e VB-7 (*Qubin*); puntura do VB-8 (*Shuaigu*) em direção ao TA-20 (*Jiaosun*); puntura VB-9 (*Tianchong*) em direção ao VB-11 (*Qiaoyin*); puntura no VB-9 (*Tianchong*) em direção ao VB-19 (*Naokong*); e, finalmente, a técnica em cruz para o VG-20 (*Baihui*), que consiste em fazer puntura nos pontos VG-19 (*Houding*), VG-21 (*Qianding*) e VB-17 (*Zhengying*) orientados para o VG-20 (*Baihui*), que também deve ser puntuado;
- pontos Janelas do Céu: E-9 (*Renying*), VB-1 (*Tongziliao*) e B-1 (*Jingming*);
- se houver febre, purificar o Calor com IG-4 (*Hegu*), IG-11 (*Qishe*) e VG-14 (*Dazhyi*);
- acalmar o *Shen* (Mental) com VG-20 (*Baihui*), M-CP-3 (*Yintang*), VC-17 (*Danzhong*) e C-7 (*Shenmen*);
- desobstrução do Céu com Acupuntura no VG-23 (*Shangxing*) orientado em direção ao VG-20 (*Baihui*);
- uso de dois dragões: agulha no B-4 (*Quchai*) orientada em direção ao B-7 (*Tongtian*);
- tratar o sistema *Pi-Wei* (Baço/Pâncreas-Estômago) e metabolizar a Mucosidade com E-40 (*Fenglong*), E-37 (*Shangjuxu*) e BP-3 (*Taibai*);
- acalmar o *Gan-Huo* (Fígado-Fogo) com VB-34 (*Yanglingquan*) e F-3 (*Taichong*);
- levar o Fogo Imperial de volta ao seu palácio com C-7 (*Shenmen*) e C-5 (*Tongli*).

DOENÇA DE PARKINSON
Fisiopatogenia

A doença de Parkinson é degenerativa e aparece por volta dos 50 anos de idade, atingindo 1/400 pessoas da população. É causada por degeneração progressiva de células melânicas do *Locus Niger*.

A etiologia da doença de Parkinson é desconhecida, mas há evidências de que fatores ambientais e genéticos, assim como envelhecimento, participem da patogênese da doença. Histórico de doença familiar pode ser observado em até 25% dos pacientes, mas formas hereditárias da doença não são comuns.

Quadro clínico

Caracteriza-se pela presença de pelo menos dois dos seguintes sinais cardinais: tremor em repouso, rigidez muscular, bradicinesia e alteração dos reflexos posturais. A doença de Parkinson ocorre em virtude de disfunção do sistema dopaminérgico nigroestriado. Do ponto de vista fisiopatológico, os sintomas motores são, essencialmente, reflexo da deficiência dopaminérgica que se instala com a degeneração dos neurônios nigroestriatais.

As seguintes características, embora inespecíficas, são as mais sugestivas do diagnóstico de doença de Parkinson idiopática: início unilateral, curso progressivo, tremor de repouso e resposta inequívoca ao tratamento com levodopa.

Tratamento medicamentoso

- Reposição dopaminérgica: levodopa (Sinemet®, Prolopa® e Levocarb®);
- agonistas dopaminérgicos: bromocriptina (Parlodel®/Bagren®), pergolida (Celance®) e lisurida (Dopergin®);
- anticolinérgicos: biperideno (Akineton®) e tri-hexifenidil (Artane®);
- inibidora da monoaminoxidase B: seleginina (Niar®, Deprilan® e Eldepril®);
- aumento da liberação de dopamina: amantadina (Mantidan®).

ACUPUNTURA E DOENÇA DE PARKINSON

Problemas de mutação genética ou vida cheia de contrariedades, preocupações, estresse, má alimentação, repouso inadequado, excessos físicos e sexuais podem provocar diminuição irreversível do funcionamento do *Shen* (Rins), o que faz com que haja diminuição de Água e ressecamento da Madeira (*Gan* – Fígado) com aparecimento do *Huo* (Fogo) e consequente escape do *Gan-Huo* (Fígado-Fogo), provocando verdadeiro afluxo de Vento/Fogo Interno do *Gan* (Fígado), que passa pelo F-14 (*Qimen*), atingindo os olhos, de onde caminha para o interior, indo para o cérebro, principalmente pelo VG-20 (*Baihui*), ao *Locus Niger*, o qual se situa no mesencéfalo. Este é parte do tronco cerebral em que se encontra a substância nigra, que são células de melanina, um pigmento negro da mesma cor do *Shen* (Rins), local em que se concentra o *Jing Shen* (Quintessência dos Rins).

O *Huo* (Fogo) ataca o lugar mais fraco, onde se concentra o *Jing Shen* (Quintessência dos Rins), e provoca diminuição ainda mais intensa da Água no cérebro. Neste nível, ocorre excesso de Fogo Interno no cérebro, o que causa movimentos como tremores, fenômeno da contração – hipercinesia, e também a destruição de todos os núcleos que controlam os movimentos automáticos, com desencadeamento da acinesia.

O *Gan-Huo* (Fígado-Fogo) agride a forma motora, mas, em um segundo momento, ocorre a ruptura do sistema *Pi-Wei* (Baço/Pâncreas-Estômago), com hipofuncionamento do *Pi* (Baço/Pâncreas). A Umidade não metabolizada leva à formação de Mucosidade/Fogo, que vai chegar à parte cefálica, manifestando a demência. Consequentemente, uma pessoa com doença de Parkinson possui muito *Huo* (Fogo) na cabeça, e a finalidade do tratamento é aliviar este *Huo* (Fogo).

Tratamento da doença de Parkinson pela Acupuntura

- Aliviar o *Yang* na cabeça com VG-23 (*Shangxing*), M-CP-3 (*Yintang*), M-CP-9 (*Tai-yang*), VB-16 (*Muchuang*), TA-23 (*Sizhukong*), E-8 (*Touwei*) e B-2 (*Zanzhu*);
- se a tensão na cabeça não diminuir, deve-se sangrar VG-24 (*Shenting*) e E-8 (*Touwei*);
- acrescentar E-9 (*Renying*), VB-1 (*Tongziliao*), B-1 (*Jingming*) e pontos Janelas do Céu;
- técnica de purificação do cérebro: consiste na associação de várias técnicas diferentes – primeiro, e em sequência, fazer puntura no VG-21 (*Qianding*) em direção ao VG-20 (*Baihui*); puntura do B-4 (*Quchai*) em direção ao B-7 (*Tongtian*); puntura por técnica de transfixação nos pontos VB-4 (*Hanyan*), VB-5 (*Xuanlu*), VB-6 (*Xuanli*) e VB-7 (*Qubin*); puntura do VB-8 (*Shuaigu*) em direção ao TA-20 (*Jiaosun*); puntura do VB-9 (*Tianchong*) em direção ao VB-11 (*Qiaoyin*); puntura do VB-9 (*Tianchong*) em direção ao VB-19 (*Naokong*); e, finalmente, a técnica em cruz para o VG-20 (*Baihui*), que consiste em fazer puntura dos pontos VG-19 (*Houding*), VG-21 (*Qianding*) e VB-17 (*Zhengying*) orientados para o VG-20 (*Baihui*), que também deve ser puntuado;
- abafar o *Gan-Huo* (Fígado-Fogo) com VB-34 (*Yanglingquan*) e F-3 (*Taichong*);
- acalmar o *Shen* (Mental) com VG-20 (*Baihui*), M-CP-3 (*Yintang*), VC-17 (*Danzhong*) e C-7 (*Shenmen*);
- tratar o *Shen* (Rins), tanto o *Yin* como o *Yang*, com o uso dos pontos: VC-4 (*Guanyuan*), B-23 (*Shenshu*), B-52 (*Zhishi*), R-3 (*Taixi*), R-7 (*Fuliu*), VG-4 (*Mingmen*), VG-20 (*Baihui*), VG-15 (*Yamen*), IG-16 (*Jugu*), VB-39 (*Xuanzhong*), B-11 (*Dazhu*) e B-43 (*Gaohuangshu*);
- tratar o *Gan* (Fígado) com os pontos B-18 (*Ganshu*), F-14 (*Qimen*), F-3 (*Taichong*) e B-47 (*Hunmen*);
- tratar a Mucosidade com E-40 (*Fenglong*), E-37 (*Shangjuxu*) e BP-3 (*Taibai*).

Acupuntura escalpeana

Usa-se a área já descrita na Acupuntura escalpeana como área de coreia e tremores (ver Figura 43.3).

A técnica é descrita como três punturas encefálicas nos três pontos: VG-17 (*Naohu*), em que a agulha é inserida do alto para baixo, VB-19 (*Naokong*), que se localiza 1,5 *tsun* acima do VB-20 (*Fengchi*) e no qual a agulha é inserida em direção à raiz dos cabelos. As agulhas devem permanecer por aproximadamente 30 minutos e ser manipuladas a cada 10 minutos com movimentos de progressão e rotação.

Os Quatro Deuses são quatro pontos que se localizam a 1 distância do VG-20 (*Baihui*) e são inseridos orientados para o VG-20 (*Baihui*).

DOENÇA DE ALZHEIMER
Fisiopatologia

Fisiopatologicamente, o que caracteriza a doença de Alzheimer é a presença de placas amiloides e, depois, a degeneração neurofibrilar. A transmissão acontece por herança autossômica dominante e é frequente a ocorrência de disfunção em três proteínas: proteína precursora amiloide (APP), preseniline 1 e preseniline 2.

A presença dessas placas amiloides com destruição neurofibrilar é observada, principalmente, na região do córtex cerebral, atingindo as áreas sensitiva, motora e associativa. Quando a área associativa é atingida, percebem-se manifestações de demência; depois pode também atingir o hipocampo, o centro da memória.

A doença de Alzheimer é a principal causa de demência. Dura, em média, entre 9 e 12 anos e acomete frequentemente indivíduos da faixa etária entre 50 e 60 anos. É a mais frequente das doenças degenerativas.

Quadro clínico

Manifesta-se, geralmente, por distúrbios de memória, amnésia e déficit de função cognitiva, o que causa os sintomas dos "3 A": afasia, apraxia e agnosia. A afasia caracteriza-se por distúrbios da palavra; a apraxia é a incapacidade de realizar movimentos coordenados; e a agnosia é incapacidade do doente de interpretar os estímulos sensoriais – não entende sons, imagens, odores, contato e reconhecimento. Em um segundo tempo, instala-se a demência profunda, quando os pacientes apresentam distúrbios de memória e julgamento deficiente, além de o pensamento tornar-se quase insignificante; o paciente tem ideias delirantes que são acompanhadas por fundo de apragmatismo.

Diagnóstico

O EEG mostra alteração geral de modo difuso do córtex cerebral. TC/RNM evidenciam atrofia do córtex cerebral e, ao nível subcortical, dilatação dos ventrículos laterais, alargamento dos sulcos corticais, da fissura central, do sulco de Rolando e do sulco de Sylvius.

O diagnóstico definitivo só pode ser feito por exame de tecido cerebral, por meio de biópsia, raramente realizada, ou pela necropsia, que mostram presença de placas amiloides e degeneração neurofibrilar.

Tratamento

Geralmente, é feito com cloridrato de donepesil (Eranz®) e rivastigmina (Exelon®).

ACUPUNTURA E DOENÇA DE ALZHEIMER

As atividades mentais estão sempre associadas ao *Xin* (Coração), pois é o *Zang* (Órgão) que gera essas atividades. Existem várias formas de atividades, como o *Yi* (Pensar), do *Pi* (Baço/Pâncreas); o *Zhi* (Vontade), do *Shen* (Rins); o *Po* (Alma Sensitiva), do *Fei* (Pulmão); e o *Hun* (Alma Vegetativa), do *Gan* (Fígado). Todas essas atividades mentais estão sob o controle do *Xin* (Coração).

Todas as áreas corticais codificadas e enumeradas pela neurologia e que a Medicina Chinesa denomina de áreas associativas fazem parte dos locais que geram os fenômenos complexos, como memória, emoções, raciocínio, vontade, julgamento e sensibilidade.

Memória e Emoção correspondem ao *Jing Shen Shen*, relacionadas ao *Xin* (Coração). Raciocínio e Pensamento correspondem ao *Jing Shen Yi*, relacionados ao *Pi* (Baço/Pâncreas). Vontade corresponde ao *Jing Shen Zhi*, relacionada ao *Shen* (Rins). Julgamento corresponde ao *Dan* (Vesícula Biliar) e ao *Gan* (Fígado), relacionado ao *Jing Shen Hun*. Sensibilidade corresponde ao *Jing Shen Po*, relacionada ao *Fei* (Pulmão).

Além do *Jing Shen*, existem também diferentes tipos de *Jing* sensorial para permitir a visão, a audição, o olfato, o paladar e a fala. O que permite a visão, por exemplo, é o *Gan Jing* (Quintessência do Fígado), mas o que permite a compreensão da visão (o que se vê) é o *Jing Shen Hun*. Ele, por sua vez, é obrigado a ser sempre metabolizado no *Xin* (Coração), o que permite, de alguma forma, a consciência da visão. Deve haver sempre o *Jing Shen Shen* para permitir esta consciência e a avaliação dos estímulos visuais.

Outro exemplo é a área auditiva. Existe a área auditiva, mas, também, a área associativa auditiva. O *Jing* sensorial do *Shen* (Rins) permite a audição, mas sem o *Jing Shen Zhi* do *Shen* (Rins) nesse nível não se entende nada do que se está ouvindo. O *Jing Shen Zhi* é atividade mental obrigada a passar pelo *Xin* (Coração), onde se tem o *Jing Shen Shen*. Isso é o que permite à pessoa determinar se o som que chega ao ouvido é palavra, música ou simples ruído.

O *Jing Shen Shen*, quando chega ao cérebro, reparte-se para todos os níveis, principalmente nas áreas associativas, e concentra-se nas áreas integrativas comuns. É principalmente a partir daí que partem as ordens que serão executadas em outras regiões, ou, como dizem os textos antigos: "*É a ordem do Rei, é a ordem do Imperador, o* Xin *(Coração)*".

Por isso, frequentemente, utiliza-se, para o tratamento, a área psicomotora da Acupuntura escalpeana (ver Figura 43.3), que se encontra no meio da área integrativa comum.

Nos textos antigos, a referência que se observa sobre a doença de Alzheimer é sempre a amnésia, considerada ruptura do eixo *Shao Yin* e do sistema *Xin-Shen* (Coração-Rins). Por causa de mutação genética, ocorrem os depósitos de placas amiloides e a destruição da arquitetura neurofibrilar. Assim, a primeira consideração que se faz é que se trata do *Jing* Inato, portanto, do *Shen* (Rins) (Água), isto é, diminuição da Água. Contudo, essa diminuição, em vez de ocasionar distúrbios motores, como na doença de Parkinson, promove distúrbios do *Shen* (Mental), pois está alterando o eixo *Shen-Xin* (Rins-Coração). Essa desestabilização ocasiona verdadeiro afluxo de *Xin-Huo* (Coração-Fogo) em direção ao cérebro, primeiro no lobo temporofrontal, onde se têm os distúrbios ligados à língua, à área gustativa, à área de broca e à área de linguagem. O Fogo vai também para o sistema límbico, principalmente o hipocampo, onde a memória é gerada. Uma vez que o Fogo chega, segue para todas as áreas associativas e, em seguida, concentra-se na área integrativa comum.

Tratamento

- Aliviar o *Yang* da cabeça com os pontos VG-23 (*Shangxing*), M-CP-3 (*Yin Tang*), M-CP-9 (*Taiyang*), VB-16 (*Muchuang*), TA-23 (*Sizhukong*), E-8 (*Touwei*), B-2 (*Zanzhu*), E-9 (*Renying*), VB-1 (*Tongziliao*) e B-1 (*Jingming*);
- purificar o cérebro com os pontos:
  - VG-19 (*Houding*) e VG-21 (*Qianding*) em punção orientada para VG-20 (*Baihui*);
  - VB-17 (*Zhengying*) orientado para VG-20 (*Baihui*);
  - VB-8 (*Shuaigu*) orientado para TA-20 (*Jiaosun*) com agulha transfixante;
  - VB-4 (*Hanyan*) orientado para VB-7 (*Qubin*) com agulha transfixante passando pelo VB-5 (*Xuanlu*) e VB-6 (*Xuanli*);
  - VG-23 (*Shangxing*) orientado para VG-20 (*Baihui*);
  - B-4 (*Quchai*) orientado para B-7 (*Tongtian*);
- fazer o Fogo Imperial retornar para sua sede com os pontos C-7 (*Shenmen*) e C-5 (*Tongli*);
- acalmar o *Shen* (Mental) com os pontos VG-20 (*Baihui*), VC-17 (*Danzhong*), C-7 (*Shenmen*), M-CP-13 (*Yiming*), ponto inframastoideo e os Dois Dragões; fazer puntura do B-4 (*Quchai*) orientado para B-7 (*Tongtian*) com agulha transfixante;
- desobstruir o Céu com VG-23 (*Shangxing*) orientado para VG-20 (*Baihui*) com agulha transfixante;
- tonificar o *Shen-Yin* (Rim-*Yin*) e o *Shen-Yang* (Rim-*Yang*) com VC-4 (*Guanyuan*), B-23 (*Shenshu*), B-52 (*Zhishi*), R-3 (*Taixi*), R-7 (*Fuliu*) e VG-4 (*Mingmen*);
- pontos de tonificação da Medula com IG-16 (*Jugu*) e VB-39 (*Xuanzhong*);
- tonificar a medula ao nível raquidiano com VG-15 (*Yamen*) e VG-20 (*Baihui*) com agulhas orientadas uma para a outra;
- ponto de concentração do *Jing Shen Zhi* com B-43 (*Gaohuangshu*), ponto entre a 7ª e a 8ª vértebras torácicas (T_7 e T_8), ponto de entrada e saída do *Jing Shen Zhi* (Energia psíquica do *Shen* – Rins);
- tonificar o *Xin* (Coração) com a técnica *Shu/Mo*, com B-15 (*Xinshu*), VC-14 (*Juque*) e C-7 (*Shenmen*);
- ponto que se situa entre a 5ª e a 6ª vértebras cervicais (C_5 e C_6): ponto de entrada e saída do *Jing Shen Shen*, B-44 (*Shentang* – ponto de concentração do *Jing Shen Shen*);
- tonificar o *Shangjiao* (Aquecedor Superior) com VC-17 (*Danzhong*) e VC-6 (*Qihai*) e acrescentar ponto de Reunião dos Mares.

Acupuntura escalpeana

- Área psicomotora na craniopuntura (ver Figura 43.3);
- área de domínio da loucura: fazer puntura com agulha da protuberância occipital para baixo e com outra agulha para cima do C_2 (2ª cervical);

- área psicoafetiva: paralela à linha mediana anteroposterior e que está a 2 cm para fora desta linha. Área de 3 cm que se situa entre as áreas torácicas e vasomotora;
- Quatro Deuses (4 desobstruções milagrosas): 4 pontos cardinais em relação ao VG-20 (*Baihui*), a 1 *tsun* de distância; nos quatro pontos são feitas punturas orientadas para o VG-20 (*Baihui*), que também deve ser utilizado.

Desobstrução encefálica

Utiliza-se a agulha sob o couro cabeludo, orientada em direção ao VG-20 (*Baihui*), no ponto que se situa 1 *tsun* posteriormente ao VG-20 (*Baihui*) e que se chama desobstrução miraculosa posterior. A agulha pode progredir de 0,5 a 1 *tsun* de profundidade; manipular a agulha no sentido de aprofundamento e rotação da mesma (pistonagem).

Outro ponto situa-se 0,5 *tsun* abaixo do VB-20 (*Fengchi*) e chama-se cérebro reforçado; insere-se de 0,5 a 1 *tsun* de profundidade, e a agulha deve ser manipulada até a chegada do *Te Qi*.

ACIDENTE VASCULAR CEREBRAL

No Brasil, apesar dos poucos estudos estatísticos disponíveis, existem relatos que sugerem que as doenças cerebrovasculares estejam entre as maiores causas de mortalidade. Entre os principais fatores de risco vascular, alguns são passíveis de modificação, enquanto outros dependem de predisposição genética e não são modificáveis.

A frequência de acidente vascular cerebral (AVC) tende a crescer com o aumento da expectativa de vida, pois a idade é um dos principais fatores de risco não modificáveis. A incidência de AVC é maior no sexo masculino, porém, por causa da sobrevida, o sexo feminino tem sido cada vez mais acometido. São observadas, ainda, diferenças entre os grupos étnicos, não somente em relação à mortalidade, mas também quanto à frequência dos fatores de risco vascular e aos subtipos de AVC. Já o aumento da incidência observado em certas famílias está relacionado não apenas à presença de fatores genéticos específicos, mas também a hábitos alimentares e fatores de risco ambientais.

Causas

Os pacientes com dislipidemia correm riscos muito maiores de aparecimento de placas de ateroma, o que compromete toda a irrigação sanguínea cerebral. Outros fatores de risco são tabagismo, alcoolismo e vida sedentária, o que contribui muito para o aparecimento do acidente vascular cerebral isquêmico (AVCI).

Pacientes com hipertensão arterial, diabete e disfunção ventricular esquerda estão mais sujeitos a coágulo sanguíneo e embolia – mais frequente em pacientes que sofrem de fibrilação atrial.

Hipertensão arterial ou malformação arteriovenosa são fatores de risco para desencadear acidente vascular cerebral hemorrágico (AVCH).

Sintomatologia

Na sintomatologia do AVC, pode-se observar aparecimento de síndromes motoras ou síndromes sensitivas, hemiparesias, hemiplegias, hemiataxia, disartria, hemianopsia, afasia, alexia, disfagia, incontinência urinária, distúrbio do humor, apatia e risco de coma.

Diagnóstico

- TC: pode localizar a presença de hemorragias ou sinais de isquemia;
- RNM: mais sensível para o diagnóstico de lesão isquêmica;
- ultrassonografia das carótidas associada ao Doppler transcraniano: possibilita o estudo não invasivo da circulação cerebral;
- angiografia cerebral: menos utilizada atualmente por ser método invasivo;
- SPECT: TC por emissão de fótons para avaliar a perfusão cerebral.

Tratamento

Para AVCI:

- t-PA (tissular plasminogênio);
- neuroprotetores: antagonistas dos canais de cálcio (nimodipina – Oxygen®);
- antiagregantes plaquetários e anticoagulantes: ácido acetilsalicílico (AAS).

Para AVCH:

- repouso absoluto no leito;
- corticosteroides: dexametasona (Decadron®);
- controle de pressão arterial e pressão venosa central;
- para controle do vasoespasmo: nimodipina (Oxygen®);
- estudo angiográfico para possível solução cirúrgica.

ACUPUNTURA E ACIDENTE VASCULAR CEREBRAL

Do ponto de vista energético, nas patologias do AVC, pode-se dizer que, em geral, trata-se de afecção pelo *Huo* (Fogo), que pode ser de origem Externa (Calor e Frio). Quando é originado a partir do Frio, é mais grave, pois existe o processo da transmutação e transformação do Frio em Calor, o Falso-Calor.

Tem-se ainda a etiologia de causas Internas devidas ao Vento/Fogo Interno e que, frequentemente, causam a síndrome de Escape do Fogo em direção ao cérebro; este Fogo é decorrente de escape do *Xin-Huo* (Coração-Fogo) e do *Gan-Huo* (Fígado-Fogo). Quando ocorre insuficiência de Água, por insuficiência do *Shen* (Rins), há rápida liberação do *Xin-Huo* (Coração-Fogo), que vai circular muito rapidamente, constituindo o Vento/

Fogo que chega à parte cefálica no ponto de concentração do *Jing* vindo do *Shen* (Rins). Essa situação é de justaposição do *Yang*, o que provoca dilatação dos vasos sanguíneos encefálicos com extravasamento do sangue e hemorragia cerebral.

Existe também o sistema *Shen-Gan* (Rins-Fígado), no qual ocorre processo parecido, mas com formação de Vento/Fogo do *Gan* (Fígado), que chega ao VG-20 (*Baihui*) e penetra o interior do cérebro e, com igual justaposição de Fogo de *Yang*, resulta em hemorragia cerebral.

Quando há excesso de Fogo no *Gan* (Fígado), ocorre hipofuncionamento do sistema *Pi-Wei* (Baço/Pâncreas-Estômago), o que leva, pouco a pouco, ao acúmulo de Umidade, inicialmente Umidade-Frio, depois Umidade-Calor, com formação de Mucosidade até a transformação em Mucosidade-Fogo, que vem de processo de transmutação e transformação com o risco de hemorragia. Como o AVC envolve o sistema *Pi-Wei* (Baço/Pâncreas-Estômago), pode ser decorrente da presença de ateromas com isquemia.

Tratamento com Acupuntura sistêmica e escalpeana

Na crise de ausência e de coma:

- VG2-6 (*Renzhong*);
- restabelecer a repolarização *Yin/Yang* utilizando os pontos *Ting* ou sangrando os pontos M-MS-1 (*Shixuan*) na ponta dos dedos;
- abafar o *Gan-Huo* (Fígado-Fogo) com VB-34 (*Yanglingquan*) e F-3 (*Taichong*);
- fazer o Fogo voltar ao seu palácio com C-7 (*Shenmen*) e C-5 (*Tongli*);
- metabolizar a Mucosidade com E-37 (*Shangjuxu*), E-40 (*Fenglong*) e BP-3 (*Taibai*);
- aliviar o *Yang* na cabeça com os pontos: VG-23 (*Shangxing*), M-CP-3 (*Yintang*), M-CP-9 (*Taiyang*), VB-16 (*Muchuang*), TA-23 (*Sizhukong*), E-8 (*Touwei*), B-2 (*Zanzhu*), E-9 (*Renying*), VB-1 (*Tongziliao*) e B-1 (*Jingming*);
- técnica da purificação do cérebro com:
  - VG-19 (*Houding*) e VG-21 (*Qianding*) em punção orientada para VG-20 (*Baihui*);
  - VB-17 (*Zhengying*) orientado para VG-20 (*Baihui*);
  - VB-8 (*Shuaigu*) orientado para TA-20 (*Jiaosun*) com agulha transfixante;
  - VB-4 (*Hanyan*) orientado para VB-7 (*Qubin*) com agulha transfixante, passando pelo VB-5 (*Xuanlu*) e VB-6 (*Xuanli*);
  - VG-23 (*Shangxing*) orientado para VG-20 (*Baihui*);
  - B-4 (*Quchai*) orientado para B-7 (*Tongtian*).

Se a patologia for por infiltração de Frio, deve-se usar a técnica de sudorificação com P-7 (*Lieque*), IG-4 (*Hegu*), VB-20 (*Fengchi*) e VG-14 (*Dazhui*). Se a doença estiver evoluindo, deve-se optar pela técnica de purificação com IG-4 (*Hegu*), IG-11 (*Quchi*) e VG-14 (*Dazhui*).

BIBLIOGRAFIA

1. Braga FM, Ferraz FAP. Hemorragia subaracnóidea espontânea – Aneurisma e malformação arteriovenosa. In: Atualização terapêutica. 21.ed. Porto Alegre: Artes Médicas, 2003. p.950-3.
2. Dzung TV. Neurologia I. Apresentado no 36º Simpósio Internacional de Neurologia. São Paulo, Brasil. 15-19 nov. 2007.
3. Dzung TV. Neurologia II. Apresentado no 37º Simpósio Internacional de Neurologia. São Paulo, Brasil. 22-26 maio 2008.
4. Dzung TV. Neurologia III. Apresentado no 38º Simpósio Internacional de Neurologia. São Paulo, Brasil. 14-18 nov. 2008.
5. Ferraz HB, Aguiar PMC. Parkinsonismo. In: Atualização terapêutica. 21.ed. Porto Alegre: Artes Médicas, 2003. p.980-4.
6. Huo C. Tratado de Medicina Chinesa – Xi Wenbu. São Paulo: Roca, 1993.
7. Massaro AR. Acidente vascular cerebral isquêmico. In: Atualização terapêutica. 21.ed. Porto Alegre: Artes Médicas, 2003. p.940-50.
8. Shangai College of Traditional Medicine. Acupuncture – A comprehensive text. Seattle: Eastland Press, 1992.
9. Yacubian EMT, Sakamoto AC. Epilepsia. In: Atualização terapêutica. 21.ed. Porto Alegre: Artes Médicas, 2003. p.963-76.
10. Yamamura Y. Acupuntura tradicional – A arte de inserir. São Paulo: Roca, 1993.

CAPÍTULO **44**

Tratamento da fase aguda do acidente vascular cerebral pela Acupuntura

FÁBIO SAWADA SHIBA

MEDICINA OCIDENTAL
Introdução

O acidente vascular cerebral (AVC) caracteriza-se por quadro de início súbito de déficit neurológico focal, com duração superior a 24 horas, causado pela interrupção da perfusão de um território vascular cerebral.

O cérebro é um dos órgãos do corpo humano de maior atividade metabólica, e representa cerca de 2% de toda a massa corporal. Entre 15 e 20% do débito cardíaco de repouso destina-se ao suprimento de suas necessidades de oxigênio e glicose. Com a interrupção local do suprimento sanguíneo, que é o denominador comum das diferentes causas de AVC, o tecido cerebral daquele território vascular cessa em poucos minutos suas funções e sofre dano irreversível.

Deve-se notar que o AVC é emergência médica, geralmente exigindo internação hospitalar, justificada pela necessidade de imediata investigação:

- da natureza da lesão (se, de fato, trata-se de lesão vascular);
- de sua topografia e extensão;
- do tipo (isquêmico – AVCI – ou hemorrágico – AVCH).

Tais avaliações possibilitam a mensuração dos riscos de morte decorrentes da lesão (ou suas complicações) e o início de tratamentos apropriados (Tabela 44.1).

TABELA 44.1 CAUSAS DE AVC

AVC	AVCI	Trombose
		Embolia
		Hipoperfusão sistêmica
	AVCH	Ruptura vascular
Hemorragia subaracnóidea (HSA)		
Trombose venosa cerebral		

Epidemiologia (Tabela 44.2)

TABELA 44.2 PRINCIPAIS FATORES DE RISCO PARA AVC

Não modificáveis	Sexo masculino
	Fatores hereditários
	Etnia
	Idade avançada
Modificáveis ou tratáveis	Hipertensão arterial sistêmica (HAS)
	Diabete melito (DM)
	Dislipidemias
	Tabagismo
	Etilismo
	Ataque isquêmico transitório (AIT)
	Outras drogas (anabolizantes, anfetaminas e cocaína)
	Contraceptivos orais
	Infarto agudo do miocárdio (IAM)
	Fibrilação atrial (FA)
	Síndrome da apneia obstrutiva do sono (SAOS)

A hipertensão arterial sistêmica (HAS) é o fator de risco mais importante para o AVC (tanto isquêmico quanto hemorrágico), sendo a prevalência do AVC diretamente proporcional à da HAS. Com a melhora do controle da HAS, houve queda da incidência de AVC (principalmente AVCH) em diversos países. Entretanto, o aumento da prevalência de diabete melito (DM) e de cardiopatias graves, a dificuldade na modificação de hábitos de vida inadequados e o envelhecimento populacional contribuem atualmente para estabilização da incidência do AVC.

No Estado de São Paulo, a mortalidade ajustada pela idade entre 1997 e 2003, entre os homens foi de 31,6:100.000 (AVCH) e 18,5:100.000 (AVCI), e entre as mulheres foi de 20,7:100.000 (AVCH) e 11,5:100.000 (AVCI), com mortalidade geral e incidências de AVCH e HAS (em relação à de AVCI) ainda bastante elevadas quando comparadas às de outros países.

Embora frequentemente subestimado, o ataque isquêmico transitório (AIT) – definido como um episódio súbito de déficits neurológicos de etiologia isquêmica com duração inferior a 24 horas – é um importante fator de risco para a ocorrência de AVCI (8% dos casos evoluem com AVCI em até 4 semanas, chegando a 40% em 2 anos, caso haja estenose carotídea ipsilateral significativa).

Outros fatores de risco menos frequentes devem ser levados em conta em casos de aparecimento ou evolução atípicos.

Quadro clínico

Os sintomas decorrentes da lesão do AVC são altamente variáveis, dependendo da área lesionada, o que reflete a complexidade e a multiplicidade de funções do sistema nervoso central (SNC), mais particularmente do encéfalo (Tabela 44.3 e Quadro 44.1).

TABELA 44.3   SINTOMAS DE AVC

Sintomas inespecíficos	Cefaleia, náuseas, vômitos e alteração do nível de consciência (principalmente no AVCH ou na HAS)
	Confusão mental
Sinais neurológicos localizatórios	Crise convulsiva (pode ocorrer em casos de AVC cortical)
	Paresia do olhar conjugado
	Disfunção de nervos cranianos (em AVC de tronco cerebral)
	Nistagmo
	Ataxia
	Hemianopsia ou quadrantanopsia
	Alterações de sensibilidade em hemicorpo
	Paresia em hemicorpo
	Negligência visuoespacial
	Extinção sensitiva ou visual
	Afasia (de expressão ou de compreensão)
	Apraxia
	Agnosia

QUADRO 44.1   POSSÍVEIS SINAIS E SINTOMAS DO AVC

Diminuição do nível de consciência
Paresia do olhar conjugado
Comprometimento motor bilateral
Reflexo cutaneoplantar em extensão bilateral
Alteração do padrão respiratório

As áreas de penumbra isquêmica (com fluxo sanguíneo marginal) permanecem ainda viáveis por algumas horas após o episódio de AVC, sendo progressivamente comprometidas com o decorrer do tempo e o desenvolvimento de edema citotóxico no tecido lesado. Dependendo da extensão da lesão e do edema inicial, pode ocorrer hipertensão intracraniana significativa, com as complicações subsequentes (hipoperfusão e herniações) (Quadro 44.2).

QUADRO 44.2   ACHADOS NEUROLÓGICOS QUE SINALIZAM ALTO RISCO DE VIDA

Diminuição do nível de consciência
Paresia do olhar conjugado
Comprometimento motor bilateral
Reflexo cutaneoplantar em extensão bilateralmente
Alteração do padrão respiratório

O edema torna-se clinicamente significativo em 10 a 20% dos casos de AVCI, ocorrendo principalmente entre o 3° e 6° dia de evolução.

No AVCH, diferentemente do AVCI, além da lesão tecidual, há a própria ação física do hematoma sobre as áreas vizinhas, que aumenta o risco e a incidência de complicações imediatas (especialmente em hematomas de lobo temporal ou cerebelar).

Transcorrida a fase aguda, contribuem para melhora relativa dos sintomas neurológicos do AVC (melhora mais notável nos primeiros 3 meses, sob condições favoráveis): a diminuição do edema e a recuperação da função da área de penumbra, associada a fenômenos de neuroplasticidade (Figura 44.1).

Diagnóstico (Tabela 44.4)

A avaliação inicial do AVC compreende cinco itens:

- ABC do suporte básico (vias aéreas, respiração e circulação):
  - permeabilidade das vias aéreas;
  - monitoração cardiológica (pressão arterial, frequência cardíaca e eletrocardiograma) e respiratória (padrão e frequência respiratórios e oximetria de pulso);
  - acesso venoso.
- avaliação dos déficits neurológicos:
  - nível de consciência;
  - linguagem;
  - motricidade ocular (intrínseca e extrínseca) e campos visuais;
  - força e coordenação motoras;
  - sensibilidade.
- estabelecimento de diagnósticos diferenciais:
  - glicemia capilar;
  - temperatura;
  - exames laboratoriais iniciais (glicemia, hemograma, eletrólitos séricos, creatinina, tempo e atividade de protrombina e tempo de tromboplastina ativada).

- identificação das possíveis causas.
- identificação de comorbidades.

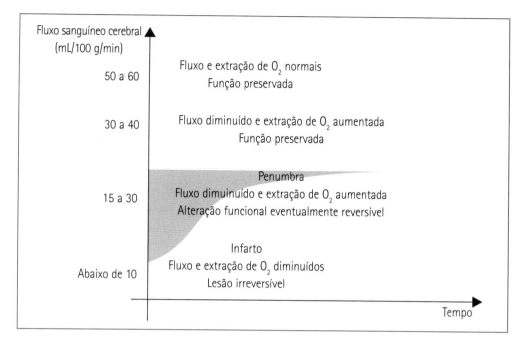

FIGURA 44.1 Relação entre tempo, fluxo sanguíneo cerebral e extensão das áreas de infarto e de penumbra no AVC.

TABELA 44.4 PRINCIPAIS DIAGNÓSTICOS DIFERENCIAIS DO AVC

Neurológicos	Traumatismos cranioencefálicos ou cervicais
	Hematomas epidurais/subdurais
	Infecções do SNC
	Neoplasias do SNC
	Crises epilépticas
	Crises migranosas
Psiquiátricos	Ataques de pânico
	Transtornos conversivos/dissociativos
Metabólicos	Hipoglicemia/hiperglicemia
	Distúrbios hidroeletrolíticos
Cardiológicos	Síncope
	HAS (encefalopatia hipertensiva)

(continua)

TABELA 44.4   (CONT.) PRINCIPAIS DIAGNÓSTICOS DIFERENCIAIS DO AVC

Oftalmológicos	Glaucoma
	Neurite óptica
	Descolamento de retina
	Amaurose fugaz
	Trombose de artéria/veia retiniana
	Hemorragia vítrea
Otorrinolaringológicos	Paralisia facial periférica
	Síndrome vestibular periférica
Outros	*Delirium*
	Intoxicações exógenas

A escala mais utilizada para avaliação neurológica inicial e evolutiva do AVC é a *National Institutes of Health Stroke Scale* (NIHSS). Ela permite que se determine a gravidade clínica e a possível localização da lesão, além de ajudar a identificar os pacientes com maior probabilidade de resposta adequada à terapia trombolítica e aqueles com risco de complicações hemorrágicas pela terapia.

A NIHSS varia de 0 a 42 pontos e avalia os seguintes itens do exame clínico neurológico:

- nível de consciência;
- movimentação ocular e campos visuais;
- motricidade (facial, braquial e crural);
- sensibilidade, heminegligência ou extinção sensorial;
- coordenação motora;
- linguagem (articulação da fala, expressão e compreensão).

Não existem critérios clínicos infalíveis para diferenciar o AVCI do AVCH, sendo necessários exames imagenológicos para o diagnóstico e tratamento adequados, pois as condutas dependem da presença ou não de hemorragia.

A tomografia computadorizada (TC), por sua disponibilidade e rápida realização, ainda é o exame mais empregado para a avaliação inicial do AVC agudo. Embora na isquemia precoce (< 6 horas) apenas sinais indiretos estejam presentes (perda da diferenciação entre a substância branca e a cinzenta e obliteração dos sulcos), a sensibilidade para detecção de sangue livre é alta, tornando-se possível diferenciar o AVCH e a HAS do AVCI.

Outros exames, como ressonância magnética (RM) e angiografia cerebral, podem ser necessários, dependendo das suspeitas clínicas neurológicas (Tabela 44.5).

TABELA 44.5 PRINCIPAIS EXAMES COMPLEMENTARES A SEREM PEDIDOS EM CASOS DE AVC

Imagenológicos	Tomografia computadorizada
	Duplex scan de carótidas e vertebrais
	Angiografia cerebral (em HAS ou AVCH em localizações atípicas, com suspeita de presença de aneurismas intracranianos ou de malformações arteriovenosas)
	Ressonância magnética
Laboratoriais	Glicemia
	Hemograma
	Coagulograma
	Ureia e creatinina séricas
	Eletrólitos séricos (Na$^+$, K$^+$ e Mg$^+$)
	Gasometria arterial
	Lipidemia
Outros	Eletrocardiograma
	Ecocardiograma (maior sensibilidade do exame transesofágico em relação ao transtorácico)
	VDRL
	Triagem toxicológica (principalmente em pacientes jovens sem outros fatores de risco vascular)
	Exame do líquido cefalorraquidiano (em suspeitas de HSA ou de infecção do SNC)
	FAN, FR (em suspeitas de doenças autoimunes)
	Homocisteína, proteína C, proteína S, antitrombina III, fator V de Leiden, eletroforese de hemoglobina (em suspeitas de estados de hipercoagulabilidade, principalmente na ocorrência de trombose venosa cerebral)

FAN: fator antinúcleo; FR: fator reumatoide; VDRL: *Veneral Disease Research Laboratory*.

Tratamento

Pacientes com AVC agudo devem ser internados, em razão da possibilidade de piora clínica – de forma aguda em casos de AVCI extenso, AVCH ou HAS, ou de forma subaguda em casos de AVCI menos extenso. Monitorações cardiológica (pressão arterial, frequência cardíaca e eletrocardiograma) e respiratória (padrão e frequência respiratórios e oximetria de pulso) nas primeiras 48 horas, e reavaliações frequentes do nível de consciência e de sinais clínicos de herniação ou hipertensão intracraniana (que podem requerer tratamentos cirúrgicos de drenagem ou descompressão) são essenciais (Quadro 44.3).

Em casos de HAS, recomendam-se hidratação parenteral e uso de vasodilatadores (nimodipina, na dose 180 a 360 mg/dia) para prevenção do vasoespasmo, além da abordagem cirúrgica do aneurisma.

QUADRO 44.3 PRINCIPAIS FATORES CLÍNICOS DE PIORA DA LESÃO VASCULAR INICIAL DO AVC

Hipóxia
Hipotensão/hipertensão
Hipoglicemia/hiperglicemia
Hiponatremia
Hipovolemia
Hipertermia

Valores muito baixos ou muito altos de pressão arterial são prejudiciais. A hipotensão leva à hipoperfusão cerebral, pois a autorregulação do fluxo sanguíneo cerebral na área lesada encontra-se prejudicada. A hipertensão, por outro lado, eleva o risco de transformação hemorrágica do AVCI e de aumento do sangramento do AVCH e da HAS.

Portanto, na ausência de emergências ou urgências hipertensivas ou de indicação de trombólise, não se recomenda iniciar tratamento anti-hipertensivo na fase aguda.

TABELA 44.6 COMPLICAÇÕES DO AVC

Neuropsiquiátricas	Crises epilépticas
	Síndrome demencial
	Sintomas depressivos
Respiratórias e cardiovasculares	Atelectasia
	Embolia pulmonar
	Infarto agudo do miocárdio (IAM)
	Arritmias
Infecciosas	Respiratórias
	Urinárias
Outras	Desnutrição
	Contraturas e deformidades articulares
	Escaras de decúbito
	Hemorragias digestivas
	Incontinência/retenção urinária e/ou fecal

Houve mudança importante no tratamento do AVCI na fase aguda desde 1996 com a aprovação, pela Food and Drug Administration (FDA), do uso do ativador tissular recombinante de plasminogênio (rT-PA), cujo protocolo de inclusão é extremamente rigoroso (Tabelas 44.7 e 44.8).

TABELA 44.7 CRITÉRIOS PARA TERAPIA TROMBOLÍTICA NO AVCI (rT-PA 0,9 MG/KG, EV, 10% EM BOLO E O RESTANTE EM BOMBA DE INFUSÃO EM 1 HORA)

Critérios de inclusão	Idade ≥ 18 anos
	Diagnóstico de AVCI com déficit neurológico mensurável
	Início dos sintomas < 3 horas antes do início da infusão
Critérios de exclusão	TC inicial com hemorragia ou hipodensidade > 1/3 do território da artéria cerebral média
	Pressão arterial sistólica > 185 mmHg ou diastólica > 110 mmHg
	Glicemia < 50 mg/dL ou > 400 mg/dL
	Plaquetas < 100.000/mm³
	Uso de heparina nas 48 horas prévias ao AVCI com TTPa elevado
	Uso de anticoagulantes orais com INR > 1,7
	IAM nos últimos 3 meses
	Cirurgia intracraniana, AVC extenso ou trauma cranioencefálico grave nos últimos 3 meses
	Hemorragia gastrointestinal ou geniturinária nos últimos 21 dias
	Procedimento cirúrgico de grande porte nos últimos 14 dias
	Punção arterial em local não compressível, punção lombar ou biópsia nos últimos 7 dias
	Crises convulsivas
	Hemorragia intracraniana prévia
	Sintomas neurológicos leves (NIHSS < 4) ou evoluindo com melhora

TABELA 44.8 TRATAMENTO INICIAL DO AVCI AGUDO

Até 3 horas do início dos sintomas	Trombólise endovenosa com rT-PA ou ácido acetilsalicílico, se contraindicada trombólise
Entre 3 e 6 horas do início dos sintomas	Ácido acetilsalicílico ou trombólise intra-arterial em centros de referência com disponibilidade de serviço de neurorradiologia intervencionista
Mais de 6 horas do início dos sintomas	Ácido acetilsalicílico ou heparina endovenosa se indicada anticoagulação (trombose venosa ou AVCI embólico)

A trombólise no AVCI agudo visa à revascularização e à reperfusão da área de penumbra isquêmica antes que a região sofra danos irreversíveis. Houve aumento no número de pacientes com recuperação completa (≥ 30%) após 3 meses de acompanhamento, apesar do aumento no número de episódios hemorrágicos pós-infusão. A indicação de trombólise em casos mais graves (NIHSS > 20) deve ser decidida caso a caso, baseada no menor benefício oferecido pela terapia e no risco aumentado de transformação hemorrágica.

Conforme recomendações da American Stroke Association (ASA) e da European Stroke Iniciative (EUSI) para atendimento em casos de AVCI agudo, o tempo de atendimento até a infusão do rT-PA não deve ultrapassar 60 minutos.

Trombolíticos somente podem ser utilizados com disponibilidade de recursos de terapia intensiva e de acesso a tratamentos de complicações hemorrágicas.

Em parte pela pouca conscientização do público leigo e dos profissionais de saúde nos serviços de urgência, mas também pela estrutura de assistência necessária e pelo rigor do protocolo, a trombólise tem sido ainda pouco utilizada, mesmo em serviços de referência.

MEDICINA TRADICIONAL CHINESA — ACUPUNTURA
Introdução

O Cérebro (*Nao*), na Medicina Tradicional Chinesa (MTC), é tido como o "Mar da Medula" e é também uma das Vísceras Curiosas (*Qi Heng Zhi Fu*), que assim são chamadas por armazenarem substâncias como o sistema *Yin* e por apresentarem a forma (oca) do sistema *Yang*.

Com o tempo, certas funções atribuídas tradicionalmente aos *Zang* (Órgãos) foram atribuídas também ao Cérebro (*Nao*), como inteligência, memória, fluidez dos movimentos do corpo e a percepção (principalmente, audição e visão).

> "Quando o Mar da Medula está em plenitude, isso faz que a pessoa sinta o corpo leve e forte, e pode fazer serviços pesados a que não esteja acostumada; quando o Mar da Medula está com insuficiência, o Cérebro (*Nao*) parece estar rodando, e ocorrem as síndromes do tinito, dor nas pernas, tontura, a pessoa não enxerga nada, fica indolente e sonolenta" (*Ling Shu*, Capítulo 33 – Sobre os Quatro Mares).

Apesar de reconhecida a sua importância desde os primeiros clássicos, as desarmonias que acometem o Cérebro (*Nao*) são tratadas de modo indireto, por meio dos *Zang* (Órgãos) – especialmente do *Shen* (Rins) e do *Gan* (Fígado).

Discussão sobre as causas

O AVC, segundo a MTC, identifica-se com o ataque do Vento Interno, por seu caráter elusivo e aparecimento súbito dos sintomas (Figura 44.2). Pela Teoria dos Cinco Elementos, o Vento Interno é também manifestação do Movimento Madeira (ligado ao *Gan* – Fígado) e, portanto, de natureza *Yang*.

> Quando o Vento Perverso ataca o Cérebro (*Nao*), o *Xue* (Sangue) sobe juntamente com o *Qi* (Energia) para fazer que os *Jing Luo* (Meridianos) e os *Mai* (Vasos) se encham. Quando o *Xue* (Sangue) tiver transbordado, ocorrerá uma hemiparesia (*Su Wen*, Capítulo 5 – A Relação de Correspondência Entre o *Yin* e o *Yang* no Homem e em Todas as Coisas e a das Quatro Estações).

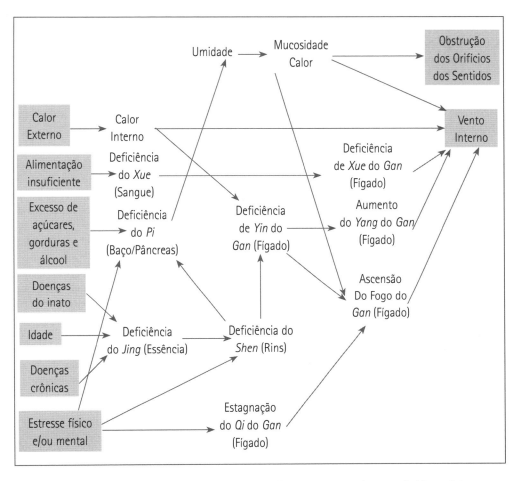

FIGURA 44.2 Quadro esquemático dos fatores que levam ao aparecimento do Vento Interno.

A citação do *Su Wen* descreve, aparentemente, um quadro de AVCH, embora os chineses antigos não dispusessem, naquela época, de conhecimentos mais apurados de neuroanatomia ou de exames imagenológicos. É fato, entretanto, que a incidência de AVCH, em orientais, é relativamente maior pela incidência aumentada de outras condições, como angiopatia amiloide e *Moyamoya*.

Outros *Zang* (Órgãos), especialmente o *Shen* (Rins), por meio da Deficiência de *Yin*, e o *Pi* (Baço/Pâncreas), por meio da Mucosidade, quando apresentam padrões de desarmonia de caráter crônico, levam secundariamente ao comprometimento do *Gan* (Fígado). A Mucosidade, em particular, pode levar à obstrução dos orifícios do *Xin* (Coração) e ao obscurecimento do *Shen* (Mente) que, quando é severo o bastante, provoca perda de consciência e colapso (do *Yin* ou do *Yang*).

O Vento apresenta menor intensidade em casos de Deficiência do *Xue* (Sangue) e maior intensidade em casos de aumento do *Yang* ou Ascensão de Fogo. Dependendo de sua intensidade, bem como do acometimento prévio de outros *Zang* (Órgãos), o Vento Interno pode lesar:

- apenas os *Jing Luo* (Meridianos): sintomas menos intensos e possivelmente reversíveis;
- os *Jing Luo* (Meridianos) e os *Zang Fu* (Órgãos e Vísceras): sintomas mais intensos e graves, com prováveis sequelas.

Nos casos de lesão dos *Jing Luo* (Meridianos) e dos *Zang Fu* (Órgãos e Vísceras), preconizam-se tratamentos combinados (utilizando, além da acupuntura, também fitoterapia chinesa e drogas alopáticas ocidentais).

> O Imperador Amarelo perguntou: "Todos os *Zang* (Órgãos) podem causar flacidez em um homem, por quê?" Qibo respondeu: "O *Fei* (Pulmão) se encarrega da Pele e dos Pelos do corpo inteiro; o *Xin* (Coração) se encarrega dos Vasos do corpo inteiro; o *Gan* (Fígado) se encarrega dos Tendões do corpo inteiro; o *Pi* (Baço/Pâncreas) se encarrega dos Músculos do corpo inteiro e o *Shen* (Rins) se encarrega da Medula do corpo inteiro". (*Su Wen*, Capítulo 44 – Sobre a Flacidez).

> Disse o Imperador Amarelo: "Há um tipo de pessoa cujos Músculos são entorpecidos e rijos; ela não tem sensação alguma, mesmo quando seus Músculos tocam roupas ou algodão; qual é a doença?" Disse Qibo: "Quando o *Rong Qi* (Energia Nutriente) de uma pessoa é astênico, sua Pele e Músculos se tornam entorpecidos; quando o *Wei Qi* (Energia Protetora) de uma pessoa é astênico, seus membros dificilmente podem se mover; quando tanto o *Rong Qi* (Energia Nutriente) quanto o *Wei Qi* (Energia Protetora) estão astênicos e fracos, ocorre entorpecimento e debilidade, e os Músculos ficam entorpecidos e rijos na maior parte do tempo". (*Su Wen*, Capítulo 34 – Sobre os Desajustes).

Tratamento

Desde a época do *Su Wen*, na qual se preconizava o tratamento do *Yang Ming*, diferentes concepções e técnicas têm aparecido, aperfeiçoando e ampliando o entendimento e o tratamento das sequelas do Vento Interno.

> O Imperador Amarelo disse: "O que disseste é sensato. Mas está atestado nos livros antigos que quando se trata a flacidez, deve-se tratar o *Yang Ming* isoladamente, isso por quê?" (*Su Wen*, Capítulo 44 – Sobre a Flacidez).

Após ataque de Vento, pode haver sequelas por Excesso ou por Deficiência. As sequelas por Excesso caracterizam-se pela disfunção do fluxo de *Qi* (Energia) e pela presença de Mucosidade e Calor, com perda repentina de consciência, hemiplegia, retenção urinária, obstipação intestinal, hipertonia dos maxilares, salivação excessiva e respiração ruidosa. Por sua vez, nas sequelas por Deficiência predominam os sintomas decorrentes do Vazio persistente dos *Jing Luo* (Meridianos), com hipotonia, incontinência urinária e fecal, bochechas ruborizadas, olhos fechados e roncos. Pode haver evolução de um quadro para outro dependendo do acometimento dos *Zang* (Órgãos) (Tabelas 44.9 a 44.11).

TABELA 44.9 PRINCIPAIS PONTOS DE ACUPUNTURA PARA RESTAURO DA CONSCIÊNCIA

Estágio inicial (de bloqueio)	Agulhamento	VG-26 (*Renzhong*)
		R-1 (*Yongquan*)
	Sangria	M-MS-1 (*Shixuan*)
Estágio intermediário (de exaustão)	Agulhamento	VG-25 (*Suliao*)
		P-9 (*Taiyuan*)
		R-7 (*Fuliu*)
		E-36 (*Zusanli*)
	Moxabustão	VG-20 (*Baihui*)
		VC-4 (*Guanyuan*)
		VC-6 (*Qihai*)

TABELA 44.10 PRINCIPAIS PONTOS DE ACUPUNTURA PARA TRATAMENTO DO AVC AGUDO

Excesso *Jing Luo* (Meridianos) obstruídos após o ataque de Vento	Agulhamento com sedação	VG-26 (*Renzhong*)
		R-1 (*Yongquan*)
		CS-6 (*Neiguan*)
		CS-8 (*Laogong*)
		VB-20 (*Fengchi*)
		IG-4 (*Hegu*)
Deficiência *Jing Luo* (Meridianos) em Vazio após o ataque de Vento	Moxabustão	VC-4 (*Guanyuan*)
		VC-6 (*Qihai*)
		E-36 (*Zusanli*)
	Agulhamento com harmonização ou tonificação	VG-26 (*Renzhong*)
		R-1 (*Yongquan*)
		CS-6 (*Neiguan*)
		CS-8 (*Laogong*)
		VB-20 (*Fengchi*)
		IG-4 (*Hegu*)

TABELA 44.11 PRINCIPAIS PONTOS DE ACUPUNTURA PARA TRATAMENTO DAS DESARMONIAS ASSOCIADAS AO AVC AGUDO

Vento	F-3 (*Taichong*)
	VB-34 (*Yanglingquan*)
	VB-20 (*Fengchi*)
Fogo	CS-7 (*Daling*)
	F-2 (*Xingjian*)
Mucosidade	VC-22 (*Tiantu*)
	E-40 (*Fenglong*)
	CS-6 (*Neiguan*)
Deficiência do *Yuan Qi* (Energia Fonte)	VC-17 (*Shanzhong*)
	VG-4 (*Mingmen*)
	B-23 (*Shenshu*)

Técnicas utilizadas principalmente na fase de reabilitação do AVC:

- Acupuntura escalpeana clássica;
- eletroacupuntura.

Outros tratamentos que podem ser utilizados (apesar de as evidências desses tratamentos serem bem menores que as da Acupuntura clássica, da eletroacupuntura ou da Acupuntura escalpeana clássica):

- auriculoacupuntura;
- *Yamamoto New Scalp Acupuncture* (YNSA).

INTEGRAÇÃO ENTRE AS MEDICINAS

Tanto na Medicina Ocidental quanto na MTC, o AVC é multifatorial e resultante de processos de evolução crônica, sendo alguns fatores comuns às duas medicinas (idade, fatores hereditários e constitucionais, alimentação inadequada, sedentarismo e alcoolismo). Tanto em uma quanto em outra, pela gravidade do quadro e por suas sequelas (por vezes, apenas parcialmente reversíveis), é colocada maior ênfase sobre a intervenção precoce, embora alguns fatores (como estresse físico e/ou mental e excesso de atividade sexual) não sejam reconhecidos como tais pela Medicina Ocidental e outros (como a invasão do Calor excessivo) estejam relacionados a outras manifestações (intermação, insolação e doenças infecciosas do SNC). Na ausência de tratamentos, a taxa de recorrência do AVC é alta.

Outras condições associadas ao Vento Interno, como crises epilépticas e distúrbios do movimento (mioclonias e coreoatetoses), embora possíveis, dependendo da localização das lesões no córtex cerebral, não são frequentes, e a associação inversa não é verificada na prática. Entretanto, na migrânea, que é associada ao aumento do *Yang* do *Gan* (Fígado), existe um aumento pequeno, mas definido, do risco de ocorrência de AVC, embora o inverso raramente ocorra e o quadro resultante de cefaleia frequentemente não seja do tipo migranoso. Alterações comportamentais (labilidade emocional, irritabilidade e depressão) e cognitivas persistentes são comuns e, muitas vezes, resistentes aos tratamentos, podendo ser associadas à presença de Mucosidade com obstrução dos orifícios do *Xin* (Coração). Tais considerações levam a refletir que as causas dos sintomas do AVC são apenas parcialmente superponíveis às de outras condições, como epilepsia, distúrbios do movimento ou síndromes demenciais.

Os dados experimentais do tratamento de Acupuntura (vasodilatação com aumento do fluxo sanguíneo local e alteração da neuroplasticidade), apesar de poderem melhorar a evolução natural do AVC em conjunção a outros tratamentos, tem-se traduzido em resultados conflitantes quando avaliados do ponto de vista clínico, com a maior parte dos resultados positivos obtidos por autores chineses.

CONSIDERAÇÕES FINAIS

Acupuntura é um tratamento seguro, com baixo índice de efeitos colaterais se aplicada por profissional habilitado e de acordo com as normas aceitas. As evidências experimentais disponíveis até o momento são sobretudo chinesas, mas já instigantes.

Ainda não há evidências suficientes da eficácia do tratamento de Acupuntura no AVC agudo. Não há protocolos minimamente padronizados de tratamento do AVC por Acupuntura, nem comparação da eficácia entre os diferentes tratamentos.

A Acupuntura não substitui outros tratamentos que se façam necessários, particularmente em casos mais graves de AVC.

BIBLIOGRAFIA

1. Adams Jr. HP, Del Zoppo GJ, Alberts MJ, Bhatt DL, Brass L, Furlan A et al. Guidelines for the Early Management of Adults With Ischemic Stroke: A Guideline From the American Heart Association/ American Stroke Association Stroke Council, Clinical Cardiology Council, Cardiovascular Radiology and Intervention Council, and the Atherosclerotic Peripheral Vascular Disease and Quality of Care Outcomes in Research Interdisciplinary Working Groups. Stroke 2007; 38:1655-711.
2. André C. Manual de AVC. 2.ed. Rio de Janeiro: Revinter, 2006.
3. Bernstein RA. Cerebrovascular Disease: Hemorrhagic Stroke. In: Brust JCM (ed.). Current Diagnosis & Treatment: Neurology. McGraw-Hill, 2007. p.126-47.
4. Bing W. Princípios de Medicina Interna do Imperador Amarelo. São Paulo: Ícone, 2001.
5. Filshie J, White A. Acupuntura médica: um enfoque científico do ponto de vista ocidental. São Paulo: Roca, 2002.
6. Fitzsimmons B-FM. Cerebrovascular Disease: Ischemic Stroke. In: Brust JCM (ed.). Current Diagnosis & Treatment: Neurology. McGraw-Hill, 2007. p.100-25.
7. Lotufo PA, Bensenor IM. Stroke mortality in São Paulo (1997-2003): a description using the Tenth Revision of the International Classification of Diseases. Arq Neuropsiquiatr 2004; 62(4):1008-11.
8. Ross J. Zang Fu: Sistemas de Órgãos e Vísceras da Medicina Tradicional Chinesa. São Paulo: Roca, 1994.
9. Shanghai College of Traditional Medicine. Acupuntura: um texto compreensível. São Paulo: Roca, 1996.
10. Zhang SH, Liu M, Asplund K, Li L. Acupuncture for acute stroke. Cochrane Database Syst Rev 2005; 2:CD003317.

PARTE 10

Doenças autoimunes e Acupuntura

CAPÍTULO

45

Acupuntura e osteoartrite: cervicobraquialgia

MARCIUS MATTOS RIBEIRO LUZ

VISÃO DA MEDICINA OCIDENTAL SOBRE ARTRITE
Introdução

A osteoartrite (OA) é o resultado da variedade de distúrbios e alterações bioquímicas, histológicas, metabólicas e anatômicas que levam à falência funcional e estrutural de uma ou mais articulações sinoviais. É a doença mais comum que afeta as articulações e a maior causa de dor musculoesquelética, atingindo cerca de 1/5 da população mundial, além de ser uma das maiores responsáveis pela incapacidade física na faixa etária mais idosa,[1,2] com significativa restrição e redução da qualidade de vida. Os custos diretos relacionados à OA crescem constantemente ao longo dos anos e, em breve, serão comparáveis aos das doenças cardiovasculares. Além disso, há os custos advindos do comprometimento da qualidade de vida.[3]

OA é um grupo de doenças distintas superpostas que podem ter diferentes etiologias, mas com efeitos clínicos, morfológicos e biológicos similares. O processo de doença não afeta apenas a cartilagem articular, mas envolve toda a articulação, incluindo osso subcondral e ligamentos, cápsula articular, membrana sinovial e músculos periarticulares. A cartilagem articular degenera-se com fibrilação, fissuras, ulcerações e afinamento total da superfície articular. Portanto, a OA é uma doença degenerativa crônica de articulações sinoviais, em especial aquelas submetidas à sobrecarga.

Na evolução da doença e com o avanço da idade, a prevalência de OA aos 60 anos chega quase aos 80% da população, apresentando evidências radiológicas em pelo menos uma articulação.[4] Nem sempre os sintomas clínicos correspondem às imagens radiológicas e alterações tissulares, como irregularidades de superfície da cartilagem articular e formação de osteófitos, muito comuns durante o envelhecimento.

Fatores de risco de osteoartrite

Fatores de risco, fisiopatologia e características clínicas costumam variar de acordo com idade, sexo feminino, obesidade, trauma, alterações anatômicas, hereditariedade, sobrecarga, fraqueza muscular e exercício exagerado.[5]

Existem diferenças raciais na prevalência da OA e no padrão de acometimento articular. Os chineses de Hong Kong têm menor incidência de OA do quadril do que os indivíduos brancos. A OA é mais frequente nos índios norte-americanos do que nos brancos. A OA das articulações interfalangianas e particularmente a do quadril são muito menos comuns em negros sul-africanos do que nos brancos do mesmo país. Ainda não se sabe se essas diferenças são genéticas ou decorrentes das diferenças no uso das articulações relacionadas com o estilo de vida ou a ocupação.[6]

Patologia

As alterações morfológicas mais notáveis da OA são geralmente observadas nas áreas da cartilagem articular de sustentação de peso. Nos estágios iniciais, a cartilagem é mais espessa do que o normal, porém, com a progressão da OA, a face articular torna-se delgada, a cartilagem amolece, e a integridade da face é perdida, com decorrente desenvolvimento de fendas verticais (fibrilação).[6]

Contudo, em regiões da articulação submetidas à alta carga, a pressão cíclica criada durante o movimento causa diferenciação desviada para o padrão condrogênico, produzindo nova cartilagem. Nas regiões periféricas da articulação com pouca ou nenhuma carga, entretanto, a ossificação endocondral e a formação óssea progridem, formando os osteófitos,[7] e podem surgir úlceras profundas na cartilagem, que se estendem para o osso e áreas de reparo fibrocartilaginoso.

A remodelagem e a hipertrofia do osso são importantes aspectos da OA. O crescimento ósseo por aposição ocorre na região subcondral, resultando na "esclerose" óssea observada nas radiografias. O osso erodido sob uma úlcera de cartilagem pode adquirir a aparência de marfim (eburnação). O crescimento da cartilagem e do osso a partir das margens articulares leva à formação de osteófitos (esporões), que alteram o contorno articular e podem limitar a mobilidade. Sinovite crônica focal e espessamento da cápsula articular podem restringir ainda mais o movimento. A emaciação muscular periarticular é comum e pode desempenhar papel importante no aparecimento de sintomas, bem como, conforme assinalado anteriormente, na incapacidade do músculo de sustentação.

A cartilagem articular desempenha duas funções essenciais na articulação, ambas de natureza mecânica. Em primeiro lugar, fornece uma face de sustentação notavelmente lisa, de modo que os ossos deslizam sem esforço, um sobre o outro, com o movimento da articulação. Com o líquido sinovial como lubrificante, o coeficiente de atrito da cartilagem esfregada contra outra cartilagem, mesmo em condições fisiológicas de carga, é 15 vezes menor que o de dois cubos de gelo deslizando um sobre o outro. Em segundo lugar, a cartilagem articular impede a concentração de estresses, de modo que os ossos não se despedacem quando a articulação for submetida a uma carga.

O fator mecânico tem papel importante na etiopatogenia, tanto na forma primária quanto na secundária da OA. O impacto repetitivo e a distribuição anormal da carga sobre o osso subcondral levam à combinação de estresse mecânico e processos catabólicos, agindo na articulação e na capacidade de os tecidos resistirem e repararem as lesões. Desses fatores provém a teoria mecanicista.[8]

Fisiopatologia da osteoartrite

De modo resumido, quando se fala da artrite, OA ou artrose, em Reumatologia, é preciso conhecer a cartilagem articular. A articulação sinovial está interposta entre as duas superfícies ósseas para permitir o deslizamento dessas superfícies, e para poder resistir às forças de compressão, de carga e de tensão. São importantes também na coluna vertebral e nos membros inferiores, porque elas recebem quase todo o peso do corpo. Por essa razão, frequentemente se vê o fenômeno da artrose nos membros inferiores, artrose sacroilíaca, gonartrose, etc. Isso quer dizer que os componentes da cartilagem precisam ter propriedades biomecânicas excepcionais para conseguirem dar resistência às outras estruturas.

A cartilagem é formada por água e fibras colágenas que conferem suas propriedades biomecânicas excepcionais. A matriz é constituída por 70 a 90% de água. Na matriz, há uma rede de fibras colágenas dos tipos I e II. As fibras colágenas do tipo II possuem armadura muito sólida e coesiva, que permite a essa matriz uma estrutura rígida. A matriz composta por água e fibras colágenas do tipo II permite a resistência ao choque, às forças de compressão e à força de extensão. Essa resistência, graças às fibras colágenas, é ao mesmo tempo muito flexível e permite não apenas a resistência, mas também a absorção do choque.

A cartilagem, para funcionar e para ser renovada, precisa ser alimentada, o que é realizado pelo condrócito, o único tipo celular da cartilagem. Na idade adulta, esse condrócito é uma célula em repouso, desprovida de vascularização, e que vive no estado de autarcia (autossuficiência). Nutre-se por meio do fenômeno de embebição, a partir do líquido sinovial.

Em uma cartilagem de adulto, a sobrevida do condrócito e o equilíbrio entre a síntese e a destruição da matriz, a manutenção da arquitetura da matriz, o número e a função dos condrócitos são fenômenos autorregulados. A cartilagem em estado de pré-artrose, como no envelhecimento, sofre síntese de pior qualidade de proteínas não colagênicas, ou seja, todo o conteúdo hídrico da matriz diminui. As fibras colágenas do tipo II, muito sólidas e coesivas, e que permitem a resistência, diminuem e são substituídas por outro tipo de colágeno, chamado de neocolágeno ou colágeno de tipo I. No envelhecimento, o número de condrócitos diminui, fazendo que o condrócito responda de maneira deficiente à restauração da matriz. Essa degeneração leva ao fenômeno de fissuração, chamado de fissuração macroscópica da cartilagem. Isso se explica pela diminuição da água ao nível da matriz e pela diminuição dos condrócitos. Quando o paciente chega ao estado artrósico, ocorre degradação da cartilagem – inicialmente, observa-se apenas uma fissuração, que evolui para sua degradação até o comprometimento completo, quando o osso subcondral é atingido. Acontece, então, o remanejamento do osso subcondral, provocando a formação de osteófitos, ou seja, uma deformação da estrutura óssea. Isso quer dizer que, no momento em que essa cartilagem atinge o estado artrósico, não se trata mais de doença da cartilagem, mas de doença de toda a articulação com osso, sinovial e cartilagem acometidos. Ainda não se sabe por que o fenômeno de artrose ocorre no envelhecimento.

A lesão articular traumática é fator de risco para a OA secundária. A lesão mecânica da cartilagem articular *in vitro* resulta em tumefação, alteração das propriedades biomecânicas, morte celular, alterações na biossíntese de macromoléculas da matriz, perda de proteoglicanas (PG), degradação do colágeno e aumento na expressão dos genes.[6]

Na cartilagem normal, há um contínuo balanço entre degradação e reparo da matriz cartilaginosa feito pelo condrócito, dispondo de um sistema sensor sobre o microambiente extracelular representado por moléculas de adesão (integrinas) dispostas em sua superfície e que sinalizam a necessidade de remodelação tecidual. A interação e a regulação das citocinas, das enzimas e dos fatores de crescimento pelo condrócito podem estar em desequilíbrio. O predomínio dos processos catabólicos resultaria na OA.[9]

O dano tecidual na cartilagem é caracterizado pelo aparecimento de fibrilações e fissuras em sua superfície e aparecimento de condrócitos hiperativos que se agrupam formando *clusters* ao redor das lesões, tentando a reparação tecidual.[10]

Apesar de bem estruturada, a teoria mecanicista não é suficiente para explicar todas as alterações que ocorrem na cartilagem osteoartrítica. Advoga-se, a partir de estudos em modelos experimentais, que a OA é consequência da interação de fatores mecânicos, genéticos e bioquímicos.[11]

Um tópico muitas vezes esquecido é o da relação entre o osso subcondral e a cartilagem adjacente. Não há dúvida de que a homeostase do osso subcondral é marcadamente alterada na OA e que o entendimento das interações entre esses dois compartimentos é fundamental. A teoria mais tradicional propõe que o estresse mecânico, ao qual são submetidas às articulações de carga, levaria a microfraturas no osso trabecular do platô subcondral e na cartilagem calcificada, desencadeando uma tentativa de reparo e retirada do tecido lesado, o que aumenta a remodelação óssea local e a ativação de um centro secundário de ossificação. Isso causaria o espessamento dos tecidos mineralizados e posterior afilamento da cartilagem articular, o que levaria a menor adaptação ao estresse mecânico e diminuiria a capacidade de reparação, resultando na degeneração da cartilagem.[12]

CERVICALGIA E CERVICOBRAQUIALGIA
Introdução

Cervicalgia e cervicobraquialgia são síndromes muito frequentes e responsáveis por importante redução de produtividade nas diversas profissões. A dor e a limitação podem resultar de alterações vertebrais, musculares, de disco, de articulação ou de ligamentos. Essas alterações são produzidas por trauma, inflamação, neoplasia, fatores posturais e ergonômicos ou sobrecarga dos membros superiores.

As síndromes dolorosas cervicobraquiais podem ser originadas de doenças espinhais, periféricas ou de associação. A causa mais comum de dor radicular de origem cervical é a degeneração do disco intervertebral.

A dor pode ser nociceptiva e neuropática, somática superficial e profunda, radicular e visceral referida. A dor na região cervical pode ser referida, tendo como origem lesões de vísceras torácicas ou abdominais. A dor somática referida pode ser definida como aquela percebida em região topograficamente distinta à da lesão produtora do impulso nociceptivo.[5]

A cervicalgia e a cervicobraquialgia podem decorrer de:

- distúrbios da coluna cervical: hérnia de disco, estenose espinhal, espondilose e espondilolistese;
- alterações musculares: síndrome miofascial;
- distúrbios reumatológicos: artrite reumatoide e espondilite anquilosante;
- infecções: osteomielite, meningite e herpes zóster;
- tumores: metástases, osteoblastoma, osteocondroma, hemangioma, linfoma e mieloma múltiplo;
- alterações neurológicas: neuralgia pós-herpética;
- dor referida: angina e infarto do miocárdio, alterações na vesícula biliar e no esôfago.

Considerações anatômicas

A coluna cervical é única em complexidade estrutural e funcional. É constituída por sete vértebras, sendo duas superespecializadas (atlas e áxis, C_1 e C_2, respectivamente), 14 articulações facetárias, cinco discos intervertebrais (Figura 45.1) e um complexo sistema de ligamentos, que proporciona estabilidade aliada à flexibilidade. Qualquer lesão capaz de comprometer uma dessas estruturas pode potencialmente provocar dor cervical.

A articulação atlantoccipital é responsável pela relação entre a cabeça e a coluna cervical e permite 15° de flexão e extensão. A articulação facetária entre os côndilos occipitais e os processos articulares de C_1 apresentam grande superfície. Aproximadamente 50% da rotação axial da cabeça é facilitada pela junção atlantoccipital; os 50% restantes são facilitados pela coluna cervical subaxial.[5]

Entre C_1 e C_2, a articulação ocorre em 3 pontos: em duas facetas articulares laterais e uma posterior no processo odontoide, no qual há bursas separando os dentes. Nesse local, é comum ocorrer processo inflamatório em paciente com artrite reumatoide. Os processos odontoides são suscetíveis a fraturas, sendo importante suspeitar de lesão nesse nível quando existe história de trauma recente e dor em região occipital irradiada para região cervical posterolateral.[5]

As facetas articulares também desempenham importante papel na dor cervical por radiculopatia. A dor secundária à compressão de raiz nervosa pode ser proveniente de região cervical subaxial e, geralmente, é associada à irradiação da dor para o membro

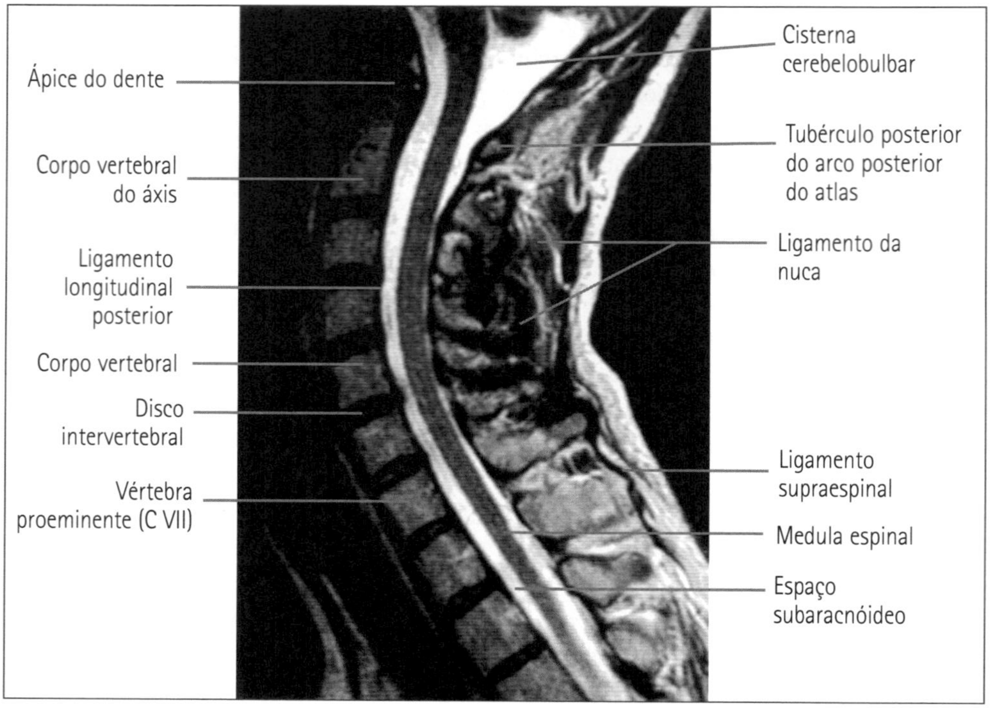

FIGURA 45.1 Ressonância magnética de coluna cervical.
Fonte: Atlas de Anatomia Prometheus, 2007.[13]

superior. A porção dorsal do forame é margeada por faceta articular e cápsula. Portanto, a hipertrofia relacionada à idade pode causar radiculopatia secundária à compressão de raiz nesse nível.[5]

A coluna cervical subaxial apresenta outras 12 articulações uncovertebrais, com importância clínica na dor radicular entre C_3 e C_7, passíveis de degeneração, com formação de osteófitos e hipertrofia, além de trauma e inflamação.[5]

O anel fibroso do disco recebe terminações nervosas que se projetam no disco, nas facetas articulares, nos ligamentos longitudinais anteriores e posteriores e na dura-máter. A lesão do anel fibroso com hérnia de disco pode provocar irritação de terminações nervosas, causando dor cervical irradiada para o membro superior. Após a ruptura do anel, há saída do núcleo pulposo, que contém mediadores inflamatórios e células responsáveis por resposta imunológica. Outras causas de dor são resultantes da isquemia provocada por compressão microvascular, decorrente de oclusão e de alteração mecânica do transporte axonal.[5]

A eficácia das medicações anti-inflamatórias no tratamento da dor cervical provocada por esse tipo de radiculopatia pode ser explicada pela atenuação da resposta de mediadores envolvidos nas lesões discais.

Na coluna cervical, a inervação dos discos intervertebrais é feita por nervo vertebral, derivado predominantemente do sistema nervoso simpático. O sistema nervoso neurovegetativo também pode ser estimulado por distúrbios associados à disfunção entre conexões da cadeia simpática e do gânglio da raiz dorsal. Em nível periférico, a dor pode ser causada por alteração dos sistemas musculoesquelético e nervoso. Os estímulos nociceptivos aferentes que dão origem a disestesias, hipertonia muscular e hiperalgesia podem estar localizados em tecido conectivo, cápsula articular, músculos, tendões ou nervos periféricos. Portanto, no diagnóstico diferencial da dor referida, é relevante pensar que, potencialmente, os sintomas neurológicos podem irradiar-se tanto proximal quanto distalmente.[5]

Diagnóstico

Conhecimento da anatomia da região cervical, história e exame físico constituem a base para a avaliação da dor cervical; os exames complementares podem auxiliar. Há doenças cuja incidência é mais frequente em determinadas faixas etárias, assim como há diferenças quanto ao sexo e à predisposição familiar. A história ocupacional é importante para avaliar a possibilidade de associação e de modificação das causas. Trabalhos que envolvem movimentos repetitivos de membros superiores e flexão da coluna cervical têm relação com dor cervical. É importante investigar sobre antecedentes de lesão (queda, acidente automobilístico ou outro tipo de trauma) que possam ser responsáveis pela cervicalgia atual. Deve ser verificada a possibilidade de a dor estar associada a doenças de diferentes sistemas.[5]

Quanto à dor, devem ser averiguados início, duração, intensidade, localização, fatores que a fazem piorar e/ou melhorar, alterações que a acompanham, tipo e irradiação.[5]

Após o exame físico geral, devem ser realizados exames musculoesquelético e neurológico. Devem ser observados expressão facial, postura, presença de lesão ou cicatriz, desvio da coluna e assimetria, altura dos ombros, posição da escápula, curvatura da coluna (lordose e cifose), desvio da cabeça para um dos lados e presença de rigidez. A palpação da coluna e da região paravertebral deve ser feita desde a base do crânio. A mobilidade da coluna (flexão, extensão e rotação) e os movimentos dos ombros também devem ser observados.[5] Sensibilidade dolorosa, força muscular e reflexos devem ser anotados (Tabela 45.1).

O exame da coluna é realizado com o paciente estático e em movimento (Tabela 45.2), comparando-se os dois lados, e em diferentes posições (em pé, sentado e deitado).[5]

TABELA 45.1 PRINCIPAIS NERVOS PERIFÉRICOS, TESTE MOTOR E DE SENSIBILIDADE[14]

Nervo	Teste motor	Sensibilidade
Radial	Extensão do punho e do polegar	Dorso da mão entre 1° e 2° dedos
Ulnar	Abdução do 5° dedo	Medial no 5° dedo
Mediano	Abdução e oposição do polegar	Distal no 2° dedo
Axilar	Deltoide	Lateral do braço
Musculocutâneo	Bíceps	Lateral do antebraço

TABELA 45.2 ACHADOS NAS RADICULOPATIAS CERVICAIS[14]

Raiz	Dor	Alteração de movimento e força	Alteração sensitiva	Alteração do reflexo
C1	Posterior do couro cabeludo, retro-orbitária e frontal	Flexão, extensão e rotação da cabeça		
C2	Lateral e posterior do couro cabeludo, mandíbula e orelha	Flexão, extensão e rotação da cabeça e da escápula		
C3 (C2-C3)	Pescoço e processo mastoide		Pescoço e processo mastoide	
C4 (C3-C4)	Pescoço, anterior do tórax e elevador da escápula		Pescoço, anterior do tórax e elevador da escápula	
C5 (C4-C5)	Pescoço, ombro e anterior do braço	Deltoide e bíceps	Deltoide	Bicipital
C6 (C5-C6)	Pescoço, ombro, borda medial da escápula, lateral do braço e dorsal do antebraço	Deltoide	1° e 2° dedos	Bicipital
C7 (C6-C7)	Pescoço, ombro, medial da escápula, lateral do braço e dorsal do antebraço	Tríceps	2° e 3° dedos	Tricipital
C8 (C7-T1)	Pescoço, medial da escápula, medial do braço e do antebraço	Intrínsecos da mão	4° e 5° dedos	

ARTRITE SEGUNDO A MEDICINA TRADICIONAL CHINESA

A articulação é constituída por cartilagem, ligamentos, músculos, tendões, vascularização (membrana sinovial) e o osso que, no pensamento chinês, é considerado o "filho" dos Rins (*Shen*). Se houver desarmonia entre o *Yin* e o *Yang* dos Rins, no caso de predomínio do *Yang*, tem-se a osteoporose, e, no caso de predomínio do *Yin*, a osteopetrose. A cartilagem é constituída por 85% de água; portanto, é energeticamente relacionada aos Rins (*Shen*). Se houver excesso de *Yang* em relação ao *Yin*, ocorrerá desidratação da cartilagem, levando a processo degenerativo, e, se houver excesso de *Yin*, haverá inchaço. Em razão de a parte tendinosa dos músculos e os ligamentos estarem energeticamente ligados ao Fígado (*Gan*), haverá contração dos tendões e dos ligamentos, no caso de excesso de *Yang* desse *Zang* (Órgão) em relação ao *Yin*; em caso contrário, haverá frouxidão ligamentar.[15]

Pessoas flexíveis em seu comportamento apresentam também articulações flexíveis; nas pessoas inflexíveis, ocorrem os enrijecimentos articulares, fato que acontece quando se tem desarmonia das Energias do Fígado (*Gan*) e dos Rins (*Shen*). Na concepção chinesa, a Água (Rins) nutre a Madeira (Fígado), por isso, se houver muito Fogo no Fígado (*Gan*), o que costuma ocorrer nas pessoas nervosas e agitadas, haverá consumo da Água, causando o acometimento nas articulações. A falta de Água leva ao enrijecimento das articulações.[15]

Fisiologia energética das articulações

A cartilagem é constituída pela matriz e pelas fibras colágenas. A matriz tem de 70 a 90% de água. Na Medicina Tradicional Chinesa (MTC), a Água refere-se ao Rim-*Yin* (*Shen-Yin*), isto é, ao *Jing* do Rim-*Yin* (*Shen-Yin*). Na matriz cartilaginosa, existem os condrócitos, células que vivem em estado de anaerobiose, autossuficiência. O condrócito tem a função de manter e consolidar a matriz, e é ela que auxilia na resistência da cartilagem. Sendo avascular, a matriz está sob a dependência do *Jing* do Rim-*Yin* (*Shen-Yin*). O condrócito, por sua vez, alimenta-se por embebição, a partir do líquido sinovial, um líquido orgânico que provém da Água de origem alimentar.

Na fisiologia energética, a Água alimentar sofre purificações a partir do Estômago (*Wei*); em seguida, ocorre nova metabolização no Intestino Delgado (*Xiao Chang*), e posteriormente, no Intestino Grosso (*Da Chang*). Esta Água purificada dirige-se aos Rins (*Shen*), onde é metabolizada pela terceira vez; a parte pura segue para o Rim-*Yin* (*Shen--Yin*), a parte impura, para a Bexiga (*Pangguang*), considerada como "posto fronteiriço", ou seja, elimina a parte impura da água pela urina.

A parte pura dos Rins (*Shen*) vai para o Baço/Pâncreas (*Pi*), onde se formam os líquidos orgânicos e são distribuídos aos outros *Zang* (Órgãos Energéticos). Como o líquido sinovial tem uma forma (substância), em sua formação, deve passar pelo Baço/Pâncreas (*Pi*) para adquirir forma antes de ser distribuído para o corpo. Ao mesmo tempo, nos Rins (*Shen*), o líquido orgânico é transformado em líquido cefalorraquidiano e em líquido sinovial. Portanto, esse líquido (sinovial) tem duas origens.

A existência do líquido sinovial depende de dois fatores: primeiro, da função energética íntegra do Baço/Pâncreas (*Pi*), mais propriamente do *Yang* do Baço/Pâncreas (*Pi-Yang*), e, em segundo lugar, da boa função energética do Rim-*Yin* (*Shen-Yin*). Se esses *Zang* (Órgãos) não funcionarem adequadamente, não haverá boa formação do líquido sinovial, e o condrócito estará deficiente por estar com a quantidade de líquido sinovial diminuída. Este fato pode ocorrer pela falta de *Jing* do Rim-*Yin* (*Shen-Yin*).

O *Jing* do Rim-*Yin* (*Shen-Yin*) provém da metabolização da Energia *Rong* (Nutritiva), que, por sua vez, provém da metabolização dos alimentos junto à Energia da respiração. A metabolização depende do Aquecedor Médio (*Zhongjiao*), ou seja, do Triplo Aquecedor (*Sanjiao*), que se origina de uma Energia ainda mais importante, de origem inata, o Fogo inato procriador do *Ming Men*, a "Porta da Vida", que permite a metabolização dos alimentos. Esse Fogo diminui com a idade, com o envelhecimento do Rim-*Yang*

(*Shen-Yang*), ou seja, do *Ming Men*. Essa diminuição leva ao enfraquecimento da Energia *Rong* (Nutritiva).

É importante lembrar que, durante a circulação da Energia *Rong* (Nutritiva) nos Meridianos, essa energia nutritiva passa pelo Rim-*Yin* (*Shen-Yin*), onde será metabolizada em uma Energia ainda mais pura, o *Jing* do Rim-*Yin* (*Shen-Yin*), que mantém os ossos, a medula óssea, o líquido sinovial e a cartilagem.

No envelhecimento, o *Ming Men*, o Triplo Aquecedor (*Sanjiao*) e o Rim-*Yin* (*Shen-Yin*) também enfraquecem, e, com isso, há diminuição na função da cartilagem, podendo haver o desenvolvimento da artrose. Além disso, quando há insuficiência do Rim-*Yin* (*Shen-Yin*), ou seja, do *Ming Men*, a função energética do Baço/Pâncreas (*Pi*) também é comprometida, com dificuldade para promover a metabolização da Umidade, que se estagna e pode levar à transformação da Umidade em Mucosidade, Mucosidade-Calor e, em seguida, em Mucosidade-Fogo. Quando ocorre o aparecimento de Mucosidade, passa a haver deformação óssea, isto é, os osteófitos, além de desenvolvimento de processo inflamatório.[16]

CERVICALGIA
Etiopatogenia

As doenças, na MTC, têm origem nas emoções (90%) e como a região cervical está relacionada com a Energia do Fígado (*Gan Qi*), a emoção que pode causar distúrbio cervical é a raiva, irritação ou agitação. Essa é a chamada fase energética do processo de adoecimento. Em relação aos excessos do Homem que promovem doenças, destacam-se as bebidas alcoólicas, principalmente as destiladas que, ao diminuírem o *Yin* do Fígado (*Gan-Yin*), causam o escape do *Yang* do Fígado (*Gan-Yang*). Este, por sua característica *Yang*, vai para o Alto (cabeça), para o dorso e para a esquerda. Dessa forma, nessas situações, a região cervical é o local eletivo, e as doenças ali se manifestam por sensação de tensão local.[16]

O tipo de alimentação também pode interferir, por exemplo, o excesso de lipídios, principalmente gordura de origem animal ou de frituras, que podem levar ao escape do *Yang* do Fígado (*Gan-Yang*). Nesse caso, isso potencializa os dois fatores etiopatogênicos anteriores. Os excessos físicos, como maratonas, e os excessos de trabalho também contribuem para a desarmonia da região cervical.[16]

Quadro clínico

No estágio funcional, a função da coluna cervical está comprometida, pois o *Yang* do Fígado (*Gan-Yang*), cada vez mais intenso, pode levar ao aparecimento de dor por bloqueio (Vazio de Energia) ou por contratura muscular (excesso) e, com o decorrer do tempo, podem se manifestar por torcicolos. Geralmente, surgem após emoção do tipo raiva ou um golpe de Vento Frio.

Cada Órgão Energético (*Zang*) dá Energia (*Qi*) ao seu Meridiano Principal, e é responsável pela nutrição energética das estruturas musculoesqueléticas situadas em seu trajeto. Geralmente, as dores a eles relacionadas são decorrentes de consumo energético excessivo (fadiga, atividade física prolongada e movimentos repetitivos) ou de deficiência do *Qi* do *Zang* ao qual o Meridiano Principal está conectado. A deficiência energética dos *Zang* (Órgãos) pode também predispor as estruturas musculoesqueléticas dependentes de seu comando a se tornarem mais suscetíveis a lesões, graças à baixa de Energia (Tabela 45.3).

QUADRO 45.3 RELAÇÃO DE DEPENDÊNCIA ENERGÉTICA DE ESTRUTURAS DO SISTEMA MUSCULOESQUELÉTICO COM AS FONTES PRODUTORAS DO *QI* (*ZANG*) NA CONCEPÇÃO DA MEDICINA TRADICIONAL CHINESA

Zang	Estruturas do sistema musculoesquelético	Articulações
Gan	Músculos, tendões, ligamentos, fáscias, cápsula articular, sinóvia, bursa e unhas	Joelho, ombro, quadril e coluna cervical
Shen	Ossos e cartilagens	Coluna vertebral, ombro, quadril, tornozelo e pequenas articulações de mãos e pés
Pi	"Carne" (porção central dos músculos)	
Fei	Pele e pelos	Cotovelo
Xin	Vasos sanguíneos	Punho

As dores de instalação aguda costumam atingir mais os Meridianos tendinomusculares, portanto, são dores superficiais e difusas (com vários pontos musculares sensíveis quando pressionados). Em geral, essas dores têm como fator causal mais importante a exposição a fatores climáticos (principalmente, o frio).

Nessa fase funcional, se o Fígado (*Gan*) estiver em Fogo (*Yang*) significa que a Água (*Yin*) não foi suficiente para neutralizá-lo. Além disso, o Fogo tende a secar a Água (*Yin*), e como o Rim-*Yin* (*Shen-Yin*) é o responsável pela cartilagem, pode iniciar um processo degenerativo da articulação, que pode evoluir para artrite, artrose ou OA, dependendo do tempo de evolução.

Quando se trata de doenças crônicas, podem estar associadas à patologia dos Meridianos Curiosos por serem mais profundos, tratando-se, portanto, de dores decorrentes do acometimento orgânico, de processos degenerativos (hérnia de disco e artroses), de fibroses, de tumores, entre outros, nos quais o organismo foi submetido a uma solicitação energética acentuada, que ultrapassou a capacidade de ação dos Meridianos Principais. O acometimento dessa categoria de Meridianos denota condições-limite no que se refere ao alcance terapêutico da Acupuntura; e quando se instala um componente orgânico com estruturas que foram destruídas, a Acupuntura torna-se recurso limitado.

As dores relacionadas aos conflitos emocionais, aqueles em que o paciente tem consciência, mas não consegue se libertar, como relacionamentos profissionais, familiares ou afetivos malsucedidos e que são suportados à custa de grande desgaste energético, podem estar associadas aos Meridianos Distintos. A parte emocional é considerada pela Acupuntura como manifestação mental (*Shen*). A concepção não é de que as emoções em si sejam a causa dessas dores, como em uma abordagem psicossomática, mas que as emoções atuam como fatores de debilitação energética, induzindo a uma condição de fragilidade e de baixa resistência nas estruturas musculoesqueléticas. Nesse contexto, o desgaste a que são submetidas no desempenho de suas atividades cotidianas resulta em lesões, estagnações de *Qi* e dores.[16]

Embora a Energia do Fígado (*Gan*) possa agredir energeticamente os músculos e a Energia dos Rins (*Shen*), as articulações, a região cervical é também agredida pela Energia proveniente do Coração (*Xin*). Nos indivíduos ansiosos também se observa a manifestação de cervicalgia, porque entre as vértebras C_4-C_5 e C_5-C_6 estão os locais de entrada e saída da atividade mental *Shen* do Circulação-Sexo (*Xin Bao Luo*) e do Coração (*Xin*), respectivamente. Por isso, esses locais são mais acometidos nas pessoas ansiosas. Se o processo de adoecimento vem de longa data, o paciente terá a hérnia de disco nesses níveis. Se, por outro lado, o comprometimento for ao nível de C_3-C_4, tem-se hérnia de disco decorrente de tristeza, pois esse é o local de entrada e saída da atividade mental *Po* do Pulmão (*Fei*), cuja emoção é a tristeza.[16]

Diagnóstico

No paciente com cervicalgia, deve-se investigar a dor quanto a: início, duração, intensidade, localização, fatores que a fazem piorar e/ou melhorar, alterações que a acompanham, tipo e irradiação. Em seguida, a conduta diagnóstica da MTC deve ser baseada na identificação do Meridiano. Três movimentos são questionados.

No pescoço, o movimento de lateralização é controlado pelo canal de Energia Unitário *Shao Yang*, principalmente pelo *Shao Yang* da mão, ou seja, pelo Meridiano do Triplo Aquecedor (*Sanjiao*), responsável por toda a parte lateral do corpo, desde os braços até os pés. Assim, se o paciente sentir dor ou dificuldade de realizar flexão lateral da cabeça, o diagnóstico de afecção do *Shao Yang* é confirmado.

Se a dor ou dificuldade de movimentação for aguda, pode-se tratar de acometimento do Meridiano tendinomuscular do Triplo Aquecedor (*Sanjiao*). Nesse caso, as dores são mais superficiais e relacionam-se com as estações climáticas, com Energias cósmicas, desgaste de Energia do Fígado (*Gan*) e com emoções como irritabilidade, nervosismo ou agitação.

Se a dor cervical for crônica e mais profunda, pode-se tratar de acometimento dos Meridianos Curiosos. No caso da região cervical, o Meridiano Curioso acometido é o *Yang Wei* em seu segmento *Shao Yang*, que se manifesta por dor e rigidez da nuca, a qual, por vezes, é acompanhada de calafrios e de febrículas.

Se não for nenhum dos casos citados, pode-se tratar de comprometimento do Meridiano do Triplo Aquecedor (*Sanjiao*), que, juntamente com o Meridiano Principal da Vesícula Biliar (*Dan*), constitui o *Shao Yang*.[16]

Se o movimento doloroso ou dificultoso for o de rotação da cabeça e, além disso, agudo e superficial, pode tratar-se de comprometimento do Meridiano Tendinomuscular do Intestino Grosso (*Da Chang*). Se o acometimento for crônico e profundo, trata-se do Meridiano Curioso *Yang Qiao Mai*, com outros sinais presentes, como rigidez do pescoço acompanhada de insônia, dores erráticas, movimentos difíceis e falta de agilidade.

Se o diagnóstico diferencial não se encaixar nessa hipótese, pode tratar-se de Meridiano Principal do Intestino Grosso (*Da Chang*) que, juntamente com o Meridiano Principal do Estômago (*Wei*), forma o *Yang Ming*, que se manifesta, geralmente, em indivíduos com cervicalgia com bloqueio, e, às vezes, acompanhado de odontalgia.[16]

Se a dor ou limitação da flexão e extensão do pescoço for aguda e superficial, sugere ataque do Meridiano Tendinomuscular da Bexiga (*Pangguang*). Se a dor for crônica e profunda, orienta para o Meridiano Curioso do *Du Mai*, com rigidez do pescoço e dor da coluna vertebral.

Se não se tratar de nenhum dos dois anteriores, deve-se pensar no Meridiano Principal da Bexiga (*Pangguang*), que está associado ao Meridiano Principal do Intestino Delgado (*Xiao Chang*), pois formam o *Tae Yang*.[16]

Outros tipos

Se em qualquer dessas manifestações houver sensação de formigamento, parestesia acompanhada de dificuldade de movimentação da cabeça ou dor irradiada para o membro superior, pode tratar-se de irritação de terminações nervosas, produzindo dor cervical por hérnia de disco ou protusão discal, principalmente em pessoas que exigem muito de si ou são perfeccionistas. Se a região acometida for C_3-C_4, por ser o local de entrada e saída da atividade mental *Po*, a sensibilidade do Pulmão (*Fei*), isso significa origem em tristeza ou mágoa. Se a área atingida for C_5-C_6 ou C_6-C_7, por serem os locais de entrada e saída da atividade mental *Shen* do Coração (*Xin*), isso expressa que a origem é a ansiedade.[14]

Se o paciente apresentar dor por toda a coluna, com a sensação de fratura, como se a tivesse quebrado, com sensação de peso abdominal pelviano, deve-se pensar no Meridiano Tendinomuscular dos Rins (*Shen*). Se o doente apresentar rigidez da nuca, pode ser em decorrência de estado de Vazio do *Luo* Longitudinal do Circulação-Sexo (*Xin Bao Luo*).

Se a queixa for de rigidez da coluna vertebral, pode tratar-se de estado de plenitude do *Luo* Longitudinal do *Du Mai*. Se o paciente queixar-se de dor lombar e nucalgia, com dores intermitentes (não apresenta dor entre duas crises) e acompanhada de taquicardia ou de palpitação ou, ainda, de sinais mentais, como irritabilidade, angústia, ansiedade, deve-se pensar no acometimento do Meridiano Distinto da Bexiga (*Pangguang*).

O acometimento do Meridiano Distinto do Intestino Delgado (*Xiao Chang*) manifesta-se com nucalgia bloqueando os movimentos do pescoço.

Uma cervicodorsolombalgia, isto é, dor de quase toda a coluna vertebral (da nuca até o cóccix), com sensação concomitante de peso ao nível do dorso, pode tratar-se de perturbação do Meridiano Principal da Bexiga (*Pangguang*).

No So Ouenn,[17] cita-se que o doente pode apresentar lombalgia com bloqueio cervical, ofuscamento e sinais mentais como inquietação, quando ocorre distúrbio do Meridiano Principal do Estômago (*Wei*).[15]

Tratamento das artroses

A patologia da cartilagem relaciona-se com os Rins (*Shen*), portanto, deve-se tonificar o Rim-*Yang* (*Shen-Yang*) com os pontos VC-4 (*Guanyuan*) e VG-4 (*Mingmen*). Como o Rim-*Yang* (*Shen-Yang*) enfraquece, o Rim-*Yin* (*Shen-Yin*) também enfraquecerá, por isso deve-se:

- estimular o Rim-*Yin* (*Shen-Yin*) com os pontos VC-4 (*Guanyuan*), B-23 (*Shenshu*), B-52 (*Zhishi*), R-7 (*Fuliu*) e R-3 (*Taixi*);
- agir sobre o ponto de reunião dos ossos B-11 (*Dazhu*) e também os pontos que respondem à medula óssea, VB-39 (*Xuanzhong*) e IG-16 (*Jugu*), porque são também o *Jing* do Rim-*Yin* (*Shen-Yin*);
- estimular o VG-15 (*Yamen*) e o VG-20 (*Baihui*) para estimular a medula espinal.

A atividade mental dos Rins (*Shen*) pode ser estimulada pelo ponto que se encontra entre T_7 e T_8, ponto de entrada e saída da atividade mental *Zhi* (Vontade). Deve-se acrescentar sistematicamente o B-52 (*Zhishi*), o *Jing Shen Zhi*. No entanto, o *Jing Shen* é o *Jing* Adquirido e para que possa ser formado, é preciso um *Jing* Inato, que é *Tong Qi*, ou seja, a Energia Ancestral. Para isso, deve-se fazer Acupuntura nos pontos VC-6 (*Qihai*) e VC-4 (*Guanyuan*).[16]

Tudo isso é feito para consolidar a cartilagem e permitir a cura, ou pelo menos retardar o processo de degeneração da cartilagem. Na Medicina Chinesa, diz-se que o *Jing* Inato produz o *Jing* Adquirido, que mantém o *Jing* Inato. Isso significa que o *Jing* Inato é o que permite a formação da Energia *Rong* (Nutritiva), que é a Energia Adquirida e formada a partir do *Jing* Inato, que quando envelhece, também enfraquece o *Ming Men*. Para mantê-lo, é preciso recorrer à Energia Adquirida, o *Rong* (Nutritivo) que é formado principalmente no Aquecedor Médio (*Zhongjiao*), pelo sistema Baço/Pâncreas-Estômago (*Pi-Wei*).[16]

Para a Acupuntura agir sobre o processo de degeneração (artrose), é preciso agir sobre o Baço/Pâncreas (BP) (*Pi*), pois quando o *Ming Men* diminui, o Baço/Pâncreas-*Yang* (*Pi-Yang*) entra em estado de hipofunção. Assim, a Umidade não é mais metabolizada e transforma-se, pouco a pouco, em Mucosidade Fogo, promovendo processo inflamatório e deformação da estrutura óssea.

A fim de retardar o processo de degeneração da cartilagem, é preciso agir corretamente sobre o Baço/Pâncreas (*Pi*), isto é, sobre o pâncreas exócrino, que secreta o suco pancreático no qual está presente a lipase pancreática responsável pela metabolização dos lipídios, que, na concepção energética, constituem a Umidade. A secreção da lipase pelo pâncreas só pode ser feita se houver bom funcionamento do Estômago (*Wei*), com produção adequada de ácido clorídrico no suco gástrico. Por isso, também é preciso tratar o sistema Baço/Pâncreas-Estômago (*Pi-Wei*) com a técnica *Shu/Mo*, com B-20 (*Pishu*), B-21 (*Weishu*), F-13 (*Zhangmen*) e VC-12 (*Zhongwan*). Podem ser acrescentados os pontos *Yuan*, BP-3 (*Taibai*) e E-42 (*Chongyang*), para aumentar a eficácia.[16]

O Aquecedor Médio (*Zhongjiao*) é muito importante na formação da Energia Adquirida, o *Rong*. Para tanto, estimula-se VC-12 (*Zhongwan*) e E-25 (*Tianshu*) e acrescenta-se

B-22 (*Sanjiaoshu*) com moxabustão. Como a Energia *Rong* (Nutritiva) é o *Yang Ming*, deve-se tonificar também o *Yang Ming* com E-36 (*Zusanli*) e BP-6 (*Sanyinjiao*).

Além disso, é preciso tratar o Mental (*Shen*), que, no caso do Baço/Pâncreas (*Pi*), é o Pensamento (*Yi*), com os pontos BP-1 (*Yinbai*), VB-40 (*Qiuxu*) e R-3 (*Taixi*). Para agir diretamente sobre o *Yi* (Pensamento), existe, entre T_4 e T_5, o ponto de entrada e saída dessa Energia psíquica *Yi*, que deve ser tratada associadamente com B-20 (*Pishu*) e B-49 (*Yishe*). Esse último é o *Jing Shen Yi*; para fortalecê-lo, deve-se tratar também o *Tong Qi*, por meio de estimulação do VC-12 (*Zhongwan*) e do VC-6 (*Qihai*).

Se já houver se instalado a Mucosidade, ocasionada pela deficiência do Baço/Pâncreas (*Pi*), deve-se fazer a metabolização com o uso dos pontos E-40 (*Fenglong*), E-37 (*Sahngjuxu*) e BP-3 (*Taibai*).

Do Pâncreas sai o canal de Wirsung, que leva o suco pancreático – no qual existe a lipase – e vai ao bulbo duodenal. Mas a lipase só pode ser eficaz se existir bile no bulbo duodenal, permitindo formar emulsão nos lipídios. A bile provém do canal colédoco, originado do Fígado e da Vesícula Biliar e, segundo a medicina energética, no Fígado (*Gan*) e na Vesícula Biliar (*Dan*), ocorre o estágio final da formação da Energia *Wei* (Defesa), significando que, ao se tratar o Baço/Pâncreas (*Pi*) para curar a Umidade, em referência aos lipídios, é melhor tratar o sistema Fígado-Vesícula Biliar (*Gan-Dan*), a fim de agir sobre a Energia *Wei* com a finalidade de evitar a formação da Mucosidade e de prevenir a deformação óssea e a formação dos osteófitos.

Enfim, é a Energia *Wei* que diminui e retarda o processo degenerativo. Por isso, deve-se agir na formação da Energia *Wei* com os pontos VC-7 (*Yinjiao*) e VC-5 (*Shimen*). Assim como na circulação da Energia *Wei*, primeiramente com os pontos de trânsito, e como o Baço/Pâncreas (*Pi*) se situa no abdome, deve-se utilizar os pontos situados nessa região, R-16 (*Huangshu*) e E-25 (*Tianshu*). É necessário agir também nos pontos de trânsito, entre T_7 e S_1, todos os pontos *Shu* do dorso que devem ser aquecidos com a aplicação de moxabustão. Dessa forma, evita-se a deformação óssea (osteófitos), principalmente quando se situam nas articulações zigoapofisárias, que podem irritar o nervo que passa por ali, causando assim irritação das raízes espinais.[16]

Deve-se, depois, agir sobre os pontos de exteriorização na parte inferior do corpo, VC-12 (*Zhongwan*), F-13 (*Zhangmen*) e E-30 (*Qichong*). Para aumentar a eficácia da ação sobre o Baço/Pâncreas (*Pi*), utilizam-se os pontos cume/raiz, estimulando-se BP-6 (*Sanyinjiao*) e VC-23 (*Lianquan*) e, para o Estômago (*Wei*), E-45 (*Lidui*) e E-9 (*Renying*), com a finalidade de tratamento direto e preventivo.[16]

Por outro lado, é preciso também tratar o Rim-*Yang* (*Shen-Yang*), que é o Fogo Inato Procriador, o *Ming Men*, que, para ser eficaz, precisa ser distribuído e circular para os lugares em que acontecem a metabolização, o que se dá por intermédio do Triplo Aquecedor (*Sanjiao*), principalmente sobre o Aquecedor Inferior (*Xiajiao*), com o uso dos pontos VC-5 (*Shimen*) e VC-7 (*Yinjiao*), por se tratar do Rim-*Yin* (*Shen-Yin*).

Em seguida, deve-se tratar o Aquecedor Médio (*Zhongjiao*) nos pontos VC-12 (*Zhongwan*) e E-25 (*Tianshu*), pois se refere ao sistema Baço/Pâncreas-Estômago (*Pi-Wei*). Acrescente-se o ponto *Shu* do dorso do Triplo Aquecedor (*Sanjiao*), o B-22 (*Sanjiaoshu*), com moxabustão.

Entre os Meridianos Curiosos, o *Chong Mai* é um Meridiano Curioso *Yin*, que leva o Fogo procriador do Rim-*Yang* (*Shen-Yang*) para todos os *Zang Fu* (Órgãos e Vísceras), principalmente aos dois *Zang* (Órgãos) Rim-*Yin* (*Shen-Yin*) e Baço/Pâncreas (*Pi*). Para tanto, devem ser estimulados os pontos BP-4 (*Gongsun*), CS-6 (*Neiguan*), R-11 (*Henggu*), R-12 (*Dahe*), VC-4 (*Guanyuan*), VC-12 (*Zhongwan*) e PC Quatro Flores.[16]

Tratamento da cervicobraquialgia pela Acupuntura
Lateralização da cabeça

Se o paciente sentir dor aguda ou dificuldade de lateralização da cabeça associada a fatores climáticos e se tiver o diagnóstico de afecção do Meridiano Tendinomuscular do Triplo Aquecedor (*Sanjiao*), a conduta será:[16]

- ponto *Ting* contralateral (se a dor for à direita, escolher o Meridiano à esquerda): TA-1 (*Guanchong*);
- ponto de reunião Meridiano Tendinomuscular *Yang* da mão: E-8 (*Touwei*).

Se o diagnóstico for do Meridiano Curioso *Yang Wei* com dores crônicas e profundas e rigidez de nuca ou acompanhada de febrículas, tratar:

- ponto de abertura do Meridiano Curioso *Yang Wei*: TA-5 (*Waiguan*), a barreira externa;
- pontos de desembarque de *Jing*: TA-15 (*Tianliao*), VB-21 (*Jianjing*), ponto de reunião dos Meridianos Principais do Triplo Aquecedor (*Sanjiao*), Vesícula Biliar (*Dan*) e da Bexiga (*Pangguang*), VG-16 (*Fengfu*) e VB-20 (*Fengchi*) para tratar relaxamento muscular;
- ponto de fechamento do Meridiano Curioso *Yang Wei*: o VB-41 (*Zulinqi*).

Se o Meridiano Principal for a causa da dor ou da dificuldade de lateralização, mesmo com torcicolo, fazer o ponto homolateral à dor:

- TA-5 (*Waiguan*): barreira externa, dispersar se for Plenitude (contratura) ou tonificar se for Vazio (fraqueza);
- TA-7 (*Huizong*): ponto *Tsri* citado no *Ling Shu;*
- TA-4 (*Yangchi*): ponto Fonte (*Yuan*), ponto de tonificação ou dispersão do Meridiano;
- TA-2 (*Yemen*): ponto *Iong,* TA-3 (*Zhongzhu*) e ponto *Iu*, para circular o Meridiano.

Rotação da cabeça

Se o movimento doloroso ou dificultoso for o de rotação da cabeça e, além disso, apresentar cervicalgia com limitação aguda e superficial, associada a fatores climáticos, deve-se tratar o Meridiano Tendinomuscular do Intestino Grosso (*Da Chang*):

- ponto *Ting* contralateral: IG-1 (*Shangyang*);
- ponto de reunião dos Meridianos Tendinomuscular *Yang* da mão: E-8 (*Touwei*);
- IG-11 (*Quchi*), ponto de tonificação do Meridiano Principal do Intestino Grosso (*Da Chang*), e IG-4 (*Hegu*), ponto Fonte (*Yuan*).

Se o diagnóstico for do Meridiano Curioso *Yang Qiao Mai* pelo acometimento crônico e profundo associado com insônia:

- ponto de abertura do Meridiano Curioso *Yang Qiao*: B-62 *(Shenmai)*;
- pontos de desembarque de *Jing*: IG-15 (*Jiangu*), IG-16 (*Jugu*), ponto Mar da Medula e VB-20 (*Fengchi*), para relaxamento muscular;
- B-40 *(Weizhong)*: faz parte do grupo de pontos de dispersão de Calor dos membros associado ao IG-15 (*Jiangu*);
- ponto de fechamento do Meridiano Curioso *Yang Qiao*: ID-3 (*Houxi*).

Se não forem os dois casos precedentes na rotação da cabeça, deve-se agir no Meridiano Principal do Intestino Grosso (*Da Chang*):

- IG-7 (*Wenliu*): ponto *Tsri* do Meridiano Principal do Intestino Grosso (*Da Chang*), para desbloquear;
- ponto *Iong* IG-2 (*Erjian*), se acompanhado de escapulalgia ou dorsalgia;
- ponto *Iu* IG-3 (*Sanjian*), para, junto com o antecedente, circular a Energia do Meridiano Principal do Intestino Grosso (*Da Chang*);
- associar os dois pontos anteriores com o E-44 (*Neiting*), ponto *Iong,* e E-43 (*Xiangu*), ponto *Iu,* para circular o *Yang Ming;*
- IG-11 (*Quchi*), ponto de tonificação do Meridiano Principal do Intestino Grosso (*Da Chang*).

Flexão e extensão da cabeça

Se houver dor ou limitação da flexão e extensão do pescoço, aguda e superficial, o diagnóstico será de acometimento do Meridiano Tendinomuscular da Bexiga (*Pangguang*), escolhendo-se os pontos:

- ponto *Ting* B-67 (*Zhiyin*) contralateral;
- ponto de reunião Meridiano Tendinomuscular *Yang* dos pés, ID-18 (*Quanliao*);
- B-64 (*Jinggu*), ponto *Yuan* e ponto de tonificação indicado na contratura cervical.

Se o acometimento for com dor crônica e profunda, com rigidez do pescoço e dor da coluna vertebral, deve-se tratar o Meridiano Curioso do *Du Mai,* que tem ação na região da nuca e do pescoço:

- ponto de abertura do Meridiano Curioso *Du Mai* ID-3 (*Houxi*);
- ponto de desembarque de *Jing* VG-16 (*Fengfu*);
- ponto de fechamento do Meridiano Curioso *Du Mai* B-62 (*Shenmai*).

Se não forem os dois casos precedentes na flexão e extensão da cabeça, deve-se agir no Meridiano Principal da Bexiga (*Pangguang*):

- ponto *Ting* B-67 (*Zhiyin*): ponto de tonificação do Meridiano Principal da Bexiga (*Pangguang*), principalmente nos casos de parestesias e espasmos musculares;
- ponto de desobstrução do Meridiano Principal da Bexiga (*Pangguang*): ponto *Tsri* B-63 (*Jinmen*) no acometimento do Órgão Rim (*Shen*) por Energia Perversa – Frio;
- B-40 (*Weizhong*): nas patologias induzidas pelo Vento Perverso;
- ponto *Iong* B-66 (*Tonggu*): ponto para circular no torcicolo;
- ponto *Iu* B-65 (*Shugu*): ponto de dispersão em caso de Plenitude do Meridiano Principal da Bexiga (*Pangguang*);
- B-65 (*Shugu*) e B-66 (*Tonggu*): para circular a Energia do Meridiano Principal da Bexiga (*Pangguang*) nos casos de torcicolo;
- ID-2 (*Qiangu*): ponto *Iong* indicado para cervicalgia e, juntamente com os dois pontos precedentes, circulam a Energia do *Tae Yang*.

Outros tipos

Se o doente apresentar dor por toda a coluna vertebral, inclusive cervical, com a sensação de fratura, acompanhada de sensação de peso da região pélvica, tratar Meridiano Tendinomuscular dos Rins (*Shen*):[15]

- R-1 (*Yongquan*): ponto *Ting* contralateral;
- VC-2 (*Qugu*): ponto de reunião dos Meridianos Tendinomusculares *Yin* do pé;
- R-7 (*Fuliu*): ponto de tonificação do Meridiano Principal dos Rins (*Shen*);
- R-3 (*Taixi*): ponto Fonte (*Yuan*).

Se o paciente apresentar rigidez de nuca decorrente do Vazio do *Luo* Longitudinal da Circulação-Sexo (*Xin Bao Luo*):

- TA-16 (*Tianyou*): ponto Janela do Céu, indicado no torcicolo;
- TA-5 (*Waiguan*): ponto *Luo*, e como se trata de estado de Vazio, usar a técnica do *Luo* Transversal, fazendo o CS-7 (*Daling*), ponto *Iu* em tonificação.

Se o doente estiver com rigidez da coluna vertebral, pode ser um estado de Plenitude do *Luo* Longitudinal do *Du Mai*:

- VG-1 (*Changqiang*): para Plenitude em dispersão;
- VG-16 (*Fengfu*): ponto chamado Palácio do Vento. Ponto de reunião do Meridiano Principal da Bexiga (*Pangguang*) e do Meridiano Curioso *Yang Wei;*
- TA-16 (*Tianyou*): ponto Janela do Céu, indicado no torcicolo;
- VB-20 (*Fengchi*): relaxamento muscular;
- B-10 (*Tianzhu*): ponto Janela do Céu para rigidez da nuca.

Se o paciente manifesta dores intermitentes lombar e da nuca, acompanhadas de sinais cardíacos ou, ainda, sinal mental, trata-se do acometimento do Meridiano Distinto da Bexiga (*Pangguang*):

- ponto de reunião inferior do Meridiano Distinto da Bexiga (*Pangguang*) B-40 *(Weizhong)*;
- ponto de reunião superior B-10 (*Tianzhu*);
- B-67 (*Zhiyin*): ponto *Ting* contralateral, tonifica o ponto de partida do Meridiano Distinto no Meridiano Principal.

Se o acometimento do Meridiano Distinto do Intestino Delgado (*Xiao Chang*) se manifesta com nucalgia, bloqueando os movimentos do pescoço:

- bloqueio de flexão/extensão: estimular o B-65 (*Shugu*), ponto *Iu* e ponto de dispersão, e B-66 (*Tonggu*), ponto para circular no torcicolo;
- bloqueio lateral do pescoço: estimular o ID-1 (*Shaoze*), ponto *Ting* do Meridiano Principal do Intestino Delgado (*Xiao Chang*) e ponto de partida do Meridiano Tendinomuscular do Intestino Delgado (*Xiao Chang*);
- ID-6 (*Yanglao*), ponto *Tsri* de desbloqueio do Meridiano Principal do Meridiano Principal do Intestino Delgado (*Xiao Chang*) indicado para torcicolo. Orientar na direção do pescoço;
- ID-10 (*Naoshu*), ponto de desembarque de *Jing* dos Meridianos Curiosos *Yang Qiao* e *Yang Wei;*
- ponto de reunião superior do Meridiano Distinto do Intestino Delgado (*Xiao Chang*) B-1 (*Jingming*);
- ponto de reunião inferior do Meridiano Distinto do Intestino Delgado (*Xiao Chang*) VB-22 (*Yuanye*);
- ponto *Ting* ID-1 (*Shaozé*): inserir contralateral.

Quando o paciente apresentar cervicalgia e coccialgia, com bloqueio de movimento de extensão e flexão da coluna vertebral, significa perturbação do Meridiano Principal da Vesícula Biliar (*Dan*). Pode ser feito:

- VG-14 (*Dazhui*): rege a Energia *Wei* de defesa da parte externa do corpo;
- circular o *Rong*;
- VB-36 (*Waiqiu*), ponto *Tsri* do Meridiano Principal da Vesícula Biliar (*Dan*), indicado para rigidez do pescoço;

no *So Ouenn,* cita-se fazer sangrar o VB-34 (*Yanglingquan*), ponto de reunião dos músculos e tendões.

Se o paciente apresentar lombalgia com bloqueio cervical, ofuscamento e sinais mentais, como inquietação, trata-se de distúrbio do Meridiano Principal do Estômago (*Wei*). *So Ouenn* diz:

- E-34 (*Liangqiu*), ponto *Tsri* de desobstrução do Meridiano Principal do Estômago (*Wei*);
- E-36 (*Zusanli*): puntuar e sangrar.

Pontos Curiosos cervicais[16]
Zona de sensibilidade da cranioacupuntura

Essa zona pertence à craniopuntura, zona de sensibilidade do membro inferior, da cabeça, do pescoço e do tronco, que se divide em cinco partes. A zona que se situa no quinto superior corresponde à sensibilidade dos membros inferiores contralaterais, do tronco, do pescoço e da cabeça. Para tratar o pescoço, por exemplo, uma cervicalgia, se todas as outras técnicas não deram resultado, deve-se fazer a zona contralateral da dor. Colocar duas agulhas, sendo uma em direção à outra, mais ou menos 30° com o couro cabeludo. Trabalhar as agulhas e, se o doente tiver sensação de calor, que irradia pelo membro inferior contralateral e pela abóbada craniana, a dor desaparecerá. Quando o doente tiver essa sensação, deve-se continuar a trabalhar a agulha durante 2 minutos, depois deixar o doente em repouso durante 10 minutos. Volta-se a trabalhar a agulha por 2 minutos. Em seguida, o paciente deve ser deixado mais 10 minutos e repete-se esse procedimento mais três vezes. Ao final da terceira vez, devem-se tirar as agulhas. Indicação: todos os problemas de dor no pescoço e na nuca.

Pontos Curiosos para cervicalgia
Ponto Curioso Yin Men *superior*

Esse Ponto Curioso (PC) é o B-37 (*Yinmen*) superior; o ponto B-36 (*Chengfu*) situa-se no meio da prega glútea. O B-37 (*Yinmen*) está a quatro distâncias abaixo. O PC *Yin Men* superior situa-se duas distâncias acima do ponto B-37 (*Yin Men*). Deve-se fazer puntura vertical com grande profundidade a duas distâncias (*tsun*). O paciente vai ter sensação de irradiação que vai até a cavidade poplítea. Pode-se fazer também aplicação de moxabustão, de 3 a 7 moxas. Indicação: dorsolombalgia e nucalgia.

Ponto Curioso entorse do pescoço

A partir de uma referência entre C_1 e C_2, traça-se uma linha até encontrar o ponto ID-17 (*Tianrong*), que se situa por trás do ângulo da mandíbula (na frente da margem anterior do músculo esternocleidomastoideo). No meio dessa linha está o Ponto Curioso Entorse do Pescoço. A agulha deve ser inserida na profundidade de 0,5 *tsun*. O paciente tem a sensação no local de tensão e dor. Indicação: torcicolo.

Ponto Auricular Pescoço

Considerando a concha cava em seu ponto mais baixo, a partir daí se traça uma horizontal até o nível do anti-hélice, e nessa interseção no plano saliente do anti-hélice está o ponto Pescoço. Indicação: torcicolo, inflamação ou inchaço ao nível do pescoço.

Ponto Curioso do pescoço e da nuca

Na mão, situa-se o ponto do pescoço e da nuca, no dorso da articulação metacarpofalangiana do segundo dedo, no lado ulnar no sulco entre o 2° e o 3° dedo, na mudança entre palma e dorso. Primeiro, deve-se colocar a agulha na vertical; em seguida, a orientar na direção da parte proximal, ao longo do periósteo, evitando tocá-lo. O paciente terá a sensação de irradiação até o nível do punho. Indicação: torcicolo e edema ao nível do pescoço.

Ponto Curioso Atrás da Nuca

Em seguida, no nível do dorso do pescoço, a duas distâncias acima do VG-14 (*Dazhui*), é o PC Atrás da Nuca, mais ou menos entre o disco intervertebral C_3 e C_4. Puntura profunda, 0,5 a 0,7 distância, sensação local de tensão e dor. Indicação: cervicalgia com rigidez do pescoço e da nuca.

Ponto Curioso de puntura oposta no nível do VB-8 (Shuaigu)

Devem-se considerar três pontos: o VB-8 (*Shuaigu*), que se situa a 1,5 distância acima do ápice da orelha; o PC *Tae Yang*, que se situa no nível da artéria temporal superficial; e o VB-20 (*Fengchi*), no ângulo formado pelo trapézio e o esternocleidomastóideo. A técnica é inserir a agulha no VB-20 (*Fengchi*) na direção do VB-8 (*Shuaigu*) e o PC *Tae Yang* na direção do VB-8 (*Shuaigu*), de cada lado. O doente tem sensação de tensão de entorpecimento no nível do hemicrânio. Indicação: dor e rigidez ao nível do pescoço e da nuca.

Ponto Curioso Dor Fratura

No cotovelo, entre o epicôndilo lateral e o olécrano, há uma cavidade (incisura troclear); a 1 *tsun* distal dessa cavidade está o PC dor fratura. O paciente sente irradiação que vai até o punho. Indicação: problemas de entorse e de traumatismo ao nível do pescoço.

CONSIDERAÇÕES FINAIS

A OA é patologia que leva à falência funcional e estrutural de uma ou mais articulações sinoviais e é uma das maiores responsáveis pela incapacidade física na faixa etária mais idosa, com significativa restrição e redução da qualidade de vida. A associação das medicinas alopática e energética (Acupuntura) pode levar a um resultado melhor para o paciente, atenuando a evolução do processo patológico, uma vez que agem por mecanismos de ação diferentes. Portanto, a Acupuntura deve ser indicada como adjuvante ao tratamento médico.

REFERÊNCIAS BIBLIOGRÁFICAS

1. Scott JC, Lethbridge-Cejuku M, Hochberg MC. Epidemiology and economic consequences of osteoarthritis. In: Reginster JY et al. (eds.). Osteoarthritis: clinical and experimental aspects. Berlim: Springer-Verlag, 1999. p.20-38.
2. Lawernce RC, Helmick CG, Arnett FC, Deyo Ra, Felson DT, Gianninni EH et al. Estimates of the prevalence of arthritis and selected musculoskeletal disorders in the United States. Arthritis Rheum 1998; 41(5):778-99.
3. Lopes AC, José FF, Lopes RD. Clínica Médica. Guias de Medicina Ambulatorial e Hospitalar Unifesp-Escola Paulista de Medicina. 2.ed. Barueri: Manole, 2007. p.875-86.
4. Lawrence JS, Bremner JM, Bier F. Osteo-arthrosis: prevalence in the population and relationship between symptons and x-Ray changes. Ann Rheum Dis 1996; 25:1-24,
5. Sakata RK, Issy AM. Dor. Guias de Medicina Ambulatorial e Hospitalar Unifesp-Escola Paulista de Medicina. 2.ed. Barueri: Manole, 2008. p.85-94.
6. Brandt KD. Osteoartrite. In: Harrison Medicina Interna. 16.ed. Rio de Janeiro: McGraw-Hill, 2006. p.2136-45.
7. Bellotti JC. Artrose. In: Ortopedia. Guias de Medicina Ambulatorial e hospitalar Unifesp-Escola Paulista de Medicina. 2.ed. Barueri: Manole, 2008. p.5-11.
8. Brandt KD, Lohmander SL, Doherty M. Introduction: the concept of osteoarthritis as failure of the diarthrodial joint. In: Brandt KD, Lohmander SL, Doherty M (eds.). Osteoarthritis. Oxford: Oxford University Press, 1998. p.70-84.
9. Heinegard D, Bayliss M, Lorenzo P. Biochemistry and metabolism of normal and osteoarthritic cartilage. In: Brandt KD, Lohmander SL, Doherty M (eds.). Osteoarthritis. Oxford: Oxford University Press, 1998. p.74-84.
10. Mankin HL. The reaction of articular cartilage to injury and osteoarthritis. N Engl J Med 1974; 291:1285-92.
11. Bland JH, Cooper SM. Osteoarthritis: a review of the cell biology ínvolved and evidence for reversibility. Management rationally related to know genesis and pathophisiolog. Semin Arthritis Rheum 1984; 14:106-33.
12. Burr DB, Schafefeler MB. The involvement of subchondral mineralized tissues in osteoarthritis. Microsc Res Tech 1997; 37:353-7.
13. Schünke M, Schulte E, Schumacher U, et al. Prometheus atlas de anatomia. Guanabara Koogan, 2007.
14. Sakata RK, Issy AM (Coords.). Dor. Guia de Medicina Ambulatorial e Hospitalar da Unifesp-EPM. Barueri: Manole, 2008.
15. Nghi NV, Dong MV. Semiologia e terapêutica em Medicina Chinesa. São Paulo: Center AO, 2008. p.191-316.
16. Dzung TV. Seminário de Acupuntura na ortopedia e na reumatologia. Águas de Lindóia, junho de 2004.
17. So Ouenn. Hoang ti nei king. Trad. Nghi NV. Tome I, II, III, IV. Editions NVN, 1991.

CAPÍTULO

46

Artrite reumatoide

MARCIUS MATTOS RIBEIRO LUZ

INTRODUÇÃO

Artrite reumatoide (AR) é uma doença multissistêmica crônica de causa desconhecida. Embora haja uma variedade de manifestações sistêmicas, a característica típica da AR é a sinovite inflamatória persistente, a qual geralmente acomete as articulações periféricas em distribuição simétrica. O potencial da inflamação sinovial de causar lesão das cartilagens e erosões ósseas, com alterações subsequentes na integridade articular, é a marca da doença. A despeito de seu potencial destrutivo, a evolução da AR é bastante variável. Alguns pacientes apresentam apenas doença oligoarticular leve de duração breve com lesão articular mínima, enquanto outros sofrem de poliartrite progressiva inexorável, com acentuado comprometimento funcional.[1]

EPIDEMIOLOGIA

A prevalência da AR é de cerca de 0,8% da população (0,3 a 2,1%), e as mulheres são acometidas com frequência três vezes maior que os homens; a incidência aumenta com a idade, e as diferenças entre os sexos diminuem na faixa etária mais avançada. O início é mais comum durante a 4ª e a 5ª décadas de vida, e 80% de todos os pacientes manifestam a doença entre 35 e 50 anos de idade. Os fatores de risco genéticos não são totalmente responsáveis pela incidência de AR, sugerindo que certos fatores ambientais também desempenham algum papel na etiologia da doença.[1]

ETIOLOGIA

A causa da AR permanece desconhecida, apesar de inúmeros trabalhos e do esforço da ciência genética. Autores tentam mostrar a participação de agentes virais em sua patogênese, como parvovírus, vírus da rubéola e, principalmente, o vírus Epstein-Barr. A maior prevalência em determinadas famílias e a associação significativa do antígeno HLA DR4 são sugestivas da participação genética na doença.[2]

De todos os fatores ambientais em potencial, o único que está claramente associado ao desenvolvimento de AR é o tabagismo.[1]

ANATOMIA

As articulações sinoviais são mais comuns e importantes funcionalmente. Em geral, permitem movimento livre entre os ossos e são típicas de quase todas as articulações dos membros (p.ex., as articulações do ombro e do quadril). São chamadas articulações sinoviais (Figura 46.1) porque contêm uma substância lubrificante chamada líquido sinovial e são revestidas por uma membrana sinovial ou cápsula. As articulações sinoviais possuem cavidade, cartilagem e cápsula articulares (cápsula fibrosa revestida com membrana sinovial) que são, geralmente, reforçadas por ligamentos acessórios separados ou ligados à cápsula articular. O atrito entre os ossos é reduzido ao mínimo nas articulações sinoviais, pois as faces articulares são cobertas com uma fina camada de cartilagem articular, lubrificada pelo viscoso líquido sinovial.

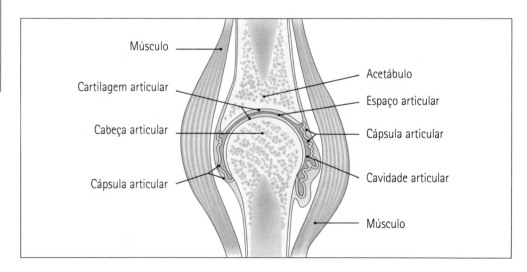

FIGURA 46.1 Esquema da articulação sinovial.

A cartilagem é geralmente do tipo hialino, embora a matriz contenha muitas fibras colágenas. Não tem nervos ou vasos sanguíneos e é nutrida pelo líquido sinovial que cobre sua superfície livre. Os nutrientes do líquido sinovial vêm dos capilares na membrana sinovial. A cápsula articular, que envolve a articulação, é constituída por duas partes: cápsula fibrosa e membrana sinovial. Quando a expressão cápsula articular é usada, refere-se à parte fibrosa. A membrana sinovial é uma membrana de tecido conjuntivo vascular que reveste inteiramente a cavidade articular, embora não cubra a cartilagem articular. A membrana sinovial produz o líquido sinovial que lubrifica a articulação; esta membrana se regenera quando danificada.

PATOLOGIA E PATOGENIA

A lesão microvascular e o aumento no número de células de revestimento sinovial parecem constituir lesões mais iniciais na sinovite reumatoide, não se conhecendo a natureza da agressão que desencadeia essa resposta. Subsequentemente, observa-se um número aumentado de células de revestimento sinovial, juntamente com infiltração perivascular por células mononucleares. As células endoteliais da sinóvia reumatoide têm o aspecto de vênulas do endotélio alto dos órgãos linfoides e foram alteradas pela exposição a citocinas, para facilitar a entrada de células no tecido.

As células endoteliais sinoviais reumatoides expressam quantidades aumentadas de várias moléculas de aderência envolvidas nesse processo. Apesar de ser típico da AR, esse quadro patológico também pode ser observado em uma variedade de outras artrites inflamatórias crônicas. As coleções de células mononucleares variam quanto à sua composição e tamanho. A célula infiltrante predominante é o linfócito T. As células T CD4+ predominam sobre as T CD8+ e, com frequência, são encontradas em estreita proximidade com macrófagos HLA-DR+ e células dendríticas. Além do acúmulo de células T, a sinovite reumatoide também se caracteriza pela infiltração de números variáveis de células B e plasmócitos produtores de anticorpos.

Na doença avançada, podem-se observar estruturas semelhantes a centros germinativos de órgãos linfoides secundários na sinóvia. A imunoglobulina policlonal e o autoanticorpo fator reumatoide são produzidos no tecido sinovial, levando à formação local de imunocomplexos. Anticorpos contra componentes do tecido sinovial também podem contribuir para a inflamação. Números aumentados de mastócitos ativados também são encontrados na sinóvia reumatoide, em que a liberação local do conteúdo dos seus grânulos pode contribuir para a inflamação.

A sinóvia reumatoide caracteriza-se pela presença de diversos produtos secretados de linfócitos, macrófagos e fibroblastos ativados. O mecanismo preciso pelo qual ocorre destruição dos ossos e das cartilagens ainda não foi totalmente estabelecido. Embora o líquido sinovial contenha diversas enzimas potencialmente capazes de degradar as cartilagens. A maior parte da destruição ocorre em justaposição à sinóvia inflamada, ou *pannus*, que se espalha para cobrir a cartilagem articular.[1]

MANIFESTAÇÕES CLÍNICAS

Tipicamente, a AR é uma poliartrite crônica. Em 66% dos pacientes, inicia-se de modo insidioso, manifestando-se por fadiga, anorexia, fraqueza generalizada e sintomas musculoesqueléticos vagos até o aparecimento de sinovite. Esse pródromo pode persistir por várias semanas ou meses e desafiar o diagnóstico.

Em geral, os sintomas específicos surgem gradualmente, quando diversas articulações, especialmente as das mãos, punhos, joelhos e pés, tornam-se afetadas de modo simétrico. Em cerca de 10% dos indivíduos, o início é mais agudo, com desenvolvimento rápido de poliartrite, frequentemente acompanhada de sintomas constitucionais como febre, linfadenopatia e esplenomegalia. Embora o padrão de comprometimento articular possa permanecer assintomático em alguns pacientes, o padrão simétrico é o mais típico.[1]

Sinais e sintomas da doença articular

Dor, tumefação e hipersensibilidade à palpação podem, no início, ser vagamente localizadas nas articulações, embora a dor nas articulações acometidas seja a manifestação mais comum da AR estabelecida. A rigidez generalizada é frequente e costuma ser máxima após períodos de inatividade. A matinal de mais de 1 hora de duração representa manifestação quase invariável da artrite inflamatória que serve para distingui-la de várias doenças articulares não inflamatórias.

Embora a inflamação possa afetar qualquer articulação diartrodial, a AR manifesta-se mais frequentemente como artrite simétrica, com comprometimento típico de articulações específicas, como as interfalângicas proximais das mãos e as metacarpofalângicas. As articulações interfalângicas distais raramente são acometidas. A sinovite das articulações do pulso é uma característica quase uniforme da AR e pode levar à limitação do movimento, à deformidade e ao aprisionamento do nervo mediano (síndrome do túnel do carpo). A sinovite da articulação do joelho muitas vezes leva à contratura em flexão, que pode surgir precocemente na doença.

A articulação do joelho é comumente afetada por hipertrofia sinovial, derrame crônico e, com frequência, frouxidão ligamentar. A dor e o aumento de volume atrás do joelho podem ser causados pela extensão da sinóvia inflamada para o espaço poplíteo (cisto de Baker). A artrite no antepé, nos tornozelos e nas articulações subtalares pode causar dor intensa à deambulação, bem como várias deformidades. Em geral, o comprometimento axial limita-se à coluna cervical superior. Não há comprometimento da coluna lombar, e a lombalgia não pode ser atribuída à inflamação reumatoide.

Manifestações extra-articulares

AR é doença sistêmica com uma variedade de manifestações extra-articulares, como:

- nódulos reumatoides: surgem em 20 a 30% dos indivíduos com AR. Em geral, são encontrados em estruturas periarticulares, superfícies extensoras e outras áreas sujeitas a compressão mecânica em que fraqueza e atrofia dos músculos esqueléticos são comuns. A atrofia muscular pode manifestar-se dentro de poucas semanas após o início da AR e, em geral, é mais evidente na musculatura próxima das articulações afetadas;

- vasculite reumatoide: pode afetar quase todo sistema orgânico. É observada em pacientes com AR grave e títulos elevados de fator reumatoide circulante. Em sua forma mais agressiva, pode causar polineuropatia e mononeurite múltipla, ulceração cutânea e necrose dérmica, gangrena digital e infarto visceral. Dentre indivíduos com AR, 15 a 20% apresentam a síndrome de Sjögren com ceratoconjuntivite seca associada;
- síndrome de Felty: consiste em AR crônica, esplenomegalia, neutropenia e, em certas ocasiões, anemia e trombocitopenia. É mais comum em indivíduos com doença de longa duração e, com frequência, esses pacientes apresentam títulos elevados de fator reumatoide, nódulos subcutâneos e outras manifestações de doença reumatoide sistêmica. A osteoporose secundária ao comprometimento reumatoide é comum e pode ser agravada pela terapia com glicocorticosteroides.

ACHADOS LABORATORIAIS

Não existem testes específicos para o diagnóstico de AR, entretanto, os fatores reumatoides – autoanticorpos reativos com a porção Fe da IgG – são encontrados em mais de 66% dos adultos com a doença. Os testes amplamente utilizados detectam, em sua maioria, fatores reumatoides IgM, embora a presença de fator reumatoide não seja específica da AR, sendo observada em 5% dos indivíduos sadios. A frequência do fator reumatoide na população geral aumenta com a idade, e 10 a 20% dos indivíduos acima de 65 anos apresentam teste positivo. A análise do líquido sinovial confirma a presença de artrite inflamatória, embora nenhum dos achados seja específico.[1]

Provas inespecíficas[2]

- Hemograma: anemia microcítica hipocrômica ou normocrômica e normocítica;
- ferro plasmático: baixo;
- transferrina: normal;
- velocidade de hemossedimentação (VHS): elevada e correlacionada com a atividade da doença;
- proteínas de fase aguda, como a C-reativa alfa, glicoproteína e fibrinogênio, estão aumentadas;
- crioglobulinas: raramente são detectadas.

Provas específicas[2]

- Fator reumatoide: positivo em 70%;
- células LE: positivas em 10%;
- anticorpos antinucleares: positivos em 15%.

AVALIAÇÃO RADIOGRÁFICA

As radiografias das articulações afetadas geralmente não ajudam a estabelecer o diagnóstico. Revelam aumento de volume dos tecidos moles e derrame articular. O principal valor da radiografia é determinar a extensão da destruição da cartilagem e da erosão óssea produzidas pela doença, particularmente quando se tenta estimar a natureza agressiva da doença, monitorar o impacto do tratamento com agentes modificadores da afecção ou determinar a necessidade de intervenção cirúrgica.

DIAGNÓSTICO

O diagnóstico é sugerido pelo quadro típico de poliartrite inflamatória simétrica bilateral das pequenas e grandes articulações dos membros superiores e inferiores, com preservação do esqueleto axial, à exceção da coluna cervical. O tempo médio do início da doença ao diagnóstico é de 9 meses e, na maioria dos pacientes, a doença assume suas manifestações clínicas características dentro de 1 a 2 anos após o início.

Segundo o Colégio Americano de Reumatologia (ACR), em sua reformulação de 1987, foram propostos sete critérios para o diagnóstico da AR. A presença de quatro destes indica diagnóstico de AR com sensibilidade de 91% e especificidade de 89%.[3]

1. Rigidez matinal (duração de mais de 6 semanas);
2. Artrite de três ou mais regiões articulares (duração de mais de 6 semanas);
3. Artrite das articulações das mãos (duração de mais de 6 semanas);
4. Artrite simétrica (duração de mais de 6 semanas);
5. Nódulo reumatoide;
6. Fator reumatoide sérico positivo;
7. Alterações radiológicas.

TRATAMENTO
Princípios gerais

Os objetivos do tratamento da AR incluem:

- alívio da dor;
- redução da inflamação;
- proteção das estruturas articulares;
- manutenção da função;
- controle do comprometimento sistêmico.

A conduta terapêutica para os pacientes com AR envolve abordagem interdisciplinar, que procura lidar com os diversos problemas com os quais se defrontam esses indivíduos em suas interações funcionais e psicossociais. Diversas modalidades de fisioterapia podem ser úteis para diminuir os sintomas da AR. O repouso melhora os sintomas e pode representar um importante componente do programa terapêutico total. Além disso, a imobilização para reduzir a movimentação indesejada das articulações inflamadas pode ser útil. O exercício para a manutenção da força muscular e da mobilidade articular, sem exacerbar a inflamação articular, também representa aspecto importante do esquema terapêutico.

Tratamento clínico

O tratamento clínico da AR envolve 5 abordagens gerais:

1. A primeira é o uso de ácido acetilsalicílico, outros anti-inflamatórios não esteroides (AINE) e analgésico simples, para controlar os sinais e sintomas do processo inflamatório local. Esses agentes são rapidamente eficazes para aliviar os sinais e sintomas, mas parecem exercer um efeito mínimo sobre a progressão da doença. Recentemente, foram desenvolvidos inibidores específicos da isoforma da cicloxigenase (COX), que está suprarregulada nos locais inflamatórios (COX-2). Os inibidores de COX (conhecidos como coxibes), os quais inibem seletivamente COX-2 e não COX-1, mostraram-se tão eficazes quanto os AINE clássicos, que inibem ambas as isoformas da COX, mas que causam ulceração gastroduodenal significativamente menor;
2. A segunda linha de tratamento envolve o uso de glicocorticosteroides orais em baixas doses. As evidências recentes sugerem que eles também podem retardar o desenvolvimento e a progressão das erosões ósseas. Com frequência, os glicocorticosteroides intra-articulares produzem alívio sintomático transitório quando a terapia clínica sistêmica não consegue produzir regressão da inflamação;
3. A terceira linha de agentes inclui uma variedade de fármacos que foram classificados como antirreumáticos modificadores da doença (ARMD) ou de ação lenta. Esses agentes parecem ter a capacidade de diminuir os níveis elevados de reagentes da fase aguda em pacientes tratados, e, por conseguinte, acredita-se que sejam capazes de modificar o componente inflamatório da AR e, portanto, sua capacidade destrutiva. Recentemente, combinações de ARMD mostraram-se promissoras no controle dos sinais e sintomas da AR;
4. A quarta linha de agentes é a dos neutralizantes das citocinas, os quais se mostraram capazes de ter importante impacto nos sinais e sintomas da AR, bem como de amenizar a lesão progressiva das estruturas articulares;
5. A quinta linha é constituída pelos imunossupressores e citotóxicos, que melhoram o processo mórbido em alguns pacientes. No entanto, produzem uma variedade de efeitos colaterais tóxicos.

CONCEITOS DA MEDICINA TRADICIONAL CHINESA

Introdução

Na concepção energética, a saúde é o equilíbrio entre o *Yin* e o *Yang*, cuja afirmação está baseada no princípio do *Tao*, no qual estão presentes, em todos os seres animados e inanimados, o *Yin* e o *Yang*, ou seja, no macro e no microcosmo. O Homem responde ao

Céu e à Terra, o que mostra uma teoria dualista em que os opostos se complementam e se atraem. Um não existe sem o outro, nada é só *Yin* ou *Yang,* sempre há o equilíbrio. Quando um for máximo, transforma-se no outro e vice-versa. O primeiro livro sobre o assunto é da época da dinastia do Imperador Amarelo – datada do período entre 2.800 e 2.700 a.C. O livro é considerado a "bíblia" da Acupuntura. Ele narra a conversa entre um sábio da época (Ch'Po) e o Imperador Amarelo. Os chineses têm tanto respeito por ele que jamais se preocuparam em questionar ou fazer trabalhos científicos sobre o que foi ensinado.[4]

Toda a teoria energética é baseada na lei dos Cinco Movimentos. A Água gera a Madeira; a Madeira gera o Fogo; o Fogo gera a Terra; a Terra gera o Metal; e o Metal gera a Água, completando o ciclo. A Água corresponde ao *Shen* (Órgão Energético) que, na tradução, significa Rins Energéticos. A Madeira corresponde ao *Gan* (Órgão Energético), traduzido como Fígado Energético. O Fogo corresponde ao *Xin* (Órgão Energético), que se traduziu como Coração Energético. A Terra corresponde ao *Pi* (Órgão Energético), traduzido como Baço/Pâncreas Energético. O Metal corresponde ao *Fei* (Órgão Energético), traduzido como Pulmão Energético. Assim, o Homem possui cinco centros energéticos por analogia aos Cinco Movimentos. Cada Órgão (*Zang*) energético tem uma expressão física e uma expressão psíquica.[5] Na parte física, cada Órgão (*Zang*) cuida de várias estruturas.

No caso dos Rins (*Shen*), eles enviam a Energia (*Qi*) para estruturas como rins anatômicos, bexiga, ossos, cartilagens, coluna vertebral (cervical, torácica e lombar), ombros, quadril, tornozelos, pequenas articulações de mãos e pés, medulas óssea e espinal, cérebro, dentes, cabelos, orelhas (vestibulococlear), vísceras ditas Curiosas (tireoide e ovário) e todo o aparelho reprodutor masculino.

Fígado (*Gan*) relaciona-se com fígado anatômico, vesícula biliar, tendões, ligamentos, porção tendinosa do músculo, fáscias, joelho, ombro, quadril, coluna cervical, visão, unhas, nervos, glândulas e todo o aparelho reprodutor feminino.

Coração (*Xin*) responde por coração anatômico, vasos sanguíneos, sangue, punho, intestino delgado e língua.

Baço/Pâncreas (*Pi*) fornece Energia para boca, gengiva, esôfago, estômago, seios da face, derme, memória e concentração, enquanto Pulmões (*Fei*) dão Energia para pulmões anatômicos, nariz, garganta, intestino grosso, pele e pelos.[5]

Na parte psíquica, quando os Rins (*Shen*) se encontram em estado de harmonia, expressam-se pelo *Zhi,* que significa vontade, disposição e ânimo. Na desarmonia, na doença, quando predomina o *Yang,* a pessoa torna-se autoritária; quando o *Yin* é mais predominante, o indivíduo torna-se inseguro. Se não houver nem *Yin* nem *Yang,* ocorre a síndrome do pânico.

Na harmonia, o Fígado (*Gan*) manifesta-se pelo *Hun* – a alma vegetativa, o raciocínio, a clareza de raciocínio. No desequilíbrio com predomínio do *Yang,* a pessoa fica agressiva, irritada, nervosa ou raivosa. Se predominar o *Yin,* o indivíduo fica indeciso. Se não houver nem *Yang* nem *Yin,* a pessoa torna-se neurótica.

O Coração (*Xin*) manifesta-se pelo *Shen* (diferencia-se do *Shen* – Rins, pela pronúncia) – o aspecto mental. No predomínio do *Yang,* o indivíduo tem alegria excessiva e riso imotivado; no predomínio do *Yin,* ansiedade. Na falta dos dois (*Yang* e *Yin*), observam-se distúrbios psicóticos.

O Baço/Pâncreas (*Pi*), na harmonia, exterioriza-se pelo *Yi,* que significa pensamento e memória. No desequilíbrio com predomínio do *Yang,* o doente tem ideia fixa; no predomínio do *Yin,* preocupação. Na insuficiência do *Yang* e *Yin,* surge a obsessão.

O Pulmão (*Fei*), no equilíbrio, expressa-se pelo *Po,* a alma sensitiva – a sensibilidade. No desequilíbrio com predomínio do *Yang,* acontece a angústia; predominando o *Yin,* a tristeza. Na insuficiência do *Yin* e *Yang,* dá-se a depressão.[5]

Na fisiologia energética, a Energia provém do Céu e da Terra. Quando a pessoa respira, capta a Energia do Céu (oxigênio); ao se alimentar, recebe a Energia da Terra (alimentos). O Baço/Pâncreas (*Pi*) é responsável pela captação da Energia dos alimentos, por isso é considerado o celeiro dos cereais (*Gu Qi*) e tem a função de transformação e de transporte da Energia. Relaciona-se com o Pulmão (*Fei*) para formar e distribuir o *Qi* (Energia) para todas as partes do organismo. Para isso, dispõe de uma rede de Meridianos Principais e Secundários denominados *King Lo* (Canais de Energia por onde circula o *Qi*), que chegam até as estruturas do corpo.

Os Meridianos Secundários (*Luo Mo*) têm a função de consolidar o sistema de Meridianos Principais (*King Mo*), que é constituído pelos Meridianos Tendineomusculares, Meridianos Distintos, Meridianos *Luo* Transversais e Longitudinais e Meridianos Curiosos. Todos estão relacionados tanto com a fisiologia energética (fluxo normal de *Qi*) quanto patológica (fluxo bloqueado de *Qi*). Da mesma forma, os Órgãos Energéticos apresentam suas patologias correspondentes.[5]

O processo de adoecimento indica que 90% das doenças têm origem nas emoções, 5%, nos excessos cometidos pelo Homem, e 5%, em agressões cósmicas.[6]

O processo de adoecimento pode evoluir em três estágios: energético, funcional e orgânico. A sintomatologia relacionada ao estágio energético do processo de adoecimento caracteriza-se por queixas vagas, como falta de ânimo, cansaço frequente, falta de concentração e episódios indefinidos de mal-estar desproporcionais às atividades desempenhadas. No entanto, por meio da propedêutica energética, que se baseia em um esquema sutil de avaliação da inspeção de detalhes na face, características da língua e do pulso, timbres, tons e ritmo da fala, entre outros, é possível detectar distúrbios energéticos. Nesse estágio, todos os exames clínicos e complementares estão normais.[6]

O estágio funcional segue-se ao anterior com o passar do tempo e com a permanência dos fatores que iniciaram o processo de adoecimento. Nessa fase, os exames laboratoriais começam a se alterar, propiciando alento ao paciente, que começa a ter suporte orgânico para suas queixas crônicas relatadas.

O estágio orgânico caracteriza-se por quadro correspondente às queixas clínicas associadas a lesões orgânicas bem-estabelecidas. Os exames complementares mostram alterações que fundamentam as queixas do paciente, e a doença passa a ter comprovação anatomopatológica evidente.[6]

Fisiologia energética das articulações

A articulação é composta por cartilagem, osso, ligamentos, músculos, tendões e vascularização (membrana sinovial). O osso, no pensamento chinês, é considerado o "filho" dos

Rins (*Shen*). Se houver desarmonia entre o *Yin* e o *Yang* dos Rins (*Shen*), com predomínio do *Yang*, pode ocorrer osteoporose, e, no caso de predomínio do *Yin*, a osteopetrose. A cartilagem é constituída por 85% de água, portanto, relaciona-se com os Rins (*Shen*). Se houver excesso de *Yang* em relação ao *Yin*, ocorrerá desidratação da cartilagem; no processo degenerativo, se houver excesso de *Yin*, ocorrerá inchaço. A porção tendinosa do músculo e os ligamentos são relacionados ao Fígado (*Gan*), por isso, no excesso de *Yang* em relação ao *Yin*, haverá contração dos tendões e dos ligamentos (p.ex., retração ileotibial). Em caso contrário, haverá frouxidão deles.[5]

No aspecto psíquico, observa-se que os pacientes com AR são pessoas muito agitadas, nervosas, rígidas consigo e com os outros, ou seja, pouco flexíveis. A característica da flexibilidade é inerente às articulações, que a promove. Assim, pode-se inferir que, na AR, há envolvimento do distúrbio da Energia do Fígado (*Gan Qi*) e dos Rins (*Shen Qi*). Na concepção chinesa, a Água (Rins) nutre a Madeira (Fígado); se houver muito Fogo no Fígado (*Gan-Huo*) (pessoas nervosas e agitadas), haverá maior consumo de Água, com repercussão nas articulações; a falta de Água leva ao enrijecimento da articulação, sendo, portanto, um processo evolutivo.[5]

Etiopatogenia energética

Sobre a doença reumatoide, do ponto de vista energético, é preciso entender a noção da síndrome *Bi*. A obstrução da circulação energética sanguínea pode provocar síndrome de algoparestesia, chamada pelos orientais de síndrome *Bi* – significa que a parada de circulação de Energia leva, com o tempo, à permanência da Energia Perversa no local.

A articulação é analogicamente comparada pelos chineses à curva de um riacho, em que se acumulam galhos impedindo o fluxo da Água. A obstrução pode dar-se pela presença do Frio Perverso, Umidade, Vento e Calor, causando sintomatologia correspondente, de acordo com os textos antigos, como o *Nei Jing*. Essa penetração das três energias – Vento, Frio e Umidade – pode ser de origem externa ou interna.[4]

Origem externa

É decorrente da agressão pelas energias cósmicas. Se forem de grande intensidade ou o aparecimento acontecer fora de estação do ano, agredirão os indivíduos com a Energia correspondente ao Órgão (*Zang*) em insuficiência do Homem.

Assim, no caso do Frio, haverá penetração no Homem se houver insuficiência do Rim--*Yang* (*Shen-Yang*), e se manifestará por ações deletérias. O Frio tem a característica de se estagnar e de parar; a Energia, ao parar de circular, pode ocasionar dor nas articulações.

Com relação à Umidade, pode ocorrer a das regiões tropicais ou a das variações pluviais nos países temperados, em que o excesso de Umidade no ambiente das pessoas com insuficiência do *Yang* do Baço/Pâncreas (*Pi-Yang*) causa a penetração da Umidade dita perversa, acarretando lesão da matéria, pois a Energia da Umidade vem da Terra, a qual, segundo os orientais, dá a forma. Como consequência, tem-se a deformidade das articulações. Assim, toda articulação com deformidade significa presença da Energia Umidade.

No caso do Vento, a característica é de se movimentar; assim, as pessoas com Energia do Fígado (*Gan Qi*) insuficiente estarão suscetíveis aos golpes de Vento, por exemplo, causando torcicolo. Outra particularidade do Vento é que está sempre associado a outra Energia, seja Frio, Umidade ou Calor.

Origem interna

É definida como proveniente da desarmonia entre o *Yin* e o *Yang* dos órgãos energéticos em virtude do aparecimento de Vento interno. Os textos antigos dizem que o Vento interno pode ser causado pelo Vento-Fogo do Fígado. Isso quer dizer que, quando o diferencial entre o *Yang* e o *Yin* é demasiado, o *Yang* se desprende e causa a característica das dores articulares migratórias.

O Frio interno é decorrente do estado de Vazio do Rim-*Yang*. Na visão energética, esse Vazio é o responsável pelo Calor orgânico que aquece o corpo. Na falta do *Yang*, tem-se no interior estado de Frio. No estado crônico de Frio interno, ocorre a parada de circulação de Energia nas articulações.

A Umidade interna é causada por Vazio do Baço-*Yang*. Quando o Baço-*Yang* não funciona bem, a Umidade não pode ser metabolizada e acumula-se pelo corpo, o que dificulta a circulação de Energia nos Meridianos, com consequente parada nas articulações, deformando-as.

Além disso, há também o Calor interno. No paciente em estado crônico de insuficiência dos Rins *Yin*, existe um escape do *Yang* dos Rins, levando ao estado de Calor latente dentro do corpo, que terminará por parar nas articulações, causando a característica de articulação quente.

Na evolução da patologia energética, a Umidade que não foi metabolizada transforma-se em Mucosidade, que tem a propriedade de alentecer a Energia. Ao longo da doença, a Umidade transforma-se em Mucosidade-Fria, mais nociva ao organismo que a anterior. Se nada for feito do ponto de vista energético, ela evolui para Mucosidade-Calor, Energia mais danosa ao curso energético. Finalmente, a Mucosidade-Calor transforma-se na Mucosidade-Fogo, a qual pode, por exemplo, alojar-se na articulação e levar à sua deformação e inflamação.[4]

Outra possibilidade ocorre nos estados de Vazio do Sangue (*Xue*), ou seja, Vazio do *Yin*, ou mesmo estado de Vento interno, pelo escape do *Yang*.

Todas essas patologias energéticas podem provocar estado de estagnação da circulação energética sanguínea e provocar a síndrome *Bi*, uma síndrome algoparestésica. De acordo com o que é mencionado no Nei Jing (clássico da literatura chinesa), quando houver três energias perversas que atacam de modo concomitante, existirá sempre uma Energia que predomina:[4]

- se houver predomínio do Frio, frequentemente haverá ataque monoarticular, mas com dor intensa, que nos textos é apontada como um golpe de punhal, uma pontada;
- se houver predomínio do Vento, haverá poliartralgia ou poliartrite, com várias articulações acometidas, já que o Vento é uma Energia que se movimenta;

- se houver predomínio da Umidade, como a Umidade é a Energia da Terra, e a Terra é a forma, haverá deformação da estrutura óssea das articulações.

Na concepção da Acupuntura, Fígado (*Gan*) e Rins (*Shen*) formam o Aquecedor Inferior (*Xiajiao*), que é o responsável pela formação da Energia *Wei* (Energia de Defesa). Por conseguinte, a imunidade humoral é proveniente da Energia dos Rins (*Shen*), e a imunidade celular, da Energia do Fígado (*Gan Qi*). Quando, por qualquer distúrbio, houver insuficiência energética de um deles, haverá repercussão no Aquecedor Inferior (*Xiajiao*). Dessa forma, se o *Yang* for demasiado em relação ao *Yin*, ocorrerá agressão do *Yang* no *Yin*, ou seja, Energia atacando a matéria, ou anticorpos atacando a sinóvia da articulação.

Na AR, encontram-se fenômenos extra-articulares, como, por exemplo, síndrome de Sjögren, que se manifesta por secura nos olhos, em razão do Rim-*Yin* com escape do Fogo do Fígado (*Gan-Huo*), causado pelo fato de os olhos serem a abertura do Fígado (*Gan*).

Outra alteração na AR é a presença de nódulos reumatoides. É importante lembrar que o Baço/Pâncreas (*Pi*) rege a derme, que é a materialização da Energia Umidade. Assim, distúrbios que se situam nesse *Zang* (Órgão) modificam a forma da derme e manifestam-se nela, levando a deformações e nódulos subcutâneos.

Vasculite reumatoide é outra ocorrência que, na concepção da Acupuntura, ocorre em razão do Fogo no Coração (*Xin-Huo*) proveniente do Fogo do Fígado (*Gan-Huo*), o qual segue para o sangue e para os vasos, causando a inflamação vascular.

A síndrome de Felty é mais comum em indivíduos com doença crônica. Quando há três órgãos energéticos envolvidos, como no caso dos Rins (*Shen*), Fígado (*Gan*) e Baço/Pâncreas (*Pi*), pode haver grande repercussão no organismo, já que três dos cinco órgãos encontram-se comprometidos, e é preciso uma longa evolução até atingir esse estado. O *Yin* é o Sangue (*Xue*) e o *Yang* é a Energia; por isso, no caso de acometimento do Baço/Pâncreas (*Pi*) – que governa o Sangue, os Rins (*Shen*) – que formam o sangue (eritropoetina), e o Fígado (*Gan*) – que conserva o Sangue (taxa sanguínea), podem se manifestar pela esplenomegalia, neutropenia e, em certas ocasiões, anemia e trombocitopenia.[5]

A osteoporose secundária à AR é comum e pode ser agravada pela terapia com glicocorticosteroides, em razão do aumento do *Yang* dos Rins (*Shen Yang*). Para o osso poder funcionar, é necessário haver igualdade *Yin* e *Yang*; como não se pode alterar essa situação, o osso acaba eliminando o cálcio (Ca^{++}), que é *Yang*, com o intuito de restabelecer o equilíbrio. Por outro lado, os glicocorticosteroides são substâncias altamente *Yang* pelo fato de serem produzidos na suprarrenal. O uso de corticosteroides aumenta o *Yang*, causando osteoporose.[5]

TRATAMENTO ENERGÉTICO

Tratamento sistêmico

Deve-se promover o reequilíbrio dos órgãos energéticos envolvidos, tonificando-se o Rim *Yin*, para fortalecer a Água, evitando-se o Fogo no movimento Madeira, com consequente Fogo do Fígado (*Gan*). Deve-se, também, harmonizar o *Yin* e *Yang* do Fígado (*Gan*), para impedir também o Fogo do Fígado, e fortalecer o Baço/Pâncreas (*Pi*), para metabolizar a Umidade e, ao mesmo tempo, proteger contra a Mucosidade:

- tonificar o Rim *Yin*:
  - VC-4 *Guanyuan*, B-23 (*Shenshu*), B-52 (*Zhishi*), R-3 (*Taixi*) e R-7 (*Fuliu*); como o Rim é um Órgão (*Zang*) Fonte, deve-se fortalecer o Rim *Yang*, acrescentando o VG-4 (*Mingmen*);
  - fortalecer a medula óssea com IG-16 (*Jugu*) e VB-39 (*Xuanzhong*);
  - fortalecer os ossos com B-11 (*Dazhu*).
- acalmar o Fígado *Yang*:
  - regularizar o *Yin* e *Yang* Fígado com VB-34 (*Yanglingquan*) e F-3 (*Taichong*).
- insuficiência do Fígado (*Gan*):
  - técnica *Shu-Mo* com B-18 (*Ganshu*), F-14 (*Qimen*) e acrescentar F-3 (*Taichong*).
- fortalecer o Baço/Pâncreas (*Pi*):
  - técnica *Shu-Mo* com B-20 (*Pishu*), F-13 (*Zhangmen*) e acrescentar BP-3 (*Taibai*).
- fortalecer o Estômago (*Wei*):
  - técnica *Shu-Mo* com B-21 (*Weishu*), VC-12 (*Zhongwan*) e acrescentar o E-42 (*Chongyang*).
- tonificar o *Yang Ming*:
  - IG-4 (*Hegu*), IG-11 (*Quchi*) e E-36 (*Zusanli*).
- metabolizar a Mucosidade:
  - E-40 (*Fenglong*), E-37 (*Shangjuxu*) e acrescentar o BP-3 (*Taibai*).
- Energia *Wei*:
  - formação: VC-5 (*Shimen*) e VC-7 (*Yinjiao*);
  - circular na cabeça e no pescoço: E-5 (*Daying*), E-9 (*Renying*), VC-22 (*Tiantu*) e VC-23 (*Lianquan*);
  - circular no tórax e abdome: F-13 (*Zhangmen*), F-14 (*Qimen*) e E-30 (*Qichong*);
  - circular nos membros inferiores: E-30 (*Qichong*) e B-57 (*Chengshan*);
  - trânsito na cabeça: VG-20 (*Baihui*);
  - trânsito no tórax: VC-17 (*Danzhong*) e pontos correspondentes ao *Shu* dorsal nos níveis de T_1 até T_7;
  - trânsito no abdome: R-16 (*Huangshu*), E-25 (*Tianshu*) e pontos correspondentes aos *Shu* dorsais de T_7 a L_5.
- acalmar o Mental:
  - VG-20 (*Baihui*), VC-17 (*Danzhong*), C-7 (*Shenmen*) e PC-3 (*Yintang*).
- *Zhi*, atividade Mental dos Rins (*Shen*):
  - PC (Ponto Curioso) entre T_7 e T_8, B-52 (*Zhishi*).
- *Hun*, atividade Mental do Fígado (*Gan*):
  - PC entre C_7 e T_1, B-47 (*Hunmen*).
- *Yi*, atividade mental do Baço/Pâncreas (*Pi*):
  - PC entre T_4 e T_5, B-49 (*Yishe*).

São várias as técnicas citadas, mas não é necessário usar todas. Elas devem ser escolhidas de acordo com a sintomatologia apresentada pelo paciente.

Tratamento local

Os Pontos Curiosos (PC) podem ser usados localmente, correspondentes à cada articulação acometida. Por exemplo, no caso do joelho, recomenda-se usar: PC-144 (*Xixia*), PC-153 (*Linghou*), PC-154 (*Linghou Xia*), PC-156 (*Heding*) e PC-157 (*Kuangu*).

Quando o paciente apresentar deformação articular, não se pode esquecer que essa deformação vem da transformação da Umidade. Por ser uma deformação de origem inflamatória, com os sinais inflamatórios de dor, inchaço, vermelhidão, calor, proveniente da Energia Frio e Umidade, com transformação em Falso Calor, deve-se agir nessas articulações com Fogo e fazer moxabustão. Esta é feita com o bastão de uma erva chamada *Artemisia* sp, de alto poder calorífico para aquecer as articulações, isto é, usa-se a técnica heterodoxa em que o Calor trata o Calor que vem do Frio, fenômeno a partir da transmutação da Umidade. Essa técnica é frequentemente utilizada em pacientes com nódulos e com a mão deformada.[4]

Para completar a noção da síndrome *Bi*, nos textos antigos, são citadas, ainda, noções de *Zhubi* e de *Zhongbi*. A partir do Meridiano Principal, existem os Meridianos Secundários, os Tendineomusculares, o *Luo* longitudinal, o Distinto e o Curioso, os quais têm a função de consolidar o sistema de Meridianos Principais. Por ocasião da penetração da Energia Perversa, existe um sistema de barragem para impedir sua entrada, o sistema de Meridianos, principalmente nos Meridianos Secundários e depois no Meridiano Principal.

A penetração da Energia Perversa nos Meridianos Secundários é percebida porque apresenta evolução bilateral, ou seja, simétrica. O paciente refere que um dia a dor está localizada no ombro direito e no dia seguinte, no esquerdo. Há, ainda, evolução homolateral, como dor no ombro direito e no dia seguinte, dor no joelho direito. Frequentemente, a dor evolui de cima para baixo e de baixo para cima, mas sempre do mesmo lado.

Quando existe evolução bilateral, acontece o que se chama de *Zhongbi*. Isso quer dizer que existe obstrução no nível dos Meridianos Secundários, os quais, se forem atingidos, podem provocar fenômeno *Bi*. Se o Meridiano Principal for atingido, acontece o que se chama de *Zhubi*, o que quer dizer acometimento dos Meridianos Principais. Os textos antigos indicam que, pelo fato de todo Meridiano Secundário passar de um lado para outro, deve-se usar a técnica da puntura oposta na manifestação do *Zhongbi*.[7]

INTEGRAÇÃO ENTRE CONCEITOS DA MEDICINA OCIDENTAL E DA TRADICIONAL CHINESA

O National Institutes of Health (NIH) Consensus Conference Acupuncture concluiu, em 1998, nos Estados Unidos, que a Acupuntura é uma forma terapêutica com reconhecidos embasamentos científicos em seu mecanismo de ação. Mostrou-se eficaz tanto como terapêutica isolada como terapêutica adjuvante em muitas patologias, entre elas: lombalgia, epicondilite lateral, fibromialgia, dores miofasciais, osteoartrites, síndrome do túnel do carpo, cefaleia e dismenorreia.[8]

Ensaios clínicos e numerosos estudos experimentais randomizados e controlados têm mostrado o efeito da Acupuntura em condições como analgesia, diminuição de edema e do processo inflamatório,[9] reparação e cicatrização tecidual, redução dos níveis séricos pós-operatórios de catecolaminas.[10]

Berman et al.[11] mostraram, em estudo nos Estados Unidos, os efeitos da Acupuntura como terapia adjuvante em osteoartrite do joelho. Os parâmetros avaliados foram intensidade da dor, grau de capacidade funcional, distância máxima que o paciente conseguia caminhar no período de 6 minutos e qualidade de vida. O estudo compreendeu 12 semanas de tratamento, mas os resultados foram avaliados na 8ª e na 26ª semana de evolução. Na 8ª semana, a Acupuntura verdadeira apresentou resultado significativamente melhor que a falsa Acupuntura e que o grupo controle no escore capacidade funcional, mas não no escore dor, enquanto na avaliação da 26ª semana, os efeitos da Acupuntura verdadeira foram significativamente superiores à falsa Acupuntura, tanto no escore funcional (p = 0,01) quanto na dor (p = 0,003), bem como em relação ao grupo-controle (p = 0,02).

Naslund et al.[12] mostraram, em um estudo radomizado e controlado desenvolvido na Suécia, o efeito da Acupuntura no tratamento de dor idiopática da face anterior do joelho. Cinquenta e sete pacientes foram distribuídos em 2 grupos: eletroacupuntura e Acupuntura manual superficial. Ambos os grupos foram submetidos a um total de 15 aplicações. Os parâmetros avaliados foram elevação vertical do membro inferior, movimentos do joelho, intensidade da dor determinada pela escala analógica e temperatura da pele no joelho lesionado. Ambas as modalidades de Acupuntura apresentaram efeitos benéficos nos parâmetros analisados, sem diferenças significativas entre si. Os pacientes foram acompanhados por 6 meses após o término do tratamento, e os efeitos da Acupuntura na síndrome de dor idiopática do joelho permaneceram estáveis.

Na Alemanha, Fink et al.[13] desenvolveram um estudo para avaliar a eficácia clínica da Acupuntura em epicondilite lateral crônica. Foram estudados 45 pacientes, os quais foram distribuídos em 2 grupos (Acupuntura verdadeira e falsa Acupuntura) e receberam um total de 10 aplicações, com frequência de 2 vezes/semana. Os parâmetros avaliados foram grau de extensão máxima do antebraço e intensidade da dor. O parâmetro dor apresentou melhora significativa tanto na 2ª semana quanto no 2º mês pós-tratamento em ambos os grupos. No entanto, nos demais parâmetros avaliados, somente a Acupuntura verdadeira apresentou melhora significativa (nas duas avaliações).

A Acupuntura atua em três diferentes níveis do sistema nervoso central (SNC) – tronco encefálico, diencéfalo e medula espinal –, por meio de arcos reflexos simples e complexos e de projeções encefálicas, ambos induzidos por potenciais de ação gerados no nível dos pontos de Acupuntura, quando estimulados pela inserção de uma agulha.[14]

Atualmente, o envolvimento tanto do SNC (encéfalo e medula espinal) quanto do sistema nervoso periférico (nervos somáticos e sistema nervoso autônomo) no mecanismo de ação da Acupuntura está demonstrado cientificamente em seus efeitos analgésicos.[15]

Do ponto de vista neurofisiológico, sabe-se que o estímulo do ponto de Acupuntura pela inserção da agulha ativa fibras nervosas aferentes, principalmente dos tipos A-delta e C e, em menor proporção, fibras grossas (A-beta), induzindo, nestas, fluxo de potenciais de ação, o qual pode ser interpretado como fluxo de *Qi* ao longo dos Meridianos, conforme descrito pela Medicina Tradicional Chinesa.[16] Esse efeito da ativação da Acupuntura no sistema nervoso pode ser detectável por meio de modificações em parâmetros de potenciais elétricos somatossensoriais evocados, imagens de ressonância nuclear magnética funcional encefálica, elevação dos níveis de cortisol sérico e modificações funcionais autonômicas a distância.[17]

Além disso, a agulha ocasiona estímulo mecânico em razão do traumatismo (embora mínimo) decorrente de sua inserção no corpo, o que determina a liberação de substâncias como bradicininas, histaminas, serotoninas, íons potássio, entre outras, que estimulam os quimiorreceptores do sistema nervoso periférico.[15]

A inserção e a manipulação de uma agulha no ponto de Acupuntura causam lesões tissulares que promovem, localmente, liberação de substâncias como leucotrienos, tromboxano, substância P, prostaglandina, serotonina, bradicinina, entre outras, diminuindo o limiar de excitabilidade dos quimiorreceptores e gerando o estímulo inicial que, por meio de arco reflexo simples ou complexo, determinam variadas respostas neurofisiológicas.[18]

Grande número de estudos tem sido desenvolvido com imagens de ressonância nuclear magnética funcional para investigar áreas encefálicas relacionadas aos efeitos de pontos de Acupuntura utilizados para o tratamento das dores em geral.[19]

A partir da década de 1970, as pesquisas em Acupuntura passaram a dar grande ênfase à investigação de aspectos neuro-humorais no mecanismo de ação da Acupuntura. Estudos experimentais nesse sentido mostraram que os efeitos analgésicos da Acupuntura poderiam ser transmitidos de um animal a outro, por via humoral. Ulett et al.[20] mostraram que efeitos analgésicos obtidos por eletroacupuntura (2 Hz) aplicada em coelhos foram transmitidos a um coelho receptor por meio da transfusão de liquor, e esse efeito foi abolido pelo naloxone (antagonista opioide), evidenciando a participação de encefalina/betaendorfina nessa ação analgésica. Megqin et al.[21], por sua vez, mostraram que o efeito analgésico da Acupuntura aplicada em um gato foi transmitido a outro gato receptor, por meio de circulação sanguínea cruzada.

Os opioides endógenos têm papel importante no mecanismo de ação da analgesia por Acupuntura,[9] e pesquisas experimentais têm evidenciado que vários núcleos encefálicos envolvidos nesse mecanismo de ação são os mesmos envolvidos na analgesia pela morfina,[22] sendo, portanto, a analgesia por Acupuntura muito relacionada ao componente emocional da dor, à semelhança do que é farmacologicamente descrito para a analgesia induzida pela morfina.

Encefalinas, betaendorfina e dinorfina estão entre os opioides endógenos intimamente envolvidos no mecanismo de ação da Acupuntura, especialmente como mediadores de seus efeitos analgésicos. A Acupuntura e, especialmente, a eletroacupuntura aceleram a liberação de opioides, tanto em nível medular quanto encefálico, os quais, interagindo com receptores opiáceos, induzem antinocicepção.[20]

O mecanismo imunológico da lesão da AR é bastante complexo. Basicamente, existe um infiltrado de células linfoides na membrana sinovial, bem como nos órgãos linfoides periféricos. Nesse infiltrado, ocorre perda numérica e funcional dos linfócitos T supressores, liberando linfócitos B para produção de anticorpos anti-IgG (fatores reumatoides), que ganham o espaço sinovial, formando complexos imunes e fixando complementos. Estes atraem células polimorfonucleares e neutrófilos, os quais liberam produtos lisossomais, causando processo inflamatório. A membrana sinovial apresenta células com alta capacidade de proliferação, produtoras de substâncias como a colagenase, o que confere à sinóvia grande poder invasivo e destrutivo das articulações.[3]

A fisiopatogenia da poliartrite reumatoide, vista sob o ângulo da reumatologia, está bem definida e caracteriza-se pela presença de autoanticorpos como o fator reumatoide, que é autoanticorpo padrão, um anticorpo dirigido contra outro anticorpo, ou seja, uma imunoglobulina (Ig), geralmente IgM, dirigida contra a porção constante de IgG.

As Ig são denominadas imunidade humoral, e sua origem é no linfócito B. A imunidade celular provém do linfócito T. Então, de acordo com a imunologia, existem 2 tipos de imunidade: humoral e celular.

Vista pelo ângulo da medicina energética, a defesa do organismo é explicada pela Energia *Wei*. Essa energia é proveniente de purificações da água de origem alimentar que ocorrem sucessivamente às suas passagens pelo estômago, intestinos delgado e grosso, rins, bexiga e fígado. Esses fenômenos de purificação a partir da água alimentar são considerados manifestações do Rim *Yin*. O fenômeno de metabolização que acontece no nível do Fígado (*Gan*) é a última purificação que origina Energia altamente pura, chamada Energia *Wei,* responsável pela defesa do organismo. Na filosofia oriental, é a água que envolve o castelo que o protege de ser atacado. Portanto, ao nível dos Rins, principalmente o Rim *Yin*, é a água que permite a defesa. Então, é no Rim *Yin* que começa o problema da imunidade denominada humoral – na qual é o linfócito B que provém da medula óssea. Quer dizer estrutura também regida pelos Rins (*Shen*).

Enquanto, energeticamente, o Fígado (*Gan*) é a imunidade celular, com os linfócitos T, na doença autoimune, a membrana sinovial é atacada pelo linfócito. Isso quer dizer que o termo autoimune, em que a IgM ataca a IgG no momento em que ataca a membrana sinovial, para a Acupuntura significa que o Rim-*Yin* é o ponto de partida. Esse Rim-*Yin*, quando estiver em insuficiência, por uma razão ou por outra, leva ao desequilíbrio do *Yin* e *Yang*. Se o *Yang* estiver muito maior que o *Yin*, ou seja, se houver muito mais Calor do que Água e muito mais Energia do que Matéria, a Energia atacará a Matéria, isto é, os anticorpos atacarão a Matéria, ou seja a articulação, já que quem cuida da articulação, segundo a medicina energética, são os Rins.

A insuficiência do Rim *Yin* pode ser perturbada por várias coisas, de modo inato, como vida desregrada e estressada. O estresse consome a Energia dos Rins, levando ao cansaço e à fadiga. O mesmo ocorre com o cansaço decorrente de abuso da vida sexual.

Além disso, se a constituição física for fraca, tudo isso leva à diminuição do Rim-*Yin*. O Rim-*Yin* tem a função de hidrogênese, produzindo o Frio orgânico, mas, no momento em que o Rim está em estado de insuficiência, o Frio orgânico diminui, quando isto ocorre, o Frio cósmico penetra, acompanhado do Vento, perturbando ainda mais o Rim-

-*Yin*. Quando o Rim-*Yin* é atacado e o Vento Frio penetra, a predominância do Frio leva à dor frequentemente monoarticular, como monoartralgia e monoartrite inflamatórias.

CONSIDERAÇÕES FINAIS

AR é uma patologia complexa de causa ainda obscura. Tendo em vista o objetivo de impedir a evolução do processo mórbido para evitar a ocorrência de sequelas ou estados incapacitantes, são prescritas medicações com resultados satisfatórios, porém com efeitos colaterais. A alopatia considera que o paciente com AR, quando bem acompanhado por uma equipe multidisciplinar, com adequada assistência medicamentosa e reabilitacional, com intuito tanto preventivo quanto terapêutico, costuma evoluir de forma favorável. A Acupuntura pode ser mais um membro na equipe multidisciplinar, complementando as ações alopáticas, pois é isenta de efeitos colaterais e apresenta resultados que têm se mostrado fortes. Ela favorece a formação de uma aliança integrativa que pode tornar a abordagem do paciente mais global.

REFERÊNCIAS BIBLIOGRÁFICAS

1. Lipsky PE. Artrite reumatoide. In: Harrison Medicina Interna. 16.ed. Rio de Janeiro: McGraw-Hill, 2006. p.2064-73.
2. Viveiros MEM, Matsumoto MH. Artrite reumatoide. In: Guias de Medicina Ambulatorial e Hospitalar UNIFESP – Escola Paulista de Medicina – Ortopedia. Barueri: Manole, 2007. p.115-8.
3. Kaarela K. Prognostic factors and diagnostic criteria in early rheumatoid arthritis. Scand J Rheumatol Suppl 1985; 57:1-54.
4. Nghi NV, Nugyen CR. Médecine Traditionnelle Chinoise. Marseille: Edition NVN, 1984.
5. Nghi NV, Dong MV. Semiologia e terapêutica em Medicina Chinesa. São Paulo: Center AO, 2008. p.191-316.
6. Yamamura Y, Tabosa AMF. Fundamentos energéticos e científicos da Acupuntura das algias músculo-esqueléticas. In: Guias de Medicina Ambulatorial e Hospitalar Unifesp – Escola Paulista de Medicina – Ortopedia. Barueri: Manole, 2007. p.401-17.
7. Nghi NV, Dzung TV, Nguyen CR. Lingshu. Marseille: Edition NVN, 1995. p.131-8.
8. NIH Consensus Conference Acupuncture. JAMA 1998; 280(17): 1518-24. Disponível em: http://consensus.nih.gov.
9. Takeshige C, Oka K, Mizuno T, Hisamitsu T, Luo CP, Kobori M et al. The acupuncture point and its connecting central pathway for producing acupuncture analgesia. Brain Research Bull 1993; 30(1-2):53-67.
10. Tsenga CC, Changa CL, Leeb C, Chena TY, Chengb JT. Attenuation of the catecholamine responses by electroacupuncture on Jen-Chung point during postoperative recovery period in humans. Neuroscience Letters 1997; 228:187-90.
11. Berman BM, Lao L, Langenberg P, Lee WL, Gilpin AM, Hochberg MC. Effectiveness of acupuncture as adjunctive therapy in osteoarthritis of the knee: a randomized, controiled trial. Ann Intern Med 2004; 141(12):901-10.
12. Naslund J, Naslund UB, Odenbring S, Lundenberg T. Sensory stimulation (acupuncture) for the treatment of idiopathic anterior knee pain. J Rehabil Med 2002; 34(5):231-8.
13. Fink M, Wolkenstein E, Karst M, Gehrke A. Acupuncture in chronic epicondylitis: a randomized controiled trial. Rheumatology 2002; 41(2):205-9.

14. Ma YT, Sluka KA. Reduction in inflammation induced sensibilization of dorsal horn neurons by transcutaneous electrical nerve stimulation in anesthetized rats. Exp Brain Res 2001; 137:94-102.

15. Han JS. Neurochemical basis of acupuncture analgesia. Ann Rev Pharmacol Toxicol 1982; 22:193-220.

16. Lu GW. Characteristics of afferent fiber innervation on acupuncture point zusanli. Am J Physiol 1983; 245(4):R606-12.

17. Abad-Alegria F, Pomaron MA, Barcala-Simo MA. Control de la somestesia por estímulo neurorreflejo: cuantificación de estímulo-respuesta frente a la energia. Rev Neurol 2003; 37(5):421-5.

18. Yamamura Y, Tabosa, Mello LEM, Ishida A, Guimarães CM. Bases neurofisiológicas da acupuntura. Rev Ass Med Brasil 1995; 41(4):305-10.

19. Chiu JH, Chung MS, Cheng HC, Yeh TC, Hsieh JC, Chang C et al. Different central manifestations in response to electroacupuncture at analgesic and non-analgesic acupoints in rats; manganese-enhanced fúnctional magnetic resonance imaging study. Can J Vet Res 2003; 67:94-101.

20. Ullett GA, Han S, Han JS. Electroacupuncture: mechanism and clinical application. Biol Psychiatry 1998; 44(2):129-38.

21. Mengqin C, Zheng Y, Zuohong X, Yunyi W, Zaimin N, Baozha Z. Study of role of humoral factors in central action of acupuncture analgesia. In: Xiangtong Z. Research on acupuncture,moxibustion, and acupuncture anesthesia. Beijing: Scienc Press, 1986. p.370-l.

22. Pomeranz B, Stux GS. Scientific bases of acupuncture. Berlim: Springer-Verlag, 1989. p.94-9.

CAPÍTULO

47

Tireoidites

MARCIUS MATTOS RIBEIRO LUZ

CONCEITO

Tireoidites são doenças inflamatórias infecciosas ou autoimunes da tireoide. A tireoidite é dividida em aguda (supurativa), subaguda dolorosa (granulomatosa), subaguda indolor (linfocítica), linfocítica crônica (Hashimoto) e fibrosa crônica (Riedel). A tireoidite pós-parto é classificada como uma variante da tireoidite linfocítica subaguda indolor.

A Tabela 47.1 apresenta as causas de tireoidites aguda, subaguda e crônica.

TABELA 47.1   CAUSAS DE TIREOIDITE[1]

Aguda
Infecção bacteriana: particularmente *Staphylococcus, Streptococcus* e *Enterobacter*
Infecção fúngica: *Aspergillus, Candida, Coccidioides*, histoplasma e *Pneumocystis*
Tireoidite por irradiação após tratamento com iodo[131] (I^{131})
Amiodarona (também pode ser subaguda ou crônica)
Subaguda
Tireoidite viral (ou granulomatosa)
Tireoidite silenciosa (incluindo tireoidite puerperal)
Infecção micobacteriana

(continua)

TABELA 47.1 (CONT.) CAUSAS DE TIREOIDITE[1]

Crônica
Autoimunidade: tireoidites focal, de Hashimoto e atrófica
Tireoidite de Riedel
Tireoidite parasitária: hidatidose, estrongiloidíase e cisticercose
Traumática: após palpação

TIREOIDITE AGUDA

Tireoidite aguda infecciosa é muito rara, uma vez que a glândula tireoide é muito resistente a infecções. São relatados casos em pacientes com anormalidades congênitas no seio piriforme e em doentes imunossuprimidos. As infecções bacterianas incluem *Staphylococcus*, *Pnemococcus*, *Salmonella* e *Micobacterium*, e, entre os fungos, cândida, *Aspergillus* e histoplasmas. No indivíduo idoso, os fatores de risco incluem bócio de longa duração e degeneração em câncer da tireoide.

Manifestações clínicas

O paciente apresenta dor tireóidea, frequentemente referida na garganta ou nas orelhas, bem como inchaço macio, algumas vezes com flutuação e hipersensibilidade, que pode ser assimétrica. É comum ocorrência de febre com leucocitose, acompanhada de odinofagia, disfagia e eritema sobre a tireoide. O paciente apresenta mal-estar geral, febre alta e calafrios.

O diagnóstico diferencial da dor tireóidea inclui tireoidite subaguda ou, raramente, crônica, hemorragia no interior de um cisto, neoplasia maligna, incluindo linfoma, e, raramente, tireoidite induzida por amiodarona ou amiloidose.[1]

Exames laboratoriais

Do ponto de vista laboratorial, as tireoidites apresentam quadro de infecção importante, com leucocitose com desvio à esquerda e velocidade de hemossedimentação (VHS) muito alta. Podem apresentar T_4 livre (T4L) discretamente aumentado e hormônio tireoestimulante (TSH) diminuído como resultado da destruição do tecido tireoidiano e derramamento do hormônio pré-formado (T_4 e T_3) e consequente queda dos valores de TSH.[1]

A ultrassonografia (US) mostra abscesso tireoidiano e edema. A punção aspirativa com agulha fina (PAAF) pode fazer o diagnóstico da bactéria ou fungo responsável pela infecção.

Tratamento

O tratamento inclui, além da incisão e drenagem cirúrgica do abscesso, que muitas vezes são necessárias, administração de altas doses de antibióticos sensíveis ao micro-organismo encontrado. O prognóstico é bom, e na maioria dos casos a função tireoidiana normaliza-se totalmente. Em casos raros, pode ocorrer falência glandular.[2]

TIREOIDITE INDUZIDA POR FÁRMACOS

Os pacientes em uso de interferon-alfa (IFN-alfa), interleucina-2 (IL-2) ou amiodarona podem ter tireoidite indolor. O IFN-alfa, utilizado no tratamento das hepatites B ou C crônica, provoca disfunção tireóidea em até 5% dos pacientes tratados. Está associado a tireoidite indolor, hipotireoidismo e doença de Graves. A IL-2, utilizada no tratamento de várias neoplasias malignas, também está associada a tireoidite e hipotireoidismo, embora se tenha estudado menor número de pacientes.[1]

Amiodarona é um antiarrítmico tipo III comumente utilizado. Está estruturalmente relacionado com hormônio da tireoide e contém 39% de iodo por peso. Por conseguinte, as doses típicas de amiodarona (200 mg/dia) estão associadas à ingestão muito alta de iodo, levando a aumentos maiores que 40 vezes nos níveis plasmáticos e urinários de iodo. Além disso, como é armazenada no tecido adiposo, os níveis elevados de iodo persistem por mais de 6 meses após a interrupção de seu uso. A amiodarona exerce os seguintes efeitos sobre a função tireóidea:

- supressão transitória e aguda da função tireóidea;
- hipotireoidismo em pacientes suscetíveis aos efeitos inibitórios de carga alta de iodo;
- tireotoxicose, que pode ser causada por pelo menos três mecanismos – um efeito de Jod-Basedow da carga de iodo no contexto de bócio multinodular, distúrbio semelhante à tireoidite e, possivelmente, indução de doença de Graves autoimune.

A incidência de hipotireoidismo induzido pela amiodarona varia de acordo com a região geográfica, exibindo aparentemente correlação com a ingestão de iodo. Ocorre hipotireoidismo em até 13% dos pacientes tratados com amiodarona em países com abundância de iodo, como os Estados Unidos, enquanto é menos comum (incidência < 6%) em áreas de menor ingestão de iodo, como Itália ou Espanha.[1]

A patogenia parece envolver uma incapacidade da tireoide de escapar da alta carga de iodo. Em consequência, o hipotireoidismo associado à amiodarona é mais comum em mulheres e indivíduos com anticorpos anti-TPO positivos. Em geral, não é necessário suspender a amiodarona por causa desse efeito colateral, pois se pode administrar levotiroxina para normalizar a função tireóidea. É necessário monitorar os níveis de TSH, pois os níveis de T_4 costumam estar aumentados pelas razões anteriormente expostas.

TIREOIDITE SUBAGUDA

A tireoidite subaguda apresenta inúmeras sinonímias, como tireoidite de De Quervain, não supurativa subaguda, granulomatosa e destrutiva. É autolimitada, porém com duração de muitas semanas (aproximadamente 10) e resulta da destruição inflamatória da tireoide. Frequentemente, é acompanhada de aumento tireoidiano e, algumas vezes, há formação de nódulos dolorosos da glândula durante a fase ativa da doença, com irradiação para a mandíbula e o ouvido.[2,3]

A etiologia não está definitivamente esclarecida, mas é associada com infecções virais como faringites, que aparecem algumas semanas antes do início dos sintomas da tireoidite. Raras vezes, aparece como complicação de doenças comuns, como sarampo ou caxumba. Essa disfunção tireoidiana é relativamente comum, e atinge aproximadamente 5% de todos os pacientes com algum distúrbio tireoidiano. É mais prevalente no sexo feminino (relação 5:1) e, embora possa ocorrer em qualquer idade, é mais comum em indivíduos adultos (40 a 50 anos de idade).[2,3]

Classicamente, a tireoidite subaguda evolui em 3 fases: tireotóxica, hipotireoidismo e recuperação (Figura 47.1).

Manifestações clínicas

A primeira fase, a tireotóxica, inicia-se durante ou imediatamente após a instalação da dor glandular. Os sintomas podem variar desde crise de excesso de hormônio tireoidiano –

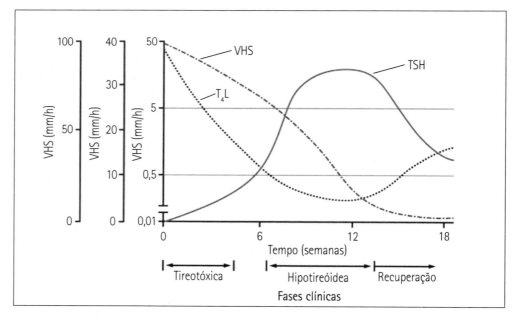

FIGURA 47.1 Evolução clínica da tireoidite subaguda. A liberação de hormônios da tireoide está inicialmente associada à fase tireotóxica e à supressão do TSH. A seguir, sobrevém a fase hipotireóidea, com baixos níveis de T4 e níveis de TSH inicialmente baixos, mas que aumentam gradualmente. Durante a fase de recuperação, os níveis elevados de TSH, associados à resolução da lesão folicular tireóidea, levam à normalização da função tireóidea, frequentemente vários meses após o início da doença.
VHS: velocidade de hemossedimentação; T_4L: T4 livre.[1]

com emagrecimento, taquicardia, tremores, sudorese excessiva e intolerância ao calor – a sintomas inespecíficos – como mal-estar, dores musculares, indisposição e fadiga. Não apresentam, como na doença de Graves, exoftalmopatia, mixedema pré-tibial e marcadores de doenças autoimunes, como TRAb, anti-Tg e anti-TPO. Nesta fase, os exames mostram T_4L, T_3 e T_4 totais aumentados e, como resposta ao TSH suprimido, elevação da VHS e leucocitose importante. A captação do iodo (I^{131}) encontra-se muito baixa ou ausente. Na US, a tireoide apresenta-se escura, em razão do edema resultante do processo inflamatório. Os achados da PAAF mostram histiócitos e células multinucleadas gigantes, do tipo corpo estranho.[2]

À medida que a metabolização hormonal acontece, surge a fase de hipotireoidismo, uma vez que a glândula é incapaz de sintetizar novo hormônio tireoidiano como consequência do processo inflamatório. Os valores de TSH aumentam e, com o tratamento adequado, há o reaparecimento da captação do iodo, que se mostra aumentado nesse período, e, assim, inicia-se a produção hormonal. Finalmente, na fase de recuperação, com a glândula completamente cicatrizada, há normalização dos níveis hormonais e a recuperação *ad integrum* da tireoide na grande maioria dos casos. Têm sido relatados casos de recorrência da doença em cerca de 10% dos pacientes. Casos de hipotireoidismo definitivo são incomuns.[2]

Tratamento

O tratamento indicado são os anti-inflamatórios não hormonais (AINH) por período não inferior a 30 dias. Nos casos mais graves e que respondem mal ao tratamento anteriormente proposto, indicam-se os glicocorticosteroides por período de, pelo menos, 15 dias.[2]

A tireotoxicose inicial não deve ser tratada com antitireoidianos, uma vez que o excesso hormonal não ocorre pela produção aumentada do hormônio, e sim pela liberação consequente ao processo inflamatório, com destruição dos ácinos. Os betabloqueadores podem ser administrados durante esse período, a fim de diminuir a sintomatologia adrenérgica. A fase de hipotireoidismo não deve ser tratada com L-tiroxina, porque, além de esta ser transitória, torna-se importante o aumento do TSH para melhorar a captação do iodo e iniciar o processo de formação hormonal. Em casos excepcionais, em que ocorre recidiva do quadro inflamatório, recomenda-se a introdução de T_4 juntamente com o anti-inflamatório, durante meses, para permitir a recuperação total da tireoide (Tabela 47.2).[2]

TABELA 47.2 DIAGNÓSTICO DIFERENCIAL ENTRE TIREOIDITES AGUDA E SUBAGUDA

Fator		Tireoidite aguda	Tireoidite subaguda
Anamnese	Febre	100%	20%
	Tireotoxicose	Infrequente	50%
	Imunossuprimidos	Frequentes	Sem história
	Infecção anterior	90%	50%

(continua)

TABELA 47.2 (CONT.) DIAGNÓSTICO DIFERENCIAL ENTRE TIREOIDITES AGUDA E SUBAGUDA

Fator		Tireoidite aguda	Tireoidite subaguda
Exame da tireoide	Dor	100%	80%
	Abscesso tireoidiano	Presente	Ausente
	Eritema adjacente	Presente	Ausente
Exames laboratoriais	Leucocitose	90%	50%
	VHS aumentada	100%	80%
PAAF	Material purulento Bactérias e fungos	100%	Negativo
	Gigantócitos Macrófagos	Presentes	Ausentes
	Células de Langerhans	Ausentes	100%
Imagem	US da tireoide	Imagem do abscesso	Difusamente hiperecoica
Tratamento	Drenagem cirúrgica	Sim	Não
	Antibioticoterapia	Sim	Não
	AINH, eventualmente corticosteroides	Não	Sim
Evolução	Prognóstico	Bom	Excelente
	Hipotireoidismo definitivo	Não	Não

PAAF: punção aspirativa com agulha fina; VHS: velocidade de hemossedimentação; US: ultrassonografia; AINH: anti-inflamatórios não hormonais.

TIREOIDITES CRÔNICAS

Tireoidite de Hashimoto

Conceito

Trata-se de inflamação crônica autoimune da tireoide com infiltração linfocitária.

Incidência

Tireoidite linfocítica crônica é a forma mais frequente das doenças autoimunes da tireoide, afetando 3 a 4% da população dos Estados Unidos. É três vezes mais comum na mulher e mais frequentemente diagnosticada entre a 3ª e a 5ª décadas de vida, mas pode ser encontrada em qualquer grupo etário, inclusive em crianças. A propensão genética para a doença é demonstrada pelo aumento da incidência familiar em associação com uma maior antígeno-histocompatibilidade, como o alelo HLA-B8. A variante do bócio da tireoidite de Hashimoto ocorre mais frequentemente em pacientes positivos para HLA-DR5, apesar de a variante atrófica estar associada com a HLA-DR3. A presença dos anticorpos antiperoxidase e antitireoglobulina indica a natureza autoimune da doença. Níveis muito altos de anticorpos tireóideos distinguem a tireoidite de Hashimoto das outras formas. Além disso, receptores de anticorpos anti-TSH podem ocorrer e são, frequentemente, da variedade bloqueadora, prejudicando a ação do TSH. Raramente, imunoglobulina estimulante da tireoide (TSI) estão presentes, levando ao hipertireoidismo e à ocorrência combinada com as doenças de Graves e de Hashimoto, chamada hashimotoxicose.[3]

Entre os fatores ambientais, tabagismo aumenta o risco de desenvolvimento de doenças autoimunes da tireoide, em razão da possível presença de tiocianatos no tabaco. Ingestão aumentada de iodo predispõe a essa patologia, resultando no aumento do conteúdo de iodo da tireoglobulina, tornando-a mais imunogênica. Alguns fármacos, como a amiodarona ou o lítio, podem, também, ter participação no desenvolvimento da doença.[3]

Em relação aos fatores endógenos, a gravidez está associada ao risco aumentado de todo tipo de doença autoimune da tireoide. Durante esse período, pode ocorrer acúmulo de células fetais na tireoide materna, que podem estar envolvidas no desencadeamento do processo autoimune.[3]

Nos Estados Unidos, estima-se que 10% da população possua anticorpos contra antígenos tireoidianos. A prevalência também é superior no sexo feminino, com uma relação de 8 a 9:1, aumentando com a idade; cerca de 15% das mulheres com mais de 60 anos têm anticorpos antitireoidianos positivos. A maioria das pessoas com anticorpos antitireoidianos detectáveis apresenta função glandular normal. No entanto, a tireoidite autoimune de Hashimoto é a causa principal de hipotireoidismo nos países em que a ingestão de iodo alimentar é suficiente.[3]

Fisiopatogenia

O primeiro evento que desencadeia o processo autoimune é o aumento do número de células apresentadoras de antígenos (CAA) na tireoide. Esse aumento é provocado por sinais inflamatórios produzidos por dano ou necrose das células tireoidianas. O mecanismo que provoca a lesão dos tireócitos não é conhecido. A partir do momento em que ocorre a ativação de células T *helper* específicas para antígenos da tireoide e a subsequente produção das suas citocinas, os tireócitos assumem um papel fundamental na progressão da doença.[2]

As células da tireoide passam a expressar moléculas HLA-classe I e II, induzidas pelo IFN-gama, o que lhes permite fazer a apresentação antigênica diretamente aos linfócitos T e mesmo a ativação de linfócitos T CD8 citotóxicos. Os tireócitos passam a expressar, assim, várias outras moléculas imunologicamente ativas, que promoverão a estimulação e citotoxicidade linfocitária. Embora as células da tireoide sejam resistentes às ações líticas do complemento, este contribui para a lesão da glândula. Sabe-se que os anticorpos antiperoxidase tireoidiana (anti-TPO) fixam e ativam o complemento, promovendo a liberação de citocinas e prostaglandinas, o que leva à lesão subletal das células.[2]

A apoptose é outro mecanismo importante na destruição autoimune. Constatou-se que, na tireoidite autoimune crônica, existe uma proporção aumentada de células epiteliais da tireoide que apresentam alterações apoptóticas (20 a 30%), enquanto na tireoide normal a taxa é de 1%. Recentes descobertas no mecanismo da destruição autoimune nos tireócitos fazem surgir novas hipóteses no que se refere ao papel dessa via de morte celular programada. Esses mecanismos estão presentes na tireoidite autoimune crônica.[2]

A resposta humoral pode ser avaliada na detecção e quantificação de anticorpos contra antígenos da tireoide. Vários sistemas de anticorpos antitireoidianos foram identificados. Os mais frequentes e mais bem caracterizados são os anticorpos anti-TPO, antitireoglobulina (anti-Tg) e antirreceptor da TSH (TRAb). Os anticorpos anti-Tg são menos frequentes, e seu papel é menos claro. São, na maioria dos casos, da classe IgG, embora também tenham sido detectados anticorpos das classes IgA e IgM. Não fixam o complemento e reagem contra 4 a 6 grandes epítopos da tireoglobulina. Os anticorpos anti-Tg estão presentes em 20 a 50% dos doentes. O TRAb pode estar presente na doença de Graves ou em outras tireoidites com base autoimune. Na doença de Graves, são TRAb, e, nas tireoidites autoimunes, anticorpos bloqueadores (TRAb b). Esses anticorpos estão presentes em 10% dos pacientes com tireoidite autoimune crônica.[2]

Anticorpos contra hormônios tireoidianos também podem ser encontrados, mas não interferem em sua atividade hormonal; contudo, podem dar origem a erros nas medições de seus níveis séricos por alguns métodos.

Os anticorpos anti-TPO são os que se relacionam mais diretamente com a disfunção clínica da tireoide. Sua presença está fortemente associada à inflamação linfocitária e à lesão glandular. Foram descritos mais de 200 epítopos da TPO reconhecidos por linfócitos T nos pacientes com tireoidite autoimune crônica.[2]

A patologia da tireoide é dominada pela presença maciça de infiltração de linfócitos, destruindo a arquitetura folicular normal. Folículos linfoides e centros germinativos podem ser identificados. A presença copiosa de linfócitos é a legitimidade da doença e o que a distingue das outras formas de tireoidites autoimunes.[3]

Diagnóstico diferencial

O diagnóstico diferencial entre os infiltrados linfocíticos abundantes na doença de Hashimoto e a ocorrência do linfoma tireóideo primário é difícil em alguns casos. O linfoma da tireoide ocorre com um aumento da frequência da doença de Hashimoto, mas, em geral, é raro. Do mesmo modo, a patologia da glândula da tireoide na doença de Hashimoto está caracterizada por uma fibrose extensiva por toda a glândula. Diferentes manifestações da doença de Hashimoto podem ser distinguidas. A ocorrência do bócio *versus* uma variante atrófica pode ser explicada pela prevalência de anticorpos autoimunes. Em pacientes com tireoidite atrófica, por exemplo, altos títulos de anticorpos bloqueadores de receptores TSH são encontrados. Em outros pacientes com doença de Hashimoto, com bócio de características da doença de Graves, ocorre como resultado da presença de TSI.[3]

A presença de tireoidite autoimune crônica é associada à presença de linfoma da tireoide. Apesar de ser tumor raro, a hipótese deve ser considerada quando se detecta um nódulo da tireoide, sobretudo se ele tiver crescimento relativamente rápido e aspecto hipoecogênico no exame ecográfico. Recomenda-se, assim, a citologia aspirativa de todos os nódulos suspeitos nos pacientes com tireoidites autoimunes. Não existe consenso na literatura acerca do prognóstico do carcinoma da tireoide que ocorre em glândulas com tireoidites autoimunes.[2]

Tireoidite de Hashimoto e hipotireoidismo são associados com doença de Addison, diabete melito, hipogonadismo, hipoparatireoidismo e anemia perniciosa. São conhecidos como síndrome de falência poliglandular. Existem duas formas de doença poliglandular autoimune bem reconhecidas:[2]

- tipo I: pacientes apresentam hipoparatireoidismo, candidíase mucocutânea, doença de Addison e, eventualmente, hipotireoidismo;
- tipo II: mais frequente, inclui diabete melito, hipotireoidismo, hipoadrenalismo e, ocasionalmente, falência ovariana ou hipofisária. Vitiligo, alopecia e síndrome de Sjögren são associados à tireoidite de Hashimoto.

Manifestações clínicas

Na tireoidite de Hashimoto, o alargamento da tireoide é a manifestação mais frequente, com 75% dos pacientes apresentando bócio eutireóideo; o restante é da variedade atrófica e pode ter a glândula palpável. Hipotireoidismo ocorre como manifestação inicial em 20% dos pacientes. Hipertireoidismo ocorre em menos de 5% dos pacientes e pode mesmo ser autolimitado ou de longa duração (*long standing*), apresentando a hashitoxicose. As principais anormalidades no sistema imune discutidas na doença de Graves também se aplicam na doença de Hashimoto. A prevalência de formas específicas dos anticorpos receptores de TSH com a predominância de TSI na doença de Graves *versus* a ocorrência de anticorpos bloqueadores de receptores TSH na doença de Hashimoto distingue as duas doenças autoimunes. Além disso, infiltração linfocítica é muito mais destrutiva para a arquitetura normal da glândula do que na doença de Graves. Outras doenças autoimunes ocorrem com o aumento da frequência de pacientes de Hashimoto, incluindo doenças autoimunes do sistema endócrino, com destruição da suprarrenal, paratireoide, pituitária e gônadas e lesão de células beta do pâncreas. Além disso, ocorre associação com anemia perniciosa, síndrome de Sjögren, lúpus eritematoso e púrpura trombocitopênica idiopática. Doença de Graves pode ocorrer em conjunção com as mesmas doenças.[3]

No exame físico, é notado um alargamento simétrico indolor da glândula tireoide firme e avermelhado, com uma superfície irregular. A glândula pode alcançar tamanho e firmeza que levem a sintomas de pressão, provocando inchaço e resultando em obstrução da passagem com compressão traqueal. Algumas vezes, somente um lobo firme ou só um nódulo de tireoide pode ser palpável, enquanto o resto mostra-se apenas com outras partes da glândula destruídas pelo processo autoimune.

Exames laboratoriais

A presença de anticorpos anti-TPO fortemente positivos ocorre em cerca de 90% dos casos, e eles são o grande marcador da doença, além de, atualmente, serem utilizados para definir a existência de tireoidite autoimune. Os valores de TSH circulantes estão dentro dos valores de normalidade ou aumentados. Os níveis de T_4 e TSH podem ser normais. Em pacientes com a forma hipotireóidea, os níveis de TSH são elevados, e os de T_4 e T_4L estão diminuídos.[2,3]

Na US, a tireoide apresenta padrão heterogêneo de predomínio hipoecogênico, com o istmo espessado. Pseudonódulos podem estar presentes, semelhantes aos nódulos, mas que se devem a alterações inflamatórias locais. Essas imagens, muitas vezes, são indistinguíveis dos verdadeiros nódulos da tireoide. Um aspecto importante é o caráter temporário, dependente da evolução do processo inflamatório, o que permite a distinção dos nódulos por meio da repetição do exame com alguns meses de intervalo.

Scan de iodo radioativo não é obrigatório na rotina e não é considerado para diagnóstico, pois, nele, os nódulos podem aparecer normais, aumentados ou diminuídos no apanhado geral, com áreas malhadas locais de aumento ou diminuição de acúmulo de iodo. A PAAF não é usada como rotina, mas pode ser útil para diferenciar um nódulo firme, como o remanescente de doença de Hashimoto, de um adenoma benigno de tireoide ou câncer de tireoide. A incidência de câncer de tireoide não está aumentada na doença de Hashimoto, exceto para o aumento da ocorrência dos linfomas, um evento raro.[3]

Tratamento

O tratamento da tireoidite de Hashimoto depende da sintomatologia. A anormalidade autoimune subjacente à doença de Hashimoto é, em geral, não submissa à terapia. A terapia é direcionada para atingir o estado eutireóideo e controlar os problemas mecânicos resultantes do bócio. Os pacientes jovens com bócio, mesmo com TSH e T_4 normais, devem ser tratados com L-tiroxina, a fim de evitar o crescimento do bócio e futura fibrose. A reposição de tiroxina é iniciada quando os níveis de T_4 são baixos, e os de TSH, altos. Os pacientes que apresentam hipotireoidismo certamente devem ser tratados com a terapia hormonal substitutiva, com L-tiroxina, que é administrada na dose de 1,5 a 1,8 ug/kg de peso ao dia, em dose única e em jejum. A dose ideal é alcançada por meio do controle com as dosagens de TSH.

Já com os pacientes que apresentam hipotireoidismo subclínico, isto é, uma situação em que o TSH é discretamente aumentado (entre 5 e 10 UI/mL) e os valores de T_4L estão dentro da normalidade, vários fatores devem ser levados em consideração. O hipotireoidismo subclínico é relativamente comum, com prevalência estimada em 4 a 8% da população em geral e por volta de 15 a 20% nas mulheres acima de 60 anos. A maioria dos pacientes é assintomática, e a progressão para o hipotireoidismo sintomático varia em torno de 2 a 5%, dependendo, principalmente, da presença de altos níveis de anti-TPO. Em alguns pacientes, a terapia com tiroxina pode não diminuir o tamanho do bócio, e sintomas obstrutivos podem requerer cirurgia para alívio. Durante as fases precoces da doença de Hashimoto, pode ocorrer hipertireoidismo transitório, e requer somente tratamento sintomático com betabloqueadores simpáticos. Hipertireoidismo desenvolvido em doença de Hashimoto bem estabelecida é tratado como doença de Graves, com medicações antitireóideas como tratamento de escolha.[2,3]

Tireoidite de Riedel

Conceito

A tireoidite de Riedel, também conhecida como tireoidite lenhosa, petrosa ou fibrosa invasiva, é uma afecção inflamatória e fibrosa da glândula tireoidiana.

Incidência

A tireoidite de Riedel é bastante rara, ocorrendo, principalmente, em mulheres na 3ª a 5ª décadas de vida. Sua incidência é de 0,05%.

Patogenia

Caracteriza-se por seu caráter fibroso que pode se estender para além da tireoide e dos tecidos adjacentes, especialmente na área retroperitoneal. Foi descrita por Bernhard Riedel, em 1861, que a denominou *eisenhart strumitis*. Nos achados histológicos, há presença de eosinofilia e destruição do tecido tireoidiano, com formação de tecido fibroso denso infiltrando o parênquima. O mecanismo etiológico ainda não foi esclarecido.[2]

Manifestações clínicas

Pacientes relatam sintomas como compressão da laringe, do esôfago, da traqueia e dos nervos laríngeos recorrentes e dificuldade na mobilização do pescoço. A tireoide aumentada de volume, com consistência endurecida, com assimetria entre os dois lobos, simula a presença de carcinoma anaplásico da tireoide.

O diagnóstico de perda da função tireoidiana não é comum, embora o hipotireoidismo esteja associado à tireoidite de Riedel. Na maioria dos casos, os pacientes apresentam-se eutireoidianos. A disfagia e o hipoparatireoidismo também são complicações descritas raramente. As tireoidites de Hashimoto e de Riedel eram tidas como variantes do mesmo processo; sendo a de Riedel, o estágio mais avançado da doença, com destruição completa da glândula com alterações fibróticas. A grande infiltração de células mononucleares e de eosinófilos sugeria tratar-se de processo autoimune. Uma resposta imune mediada por células é uma hipótese bastante defendida. No entanto, o critério que se considera exclusivo da tireoidite de Riedel inclui o envolvimento de tecidos adjacentes pelo processo fibroinflamatório além da cápsula tireoidiana. A dosagem dos autoanticorpos tireoidianos é baixa, o que não ocorre na tireoidite de Hashimoto. Ademais, a formação de granulomas e as reações de células gigantes são incomuns na tireoidite de Hashimoto.[2]

Diagnóstico

O diagnóstico deve ser confirmado pelo exame anatomopatológico. A PAAF pode ser realizada, mas, frequentemente, não se obtém material citológico representativo que afaste processo maligno. Assim, a biópsia aberta pode ser fundamental para a confirmação diagnóstica da tireoidite de Riedel, diferenciando-a do carcinoma indiferenciado da tireoide, dos linfomas ou da tireoidite de Hashimoto.

Quando o tratamento cirúrgico é indicado, é feita a descompressão traqueal pela excisão do istmo tireoidiano. Após o procedimento, a manutenção deve ser feita com uso de corticosteroide. Em casos isolados e graves, o tratamento com imunossupressores e quimioterapia é indicado. O tratamento com hormônio tireoidiano não altera o curso da doença.[2]

Tratamento

A descompressão cirúrgica das vias aéreas e a traqueostomia podem ser indicadas para a preservação das funções da traqueia. Com o envolvimento do esôfago, a gastrostomia é utilizada para aumentar o aporte alimentar. Também pode ocorrer o envolvimento das pregas vocais.[2]

TIREOIDITE PÓS-PARTO

Introdução

Na gestação, existe grande alteração no sistema imune materno com o objetivo de evitar a rejeição do feto, que expressa antígenos de histocompatibilidade paterna. Em decorrência a essas mudanças, as gestantes portadoras de doenças autoimunes, como artrites reumatoide e psoriática e doença de Graves, exceto lúpus eritematoso sistêmico (LES), costumam apresentar melhora clínica.[2]

Conceito

A tireoidite pós-parto (TPP) foi inicialmente descrita na década de 1970 e é caracterizada por disfunção tireoidiana que ocorre no primeiro ano após o parto. Durante esse período foi estabelecida sua etiologia autoimune.

Incidência

Apesar de existirem relatos extremamente variáveis em todo o mundo, sua incidência é de 5 a 9%, variando de 3 a 17% das mulheres após o parto, dependendo da metodologia do estudo. É mais frequente nas mulheres que apresentam elevados títulos de anticorpos anti-TPO, durante o 1º trimestre ou imediatamente após o parto e nas com outras doenças autoimunes (diabete tipo 1 aumenta 3 vezes o risco), TPP em gestação anterior ou história familiar de doença autoimune da tireoide.[2]

Etiopatogenia

A fisiopatologia exata da TPP ainda não foi determinada. Mulheres com bócio ou anti-TPO positivo antes, durante e após a gravidez apresentam maior risco de desenvolver

TPP. Sabe-se que o anti-TPO é um importante marcador da síndrome, sendo a associação entre ambos muito grande. A positividade dos autoanticorpos tireoidianos é encontrada na maioria das pacientes com TPP, variando de 60 a 100% dos casos, porém não parece ser o único fator. O sistema complemento ativado correlaciona-se com a extensão da tireoidite e a severidade da disfunção tireoidiana.[2]

Manifestações clínicas

Como o nome indica, a doença manifesta-se nos primeiros meses após o parto. Classicamente, tem evolução trifásica: tireotoxicose transitória, sem dor; hipotireoidismo transitório; e eutireoidismo, embora essas fases estejam, na verdade, presentes apenas em cerca de 1/3 dos casos.[2]

A fase de tireotoxicose inicia-se tipicamente entre 1 e 6 meses após o parto e tem duração de 1 a 2 meses. Pode seguir-se uma fase de hipotireoidismo, com início entre 4 e 8 meses após o parto e duração de 6 meses. Cerca de 70% das mulheres afetadas recuperam a função normal ao fim de 1 ano.[2]

Raramente, a fase de hipotireoidismo precede a da tireotoxicose. O hipotireoidismo crônico é mais frequente em mulheres multíparas ou com história de abortos de repetição. Depois do primeiro episódio, há probabilidade de recorrência em gestações futuras de 70%. Das pacientes com TPP, 19% apresentam apenas tireotoxicose; 49%, hipotireoidismo isolado; e 32%, hipertireoidismo seguido de hipotireoidismo. Dentre as pacientes que apresentam a fase de hipotireoidismo, 25% evoluem para o estado permanente da doença; 70 a 75% das pacientes terão recorrência da TPP em outra gestação.[2]

Diagnóstico

O diagnóstico pode ser suspeitado nas puérperas que relatam fadiga, palpitações, labilidade e aumento do volume tireoidiano durante o primeiro ano pós-parto. Em muitas ocasiões, o diagnóstico não é realizado. Contudo, pacientes com história familiar ou pessoal de doenças autoimunes da tireoide ou de bócio devem ser acompanhadas e alertadas sobre a possibilidade de desenvolver a síndrome. O diagnóstico laboratorial da função tireoidiana é distinto em cada fase da doença. Na fase tireotóxica, a dosagem do TRAb é fundamental para diferenciar a TPP da recidiva da doença de Graves, uma vez que o valor do TSH estará suprimido com valores aumentados do T_4L em ambas as situações. A captação do I^{131} poderia diferenciar completamente a TPP da recidiva da doença de Graves. Na TPP, a captação do I^{131} é muito baixa, e na recidiva da doença de Graves ela está alta. A dosagem da tireoglobulina sérica pode ser de grande valia, pois seus valores costumam aumentar muito na TPP, alcançando índices muito maiores que na recidiva da doença de Graves. Na US, a glândula apresenta-se hipoecogênica, compatível com doença autoimune, com infiltração de linfócitos. Na fase seguinte, de hipotireoidismo, os valores de TSH aumentam com queda do T_4L. A captação do I^{131} mostra-se, então, muito aumentada. Quando ocorre o período de recuperação da glândula, tem-se a normalização da captação de I^{131}, acontecendo o mesmo com o TSH e T_4L.

Deve-se lembrar que, durante a amamentação, o exame da captação de I^{131} é completamente contraindicado.[2]

A fase de tireotoxicose habitualmente não necessita de tratamento; caso os sintomas sejam muito acentuados, utilizam-se betabloqueadores, se os antitireoidianos estiverem contraindicados, uma vez que não existe excesso de produção hormonal. Se a fase de hipotireoidismo for prolongada ou a paciente estiver sintomática, deve-se administrar L-tiroxina, com suspensão da terapêutica até o primeiro ano para reavaliação. Caso a função tireoidiana retorne à normalidade, a medicação deve ser suspensa. As pacientes devem ser mantidas sob observação, uma vez que até 50% das mulheres afetadas por TPP podem desenvolver hipotireoidismo vários anos após o quadro.[2]

Apesar da frequência da TPP e da dificuldade diagnóstica nas grávidas com sintomatologia muito inconclusiva, a dosagem de anti-TPO ou TSH em todas as gestantes não é consenso. O American College of Obstetricians and Gynecologists refere que faltam indícios de relação custo-benefício para que seja realizado o *screening* de TPP, hipotireoidismo e doença autoimune em todas as gestantes. No entanto, grávidas com anti-TPO positivo devem realizar TSH de 3 a 6 meses após o parto. É recomendada também a realização de TSH no puerpério de pacientes portadoras de diabete tipo l, pois a TPP é 3 vezes mais frequente nesse grupo que na população geral. As mulheres que apresentaram TPP têm risco aumentado de desenvolver hipotireoidismo no período de 5 a 10 anos. Assim, justifica-se a realização de TSH anual. Em conclusão, pacientes com história anterior de doença tireoidiana (hipo ou hipertireoidismo e TPP), predisposição familiar de doenças tireoidianas, presença de bócio, portadoras de autoanticorpos tireoidianos, diabete tipo l, pacientes com outra doença autoimune, mulheres com história de abortamentos repetitivos, isto é, com fatores de risco positivo para o desenvolvimento de TPP, devem realizar *screening* e avaliação da função tireoidiana antes ou no mínimo durante as primeiras semanas da gravidez.[2]

VISÃO DA MEDICINA ENERGÉTICA

Conceito

Tireoidites são doenças inflamatórias infecciosas ou autoimunes da tireoide. A tireoidite de Hashimoto é uma inflamação crônica autoimune com infiltração linfocítica.[3] Na concepção energética, a tireoidite é uma inflamação da tireoide causada por distúrbio da Energia dos Rins (*Shen*) com repercussão na função da tireoide.

Etiopatogenia

Toda inflamação é vista como patologia de Calor. Dor, tumor, rubor e Calor são os quatro sinais clássicos da inflamação. Esse Calor tem várias graduações, podendo chegar até o Fogo. Dependendo da intensidade e da cronicidade, esse Calor pode ser nocivo ao organismo. O calor é proveniente da desarmonia do *Yin* e *Yang* dos Rins (*Shen*), insuficiência do Rim-*Yin* com escape do Rim-*Yang*. O Rim-*Yang* é o Calor Orgânico que, em seu estado fisiológico, aquece e dá atividade aos *Zang* (Órgãos) e tecidos; quando patológico, causa danos a esses Órgãos e tecidos.

Nas tireoidites agudas supurativas, tem-se a presença de bactérias e fungos que, de acordo com a Acupuntura, denotam a presença do *Yang*, Calor, pois existe a mobilização da Energia *Wei* de Defesa – uma Energia *Yang* que aquece para combater a infecção. Além disso, nas inflamações, sempre ocorre o envolvimento do *Yang* (Calor) com a Umidade, que são as Energias necessárias para que as bactérias e os fungos se instalem e multipliquem-se.

A tireoide – Víscera Curiosa – é uma concentração do *Jing* proveniente dos Rins (*Shen*). O clássico *Ling Shu* explica que, na embriologia, a tireoide forma-se a partir do *Jing* inato vindo do Rim materno e, após o nascimento, é mantida pelo *Jing* adquirido vindo da energia dos cereais (*Gu Qi*).

A tireoide é um Rim, mas é considerada um Rim externo. O *Jing* chega ao cérebro por duas vias: a via interna, que, por meio da medula espinal, chega ao cérebro, e a via externa dos Meridianos Curiosos na tireoide. Portanto, a tireoide está na dependência direta do Rim. Se houver insuficiência do Rim-*Yang*, haverá o escape do Rim-*Yin*, que poderá ocasionar afluxo de *Jing* ou Água para o Alto, provocando inatividade na tireoide. Esse afluxo da Água Orgânica leva ao hipotireoidismo. Por outro lado, se houver insuficiência do Rim-*Yin*, haverá escape do Rim-*Yang* com afluxo de *Jing* ou Calor, provocando hiperatividade na tireoide. Assim, o afluxo do Fogo Orgânico resulta em hipertireoidismo. Ainda, se o diferencial entre *Yin* e *Yang* for grande, pode-se ter o *Yang* atacando o *Yin*, como na tireoidite de Hashimoto.[4]

TIREOIDITE DE HASHIMOTO E ACUPUNTURA

Tireoidite é uma inflamação com seus sinais clássicos de dor, tumor, rubor e Calor. O Calor pode ser, evolutivamente, o Fogo. Assim, para a medicina energética, significa que se houver insuficiência do Rim-*Yin* com escape do Rim-*Yang*, esse excesso de *Yang* em relação ao *Yin* provocará um fenômeno de não polarização da Energia *Rong* ou *Yong* nos Meridianos Principais, com consequente afluxo de Fogo na direção do Alto para a tireoide. Essa desarmonia entre *Yin* e *Yang* pode ser traduzida como o Fogo que está em maior quantidade que a Água, o *Yang* maior que o *Yin*, ou seja, de acordo com a teoria do Tao, a Energia destrói a matéria, o Calor ou Fogo consome a Água, o *Yang* destrói o *Yin*. Assim, a Água é o Rim-*Yin*, e este é imunidade humoral, pois corresponde à Energia *Wei* – Energia de Defesa. Esta ocorre no nível do Aquecedor Inferior (*Xiajiao*), a partir da Água de origem alimentar por meio de sucessivas purificações. As duas últimas etapas de purificação ocorrem no Rim (*Shen*) e no Fígado (*Gan*). Segundo os textos antigos, os Rins (*Shen*) só funcionam graças ao Triplo Aquecedor (*San Jiao*). Então, deve-se estimular o Fogo inato *Tong Qi* para fazer o Rim trabalhar, ou seja, principalmente, o Aquecedor Inferior (*Xiajiao*). Por analogia, ao nível do Rim está o início da imunidade humoral (linfócito B – medula óssea) e esta diz respeito aos anticorpos, gamaglobulinas. Ao nível do Fígado (*Gan*), quando se forma a Energia *Wei* de Defesa, está a imunidade celular (linfócito T). Assim, nas doenças autoimunes, são os anticorpos atacando a própria tireoide, anticorpos antitireoglobulina e antiperoxidase. Segundo a medicina energética, é a própria Energia *Yang* em excesso atacando a matéria – o *Yin*.[4]

Quadro clínico

O aumento da tireoide é o sintoma mais frequente, sendo que 75% dos pacientes apresentam bócio eutireóideos. Esse aumento da tireoide é indolor ou pode ter sensação de plenitude na garganta. O restante das tireoidites é a variedade atrófica (glândula não palpável). No exame clínico, o bócio é firme, liso ou nodular.

Na evolução da tireoidite de Hashimoto, o hipotireoidismo ocorre como manifestação inicial em 20% dos pacientes. Já o hipertireoidismo ocorre em menos de 5%. Frequentemente, os doentes apresentam sinais de irritabilidade e nervosismo e, com o passar do tempo, podem apresentar depressão nervosa.

Tratamento

Para tratar os Rins, considerados como *Zang* (Órgão) fonte, em caso de insuficiência, deve-se sempre, primeiramente, tonificar o Rim-*Yin* com VC-4 (*Guanyuan*), B-23 (*Shenshu*), B-52 (*Zhishi*), R-3 (*Taixi*) e R-7 (*Fuliu*). Após, por ser *Zang* (Órgão) fonte, tonificar o Rim-*Yang* com VC-4 (*Guanyuan*) e VG-4 (*Mingmen*). A tireoide é um Rim, mas um Rim externo, por isso, deve-se estimular o Fogo inato *Tong Qi* para fazer o Rim trabalhar: Aquecedor Superior (*Shangjiao*) com VC-17 (*Danzhong*), Aquecedor Médio (*Zhongjiao*) com VC-12 (*Zhongwan*), E-25 (*Tianshu*) e, principalmente, Aquecedor Inferior (*Xiajiao*) com VC-5 (*Shimen*) e VC-7 (*Yinjiao*), e acrescentar VC-6 (*Qihai*). Deve-se lembrar que o VC-5 (*Shimen*) também age nas Vísceras Curiosas e o VC-7 (*Yinjiao*) é o ponto de reunião dos líquidos.[4]

Segundo os textos antigos, os Rins (*Shen*) só funcionam graças ao Triplo Aquecedor (*San Jiao*). Por isso, devem ser tonificados e estimulados com aplicação de moxabustão no ponto B-22 (*Sanjiaoshu*). Além disso, deve-se inserir agulha e aquecer o Aquecedor Superior (*Shangjiao*), o VC-17 (*Danzhong*), o Aquecedor Médio (*Zhonjiao*), o VC-12 (*Zhongwan*), o E-25 (*Tianshu*) e, principalmente, o Aquecedor Inferior (*Xiajiao*), o VC-5 (*Shimen*) e o VC-7 (*Yinjiao*), em razão da relação entre os Rins (*Shen*) e o Fígado (*Gan*), e também porque o VC-5 (*Shimen*) é um ponto que responde a todo tipo de Vísceras (*Fu*), inclusive as Vísceras Curiosas.

Como foi tratado o Triplo Aquecedor (*San Jiao*), deve-se mobilizar o Fogo Ministerial, pois o *San Jiao* não se ativa sem o Fogo proveniente do Coração (*Xin*), que segue para o *San Jiao* graças ao Mestre do Coração (*Xin Bao Luo*). Assim, deve-se mobilizar o Fogo Ministerial com VG-14 (*Dazhui*), pois está próximo dos pontos usados para isso. Da mesma forma, quando é feita a moxabustão no B-23 *Shenshu*, sua ação é potencializada aquecendo-se o B-22 (*Sanjiaoshu*) que se situa logo acima. Para o Fogo Ministerial, devem-se usar os pontos B-13 (*Feishu*), B-14 (*Jueyingshu*), B-15 (*Xinshu*), B-42 (*Pohu*), B-43 (*Gaohuangshu*), B-44 (*Shentang*) e VG-14 (*Dazhui*), que aumentam o potencial da Energia *Wei-Yang*, permitindo o movimento de circulação e a metabolização.

Ao se aquecer o Fogo Ministerial, auxilia-se o Triplo Aquecedor (*Sanjiao*) para fazer com que os *Zang* (Órgãos) se metabolizem, mas, ao mesmo tempo, traz a Energia *Wei* para ajudar um pouco mais o Fogo Ministerial. A Energia *Wei* defende o corpo, mas ajuda a metabolizar e a circular por todos os lados. Nos Meridianos Principais, apenas a Energia *Rong* circula. Esta necessita de força que a impulsione, realizada pela Energia *Wei,* que circula no espaço intermeridianos e, periodicamente, penetra nos Meridianos para empurrar a Energia *Rong* e sair novamente nos pontos de reunião de *Rong* e *Wei*. Todos os Meridianos têm os pontos de reunião – os pontos cume e raiz –, que se situam abaixo e acima do Meridiano em que o *Rong* e o *Wei* se encontram, para que o *Wei* ajude o *Rong* a circular melhor. Por isso, sempre que se utilizar o Fogo Ministerial, deve-se estimular o VG-14 (*Dazhui*).[4]

Em patologias tireoidianas e de Vísceras Curiosas, devem-se usar sempre os pontos de concentração de *Jing* dos Rins (*Shen*): B-11 (*Dazhu*), reunião dos ossos, pois estes são os Rins (*Shen*), e B-43 (*Gaohuan*), ponto de concentração do *Jing* dos Rins (*Shen*). Deve--se fortalecer a medula óssea com IG-16 (*Jugu*) e VB-39 (*Xuanzhong*).[4]

É importante lembrar, ainda, que o ponto de entrada e saída da atividade mental *Zhi* (Vontade), que corresponde à Energia psíquica dos Rins (*Shen*), situa-se entre os processos espinhosos das vértebras T_7 e T_8.

O segundo procedimento depois de tonificar os Rins (*Shen*) é considerar os Meridianos Curiosos, pois a tireoide está relacionada às funções hormonais, portanto, do *Jing*. São quatro os Meridianos Curiosos que passam ao nível da tireoide: *Yin Wei, Chong Mai, Yin Qiao Mai* e *Ren Mai*.

De acordo com a técnica dos Meridianos Curiosos, abre-se o *Yin Wei* com o ponto CS-6 (*Neiguan*). Posteriormente, faz-se os pontos de desembarque da Energia *Jing* na região da tireoide, o VC-22 (*Tiantu*) e o VC-23 (*Lianquan*), bem como todos os pontos que o paciente necessitar, e encerra-se com o BP-4 (*Gongsun*). Da mesma forma, para o Meridiano Curioso *Chong Mai,* é feita a abertura com o BP-4 (*Gongsun*); em seguida, o ponto de desembarque de *Jing,* VC-23 (*Lianquan*), todos os outros pontos para o tratamento geral do paciente, fechando com o CS-6 (*Neiguan*). Se o paciente precisar do *Jing* do *Yin Qiao Mai,* inicia-se o tratamento com o R-6 (*Zhaohai*) e os pontos de conexão com a região tireoidiana E-9 (*Renying*) e E-12 (*Quepen*). Posteriormente, faz-se os outros pontos que forem necessários, terminando com o P-7 (*Lieque*). Caso seja necessário, de acordo com os sintomas relacionados ao *Ren Mai,* inicia-se com o ponto P-7 (*Lieque*); depois, utilizam-se os pontos de conexão com a tireoide VC-22 (*Tiantu*) e VC-23 (*Lianquan*), e após, os pontos escolhidos para o tratamento geral; finaliza-se com o ponto R-6 (*Zhaohai*).[4]

O VC-23 (*Lianquan*) é ponto de conexão de vários Meridianos, como *Ren Mai, Yin Wei* e *Chong Mai*. Também recebe Energia do Meridiano Principal dos Rins (*Shen*) e do Meridiano Curioso *Chong Mai* através do R-27 (*Shufu*), que, no seu trajeto até o VC-23 (*Lianquan*), passa pela tireoide. O VC-23 (*Lianquan*) é também ponto cume/raiz e encontro das Energias *Wei* e *Rong*. Portanto, ao utilizá-lo, aumenta-se a eficácia do tratamento.[4]

Segundo os textos antigos, toda vez que se tratar de Víscera Curiosa, devem-se utilizar os Pontos Curiosos, que são pontos de concentração do *Jing* dos cinco *Zang* (Órgão).

Pontos Curiosos (PC) locais[5] (Figura 47.2)

- PC-21 (*Shang Lianquan*): localiza-se a 1 *tsun* (polegada do paciente) acima do VC-23 (*Lianquan*). Trata doenças da tireoide e também disartria (quando as pessoas falam e não conseguem expressar o pensamento, não enunciam claramente as sílabas, a voz é incompreensível). Deve-se orientar a ponta da agulha para a base da língua (Figura 47.1);
- PC-22 (*Wai Jinjin*): está a 3 décimos de *tsun* lateral do VC-23 (*Lianquan*). Deve-se orientar a agulha para a base da língua;
- PC-23 (*Hongyin*): encontra-se sobre uma horizontal que passa pelo VC-23 (*Lianquan*) a meia distância bilateral desse ponto. Deve-se orientar a agulha para a base da língua;
- PC-24 (*Panglianquan*): situa-se em uma horizontal a meia distância entre o VC-23 (*Lianquan*) e a margem anterior do músculo esternocleidomastóideo. Trata a tireoide, a mudez e, principalmente, o inchaço da língua. É um excelente ponto para tratar distúrbios na língua.

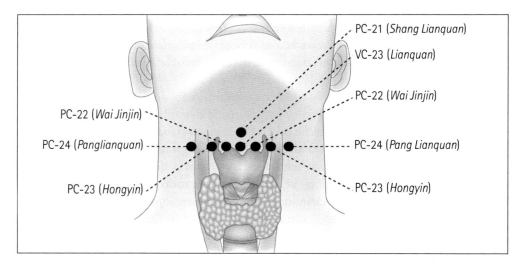

FIGURA 47.2 Pontos Curiosos localizados na região da tireoide utilizados no tratamento de patologia da tireoide.

Para evitar o afluxo em pacientes com pés frios (para que o Meridiano Principal consiga se polarizar), utilizam-se os pontos "Janela do Céu": B-10 (*Tianzhu*), TA-16 (*Tianyou*) e, principalmente, E-9 (*Renying*).[4]

Devem ser usados pontos do ramo descendente do *Chong Mai* para prevenir esse afluxo do Meridiano Curioso *Chong Mai*: é feita a abertura com o BP-4 (*Gongsun*); em seguida, E-30 (*Qichong*), E-42 (*Chongyang*), R-4 (*Dazhong*) e F-1 (*Dadun*) – onde nascem os três pelos do hálux.

O ponto IG-18 (*Futu*) é usado principalmente se houver bócio. O bócio é a Terra, a Terra é a forma, e a forma é a Umidade. Portanto, deve-se acrescentar o ponto *Tsri* do Baço/Pâncreas (*Pi*) que corresponde à Umidade – ponto BP-8 (*Diji*).

Ademais, é importante regularizar o sistema Baço/Estômago (*Pi-Wei*) com a aplicação de moxabustão nos pontos B-20 (*Pishu*) e B-21 (*Weishu*), além de fazer puntura no F-13 (*Zhangmen*) e no VC-12 (*Zhongwan*), e tonificar BP-3 (*Taibai*)e E-42 (*Chongyang*) (pontos *Yuan* para aumentar a eficácia da técnica *Shu-Mo*).[5]

Em patologias de tireoide, deve-se sempre acalmar o Mental. Os pontos a serem utilizados são: VC-17 (*Danzhong*), C-7 (*Shenmen*), VG-20 (*Baihui*) e PC (*Yin Tang*).

CONSIDERAÇÕES FINAIS

O médico acupunturista deve acompanhar o tratamento de tireoidite de Hashimoto juntamente com o endocrinologista. Para acompanhamento laboratorial, devem-se investigar: T4 livre, TSH e anticorpos antitireóideos.

- Fase inicial:
  - T4 e TSH normais e anticorpos antiperoxidase elevados em 90% dos casos;
  - aumento incomum dos anticorpos antitireoglobulina (50%);
  - captação do iodo radioativo pode estar aumentada.
- Fase tardia:
  - hipotireoidismo com diminuição de T4 e aumento de TSH;
  - diminuição da captação do iodo radioativo.

A anormalidade autoimune da tireoidite de Hashimoto não é fácil de ser tratada. A terapia busca o estado eutireóideo, evitando os problemas de compressão do bócio.

A reposição de tiroxina sintética é feita quando o T4 livre estiver baixo e o TSH, elevado. Nos casos leves, a reposição está indicada para prevenir aumento da tireoide e hipotireoidismo no futuro. No hipotireoidismo, é feita a reposição do hormônio da tireoide por toda a vida (alopatia) com L-tiroxina (Puran T4®), 75 a 150 mcg/dia, ou tiroxina sódica (Tetroid®) ou, ainda, levotiroxina sódica (Synthroid®). O hipotireoidismo, em alguns pacientes com tireoidite de Hashimoto, é apenas transitório. Alguns casos, apesar da reposição de tiroxina, em razão do bócio, necessitam de cirurgia. Nas fases iniciais da tireoidite de Hashimoto com hipertireoidismo transitório, podem ser utilizados betabloqueadores simpáticos. Os casos bem-estabelecidos são tratados como a doença de Graves (propiltiouracil, metimazol, etc.).

O tratamento, seja com alopatia ou com Acupuntura, visa ao estado eutireóideo. Para isso, é recomendado, em média, três sessões de Acupuntura por semana. Após um mês de tratamento energético, os seguintes sinais mais frequentes devem ser acompanhados: tremor de mãos, palpitação (extrassístoles) ou taquicardia. Quando esses sinais estiverem presentes, é necessário solicitar exames laboratoriais e encaminhar ao endocrinologista responsável pelo paciente. Normalmente, ocorre diminuição de 25 mcg/mês na necessidade das tiroxinas sintéticas. É importante continuar o tratamento energético até que se obtenha o melhor resultado possível.

REFERÊNCIAS BIBLIOGRÁFICAS

1. Jameson JL, Weetmen AP. Tireoidite. In Harrison Medicina Interna. 16.ed. Rio de Janeiro: McGraw-Hill, 2006. p.2223-6.
2. Matsumura LK, Andreoni DM. Tireoidites. In: Guias de Medicina Ambulatorial e hospitalar Unifesp – Escola Paulista de Medicina – Endocrinologia. 2.ed. Barueri: Manole, 2009. p.143-54.
3. Dillmann WH. Thyroiditis. In: Cecil Textbook of Medicine. 22.ed. Filadélfia: Saunders, 2004. p.1405-7.
4. Dzung TV. Seminário Patologias da Tireoide. Águas de Lindóia, 9-13 set. 1999.
5. Nghi NV, Nguyen CR. Médecine Traditionnelle Chinoise. Marseille: Edition NVN, 1984.

CAPÍTULO 48

Hipertireoidismo

MARCIUS MATTOS RIBEIRO LUZ

INTRODUÇÃO

A preocupação com o diagnóstico precoce do hipertireoidismo e o diagnóstico etiológico correto aumentam as chances de tratamento mais eficiente, o que possibilita um menor tempo de exposição do paciente ao excesso de hormônios tireoidianos (HT).[1]

CONCEITO

Hipertireoidismo é o excesso na produção e secreção dos HT. Tireotoxicose, por sua vez, é o conjunto de sinais e sintomas gerados por diversas alterações metabólicas, desencadeadas pela exposição a quantidades excessivas de hormônio tireoidiano metabolicamente ativo, não necessariamente proveniente do aumento da produção glandular.[1]

CLASSIFICAÇÃO

O hipertireoidismo pode ser dividido em primário e secundário. No hipertireoidismo primário, quando a própria glândula tireoide é primariamente afetada, há níveis elevados de HT, o que leva à supressão do hormônio tireoestimulante (TSH). No hipertireoidismo secundário (de causa central e hipofisária), as concentrações de HT estão elevadas, e os níveis de TSH estão normais ou elevados.[1]

ETIOLOGIA

As causas de hipertireoidismo podem ser (Quadro 48.1):[1]

1. Doença de Graves: causa mais comum de hipertireoidismo. Foi originalmente descrita por Parry em 1825, ficando conhecida posteriormente como doença de Graves ou doença de Von Basedow. Sua patogênese é autoimune, ou seja, na presença de anticorpos contra o receptor tireoidiano do TSH (TRAb), a liberação dos HT deixa de ser regulada pelo TSH. Como esses autoanticorpos são estimuladores, aumentam a formação e a secreção de HT e de tireoglobulina, com maior captação de iodeto, estimulação da síntese proteica e multiplicação celular. Há também resposta mediada por linfócitos T com infiltrado linfocitário intraglandular, mas sem lesão folicular. A suscetibilidade genética foi percebida em estudos de gêmeos monozigóticos quando comparados com gêmeos dizigóticos. A doença de Graves pode estar associada à tireoidite crônica autoimune (tireoidite de Hashimoto), que afeta o curso clínico da doença.[1]

2. Adenoma tóxico: ocorre geralmente sob a forma de nódulo hiperfuncionante isolado; ocasionalmente, dois ou três nódulos podem ser encontrados. A maioria torna-se funcionalmente autônomo, em razão da mutação somática ativadora no receptor do TSH. O desenvolvimento da tireotoxicose relaciona-se com o aporte de iodo e com o tamanho do nódulo; dificilmente, os nódulos serão capazes de desencadear sintomas antes de atingirem cerca de 2,5 a 3 cm de diâmetro.

3. Bócio multinodular tóxico (doença de Plummer): geralmente, ocorre como evolução lenta e insidiosa do bócio multinodular não tóxico. Não foram encontradas mutações somáticas em sua gênese, diferente do adenoma tóxico. A autonomia funcional e a heterogeneidade estrutural e funcional lhe são características. Ocorre principalmente em idosos, fazendo com que a sintomatologia cardíaca seja predominante.

QUADRO 48.1 CAUSAS DE HIPERTIREOIDISMO

Bócio difuso tóxico – doença de Graves
Adenoma tóxico
Bócio multinodular tóxico (doença de Plummer)
Hipertireoidismo induzido pelo iodo
Hipertireoidismo pelo hCG na doença trofoblástica
Hipertireoidismo congênito
Adenoma hipofisário produtor de TSH (tireoadenoma)
Resistência aos hormônios tireoidianos
Struma ovarii
Carcinoma tireoidiano funcionante

TSH: hormônio tireoestimulante.

4. Hipertireoidismo induzido pelo iodo: pode ser observado em regiões em que há baixo consumo de iodo na dieta. Nesses locais, a introdução do iodo pode desencadear um quadro de tireotoxicose chamado de fenômeno de Jod-Basedow.

Existem dois tipos de tireotoxicose induzida pelo iodo:

- tipo I: há doença tireoidiana (autoimune ou autonômica) que não estava clinicamente expressa, mas que, na presença do iodo, desencadeia hiperprodução glandular e hipertireoidismo;
- tipo II: não há hipertireoidismo, mas lesão citotóxica do tecido glandular, o que leva ao aumento nos níveis de IL-6, baixa ou nenhuma captação de radioiodo e hipofluxo glandular na ultrassonografia (US) com Doppler.

Processo semelhante acontece em pacientes usuários de amiodarona, um antiarrítmico de estrutura semelhante à do T_3; cada 200 mg da droga contêm 75 mg de iodo inorgânico. Além da evidente sobrecarga de iodo, a amiodarona também inibe a atividade das desiodases, diminuindo a conversão de T_4 em T_3.[2] O hipertireoidismo, nessa situação, pode aparecer logo após a introdução da droga ou mesmo após sua suspensão, já que a meia-vida da amiodarona é superior a 3 meses; o quadro é súbito e explosivo e complica a doença cardíaca de base.[1]

QUADRO CLÍNICO

Na maioria das vezes, o estado hipermetabólico desencadeado pelo hipertireoidismo sugere, facilmente, o diagnóstico na prática clínica. Outras vezes, entretanto, o paciente é oligossintomático, e o quadro clínico pode ser confundido com cardiopatia, quadro distônico ou mesmo doença psiquiátrica.[1]

Alterações cardiovasculares

A taquicardia é semipermanente e persiste durante o sono. Observa-se também aumento da pressão sistólica, associado à redução da diastólica. As arritmias cardíacas são habitualmente supraventriculares, sendo a fibrilação atrial a mais comum, e o tratamento deve ser considerado para evitar possíveis complicações tromboembólicas.

Pacientes com doença cardíaca preexistente e tireotoxicose podem evoluir para quadro de insuficiência cardíaca. Pacientes com tireotoxicose grave também estão incluídos nesse caso, pois a insuficiência é gerada pelo alto débito cardíaco, mesmo sem cardiopatia de base. Nesse último caso, a insuficiência cardíaca pode ser completamente revertida, após redução dos HT circulantes. Pode-se observar, também, edema moderado, mesmo na ausência de insuficiência cardíaca.[1]

Alterações hematológicas

O aumento da eritropoese está relacionado com a ação direta dos HT na medula óssea e com o aumento da produção de eritropoetina. A anemia é rara e pode ser relacionada com a coexistência de anemia perniciosa. Em alguns casos, pode haver leucopenia à custa de neutropenia; a contagem de linfócitos, monócitos e eosinófilos apresenta-se normal ou aumentada; já a contagem de plaquetas é habitualmente normal. Observa-se pancitopenia em alguns pacientes com doença de Graves que, na maioria dos casos, é revertida após o tratamento com antitireoidianos.[1]

Alterações neurológicas e psiquiátricas

Muitos dos sintomas neurológicos presentes no paciente hipertireóideo são atribuídos à ativação do sistema nervoso simpático (SNS). Não há comprovação do aumento de epinefrina, norepinefrina ou seus metabólitos, mas, sim, elevação do número de receptores adrenérgicos nos tecidos-alvo. Em situações como a crise tireotóxica e outras situações de estresse, como procedimentos cirúrgicos, há ativação do SNS, o que leva à piora do quadro clínico. Nervosismo, labilidade emocional, insônia e hipercinesia estão habitualmente presentes; quadros psiquiátricos mais graves são raros.[1]

Alterações metabólicas e nutricionais

Geralmente, ocorre emagrecimento, em consequência do hipermetabolismo, aumento do trânsito intestinal e diarreia. Uma manifestação mais rara, mas importante, é a ocorrência de paralisia periódica hipocalêmica tireotóxica (PPHT), que se apresenta com fraqueza muscular aguda e reversível acompanhada de hipocalemia durante o período da crise. Em razão de sua natureza transitória (30 minutos a 6 horas), esse quadro pode ser confundido com síndrome conversiva ou outro transtorno psiquiátrico. A PPHT é a forma mais comum de paralisia flácida adquirida em adultos, sendo considerada urgência endocrinológica e neurológica. Resulta da combinação de fatores genéticos e ambientais somados à tireotoxicose. Apesar de ocorrer em qualquer etnia, sua prevalência é maior entre os asiáticos. Ocorre principalmente entre 20 e 45 anos, com prevalência de 20 homens para cada mulher, e sem história familiar de quadro semelhante de paralisia. O tratamento da tireotoxicose melhora o quadro, que desaparece completamente após a resolução do hipertireoidismo.[3]

Alterações cutâneas[1]

Paciente com tireotoxicose apresenta pele quente e úmida, associada à sudorese excessiva, que pode ser restrita às palmas das mãos ou generalizada. Eritema palmar e telangiectasia podem estar presentes. Há aumento da queda capilar associado ao cabelo fino e quebradiço. A separação da margem distal da unha de sua base (onicólise) pode ser encontrada como alteração característica, conhecida como unhas de Plummer. Cerca de

33% dos pacientes com doença de Graves desenvolvem dermatite atópica; 7%, vitiligo; e 3%, dermopatia tireoidiana, também conhecida como mixedema pré-tibial, que pode se apresentar sob 4 formas:

- edema não depressível com mudança na cor da pele;
- placas;
- nódulos;
- forma elefantiásica.

Embora a apresentação mais frequente seja na região pré-tibial, também ocorre em outras regiões do corpo. As lesões do mixedema podem ser precoces ou tardias. As precoces são assimétricas, bilaterais, firmes, com edema não depressível ou placas róseas, cor da pele ou púrpuras. As lesões tardias são confluência das lesões precoces, de forma simétrica; a pele das pernas fica com aparência de casca de laranja. O diagnóstico é feito por biópsia, com colágeno normal na derme papilar e separação do colágeno pela mucina.[1]

A presença de todos esses sintomas ao mesmo tempo não é obrigatória, pois isso depende da gravidade da doença, idade do paciente, doenças associadas e da própria etiologia do hipertireoidismo. O conjunto de sintomas como nervosismo, irritabilidade, palpitação, intolerância ao calor, aumento da sudorese, tremor de extremidades ou fraqueza muscular, associados com bócio, alterações visuais (relacionadas à oftalmopatia de Graves) e mixedema pré-tibial, indica doença de Graves como etiologia.[1]

Exames laboratoriais

Com o desenvolvimento de ensaios mais sensíveis para sua dosagem, o TSH tornou-se o melhor teste para avaliar a função tireoidiana, pois pequenas alterações nos valores da tireoxina livre (T_4L) geram grandes variações nos valores do TSH.[4]

Na atenção primária à saúde, a dosagem do T_4L deve ser realizada somente quando o TSH for anormal e serve para auxiliar no diagnóstico diferencial e para avaliação após início do tratamento do hipertireoidismo no período em que o TSH ainda permanecer suprimido. A utilização da dosagem sensível de TSH associada à do T_4L permite a identificação dos casos de hipertireoidismo subclínico, em que o TSH está suprimido (TSH < 0,01 IU/mL) e o T_4L é normal (Figura 48.1). Como em todas as doenças subclínicas, é necessária a confirmação do quadro, com novas dosagens de TSH e T_4L para que realmente se possa diagnosticar hipertireoidismo subclínico. Deve-se investigar a ocorrência de gestação, doença cardíaca ou arritmia, hipotireoidismo central ou uso de medicações como amiodarona, corticosteroides, agonistas dopaminérgicos, antidepressivos ou antipsicóticos que possam interferir na medição do TSH e gerar confusão diagnóstica.[1]

A dosagem de T_3L ou total pode ser útil para diagnóstico diferencial com a fase tireotóxica da tireoidite crônica, em que o T_4L pode se apresentar aumentado, enquanto o T_3 pode estar normal ou no limite superior. O achado de T_3 elevado com supressão do TSH, mas com T_4L baixo, faz o diagnóstico de tireotoxicose factícia pelo uso de T_3 exógeno.[1]

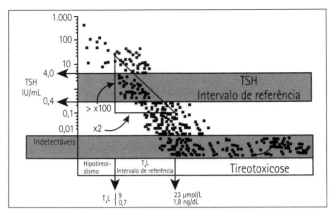

FIGURA 48.1 Relação entre os valores de TSH e T$_4$L.
TSH: hormônio tireoestimulante; T$_4$L: tireoxina livre.
Fonte: adaptada de Demers e Spencer, 2003.[4]

As dosagens dos anticorpos antitireoglobulina e antitireoperoxidase podem sugerir etiologia autoimune, enquanto a dosagem do TRAb permite a identificação de pacientes com menor chance de remissão do hipertireoidismo após um período de tratamento com antitireoidianos, já que os níveis mais elevados do TRAb estão relacionados ao menor índice de remissão da doença.[5]

A cintilografia tireoidiana é raramente utilizada na prática clínica atual, sendo útil para a definição do diagnóstico diferencial do hipertireoidismo com nódulo. Nessa situação, é possível encontrar o paciente com doença nodular tóxica (captação no nódulo palpável e ausência de captação no restante do parênquima) ou doença de Graves associada a nódulo atóxico benigno ou maligno (captação difusa, com área hipocaptante no local do nódulo palpável). Também pode ser empregada nos casos de dúvida diagnóstica entre hipertireoidismo (captação elevada) e tireotoxicose produzida pela fase destrutiva de uma tireoidite, em que a captação é muito baixa ou ausente.[1]

TRATAMENTO

Tratamento medicamentoso

O tratamento clínico com o uso de drogas antitireoidianas (metimazol ou propiltiouracil – PTU) é a opção inicial na maioria dos casos. O metimazol (Tapazol®) está disponível em apresentações de 5 e 10 mg, sendo utilizado em dose única de até 40 mg/dia; doses de 30 mg também apresentam bom efeito inibitório na organificação do iodo (dose máxima diária de 60 mg). O propiltiouracil (Propil®) está disponível em comprimidos de 100 mg, sendo utilizado, na prática, em doses de 400 mg divididas em pelo menos duas tomadas diárias (dose máxima de 800 mg). O PTU é mais utilizado em gestantes que o metimazol, mas, nessa situação, não se devem utilizar doses altas (superiores a 200 mg) pelo risco de bócio e hipotireoidismo fetal.[1]

Após a compensação clínica e laboratorial, que geralmente demora de 4 a 6 semanas, as doses de antitireoidianos são gradualmente reduzidas, mantendo-se uma dose de manutenção (10 mg de metimazol ou 100 mg de propiltiouracil) durante 18 a 24 meses. Após interrupção do tratamento, a chance de remissão definitiva do hipertireoidismo fica em torno de 40%.[1]

Os antitireoidianos podem apresentar reações colaterais, como intolerância gástrica, reações alérgicas, artralgias (que normalmente desaparecem ao longo do tratamento) e, mais raramente, agranulocitose, colestase (metimazol) e hepatotoxicidade (PTU). Essas manifestações geralmente são revertidas após a interrupção do uso da droga, mas podem ser potencialmente letais.

Como boa parte das manifestações clínicas da tireotoxicose é decorrente ou piorada pela hiperatividade adrenérgica, pode ser utilizada, concomitantemente aos antitireoidianos, terapêutica com betabloqueadores, buscando melhora mais rápida de sintomas como taquicardia, tremores, sudorese e nervosismo. Os mais comuns são o propranolol (40 mg, 3 vezes/dia) e o atenolol (50 mg/dia).[1]

Iodo radiativo (I[131])

Método terapêutico mais usado para o tratamento definitivo do hipertireoidismo. O uso de doses fixas no caso de doença de Graves mostrou-se equivalente ao uso de doses calculadas, sendo que tem aplicação mais prática e gera menos custos no processo. Não foram percebidos efeitos adversos na fertilidade, malformações congênitas ou câncer secundário ao uso do radioiodo. Está indicado também no tratamento dos bócios uni ou multinodulares tóxicos, especialmente quando existe maior risco para cirurgia. O bócio multinodular tóxico é mais resistente ao radioiodo, sendo necessárias doses maiores.[1]

Nos casos sem tratamento prévio com antitireoidianos, deve-se considerar o uso concomitante de betabloqueadores em razão do risco de tireotoxicose consequente à liberação de HT pela glândula, resultante da lesão aos folículos provocada pela radiação. O radioiodo não deve ser usado durante o aleitamento, já que pode ser secretado pelo leite.[1]

Cirurgia

As principais indicações para tireoidectomia total ou parcial são em caso de intolerância aos antitireoidianos e impedimento da terapêutica com radioiodo (p.ex., paciente contaminado por iodetos) nos bócios volumosos, nos casos de doença de Graves com nódulo suspeito e nos bócios uni ou multinodulares tóxicos.[1]

As principais complicações do tratamento cirúrgico são hipoparatireoidismo e lesão do nervo laríngeo recorrente, muito raro com cirurgiões experientes.[1]

Injeção percutânea de etanol

O tratamento do hipertireoidismo decorrente do bócio nodular tóxico pode ser resolvido por meio da injeção percutânea de etanol dirigida diretamente ao nódulo, por

US. Esse procedimento é boa opção nos nódulos únicos, com tamanho de até 3 cm de diâmetro, e em situação de emergência com contraindicação cirúrgica. É procedimento simples e rápido, com pronta normalização da tireotoxicose.[6]

SITUAÇÕES ESPECIAIS

Hipertireoidismo subclínico

A definição de hipertireoidismo subclínico (HSC) é eminentemente laboratorial; correspondendo à situação em que o paciente apresenta concentração diminuída (menor que 0,4 mU/L) ou, mais comumente, suprimida de TSH sérico na presença de concentrações normais de HT. Sua prevalência é relativamente alta, cerca de 1 a 2% na população geral, sendo mais frequente em idosos. Aproximadamente, 50% dos pacientes evoluem para compensação clínica espontânea, ou seja, têm HSC transitório, e 5% dos casos ao ano evoluem para tireotoxicose clínica.[1]

A conduta inicial nesses casos deve ser, primeiramente, confirmar o diagnóstico, repetindo e complementando os testes laboratoriais. Uma vez confirmado o HSC, deve-se estabelecer a possível causa dessa alteração, saber se ela é transitória ou definitiva, confirmar se existe ou não quadro clínico de disfunção e verificar a presença de outras doenças concomitantes e de outros fatores de risco que poderiam ser exacerbados pelo HSC.[1]

As causas de HSC incluem situações transitórias, nas quais as alterações hormonais tendem a se normalizar espontaneamente, ou definitivas, quando a situação deve persistir caso não seja tratada ou, inclusive, evoluir para tireotoxicose manifesta.[1]

No primeiro caso, incluem-se as tireoidites destrutivas (subaguda, silenciosa, pós--parto e fase aguda da tireoidite autoimune), uso de medicações como tireoxina (causa mais comum), iodo, xaropes e contrastes iodados, amiodarona, corticosteroides e dopamina. É importante lembrar que pacientes com outras doenças graves e sem patologia tireoidiana podem apresentar concentrações baixas de TSH, tanto pela própria doença grave como pelo uso de drogas como dopamina e corticosteroides.[1]

No segundo caso, pode tratar-se da fase inicial da doença de Graves ou, mais comumente, de bócio uni ou multinodular autônomo, prevalente em áreas carentes de iodo. Nessas áreas, pode-se observar desenvolvimento de HSC em 5 a 10% da população maior de 60 anos de idade.[1]

No diagnóstico laboratorial (além de T_3 e T_4 normais e TSH baixo), a captação de I^{131} pode ajudar no diagnóstico desde que, se estiver aumentada, signifique hiperfunção glandular (doença de Graves, se distribuição homogênea na cintilografia, e bócio nodular autônomo, se captação restrita apenas a algumas áreas da glândula). Contudo, nos casos de tireoidite destrutiva, a captação de I^{131} pela tireoide será praticamente nula. As dosagens de anticorpos antitireoide podem contribuir para o diagnóstico de doença autoimune de tireoide; um TRAb positivo fala a favor de doença de Graves.[1]

Ao contrário do hipertireoidismo manifesto, o quadro clínico de HSC não inclui manifestações típicas de tireotoxicose, podendo apenas apresentar bócio (difuso ou nodular) e, eventualmente, exoftalmo, no caso de doença de Graves.[1]

O tratamento do HSC deve ser individualizado. Nos casos de HSC transitórios, a terapêutica deve ser dirigida ao fator causal (retirada de drogas que o induziram) e, eventualmente, terapêutica sintomática com betabloqueadores. O tratamento do HSC definitivo será sempre motivo de discussão entre os especialistas. Os efeitos deletérios sobre o sistema cardiovascular são o foco de vários estudos por causa dos potenciais riscos para a saúde. Apesar de não serem todos os estudos que confirmam esses achados, tem-se observado no HSC: aumento nas frequências cardíacas e de batimentos atriais e ventriculares prematuros, aumento da massa ventricular esquerda, doença coronariana e mortalidade cardiovascular, principalmente em pacientes acima de 60 anos. Todos esses achados acontecem quando a concentração de TSH está suprimida, ou seja, quando é maior que 0,01 mU/L; por outro lado, se a concentração de TSH estiver entre 0,1 e 4 mU/L, esses riscos não são maiores.[1]

Existem evidências dos efeitos do HSC sobre o metabolismo ósseo quando avaliados os marcadores bioquímicos, havendo maior *turnover* ósseo que pode contribuir para a perda da massa óssea, principalmente em mulheres na pós-menopausa com TSH suprimido. Apesar de o metabolismo ósseo ter sido muito pesquisado, pouco se sabe sobre o risco real de fraturas nesses pacientes.[1]

Portanto, a tendência é tratar os casos em que o TSH tem supressão completa (< 0,01 mU/L) e os pacientes de alto risco (fibrilação arterial – FA, insuficiência cardíaca crônica e outras doenças graves) com terapêutica ablativa: I^{131} ou cirurgia. Nos casos de bócios uninodulares autônomos, injeção percutânea de etanol também é boa opção. Já nos casos de TSH não completamente suprimido em pacientes jovens, sem outra doença concomitante, não há consenso quanto ao tratamento. O tratamento do hipertireoidismo deve ser considerado para cada paciente, analisando-se riscos e benefícios, além do possível papel deletério do hipertireoidismo subclínico em algumas doenças preexistentes.[1]

Crise tireotóxica

A crise ou tempestade tireotóxica (CT) é uma complicação grave e muitas vezes fatal do hipertireoidismo. É um evento raro, correspondendo, aproximadamente, a 1 a 2% das internações por tireotoxicose, e sua mortalidade é elevada – ao redor de 20 a 30% dos casos. O ponto no qual a tireotoxicose transforma-se em uma CT é controverso e, muitas vezes, subjetivo. A confirmação da CT é feita pelos sintomas de tireotoxicose associados à disfunção de um ou mais *Zang* (Órgãos) ou sistemas.[1]

Habitualmente, anamnese revela eventos precipitantes, como infecções, traumas, estresse cirúrgico, suspensão de drogas antitireoidianas, desordens metabólicas, uso de contrastes iodados, doenças cardíacas ou doenças pulmonares subjacentes.[1]

O quadro clínico caracteriza-se por estado de hipermetabolismo, apresentado, geralmente, com febre, sudorese profusa, taquicardia e, às vezes, episódios de arritmia, podendo vir acompanhados de edema pulmonar e insuficiência cardíaca congestiva.

Na CT, além dos sinais e sintomas usuais exacerbados, podem ser encontrados outros que não são habituais no hipertireoidismo, como hipertermia, alteração do estado de consciência, psicose, convulsões, insuficiência cardíaca congestiva de alto débito, etc.

O início do tratamento é sempre baseado no quadro clínico. Não se deve esperar a confirmação do laboratório, mesmo porque não há exame que confirme o diagnóstico de CT. A terapêutica deve ser dirigida para:[1]

- diminuir a síntese e a secreção hormonal pela tireoide;
- bloquear a transformação de T_4 em T_3, que é a forma de hormônio mais ativa;
- combater a descompensação sistêmica, bloqueando os efeitos periféricos do excesso hormonal e da hiperatividade adrenérgica, principalmente no nível dos sistemas cardiovascular e nervoso;
- tratar os fatores precipitantes e as possíveis doenças concomitantes.

Na CT, é necessário tratamento de suporte com oxigenoterapia e ventilação mecânica (em alguns casos), diminuição da temperatura (compressas frias, antipiréticos e clorpromazina), sedação e hidratação venosa. O tratamento do evento precipitante é fundamental para a reversão da crise. O uso de antitireoidianos, como metimazol ou propiltiouracil, está indicado em doses máximas. Em casos em que a via oral (VO) estiver contraindicada por vômitos, diarreia ou distensão abdominal, essas drogas podem ser formuladas para uso endovenoso ou por via retal.[1]

Os sais de iodo em altas doses atuam, principalmente, bloqueando a secreção de mais hormônios pela tireoide. Um lembrete importante diz respeito à administração de iodo pelo menos 1 ou 2 horas após as tionamidas, pois estas bloqueiam a organificação do iodo à tirosina, evitando, portanto, a formação de mais hormônios. Pode-se utilizar 100 a 1.000 mg, a cada 12 horas, VO, ou iodeto de sódio 500 mg, gota a gota, por via endovenosa (EV). Contrastes radiológicos iodados como o ipodato (Oragrafin®) e o ácido iopanoico (Telepaque®) são uma ótima arma terapêutica, pois bloqueiam a secreção hormonal e, principalmente, a enzima desiodase que atua na conversão periférica de T_4 em T_3, que é o hormônio mais ativo. Com esse efeito, há forte queda dos níveis de T_3 com bons resultados na CT, propiciando, às vezes, recuperação em 24 horas.[1]

A terapêutica contra os efeitos periféricos dos HT é feita com betabloqueadores para combater a hiperatividade adrenérgica, podendo-se utilizar o propranolol. Também pode ser utilizado atenolol, metoprolol, nadolol ou esmolol.[1]

Gestação

Na gravidez normal, em razão de sua semelhança estrutural com o TSH, a hCG produzida pela placenta tem efeito similar ao do hormônio tireotrófico, estimulando a função e o crescimento tireoidianos. A hCG tem pico em 10 a 12 semanas (10 a 40 IU/mL) e, nesse período, são comuns concentrações baixas ou até suprimidas de TSH, porém com T_4L normal. Esse hipertireoidismo gestacional é transitório e, na grande maioria das vezes, não requer tratamento.[1]

A doença de Graves na gestação caracteriza-se pela presença de bócio, sintomas e sinais de tireotoxicose (de intensidade variável), TSH suprimido, T_4L elevado e anticorpos antitireoide presentes, inclusive TRAb.[1]

O uso de antitireoidianos é a alternativa terapêutica de escolha, já que o radioiodo não pode ser utilizado, pois atravessa a placenta. Mas são necessários cuidados, devendo-se manter os níveis de T_4L materno no limite superior da normalidade dos valores de referência para não gestantes.[1]

Como durante a gravidez as doenças autoimunes podem apresentar período de remissão, o hipertireoidismo da doença de Graves pode ter melhora durante a gestação e, então, doses baixas do antitireoidiano são suficientes para controle adequado na maioria dos casos. O propiltiouracil é a droga habitualmente utilizada, já que existem relatos de casos de recém-nascidos com aplasia cútis ou atresia de coanas, filhos de mães em uso do metimazol durante a gestação. O metimazol pode ser prescrito se o propiltiouracil não estiver disponível, caso não seja tolerado pela paciente ou se tiver apresentado reação adversa.[1]

Deve-se acompanhar com US fetal mulheres com TRAb elevado ou aquelas tratadas com antitireoidianos, com o objetivo de encontrar evidências de disfunção tireoidiana fetal, como retardo de crescimento, hidropsia, bócio ou insuficiência cardíaca. O TRAb atravessa livremente a placenta e pode estimular a tireoide fetal, portanto, deve ser dosado antes da gestação ou no final do segundo trimestre em mães com doença de Graves, naquelas com história de doença de Graves tratada com I^{131} ou tireoidectomia, ou, ainda, quando houver neonato prévio com doença de Graves.[1]

Se o tratamento cirúrgico for indispensável, o 2º trimestre é o período mais recomendado. Não existe evidência de que o tratamento do hipertireoidismo subclínico seja importante para a gestação, sendo que o uso de antitireoidianos pode ter risco para o feto.[1]

OFTALMOPATIA DE GRAVES

Oftalmopatia de Graves (OG) é uma doença inflamatória da órbita que acomete geralmente pacientes com doença autoimune de tireoide. Em 90% dos casos está relacionada à doença de Basedow-Graves, em 5% está associada ao hipotireoidismo autoimune (tireoidite de Hashimoto), e em 5% das vezes acomete pacientes sem evidência de disfunção tireoidiana. É clinicamente evidente em 25 a 50% dos casos, mas, por meio de técnicas de imagem, é detectada em mais de 90% dos pacientes, e apresenta-se com maior gravidade em 5% dos casos. Sua gênese está relacionada com fatores ambientais, genéticos e endógenos. Ocorre 4 a 5 vezes mais em mulheres do que em homens, predomina na faixa etária de 43 a 45 anos e é mais grave no sexo masculino.[1]

Foi observado padrão de desenvolvimento da OG no qual 40 a 60% dos pacientes hipertireóideos desenvolveram a doença em um ano. Com relação ao período de desenvolvimento, 20% dos pacientes apresentam OG antes do hipertireoidismo, 40%, junto com o hipertireoidismo, e 40%, depois do aparecimento do hipertireoidismo.[1]

A patogênese não está totalmente esclarecida, mas mecanismos autoimunes estão certamente envolvidos. Caracteristicamente, é encontrado percentual anormal de linfócitos CD8 supressores/citotóxicos e redução na razão CD4/CD8, sabendo-se que mecanismos celulares e humorais trabalham conjuntamente para promover a OG.[1]

Em indivíduos com predisposição genética, associando-se fatores ambientais (dos quais estresse e fumo, certamente, são importantes) e, provavelmente, em razão da reatividade cruzada entre antígenos tireoidianos e orbitários, as citocinas estimulam, também, proliferação de fibroblastos e produção de glicosaminoglicanos (GAG) que se acumulam no tecido conjuntivo que envolve musculatura e gordura orbitárias. Como essas macromoléculas são hidrofílicas, o acúmulo de GAG e de líquido resulta em aumento de partes moles confinado à caixa óssea limitada (órbita), levando ao aumento da pressão intraorbitária, com protrusão do globo ocular, e a doença torna-se clinicamente evidente (Figura 48.2).[1]

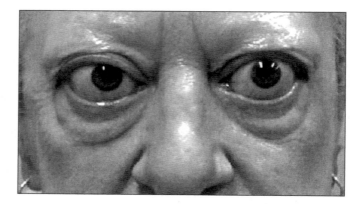

FIGURA 48.2 Paciente com protrusão do globo ocular por doença de Graves.

Existem alguns fatores de risco ou indicadores prognósticos para OG grave e progressiva. Pacientes que fumam apresentam maior risco, além de casos com maior gravidade e maior frequência de miopatia restritiva, diplopia e neuropatia ótica compressiva; o tabagismo também afeta o resultado do tratamento. Outro fator de risco que traz complicações é o diabete melito – nesses pacientes, o tratamento convencional com corticosteroides pode complicar o controle glicêmico; a radioterapia da órbita é contraindicada pelo risco de piora da retinopatia diabética, e o uso da pioglitazona no tratamento do diabete pode piorar a OG.[1]

O curso natural da OG compreende dois estágios:[1]

- fase ativa: inflamatória, com agravamentos e remissões, na qual os olhos ficam vermelhos, congestos e sensíveis, com duração variável de meses ou anos;
- fase crônica: sem inflamação, com predominância de fibrose e nas quais achados oculares como protrusão e motilidade muscular ficam estáveis.

Na fase inflamatória, o paciente apresenta lacrimejamento, hiperemia conjuntival e edema periorbitário com retração palpebral, lagoftalmo e exposição da córnea. Com o aumento da musculatura e do tecido adiposo, há aumento da pressão intraorbitária, levando à proptose (como uma descompressão natural) e ao risco de comprometimento do nervo ótico. Associado a todo esse processo, tem-se o comprometimento da circulação venosa, que agrava o edema orbitário e periorbitário. Na fase crônica, o processo inflamatório regride com aumento na deposição do colágeno e de gordura.[1]

A distinção entre as fases inflamatória e crônica da OG é muito importante, sobretudo do ponto de vista da sua terapêutica. Na fase ativa, o tratamento deve ser anti-inflamatório, com uso de drogas e/ou radioterapia. Na fase crônica, a terapêutica deve ser direcionada para cirurgia cosmética e/ou descompressiva, ou para tratamentos antifibrose.[1]

A terapêutica da OG compreende, em primeiro plano, o tratamento do hipertireoidismo. Cerca de 60 a 70% dos pacientes melhoram com o tratamento, principalmente quando o envolvimento ocular é leve e recente. Quando a doença ocular é mais grave ou progride, um tratamento ocular específico deve ser instituído para combater a inflamação na fase aguda.

Para o tratamento da OG, são necessárias algumas medidas locais, como uso de óculos de sol, lágrima artificial, proteção dos olhos durante o sono e elevação da cabeceira da cama. A interrupção do tabagismo é vital para o sucesso do tratamento, já que este representa fator de risco isolado para a ocorrência de hipertireoidismo e de OG. Deve-se evitar o hipotireoidismo durante ou após o tratamento do hipertireoidismo, em razão do possível efeito do TSH elevado sobre seus receptores nos tecidos orbitários. Os corticosteroides são utilizados na fase inflamatória, e sua efetividade fica em torno de 60 a 70%. A colchicina também mostrou ser boa opção terapêutica, com resultados semelhantes aos dos corticosteroides e sem seus efeitos colaterais. Uma alternativa no tratamento da fase aguda é a radioterapia externa. Sua efetividade também é de 60 a 70%, com resultados melhores quanto aos sinais inflamatórios, à disfunção muscular e mesmo à neuropatia óptica, desde que recentes, e com resultados limitados quanto à proptose e diplopia antigas. Pode ser usada isoladamente ou em associação aos corticosteroides. Outras opções terapêuticas menos empregadas incluem ciclosporina, indometacina, Octreotid® (somatostatina), alopurinol associado à nicotinamida e outros.[1]

Admitindo-se a hipótese de que o receptor de TSH presente na tireoide e em tecidos orbitários seja o antígeno comum para o processo autoimune, a ablação total do tecido tireoidiano também tem sido empregada por alguns autores, na tentativa de se conseguir melhor controle da doença.[1]

As indicações do tratamento cirúrgico com descompressão orbitária incluem neuropatia óptica compressiva com diminuição da visão e proptose importante com lesão de córnea (independentemente da fase de atividade da doença), bem como na fase crônica com OG já estável, quando houver disfunção muscular importante ou por motivos estéticos. Cirurgias menores corretivas podem ser feitas também na fase crônica para correção de diplopia, retração palpebral e blefaroplastia estética.[1]

Uma nova alternativa para o tratamento da OG na fase crônica é a pentoxifilina, por seu efeito antifibrótico, com bons resultados quanto à melhora subjetiva (questionário de qualidade de vida) e objetiva, por meio da diminuição da medida da proptose.[1]

CONSIDERAÇÕES FINAIS

Define-se hipertireoidismo como o excesso de produção e secreção dos HT. Pode ser dividido em primário e secundário. No primário, a tireoide é primariamente afetada e há níveis elevados de HT, o que leva à supressão do TSH. No hipertireoidismo secundário (de causa central, hipofisária), tem-se níveis elevados de HT com níveis normais ou elevados de TSH. Várias patologias podem causar hipertireoidismo (ver Quadro 48.1). A principal causa é a doença de Graves.[1]

O estado hipermetabólico gera alterações cardiovasculares, psiquiátricas, dermatológicas, oftalmológicas e metabólicas. Vários sinais e sintomas devem levantar suspeita para o diagnóstico. Com o desenvolvimento de ensaios mais sensíveis para sua dosagem, o TSH tornou-se o melhor teste para avaliar a função tireoidiana, pois pequenas alterações nos valores da tireoxina livre (T_4L) geram grandes variações nos valores do TSH.[1]

O tratamento clínico com uso de drogas antitireoidianas (metimazol ou propiltiouracil) é a opção inicial. O tratamento definitivo do hipertireoidismo com radioiodo está indicado para a maioria dos pacientes.[1]

Em relação ao hipertireoidismo subclínico, deve-se, primeiro, confirmar a alteração laboratorial, verificar a existência do quadro clínico de disfunção, estabelecer a possível causa dessa alteração, procurando saber se é transitória ou definitiva, e verificar a presença de outras doenças concomitantes e de outros fatores de risco que poderiam exacerbar-se pelo HSC, para, então, fazer-se ou não indicação do tratamento. A CT ou tempestade tireotóxica é complicação grave e, muitas vezes, fatal do hipertireoidismo, podendo apresentar hipertermia, alteração do estado de consciência, psicose, convulsões e até insuficiência cardíaca congestiva de alto débito. A OG é uma doença inflamatória da órbita que acomete, geralmente, pacientes com doença autoimune de tireoide. Em 90% dos casos está relacionada à doença de Basedow-Graves. A terapêutica da OG compreende, em primeiro lugar, o tratamento do hipertireoidismo. Quando a doença ocular é mais grave ou progride, deve ser instituído tratamento ocular específico para combater a inflamação na fase aguda, a fibrose e suas sequelas na fase crônica.[1]

48 | CONCEITOS DA MEDICINA TRADICIONAL CHINESA

Introdução

Na concepção energética, a saúde é o equilíbrio entre *Yin* e *Yang* e está baseada no princípio do *Tao*. Toda a teoria energética é baseada na Lei dos Cinco Movimentos: Água, Madeira, Fogo, Terra e Metal. A Água gera a Madeira; a Madeira gera o Fogo; o Fogo gera a Terra; a Terra gera o Metal; e o Metal gera a Água, completando o ciclo. A Água corresponde ao *Shen* (Órgão energético), que na tradução significa Rins energéticos. A Madeira corresponde ao *Gan* (Órgão energético), que foi traduzido como Fígado energético. O Fogo corresponde ao *Xin* (Órgão energético), que se traduziu como Coração energético. A Terra corresponde ao *Pi* (Órgão energético), traduzido como Baço/Pâncreas energético. O Metal corresponde ao *Fei* (Órgão energético), traduzido como Pulmão energético. Assim, o homem possui cinco centros energéticos por analogia aos Cinco Movimentos. Cada Órgão energético tem uma expressão física e uma expressão psíquica.[7]

Na parte física, significa que cada *Zang* (Órgão) está relacionado a várias estruturas, como no caso dos Rins (*Shen*), que enviam Energia para as seguintes estruturas: o próprio rim, bexiga, ossos, cartilagens, coluna vertebral (cervical, torácica e lombar), ombros, quadril, tornozelos, pequenas articulações de mãos e pés, medula óssea, medula espinal, cérebro, dentes, cabelos, orelhas (vestibulococlear), Vísceras Curiosas (tireoide e ovário) e todo o aparelho reprodutor masculino.[8]

Uma Víscera Curiosa não segue diretamente a fisiologia dos *Zang Fu* (Órgãos e Vísceras) por meio da Energia de nutrição (*Rong Qi* ou *Yong* Qi), ou seja, segue um padrão de circulação energética diferenciado. Isso significa que a tireoide, por ser uma Víscera Curiosa, recebe sua Energia através dos chamados Meridianos Curiosos, que veiculam a Energia *Jing* produzida pelos cinco *Zang* (Órgãos energéticos) a partir da metabolização da Energia de nutrição (*Rong Qi*). Em seguida, todos esses *Zang* enviam seus *Jing* para os Rins (*Shen*), que têm a função de receber e enviar esse *Jing* proveniente dos *Zang*, juntamente com seu *Jing*, para as Vísceras Curiosas.

São quatro os Meridianos Curiosos que levam o *Jing* até a tireoide: *Ren Mai, Yin Qiao Mai, Chong Mai* e *Yin Wei*. Os Meridianos Curiosos são considerados a via externa pela qual o *Jing* chega até o cérebro. A via interna, segundo o *Ling Shu*[9], é feita por meio da medula espinal até o cérebro. Assim, a tireoide é local de concentração de *Jing*, e como este é proveniente dos Rins (*Shen*), é denominado Rim externo. Na embriologia energética, a tireoide forma-se a partir do *Jing* inato originário dos Rins (*Shen*) maternos.[9] Após o nascimento, é reforçado pelo *Jing* Adquirido procedente da metabolização do *Jing* Cereal (*Rong Qi*) pelos *Zang*.

Fisiopatogenia

A Energia da tireoide provém dos Rins (*Shen*), por isso qualquer perturbação do equilíbrio no *Yin/Yang* dos Rins (*Shen*) repercute na função da tireoide. Quando há diminuição do *Yin* dos Rins (*Shen-Yin*), ocorre um escape, uma liberação da Energia *Yang* dos Rins (*Shen-Yang*), a qual tende a ir para o Alto por meio dos Meridianos Curiosos e chegar à tireoide. Esse excesso de *Yang* em relação ao *Yin* faz com que a tireoide comece a funcionar excessivamente, levando ao estado de hipertireoidismo. Esse fenômeno de afluxo de *Yang* é denominado pela Medicina Tradicional Chinesa de fenômeno de afluxo de *Jing* Fogo do Rim *Yang*.[10]

Por outro lado, essa desarmonia do *Yin/Yang* nos Rins (*Shen*), pela Lei dos Cinco Movimentos, também repercute no Movimento seguinte, o Movimento Madeira, isto é, no Fígado (*Gan*). O Fígado energético (*Gan*) envia sua energia (*Qi*), em harmonia ou não, para as estruturas cuidadas por ele, como músculos, nervos e tendões. Se a Energia do Fígado (*Gan Qi*) estiver em excesso, manifesta-se de maneira gradual de acordo com a intensidade e as três fases do processo de adoecimento: energética, funcional e orgânica. Como os músculos são regidos pelo Fígado (*Gan*), a Plenitude da sua Energia acarreta os tremores chamados de Vento Interno (Vento = Energia cósmica do *Gan*), por ser de procedência interna. Com a evolução, o processo torna-se crônico, fato que leva ao esgotamento dos músculos e pode manifestar-se por miastenia.

Na concepção energética, a abertura do Fígado (*Gan*) é o olho, de modo que o *Yang*, o Fogo do Fígado (*Gan*), ao se dirigir aos olhos, cria tensão e pressão no globo ocular, produzindo aumento deste e resultando em exoftalmia. Como nervosismo e agitação são manifestações psíquicas do Fígado (*Gan*), os pacientes também apresentam esses sintomas.[10]

O escape de *Yang*, pela Lei dos Cinco Movimentos, chega ao Movimento Fogo pertencente ao Coração (*Xin*), que acarreta perturbação do Sangue (*Xue Qi*) com consequente manifestação de sudorese (mãos úmidas). O Calor tem a finalidade de atingir o Sangue (*Xue*). Por isso, o Sangue (*Xue*) teme o Calor, ou, em outras palavras, o Calor prejudica o Sangue (*Xue*), daí a termofobia. No coração propriamente dito, ocorre taquicardia, decorrente do excesso de função provocado pelo excesso de *Yang*, enquanto na parte psíquica há delírios e distúrbios psíquicos, que são as perturbações do Mental (*Shen do Xin*).[10]

Se o distúrbio *Yin/Yang* chegar ao Baço/Pâncreas (*Pi*), pode ocasionar perturbação do seu funcionamento. Como se trata de situação de excesso de *Yang*, tem-se um metabolismo excessivo, fato que leva ao emagrecimento. O excesso de *Yang* (Calor) pode chegar ao Meridiano *Yang Ming*, surgindo, então, a sede. O elemento pertencente ao Baço/Pâncreas (*Pi*) é a Terra; esta é a Umidade; e a Umidade é a forma, por isso aparecem alterações morfológicas na tireoide, que são bócio, nódulos, etc.

Se a desarmonia *Yin/Yang* atingir o Pulmão (*Fei*) de maneira crônica, o paciente apresentará quadro depressivo, uma vez que a tristeza e a depressão são expressões psíquicas do Pulmão (*Fei*).[10]

Quadro clínico e diagnóstico

Além dos sinais e sintomas mencionados anteriormente na fisiopatogenia, a propedêutica energética é interessante, rica e objetiva quanto ao diagnóstico da desarmonia energética.

Quando se tem perturbação da Energia dos Rins (*Shen*), em que o *Yang* predomina em relação ao *Yin*, a tez do paciente pode ou não apresentar cor enegrecida, baça, dependendo da evolução e do tempo de instalação do distúrbio. Os pés apresentam-se frios, uma vez que a Energia *Yang*, por ter ido para o Alto, faltará no Baixo.[10]

No estudo do pulso na posição pé (*chi*) da mão direita, correspondendo ao Rim-*Yang*, há a plenitude *Yang* e, ao mesmo tempo, na posição pé (*chi*) da mão esquerda, o Rim-*Yin* em vazio. Na posição barreira (*guan*) da mão esquerda, observa-se a plenitude *Yang* da Energia do Fígado (*Gan*). Na posição polegar (*cun*) da mão esquerda, pode-se notar, de acordo com o estado energético do paciente, por exemplo, plenitude *Yang* ou vazio do Coração (*Xin*). Na pulsologia intermediária, o pulso pode ser tenso, dependendo da fase energética em que se encontra o paciente, o que corresponde ao Fogo do Fígado (*Gan*). Encontra-se, ainda, um pulso intermediário macio e suave de Umidade ou mesmo escorregadio de Mucosidade Calor.[10]

No exame da língua, a região posterior, ou seja, a raiz, mostra-se geralmente escura, indicando insuficiência da Água e acarretando manifestações de Fogo no organismo.

As margens da língua manifestam a Energia ou o distúrbio do Fígado (*Gan*), que se encontra mais intensamente avermelhada que o resto da língua, ou mesmo com fissuras ou gretaduras, se a instalação do Fogo do Fígado (*Gan*) for de longa data e o paciente for deficiente de *Yin* do Fígado (*Gan*). A língua pode apresentar-se trêmula, indicando o Vento Interno (Fogo do Fígado – *Gan*).[10]

O Coração (*Xin*) é o responsável pelo ápice da língua e por ela como um todo. Nota-se hiperemia mais destacada nessas regiões ou pontilhado em toda a extensão.

O Baço/Pâncreas (*Pi*) cuida do centro da língua. Assim, no caso de excesso ou de Fogo, ocorrem as fissuras ou gretaduras nesse local.

No exame físico geral, o paciente costuma apresentar sudorese, principalmente noturna, independentemente de estar com calor ou agasalhado de modo excessivo, indicando, assim, o escape de *Yang*. Outro sinal marcante é a transpiração bem localizada ao redor da parte anterior do pescoço. A região do baixo ventre costuma estar fria, o que se explica pela Medicina Chinesa por ser a região do Aquecedor Inferior (*Xiajiao*), correspondendo ao distúrbio da Energia do Fígado (*Gan*) e dos Rins (*Shen*).[10]

Tratamento[10]

Na Medicina Ocidental, pede-se repouso físico e mental, que é consoante com a Medicina Oriental, pois o repouso fortalece os Rins (*Shen*). Além disso, 90% das doenças têm origem nas emoções, portanto, o repouso mental também é coerente com a medicina energética.

No hipertireoidismo, a etiopatogenia é decorrente da insuficiência do Rim-*Yin* com escape do Rim-*Yang*, portanto, deve-se, em primeiro lugar, tonificar o Rim-*Yin* e, depois, o Rim-*Yang*.

Os pontos para tratamento do Rim-*Yin* são VC-4 (*Guanyuan*), B-23 (*Shenshu*) (moxabustão) e B-52 (*Zhishi*). Os pontos para tratar o Rim-*Yang* são VC-4 (*Guanyuan*) e VG-4 (*Mingmen*), e acrescenta-se, em tonificação, R-3 (*Taixi*). Fortalecem-se, assim, os Rins (*Shen*), para que possam metabolizar a Energia *Rong Qi* ou *Yong Qi* em *Jing* e enviar o *Jing* para a tireoide.

Em patologia tireoidiana e de Vísceras Curiosas, devem-se sempre utilizar os pontos de concentração de *Jing* dos Rins (*Shen*), que são B-11 (*Dazhu*) (reunião dos ossos), pois os ossos são os Rins (*Shen*), e B-43 (*Gaohuang*), ponto de concentração do *Jing* dos Rins (*Shen*). Além disso, fortalece-se a medula óssea com IG-16 (*Jugu*) e VB-39 (*Xuanzhong*).

No caso de hipertireoidismo com exoftalmia, deve-se usar a técnica de regularização do Fígado (*Gan*), pois todos os casos de exoftalmia são ocasionados pelo Fogo do Fígado (*Gan*). Para tanto, usam-se os pontos Terra a fim de abafar o Fogo do Fígado (*Gan*), que são VB-34 (*Yanglingquan*) e F-3 (*Taichong*). Às vezes, apenas tratando esses dois pontos, sem utilizar os pontos locais, pode-se tratar a exoftalmia.

A fim de aumentar a eficácia do tratamento para os olhos, deve-se fazer puntura nos pontos que levam a Água, que são B-1 (*Jingming*), Ponto Curioso (PC) *Tai Yang* e todos os pontos do Meridiano *Shao Yang* que passam na região orbital, como VB-14 (*Yangbai*) e VB-16 (*Muchuang*). No que concerne ao Meridiano *Tai Yang*, deve-se utilizar o ponto ID-19 (*Tinggong*), usado frequentemente porque é um excelente ponto para se tratar patologia ocular.

Nos casos de hipertireoidismo em pessoas muito excitadas, acalma-se o Mental (*Shen*) com os pontos VG-20 (*Baihui*), VC-17 (*Danzhong*) e C-7 (*Shenmen*).

Segundo os textos antigos, os Rins (*Shen*) só funcionam graças ao Triplo Aquecedor (*Sanjiao*). Por isso, ele deve ser tonificado e estimulado, com aplicação de moxabustão no ponto B-22 (*Sanjiaoshu*). Deve-se, também, inserir agulha e aquecer o Aquecedor Superior (*Shangjiao*) com o VC-17 (*Danzhong*), o Aquecedor Médio (*Zhonjiao*) com o VC-12 (*Zhongwan*) e o E-25 (*Tianshu*) e, principalmente, o Aquecedor Inferior (*Xiajiao*) com o VC-5 (*Shimen*) e o VC-7 (*Yinjiao*), em razão da relação entre os Rins (*Shen*) e o Fígado (*Gan*), e, também, porque o VC-5 (*Shimen*) é um ponto que responde a todo o tipo de Vísceras (*Fu*), inclusive as Vísceras Curiosas.

Como foi tratado o Triplo Aquecedor (*Sanjiao*), deve-se mobilizar o Fogo Ministerial, porque o *Sanjiao* não se ativa sem o Fogo proveniente do Coração (*Xin*), e este vai ao *Sanjiao* graças ao Mestre do Coração (*Xin Bao Luo*). Para aumentar a potência do Fogo Ministerial, devem-se utilizar os pontos B-13 (*Feishu*), B-14 (*Jueyingshu*), B-15 (*Xinshu*), B-42 (*Pohu*), B-43 (*Gaohuangshu*) e B-44 (*Shentang*); próximo está o VG-14 (*Dazhui*), que aumenta o potencial da Energia *Wei*, que é *Yang*, e permite o movimento na circulação e na metabolização.

Ao se aquecer o Fogo Ministerial, auxilia-se o Triplo Aquecedor (*Sanjiao*) a fazer funcionar os *Zang* (Órgãos) e a metabolizar, mas, ao mesmo tempo, traz-se a Energia *Wei* para que ajude um pouco mais o Fogo Ministerial. A Energia *Wei* defende o corpo, mas também auxilia a metabolizar e a circular por todos os lados. Nos Meridianos Principais, só circula a Energia *Rong*, que necessita de força que a impulsione, e isto é realizado pela Energia *Wei*. Esta circula no espaço intermeridianos e, de tempos em tempos, penetra nos Meridianos Principais para impulsionar a Energia *Rong* e sai novamente nos pontos de reunião das Energias *Rong* e *Wei*. Todos os Meridianos têm os pontos de reunião, chamados pontos cume e raiz, e que se situam no Baixo e Alto do Meridiano, onde *Rong* e *Wei* se encontram com a finalidade de a Energia *Wei* ajudar o *Rong* a circular melhor. Por isso, sempre que se fizer o Fogo Ministerial, deve-se estimular o VG-14 (*Dazhui*).[10]

O afluxo de Energia ao nível da tireoide, em razão da insuficiência do Rim-*Yang*, determina extremidades dos membros frias, pois o Meridiano Principal não consegue mais se polarizar. Se a Energia de um Meridiano não puder ir para o Baixo, vai afluir para o Alto, a partir das grandes articulações, e seguindo normalmente os Meridianos Distintos que vão para a cabeça nos pontos denominados "Janela do Céu". Nos casos de afluxo de Energia para a cabeça, devem-se estimular os pontos "Janelas do Céu" para aliviar esse afluxo, cujos pontos mais importantes são B-10 (*Tianzhu*), TA-16 (*Tianyou*) e, principalmente, E-9 (*Renying*), no caso de tratamento de hipertireoidismo, pois é ponto de desembarque de *Jing* do *Yin Qiao* na tireoide[10] (Figura 48.3).

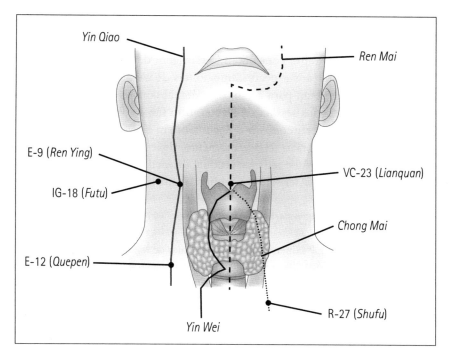

FIGURA 48.3 Localização dos Meridianos que passam pela região da tireoide e pontos de Acupuntura importantes no tratamento da patologia da tireoide.

O ponto IG-18 (*Futu*) deve ser usado principalmente se houver bócio. Se a tireoide tiver bócio, é sinal de afecção da Terra, portanto, deve-se acrescentar o ponto *Tsri* do Baço/Pâncreas (*Pi*), que corresponde à Umidade, o ponto BP-8 (*Diji*).

Além disso, deve-se regularizar o sistema Baço/Estômago (*Pi-Wei*) com a aplicação de moxabustão nos pontos B-20 (*Pishu*) e B-21 (*Weishu*), além da puntura no F-13 (*Zhangmen*) e no VC-12 (*Zhongwan*) e de tonificar o BP-3 (*Taibai*) e o E-42 (*Chongyang*) (pontos *Yuan*, para aumentar a eficácia da técnica de tratamento *Shu-Mo*).[10]

Segundo os textos antigos, toda vez que se tratar uma Víscera Curiosa, devem-se usar também os Pontos Curiosos, que são pontos de concentração do *Jing* dos cinco *Zang* (Órgãos).

Pontos Curiosos (PC) a distância

O PC-12 (*Hujingmai*) situa-se na face posterior da orelha, onde se localizam três vênulas. São os pontos venosos oculares. Este ponto tem a ação de tratar os casos de hipertireoidismo. A técnica é fazer sangrar com agulha triangular.

O PC-117 (*Zeqian*) está a 1 *tsun* distal do P-5 (*Chize*), em uma linha imaginária em direção ao polegar. É um ponto sempre muito sensível. Ao inserir a agulha nesse ponto, deve-se fazer inserção perpendicular a 1 ou 1,5 *tsun* de profundidade.

CONSIDERAÇÕES FINAIS

Segundo a experiência do autor, considerando a origem de 90% das doenças nas emoções, é fundamental se ater aos aspectos emocionais de cada paciente, não somente a fim de orientá-lo, mas também para acalmar o Mental com as agulhas de Acupuntura. A frequência e a sequência das sessões de Acupuntura são o segredo para se obter resultado no tratamento do hipertireoidismo. Recomendam-se 3 vezes/semana até que se obtenham alterações laboratoriais. Nesse momento, deve-se encaminhar o paciente ao endocrinologista para avaliação e retirada gradual da medicação. A terapia por Acupuntura no hipertireoidismo deve ser sempre acompanhada por um endocrinologista.

REFERÊNCIAS BIBLIOGRÁFICAS

1. Furlanetto RP, Camacho CP. Hipertireoidismo. In: Guias de Medicina Ambulatorial e Hospitalar da Escola Paulista de Medicina – Unifesp – Endocrinologia. Barueri: Manole, 2008. p.77-99.
2. Daniels GH. Amiodarone-induced thyrotoxicosis. J Clin Endocrinol Metab 2001; 86:3-8.
3. Silva MR, Chiamolera MI, Kasamatsu TS, Cerutti JM, Maciel RM. Thyrotoxic hypokalemic periodic paralysis, an endocrine emergency: clinical and genetic features in 25 patients. Arq Bras Endocrinol Metabol 2004; 48:196-215.
4. Demers LMS, Spencer CA. NACB: laboratory suport in the diagnosis and monitoring of thyroid disease 2003; 58:138-40.
5. Okamoto Y, Tanigawa S, Ishikawa K, Hamada N. TSH receptor antibody measurements and prediction of remission in Graves' disease patients treated with minimum maintenance doses of antithyroid drugs. Endocr J 2006; 53:467-72.
6. Bianchini EX, Mamone MC, Paiva ER, Maciel RMB, Furlanatto RP, Tkutri ES. Injeção percutânea de etanol no tratamento de nódulos tireoideanos sólidos, císticos e autônomos. Arq Bras Endocrinol Metabol 2003; 47:543-51.
7. Nghi NV, Dong MV. Semiologia e terapêutica em Medicina Chinesa. São Paulo: Center AO, 2008. p.191-316.
8. Yamamura Y, Tabosa AMF. Fundamentos energéticos e científicos da Acupuntura das algias músculo-esqueléticas. In: Guias de Medicina Ambulatorial e Hospitalar da Escola Paulista de Medicina – Unifesp – Ortopedia. Barueri: Manole, 2008. p.401-17.
9. Nghi NV, Dzung TV, Nguyen CR. Lingshu. Marseille: NVN, 1995.
10. Dzung TV. Seminário Patologias da Tireóide. Águas de Lindóia, 9-13 set. 1999.

CAPÍTULO **49**

Hipotireoidismo

MARCIUS MATTOS RIBEIRO LUZ

CONCEITO

O hipotireoidismo é uma síndrome decorrente da produção insuficiente de hormônio tireoidiano, com variada expressão clínica e que geralmente resulta em diminuição do metabolismo basal. As causas, a apresentação clínica e a reversibilidade do hipotireoidismo com o tratamento entre lactentes, crianças, adultos jovens e idosos são bastante diversas.[1]

INCIDÊNCIA

A incidência das diversas formas de hipotireoidismo varia conforme as características genéticas da população, faixa etária, área geográfica e fatores ambientais, como a oferta natural de iodo na dieta ou na vigência de programas de iodação do sal de cozinha. Entretanto, o hipotireoidismo decorrente de tireoidite linfocítica crônica autoimune, largamente conhecida por tireoidite de Hashimoto, é a forma mais frequente de insuficiência tireoidiana.[1]

Em áreas de suprimento adequado de iodo, como os Estados Unidos, o hipotireoidismo ocorre de 0,8 a 1% da população. Em áreas deficientes de iodo, a incidência é

10 a 20 vezes mais alta. Hipotireoidismo neonatal ocorre com frequência de 0,02% na população branca, enquanto entre os negros ela cai para 0,003%.[2]

A tireoidite de Hashimoto foi a primeira doença autoimune específica descrita e é, atualmente, a mais comum, atingindo cerca de 3% da população em geral. Como mencionado, a incidência é altamente variável. Como exemplo, a ocorrência de hipotireoidismo em mulheres acima de 65 anos de idade é de 5 a 15%. Em outros grupos especiais (de risco), cujos pacientes apresentam dislipidemia, ciclos anovulatórios (infertilidade conjugal) ou nas síndromes de Turner e de Down, a incidência é duplicada em comparação com a população geral.[1]

CLASSIFICAÇÃO

O hipotireoidismo é classificado (Tabela 49.1)[1] em:

- primário: disfunção da glândula tireoide levando à deficiência na produção dos hormônios tireoidianos por defeito de síntese ou inflamação;
- secundário: decorrente da disfunção de secreção de hormônio tireoestimulante (TSH) adeno-hipofisário, podendo ser resultante de infiltração tumoral ou de causas genéticas de padrão autossômico recessivo;
- terciário: resultante da disfunção de secreção de hormônio liberador de tireotrofina (TRH) e/ou da alteração de *feedback* TRH/TSH, geralmente em razão da invasão de tumores suprasselares ou pós-sequela de cirurgia e/ou radioterapia na região hipotálamo-hipofisária.

TABELA 49.1   CLASSIFICAÇÃO DO HIPOTIREOIDISMO[1]

Primário com bócio
Tireoidite linfocítica crônica autoimune (Hashimoto)
Bócio endêmico por deficiência de iodo
Induzido por drogas antitireoidianas, como: propiltiouracil, metimazol, amiodarona, ácido para--aminossalicílico, ácido iopanoico, fenilbutazona, carbonato de lítio e sertralina
Disormonogênese tireoidiana (defeitos genéticos de biossíntese dos hormônios tireoidianos)
Primário sem bócio
Pós-ablação cirúrgica
Pós-ablação radioiodoterápica
Hipotireoidismo congênito atireótico (por aplasia de tireoide)
Hipotireoidismo congênito por displasia de tireoide
Secundário (por deficiência de TSH)
Hipopituitarismo decorrente de tumor hipofisário
Hipopituitarismo por sequela de radioterapia hipofisária

(continua)

TABELA 49.1 (CONT.) CLASSIFICAÇÃO DO HIPOTIREOIDISMO[1]

Secundário (por deficiência de TSH)
Hipopituitarismo decorrente de mutações em fatores de transcrição do desenvolvimento hipofisário (Pit-1, Prop-1)
Síndrome de Sheehan
Terciário (por deficiência de TRH/TSH)
Tumores na região hipotálamo-hipofisária
Doenças infiltrativas (sarcoidose e histiocitose)
Transitório
Tireoidite subaguda (de Quervain)
Tireoidite pós-parto
Hipotireoidismo neonatal por transferência placentária de anticorpo bloqueador TRAb (receptor tireoidiano do TSH)
Por resistência periférica
Resistência generalizada ao T3

Embora menos comum, o hipotireoidismo pode ser classificado como transitório, em geral decorrente de lesão inflamatória autolimitada da glândula tireoide, podendo ser mais bem diagnosticado como hipotireoidismo primário transitório. Entre as causas principais, estão os processos inflamatórios ou infiltrativos decorrentes da tireoidite subaguda (De Quervain), da tireoidite pós-parto ou da transferência placentária de anticorpo bloqueador do receptor de TSH da mãe para o recém-nascido. Todavia, 10% desses pacientes com hipotireoidismo transitório podem evoluir para hipotireoidismo permanente.[1]

O aumento da glândula tireoide na inspeção ou palpação é chamado de bócio. Em pacientes mais jovens ou com história mais recente de hipotireoidismo primário, a apresentação dessa doença é mais comum. Nos pacientes com longa história clínica, ou mesmo entre idosos, o hipotireoidismo de mesma etiologia geralmente se apresenta sem bócio; no hipotireoidismo de causa autoimune, o bócio é frequentemente difuso e com superfície irregular; e nos casos de disormonogênese se apresenta com superfície mais regular. Em virtude dessa variabilidade, a subclassificação do hipotireoidismo com ou sem bócio tornou-se menos relevante nos dias atuais. Além disso, a larga difusão do emprego da ecografia de tireoide muitas vezes se antecipa ao exame clínico, limitando a subjetividade do examinador.[1]

QUADRO CLÍNICO

As manifestações clínicas são diversas e decorrentes do grau de sensibilidade de cada paciente à insuficiência dos hormônios tireoidianos, ou seja, nem todos os sintomas ocorrem em um mesmo paciente. Um deles pode apresentar diminuição da memória, por exemplo, sem se queixar de intolerância ao frio, e essas queixas podem ser relatadas de maneira inversa por outro membro hipotireóideo da mesma família.[1]

De maneira geral, a sintomatologia resulta do metabolismo mais lento e é caracteristicamente insidiosa, múltipla e muito particular. As queixas mais comuns são:[1]

- fadiga;
- lentidão de movimentos;
- intolerância ao frio;
- pele fria e com descamação;
- constipação intestinal;
- diminuição da memória;
- dificuldade de concentração mental e sonolência;
- aumento leve de peso.

A fácies pálida, depressiva, edemaciada é bastante característica e deve-se ao acúmulo de glicosaminoglicanos sulfatados (condroitim e dermatam) e ácido hialurônico na derme, assim como à diminuição do *turnover* (diminuição da degradação e excreção renal). A pele descamativa e carotenoide indica redução na conversão do precursor da vitamina A (caroteno) em retinol e retinaldeído e consequente acumulação dérmica.[1] A Figura 49.1 mostra paciente com fácies mixedematosa.

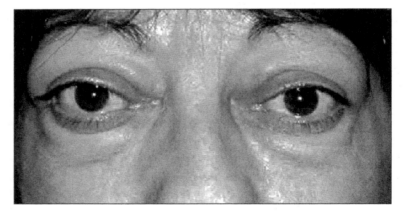

FIGURA 49.1　Quadro clínico de hipotireoidismo com fácies mixedematosa.

Com o avanço do hipotireoidismo, queixas de dispneia aos pequenos esforços, de intensa fadiga muscular e de piora da resposta cognitiva com fácies depressiva estão presentes, podendo evoluir, sobretudo quando precipitadas por agravantes clínicos, como infecções ou traumas, para o coma mixedematoso.[1]

As repercussões clínicas secundárias às alterações do metabolismo lipídico, hipertensão arterial e depressão do sistema nervoso ainda são variáveis e parecem piorar quando os distúrbios primários ocorrem. Ou seja, hipotireóideo jovem raramente evolui para insuficiência cardíaca apenas por bradicardia sinusal e/ou derrame pericárdico, mas quando associado à miocardiopatia (isquêmica, hipertensiva ou chagásica) de base, a insuficiência cardíaca congestiva (ICC) facilmente se instala. O mesmo se aplica para o surto psicótico, apesar de serem comuns os estados de depressão e ansiedade (sem pânico) entre hipotireóideos.[1]

O hipotireoidismo em crianças é caracterizado por retardo do crescimento e do desenvolvimento, dificuldade de concentração e aprendizado escolar e, em casos mais severos, por atraso no diagnóstico e tratamento inadequado, há evidência de retardo mental irreversível. Quando a doença surge na adolescência, é comum a associação com baixa estatura ou com a redução temporária da velocidade de crescimento. Nesse sentido, comprova-se o hipotireoidismo primário pelo aumento do TSH, e pode-se detectar o crescimento do volume hipofisário à custa do setor tireotrófico, resultando em aumento da sela túrcica, observado pela radiografia ou pela ressonância magnética (RM).[1]

Em adultos, além dos sintomas descritos, pode haver queixa de irregularidade menstrual, geralmente com metrorragia e infertilidade. São frequentes a perda da libido e a disfunção erétil, e podem ser queixas importantes, além de queixas secundárias de disfunção muscular (cardíaca e esquelética). Em geral, apresenta-se com bradicardia, débito cardíaco diminuído e, eventualmente, com angina *pectoris*. Muitos pacientes queixam-se de astenia associada a cãibra, parestesias e fraqueza muscular, apesar do aumento paradoxal do volume muscular pelo mixedema (síndrome de Hoffmann).[1]

Em pacientes com doença coronariana prévia, o hipotireoidismo pode agravar o quadro clínico em consequência da piora da dislipidemia e do aumento da resistência vascular periférica. Em idosos, todavia, o estado de baixo metabolismo basal pode proteger contra eventos isquêmicos, e a reposição hormonal pode, inicialmente, agravar a isquemia miocárdica. Edema generalizado e, sobretudo, de membros inferiores não relacionado com o período do dia sugere hipotireoidismo de longa data e costuma agravar-se, pois, somado à diminuição do débito cardíaco e à redução da taxa de filtração glomerular, provoca maior retenção de água em todo o organismo. O agravamento da retenção de líquidos no interstício, em especial nas cavidades pleural e pericárdica, é observado frequentemente em idosos frágeis, durante infecções ou seguido de trauma.[1]

O diagnóstico de anemia entre hipotireóideos é, em geral, de caráter persistente e decorre de mecanismos complexos, nos quais estão envolvidas a deficiência na biossíntese da hemo (porfirinas), deficiência de ferro ferroso (menor absorção intestinal e perdas do tipo metrorragia), deficiência de ácido fólico (menor absorção intestinal) e vitamina B12 (anemia perniciosa). A presença de anemia perniciosa em hipotireóideos pode fazer parte de um grupo de outras doenças endócrinas autoimunes, conhecidas por síndrome de Schmidt, abrangendo também diabete melito e hipocortisolismo primário por auto-anticorpos anticélulas beta da ilhota e antiadrenal.[1]

DIAGNÓSTICO

A detecção de TSH sérico elevado é o teste mais sensível para o diagnóstico do hipotireoidismo primário, porém sem valor quando existe suspeita de hipotireoidismo central. Nesse sentido, a combinação de T_4 livre baixo e TSH elevado resolvem o diagnóstico laboratorial de todos os casos suspeitos de hipofunção tireoidiana primária. Pacientes com TSH pouco elevado, mas ainda com T_4 livre normal, são diagnosticados com hipotireoidismo subclínico, que pode ou não evoluir para hipotireoidismo franco. A dosagem de T_3 sérico é menos sensível e tem pouco valor diagnóstico, entretanto, durante a gravidez, essa dosagem assume maior importância, porque a medida de T_4 na paciente gestante pode variar mais amplamente. No hipotireoidismo central, o achado de T_4 livre baixo associado a valores variáveis de TSH (inapropriadamente normal ou baixo) impõe a necessidade de RM da região hipotálamo-hipofisária. O uso de testes de estímulo com hormônio liberador de tireotrofina (*thyrotropin-releasing hormone* – TRH) para TSH e T_4 tem sido desaconselhado, exceto em pesquisas acadêmicas, assim como a punção aspirativa com agulha fina (PAAF) e a captação com mapeamento (cintilografia) da glândula tireoide com iodo[131] (I^{131}).[1]

A pesquisa de autoanticorpos antitireoidianos, antiperoxidase (anti-TPO) e antitireoglobulina (anti-Tg) sinaliza para etiologia autoimune e, possivelmente, crônica da disfunção tireoidiana, e eles estão presentes em mais de 90% dos pacientes com tireoidite de Hashimoto. A pesquisa do anticorpo bloqueador do receptor de TSH (TRAb) também pode ser positiva em formas menos comuns de tireoidite. A importância da detecção de anti-TPO e/ou anti-Tg é essencialmente qualitativa, e qualquer correlação de sua titulação com a evolução e/ou severidade clínica é especulativa. Cerca de 50 a 80% dos pacientes com hipotireoidismo subclínico apresentam anti-TPO positivo e são mais suscetíveis a desenvolver hipotireoidismo definitivo. A avaliação do perfil lipídico também é necessária, pois uma parcela significativa dos pacientes hipotireóideos (manifestos ou subclínicos) apresenta LDL-c elevado e, portanto, maior risco de desenvolver ou agravar doença coronariana.[1]

DIAGNÓSTICO DIFERENCIAL

Os sintomas clínicos de hipotireoidismo não são específicos e frequentemente estão presentes em outras síndromes clínicas comuns que envolvem quadro predominante de astenia e caquexia. Portanto, é necessário afastar doenças primárias comuns, como anemia, insuficiência cardíaca, miastenia e depressão. Além dessas, outras síndromes endócrinas apresentam em comum com a sintomatologia de hipotireoidismo queixa de fraqueza muscular, adinamia, depressão e pele seca com diminuição da sudorese e da oleosidade.[1]

Essas síndromes compreendem: hipogonadismo, hipossomatotropismo e hipocortisolismo. Não tão raramente, essas síndromes podem evoluir em paralelo, quando secundárias ao pan-hipopituitarismo. Nessa última condição, os sinais clínicos-chave de suspeita incluem: história de amenorreia ou impotência, rarefação de pelos púbicos e/ou axilares, alteração de campo visual e polidipsia.[1]

O achado concomitante de sinais musculares clássicos de hipotireoidismo do tipo fraqueza e lentidão dos movimentos em paciente com aumento paradoxal da massa muscular, associado ou não à dor quando exposto ao frio, sugere o diagnóstico de síndrome de Hoffmann. Outras apresentações da miopatia hipotireoidiana assemelham-se às síndromes reumatológicas, por vezes denominadas síndromes reumáticas do mixedema.

Situações de diagnóstico clínico mais complexas geralmente envolvem mais de uma doença autoimune de base. A insuficiência adrenal pode ocorrer em associação ao mixedema e ampliar os sintomas de insuficiência de ambos os setores; quando envolve autoimunidade, é conhecida por síndrome de Schmidt. Em todos esses casos, a medida do TSH é imperativa para o diagnóstico correto.[1]

CONDIÇÕES ESPECIAIS DE HIPOTIREOIDISMO

Serão discutidos resumidamente os elementos propedêuticos mais relevantes quanto às seguintes formas:[1]

- hipotireoidismo subclínico;
- hipotireoidismo grave em recém-nascido e adulto;
- cretinismo e coma mixedematoso;
- hipotireoidismo congênito decorrente de mutações nos genes *TPO, NIS, TG, THOX2* e *PDS*;
- defeitos de desenvolvimento da glândula tireoide secundários às mutações nos genes *PAX8* e *NKX2,5*;
- síndromes de sensibilidade reduzida aos hormônios tireoidianos decorrentes das mutações nos genes *TR-beta, MCT8* e *SBP2*.

O hipotireoidismo subclínico refere-se ao estado metabólico no qual é detectado TSH moderadamente elevado, entre 4,5 e 10 mUI/L, associado a níveis normais de T_4L e T_3 em paciente geralmente assintomático. Portanto, essa definição é eminentemente laboratorial, e a história natural dessa afecção tireoidiana mínima ainda está sendo avaliada prospectivamente quanto aos reais benefícios do tratamento precoce.[1]

Acredita-se que a melhoria do acesso dos pacientes ao tratamento, a sensibilidade dos ensaios de TSH nas últimas décadas e o maior número de dosagens hormonais solicitadas pelos clínicos e cirurgiões têm tornado esse diagnóstico mais comum na rotina ambulatorial em todo o mundo. Portanto, a condução dos casos de hipotireoidismo subclínico, assim como do hipertireoidismo subclínico, apresenta-se, atualmente, como um dos mais novos desafios para o endocrinologista.[1]

Apesar do grande clamor por parte de pacientes, médicos e indústria farmacêutica, a literatura médica tem mostrado que só há dados científicos consistentes no que se refere à progressão do hipotireoidismo subclínico para hipotireoidismo franco.[1]

Entretanto, dados referentes ao tratamento e à prevenção da progressão do hipotireoidismo subclínico são insuficientes e inadequados para determinar o benefício da instituição precoce da reposição hormonal com levotiroxina.[1]

Desse modo, são necessários mais estudos de longo prazo para que haja maior segurança na aplicação do tratamento. Assim, a equipe médica deve optar pela abordagem caso a caso. Frequentemente, orienta-se quanto à coleta de um novo TSH para acompanhamento, a observação da curva de elevação do TSH nos retornos ambulatoriais e a avaliação do perfil autoimune pela dosagem de anti-TPO e anti-Tg. Precisa-se afastar a possibilidade de disfunção tireoidiana transitória, quando na associação com doenças sistêmicas em pacientes hospitalizados, em estados graves e em fase de recuperação, além de investigar antecedente de exposição a medicações como iodo, xaropes, contrastes iodados, amiodarona, lítio, corticosteroides, dopamina e estrogênios.[1]

A pesquisa da história pessoal e familiar de outras doenças autoimunes também é relevante. Aqueles pacientes no grupo de risco para tireoidite de Hashimoto, ou que apresentam anticorpos positivos, histórico familiar de autoimunidade, elevação gradual dos níveis de TSH durante o seguimento, ou aqueles em acompanhamento para comorbidades das síndromes de Turner e de Down, e/ou com dislipidemia, devem ser avaliados quanto aos prováveis benefícios do tratamento de reposição com levotiroxina.[1]

O termo cretinismo é reservado para os casos de hipotireoidismo em recém-nascidos de áreas endêmicas pobres em iodo. Felizmente, esse termo entrou em desuso graças às ações conjuntas de rastreamento do hipotireoidismo congênito e prevenção do hipotireoidismo materno. Além disso, o uso do termo tem sido desaconselhado para evitar a perpetuação desse estigma. Os sintomas de hipotireoidismo mais frequentes em neonatos são: apneia ou dificuldade respiratória, cianose, icterícia, dificuldade de sugar o peito, choro fraco, hérnia umbilical, hipotonia e macroglossia.[1]

As crianças com sequelas apresentam retardo mental, baixa estatura, mãos e face edemaciadas, acompanhadas ou não de surdo-mudez. A avaliação do teste do pezinho, largamente difundido no Brasil, tem auxiliado na redução dos danos neurológicos. A incidência dessa forma de hipotireoidismo nos Estados Unidos está em torno de 1:5.000 entre caucasianos, 6 vezes maior que entre os negros norte-americanos.[1]

Outras causas de hipotireoidismo neonatal incluem: agenesia, ectopia ou displasia da glândula tireoide, disfunções enzimáticas hereditárias de biossíntese dos hormônios tireoidianos, síndrome de Hashimoto materna com transferência de anticorpos bloqueadores para o feto e exposição materno-fetal a drogas antitireoidianas, abuso de iodo livre e radioterapia materna com I^{131}, sobretudo depois da 12ª semana de vida intrauterina.[1]

A confirmação diagnóstica é feita com a dosagem do TSH sérico acima de 25 mUI/L com T_4 abaixo de 6 mcg/dL. Qualquer suspeita clínica deve incluir a coleta de soro da criança e iniciar tratamento imediatamente, que deve ser mantido até a posterior confirmação laboratorial.[1]

O hipotireoidismo congênito é uma síndrome endócrino-pediátrica frequente, cuja ocorrência é de 1:3000 a 1:4000 nascidos vivos, podendo ser transitório ou permanente. Em países iodo-suficientes, os defeitos de síntese contribuem em 10 a 15% das crianças, e as demais são geralmente decorrentes de alterações embriológicas da glândula tireoide.[1]

As disfunções hereditárias de biossíntese dos hormônios tireoidianos são decorrentes de mutações nos genes *TPO*, *NIS*, *THOX2* e *PDS*, os quais são indispensáveis para geração de T_4 e T_3 e para diferenciação do tireócito.[1]

As síndromes de sensibilidade reduzida aos hormônios tireoidianos por mutações nos genes *TR-beta*, *MCT8* e *SBP2* associado ao hipotireoidismo são raras e apresentam características clínicas especiais e, muitas vezes, de difícil correlação genótipo-fenótipo. Essas síndromes decorrem de diversas mutações nos genes *TR-beta*, *TSHR*, *MCT8* e *SBP2*, cujos detalhes genótipos fogem do foco deste capítulo.[1]

COMA MIXEDEMATOSO

O hipotireoidismo crônico não tratado pode evoluir inexoravelmente para o estado clínico grave conhecido por coma mixedematoso. É caracterizado por fraqueza muscular grave, apatia, estupor, hipotermia e depressão respiratória, acompanhado em grau progressivo de hipoglicemia, hiponatremia e edema. Apesar de ser muito raro atualmente, a mortalidade por coma mixedematoso continua muito alta. É frequentemente precipitado por intercorrências infecciosas, traumas ou abuso de hipnóticos por parte de indivíduos mais idosos com história prévia de tireoidectomia ou radioiodoterapia.[1]

Geralmente, no exame físico, o paciente apresenta-se com fácies edemaciada, intensa palidez cutaneomucosa, macroglossia, voz bastante rouca e arrastada, hiporreativo aos estímulos cognitivos, arreflexo, letárgico e com temperatura corporal abaixo de 36°C.[1]

Esses sinais costumam ser agravados pelos sinais clínicos de descompensação de um ou mais sistemas, geralmente pneumonia, infecção do trato urinário alto, insuficiência cardíaca, trombose e disfunções intestinais. As medidas rápidas e simples da temperatura, do sódio sérico e do balanço hídrico também têm grande valor diagnóstico. O eletrocardiograma (ECG) sempre apresenta bradicardia com complexos de baixa voltagem. A evidência dos achados clínicos anteriores autoriza o início da terapêutica com levotiroxina até a confirmação diagnóstica com TSH elevado e T_4L muito baixo.[1]

PROGNÓSTICO

Com o tratamento adequado e monitorado pelo nível de TSH sérico, o prognóstico dos pacientes com hipotireoidismo de qualquer natureza é excelente. Os pacientes que ficam sem diagnóstico e os não aderentes à terapêutica podem evoluir lentamente para mixedema. O prognóstico no estado de coma mixedematoso é desanimador e depende também da severidade das doenças associadas.[1]

O seguimento ambulatorial dos pacientes hipotireóideos deve ser elaborado a critério médico, levando-se em consideração a idade, se pertencente ao grupo de risco para doença cardiovascular e segundo as necessidades de adequação de dose de reposição com levotiroxina, muito importante no primeiro semestre de instituição do tratamento. Além disso, graças à meia-vida da levotiroxina e ao tempo para reajuste de *feedback* hipofisário, uma medida de TSH em intervalos de 6 semanas, no mínimo, é necessária para adequar a dose de reposição.[1]

TRATAMENTO

O tratamento do hipotireoidismo é muito simples e tranquilo para a maioria dos pacientes, desde que bem orientado quanto à necessidade do uso contínuo da reposição hormonal. A dose em adulto jovem pode variar entre 1,2 e 1,7 mcg/kg/dia e, em idosos, entre 1 e 1,5 mcg/kg/dia, devendo ser tomada em jejum, pelo menos 30 minutos antes do café da manhã, para garantir boa absorção. A disponibilidade de levotiroxina em diversas doses e em comprimidos individualizados facilita muito a adesão e, assim, pode garantir qualquer necessidade específica de dose. As queixas de intolerância são pouco frequentes e, quando existem, é comum encobrirem o problema de adesão ao tratamento. Há interferência da dieta na absorção da levotiroxina, e, portanto, a tomada regular em jejum, ao acordar, deve ser recomendada.[1]

Em pacientes com mixedema de longa duração e mesmo entre idosos, sobretudo aqueles com antecedentes de doença cardiovascular, recomenda-se iniciar o tratamento mais lentamente, com 25 mcg/dia durante 2 a 3 semanas, aumentando em 25 mcg a cada 2 ou 3 semanas, até a dose suficiente para normalização do TSH. Geralmente, esperam-se, ao menos, 2 meses para reajuste de dose nesses pacientes, em razão do maior risco de desenvolvimento de angina ou arritmia. Os mais idosos costumam normalizar o TSH com doses menores de T_4 do que os adultos; recomenda-se, portanto, uma dose mais baixa, em torno de 1 mcg/kg/dia.[1]

Na condição especial de coma mixedematoso, o tratamento deve ser feito em regime de cuidados de terapia intensiva com monitoração cardiocirculatória, respiratória e renal cuidadosa. Recomenda-se proteger o paciente contra o frio com cobertores, porém não se deve fornecer calor ativamente com ajuda de aquecedores, pelo risco de piora da hipotensão e choque agravados pela vasodilatação periférica.[1]

CONCEITOS DA MEDICINA TRADICIONAL CHINESA – HIPOTIREOIDISMO

Introdução

A tireoide é considerada pela Medicina Tradicional Chinesa (MTC) uma Víscera Curiosa, que recebe Energia por meio dos Meridianos Curiosos proveniente dos Rins (*Shen*), cuja Energia é o *Jing* resultante da metabolização da Energia de Nutrição *Rong Qi* (*Yong Qi*) pelos Órgãos energéticos (*Zang*). Cada um dos cinco *Zang* (Órgãos) envia seu *Jing* aos Rins (*Shen*), e este envia, pela via externa dos Meridanos Curiosos, até a tireoide. Por isso, a tireoide é o local de concentração de *Jing*, que é o responsável pelo funcionamento tireoidiano, portanto dependente da Energia dos Rins (*Shen Qi*). Os Rins (*Shen*), por sua vez, são o *Zang* (Órgão) Fonte, responsável pela produção do Calor Orgânico (*Yang*) e do Frio Orgânico (*Yin*) tanto do ponto de vista fisiológico como terapêutico. Logo, a harmonia entre o *Yin/Yang* dos Rins (*Shen*) é fundamental para o funcionamento da tireoide. Assim, se houver insuficiência do Rim-*Yang*, o Rim-*Yin* é liberado, havendo escape, o que provoca afluxo (movimento de Energia que pode ser tanto no sentido do Meridiano quanto no sentido contrário) de *Jing*.

Definição

Hipotireoidismo é uma síndrome clínica resultante da diminuição da secreção do hormônio da tireoide.

Etiopatogenia

O afluxo de *Jing Yin* ou Água Orgânica ocasiona inatividade na tireoide, uma vez que a Água é o repouso, a inatividade. Isso pode ocasionar quadro de hipotireoidismo, pois não havendo o *Yang*, não haverá atividade, e também não haverá função energética nos Rins (*Shen*) de recepção de *Jing* dos outros *Zang* e, consequentemente, não haverá produção de *Jing* pelos Rins (*Shen*), fato que acarreta a diminuição da ida de *Jing* à tireoide por meio dos Meridianos Curiosos. Então, a tireoide torna-se hipofuncionante com diminuição na produção dos hormônios tireoidianos pela insuficiência de *Yang* dos Rins (*Shen-Yang*).

Baseado na Lei dos Cinco Movimentos, a insuficiência do Rim-*Yang* e a falta do Calor Orgânico permite que o Frio se concentre, dando origem à hipotermia. Como os Rins (*Shen*) se relacionam energeticamente com a orelha, isso pode levar a distúrbios de audição (como diminuição de acuidade auditiva).

As pessoas que têm diminuição do Rim-*Yang* estão sujeitas à ocorrência de edemas, os quais podem ser causados pela Energia ou Água. O distúrbio dos Líquidos Orgânicos acontece ao nível do Baço/Pâncreas (*Pi*), mas sempre associado com os Rins (*Shen*). Portanto, os Rins (*Shen*) podem ser a causa ou se submeterem a ela, e assim, pode haver perturbação do Baço/Pâncreas (*Pi*), com consequente ocorrência de edema quando há insuficiência do Rim-*Yang*.

Por outro lado, a insuficiência do Rim-*Yang* pode provocar insuficiência do Fígado--*Yang*. O Fígado (*Gan*) responde ao músculo, por isso pode manifestar-se por cãibras e distúrbios musculares.

A insuficiência do *Yang* repercute, também, no Coração (*Xin*), o que promove insuficiência do *Yang* do Coração (*Xin-Yang*), ficando o *Yin* em estado de Plenitude. *Yin* significa forma; assim, o coração (*Xin*), tendo muito *Yin*, torna-se grande e, como a língua está em ligação com o Coração (*Xin*), também ela se torna grande, isto é, com macroglossia. Por outro lado, se o Coração (*Xin*) tiver diminuição do *Yang*, que é a promotora de atividades, torna-se enfraquecido e com menos atividade, o que se manifesta por bradicardia. Com a evolução, a doença pode, paulatinamente, se complicar e resultar em insuficiência cardíaca.

Por outro lado, o Coração (*Xin*) tem como expressão psíquica o Mental (*Shen*), e surgem os distúrbios psíquicos quando a desarmonia se aloja nele. Além disso, se a desarmonia do Coração (*Xin*) evoluir, pode haver, ainda, diminuição do *Yang* do Baço/Pâncreas (*Pi-Yang*), por mecanismo de geração. Este, por sua vez, corresponde ao Movimento Terra, que é a forma, e a forma que vem da Terra é Umidade. Sempre que houver insuficiência do *Yang* do Baço/Pâncreas (*Pi-Yang*), pode-se ter doença na forma de bócio ou obesidade.

A manifestação psíquica do Baço/Pâncreas (*Pi*) é o Pensamento (*Yi*), assim como a dos Rins (*Shen*) é a Vontade (*Zhi*), a do Fígado (*Gan*) é a Alma Vegetativa (*Hun*), e a do Pulmão (*Fei*) é a Alma Sensitiva (*Po*). Quando o Baço/Pâncreas (*Pi*) estiver em insuficiência, o pensamento fica estagnado em razão da Umidade e, por isso, apresenta distúrbios psicomotores, como reflexos lentos.

Na formação do Sangue (*Xue*), segundo a concepção energética, antes de passar no Coração (*Xin*), o Sangue (*Xue*) é obrigado a passar pelo Baço/Pâncreas (*Pi*). Tudo que tem matéria e tem forma pertence à Terra. Tudo que é imaterial pertence ao Céu. O Sangue (*Xue*) é algo que tocamos, como os Líquidos Orgânicos, portanto é material, por isso é obrigado a passar pelo Baço/Pâncreas (*Pi*) em diferentes etapas da formação final do Sangue (*Xue*). Quando passa pelo Baço/Pâncreas (*Pi*), que corresponde à Umidade, é lipídio, de modo que os líquidos nutritivos que passam dos Rins (*Shen*) para o Baço/Pâncreas (*Pi*) ficam carregados de lipídios, colesterol, etc. Quando o Baço/Pâncreas (*Pi*) está insuficiente, não consegue metabolizar as gorduras (lipídios) e o colesterol; consequentemente, apresenta risco de ter hipercolesterolemia – o que pode levar à formação de arteriosclerose, bloqueio na circulação de sangue com risco de se manifestar por distúrbios cardíacos – como infarto cardíaco, e angina do peito. Como o Baço/Pâncreas (*Pi*) é indispensável à formação do Sangue (*Xue*), é importante que o ponto "mar do Sangue", BP-10 (*Xuehai*), esteja associado ao Baço/Pâncreas (*Pi*) e ao B-17 (*Geshu*), que é o ponto de reunião do Sangue (*Xue*), *Shu* do dorso do diafragma. Se estiverem hipofuncionantes, ocorre anemia.

Todos os sinais para Medicina Ocidental são explicados pelo fenômeno que passa pelos Rins, repercutindo nos demais Órgãos (*Zang*), pela Lei dos Cinco Movimentos (Tabela 49.2).

TABELA 49.2   SINAIS E SINTOMAS DE HIPOTIREOIDISMO (POR ORDEM DECRESCENTE DE FREQUÊNCIA)

Sintomas	Sinais
Cansaço e fraqueza	Pele seca e áspera; membros frios
Pele seca e áspera; membros frios	Face, mãos e pés inchados (mixedema)
Sensação de frio	Alopecia difusa
Queda dos cabelos	Bradicardia
Dificuldade de concentração e memória fraca	Edema periférico
Prisão de ventre	Relaxamento tardio dos reflexos tendíneos
Ganho ponderal com inapetência	Síndrome do túnel do carpo
Voz rouca	Derrames em cavidades serosas
Dispneia	
Menorragia (depois, oligomenorreia ou amenorreia)	
Parestesias	
Deficiência auditiva	

Tratamento

De acordo com a medicina energética, a tireoide é considerada semelhante aos Rins (*Shen*), e como o *Jing* chega à tireoide pelo intermédio dos Meridianos Curiosos, então a primeira atitude a ser tomada é tonificar os Rins (*Shen*) para que possam receber o *Jing* dos outros Órgãos (*Zang*) e enviá-los até a tireoide por intermédio dos Meridianos Curiosos.

No tratamento de hipotireoidismo, deve-se tonificar, em primeiro lugar, o Rim-*Yang*, e depois, o Rim-*Yin*, por ser um Órgão (*Zang*) Fonte. Os pontos para fortalecer o Rim--*Yin* são VC-4 (*Guanyuan*), B-23 (*Shenshu*) e B-52 (*Zhishi*). Após o início do tratamento, deve-se verificar a melhora do pulso da mão direita na posição em pé; se o Rim-*Yin* tiver melhorado, deve-se começar a fazer concomitantemente os pontos de tonificação do Rim-*Yang*, VC-4 (*Guanyuan*) e VG-4 (*Mingmen*), e acrescentar em tonificação o R-3 (*Taixi*). Para ajudar, principalmente no tratamento de patologia tireoidiana e de Vísceras Curiosas, devem-se tratar sempre os pontos de concentração de *Jing* dos Rins (*Shen*), que são B-11 (*Dazhu*), "reunião dos ossos", porque os ossos são os Rins (*Shen*), e B-43 (*Gaohuang*), ponto de concentração do *Jing* dos Rins (*Shen*). Deve-se fortalecer, ainda, a medula óssea, por meio de tratamento dos pontos IG-16 (*Jugu*) e VB-39 (*Xuanzhong*).[3]

O segundo procedimento, após tonificar os Rins (*Shen*), é considerar os Meridianos Curiosos. Pelo fato de a tireoide estar relacionada com hormônios, refere-se ao *Jing* carreado pelos quatro Meridianos Curiosos que passam pela tireoide, que são *Yin Wei, Chong Mai, Yin Qiao Mai* e *Ren Mai*.

De acordo com a técnica dos Meridianos Curiosos, deve-se abrir o *Yin Wei* com o ponto CS-6 (*Neiguan*); depois, devem-se tratar os pontos de desembarque da Energia *Jing* na região da tireoide, que são VC-22 (*Tiantu*) e VC-23 (*Lianquan*), estimular os pontos necessários para o tratamento e, finalmente, fazer a puntura no BP-4 (*Gongsun*).

Da mesma forma, para o tratamento do Meridiano Curioso *Chong Mai*, faz-se a abertura com BP-4 (*Gongsun*); em seguida, trata-se o ponto de desembarque de *Jing* VC-23 (*Lianquan*), bem como todos os outros pontos, para o tratamento geral do paciente, e fecha-se com o tratamento do ponto CS-6 (*Neiguan*).

Se o paciente precisar do *Jing* do *Yin Qiao Mai*, inicia-se o tratamento com R-6 (*Zhaohai*); depois, tratam-se os pontos de conexão com a região tireoidiana – E-9 (*Renying*) e E-12 (*Quepen*) –, e posteriormente, os pontos que se fizerem necessários. Termina-se com o P-7 (*Lieque*).

Caso seja necessário, de acordo com os sintomas relacionados ao *Ren Mai*, inicia-se com o tratamento do ponto P-7 (*Lieque*). Em seguida, tratam-se os pontos de conexão com a tireoide, VC-22 (*Tiantu*) e VC-23 (*Lianquan*); depois, os pontos escolhidos para o tratamento geral, e finaliza-se com o ponto R-6 (*Zhaohai*).[3]

O VC-23 (*Lianquan*) é ponto de conexão de vários Meridianos, como *Ren Mai, Yin Wei, Chong Mai*, e também recebe Energia do Meridiano Principal dos Rins (*Shen*) e do Meridiano Curioso *Chong Mai* através do R-27 (*Shufu*), que, no seu trajeto até o VC-23 (*Lianquan*), passa pela tireoide. Portanto, ao se tratar esse ponto, aumenta-se a eficácia do tratamento.[3]

Segundo os textos antigos, toda vez que se tratar uma Víscera Curiosa, devem-se usar os Pontos Curiosos, que são pontos de concentração do *Jing* dos cinco *Zang* (Órgãos) (Figura 49.2).

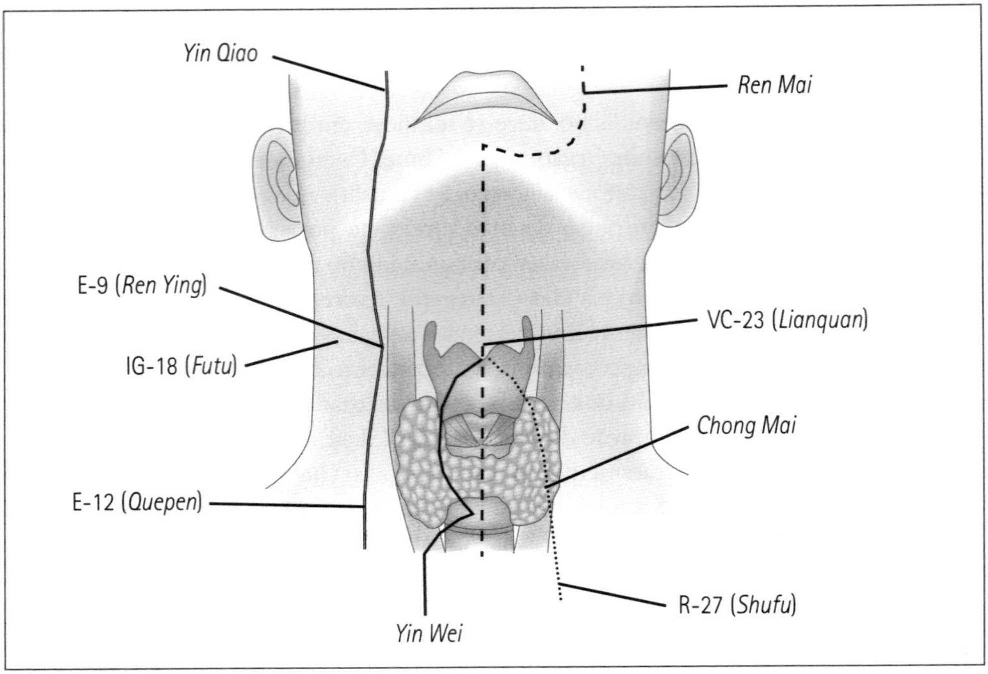

FIGURA 49.2   Pontos de desembarque dos *Jing* dos Meridianos Curiosos na tireoide.

Pontos Curiosos (PC) locais⁴ (Figura 49.3)

O PC-21 (*Shang Lianquan*) localiza-se a 1 *tsun* (polegada do paciente) acima do VC-23 (*Lianquan*). Esse Ponto Curioso trata a patologia da tireoide e, também, quando o paciente fala, mas não consegue expressar o pensamento ou sua voz é incompreensível (disartria). Como o VC-23 (*Lianquan*), deve-se orientar a ponta da agulha para a base da língua.

O PC-22 (*Wai Jimjin*) está a 0,3 *tsun* lateral do VC-23 (*Lianquan*). Deve-se orientar a agulha para a base da língua.

O PC-23 (*Hongyin*) encontra-se na horizontal pelo VC-23 (*Lianquan*) a meia distância bilateral ao VC-23 (*Lianquan*). Deve-se orientar para a base da língua.

O PC-24 (*Pang Lianquan*) situa-se em uma horizontal a meia distância entre o VC-23 (*Lianquan*) e a margem anterior do músculo esternocleidomastóideo. Trata a tireoide, mudez e, principalmente, inchaço da língua. Esse ponto é excelente para tratar todo tipo de distúrbios na língua.

Pontos Curiosos a distância⁴

O PC-99 (*Sanshang*), também denominado os "três mercadores", localiza-se na face dorsal do polegar. Portanto, são três pontos, sendo que um se localiza no ângulo medial da

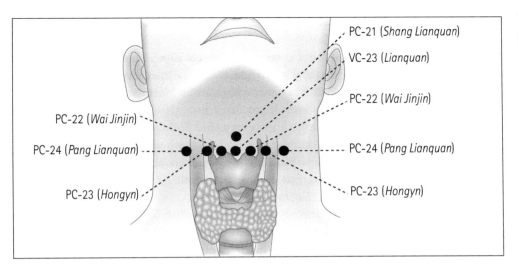

FIGURA 49.3 Pontos Curiosos localizados na região da tireoide utilizados no tratamento de patologia da tireoide.

unha do polegar; outro, a 0,5 *tsun* proximal da unha, mas na linha mediana do polegar; e o outro corresponde ao P-11 (*Shaoshang*). Além da tireoide, esses pontos tratam o bócio com compressão. Nos livros antigos, a indicação é para inserir e sangrar.

O PN-44 (*Qi Jingshui Pang*), na 7ª vértebra cervical, está a 0,5 *tsun* lateral ao processo espinhoso de C$_7$. É usado no tratamento de afecção da tireoide e da garganta. Deve-se inserir a agulha vertical a 0,5 a 1 *tsun* de profundidade.

Segundo o clássico antigo *Ling Shu*, os Rins (*Shen*) só funcionam graças à Energia do Triplo Aquecedor (*Sanjiao*), e este deve ser tonificado fazendo-se a aplicação de moxabustão no ponto B-22 (*Sanjiaoshu*), que é o *Shu* dorsal do Triplo Aquecedor (*Sanjiao*). Deve-se tratar, ainda, o Aquecedor Superior (*Shangjiao*) com VC-17 (*Danzhong*), o Aquecedor Médio (*Zhongjiao*) com VC-12 (*Zhongwan*) e E-25 (*Tianshu*), e, principalmente, o Aquecedor Inferior (*Xiajiao*), com VC-5 (*Shimen*) e VC-7 (*Yinjiao*), pela relação Rins-Fígado (*Shen-Gan*), e, também, porque o VC-5 (*Shimen*) responde a todo o tipo de Víscera, inclusive a Víscera Curiosa.[3]

Ao tratar o Triplo Aquecedor (*Sanjiao*), deve-se mobilizar o Fogo Ministerial porque o primeiro não atua sem o Fogo provindo do Coração (*Xin*), e este chega ao Triplo Aquecedor (*Sanjiao*) pela via do Mestre do Coração (*Xin Bao Luo*). Ao mobilizar o Fogo Ministerial, deve-se tratar VG-14 (*Dazhui*), porque se situa próximo aos pontos do Fogo Ministerial, que são B-13 (*Feishu*), B-14 (*Jueyingshu*), B-15 (*Xinshu*), B-42 (*Pohu*), B-43 (*Gaohuangshu*) e B-44 (*Shentang*). O VG-14 (*Dazhui*) aumenta o potencial da Energia *Wei*, que é *Yang* e permite o movimento na circulação de Energia, favorecendo a metabolização.

Ao aquecer o Fogo Ministerial, reforça-se o Triplo Aquecedor (*Sanjiao*) para auxiliar os Órgãos (*Zang*) a se metabolizarem. Ao mesmo tempo, traz a Energia *Wei* para ajudar o Fogo Ministerial, que, além de promover a defesa do corpo, ajuda a metabolizar e circular a Energia por toda parte.[3]

Nos Meridianos Principais, circula somente Energia *Rong*, mas para isso, é preciso haver uma força que empurre, que é a Energia *Wei*. Essa Energia *Wei* circula no espaço intermeridiano e, de tempos em tempos, penetra nos Meridianos, para empurrar a Energia *Rong* e sair de novo. Esses locais em que a Energia *Wei* penetra são os pontos de reunião de *Rong* e *Wei*, mencionados no *Ling Shu*. Todos os Meridianos Principais têm os pontos de reunião – os pontos cume e raiz. Situam-se no início e término dos Meridianos. É neste nível que a Energia *Rong* e a *Wei* se encontram, para que a Energia *Wei* ajude a *Rong* a circular melhor. Este é um segredo milenar: sempre que se fizer Fogo Ministerial, deve-se fazer VG-14 (*Dazhui*).[3]

Em razão da insuficiência do Rim-*Yang* no hipotireoidismo, as extremidades tornam-se frias, porque a ausência do *Yang* não permite a polarização do Meridiano Principal, levando ao afluxo da Energia ao nível da tireoide. Então, a Energia flui para cima pelo Meridiano Principal, e a partir das grandes articulações, segue os Meridianos Distintos para a cabeça, chegando aos pontos Janelas do Céu. No caso de afluxo para a cabeça, devem-se agulhar os pontos Janelas do Céu para aliviar esse afluxo. Os pontos mais importantes são: B-10 (*Tianzhu*), TA-16 (*Tianyou*) e, principalmente, E-9 (*Renying*).[3]

O ponto IG-18 (*Futu*) é usado principalmente em caso de bócio, que é a Terra, e a Terra é a forma, que é a Umidade, portanto, deve-se acrescentar o ponto *Tsri* do Baço/Pâncreas (*Pi*), que corresponde à Umidade, BP-8 (*Diji*). Para regularizar o sistema Baço/Estômago (*Pi-Wei*), aplica-se moxabustão nos pontos B-20 (*Pishu*) e B-21 (*Weishu*). Devem-se, ainda, tratar os pontos F-13 (*Zhangmen*) e VC-12 (*Zhongwan*) e tonificar BP-3 (*Taibai*) e E-42 (*Chongyang*) (ponto *Yuan* para aumentar a eficácia da técnica *Shu-Mo*).[3]

REFERÊNCIAS BIBLIOGRÁFICAS

1. Furlanetto RP, Da Silva MRD. Hipotireoidismo. In: Guias de Medicina Ambulatorial e Hospitalar Unifesp – Escola Paulista de Medicina. Endocrinologia. 2.ed. Barueri: Manole, 2009. p.99-116.
2. Dillmann WH. Hypothyroidism. In: Cecil Textbook of Medicine". 22.ed. Filadélfia: Saunders, 2004.p.1402-09.
3. Dzung TV. Seminário Patologias da Tireoide. Águas de Lindóia, 9-13 set. 1999.
4. Nghi NV, Nguyen CR. Médecine Traditionnelle Chinoise. Marseille: NVN, 1984.

PARTE **11**

Acupuntura estética

CAPÍTULO

50

Paralisia facial periférica e Acupuntura

ADEMAR SIKARA TANAKA
MARIA ASSUNTA YAMANAKA NAKANO

INTRODUÇÃO

Paralisia facial é uma neuropatia aguda comum e de grande impacto na população. As disfunções do nervo facial podem afetar drasticamente muitos aspectos da qualidade de vida do paciente, já que o rosto humano é o ponto de foco para a expressão e a comunicação interpessoal. Além disso, o movimento motor contribui para proteção dos olhos, articulação da fala, mastigação, deglutição e expressão das emoções. Os sintomas frequentes da paralisia facial são muito chamativos, assustando e angustiando o paciente, pois geram problemas estéticos, funcionais, psicológicos e profissionais.

PARALISIA FACIAL PERIFÉRICA

Na Medicina Ocidental, a paralisia é classificada em paralisia facial periférica (PFP) e paralisia facial central (PFC). A PFP é caracterizada pela diminuição ou abolição temporária da mobilidade facial que, na maioria das vezes, é unilateral. Clinicamente, diferencia-se da PFC, a qual preserva a mobilidade do terço superior da face.

Anatomia do nervo facial

O nervo facial, também denominado nervo intermediofacial, é essencialmente motor (80% de suas fibras são motoras), cujo núcleo está localizado junto ao núcleo do nervo abducente (VI par craniano) e é composto de muitos neurônios, e pode ser subdividido em três tipos:

- núcleo motor principal;
- núcleo parassimpático;
- núcleo sensorial.

O núcleo motor principal está situado na formação reticular da parte inferior da ponte e apresenta duas porções: dorsal, que inerva a metade superior da face, recebendo aferências corticais ipsi e contralateral; e ventral, que inerva a metade inferior da face, recebendo somente aferências contralaterais.

Essa noção anatômica é importante para distinguir a PFC da PFP (Figura 50.1), pois as lesões supranucleares unilaterais são responsáveis pela PFC, que afeta a motricidade/mímica da metade inferior contralateral da face.

O núcleo parassimpático é formado por núcleo salivatório superior e lacrimal, localizados posterolateralmente ao núcleo motor principal. O núcleo salivatório superior é responsável pela inervação das glândulas submandibular, sublingual, nasal e palatina; o núcleo lacrimal inerva as glândulas lacrimais.

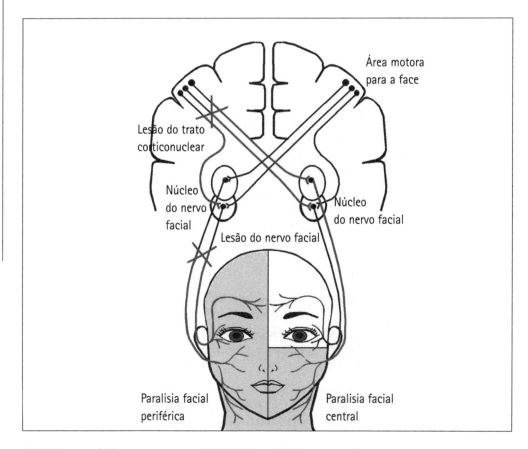

FIGURA 50.1 Diferenças entre paralisia facial periférica e central.

Já o núcleo sensorial, localizado perto do núcleo motor, recebe informações das sensações gustativas que circulam pelos axônios periféricos das células nervosas localizadas no gânglio geniculado do nervo facial, bem como as sensações gustativas dos dois terços anteriores da língua, parte posterior das fossas nasais e da face superior do palato mole.

As fibras constituintes do núcleo parassimpático e sensorial formam o nervo intermédio e, dificilmente, são distinguíveis das fibras motoras no nervo facial (nervo facial propriamente dito).

As fibras do nervo facial, ao saírem do núcleo, dirigem-se e contornam o núcleo do nervo abducente; posteriormente, voltam para a frente para sair lateralmente na transição bulbopontina. No espaço subaracnóideo, o nervo facial (e intermédio) situa-se ao lado do nervo vestibulococlear (VIII par craniano) para penetrar no osso temporal através do meato acústico interno; uma vez dentro, separa-se do nervo vestibulococlear, seguindo pelo estreito canal facial até emergir pelo forame estilomastóideo. Ao atravessar a glândula parótida, o nervo facial abre-se como um leque para inervar toda a musculatura mímica da face (Figura 50.2).

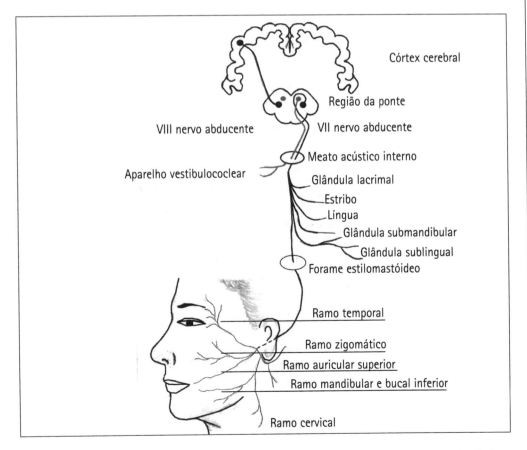

FIGURA 50.2 Esquema anatômico do nervo facial desde sua origem na ponte até sua distribuição na face.

Para efeito didático, podem-se dividir os músculos da mímica da face em 4 grupos:

- frontal:
  - músculo occipitofrontal;
  - músculo orbicular do olho;
  - músculo piramidal;
  - músculo corrugador superciliar.
- zigomático:
  - músculo levantador do lábio superior e da asa do nariz;
  - músculo levantador do lábio superior;
  - músculo levantador do ângulo da boca;
  - músculo zigomático maior;
  - músculo zigomático menor.
- mandibular:
  - músculo bucinador;
  - músculo risório;
  - músculo abaixador do lábio inferior;
  - músculo abaixador do ângulo da boca;
  - músculo orbicular da boca;
  - músculo mental.
- pescoço:
  - músculo platisma.

Fisiopatologia da paralisia facial periférica

O nervo facial está envolvido pelo epineuro; em seu interior, está o perineuro, que envolve o conjunto de fibras nervosas agrupadas – o fascículo. Cada fibra nervosa é envolvida por uma camada de tecido conjuntivo frouxo, denominada endoneuro. A estrutura neural compreende o axônio e as células de Schwann, que envolvem o axônio, formando o neurolema (bainha de Schwann).

A degeneração Walleriana é o processo no qual o nervo degenera a partir do ponto da lesão axonal, levando à interrupção do fluxo axoplasmático, que progride distalmente até o órgão efetor, atingindo grau avançado nas primeiras 36 a 48 horas após a lesão. Os músculos sofrem alterações a partir da 3ª semana e perdem massa muscular nos primeiros meses de paralisia.

O processo de regeneração do nervo ocorre pela reposição axonal, por meio de um cone de crescimento. A velocidade de regeneração é de aproximadamente 1 mm/dia. As sincinesias ocorrem por erro de direção do cone de crescimento durante a regeneração.

Classificação das lesões de acordo com a extensão

- Neuropraxia: interrupção temporária da função do nervo sem lesão morfológica do axônio. Ocorre apenas desmielinização focal, sem que haja degeneração Walleriana. Há regeneração completa da função do nervo;

- axonotmese: interrupção do fluxo axoplasmático, acometendo o axônio e a mielina, preservando, porém, os tubos endoneurais. Apresenta processo de degeneração Walleriana. Se a causa da lesão for interrompida ou tratada rapidamente, a regeneração costuma ser completa;
- neurotmese: lesão axonal e dos tubos endoneurais, com perda da continuidade da fibra nervosa. A regeneração, nesse caso, pode ocorrer em tubos neurais inespecíficos ou não ocorrer quando a lesão é extensa, deixando, na maioria das vezes, sequelas.

Quadro clínico da paralisia facial

Na maioria das vezes, o quadro clínico permite o diagnóstico de PFP, que consiste nos seguintes sinais e sintomas:

- assimetria facial com desvio da rima bucal para o lado sadio e apagamento dos sulcos do lado comprometido;
- ausência de enrugamento na região frontal (não ocorre na paralisia de origem central);
- paralisia palpebral com fechamento incompleto do olho;
- sinal de Bell: desvio do globo ocular para fora e para cima ao se fechar os olhos, sendo esse desvio não visível quando não há paralisia facial;
- sulco nasogeniano apagado e narina mais estreita (a asa do nariz se aproxima do septo nasal);
- assimetria da comissura labial com desvio para o lado sadio;
- ao insuflar a boca, há perda de ar ou líquidos pelo lado paralisado;
- perda da gustação nos dois terços anteriores da língua;
- alterações otológicas: hiperacusia, surdez ou dor retroauricular.

Na anamnese, é importante caracterizar a paralisia como periférica ou central (não há paralisia dos músculos frontais), aguda ou crônica, de evolução gradual ou súbita, os sinais e sintomas acompanhantes e o tempo de início até a consulta médica.

Prognóstico

Se a paralisia facial persistir por algum tempo sem a recuperação completa das funções motoras, podem aparecer contrações difusas contínuas dos músculos faciais. Regenerações anômalas das fibras do nervo podem resultar em sincinesias: fechamento das pálpebras, (movimento de piscar os olhos), causando retração dos lábios, ou abertura da mandíbula, causando fechamento das pálpebras. Lágrimas anômalas (conhecidas como "lágrimas de crocodilo") podem aparecer com qualquer atividade dos músculos faciais, como comer.

O tratamento na fase aguda tem melhores resultados que o iniciado na fase crônica ou pela presença de sincinesias.

Classificação de House-Brackmann

Identificação do grau da paralisia facial e da evolução clínica:

- grau I: normal – mobilidade normal e simétrica da face em todas as áreas;
- grau II: disfunção leve – ligeira paralisia, notada apenas à inspeção cuidadosa. Durante o repouso, a simetria é normal e o tônus muscular está preservado. Ao movimento, a fronte, em geral, está pouco prejudicada e há possibilidade de fechar as pálpebras completamente com mínimo esforço, mas com leve assimetria. Ligeira assimetria no sorriso durante o máximo esforço. Não apresenta espasmos, sincinesias ou contraturas;
- grau III: disfunção moderada – paralisia evidente, mas sem a desfiguração do rosto. Em repouso, a simetria e o tônus ainda estão preservados. Há diminuição ou abolição dos movimentos na fronte e as pálpebras fecham-se completamente apenas com esforço máximo e com evidente assimetria. O mesmo ocorre com a movimentação da boca. Apresenta espasmos, sincinesias ou contraturas, porém amenas;
- grau IV: disfunção moderadamente severa – paralisia evidente com desfiguração do rosto. Em repouso, a simetria e o tônus ainda estão preservados. Não há movimentos na fronte, ocorrendo incapacidade de fechar os olhos completamente ao esforço máximo, com assimetria da boca ao mesmo esforço. Sincinesias, espasmos e contraturas são mais graves;
- grau V: disfunção severa – movimentos faciais são quase imperceptíveis e não há movimentos na fronte. Há incapacidade de fechar os olhos completamente e, em geral, espasmo facial, contratura ou sincinesia não são observados;
- grau VI: paralisia completa – perda total do tônus e da simetria em repouso e paralisia total à tentativa de movimento. Ausência de sincinesia, espasmo ou contratura.

Exames complementares

Do ponto de vista da extensão topográfica da lesão do nervo facial, podem-se utilizar os seguintes testes:

- teste do lacrimejamento (Schimmer): a diminuição da secreção lacrimal em 50% ou maior no lado paralisado indica lesão do nervo facial acima da emergência do nervo petroso superficial maior ou acima do gânglio geniculado;
- reflexo estapediano: verifica-se a contração ou não do músculo estapediano, que é inervado pelo nervo estapédio, pela imitanciometria. A ausência do reflexo indica lesão acima da emergência do ramo estapédio do nervo facial;
- teste do paladar e da secreção salivar: pouco usado na prática. A alteração nesse exame pode indicar lesão acima da emergência do ramo corda do tímpano do nervo facial;
- estudo radiológico: solicitado quando há suspeita da presença de tumores;
- testes elétricos: usados para avaliar o grau da lesão do nervo facial e o comprometimento da musculatura mímica da face. Os testes mais utilizados são a eletroneuromiografia (avalia a lesão axonal do nervo, sendo útil como valor prognóstico da para-

lisia facial) e eletromiografia (usado para avaliar a atividade elétrica da musculatura mímica da face).

Etiologia da paralisia facial

A maioria dos pacientes com paralisia facial tem etiologia desconhecida (paralisia de Bell) e representam 55 a 80% dos pacientes. Contudo, muitos trabalhos têm evidenciado origem viral (p.ex., herpes simples). Não se deve descartar outras etiologias menos comuns, como síndrome de Ramsay-Hunt (causada por um tipo de varicela-zóster), tipo bacteriana (síndrome de Lyme, causada por espiroqueta), otites, trauma, sarcoidose, tumores, congênitas, etc.

PARALISIA FACIAL SOB O PONTO DE VISTA DA MEDICINA TRADICIONAL CHINESA

Patogênese

A paralisia facial é proveniente da invasão dos *Jing Luo* (Meridianos e Colaterais) na face pelo Vento-Frio, que pode vir da deficiência constitucional (Deficiência de *Yuan Qi* [Energia Fonte]). Outra causa é a ascensão do *Gan-Yang* (Fígado-*Yang*), que provoca distúrbio no fluxo de *Qi* (Energia) na área da face, resultando em desarmonia do fluxo de *Qi* e de *Xue* (Sangue), o que leva à má nutrição dos músculos e tendões, comprometendo a contração e o relaxamento dos músculos da região da face.

No início da paralisia facial, há síndrome de Estagnação ou de Deficiência com Estagnação dos Meridianos na face. Os sintomas de Estagnação são causados pela obstrução de Meridianos e Colaterais por Vento-Frio, Calor-Umidade ou Mucosidade do *Gan* (Fígado) e do *Dan* (Vesícula biliar), ou por lesão dos Meridianos e Colaterais na face pela Estagnação do *Gan Qi* (Energia do Fígado), que resulta em Estase de *Qi* (Energia) e de *Xue* (Sangue). Deficiência com Estagnação consiste em Deficiência de *Qi* (Energia) e de *Xue* (Sangue), com resistência corpórea diminuída e invasão de Colaterais pelo Vento-Frio (ou Vento-Calor ou Vento-Umidade).

A condição emocional pode ser fator importante no desencadeamento da paralisia facial. A raiva intensa aguda gera o *Gan-Huo* (Fígado-Fogo), que sobe afetando o sistema *Xin/Shen* (Coração/Mente). O nervo facial é responsável pela mímica facial – a expressão das nossas emoções. Se a raiva é acompanhada de sentimentos que não podem ser expressos momentaneamente, esse conflito entre expressar ou não paralisa a metade facial energeticamente mais comprometida no momento.

Tratamento da paralisia facial

Na fase inicial, a Acupuntura é usada para dispersar o Vento-Frio e drenar Meridianos e Colaterais da face. Na fase tardia, ocorre quadro de Deficiência do *Gan* (Fígado) e do *Shen* (Rins), do *Qi* (Energia) e do *Xue* (Sangue), do *Pi* (Baço/Pâncreas) com Ascensão do *Gan-Yang* (Fígado-*Yang*) e do Vento Interno do *Gan* (Fígado).

Pode-se utilizar a eletroacupuntura tanto na fase aguda como na crônica, em baixa frequência, pois são as características fisiológicas mais próximas da transmissão dos impulsos elétricos dos nervos e músculos.

Apesar de ser controverso o uso de eletroacupuntura na fase aguda em razão da possibilidade de fasciculações posteriores, observa-se, na prática, que a maioria dos pacientes encaminhados para esse tratamento e que apresentam fasciculações não recebe nenhum tipo de estímulo elétrico, já que são casos que evoluiriam para fasciculação independentemente do tratamento.

Nesses casos, o tratamento com eletroacupuntura em sedação local, alta frequência (100 a 200 Hz), por 20 a 30 minutos, ajuda no relaxamento. Devem-se utilizar também pontos para dispersar o Vento, como VB-20 (*Fengchi*), TA-17 (*Yifen*), B-12 (*Fengmen*) e VB-12 (*Wangu*).

Vários trabalhos de autores chineses com estudos de grande número de pacientes mostram o efeito da eletroacupuntura, inclusive na fase aguda da lesão, já que em baixa frequência promove diminuição do processo inflamatório, melhora a circulação sanguínea local e induz a contração das fibras musculares.

Conforme a fase da paralisia facial (flácida: eletroacupuntura em tonificação na frequência de 2 a 10 Hz, por 10 minutos; ou espástica: eletroacupuntura em sedação na frequência de 100 a 200 Hz, por 20 minutos) e sua localização (fronto-occipital, periorbicular, zigomática, mandibular ou no pescoço), os seguintes pontos de Acupuntura podem ser utilizados:

- fronto-occipital: VB-14 (*Yangbai*), TA-23 (*Shizhukong*), *Yuyao* e B-2 (*Zanzhu*);
- periorbicular: B-2 (*Zanzhu*), VB-1(*Tongziliao*), *Yuyao*, *Qiuhou* e E-2 (*Sibai*);
- zigomático: E-2 (*Sibai*), E-3 (*Juliao*), E-4 (*Dicang*), E-7 (*Xiaguan*), IG-20 (*Yingxiang*), *Mianyan* e *Tong Qi*;
- mandibular: VC-24 (*Chengliang*), E-3 (*Juliao*), E-4 (*Dicang*), E-5 (*Daying*), E-6 (*Jiache*), IG-19 (*Heliao*), VG-26 (*Shenting*) e *Jiachengjiang*;
- pescoço: *Waiyuye*, *Shanglianquan* e VC-23 (*Lianquan*).

Os pontos sistêmicos mais usados no tratamento da paralisia facial:

- IG-4 (*Hegu*);
- CS-6 (*Neiguan*);
- F-3 (*Taichong*);
- E-36 (*Zusanli*);
- IG-11 (*Quchi*);
- E-37 (*Shangjuxu*);
- E-40 (*Fenglong*).

São pontos para dispersão de Vento:

- TA-17 (*Yifeng*);
- VB-20 (*Fengchi*);
- VB-12 (*Wangu*).

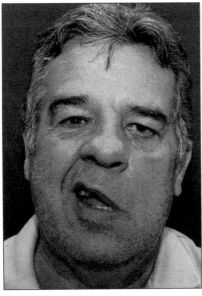 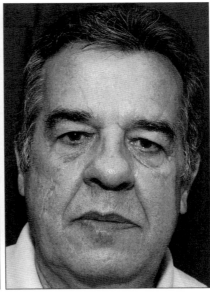

FIGURA 50.3　Paciente com paralisia facial antes e depois de 12 sessões de eletroacupuntura.

BIBLIOGRAFIA

1. He S et al. Review on acupunture treatment of facial paralysis during the past decade. J Tradit Chin Med 1995; 15(1):63-5.
2. Huiru Y et al. Observation on electromyogram changes in 93 cases of peripheral facial paralysis treated by point-through-point acupuncture. J Tradit Chin Med 1997; 17(4):275-7.
3. Jianping Zhao. Acupuncture treatment of facial paralysis caused by craniocerebral trauma in 50 cases. J Tradit Chin Med 2003; 23(1):47-8.
4. Lazarini PR. Paralisia facial. São Paulo: Lovise, 2006.
5. Nitrini R. A neurologia que todo médico deve saber. 2.ed. São Paulo: Atheneu, 2004.
6. Snell RS. Neuroanatomia clínica. 5.ed. São Paulo: Guanabara, 2003.
7. Tanaka AS, Niero MN, Nakano MA, Yamamura Y. Acupuntura e paralisia facial periférica. In: Nakano MAY, Yamamura Y(orgs.) Livro dourado da Acupuntura em dermatologia e estética. 2.ed. São Paulo: Center AO, 2008.
8. Wentang X. Clinical observation on acupuncture treatment of persistent facial paralysis. J Tradit Chin Med 1997; 17(1):18-20.
9. Xianlin T et al. Electroacupuncture treatment of acute stage peripheral facial paralysis. J Tradit Chin Med 1989; 9(1):1-2.
10. Xuexun Z. Eletric needle therapy for peripheral facial paralysis. J Tradit Chin Med 1997; 17(1):47-9.
11. Yamamura Y. Acupuntura Tradicional – A arte de inserir. 2.ed. São Paulo: Roca, 2003.
12. Yuhong Z. Clinical experience in acupuncture treatment of facial paralysis. J Tradit Chin Med 1997; 17(3):217-9.
13. Zheng Q. Experience in the point-selection for eletroacupuncture. J Tradit Chin Med 1998; 18(4):277-81.

CAPÍTULO

51

Tratamento da acne pela Acupuntura

MARIA ASSUNTA YAMANAKA NAKANO
DILMA ELISA MORITA MAEDA

INTRODUÇÃO

A acne é uma patologia da glândula sebácea que acomete, preferencialmente, algumas regiões, como face, pescoço, tórax e parte superior do dorso do tórax. Pode se manifestar como comedões, pápulas, pústulas e hipersecreção sebácea. O aparecimento da acne relaciona-se com os hormônios do tipo andrógeno (testosterona e cortisol) e, geralmente, melhora com os hormônios femininos tipo estrógeno. Por isso, o início do aparecimento da acne ocorre na puberdade, podendo prolongar-se por todo o período da adolescência. As complicações mais importantes são as cicatrizes e as sequelas psicossociais.

ETIOPATOGENIA

Estima-se que 90% dos adolescentes de 15 a 18 anos de idade e 85% da população entre 12 e 25 anos sejam acometidos por graus variáveis de acne. São citados fatores hereditários como sua causa. O fator genético influencia a questão hormonal, a hiperqueratinização dos folículos e a secreção do sebo, assim como o processo inflamatório decorrente da bactéria *Propionibacterium acnes*.

A primeira alteração observada na gênese da acne é a hiperqueratinização folicular, que forma uma estrutura conhecida como rolha córnea, a qual retém o conteúdo sebáceo no interior da glândula.

A glândula sebácea é estimulada a produzir mais sebo pela ação dos andrógenos, e a colonização dos folículos pilossebáceos por *Propionibacterium acnes* atua sobre o sebo produzindo ácidos graxos livres, dando origem às pápulas e pústulas da acne. Os ácidos graxos livres são quimiotáxicos para componentes inflamatórios.

A acne acomete mais os indivíduos do sexo masculino (70%) que os do sexo feminino (60%), em razão da natureza masculina hormonal androgenética. No entanto, na fase adulta, há maior incidência de acne na mulher, embora maior gravidade no homem.

Fatores alimentares também são citados como causa da acne, mas ainda não há evidências científicas confirmatórias. Existem alguns estudos que procuram estabelecer a melhora da acne com uso de ácido graxo essencial, como o ácido linoleico. O trabalho foi baseado em observações de que esquimós apresentam menor incidência de acne em razão da dieta rica em ácidos graxos essenciais, e essa estatística muda quando passam a se alimentar com dieta rica em gorduras saturadas.

CLASSIFICAÇÃO

A acne é classificada em 4 níveis, conforme a gravidade de acometimento. O grau I é a forma mais leve, não inflamatória, denominada acne comedoniana, por apresentar comedões abertos e fechados. O grau II, acne inflamatória ou papulopustulosa (Figura 51.1), apresenta, além dos comedões, pápulas e pústulas. O grau III, acne nódulo-cística, apresenta, além das lesões citadas, nódulos mais exuberantes. O grau IV, acne conglobata, é a forma grave, com abscessos e fístulas (Figura 51.2).

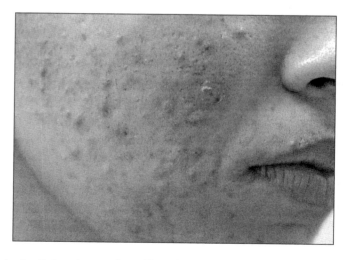

FIGURA 51.1   Lesões típicas de acne (grau II) em face: comedões, pápulas e pústulas.

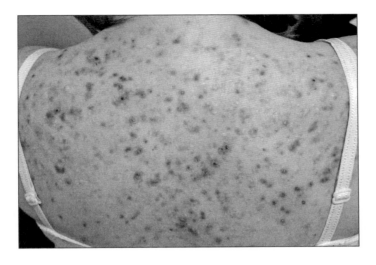

FIGURA 51.2 Acne grave (grau IV) com fístulas, cicatrizes, nódulos e cistos.

TRATAMENTO

Não há evidências científicas que comprovem que determinados alimentos são responsáveis pelo desencadeamento da acne. No entanto, há uma tendência em considerar algumas questões, como a alteração hormonal produzida por determinados alimentos como causa da acne.

Dependendo do grau de acne, o tratamento pode ser de uso tópico ou sistêmico. No tratamento tópico, citam-se sabonetes à base de enxofre e de ácido salicílico. Peróxido de benzoíla, tretinoína, isotretinoína, ácido salicílico, eritromicina e clindamicina em forma de cremes, loções e géis podem ser utilizados isoladamente ou associados. Nas formas mais graves, há indicação de tratamento sistêmico com antibióticos (eritromicina, tetraciclina e azitromicina), antiandrógenos (anticoncepcionais orais à base de estrógeno, flutamida, espironolactona e cimetidina) e retinoides (isotretinoína).

ACNE SOB O PONTO DE VISTA DA MEDICINA TRADICIONAL CHINESA

No Capítulo 1 do livro *Su Wen*, está descrito:

> ...na menina de 7 anos, a emanação dos Rins é abundante, a dentição muda, os cabelos alongam-se; aos 2 × 7 = 14 anos, a vida sexual (*Tian Gui*) aparece, o Vaso Concepção permeabiliza-se, o *Chong Mai* desenvolve-se plenamente. No menino de 8 anos, a emanação dos Rins afirma-se, a cabeleira alonga-se, a dentição muda; aos 2 × 8 = 16 anos, a emanação dos Rins é abundante, aparece a vida sexual, a essência transborda-se e escoa.

O transbordamento e o escoamento da essência poderiam ser a causa energética do aparecimento de acne.

Na Medicina Ocidental, o tempo de aparecimento da acne é coincidente com os períodos etários citados no *Su Wen*. Assim, nas meninas, a acne surge por volta dos 13 anos de idade, e, nos meninos, em torno dos 15 anos. O período de aparecimento vai até 21 a 25 anos [segundo a Medicina Tradicional Chinesa (MTC), corresponde à parada de emanação do *Shen* – Rins].

O hormônio masculino tem relação com o *Jing Shen* (Essência dos Rins), e o feminino, com o *Gan* (Fígado). A acne pode aparecer por desequilíbrio transitório entre os hormônios, pelo aumento do estímulo ao nível da glândula sebácea, na qual existe uma enzima denominada 5-alfa-redutase, que transforma a testosterona livre em deidrotestosterona, o qual pode agir perifericamente, promovendo a hipersecreção sebácea.

Fatores emocionais, principalmente, emoções reprimidas, como raiva, revolta, tensão, dificuldades nos relacionamentos interpessoais e em questões de autoconhecimento, podem causar a Plenitude de *Gan-Yang* (Fígado-*Yang*) e afetar o *Pi* (Baço/Pâncreas) e o *Fei* (Pulmão), perturbando as funções de purificação, transporte e transformação e de descida desses *Zang* (Órgãos). Alimentação desregrada desde a infância pode piorar o quadro. A Plenitude do *Gan-Yang* (Fígado-*Yang*), ao enfraquecer o *Pi* (Baço/Pâncreas), promove o aparecimento de Umidade em nível patológico. Esta, sob ação do Calor, transforma-se em Umidade-Calor, que pode ascender, via Canal de Energia do *Wei* (Estômago), para a região alta do corpo.

O processo de ascensão da Umidade-Calor é facilitado pela associação da deficiência da função de descida e de defesa (*Wei Qi*) do *Fei* (Pulmão) e pelo enfraquecimento do *Gan-Yang* (Fígado-*Yang*).

No tórax e na face, a Umidade-Calor presente no Canal de Energia do *Wei* (Estômago) é o fator causal da acne. Pela comunicação existente entre os pontos E-1 (*Chengqi*) e B-1 (*Jingming*), a Umidade-Calor pode acometer o Canal de Energia do *Pangguang* (Bexiga), fazendo com que a acne se instale na região dorsal alta.

Assim, pode-se dizer que a acne aparece em virtude da desarmonia das funções energéticas de subida do puro e de descida do turvo do *Pi* (Baço/Pâncreas) e do *Wei* (Estômago), levando à estagnação de *Yin* turvo na parte superior do corpo, que se dirige para a superfície (pele). Por sua vez, a deficiência das funções de purificação e de descida do *Fei* (Pulmão) lesa a descida do *Xin-Huo* (Coração-Fogo) para a região baixa do corpo, impedindo, também, que a Água do *Shen* (Rins) (Água Orgânica) suba para esfriar a parte superior. Por isso, frequentemente, pacientes com acne têm o rosto avermelhado e apresentam-se ansiosos.

A acne localizada nas regiões mandibular e próxima ao pescoço, denominada acne hormonal, deve-se às desarmonias do *Gan* (Fígado) e do *Dan* (Vesícula Biliar), enquanto aquela localizada no mento é decorrente do acometimento do *Shen* (Rins). A acne perioral deve-se ao acometimento do *Yang Ming* e do *Gan* (Fígado).

TRATAMENTO SISTÊMICO DA ACNE PELA ACUPUNTURA

- CS-1 (*Tianchi*), TA-16 (*Tianyou*) e VG-20 (*Baihui*): utilizados pela grande participação emocional na gênese e na manutenção da acne. Os Canais Distintos do *Xin Bao Luo/Sanjao* (Circulação-Sexo/Triplo Aquecedor) devem ser utilizados, estimulando--se os pontos;

- F-5 (*Ligou*), VB-30 (*Huantiao*), VB-1 (*Tongziliao*) e Canal Distinto do *Gan/Dan* (Fígado/Vesícula Biliar): pontos utilizados para promover harmonia das emoções, já que o *Gan* (Fígado) é um grande aplainador das emoções;
- IG-4 (*Hegu*): ponto importante por sua função de dispersar o Vento e o Vento-Calor, transforma a Mucosidade e a Umidade-Calor. Juntamente com E-36 (*Zusanli*), circula o *Yang Ming*;
- E-36 (*Zusanlj*): ponto utilizado, principalmente, com função de tonificar o *Yong Qi* (Energia de Nutrição), redirecionar o *Qi* em tumulto (contracorrente) e transformar a Umidade e a Umidade-Calor;
- E-44 (*Neiting*): ponto Água do Canal de Energia do *Wei* (Estômago). Utilizado para tirar os processos inflamatórios, refrescando o Calor do *Yang Ming*;
- IG-11(*Quchi*): ponto importante por eliminar o Calor Perverso do *Yang Ming* e transformar a Umidade-Calor. Juntamente com o E-36 (*Zusanli*), harmoniza o Alto e o Baixo e o *Yin* e o *Yang*;
- VG-14 (*Dazhui*): importante no tratamento da acne. Recebe a Energia de todos os Canais de Energia Principais *Yang*; dispersa a Energia *Yang* quando *Yin* e *Yang* entram em conflito. Deve ser estimulado vigorosamente, podendo promover leve sangramento. Juntamente com o VG-25 (*Suliao*), pode ser utilizado nos casos de acne rosácea;
- B-12 (*Fengmen*): pode ser utilizado nas acnes eruptivas com tendência a melhoras e recidivas. Dispersa o Vento e o Vento-Calor e transforma a Umidade-Calor;
- B-13 (*Feishu*): promove a limpeza do *Fei* (Pulmão). Dispersa o Vento-Calor e o Vento e faz a limpeza do Falso-Calor do *Fei* (Pulmão).

Tratamento local para acne com Acupuntura ou Eletroacupuntura

Pontos locais faciais podem ser utilizados para o tratamento da maioria dos casos de acne, como VC-24 (*Chengjiang*), Ponto Extra (*Yintang*), E-3 (*Juliao*), E-5 (*Daying*), E-6 (*Jiache*), E-7 (*Xiaguan*), E-4 (*Dicang*), IG-20 (*Yingxiang*) e VG-26 (*Renzhong*) (Figura 51.3).

Na região frontal, os pontos utilizados são VB-14 (*Yangbai*) e B-2 (*Zanzhu*).

A Figura 51.3 mostra a técnica de drenagem quando a acne não está localizada, mas, sim, generalizada. No exemplo, utilizaram-se os pontos E-7 (*Xiaguan*) – eletrodo preto, com E-4 (*Dicang*), eletrodo vermelho – e E-5 (*Daying*) – eletrodo vermelho, com E-6 (*Jiache*), eletrodo preto –, utilizando-se a frequência regular-denso de 2 a 4 Hz por 20 minutos.

A Figura 51.4 mostra a técnica de sedação para pústulas. As pústulas importantes devem ser drenadas. Posteriormente, a lesão pode ser cercada, e os eletrodos são acoplados na agulha de maneira cruzada, com estímulo na frequência de 100 a 200 Hz por 20 a 30 minutos.

A alta frequência pode ser utilizada em áreas localizadas inflamadas. Opta-se por drenagem ou tonificação dos pontos de Acupuntura quando utilizados com eletroestimulação. Quando existe processo inflamatório importante, a frequência de tonificação não tem se mostrado muito efetiva. Por isso, opta-se por frequência tipo regular-denso de 2 a 4 Hz por 20 minutos, em que a drenagem favorece a melhora do quadro.

As Figuras 51.5 e 51.6 mostram o efeito do tratamento por Eletroacupuntura da acne.

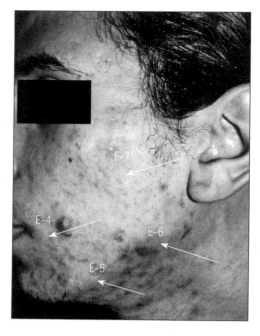

FIGURA 51.3 Pontos de Acupuntura utilizados com frequência de 2 a 4 Hz por 20 minutos, para promover drenagem.

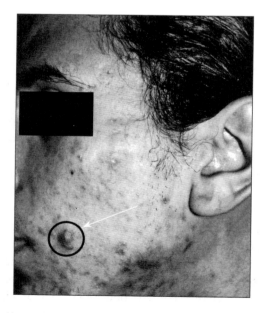

FIGURA 51.4 Lesões do tipo nódulo-cístico podem ser cercadas e submetidas à eletrossedação na frequência de 100 a 200 Hz por 20 a 30 minutos.

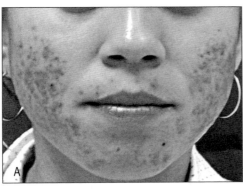 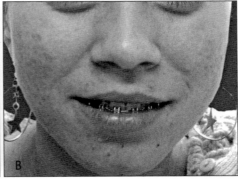

FIGURA 51.5 Resultado do tratamento com Eletroacupuntura em drenagem nos pontos motores, com frequência de 2 a 4 Hz, por 20 minutos. A: antes; B: após 10 sessões.

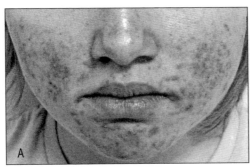 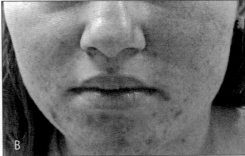

FIGURA 51.6 Resultado do tratamento com Eletroacupuntura. A: antes; B: após 10 sessões.

BIBLIOGRAFIA

1. Ling-Shu. Base da Acupuntura Tradicional Chinesa. São Paulo: Andrei, 1995.
2. Nakano MA, Shan IT, Queiroz SPA, Auler CP. Acupuntura estética e flacidez da pele, estrias cutâneas e acne. In: Nakano MAY, Yamamura Y. Livro Dourado da Acupuntura em Dermatologia e Estética. 2.ed. São Paulo: Center AO, 2008.
3. Nakano MAY, Maeda DE, Shan IT. Estética e acupuntura. Curso Pré-Congresso do II Congresso Internacional da Unidade Brasil da World Medical Association of Acupuncture. São Paulo, 2003.
4. Nakano MAY. Curso de Acupuntura Estética ministrado no Center AO – Centro de Pesquisa e Estudo da Medicina Chinesa. São Paulo, 2002-2008.
5. Yamamura Y. Acupuntura Tradicional – A arte de inserir. 2.ed. São Paulo: Roca, 2003.
6. Yamamura Y, Tabosa A. Aulas proferidas no Curso de Especialização em Acupuntura do Departamento de Ortopedia e Traumatologia da Universidade Federal de São Paulo – Unifesp, 1998-2003.
7. Yamamura Y, Tabosa AMF, Yabuta MM. O Jing Shen e a fisiologia hormonal. Rev Paul Acupunt 1998; 4:103-10.

CAPÍTULO

52

Acupuntura na hidrolipodistrofia ginoide: celulite e gordura localizada

MARIA ASSUNTA YAMANAKA NAKANO
LEILA OGATA OGUSCO
TSAI I SHAN

INTRODUÇÃO

Hidrolipodistrofia ginoide (HLDG), conhecida também como celulite ou lipodistrofia ginoide, é uma afecção do tecido conjuntivo adiposo de áreas específicas do corpo humano que acomete cerca de 80% das mulheres ocidentais e é considerada, por alguns autores, como uma das características associadas ao sexo feminino. A alteração do tecido conjuntivo subcutâneo está relacionada ao empastamento intercelular decorrente de alterações da substância fundamental e da microcirculação vascular.

A HLDG inicia-se na unidade microcirculatória, que é composta de capilares e vênulas, e é o centro de equilíbrio tecidual responsável em se adaptar às variações circulatórias. Quando há sobrecarga fazendo com que o equilíbrio se rompa, tem início o processo da celulite, que apresenta evolução gradativa. A primeira fase é edematosa, passando para a etapa edematofibrosa, fibroesclerótica e, finalmente, no estágio tardio, a fase esclerótica ou esclerótica-cicatricial, em que se observa toda a característica clínica da HLDG. O tecido adiposo fica hipertrofiado, fazendo com que o tecido conjuntivo ao redor fique enrijecido; clinicamente, é o que se observa como "pele em casca de laranja" (Figura 52.1).

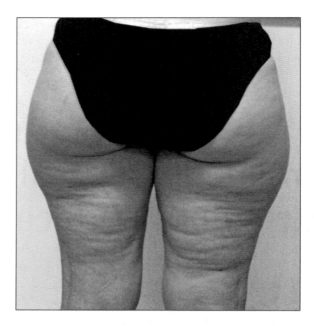

FIGURA 52.1 Paciente com hidrolipodistrofia ginoide com acúmulo de gorduras nos quadris.

ETIOPATOGENIA DA HIDROLIPODISTROFIA GINOIDE

O tecido adiposo de depósito apresenta mais receptores alfa-2-adrenérgicos antilipolíticos. Além disso, são 2 a 3 vezes mais ávidos pela glicose, o que significa que são áreas que engordam mais facilmente, mas que emagrecem com dificuldade.

O fator hormonal é o principal responsável pela formação da HLDG, principalmente hormônios que favorecem retenção hídrica, aumento da permeabilidade capilar e alteração do metabolismo dos mucopolissacarídeos, assim como aqueles que favorecem os receptores alfa-2-adrenérgicos antilipolíticos, como hormônios sexuais, hormônios da suprarrenal, tireoidianos e pancreáticos:

- estrógeno: o hiperestrogenismo facilita a retenção de sódio e de potássio nos tecidos e aumenta a disponibilidade de ácidos graxos livres, que se depositam nos adipócitos pela ação da insulina. Também diminui a cota livre de hormônio tireoidiano, ligando-a às proteínas carregadoras plasmáticas;
- prolactina: a hiperprolactinemia que ocorre, muitas vezes, nos estados de estresse, favorece a celulite pela retenção líquida do tecido adiposo e, indiretamente, por meio de influências sobre a secreção ovariana-hipofisária;
- insulina: o hiperinsulinismo periférico pode ser secundário ao hiperestrogenismo e também pode interferir na celulite, já que os dois hormônios favorecem a lipossíntese;
- hormônios tireoidianos: o hipotireoidismo leva à diminuição dos receptores beta-adrenérgicos e ao aumento dos alfa-2-adrenérgicos, além de ativar a fosfodiesterase.

Outros fatores, como estresses cumulativos, podem favorecer a HLDG. A vida moderna leva os indivíduos a situações em que o acúmulo de fatores negativos compromete a integridade psicofísica, cujos efeitos se somam, chegando a um platô, às vezes, irreversível.

Calçados e vestuários inadequados podem interferir de maneira indireta na gênese da HLDG. O uso do salto alto, que leva à contratura da panturrilha, e de roupas íntimas apertadas criam obstáculos à livre circulação venolinfática, facilitando a instalação de celulite.

Anomalias da postura, como aumento do abdome ou da gordura cervical, com consequente hiperlordose lombar e cervical, e permanência prolongada na posição sentada ou em pé podem ser fatores coadjuvantes na ocorrência de celulite.

Sedentarismo e inatividade física contribuem muito para a piora da circulação local e geral do corpo como um todo. O sedentarismo é o fator exógeno mais importante para desencadeamento e piora da HLDG. Obesidade e celulite não são sinônimos, mas obesidade é um fator favorecedor tão importante quanto o sedentarismo, por estar associado a reduzidas atividades física e respiratória, dificuldade circulatória geral e postura inadequada.

Os alimentos acidificantes, como carnes, açúcares refinados e produtos refinados dos cereais, são considerados inadequados para o tecido gorduroso, e todo o mecanismo de desintoxicação do organismo tem a finalidade de eliminar radicais ácidos da circulação sanguínea. A ingestão de bebidas alcoólicas induz a transformação do álcool em carboidratos, podendo levar ao aumento do peso corporal. A sobrecarga hepática pode propiciar desvio do metabolismo em favor do estrógeno e hiperestrogenismo temporário relativo.

Refrigerantes favorecem a retenção hídrica por conter sódio em sua composição. A cafeína atua diretamente no sistema nervoso central (SNC), cuja excitabilidade funciona como estresse favorecedor de celulite.

Os cigarros e suas toxinas impedem a circulação sanguínea, provocando vasoconstrição capilar e, ao nível dos pulmões, promovem trocas gasosas inadequadas.

Ingestão insuficiente de líquidos dificulta a excreção de toxinas pelas vias renal e intestinal.

CLASSIFICAÇÃO DA HIDROLIPODISTROFIA GINOIDE – CELULITE

A celulite pode ser classificada em 4 graus:

- grau I: não há alteração no exame visual, porém, ao se comprimir a região, nota-se aspecto "casca de laranja";
- grau II: já existe alteração visual; aspecto "casca de laranja", porém muito suave (Figura 52.2);
- grau III: já existem retrações importantes de fibroses e alguns nódulos, com alteração inicial da textura da pele com poros dilatados e alguns vasos (Figura 52.3);
- grau IV: as descrições anteriores estão acentuadas, com grau de flacidez acompanhando o quadro (Figura 52.4).

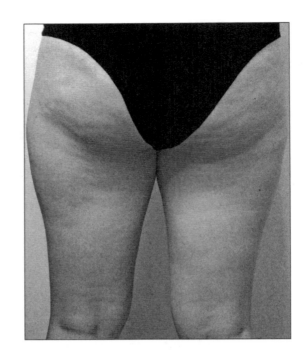

FIGURA 52.2 Celulite grau II.

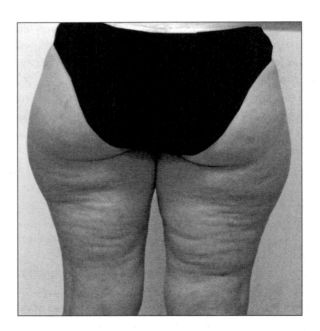

FIGURA 52.3 Celulite grau III.

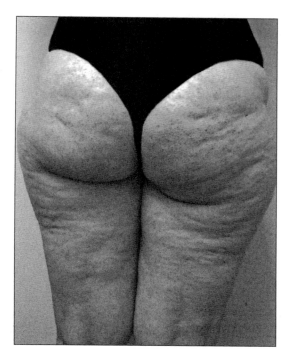

FIGURA 52.4 Celulite grau IV.

CELULITE SOB O PONTO DE VISTA DA MEDICINA TRADICIONAL CHINESA

Por volta dos 14 anos de idade, com a produção de hormônios sexuais, as mulheres passam a apresentar depósito de gorduras determinado hereditariamente. Essas gorduras localizadas funcionam como um verdadeiro obstáculo para a circulação de sangue e, pelo fato de o *Qi* ser o comandante do *Xue* (Sangue), associam-se à estagnação da circulação energética.

As flutuações hormonais e outros fatores exógenos funcionam como fatores negativos na tentativa de manutenção do equilíbrio entre *Yin* e *Yang*, fase em que se iniciam as manifestações de afecções herdadas. Nesse contexto, manifesta-se o primeiro e mais importante desequilíbrio energético existente em todas as formas de celulite: a estagnação de *Qi* e de *Xue* (Sangue). O *Gan* (Fígado) em desarmonia perde a principal função energética – o livre fluxo de *Qi*.

A alimentação inadequada e desregrada e a fadiga, por sua vez, são fatores causais de enfraquecimento do *Pi* (Baço/Pâncreas). Em consequência, o *Jin Ye* (Líquidos Orgânicos) não pode se elevar para umedecer os *Zang* (Órgãos) do *Shangjiao* (Aquecedor Superior), e a Água estagnada no *Zhongjiao* (Aquecedor Médio) enfraquece o *Pi-Yang* (Baço/Pâncreas-*Yang*), podendo levar à formação de edema.

Assim, as celulites em duas formas básicas podem se agrupar, segundo a concepção da Medicina Tradicional Chinesa (MTC).

Celulite por estagnação de *Gan Qi* (Energia do Fígado)

A celulite por estagnação de *Gan Qi* (Energia do Fígado) manifesta-se por ser mais infiltrativa e dolorosa, com fases de piora no período pré-menstrual e melhora após a menstruação. Relaciona-se, geralmente, com a síndrome da tensão pré-menstrual (TPM) e manifesta-se com alterações clínicas consequentes à estagnação de *Qi,* como sudorese, edemas das mamas, abdome, mãos e tornozelos. Ocorre, geralmente, em mulheres mais jovens.

Celulite pelas deficiências do *Pi–Yang* (Baço/Pâncreas–*Yang*) e do *Shen* (Rins)

É a forma mais flácida da celulite e desenvolve-se de maneira gradual, com piora no período pré-menstrual, sem queixas dolorosas mas, sim, de flacidez. A piora do quadro de celulite relaciona-se com frio, menstruação abundante e fezes soltas e ocorre em pacientes de mais idade.

Apesar de a celulite ser classificada em duas formas, observa-se, na prática, que a forma mista, com os componentes simultâneos de estagnação de *Gan Qi* (Fígado--*Yang*) e deficiências do *Pi-Yang* (Baço/Pâncreas-*Yang*) e do *Shen* (Rins), é a mais frequente.

TRATAMENTO DA CELULITE (HIDROLIPODISTROFIA GINOIDE) COM ELETROACUPUNTURA, ACUPUNTURA E VENTOSATERAPIA

Celulite por Estagnação de *Gan Qi* (Energia do Fígado)

Podem ser utilizados os seguintes pontos de Acupuntura:

- drenar o *Gan* (Fígado): F-3 (*Taichong*), VB-34 (*Yanglingquan*), F-14 (*Qimen*) e B-18 (*Ganshu*);
- mover o *Qi* e promover a transformação de fluidos no *Sanjiao* (Triplo Aquecedor): TA-6 (*Zhigou*);
- ajudar na dispersão de Umidade, Umidade-Calor e harmonizar a Via das Águas e o *Xiajiao* (Aquecedor Inferior): VC-5 (*Shimen*) e VC-6 (*Qihai*);
- transformar os fluidos e aliviar o edema: VC-9 (*Shuifen*);
- acalmar o *Shen* (Mente), harmonizar o *Sanjiao* (Triplo Aquecedor) e dispersar a Mucosidade: CS-6 (*Neiguan*).

O tratamento local da celulite com a utilização de ventosa com técnica de deslizamento, usando óleos essenciais, tem a finalidade de liberar as Energias estagnadas do local, permitindo a melhora da circulação de *Qi* e de *Xue* (Sangue). Essa técnica está indicada nas formas com estagnação de *Qi* e de *Xue* (Sangue), mas é contraindicada nas formas flácidas de celulite.

Outro método de tratamento da celulite é a aplicação de Eletroacupuntura em dispersão e com estimulação na frequência de 50 a 300 Hz, durante 20 a 30 minutos, nos locais em que se encontram nódulos e gorduras localizadas.

A Eletroacupuntura em tonificação pode ser aplicada nos Meridianos localizados, principalmente, na região *Yin* dos membros superiores e inferiores (face medial da coxa e do braço). A frequência de tonificação utilizada nos pontos motores para tratamento de celulite é de 2 Hz por 10 minutos. Isso ajuda a fortalecer a musculatura e o tônus do tecido conjuntivo subcutâneo da região tratada.

Celulite por Deficiência de *Pi-Yang* (Baço/Pâncreas-*Yang*) e de *Shen* (Rins)

O tratamento sistêmico da celulite pode ser realizado aplicando-se a moxabustão nos pontos B-20 (*Pishu*), B-22 (*Sanjiaoshu*) e B-23 (*Shenshu*) e Acupuntura em VC-12 (*Zhongwan*), R-7 (*Fuliu*), E-36 (*Zusanli*), VC-9 (*Shuifen*), E-28 (*Shuidao*), BP-9 (*Yinlingquan*), VC-5 (*Shimen*) e P-7 (*Lieque*), para fortalecer as funções energéticas de transporte, transformação e de excreção dos fluidos; e em VC-5 (*Shimen*), ponto *Mo* (Alarme) do *Sanjiao* (Triplo Aquecedor), para mover o líquido do *Xiajiao* (Aquecedor Inferior). Devem-se, igualmente, tonificar o *Shen* (Rins) e o *Pi* (Baço/Pâncreas) pela técnica *Shu-Mo-Yuan*.

Deve-se utilizar a Eletroacupuntura em tonificação nos Canais de Energia, mas, principalmente, nos pontos motores da região acometida. Geralmente, é uma forma flácida, especialmente na face medial da coxa com aparecimento de linhas de flacidez que se acentuam em posição ortostática. Por isso, essa forma de celulite deve sempre ser tonificada com 2 Hz de frequência por 10 minutos.

A estimulação dos músculos esqueléticos pode resultar em hipertrofia e aumento do tônus muscular e, ao mesmo tempo, ocorrer aumento de irrigação sanguínea e dos retornos venosos e linfáticos. Na pele, a melhora da troca metabólica e da oxigenação é notada pela melhora de sua elasticidade e tonicidade.

A seguir serão descritos os pontos motores (PM) utilizados em tonificação.

Membro inferior – posterior

- *Novo Huantiao*: 3 *tsun* laterais na ponta do cóccix;
- VB-30 (*Huantiao*): terço lateral da linha que passa pela articulação sacrococcígea e trocânter maior;
- B-36 (*Chengfu*): no meio do sulco glúteo;
- 2 pontos motores (PM) do semitendíneo:
  - quarto superior da linha que passa do sulco glúteo até a linha poplítea;
  - meio da linha que passa do sulco glúteo até a linha poplítea;
- PM do semimembranáceo:
  - meio da linha que passa do sulco glúteo até a linha poplítea;
- 2 PM do bíceps femoral:
  - 3 *tsun* abaixo do sulco glúteo;
  - quarto inferior um pouco lateral à linha média.

Membro inferior – anterior

- PM tensor da fáscia lata: 2 *tsun* anteriores ao trocânter maior;
- PM do sartório: quarto superior da linha entre a crista ilíaca e a patela;
- PM do reto femoral: meio da linha inguinal e patela;
- PM vasto lateral: terço inferior da crista ilíaca e patela;
- PM do pectíneo: 2 *tsun* abaixo da inguinal;
- PM do adutor longo: 4 *tsun* abaixo da prega inguinal;
- PM do adutor magno: 5 *tsun* abaixo da prega inguinal;
- PM do vasto medial: entre F-9 (*Yinbao*) e BP-10 (*Xuehai*).

Membro superior – anterior

- P-3 (*Tianfu*): localizado na margem lateral do bíceps, a 3 *tsun* distal do ápice da prega axilar anterior ou a 6 *tsun* do P-5 (*Chize*);
- P-4 (*Xiabai*): 1 *tsun* distal ao P-3 (*Tianfu*);
- C-2 (*Qingling*): localizado a 3 *tsun* proximais à prega do cotovelo, no sulco formado pelos músculos bíceps braquial e braquial;
- CS-2 (*Tianquan*): localiza-se a 2 *tsun* distais à prega axilar anterior entre os múscu-los bíceps braquial e braquial. A agulha de Acupuntura penetra entre as cabeças do bíceps e atinge o músculo coracobraquial.

Membro superior – lateral

- IG-13 (*Shouwouli*): localiza-se na margem anterolateral do úmero a 3 *tsun* proximais à prega do cotovelo;
- G-14 (*Binao*): extremidade inferior do músculo deltoide;
- PM deltoide (lateral): localiza-se 5 dedos abaixo do ombro (lateral).

Membro superior – posterior

- TA-12 (*Xialuo*): situa-se no tríceps braquial a 5 *tsun* proximais ao olécrano ou a 3 *tsun* do TA-11 (*Qinglengyuan*);
- TA-13 (*Naohui*): situa-se na margem posterior do deltoide a 3 *tsun* distais do TA-14 (*Jianliao*);
- PM tríceps braquial (cabeça lateral): localiza-se na face lateral do braço a 3 *tsun* abaixo da linha da prega axilar posterior;
- PM tríceps braquial (cabeça longa): localiza-se na face medial do braço a 3 *tsun* abaixo da linha da prega axilar posterior;
- PM tríceps braquial (cabeça medial): localiza-se na face medial do braço a 3 *tsun* acima da linha do cotovelo;
- *Bichang*: localiza-se 2 *tsun* acima da prega axilar posterior;
- *Yingshang*: localiza-se 4 *tsun* acima do olécrano.

Para tratamento da gordura localizada, como a abdominal, por exemplo, cerca-se a gordura em pequenas ou médias áreas com 4 a 8 agulhas, e o eletrodo é colocado cruzado. Utiliza-se alta frequência, de 300 Hz, durante 20 a 30 minutos.

O culote de Cheval é tratado como gordura localizada. Cerca-se a área, submetendo-a à eletrodispersão em alta frequência, de 300 Hz, durante 20 minutos (Figura 52.5).

No tratamento do culote, muitas vezes, observa-se a diminuição de fora para dentro. O culote começa a apresentar uma ponta central. Nesse caso, deve-se cercar o meio da lesão com 4 agulhas separadas com 1,5 cm uma da outra. Depois, cerca-se a parte externa da lesão. No meio ficam os eletrodos com garra preta (negativo), onde se deseja maior ação, e por fora, o eletrodo vermelho (positivo). A área deve ser submetida a 300 Hz de frequência por 20 a 30 minutos (Figura 52.6).

O resultado esperado é que, após 12 sessões (Figuras 52.7 e 52.8), haja regressão da celulite. A pele torna-se mais lisa e com coloração mais saudável.

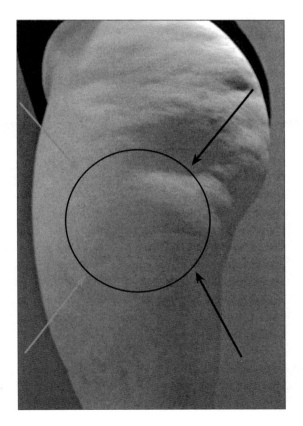

FIGURA 52.5 Esquema de tratamento da gordura localizada.

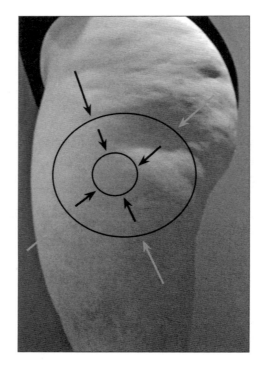

FIGURA 52.6 Esquema de tratamento da gordura localizada.

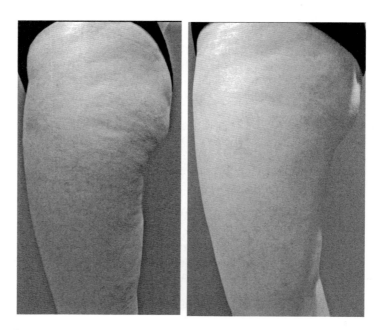

FIGURA 52.7 Resultado antes e após 12 sessões de eletroacupuntura e ventosa.

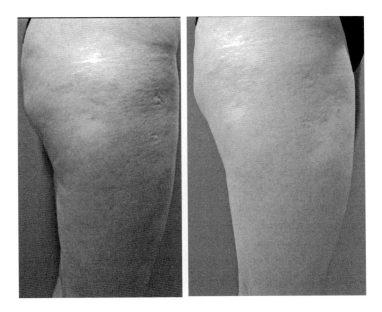

FIGURA 52.8   Resultado antes e após 12 sessões de eletroacupuntura e ventosa.

BIBLIOGRAFIA

1. Corbel ID. Therapie (mésotherapie) et Cellulite. Paris: Masson, 1995.
2. Golik V. Tudo que você precisa saber para vencer a celulite e ficar de bem com o seu corpo. São Paulo: SENAC, 1995.
3. Guirro E, Guirro R. Fisioterapia em estética: fundamentos, recursos e patologias. 2.ed. Barueri: Manole, 1996.
4. Ling-Shu. Base da Acupuntura Tradicional Chinesa. São Paulo: Andrei, 1995.
5. Massa B. Scacco alla cellulite. San Paolo, Cinisello Balsamo, Milão, 1993.
6. Nakano MA. Acupuntura estética e celulite e gordura localizada In: Nakano MAY, Yamamura Y. Livro Dourado da Acupuntura em Dermatologia e Estética. 2.ed. São Paulo: Center AO, 2008.
7. Nakano MAY. Curso de Acupuntura Estética ministrado no Center AO – Centro de Pesquisa e Estudo da Medicina Chinesa. São Paulo, 2002-2008.
8. Nakano MA, Maeda D, Shan IT, Yamamura Y. Efeito da Acupuntura no tratamento de celulite e de gordura localizada. Arq. II Congresso Internacional da Unidade Brasil da World Medical Association of Acupuncture, São Paulo, 2003; p.139.
9. Nakano MAY, Maeda DE, Shan IT. Estética e Acupuntura. Curso Pré-Congresso do II Congresso Internacional da Unidade Brasil da World Medical Association of Acupuncture, São Paulo, 2003.
10. Pruniéras M. Manual de Cosmetologia Dermatológica. 2.ed. São Paulo: Andrei, 1994.
11. Yamamura Y, Tabosa A. Aulas proferidas no Curso de Especialização em Acupuntura do Departamento de Ortopedia e Traumatologia da Universidade Federal de São Paulo – Unifesp, 1998-2003.
12. Yamamura Y, Tabosa AMF, Yabuta MM. O Jing Shen e a Fisiologia Hormonal. Rev Paul Acupunt 1998; 4:103-10.

CAPÍTULO

53

Tratamento da queda de cabelos e alopecia pela Acupuntura

MARIA ASSUNTA YAMANAKA NAKANO
DILMA ELISA MORITA MAEDA

CABELOS

Os cabelos, apesar de terem função protetora sobre a pele, geralmente são considerados com propósitos estéticos, como símbolo de sedução, força e poder, desde os tempos mais remotos. Têm grande conotação emocional, por isso, sua queda pode levar a atitudes desesperadoras na tentativa de sua reparação. As situações de queda de cabelos, assim como aspecto, brilho e saúde, podem fornecer informações sobre alterações dos Órgãos Internos (*Zang Fu*), passando a ter importância como elemento de diagnóstico.

Pierre Bouhanna, em seu livro *Cabelos e calvície*, faz um breve relato histórico da importância dos cabelos ao longo do tempo. A mitologia grega mostra as cabeleiras luxuriantes de numerosas deusas, como Afrodite, que cobria sua nudez com uma longa cabeleira loura, Vênus, que fazia sua toalete cercada de divindades mitológicas e tratava ela mesma de seus cabelos, e Ariane, cuja bela cabeleira ao vento talvez tenha contribuído para a atração inesperada que se apossou de Baco (ou Dionísio) ao vê-la. Para o homem, o significado de possuir vasta cabeleira é diferente – representa um símbolo de força. Um exemplo célebre é o da história de Sansão e Dalila, em que ele perde a força ao perder os cabelos.

Entre os gregos, a cabeleira tinha tanta importância que cortá-la e entregá-la aos deuses era a oferta suprema. Foi assim que Berenice consagrou uma madeixa de seu cabelo a Afrodite para que seu esposo, Ptolomeu III, voltasse vivo da guerra. No Egito, os sacerdotes de Isis raspavam a cabeça para mostrar seu desapego. No tempo dos faraós, as perucas formadas de cabelos naturais, de lã e de fibras de folhas faziam o furor entre os egípcios. O grau de sofisticação dos cabelos era diretamente proporcional ao nível social. Os muçulmanos conservam uma mexa de cabelo no alto do crânio, que serve para Maomé levá-los ao paraíso. Para os hindus, o mundo está coberto por uma imensa cabeleira, com número infinito de fios. Os cabelos de Shiva identificam-se com as direções do espaço e constituem a trama do universo.

Os cabelos também podem representar verdadeiros troféus em tempos de guerra, como os escalpos retirados pelos índios de seus inimigos. Mais recentemente, no fim da Segunda Guerra Mundial, as mulheres acusadas de ligações com os alemães invasores tinham seus cabelos cortados e eram exibidas ao público.

Na concepção da Medicina Tradicional Chinesa (MTC), os cabelos são relacionados ao *Shen* (Rins), que representa vitalidade, força e vontade; quando o *Jing* do *Shen* (Rins) é abundante, há grande quantidade de medula, o esqueleto é vigoroso e a cabeleira é opulenta. No *Su Wen*, está escrito: "A manifestação externa do *Shen* (Rins) está na cabeleira", dando-lhes crescimento e brilho, enquanto queda de cabelos e ressecamento pode acontecer por deficiência do *Jing* do *Shen* (Rins). Por isso, na velhice, quando o *Jing* do *Shen* (Rins) declina, os cabelos embranquecem e caem naturalmente.

Ling Shu descreve a relação dos pelos do corpo e dos cabelos com vários Meridianos. Assim, o esgotamento da Energia do *Tai Yin* da mão (Meridiano do *Fei* – Pulmão) provoca o desbotamento dos pelos, enquanto o esgotamento do *Shao Yin* da mão (Meridiano do *Xin* – Coração) provoca o bloqueio dos vasos sanguíneos, o que torna a cabeleira sem brilho e deixa a pele parecendo negra como laca; o esgotamento do *Shao Yin* do pé (Meridiano do *Shen* – Rins) provoca a perda do brilho dos cabelos.

Existem várias alterações dos cabelos, mas nada é tão preocupante quanto sua perda, que pode ter várias causas e tipos. A alopecia androgenética é a queixa mais comum entre os homens, com predisposição hereditária: a queda de cabelos evolui para rarefação de maneira gradativa e, finalmente, a perda total na área específica do couro cabeludo ("entradas" e "coroa") (Figura 53.1).

Hamilton estabeleceu a relação entre alopecia comum e secreção dos andrógenos. Ele observou que a castração em indivíduos predispostos à calvície não causava perda dos cabelos, ao passo que a administração dos andrógenos provocava a queda de cabelos, levando à alopecia. Os hormônios masculinos causam, nos indivíduos predispostos, aceleração do ciclo de crescimento, que leva ao esgotamento precoce do capital de renovação dos folículos pilosos.

FISIOLOGIA DOS PELOS

Supõe-se que os pelos surgiram, originalmente, como parte de unidades mecanorreceptoras entre as escamas de um antepassado reptiliano. Os folículos pilosos continuam

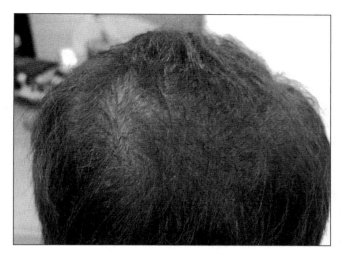

FIGURA 53.1   Alopecia androgenética observada na região do VG-20 (*Baihui*).

sendo, ainda, órgãos sensoriais, mas sua principal função nos mamíferos de sangue quente é o isolamento térmico. No ser humano, os pelos mais grossos do couro cabeludo talvez tenham a função de proteção contra os raios ultravioletas, apesar de seu sistema melanocitário ser suficientemente capaz de realizar essa função.

Os pelos, de acordo com a espessura e pigmentação, podem ser divididos em lanugens, vêlus e pelos terminais. As lanugens desaparecem um pouco antes do nascimento, ainda na vida intrauterina, por isso o bebê já nasce com poucos pelos do tipo lanugem, que imediatamente após o nascimento são trocados por pelos do tipo vêlus. Os dois pelos, vêlus e lanugens, são finos e quase sem pigmentos. Os pelos terminais são pelos grossos, localizados em regiões como a cabeça e, no adulto, nas axilas, genitais e região da barba.

Os cabelos humanos têm crescimento cíclico, porém cada folículo piloso funciona de forma independente, por isso não se observa o sincronismo de crescimento como nos pelos de animais. Os pelos passam por fases de crescimento denominadas anágena, catágena e telógena. A fase anágena caracteriza-se por intensa atividade mitótica da matriz. Nessa fase, o pelo apresenta-se na máxima expressão estrutural. Sua duração é de 2 a 5 anos, mas, no couro cabeludo, pode perdurar por oito anos.

Segue-se a fase catágena, durante a qual os folículos regridem a 1/3 de suas dimensões anteriores. Interrompe-se a melanogênese na matriz, e a proliferação celular diminui até cessar. As células da porção superior do bulbo continuam suas diferenciações na haste dos pelos, que fica constituída somente por córtex e membrana radicular interna, até que o bulbo se reduz a uma coluna desorganizada de células. A extremidade dos pelos assume a forma de clava ou de bastão; os pelos em clava ainda ficam aderidos por retalhos de queratina ao saco folicular, com o característico enrugamento da lâmina basal. A fase catágena dura cerca de 3 semanas.

Posteriormente, acontece a fase telógena, de desprendimento dos pelos. Os folículos mostram-se completamente quiescentes e progridem ainda mais em direção à superfície. Estão reduzidos à metade ou menos do tamanho normal, e há desvinculação completa entre a papila dérmica e o pelo em eliminação, que dura de 3 a 4 meses.

Aproximadamente, 85 a 90% dos cabelos estão na fase anágena, que diminui com a idade. Seu crescimento sofre influências endógenas e exógenas. A gestação é considerada um estado no qual ocorre aumento da fase anágena e, portanto, de crescimento capilar, e 3 a 4 meses após a gestação existe um período de queda, denominado eflúvio telógeno.

ALOPECIA ANDROGENÉTICA

Alopecia androgenética é uma afecção dos cabelos, na qual há perda progressiva em áreas específicas do couro cabeludo, determinada pelos fatores genético e hormonal. É agravada por outros fatores, como estilo de vida, aspectos emocionais e estresse, e alteração local com uso de produtos inadequados (Figura 53.2).

Quanto ao aspecto genético hormonal, a alopecia androgenética é causada por gene autossômico e dominante, com penetração reduzida no sexo feminino. Resulta de uma característica genética de distribuição nos folículos pilosos de estruturas que apresentam sensibilidade específica aos andrógenos. Na puberdade, começa a modificação hormonal; os andrógenos, então, atuam no interior dos folículos, geneticamente programados e localizados na região frontoparietal, levando à transformação do pelo terminal em miniaturizados. Após vários ciclos, há diminuição do tempo da fase anágena.

Na embriogênese dos cabelos, Ziller encontrou diferenças na origem entre os da região frontoparietal e os da região occipitotemporal. A derme frontoparietal é derivada da crista neural, e a da occipitotemporal, do mesoderma.

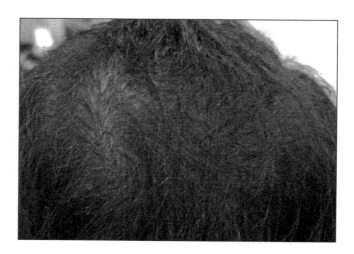

FIGURA 53.2 Alopecia androgenética.

A enzima 5-alfa-redutase metaboliza a testosterona em deidrotestosterona (DHT) no fígado, na pele, na glândula prostática e no couro cabeludo. O 5-alfa-DHT liga-se aos receptores androgênicos, formando complexo esteroide-receptor (DHT-Ra) que, ao nível do folículo piloso, leva à miniaturização dos fios e, finalmente, ao desaparecimento completo dos fios. Existem as alopecias androgenéticas femininas, porém, a mulher, apesar de poder ter a parte hereditária, teria a proteção promovida pelos hormônios femininos. Assim, a mulher passa a manifestar calvície quando existem outros cofatores, como alterações hormonais, metabólicas, vitamínicas, etc.

A alopecia androgenética pode ser classificada em alopecia androgenética no homem ou calvície masculina e alopecia androgenética na mulher.

A alopecia androgenética no homem pode ser classificada, de acordo com Hamilton--Norwood, em 8 tipos evolutivos – o tipo I, que se inicia como retrocesso na linha da implantação dos cabelos na região frontoparietal, até o tipo VIII, ou calvície hipocrática.

A alopecia androgenética na mulher é classificada, segundo Ludwig, em 3 tipos: tipo I, forma leve e afinamento na porção mediana; tipo II, forma moderada; e tipo III, forma severa.

ALOPECIA AREATA

A alopecia areata (AA) atinge 1 a 2% da população. É universal, porém a incidência parece ser menor entre negros e maior entre japoneses. Não há predominância entre os sexos.

Pode aparecer em qualquer idade, mais frequentemente entre os 5 e os 40 anos, mas com maior incidência na 2ª e 3ª décadas de vida. Há maior incidência familiar (4,2 a 9%, mas até 20%, segundo alguns autores) e é bem incidente entre gêmeos univitelinos (55%).

Nos paciente com AA, há maior incidência de enfermidades imunológicas tireoidianas, vitiligo, síndromes congênitas (como as síndromes de Down e de Vogt-Koyanagi--Harada), atopias e diabete melito nos familiares.

Clinicamente, a AA pode instalar-se em qualquer região pilosa, mas acomete mais comumente o couro cabeludo e a barba. De início brusco, caracteriza-se por perda de cabelos e/ou pelos e rapidamente evolui para lesão alopécica bem delimitada, usualmente arredondada, com pele lisa e brilhante, por não apresentar modificação inflamatória ou degenerativa da pele nem descamação. Em poucas semanas, grande proporção do couro cabeludo pode estar calva. É de evolução crônica e pode apresentar predisposição genética, com vários fatores interagindo como predisponentes e agravantes. Geralmente, é assintomática, raramente estando presente ardor ou prurido. Os pelos pigmentados são afetados antes dos brancos, motivo pelo qual o paciente parece ficar com os cabelos brancos "do dia para a noite". A AA pode ser classificada em:

- localizada: uma ou várias lesões individualizadas, com crescimento centrífugo, que podem chegar a confluir, mas deixando áreas extensas pilosas. É a forma mais comum (Figura 53.3);
- generalizada: acomete mais de uma área, por exemplo, o couro cabeludo e a região da barba;

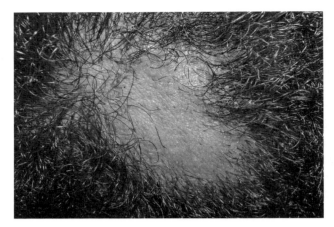

FIGURA 53.3 Alopecia areata localizada.

- total: há perda total dos cabelos, assim como das sobrancelhas e cílios, podendo restar somente alguns folículos esparsos;
- universal: há perda dos folículos pilosos de todo o corpo, e não só dos cabelos, sobrancelhas ou cílios, incluindo os pelos vêlus;
- *Ophiasis celsi* ou pelada em coroa: inicia-se pela região occipital e contorno do couro cabeludo, estendendo-se em trajeto serpiginoso, levando à alopecia da parte inferior e bordas da cabeleira.

A lesão alopécica apresenta-se com alguns folículos em forma de ponto de exclamação ou em clava, com 0,5 a 1 cm de comprimento, e que são patognomônicos da AA em atividade. Resultam de acometimento agudo dos pelos na fase anágena final, que se transiciona para telógena, com processo de síntese imperfeita de queratina. O pigmento é jogado na fibra dos pelos e na bainha radicular externa, a extremidade distal fica escura, desfiada e áspera, e a porção proximal, despigmentada e fina. Nas margens da lesão alopécica, há também folículos que aparentam normalidade, mas que à tração se desprendem facilmente e em grande número, por estarem na fase telógena, o que permite delimitar as margens de atividade patológica na placa alopécica.

A evolução da patologia é variável. Pode ser reversível e geralmente regride em menos de 9 meses. No entanto, quanto menor a idade em que se instala, quanto mais extensa e se já se tratar de quadro recidivante, mais difícil será a regressão e maior será a probabilidade de a afecção voltar a se apresentar.

Quando há a resolução do quadro, a repilação inicia-se, primeiro, no centro da placa alopécica e estende-se para sua periferia; os pelos são finos, sem brilho, quebradiços e podem ter coloração branca, para posteriormente repigmentar-se.

Quando se examinam os pelos do bordo de avanço da placa, quase sempre estão em fase telógena. São anormalmente frágeis e tendem a fraturar-se ao chegarem à superfície. Os pelos em ponto de exclamação, característicos da AA em atividade, resultam de acometimento agudo na fase anágena final, que se transiciona para catágena-telógena, com processo de síntese imperfeita de queratina. O pigmento da queratina é jogado na fibra dos pelos e na bainha radicular externa, ficando a extremidade superior escura, desfiada e áspera, e a porção inferior, despigmentada e fina, determinando o sinal típico da AA – cabelo em forma de ponto de exclamação.

Na AA que persiste por diversos meses, a maioria dos folículos é pequena, na fase anágena, e há perifoliculite concentrada na parte mais baixa do folículo, com cabelos pequenos, imperfeitamente formados. Se o quadro torna-se crônico, os folículos pilosos são permanentemente perdidos, assim como algumas glândulas sebáceas e sudoríparas.

Células mesenquimais na papila dérmica secretam citocinas inflamatórias e estimulam a proliferação linfocitária. Interleucinas IL1-alfa e IL1-beta são importantes inibidores do crescimento dos cabelos.

ALOPECIA SEGUNDO A MEDICINA TRADICIONAL CHINESA

Sob o ponto de vista da Medicina Tradicional Chinesa (MTC), os cabelos são cuidados pelo *Shen* (Rins), portanto, a queda de cabelos é relacionada à diminuição do *Shen Qi* (Energia dos Rins). Contudo, a ascensão do *Gan-Yang* (Fígado-*Yang*) pode ocasionar também queda de cabelos. Nos dois casos, a fisiopatologia é distinta. No primeiro caso, por tratar-se do *Shen* (Rins), pode ter característica hereditária, enquanto no segundo, pode ser relacionada a fatores hormonais.

A alopecia androgenética ocorre mais em homens, por estar relacionada ao Vazio do *Shen* (Rins) (Figura 53.4), pois esse Vazio não pode nutrir adequadamente os cabelos, levando à queda, que acontece de maneira silenciosa e sem uma área específica, observando-se a maior queda de cabelos pela manhã, quando são encontrados fios no travesseiro. Nesse caso, a matriz dos cabelos está conservada, por isso é frequente o aparecimento de lanugens; quando o Vazio do *Shen* (Rins) for tratado, haverá o nascimento de cabelos. O Vazio do *Shen* (Rins) pode acontecer de maneira inata, por excessos físicos, mentais e sexuais, embora o fator mais importante seja o emocional, que lesa o *Xin* (Coração); o qual, pela relação Fogo/Água, Alto/Baixo, acaba por lesar o *Shen* (Rins), levando à situação de Vazio.

A AA, por sua vez, ocorre pelo aumento de *Yang* no couro cabeludo, ocasionado pela Plenitude de *Gan-Yang* (Fígado-*Yang*), que, juntamente com o *Dan-Yang* (Vesícula Biliar-*Yang*), ascende para o Alto, queimando a matriz dos cabelos, causando sua queda. Mesmo com a resolução do *Gan-Yang* (Fígado-*Yang*), não ocorre o nascimento de cabelos; a dispersão do Calor diminui ou abole o processo inflamatório, e aquelas matrizes dos cabelos inflamadas podem crescer novamente. Como o *Yang* se acumula, preferencialmente, na região do VG-20 (*Baihui*), as quedas de cabelos geralmente têm início nessa área. Por haver excesso de *Yang* no couro cabeludo, isso faz com que a produção de secreção oleosa aumente, tornando os cabelos oleosos, que secam, produzindo caspas, e, ao mesmo tempo, acompanham-se de prurido do couro cabeludo. Se houver grande participação do *Shen-Yang* (Rim-*Yang*), a área mais acometida será a região occipital, relacionada com este *Zang* (Órgão) (Figura 53.5).

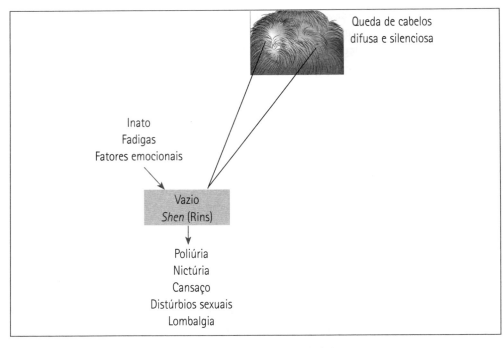

FIGURA 53.4 Queda de cabelos de origem Vazio do *Shen* (Rins).

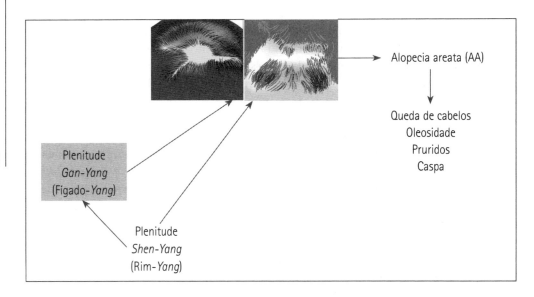

FIGURA 53.5 Fisiopatologia energética da alopecia areata.

TRATAMENTO DA ALOPECIA (QUEDA DE CABELOS) PELA ACUPUNTURA

Alopecia androgenética

- Tonificar o *Shen* (Rins);
- levar Água e Calor Orgânicos para o Alto;
- harmonizar o *Sanjiao* (Triplo Aquecedor).

Para tonificar o *Shen* (Rins), utilizam-se pontos como B-23 (*Shenshu*), VG-4 (*Mingmen*), VC-4 (*Guanyuan*) e B-52 (*Zhishi*). Além disso, para nutrir o *Shen-Yin* (Rim-*Yin*) podem-se utilizar pontos como o BP-6 (*Sanyinjiao*) e o R-3 (*Taixi*).

Água e Calor Orgânicos são levados ao Alto pelo sistema *Yang Qiao Mai* e *Yin Qiao Mai*, devendo-se, então, estimular os pontos B-62 (*Shenmai*) e R-6 (*Zhaohai*). Com isso, leva-se Água e Calor para nutrir as raízes dos cabelos, promovendo seu crescimento, tornando-se importante a estimulação do ponto VG-20 (*Baihui*), em que a inserção da agulha de Acupuntura deve ser feita em várias direções para abranger todo o couro cabeludo. Esse ponto espalha a Água para fortalecer as raízes dos cabelos.

Deve-se estimular o *Xiajiao* (Aquecedor Inferior) para fortalecer o *Shen* (Rins) por meio dos pontos VC-5 (*Shimen*) e VC-7 (*Yinjiao*) e o ponto B-22 (*Sanjiaoshu*), para harmonizar o *Sanjiao* (Triplo Aquecedor).

Alopecia areata

- Harmonizar o *Gan-Yang* (Fígado-*Yang*);
- acalmar o *Shen* (Mental);
- eliminar o Vento;
- pontos locais.

Pode-se harmonizar a Plenitude do *Gan-Yang* (Fígado-*Yang*) e do *Dan-Yang* (Vesícula Biliar-*Yang*) com a técnica *Shu-Mo-Yuan*, com os pontos B-18 (*Ganshu*), F-14 (*Qimen*), F-3 (*Taichong*), B-19 (*Danshu*), VB-24 (*Riyue*) e VB-40 (*Qiuxu*). Para nutrir o *Gan-Yin* (Fígado-*Yin*), podem-se utilizar pontos como F-8 (*Ququan*) e VC-4 (*Guanyuan*).

Os pontos CS-6 (*Neiguan*) e TA-5 (*Waiguan*) são importantes para regularizar o sistema nervoso autonômico (SNA). CS-6 (*Neiguan*) e BP-4 (*Gongsun*) são importantes por abrirem o Canal Curioso *Chong Mai*, para nutrir o *Gan-Xue* (Fígado-Sangue), abrir o tórax e acalmar o *Shen* (Mente). Por isso, esses pontos devem ser utilizados nos casos de eflúvio telógeno (queda de cabelos propriamente dita) em mulheres com tendência ao Vazio do *Xue* (Sangue) pelo fluxo excessivo na menstruação.

Para acalmar o *Shen* (Mental), podem-se utilizar pontos como CS-6 (*Neiguan*), C-7 (*Shenmen*), Ponto *Yintang*, VG-20 (*Baihui*) e VC-17 (*Danzhong*) e os Meridianos Distintos do *Xin Bao Luo/Sanjiao* (Circulação-Sexo/Triplo Aquecedor) e do *Shen/Pangguang* (Rins/Bexiga), estes com importância no tratamento de alopecia androgênica.

O ponto B-10 (*Tianzhu*) atua sobre a Energia geral do corpo e também faz parte do grupo de pontos que, juntamente com o B-11 (*Dazhu*), harmoniza o *Qi* (Energia) da cabeça, principalmente quando a Energia turva não consegue descer e a pura não consegue subir.

Os pontos VG-23 (*Shangxing*) e VB-20 (*Fengchi*) ajudam a eliminar Vento da cabeça. As quedas de cabelos, quando em atividade, não deixam de ser decorrentes da presença de Vento, pois se trata de queda difusa.

Finalmente, pontos locais são importantes, principalmente, para tratar AA, com a finalidade de combater a inflamação local. Pode-se utilizar a Eletroacupuntura em tonificação ou estimulação, cercando as lesões ou áreas de acometimento (Figura 53.6).

Exemplos de tratamento de alopecia com Eletroacupuntura são mostrados nas Figuras 53.7 e 53.8.

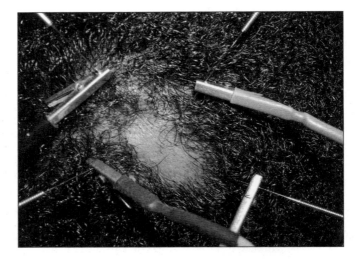

FIGURA 53.6 Exemplo de tratamento da alopecia areata com Eletroacupuntura com 2 Hz, por 10 minutos.

FIGURA 53.7   Resultado do tratamento de 10 aplicações de Eletroacupuntura em tonificação, com 2 Hz, por 10 minutos.

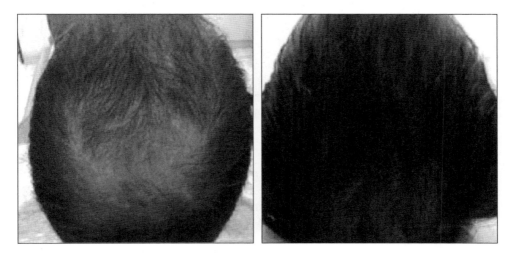

FIGURA 53.8   Resultado do tratamento com 10 aplicações de Eletroacupuntura em tonificação, com 2 Hz, por 10 minutos.

BIBLIOGRAFIA

1. Nakano MAY, Maeda DE, Shan IT. Estética e Acupuntura. Curso Pré-Congresso do II Congresso Internacional da Unidade Brasil da World Medical Association of Acupuncture. São Paulo, 2003.
2. Nakano MA, Maeda DEM. Cabelos e unhas na concepção energética. In: Nakano MAY, Yamamura Y. Livro dourado da Acupuntura em dermatologia e estética. 2.ed. São Paulo: Center AO, 2008. p.101-10.
3. Nakano MA. Curso de Acupuntura estética ministrado no Center AO – Centro de Pesquisa e Estudo da Medicina Chinesa. São Paulo, 2002-2008.
4. Nguyen VN, Recours-Nguyen C. Hoangdi Nei King Ling Shu. São Paulo: Center AO, 2008.
5. Rutowitsch MS, Antonio JR, Steiner D, Filho AT. Alopecia androgenética. An Bras Dermatol 1999; 74(6):561-72.
6. Yamamura Y. Acupuntura Tradicional – A arte de inserir. 2.ed. São Paulo: Roca, 2003.
7. Yamamura Y, Tabosa A. Aulas proferidas no Curso de Especialização em Acupuntura do Departamento de Ortopedia e Traumatologia da Universidade Federal de São Paulo – Unifesp, 1998-2003.
8. Yamamura Y, Tabosa AMF, Yabuta MM. O Jing Shen e a fisiologia hormonal. Rev Paul Acupunt 1998; 4:103-10.

Índice remissivo

A

Acidente vascular cerebral (AVC) 683, 687
Acne 815
Acupuntura 44
 auricular 157
Adenoma tóxico 768
adenomiose 289
Aftas 604
Algia pélvica
 da forma Vazio 309
 Yang 308
Alopecia
 androgenética 836, 838
 areata 839
 comum 836
Amidalite(s)
 aguda 567
 crônicas 567
Analgesia por Acupuntura 7
Angina
 de peito 442
 estável 441
Arco-reflexo 5
Área(s)
 auditiva, da vertigem e do enjoo 666
 da linha anteroposterior *Yang* 671
 anteroposterior *Yin* 670
 da visão 668
de controle de tremores e coreia 665
de domínio da loucura 670
de vasoconstrição e dilatação 665
do equilíbrio 669
do intestino 668
gástrica 666
geniturinária 667
hepatobiliar 666
motora 663
nasoglossofaríngea 668
psicoafetiva I e II 669
psicomotora 666
sensitivomotora do pé 668
sensorial 665
torácica 667
Artrite reumatoide 727
Asma 195
 extrínseca 198

B

B-62 (*Shenmai*) 91
Bao Gong (*Zi Gong*, Matriz) 322
Bebê(s)
 do sexo feminino foi desejado homem 184
 rejeitados 191
Bile 384
Bócio multinodular tóxico 768
BP-21 (*Dabao*) 93
Bruxismo 624

C

Cálculos urinários 477
Calvície 836
Canal(is) de Energia 16
  Curiosos 75
  Distintos 70
  do *Fei* (Pulmão) 565
  Unitários 92
Cataratas 528
Cefaleia(s) 633
  do sorvete 643
  do *Yang Ming* 652
  em salvas 642
  Jue Yin 653
  Shao Yang 651
  Tai Yang 649
  tipo tensional 641
Celulite 823, 825
Ceratoconjuntivite 541
Cervicalgia 708, 714
Cervicobraquialgia 708
Circulação de energia 17
Climatério 319
Colecistite aguda 387
Cólica
  biliar 383
  renal 476, 477
Coma mixematoso 795
Conjuntivite 496
Convulsão(ões) 229
  febril benigna 237
  atônicas 234
  tonicoclônicas generalizadas 233
Cretinismo 794
Crise (s)
  convulsiva 254
  de ausência (pequeno mal) 232
  epiléptica 254
  tireotóxica 775
Cristalino 527
Critérios
  de Rome II 353
  de Manning 353
Culote de Cheval 831

D

Dai Mai 79, 91
Deficiência
  do *Qi* (Energia) 315
  do *Shen Qi* 324
Dermatite atópica 213

  critérios essenciais 216
Desregramento nos hábitos alimentares 363
Disfunções da ATM 623, 624
Dismenorreia 263
  espasmódica 306
  primária 264
  Yang 265
  Yin 267
Dissonias 459
Distúrbios do sono 459
Disúria 475
Doença
  arterial coronária 441
  de Alzheimer 680
  de Graves 768
  de Ménière 573
  de Parkinson 678
  inflamatória pélvica 297
  reumatoide 736
Dor(es)
  crônica 83
  e doença 63
  abdominais 376
    tipo *Yang* 390
    tipo *Yin* 391
  do sistema musculoesquelético 89
  musculares de trajeto oblíquo 94
    do trajeto posterior 94
  pélvica 290
    crônica (DPC) 305
    psicogênica 307
  pré-menstrual 306
  visceral 317
Du Mai 77

E

Emoção(ões) 190
  destrutivas 187
  maternas 186
  na Medicina Tradicional Chinesa 61
  negativas 183
Endométrio ectópico 290
Endometriose 289, 306
Epilepsia 229, 675
  mioclônica juvenil (síndrome de Janz) 237
  rolândica 237
Esclerose múltipla 672
Estagnação
  de *Qi* (Energia) 315
  de *Xue* (Sangue) 315
Excesso 340

F

Falência ovariana 320
Faringites
  agudas 567
  crônicas 567
Faringoamidalites agudas 563, 569
Fatores de adoecimento 20
Feng Guan 244
Fibras nervosas aferentes 4
Filme lacrimal 544
Fluxo de *Qi* (Energia) 4
Fogachos 321
Folículos primordiais 320
Forma
  Plenitude 276
  Vazio 276

G

Gastrite 337
Glaucoma 509
  crônico de ângulo aberto 510
Glossodínia 611
Grande Circulação de Energia 18
Grande *Luo* do *Pi* (Baço/Pâncreas) 93
Guan Ci (Puntura Articular) 152

H

hidrolipodistrofia ginoide (HLDG) 823
Hiperplasia prostática benigna 479
Hipertensão 405
  arterial
    de tipo misto 428
    sistêmica (HAS) 688
    tipo Falso Yang 423
  essencial 408
  maligna 406
  Yang Verdadeiro 416
Hipertireoidismo 767
  induzido pelo iodo 769
  subclínico 774
Hipotálamo 411
Hipotireoidismo 787
  congênito 794
  em crianças 791
  subclínico 793
Hou Kou 244
Hun 60

I

Infertilidade 290
Inserção da agulha de Acupuntura 21

Insônia
  de manutenção 460
  inicial 460
  terminal 460
Intestino anterior 348

J

Jing
  Inato 452
  ocular 488
  Shen 452
Jing Shen (Quintessência dos Rins) 324
Jin Ye (Líquidos Orgânicos) 220

L

Lágrima 549
Landau-Kleffner (afasia epiléptica) 237
Lesão aftosa 603
Lipodistrofia ginoide 823

M

Maternidade 275
Matriz (*Bao Gong*) 264, 274
  – Útero e Anexos 300
Memória 451
Meng Guan 244
Menopausa 319
Meridianos 16
Micção dolorosa 475
Migrânea 638
  e menstruação 640
Mobilização de *Qi* Mental 62, 78, 185
Mucosidade-Calor 242

N

Naloxona 3
Nascimento 190
Neurônios em espelho 191

O

Oftalmopatia de Graves 777
Olho 487
  seco 541
Opioides endógenos 3, 8
Ossos longos 145
Osteoartrite (OA) 705
Osteoporose 322

P

Palpação abdominal 382

Paralisia facial 805
central 805
periférica 805
Parassonias 459
Pavilhão auricular 167
Perda de memória 454
Perfil emocional 224
Plenitude 340
por ascensão de *Yang* 586
Poliartrite crônica 730
Polimialgia 92
Ponto(s)
B-62 (*Shenmai*) 77
Básicos de Yamamoto 102
Básicos *Yin* 104
Curioso Porta do Pulmão 445
Curiosos cervicais14 724
de Acupuntura 4
sensoriais Olho 504
Precordialgia 446
por afluxo 447
Processo de adoecimento 190, 735
Prostaglandinas 269
Prostatites crônicas 482
Psoríase 213

Q

Queda de cabelos 836

R

Refluxo gastroesofágico 341
Rejeição 182
à gestação 275
Rnina 412
Retração dos músculos posteriores da coxa 94
Rinossinusite 591

S

Salpingite aguda 297
San Guan 243
Segunda área da fala 666
Sentimentos 190
Shen Qi (Energia Mental) 60
Síndrome
de Deficiência 339
de Lennox-Gastaut 236
de tensão pré-menstrual (STPM) 272
de West 235
do intestino irritável 347

Sono não reparador 77
Su Jok 123

T

TA-16 (*Tianyou*) 78, 89
Taquicardia 769
Técnica
da "sedação da mente" 445
de Nei King 256
de SYAOL 148
de Yamamoto 115
diagnóstico cervical e abdominal 115
Método "tônico do Coração" 445
Yuan Dao Ci 151
Teoria do Santai (3 Forças) 69
Terceira área da fala 666
Tireoidite(s) 747
aguda 748
crônicas 752
de Hashimoto 752, 787
de Riedel 757
linfocítica crônica 752
pós-parto 758
subaguda 749
Tireotoxicose 769
Tontura(s) 571, 580
Transição menopausal 319
Trismo 624

U

Úlcera péptica 393

V

Vento Interno do Fígado (*Gan*) 243
vertigem 572, 579
Plenitude 575
postural 572
Vazio 575
Vida intrauterina 191
Vivências do período intrauterino 185

W

Wei Qi (Energia de Defesa) 219, 302

Y

Yamamoto New Scalp Acupuncture 101
Yang Qiao Mai 76, 90